Zur Geschichte der Endokrinologie und Reproduktionsmedizin

Gerhard Bettendorf
(Hrsg.)

Zur Geschichte der Endokrinologie und Reproduktionsmedizin

256 Biographien und Berichte

Mit 276 Bildern

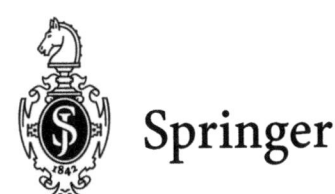

Professor Dr. *Gerhard Bettendorf*
Abteilung für klinische und experimentelle Endokrinologie, Universitäts-Frauenklinik, 20246 Hamburg, Bundesrepublik Deutschland

Die Deutsche Bibliothek – CIP-Einheitsaufnahme
Zur Geschichte der Endokrinologie und Reproduktionsmedizin:
Biographien und Berichte / Gerhard Bettendorf (Hrsg.) – Berlin ; Heidelberg ; New York ; London ; Paris ; Tokyo ; Hong Kong ; Barcelona ; Budapest : Springer, 1995.
ISBN-13: 978-3-642-79153-6   e-ISBN-13: 978-3-642-79152-9
DOI: 10.1007/ 978-3-642-79152-9

Dieses Werk ist urheberrechtlich geschützt. Die dadurch begründeten Rechte, insbesondere die der Übersetzung, des Nachdrucks, der Entnahme von Abbildungen und Tabellen, der Funksendung, der Mikroverfilmung oder der Vervielfältigung auf anderen Wegen und der Speicherung in Datenverarbeitungsanlagen, bleiben, auch bei nur auszugsweiser Verwertung, vorbehalten. Eine Vervielfältigung dieses Werkes oder von Teilen dieses Werkes ist auch im Einzelfall nur in den Grenzen der gesetzlichen Bestimmungen des Urheberrechtsgesetzes der Bundesrepublik Deutschland vom 9. September 1965 in der jeweils geltenden Fassung zulässig. Sie ist grundsätzlich vergütungspflichtig. Zuwiderhandlungen unterliegen den Strafbestimmungen des Urheberrechtsgesetzes.

© Springer-Verlag Berlin Heidelberg 1995
Softcover reprint of the hardcover 1st edition 1995

Die Wiedergabe von Gebrauchsnamen, Handelsnamen, Warenbezeichnungen usw. in diesem Werk berechtigt auch ohne besondere Kennzeichnung nicht zu der Annahme, daß solche Namen im Sinne der Warenzeichen- und Markenschutz-Gesetzgebung als frei zu betrachten wären und daher von jedermann benutzt werden dürften.
Produkthaftung: Für Angaben über Dosierungsanweisungen und Applikationsformen kann vom Verlag keine Gewähr übernommen werden. Derartige Angaben müssen vom jeweiligen Anwender im Einzelfall anhand anderer Literaturstellen auf ihre Richtigkeit überprüft werden.

Satz: Storch GmbH, Wiesentheid
SPIN 10133986   21/3130-54321 – Gedruckt auf säurefreiem Papier

*für
Indina
Sabine
Markus
Tilman*

Vorwort

> Die Wissenschaft ist nichts Abstraktes, sondern als Produkt menschlicher Arbeit auch in ihrem Werdegang eng verknüpft mit der Eigenart und dem Schicksal der Menschen, die sich ihr widmen.
>
> *Emil Fischer*

Die Endokrinologie umfaßt einen Zeitraum von etwas mehr als 100 Jahren, die Reproduktionsmedizin von etwa 3-4 Jahrzehnten. Beide Bereiche sind eng miteinander verzahnt. Wissenschaftler aus verschiedenen Disziplinen haben die Entwicklung dieser neuen Fächer geprägt. Zu nennen sind Anatomen, Physiologen, Chemiker und Mediziner, vor allem Gynäkologen.

Mein Anliegen ist es, das Leben und Wirken von Wissenschaftlern zu dokumentieren, deren Lebensinhalt es war, die Geheimnisse der Hormone und der Fortpflanzung zu ergründen, und von denen, die diese Gebiete zu einem festen Bestandteil der Medizin machten.

Die Zusammenstellung basiert auf folgenden Quellen:
1. Bei den lebenden Wissenschaftlern auf meist langjährigen Kontakten, persönlichen Lebensbeschreibungen und einer Auswahl der wichtigsten Originalarbeiten,
2. bei den verstorbenen Wissenschaftlern auf deren Originalmitteilungen, auf Publikationen zu Ehren derselben und auf Biographien sowie auf Mitteilungen von Verwandten und Freunden.

Die Auswahl der Wissenschaftler kann nicht vollständig sein und ist somit subjektiv. Bis auf ganz wenige Ausnahmen haben alle geantwortet, die ich angesprochen hatte. Dabei hat sich eine große Palette von Darstellungen ergeben, mal länger, mal kürzer, mal nüchtern aufzählend, mal persönlich berichtend. Neben der Beschreibung der wissenschaftlichen Entwicklung sind die Lebensbilder zeitgeschichtliche Zeugnisse eines Jahrhunderts. Viele der hier zu Wort Kommenden mußten ihr Zuhause und ihre Wirkungsstätte verlassen, haben in der Fremde persönlich und beruflich meist unter schwierigen Bedingungen eine neue Heimat gefunden und ihre Wissenschaft erfolgreich weitergeführt. Politische Irrwege und Kriege haben bei nahezu allen einen mehr oder weniger gravierenden Einfluß gehabt. Der Leser kann neben dem wissenschaftlichen Werk, das durch Angabe der Originalliteratur belegt ist, die persönlichen und zeitgeschichtlichen Bedingungen, unter denen es entstand, kennenlernen. Bewußt habe ich darauf verzichtet, die englischsprachigen Originalbeiträge zu übersetzen, weil dadurch viele Feinheiten verlorengegangen wären.

Die Anregung zur Sammlung der Biographien bekam ich durch das Buch von Harold Speert: Essays in Eponymy, Obstetric and Gynecologic Milestones (1958) und später durch Samuel M. McCanns „Endocrinology, People and Ideas" (1988) sowie durch „Pioneers in Neuroendocrinology" von J. Meites, B. T. Donovan und S. M. McCann (1975). Es hat mich fasziniert, die Menschen kennenzulernen, die den wissenschaftlichen Fortschritt bewirkten. Es war einmal guter Brauch, Erstbeschreibungen, neue Methoden, neue Krankheitsbilder mit dem Namen der Forscher zu benennen. Hierdurch bekamen die Begriffe einen menschlichen Bezug, den die heute benutzten Abkürzungen nicht haben können. Selbst wenn die Eponyme heute noch verwendet werden, fehlt meist das Wissen über die genannten Personen.

Vielen habe ich zu danken, die mir geholfen haben: an erster und wichtigster Stelle all denen, die mir ihre Biographie und Photos zur Verfügung stellten! Wesentlich war die positive Bewertung meines Vorhabens und die praktische Unterstützung durch Prof. H. H. Simmer. Ich bin ihm für seine Ermutigung zu großem Dank verpflichtet. Bei der oft mühsamen Quellensuche haben mir besonders geholfen D. Gräßlin, Hamburg; K. Fleischhauer, Bonn; E. Gitsch, Wien; E. Knobil, Houston; L. Martini, Mailand; J. McArthur, Boston; G. Schumacher, Chicago; E. Seidler, Freiburg und viele andere, die jeweils im Text erwähnt werden. Die Dokumentation wurde durch die EDV wesentlich erleichtert. Herr St. Köhler hat mir hierbei sehr geholfen. Der gesamte Text und die umfangreiche Korrespondenz wurde von Frau K. Brands gewissenhaft und zuverlässig geschrieben. Bei der Literatursuche und bei der Korrektur war mir Frau J. Rodegra ein große

Hilfe, Frau H. Schöning bei den Abbildungen. Ihnen allen gilt mein Dank. Das Verständnis und die Hilfe meiner Frau haben das ganze erst möglich gemacht!

Die eigentlichen Autoren sind die Wissenschaftler, die ihren persönlichen Beitrag geliefert haben. Hierfür und für ihre Anregungen danke ich ihnen. So ist diese Sammlung zum großen Teil nicht nur ein Buch über, sondern eines von Wissenschaftlern. Es ist mein Wunsch, daß es auch ein Buch für Wissenschaftler sein wird, die auf diesem Gebiet arbeiten, und für alle, die Interesse an der Entwicklung der beiden Fächer haben.

Hamburg, 1994 *G. Bettendorf*

Inhalt

Vorwort V

Addison, Thomas (1793–1860) 1
Adler, Ludwig (1876–1958) 3
Adlercreutz, Herman (born 1932) 6
Albright, Fuller (1900–1969) 8
Allen, Edgar (1892–1943) 10
Aschheim, Selmar (1878–1965) 12
Aschner, Bernhard (1883–1960) 15
Astwood, Edwin Benett (1909–1976) 17

Baer, Carl Ernst von (1792–1876) 18
Bargmann, Wolfgang (1906–1978) 20
Barr, Murray Llewellyn (born 1908) 24
Bartholin, Caspar (1655–1738) 26
Basedow, Carl Adolf von (1799–1854) 27
Baulieu, Etienne Emile (born 1926) 29
Bernard, Claude (1813–1878) 32
Berson, Salomon (1918–1972) 34
Berthold, Arnold Adolph (1803–1861) 35
Bettendorf, Gerhard (geb. 1926) 37
Bickenbach, Werner (1900–1974) 49
Biedl, Arthur (1869–1933) 50
Bierich, Jürgen Robert (1921–1994) 52
Bordeu, Théophile de (1727–1776) 55
Born, Gustav Jacob (1851–1900) 56
Borth, Rudi (born 1914) 57
Bradbury, James T. (born 1906) 62
Breuer, Heinz (1926–1982) 65
Brown, James Boyer (born 1919) 67
Brown-Sequard, Charles Edouard (1817–1894) 70
Buchholz, Rudolf (1914–1994) 72
Burger, Henry G. (born 1933) 74
Butenandt, Adolf (geb. 1903) 78
Butt, Wilfrid Robert (born 1922) 81

Catt, Kevin John (born 1932) 83
Channing, Cornelia P. (1938–1985) 86
Chrobak, Rudolf (1843–1910) 88
Clauberg, Carl (1898–1957) 89
Corner, George Washington (1889–1981) 91
Crooke, Arthur Carleton (1905–1990) 93
Cushing, Harvey W. (1869–1939) 95

Dale, Sir Henry Hallett (1875–1968) 97
David, Károly Gyula (1915–1945) 99
Diczfalusy, Egon (geb. 1920) 100
Dirscherl, Wilhelm (1899–1982) 103
Djerassi, Carl (geb. 1923) 105
Dodds, Sir Edward Charles (1899–1973) 106
Döderlein, Albert (1860–1942) 108
Döring, Gerhard (1920–1992) 110
Dörner, Gerd Günter (geb. 1929) 113
Doisy, Edward A. (1893–1986) 115
Donini, Pietro (born 1910) 117
Down, John L. H. (1828–1896) 121
Dufau, Maria-Louisa (born 1938) 123
Dyke, Harry Benjamin van (1895–1971) 125

Edwards, Robert Geoffrey (geb. 1925) 126
Ehrenstein, Maximilian R. (1899–1968) 129
Erdheim, Jacob (1874–1937) 132
Euler-Chelpin, Ulf Swante von (1905–1983) . 134
Evans, Herbert McLean (1882–1971) 137
Everett, John W. (born 1906) 140

Fallopio, Gabriele (1523–1562) 142
Fellner, Otfried Otto (1873–1936?) 143
Fels, Erich (1897–1981) 144
Fikentscher, Richard (1903–1993) 146
Flerkó, Béla (born 1924) 148
Fraenkel, Ludwig (1870–1951) 151
Frahm, Heinz (geb. 1928) 153
Franchimont, Paul (geb. 1934) 163
Frangenheim, Hans (geb. 1920) 166
Friesen, Henry George (born 1934) 168
Fröhlich, Alfred (1871–1953) 170
Frommel, Richard (1854–1912) 171

Gartner, Hermann T. (1785–1827) 173
Gemzell, Carl Axel (born 1910) 174
Goldzieher, Joseph W. (born 1919) 177
Graaf, Rainier de (1641–1673) 181
Gräfenberg, Ernst (1881–1957) 183
Greenblatt, Robert Benjamin (1906–1987) .. 185
Greep, Roy Orvall (born 1905) 187
Groot-Wassink, Kurt (geb. 1928) 193
Grumbach, Melvin Malcolm (born 1925) ... 200

Guillemin, Roger (geb. 1924)	202
Haberlandt, Ludwig (1885–1932)	204
Hahn, Joachim (geb. 1924)	206
Halász, Béla (born 1927)	208
Halban, Josef (1870–1937)	210
Haller, Jürgen (1929–1976)	212
Hammerstein, Jürgen (geb. 1925)	214
Harris, Geoffrey Wingfield (1913–1971)	218
Hauser, Georges André (geb. 1921)	221
Hegar, Alfred (1830–1914)	223
Hellinga, Gerhardus (1906–1991)	225
Hertwig, Oskar (1849–1922)	226
Hertz, Roy (born 1909)	228
Hinselmann, Hans (1884–1959)	231
Hisaw, Frederick Lee (1891–1972)	232
Hitschmann, Fritz (1870–1926)	234
Hodge, Hugh Lenox (1796–1873)	236
Hohlweg, Walter (1902–1992)	237
Houssay, Bernardo Alberto (1887–1971)	242
Hühner, Max (1883–1947)	243
Igarashi, Masao (born 1925)	244
Igel, Hans (geb. 1918)	249
Inhoffen, Hans Herloff (1906–1992)	255
Insler, Vaclav (born 1929)	257
Ittrich, Gerd Ernst August (geb. 1928)	259
Jacobsohn, Dora Elisabeth (1908–1983)	261
Jensen, Elwood (geb. 1920)	265
Jores, Arthur (1901–1982)	268
Jost, Alfred (1917–1991)	270
Junkmann, Karl (1897–1976)	272
Jutisz, Marian (born 1920)	274
Kaiser, Rolf (1920–1994)	285
Kallmann, Franz Josef (1897–1965)	287
Karg, Heinrich (geb. 1928)	289
Karlson, Peter (geb. 1918)	292
Kartagener, Manes (1897–1975)	294
Kaufmann, Carl (1900–1980)	295
Klinefelter, Harry Fitch (born 1912)	298
Klopper, Arnoldus Ilardus (born 1922)	299
Knauer, Emil (1867–1935)	301
Knaus, Hermann Hubert (1892–1970)	303
Knobil, Ernst (born 1926)	305
Knörr, Karl (geb. 1915)	307
Knörr-Gärtner, Henriette (geb. 1916)	313
Knorr, Dietrich Wilhelm Rudolf (geb. 1923)	318
Kober, Salomon (1903–1944)	320
Kracht, Joachim (geb. 1924)	322
Kremer, Jan (born 1924)	324
Kretser, David de (born 1939)	326
Langecker, Hedwig (1894–1989)	328
Laqueur, Ernst (1880–1947)	330
Lauritzen, Christian (geb. 1923)	332
Leeuwenhoek, Anton van (1632–1723)	334
Lehmann, Frank (1940–1992)	335
Lenz, Widukind (geb. 1919)	337
Leventhal, Michael Leo (1901–1971)	339
Leydig, Franz von (1821–1908)	341
Li, Cho Hao (1913–1987)	342
Lieberman, Seymor (born 1916)	344
Lindemann, Hans Joachim (geb. 1920)	347
Lindner, Hans Rudolph (1922–1982)	349
Lippes, Jack (born 1924)	351
Lipsett, Mortimer Broadwin (1921–1985)	353
Loewe, Walter Siegfried (1884–1963)	355
Loewi, Otto (1873–1961)	357
Lunenfeld, Bruno (geb. 1927)	359
Magnus, Villem (1871–1929)	363
Marrian, Guy Frederick (1904–1981)	364
Martini, Luciano (born 1927)	368
Mastroianni, Luigi (born 1925)	371
McArthur, Janet W. (born 1914)	379
McCann, Samuel McDonald (born 1925)	385
Meigs, Joe Vincent (1892–1963)	390
Meites, Joseph (born 1913)	391
Meyer, Robert (1864–1947)	393
Michaelis, Gustav Adolf (1798–1848)	395
Müller, Johannes (1801–1858)	397
Naegele, Franz Carl Joseph (1778–1851)	399
Napp, Johann-Heinrich (geb. 1920)	400
Netter, Pierre Albert (born 1910)	403
Neumann, Friedmund (geb. 1935)	405
Nevinny-Stickel, Josef (geb. 1924)	408
Nillius, Sven Johan (born 1939)	412
Niswender, Gordon (geb. 1940)	414
Nowakowski, Henryk (1913–1992)	415
Oberdisse, Carl (geb. 1903)	416
Odell, William D. (born 1929)	418
Ogino, Kynsaku (1882–1975)	420
Palmer, Raoul (1904–1985)	422
Papanicolaou, George Nicolas (1883–1962)	424
Papkoff, Harold (born 1925)	426
Paulsen, Charles Alvin (born 1924)	429
Peters, Hannah (born 1911)	432
Pfannenstiel, Hermann Johannes (1862–1909)	434
Pflüger, Eduard Friedrich Wilhelm (1829–1910)	435
Philipp, Ernst (1893–1961)	436
Pincus, Gregory Goodwin (1903–1967)	438
Plotz, Ernst Jürgen (1916–1990)	441
Del Pozo, Emilio (geb. 1932)	443
Prader, Andrea (geb. 1919)	445
Reichert, Leo Edmund jr. (born 1932)	447
Reichstein, Tadeus (geb. 1897)	449
Reye, Edgar (1882–1945)	451
Riddle, Oscar (1877–1968)	453
Rock, John (1890–1984)	455
Rokitansky, Carl Freiherr von (1804–1878)	457

Roos, Paul (born 1928)	459
Rosemberg, Eugenia (born 1918)	460
Ross, Griff T. (1920–1986)	462
Rothchild, Irving (born 1913)	464
Ruzicka, Leopold (1887–1976)	467
Ryan, Robert J. (born 1927)	468
Saling, Erich (geb. 1925)	472
Samuels, Leo Tolstoy (1899–1978)	473
Sanger, Margaret (1879–1966)	474
Sawyer, Charles H. (born 1915)	476
Schally, Andrew Victor (geb. 1926)	479
Scharrer, Ernst Albert (1905–1965) und Scharrer, Bertha (geb. 1906)	482
Schirren, Carl (geb. 1922)	485
Schoeller, Walter Julius Viktor (1880–1965) ..	488
Schriefers, Herbert (geb. 1924)	491
Schröder, Robert (1884–1959)	495
Schumacher, Gebhard F. B. (born 1934)	497
Schwarz, Neena B. (born 1926)	502
Segal, Sheldon J. (born 1926)	505
Selye, Hans (1907–1982)	506
Semm, Kurt Karl Stephan (geb. 1927)	508
Sertoli, Enrico (1842–1910)	510
Shahani, Shanti M. (born 1931)	511
Sheehan, Harold Leeming (1900–1988)	513
Shelesnyak, Moses Chaim (born 1909)	515
Shirodkar, Vital Nagesh (1899–1971)	518
Short, Roger Valentine (born 1930)	520
Simmonds, Morris (1855–1925)	525
Simpson, Miriam Elizabeth (1894–1991)	527
Sims, James Marion (1813–1883)	533
Slotta, Karl Heinrich (1895–1987)	535
Smith, Philip Edward (1884–1970)	539
Sobotta, Johannes (1867–1945)	541
Spallanzani, Lazzaro (1729–1799)	542
Staemmler, Hans-Joachim (geb. 1918)	543
Starling, Ernest Henry (1866–1927)	545
Steelman, Sanford L. (born 1922)	547
Stein, Irving Freiler (1887–1976)	549
Steinach, Eugen (1861–1944)	550
Steinberger, Emil (born 1918) and Steinberger, Anna (born 1928)	551

Stensen, Niels (1638–1686)	564
Steptoe, Patrick Christopher (1913–1988)	566
Stieve, Hermann (1886–1952)	568
Stumpf, Walter Erich (geb. 1927)	573
Swerdloff, Ronald S. (born 1938)	575
Swolin, Kurt (geb. 1923)	576
Szentágothai, János (geb. 1912)	578
Tamm, Jürgen (geb. 1924)	579
Tausk, Marius (1902–1990)	583
Taymor, Melvin L. (born 1919)	585
Tonutti, Emil (1909–1987)	587
Turner, Henry Hubert (1892–1970)	589
Ullrich, Otto (1894–1957)	590
Velde, Theodor Hendrik van de (1872–1937) ..	592
Vermeulen, Alex (born 1927)	593
Vigneaud, Vincent du (1901–1978)	595
Vollmann, Rudolf F. (1912–1987)	596
Voss, Hermann Emile (1888–1979)	597
Wagenen, Gertrude van (1893–1978)	599
Watteville, Hubert de (1907–1984)	607
Westman, Axel (1894–1960)	609
Wide, Leif Edvin (born 1934)	611
Wied, David de (born 1925)	615
Wilhelmi, Alfred E. (born 1910)	619
Witschi, Emil (1890–1971)	621
Wolff, Caspar Friedrich (1733–1794)	623
Yalow, Rosalyn S. (born 1921)	624
Zander, Joseph (geb. 1918)	626
Zimmermann, Wilhelm (1910–1982)	631
Zondek, Bernhard (1891–1966)	632
Nachwort	633
Allgemeine Literatur	635
Bildnachweis	637
Namensverzeichnis	641
Sachverzeichnis	649

Addison, Thomas

(6. 4. 1793 Long Benton/Newcastle-on-Tyne – 29. 6. 1860 Brighton)

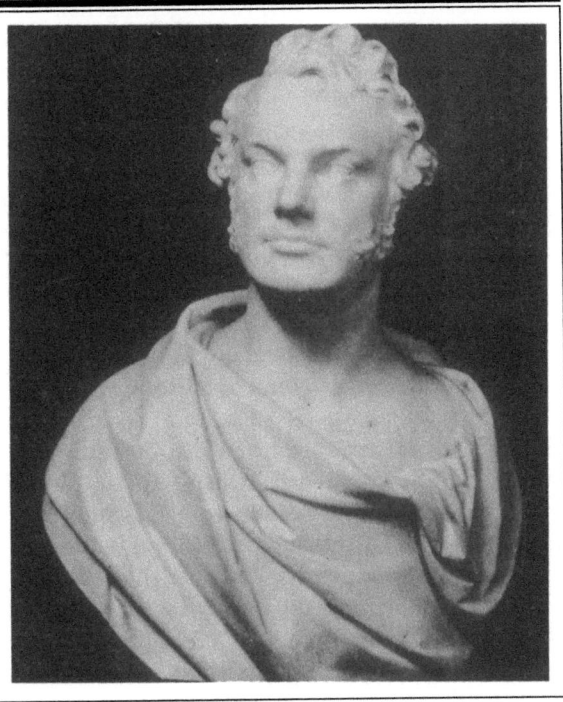

Addison studierte Medizin in Edinburgh. Nach der Dissertation 1815 wurde er Hausarzt im Lock Hospital am Public Dispensary in London. 1820 ging er ins Guy's Hospital, wo er 37 Jahre wirkte.

Weltruhm erlangte Addison durch die Beschreibung der nach ihm benannten Erkrankung der Nebenniere. Er stolperte („stumbled") über die Bronzekrankheit bei der Suche nach der Ursache der perniziösen Anämie, wie er selbst berichtete. Im März 1849 hielt er einen Vortrag mit dem Titel *On anaemia: disease of the suprarenal capsules*. Er beschrieb die Symptome der idiopathischen Anämie und fand bei der Autopsie Veränderungen in der Nebenniere. Er nannte die Erkrankung „melasma suprarenale".

Eine Sammlung seiner Publikationen erschien nach seinem Tod, herausgegeben von der New Sydenham Society. Zusammen mit R. Bright (1789–1858) verfaßte er *The Elements of the Practice of Medicine* (1839). 1860 zog sich Addison wegen einer Depression zurück; es wird berichtet, daß er durch einen Sturz aus dem Fenster Selbstmord beging.

Die Geschichte der Nebennierenrindenforschung wurde ausführlich von J. F. und S. A. S. Tait beschrieben, denen es 1953 gelang, Aldosteron zu isolieren (Sir Henry Dale Lecture 1979). Addison publizierte 1855 die Monographie *On the constitutional and local effects of disease of the suprarenal capsules*. Er schrieb:

The leading and characteristic features of the state to which I would direct attention are anaemia, general langour and debility, remarkable a feebleness of the heart's action, irritability of the stomach, and a peculiar change of colour in skin, occurring in connection with a diseased condition of the suprarenal capsules.

Die Erkrankung wurde 1856 von Armand Trousseau (1801–1867), Kliniker im Hôtel-Dieu in Paris, Morbus Addison genannt.

1846 hatte Francois Amilcar Aran (1817–1861) das Krankheitsbild bei einer 25jährigen Patientin im Hôpital de la Charité in Paris beschrieben. Charles Edouard Brown-Sequard folgerte 1856 aus seinen Experimenten, daß die Nebennieren lebensnotwendig („essentiels à vie") seien.

Bei der Suche nach einer Möglichkeit zur Behandlung dieser Krankheit extrahierte George Oliver (1841–1915), praktischer Arzt in Harrogate/Yorkshire, Nebennieren und erhielt einen Extrakt, der eine Konstriktion der Arterien bewirkte. Zusammen mit Edward Schaefer (1850–1935), Physiologe in London, wurde die blutdrucksteigernde Substanz (Epinephrin) aus Nebennierenmark isoliert. Die Reindarstellung und Konstitutionsaufklärung des Adrenalin erfolgte 1901. Der Name Epinephrin wurde in den USA noch weiter benutzt.

Portrait by kind permission of Churchill Livingstone.

W. Osler berichtete 1896 nach vorausgegangenen Mißerfolgen: „On six cases of Addison disease with the report of a case greatly benefited by the use of the suprarenal extract."

Zur Extraktion hatte Osler Glycerin benutzt, das, wie sich später zeigte, ein gutes Mittel zur Lösung von Steroiden ist. Andere Extrakte wurden versucht, alle enthielten jedoch Adrenalin, wodurch ihr therapeutischer Einsatz beschränkt war. Erst in den 30er Jahren gab es Extrakte, die kein Andrenalin enthielten. Den Arbeitsgruppen um T. Reichstein, Wintersteiner, Pfiffner und Kendall gelang es, die Struktur des Corticosteron und Cortison aufzuklären.

P. S. Hench und Kendall führten die Cortisonbehandlung der rheumatischen Arthritis ein; G. W. Thorn und P. H. Forsham setzten zum erstenmal Cortisonazetat zur Behandlung des Morbus Addison ein (1949). 1950 erhielten Kendall, Hench und Reichstein den Nobelpreis für ihre Arbeiten über die Nebennierenrindenhormone.

Sylvia Tait wurde in Sibirien geboren. Ihr Vater war aus Schottland dorthin emigriert. Als sie 2 Jahre alt war, ging die Familie nach England zurück. Nach dem Studium der Zoologie in London arbeitete Frau Tait am Courtauld Institute of Biochemistry, Middlesex Hospital Medical School. Hier lernte sie James Tait kennen, der 1925 in Stockton-on-Tees geboren wurde. Er studierte Physik und entdeckte danach sein Interesse für klinische Medizin. Seine physikomathematischen Kenntnisse waren ihm von großem Nutzen. Das salzretinierende Hormon, später Aldosteron genannt, wurde von den Taits gefunden, und 1954 wurde die Struktur von Simpson und Tait in Zusammenarbeit mit T. Reichstein aufgeklärt. 1979 wurde dem Ehepaar Tait gemeinsam die Dale Medal verliehen. „This is the first award of the Dale Medal to a husband and wife partnership and honours a unique combination of scientists, who have brought together a multiplicity of powerful attributes to their research endeavours." (Tait 1979)

Literatur

Addison T (1849) On the constitutional and local effects of disease of the suprarenal capsule. Med Gaz 43:517

Addison T (1868) Published writings of the late Thomas Addison. New Sydenham Society, London

Hench PS, Kendall EC et al (1949) The effect of a hormone of the adrenal cortex and pituitary adrenocorticotropic hormone on rheumatoid arthritis. Proc May Clin 24:181–197

Hübener HJ, Staib WH (1965) Biochemie der Nebennierenrinden-Hormone. Thieme, Stuttgart

Irvine WJ, Toft AD, Feek CM (1979) Addison's disease. In: James VHT (ed) The adrenal gland. Raven, New York

Medvei VC (1984) A history of endocrinology. MTP Press, Lancaster

Osler W (1896) Proc John Hopkins Med Soc, Hopkins Hosp Bull 7:208–209

Proceedings of the Society for Endocrinology, The Dale Medallists (1979) J Endocrinol 83:1p–24p

Tait JF, Tait SAS (1979) Recent perspectives on the history of the adrenal gland. J Endocrinol 83:3P–24P

Thorn W, Forsham PH (1949) Cortisone acetate in Addison disease. Recent Prog Horm Res 4:229

Trousseau A (1856) Bronze Addison's disease. Arch Gén Méd 8:478

Wilks S (1862) On disease of the suprarenal capsules: or morbus Addisonii. Guy's Hosp Rep 8:1

Adler, Ludwig

(1. 11. 1876 Wien – 1958 New York)

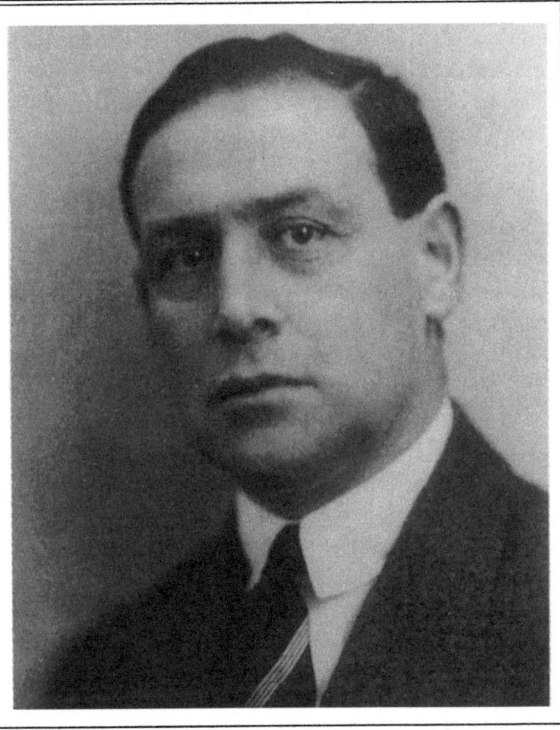

Ludwig Adler ging in Wien zur Schule und legte im Juli 1894 am staatlichen Wasa-Gymnasium die Maturaprüfung ab. Im Anschluß daran schrieb er sich an der Medizinischen Fakultät der Universität seiner Heimatstadt ein und schloß im Jahre 1900 mit der Promotion zum Doktor der gesamten Medizin sein Studium ab.

Die berufliche Laufbahn begann im März 1901 an der 1. Syphilisklinik in Wien. Schon im November desselben Jahres wechselte er jedoch in das Pathologisch-Anatomische Institut der Universität über, das von Anton Weichselbaum (1845–1920) geleitet wurde. Während seiner rund zweijährigen Tätigkeit in diesem Institut entstanden Adlers erste wissenschaftliche Arbeiten. Darin beschäftigte er sich mit der Pathologie der Leber und den primären Tumoren des Ureters.

Die Ausbildung im Pathologischen Institut hat Adler stark beeinflußt. Er sprach später nur mit großer Hochachtung von der strengen Schule Weichselbaums, die zum konsequenten Denken in pathologischen Kategorien erzogen habe. Diesem Denken entsprang auch Adlers Interesse für die Endometritis, die nach ihrer damaligen Definition in weiten Teilen der allgemeinen Entzündungslehre zuwiderlief. Er habe sich, so erläuterte Adler mehr als 2 Jahrzehnte später, mit der Sonderstellung des Endometriums in der Frage der Entzündung, „speziell mit der Existenz seiner Entzündung, die ohne Exsudation in das Interstitium nur Drüsenveränderungen verursacht", nicht abfinden können.

Im Januar 1904 trat Adler in die I. Frauenklinik der Universität Wien ein, die unter der Leitung von Hofrat Schauta stand. Die Räume der Klinik befanden sich damals noch in einem Bau des alten Allgemeinen Krankenhauses, wo drangvolle Enge herrschte. Trotzdem, so beschrieb Adler die Atmosphäre an seiner neuen Arbeitsstelle später, wurde in dem vorhandenen winzigen Laboratorium mit seinen 2 Arbeitsplätzen „eifrigst wissenschaftlich gearbeitet". Leiter des Laboratoriums war Hitschmann, der sich bald des noch nicht dreißigjährigen Adler besonders annahm und so die Grundlage für die zukünftige bedeutungsvolle Zusammenarbeit schuf. Die gemeinsamen Untersuchungen von Hitschmann und Adler führten in den Jahren bis 1908 zu den umwälzenden Erkenntnissen über die Histologie und Histopathologie der Uterusmukosa. Die bisher sog. Endometritiden wurden als Zustände eines physiologischen zyklisch ablaufenden Geschehens erkannt. Die Gesetzmäßigkeit des Endometriumzyklus wurde erstmalig histologisch dokumentiert. Aufbauend auf diesen Befunden hat dann später Robert Schröder die Beziehung zwischen Endometrium und Ovar aufgeklärt (s. bei Schröder). Hitschmann und Adler konnten zeigen, daß die Uterusschleimhaut nicht einem starren gleichbleibenden Bild entspricht, sondern sich im Verlauf des Menstruationszyklus in ständiger Umwandlung befindet.

Adler verband mit Hitschmann offensichtlich mehr als das besondere wissenschaftliche Interesse an einem bestimmten Themenkomplex. Er bezeichnete den 6 Jahre älteren und erfahreneren Kollegen später als seinen Freund. Die Zusammenarbeit der beiden Männer überdauerte auch das Ausscheiden von Hitschmann aus Schautas Klinik im Jahre 1908.

Bei seinem Eintritt in die Klinik von Schauta hatte Adler zunächst den Status eines Frequentanten. 1906 wurde er zum 3. und 1908 zum 2. Assistenten befördert. Das Jahr 1912 brachte seine Habilitierung und die Ernennung zum 1. Assistenten. Die Probevorlesung Adlers trug den Titel *Über Ursachen und Behandlung von Genitalblutungen außerhalb der Gravidität*, seine Habilitationsschrift wurde im Archiv für Gynäkologie unter dem Titel *Zur Physiologie und Pathologie der Ovarialfunktion* veröffentlicht.

In den Jahren nach 1912 mußte Adler in immer stärkerem Maße Vertretungen für seinen über 60jährigen, oft erkrankten Chef übernehmen. Zunächst hielt er die klinischen Vorlesungen für Schauta. Im Wintersemester 1914/1915 übernahm Adler dann 6 Monate lang die kommissarische Leitung der I. Universitäts-Frauenklinik mit sämtlichen daraus entstehenden Pflichten für Forschung und Lehre. Diese Funktion erfüllte er außerdem vom März 1918 an über Schautas Tod im Januar 1919 hinaus bis zum Mai 1920.

Mit dem Hinweis auf die Vertretung und die wissenschaftliche Arbeit Adlers hatte Schauta schon im Mai 1918 die Ernennung seines 1. Assistenten zum außerordentlichen Professor für Geburtshilfe und Gynäkologie beantragt, und Adler wurde 1919 der beantragte Titel verliehen.

Der Tod Schautas und die Frage seiner Nachfolge führte zu erheblicher Unruhe innerhalb der Fakultät. Als die Berufungskommission im Mai 1919 den Erlanger Gynäkologen Ludwig Seitz primo et unico loco vorschlug, protestierten 11 Privatdozenten (darunter Hitschmann, Halban und Peham) schriftlich beim Kultusministerium. Sie äußerten den Verdacht, der unico-loco-Vorschlag diene der Ausschaltung anderer qualifizierter Bewerber, „weil sie dem Referenten oder einer maßgebenden Gruppe des Kollegiums nicht genehm sind". Es sei befremdend, daß es unter den Gynäkologen der anerkanntermaßen an allererster Stelle stehenden Wiener Schule keinen geben sollte, der würdig genug sei, um neben Seitz in Vorschlag gebracht zu werden.

Inwieweit Adler von diesen Auseinandersetzungen betroffen war, läßt sich nach den verfügbaren Akten der Universität nicht zweifelsfrei feststellen.

Er hatte den Protest der Privatdozenten nicht unterschrieben – möglicherweise wegen seiner exponierten Stellung als kommissarischer Leiter der I. Frauenklinik. In einem von Wertheim für die Berufungskommission erstellten Überblick über die Gynäkologen werden ihm nur wenige Zeilen gewidmet. Sicher ist jedenfalls, daß Adler im Mai 1920 die I. Frauenklinik nach 16jähriger Tätigkeit verließ, obwohl noch kein Nachfolger für Schauta gefunden worden war. Ursprünglich hatte er ausdrücklich bis zur endgültigen Klärung der Nachfolgefrage bleiben sollen. Im Juni sprach die österreichische Unterrichtsverwaltung dem damals 43jährigen für seine „vorzügliche Dienstleistung" als kommissarischer Klinikleiter ausdrücklich Dank und Anerkennung aus.

Nach seinem Ausscheiden aus der Universitäts-Frauenklinik war Adler bis 1938 an verschiedenen anderen Krankenhäusern Wiens in leitender Funktion tätig.

Nach der Annexion Österreichs durch das Deutsche Reich im Jahre 1938 wurde der damals schon fast 62jährige Wissenschaftler wegen seiner jüdischen Abstammung von den Nationalsozialisten zur Emigration gezwungen. Er teilte damit das Schicksal von weit über 100 Kollegen allein an der Medizinischen Fakultät der Universität Wien. Adler ging wie die Mehrzahl dieser Flüchtlinge in die USA und praktizierte in New York am Beth Israel und am St. Claire's Hospital. Erst als 80jähriger – im Jahre 1956 – zog sich Adler von der Berufsausübung zurück. Seine letzte Veröffentlichung erschien 1954 unter dem Titel *Über die elektive Therapie des Kollumkarzinoms* in der Wiener Medizinischen Wochenschrift. Rassistische Verfolgung und die Umstellung in der Emigration hatten ihn nur in den Jahren zwischen 1936 und 1946 an wissenschaftlich-publizistischer Tätigkeit hindern können. Adler starb 1958 in der Emigration im Alter von 82 Jahren. Weder das genaue Todesdatum noch der Sterbeort sind bekannt.

Das Werk Adlers umfaßt rund 100 Einzeltitel und berührt viele Bereiche des gynäkologischen Fachgebietes. Schwerpunkte stellen dabei die Physiologie und Pathologie des Uterus dar – jene Arbeiten, mit denen Hitschmann und er zu Weltruhm gelangten. Aber auch Untersuchungen zur Ovarialfunktion, zur Diagnose und Therapie der Karzinome des weiblichen Genitale sowie die Pflege in Schwangerschaft und Wochenbett spielen eine wesentliche Rolle. Im Zusammenhang mit der Karzinombehandlung schenkte Adler schon früh der damals neuen Strahlentherapie seine Aufmerksamkeit, worüber er 1919 eine Monographie verfaßte. Ein später von ihm entwickeltes Verfahren zur radikalen vaginalen Hysterektomie mit Implantation von Radium in das Parametrium brachte ihm als Chirurgen internationale Anerkennung. Die Beiträge zur Pflege in der Gynäkologie entstanden in der Folge von Adlers Tätigkeit als Lehrer an den Pflegerinnenschulen des Wiener Allgemeinen Krankenhauses (1915–1920) sowie des Wilhelmsspitals (ab 1921). Für das Handbuch von Halban und Seitz zur *Biologie und Pathologie des Weibes* schrieb Adler insgesamt 6 Beiträge. Im *Handbuch der inneren Sekretion* von Hirsch stellte er die Physiologie des Ovariums dar.

Literatur

Adler L (1912) Zur Physiologie und Pathologie der Ovarialfunktion. Arch Gynäkol 95:349–424

Adler L (1928) Die entzündlichen Krankheiten des Uterus. In: Halban J, Seitz L (Hrsg) Biologie und Pathologie des Weibes. Ein Handbuch der Frauenheilkunde und Geburtshilfe, Bd 4. Urban & Schwarzenberg, Berlin Wien, S 2–118

Hitschmann F, Adler L (1907) Die Lehre von der Endometritis. Z Geburtsh Gynäkol 62:63–86

Hitschmann F, Adler L (1908) Der Bau der Uterusschleimhaut des geschlechtsreifen Weibes mit besonderer Berücksichtigung der Menstruation. Monatschr Geburtsh Gynäkol 27:1–82

Hitschmann F, Adler L (1913) Ein weiterer Beitrag zur Kenntnis der normalen und entzündeten Uterusmucosa. Die Klinik der Endometritis mit besonderer Berücksichtigung der unregelmäßigen Gebärmutterblutungen. Arch Gynäkol 100:233–304

Frobenius W (1988) Fehldiagnose Endometritis, Zur Revision eines wissenschaftlichen Irrtums durch die Wiener Gynäkologen Fritz Hitschmann und Ludwig Adler. In: Preiser G (Hrsg) Frankfurter Beiträge zur Geschichte, Theorie und Ethik der Medizin, Band 6. Olms, Hildesheim

Adlercreutz, Herman

(born 10. 4. 1932 in Helsinki)

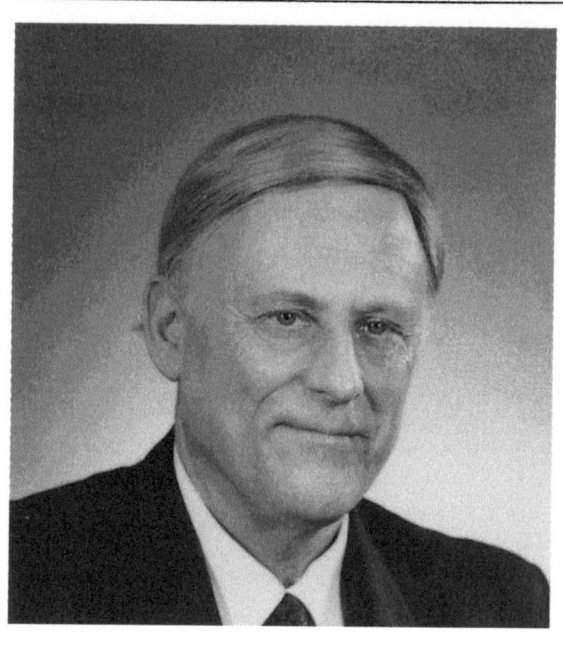

Herman Adlercreutz is one of the leading scientists in the field of steroid hormone research, particularly in the estrogen field. However, during the last 15–20 years he has also become one of the leaders in the field of nutrition and Western diseases, particularly cancer. Furthermore, he has been a leading figure in the field of estrogen methodology by gas chromatography and mass spectrometry for more than 25 years. This has allowed him to identify more endogenous and dietary estrogens in human biological fluids than anybody else and has resulted in unique methods now used for investigating the associations between diet and cancer.

In 1958, Adlercreutz started to study the biliary excretion, intestinal and hepatic metabolism, and enterohepatic circulation of estrogens. These studies formed a very important basis for future investigations in the field of diet and cancer. Adlercreutz had already showed a great interest in preventive medicine by studying the effects of oral contraceptives and their components on liver function, a field in which he was one of the pioneers. Furthermore, he worked as a consultant for the World Health Organization on the development of new contraceptives, studying their metabolism and the effect of antibiotics on intestinal absorption of these steroids and working on the development of simple urinary tests for predicting ovulation in women who could not use contraceptive pills or intrauterine devices. He and his collaborators were also the first to develop a reliable immunological fecal occult blood test for detecting colon cancer. Adlercreutz's great interest in the intestinal metabolism of steroids led him to concentrate on the field of preventive medicine, in particular to study dietary effects on steroid and bile acid metabolism and cancer.

The primary observations which have been made by his group in the field of diet, hormones, cancer, lipid metabolism, and atherosclerosis cannot all be described, but most of them have been summarized in a review entitled „Western Diet and Western Diseases: Some Hormonal and Biochemical Mechanisms and Associations."

Adlercreutz said the following about his work:

I think that the work I have done in the field of diet and cancer is more important than all the work I did before. However, that earlier work formed a solid basis, and all the studies on estrogen metabolism and methodological developments are now being used for the purpose of finding the connection between diet, hormones, and cancer. I am now of the opinion that I have definitely found the area of research I like to work in. I have also worked in the field of sports medicine.

When I think back I particularly remember those scientists who are no longer with us, such as Breuer, Lipsett, and Lindner. Professor Heinz Breuer, an outstanding steroid biochemist, was a person who was very difficult to approach and come close to, but I think that I succeeded in winning his friedship. During congresses, the two of us sometimes enjoyed a cheese fondue with some wine together, discussing science and life. It is now almost exactly 10 years since he died.

Another great scientist was Mortimer Lipsett. My last memory of him is of a conference in Washington in 1982 on catechol estrogens. I particularly remember the very nice party at his home. During that party I became better acquainted with Dr. Fred Naftolin, a very good scientist in the field of reproductive endocrinology. Dr. Naftolin is a humorous man; after my presentation about among other things, the sc nuclear type II estrogen-binding sites, he asked the audience, consisting exclusively of prominent scientists, to raise their hands if they believe in these binding sites. As I expected, nobody raised their hand, and instead everybody laughed, including myself! However, I think that these receptors or binding sites, which we now call the "bioflavonoid receptors," need further studies, as they may be important for the mediation of the environmental signals to our genome and may be one of the keys to the problem of the association between diet and cancer.

Memories such as these are numerous and could fill a whole book. It is difficult to judge what would be of interest.

References

Adlercreutz H (1970) Review: Oestrogen metabolism in liver disease. J Endocrinol 46:129–163

Adlercreutz H (1974) Hepatic metabolism of estrogens in health and disease. Nw Engl J Med 290:1081–1083

Adlercreutz H, Martin F, Järvenpää P (1979) Steroid absorption and enterohepatic recycling. Contraception 20:201–224

Adlercreutz H, Martin F (1980) Review: Biliary excretion and intestinal metabolism of progesterone and estrogens in man. J Steroid Biochem 13:231–244

Fotsis T, Adlercreutz H (1987) The multicomponent analysis of estrogen in urine by ion exchange chromatography and GC-MS-I. Quantitation of estrogens after initial hydrolysis of conjugates. J Steroid Biochem 28:203–213

Adlercreutz H (1990) Western diet and Western diseases: some hormonal and biochemical mechanisms and associations. Scand J Clin Lab Invest 50 (Suppl 201):3–23

Adlercreutz H, Fotsis T, Bannwart C, Wähälä K, Brunow G, Hase T (1991) Isotope dilution gas chromatographic-mass spectrometric method for the determination of lignans and isoflavonoid in human urine, including identification of genistein. Clin Chim Acta 199:263–278

Albright, Fuller

(12. 1. 1900, Brookline/MA – 8. 12. 1969, Boston)

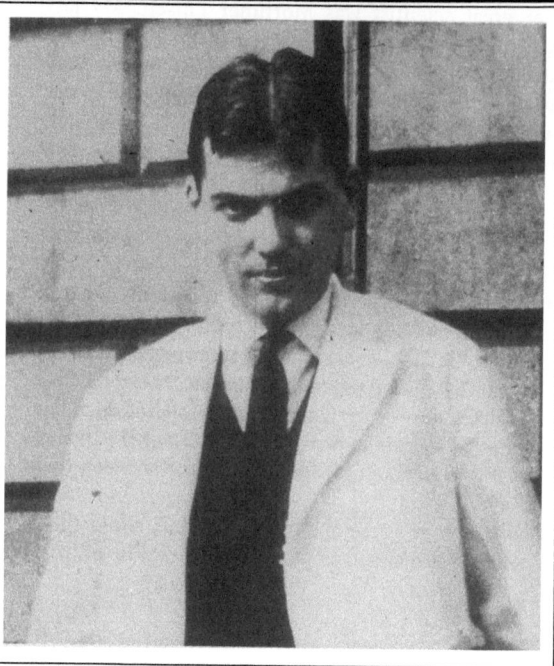

Albright graduated as a doctor of medicine from Harvard in 1924 and taught there from 1930 to 1956. From 1927–1928 he was an assistant resident with Ellsworth at the Johns Hopkins University; he then went to Berlin, where he worked with Zondek, and to Vienna, working with Erdheim, the pathologist, whom he held in great esteem. In the 1930s he developed Parkinson's disease, but he carried on his scientific activities. In 1956 he felt that the disease was affecting his thought processes and decided to undergo chemopallidectomy. This was not successful and left him an invalid. He was an inpatient at the Massachusetts General Hospital for many years until his death 1969.

His preference was for clinical investigation. Progress, he believed, could be made only by formulating a precise theory and by challenging that theory. Albright carried out balance studies concerned with calcium, phosphorus, bones, and parathyroids. In 1937 he described polyostotic fibrous dysplasia, which became known as Albright's syndrome. This syndrome involves a polyostotic type of vascular fibrous tissue replacement of normal bone, scattered throughout the skeletal structure with skin pigmentation and sexual precocity, predominantly seen in females. He was the first to identify pseudohypoparathyroidism, attributing it to hormone resistance and not to hormone deficiency. In the mid-1960s Gerald D. Aurbach (1927–1991) and Lewis Chase elucidated the action mechanism of parathyroid hormone (PTH). In a classic paper they showed that the molecular defect in pseudohypoparathyroidism was localized to the PTH receptor-adenylate cyclase complex. Albright introduced the term and concept of postmenopausal osteoporosis and recommended estrogen replacement therapy. He made important contributions to the treatment of the adrenogenital syndrome introducing glucocorticoid therapy. His students included E. Reifenstein, H. Sulkowitch, F. Bartter, R. Fraser, W. Parson, C. H. Burnett, and H. F. Klinefelter.

Reifenstein syndrome is familial male pseudohermaphroditism with hypospadias, gynecomastia, and incomplete virilization at puberty, together with infertility. **Edward C. Reifenstein** was born in Syracuse, New York, in 1908 and graduated from the University of Syracuse Medical School in 1934. He then went into psychiatry. From 1937 to 1940 he practiced medicine with his father. In the summer of 1939 he took Fuller Albright's course in clinical endocrinology and up to 1946 he worked in Albright's department, before becoming chief of the endocrine unit of the Sloan-Kettering Institute. He died in 1975.

Bartter syndrome is hypochloremic, hypokalemic alkalosis and hyperaldosteronism without hypertension and hyperplasia of the renal juxtaglomerular complex. **F. C. Bartter** (1914–1985) was born in Manila, Philippine Islands. He graduated as a doctor of medicine in 1940 from Harvard University. After internship at the Roosevelt Hospital, New York, he worked with Albright. In 1951 he moved to the National Institute of Health in Washington, D.C., and in 1956 was appointed Chief of the Endocrinology Branch. He later moved to San Antonio, Texas.

Klinefelter syndrome, also called Klinefelter-Reifenstein–Albright syndrome, is feminization with reduced testicle size and gynecomastia with one Y, but more than one X chromosome (s. bei Klinefelter).

In his lecture on "Some of the Do's and Do-Not's in Clinical Investigation" given in Atlantic City in 1944, Albright said:

I think of a clinical investigator as one trying to ride two horses, attempting to be an investigator and a clinician at one and the same time. Whereas such an equestrian maneuver is usually considered a bad policy, in this case, probably because of two considerations in particular, experience has shown that it is a very fruitful pastime.... where other than by the bedside of sick patients could one find so many suggestions of things to be investigated? ... The rider of two horses, however, must remember that there are two horses; he may avoid the danger on one side if he, as a clinician, be swamped with patients and the danger on the other side that he, as an investigator, be segregated entirely from the bedside.

McCune–Albright syndrome is polyostotic fibrous dysplasia, dermal pigmentation, precocious puberty, and fibrous bone lesions. **Donovan James McCune** was born in 1902 and qualified in 1928 in medicine at the John Hopkins Hospital. He was a pediatrician at Columbia University, New York, when he published his account of the disease to which his name is attached. He died of a cerebrovascular accident in 1976.

A historical work was initiated by Albright in 1930, but not published until 1990 by D. Lynn Loriaux and entitled *Uncharted Seas*.

References and Other Sources

Albright F, Ellsworth R (1929) Studies on the physiology of the parathyroid glands: calcium and phosphorus studies on a case of idiopathic hypoparathyroidism. J Clin Invest 7:183–201

Albright F (1944) Some of the "Do's" and "Do-Not's" in clinical investigation. J Clin Invest 23:921–926

Albright F, Ellsworth R (1990) Uncharted seas (ed. L. Loriaux). Kalmiam, Portland/Oregon

Forbes AP, Bartter FC (1975) Edward C. Reifenstein, jr. Recent Prog Horm Res 32:12–17

McCune DJ (1936) Osteitis fibrosa cystica. Am J Dis Child 52:745

McCann SM (ed) (1988) Endocrinology. Oxford University Press, New York

Medvei VC (1982) A history of endocrinology. MTP-Press, Lancaster

Potts JT, Spiegel M (1992) Gerald Aurbach, in memoriam. Endocrinology 131:2491–2493

Allen, Edgar

(5. 2. 1892 Canon City/CO – 2. 3. 1943 New Haven)

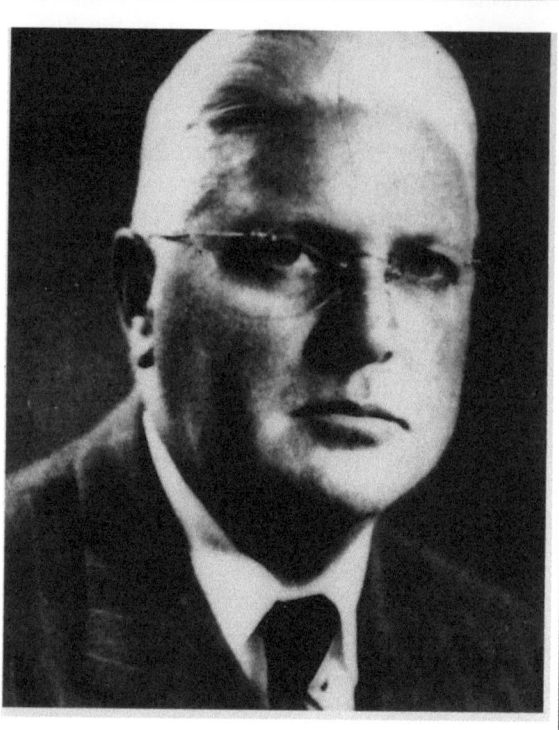

Allen wurde in Colorado geboren, erhielt sein Ph.D. von der Brown University, war Instructor of Anatomy an der Washington University in St. Louis, wurde 1923 Professor für Anatomie an der University of Missouri und 1933 Professor für Anatomie an der Yale University.

Bereits als Student befaßte er sich mit der Oogenese bei Mäusefeten. Später benutzte er die Papanicolaou-Technik, um den Östruszyklus der Maus zu studieren. Er kam zu ähnlichen Ergebnissen, wie sie Stockard und Papanicolaou bei Meerschweinchen sowie Long and Evans bei der Ratte gefunden hatten. Bei diesen Untersuchungen bemerkte er, daß große reife Follikel immer dann vorhanden waren, wenn die Vaginalzytologie auf dem Höhepunkt war. Er sammelte Follikelflüssigkeit von Schweineovarien und injizierte diese Mäusen und Ratten. Es zeigte sich, daß charakteristische zyklische Veränderungen der Vaginalzellen auftraten und ein typisches Östrusverhalten. Damit hatte er vorher geäußerte Vermutungen experimentell bestätigt. So hatte 1917 Leo Loeb (1865–1954) schon vermerkt, daß die zyklischen Uterusveränderungen zurückzuführen seien auf eine Sekretion der Follikel; zur gleichen Zeit stellte Arthur Robinson in Edinburgh fest „The phenomia of heat are due to something secreted by the follicles." (Gruhn u. Kazer 1989).

Der Anatom Edgar Allen und der Biochemiker Edward Adalbert Doisy (1893–1986) postulierten 1923 die Existenz eines „follicular hormone" im Follikelsaft, welches bei ovariektomierten Nagetieren die Brunst auslöst. Als Indikator für die Östrogenwirkung diente das Auftreten von Schollenzellen im Abstrich der Vaginalschleimhaut. Dieser biologische Östrogennachweis ist unter dem Namen Allen-Doisy-Test in die Literatur eingegangen.

Als sich Doisy und Allen im faculty baseball team kennenlernten, hatte Doisy bis dahin Insulin gereinigt und bis zu diesem Zeitpunkt nichts mit Ovarialextrakten zu tun. Allen erzählte Doisy seine Beobachtungen mit der Follikelflüssigkeit, und sie beschlossen, zusammen nach dem Wirkstoff zu suchen. Sie erkannten, daß die Follikelflüssigkeit sehr proteinreich ist, und begannen, Extrakte herzustellen. Die wirksame Aktivität war löslich in Alkohol und Äther, alkaliresistent und thermostabil. In der ersten Publikation 1923 wurde dem Ovarian hormone kein Name gegeben. Sie postulierten aber die Existenz eines „follicular hormone". 1925 gelang es Allen zusammen mit J. P. Pratt und Doisy, eine östrogene Aktivität auch in Corpora lutea nachzuweisen. – Allen starb 1943 an einem Herzinfarkt.

Literatur

Allen E, Doisy EA (1923) An ovarian hormone. Preliminary report on its localisation, extraction and partial purification and action in test animals. JAMA 81:819–821

Doisy EA, Ralls JO, Allen E, Johnston CG (1924) The extraction and some properties of an ovarian hormone. J Biol Chem 61:711–727

Allen E, Pratt JP, Doisy EA (1925) The ovarian follicular hormone. Its distribution in human genital tissues. JAMA 85:399–404

Bennett LL (1991) The Long and Evans monograph on the estrous cycle in the rat. Endocrinology 129:2812–2814

Gruhn JG, Kazer RR (1989) Hormonal regulation on the menstrual cycle. The evaluation of concepts. Plenum, New York

Aschheim, Selmar

(4. 10. 1878 Berlin – 15. 2. 1965 Paris)

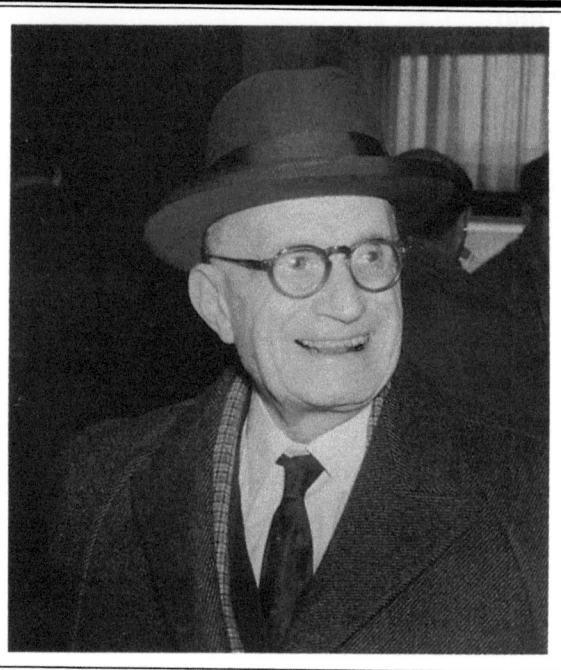

Aschheim war der Sohn des jüdischen Kaufmanns Heymann Aschheim und seiner Frau Ernestine, geb. Hirschberg. 1896 legte er am Askanischen Gymnasium die Reifeprüfung ab und studierte anschließend in Berlin und Freiburg Medizin. 1901 erhielt er die Approbation und promovierte 1902 zum Dr. med. mit dem Thema: *Zur Kenntnis der Erythrozytenbildung*. Seine Facharztausbildung in Geburtshilfe und Gynäkologie absolvierte er in der Privatklinik von Dr. Richard Schaeffer in Berlin, in der Universitäts-Frauenklinik in München bei Professor von Winckel, in der Privatklinik von Dr. Prochownick in Hamburg und in der Städtischen Frauenklinik und Entbindungsanstalt Berlin-Charlottenburg bei Keller. 1905 eröffnete Aschheim als Spezialarzt für Frauenkrankheiten und Geburtshilfe eine Kassenpraxis in Berlin-Charlottenburg an der Berliner Straße 128 (Ecke Krumme Straße). Neben der praktischen ärztlichen Tätigkeit setzte er seine schon als Student begonnenen wissenschaftlichen Studien fort. Im April 1908 wurde er Volontärassistent im Histopathologischen und Bakteriologischen Laboratorium der Universitäts-Frauenklinik des Königlichen Charité-Krankenhauses zu Berlin. Er arbeitete unentgeltlich in dem von Robert Meyer geleiteten Laboratorium. Chef der Charité-Frauenklinik war zu dieser Zeit Geheimrat Prof. E. Bumm.

Als Robert Meyer 1912 in die Universitäts-Frauenklinik in der Artilleriestraße (heute Tucholskystraße) wechselte, wurde Aschheim zu seinem Nachfolger berufen. Von Mai 1912 bis November 1935 war er planmäßiger wissenschaftlicher Assistent der Charité-Frauenklinik und gleichzeitig Vorstand des Histologisch-Pathologischen und Bakteriologischen Laboratoriums. Zu seinen Aufgaben gehörten tägliche bakteriologische Untersuchungen, regelmäßige mikroskopische Inspektion von Abrasionsmaterial und Probebiopsien sowie die Betreuung der Bibliothek und der Doktoranden.

Durch seine histochemischen Untersuchungen über die zyklusbedingten Veränderungen des Glykogen- und Lipidgehaltes der Uterusschleimhaut wurde Aschheim in breiten Fachkreisen bekannt. Der 1. Weltkrieg bedeutete eine Zäsur. Zunächst wurde er als Leiter der Gynäkologischen Poliklinik eingesetzt, 1915 zum Militärdienst eingezogen. Bis 1917 war er Chefarzt einer Sanitätskommission in Konstantinopel und Sanitätsmajor und Truppenarzt der türkischen Armee an der Irakfront und von 1917 bis Kriegsende Truppenarzt an der Westfront.

Nach dem Krieg nahm Aschheim seine wissenschaftliche Tätigkeit an der Charité wieder auf. 1919 war Bernhard Zondek in die Klinik eingetreten. Beide wandten sich gemeinsam endokrinologischen Problemen zu. Aschheim arbeitete vormittags im Laboratorium, nachmittags betreute er seine Praxis in Charlottenburg. 1919 heiratete er Eva Fließ, sein Sohn Helmut wurde 1921 geboren.

Gemeinsam mit Zondek veröffentlichte Aschheim 1925 in der Klinischen Wochenschrift eine vorläufige Mitteilung und im Archiv für Gynäkologie eine Arbeit mit dem Thema *Experimentelle Untersuchungen über die Funktion und das Hormon des Ovariums*. Die äußerst fruchtbare Zusammenarbeit der beiden Forscher führte zur Entdeckung der Gonadotropine und zur Entwicklung des ersten biologischen Schwangerschaftstests. Den ersten Bericht über *Das Vorkommen der Hormone im Harn der Schwangeren* gab Aschheim im Juni 1927 auf dem 20. Gynäkologenkongreß in Bonn. In ausgedehnten Implantationsversuchen gelang Aschheim und Zondek die grundlegende Entdeckung, daß der Hypophysenvorderlappen als übergeordnete Drüse die Funktion der Ovarien reguliert und diese zur Produktion von weiblichen Sexualhormonen (Follikulin) anregt. Der Hypophysenvorderlappen wurde „Motor der Sexualfunktion" genannt.

Zum Nachweis der Hormonaktivität des Hypophysenvorderlappens wurde ein spezifisches Testverfahren an der infantilen Maus erarbeitet. Am Anfang wurde von „einem" Hypophysenvorderlappenhormon gesprochen, später jedoch unterschieden zwischen Prolan A, das im Ovar die Follikelreifung bewirkt, und Prolan B, das die herangereiften Follikel zur Ovulation und Corpus-luteum-Bildung anregt.

Mit ihrem Testverfahren wiesen Aschheim und Zondek in der Plazenta und im Harn schwangerer Frauen große Mengen des, wie sie annahmen, Hypophysenvorderlappenhormons nach. Der Test wurde bei infantilen Mäusen durchgeführt. Hierbei wurde Morgenurin den Tieren injiziert und die Tiere am 4. Tag getötet. Die makroskopische Beurteilung der Ovarien zeigte bei Vorliegen einer Schwangerschaft Corpora lutea. Diese Reaktion fand sich bereits 5 Tage nach der ausgebliebenen Regelblutung. Fälschlicherweise führten Aschheim und Zondek ihre Beobachtungen zunächst auf eine gesteigerte Gonadotropinproduktion der Hypophyse zurück. Sie erkannten nicht, daß dieses gonadotrope Hormon plazentaren Ursprungs ist. Dieser Nachweis gelang später Philipp (s. dort).

Der Aschheim-Zondek-Schwangerschaftstest (AZR) wurde noch bis in die 60er Jahre routinemäßig als Schwangerschaftsnachweis durchgeführt. Die Reaktion der infantilen Ovarien wurde in 3 Stadien eingeteilt: AZR I: Follikelreifung, Ovulation, Bildung von Follikelhormon und Östrus; AZR II: Hyperämie, Follikelhämatome (Blutpunkte); AZR III: Bildung von Corpora-lutea. Reaktion I und II waren für die Schwangerschaft signifikant, AZR III fand sich im Urin von postmenopausalen Frauen und von kastrierten Männern. Diese Beobachtungen führten zur Erkenntnis, daß Gonadotropine zwei Faktoren beinhalten: Prolan A (=FSH) und Prolan B (=LH).

Bereits 1929 wurde die Zuverlässigkeit der AZR in einer Umfrage – heute würden wir dies Ringversuch nennen – von G. A. Wagner, dem Chef der Klinik, an der der Test entwickelt wurde, nachgewiesen und in der DMW publiziert.

In Abwandlung der klassischen Aschheim-Zondek-Reaktion wurden auch andere Tierspezies verwendet. So dienten männliche Kröten oder Frösche zum biologischen hCG-Nachweis, indem Schwangerenharn in den dorsalen Lymphsack der Tiere injiziert wurde, was nach 24 h zur Ausscheidung von Spermatozoen im Sekret der Kloake führte (Gally-Mainini-Test). Ein anderer Test wurde von Friedmann in Chicago entwickelt, bei dem weibliche Kaninchen benutzt wurden. Diese biologischen Schwangerschaftsteste wurden in den 60er Jahren durch immunologische Methoden ersetzt (s. bei *Wide* 1960).

Die Bedingungen, unter denen Aschheim und Zondek ihre Arbeit durchführten, waren äußerst bescheiden. Die zwei nebeneinanderliegenden kleinen Räume waren nur mit den allernotwendigsten Arbeitsmitteln ausgestattet. Zu den weiteren Forschungsergebnissen Aschheims gehörte die Entdeckung der hormonalen Genese der Luteinzysten. Durch Extraktion und Versuche wies er auch den steilen Konzentrationsanstieg des Follikelhormons im Schwangerenurin während der letzten Monate der Gravidität nach. Aufgrund dieser Entdeckung konnten im Hormonlaboratorium der Schering AG unter Beteiligung von Walter Hohlweg hochgereinigte Schwangerenurinextrakte gewonnen werden, aus denen dann Adolph Butenandt Östron in kristallisierter Form darstellte (1929).

Gemeinsam mit Gesenius konnte Aschheim 1933 den Nachweis einer außerordentlich schnellen Wirkung auf den Uterusstoffwechsel nachweisen. Zusammen mit Hohlweg erschien die Mitteilung über das Vorkommen von östrogenwirksamen Stoffen in Bitumen, später in Erdwachs, Asphalt, Erdöl und Mooren.

Erst sehr spät wurden Aschheims wissenschaftliche Verdienste gewürdigt. Im Alter von 52 Jahren wurde er Honorarprofessor. Eine Habilitation kam für ihn nicht in Frage, da Geheimrat Prof. Dr. Franz, der Nachfolger von Prof. Bumm, als Chef der Frauenklinik zunächst seinen von Halle nach Berlin mitgebrachten Assistenten habilitieren wollte. Aufgrund des nationalsozialistischen Reichsbürgergesetzes vom 15. September 1935 wurde Aschheim wegen seiner jüdischen Abstammung zunächst beurlaubt, 1936 wurde ihm rückwirkend mit Ablauf des

31. 12. 1935 die Lehrbefugnis entzogen. Aschheim verließ 1936 mit seiner Familie Deutschland und ging nach Paris. 1937 erhielt er die französische Staatsbürgerschaft. Er arbeitete zunächst am Collège de France und am Krankenhaus Beaujon, später an der Gynäkologisch-Geburtshilflichen Universitätsklinik Maternité de Port Royal. Er wurde bald Maître, dann Directeur de Recherche am Centre National de la Recherche Scientifique. Während der Besetzung durch die deutschen Truppen wurde seine Tätigkeit erneut unterbrochen; er konnte sie jedoch nach der Befreiung von Paris 1944 wieder fortsetzen. Mit 72 Jahren wurde er 1951 in den Ruhestand versetzt. 1946 holte Aschheim seine umfangreiche Sammlung histopathologischer gynäkologischer Präparate, die zwischen 1912 und 1935 entstanden waren, aus der Charité nach Paris und arbeitete dieses Material noch einmal durch. 1960 bei den Jubiläumsfeierlichkeiten zum 250jährigen Bestehen der Charité und 150jährigen der Berliner Universität wurde Aschheim die Ehrendoktorwürde verliehen.

Literatur

Aschheim S, Zondek B (1928a) Die Schwangerschaftsdiagnose aus dem Harn durch Nachweis des Hypophysenvorderlappenhormons I, Grundlagen und Technik der Methode. Klin Wochenschr 7:1404–1411

Aschheim S, Zondek B (1928b) Die Schwangerschaftsdiagnose aus dem Harn durch Nachweis des Hypophysenvorderlappenhormons II, Praktische und theoretische Ergebnisse aus den Harnuntersuchungen. Klin Wochenschr 7:1453–1457

Aschheim S (1931) Experimentelle Grundlagen der Therapie mit Ovarialhormonen und Hypophysenvorderlappenhormonen in der Gynäkologie. In: Wolff-Eisner (Hrsg) Handbuch der experimentellen Therapie. München

Chard T (1992) Pregnancy tests, a review. Hum Reprod 7:701–710

Friedmann MH, Laphamm ME (1931) A simple, rapid procedure for the laboratory diagnosis of early pregnancies. Am J Obstet Gynecol 21:405–410

Hinz G (1990) Selmar Aschheim. Charité-Annalen 10: 293–298

Hinz G (1992) Zur Geschichte des Instituts für experimentelle Endokrinologie (1951–1989), zugleich ein Beitrag zur Geschichte der Charité-Frauenklinik. Selbstverlag, Berlin

Memoir RD (1966) Selmar Aschheim 1878–1965. J Reprod Fertil 11:165

(Weitere Angaben und Literatur: s. Beitrag Zondek)

Aschner, Bernhard

(22. 1. 1883 Wien – 9. 3. 1960 New York)

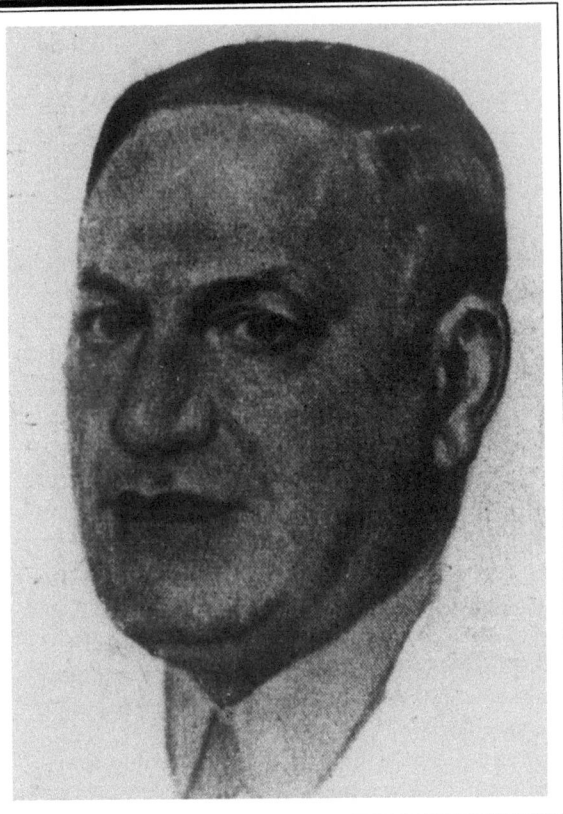

Bernhard Aschner wurde als Sohn von Adolf und Pauline Aschner, geb. Blaustern, geboren. Er besuchte das Gymnasium in Wien und studierte an der Alma Mater Rudolfina Medizin. Von 1904 bis 1907 war er Demonstrator am Anatomischen Institut, danach wurde er als Operationszögling an der Wiener Universitätsklinik für Chirurgie unter dem Billroth-Schüler Anton Freiherr von Eiselsberg (1860–1939) (s. Bild) angestellt. 1908 wechselte er an

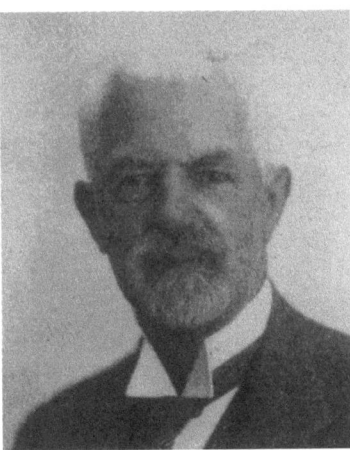

die berühmte 1. Frauenklinik von Friedrich Schauta (1849–1919). Neben seiner klinischen Ausbildung begann Aschner wissenschaftliche Untersuchungen an außerklinischen Instituten. Sein Forschungsobjekt war die Hypophyse. Er wollte erreichen, was bisher nicht möglich war: eine Hypophysektomie, die von den Tieren überlebt wird. Bei dem Pathologen Paltauf (1858–1924) konnte Aschner seine Untersuchungen zur Funktion der Hypophyse und des Hypothalamus durchführen. Er stellte dabei fest, daß die häufigste Todesursache bei den bisher ausgeübten transzerebralen Methoden die Verletzung des Circulus arteriosus Willisii war. Mit Hilfe der bukkalen Route gelang es ihm, bei jungen Hunden die Hypophyse total zu entfernen. Die Hunde überlebten alle, waren aber im Wachstum zurückgeblieben und sahen aus, als ob sie einer anderen Rasse angehören würden. Bei Hündinnen führte die Hypophysektomie zur Atrophie der Genitalorgane und zum Fettansatz. Aschner berichtete selbst, daß ihm Eiselsberg nie verziehen habe, das Hypophysenproblem so elegant gelöst und damit erreicht zu haben, was ihm selbst versagt geblieben war. Etwa zur gleichen Zeit wie Aschner kommt H. W. Cushing zu entsprechenden Ergebnissen; er soll die Technik in Wien erlernt haben. Harvey W. Cushing (1869–1939) war seit 1911 Professor für Chirurgie an der Harvard University.

Aschner beschreibt erstmals 1912 eine ovarielle und uterine Atrophie nach isolierter Schädigung des Zwischenhirns unter Schonung der Hypophyse. Er hob besonders die Atrophie der Gonaden mit Hemmung der Follikelreifung und der Spermatogenese hervor. Zusammen mit Grigoriu fand Aschner 1911 bereits eine laktogene Wirkung von humanen Plazentaextrakten beim Kaninchen. Erst 1962 wurde von Josimovich und MacLaren dem zugrundeliegenden Hormon der Name „humanes Placenta Lactogen (HPL)" gegeben.

Da Aschner in Wien keine weitere Karriere erwarten konnte, wechselte er 1912 an die Frauenklinik in Halle und habilitierte sich 1914 bei Johann Veit (1852–1917). Im 1. Weltkrieg diente er in der Österreich-Ungarischen Armee und war Leiter der Chirurgischen Abteilung des k.u.k.-Garnisonhospitals in Innsbruck. Nach dem Krieg habilitierte er sich 1918 in Wien zum zweitenmal für Geburtshilfe und Gynäkologie. Er wurde als Privatdozent Vorstand des Frauenambulatoriums am Allgemeinen Krankenhaus in Wien, daneben war er in einer ausgedehnten Praxis tätig und hielt Vorlesungen an der Universität.

1918 veröffentlichte er *Die Blutdrüsenerkrankungen des Weibes und ihre Beziehungen zur Gynäkologie*, 1924 Handbuchartikel über Beziehungen der Drüsen mit innerer Sekretion zum weiblichen Genitale, 1928 die erste Ausgabe des Lehrbuchs zur Konstitutionstherapie *Die Krise der Medizin*.

Aschner war Halbjude und emigrierte nach dem Einmarsch (12. 3. 1939) der „Untergangster des Abendlandes", wie sie Karl Kraus nannte, nach New York. Er wurde Chief of the Outpatient Department of Arthritis an der Stuyvesant Clinic und dem Lebanon Hospital. Nach der Emigration beschäftigte er sich hauptsächlich mit der Rheumatherapie. In seiner schriftstellerischen Arbeit verknüpfte er moderne Forschungsergebnisse mit Erfahrungen der alten Medizin. Ein weiteres Interessengebiet war die Medizingeschichte. Er übertrug die Werke des Paracelsus ins Deutsche. Zwischen 1926 und 1932 erschien in 4 Bänden *Paracelsus, sämtliche Werke ins Deutsche übersetzt und herausgegeben von Aschner* im Verlag G. Fischer. 1945 wurde Aschner Staatsbürger der USA.

Aschners Verdienst ist, aufgrund eigener Versuche widerspruchsvolle pathophysiologische und klinische Hypothesen über die Hypophyse eingeengt und auf die Funktion des Hypothalamus, besonders auf dessen Bedeutung für die Gonadenfunktion, hingewiesen zu haben. „Aschner war vielleicht der letzte Polyhistor der Heilkunde, beschlagen auf allen Gebieten der überspezialisierten Medizin" (W. Bauer).

Literatur

Aschner B (1909) Demonstration von Hunden nach Exstirpation der Hypophyse. Wien Klin Wochenschr 22:1730–1732

Aschner B, Grigoriu C (1911) Placenta, Fötus und Keimdrüse in ihrer Wirkung auf die Milchsekretion. Arch Gynäkol 94:766–793

Aschner B (1912a) Über die Beziehung zwischen Hypophyse und Genitale. Arch Gynäk 97:200–228

Aschner B (1912b) Über die Funktion der Hypophyse. Pflügers Arch 146:1–146

Aschner B (1924) Technik der experimentellen Untersuchungen an der Hypophyse und am Zwischenhirn. In: Abderhalden E (Hrsg) Handbuch der biologischen Arbeitsmethoden. Urban & Schwarzenberg, Berlin S 125–148 (2. Aufl 1938, S 124–148)

Aschner B (1927) Krankheiten durch Funktionsstörungen der weiblichen Keimdrüsen und ihre Behandlung. In: Strauss H (Hrsg) Sammlung zwangloser Abhandlungen aus dem Gebiet der Verdauungs- und Stoffwechsel-Krankheiten. Marhold, Halle, S 1927

Aschner B (1981) Befreiung der Medizin vom Dogma. Nachlaß geordnet, ergänzt und herausgegeben von Albert W. Bauer, 2. Aufl. Haug, Heidelberg

Bauer W (1960) Nachruf für B. Aschner. Münch Med Wochenschr 102:1335–1336

Josimovich JB, MacLaren JA (1962) Presence in the human placenta and term serum of a highly lactogenic substance immunologically related to pituitary growth hormone. Endocrinology 71:209

Pappenberger R (1985) Abhängigkeit der gonadalen Funktion vom zentralen Nervensystem, klinische Beobachtungen und Tierexperimente zwischen 1815 und 1912. Inauguraldissertation, Universität Erlangen-Nürnberg

Astwood, Edwin Bennet

(29. 12. 1909 Hamilton/Bermuda –
17. 2. 1976 Hamilton)

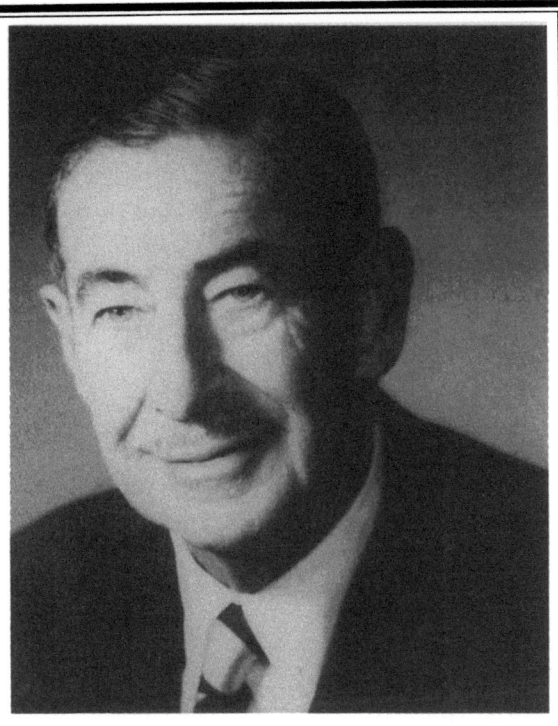

Astwood machte seinen M.D. 1934 in der McGill University und den Ph. D. in den Laboratorien von Frederic L. Hisaw in der Harvard University. Als Associate in Obstetrics arbeitete er im Hopkins Hospital, als Associate in Medicine am Peter Bent Brigham Hospital und als Assistant Professor of Pharmacotherapy im Department of Pharmacology Harvard Medical School. Später nahm er eine Position als Research Professor of Medicine an der Tufts University an. Seine endgültige Position war Senior Physician at the Hospital and Professor of Medicine an der Tufts University.

Bereits als Student entwickelte er einen quantitativen Bioassay für Östrogene, der auf der schnellen Wassereinlagerung in den Uterus als Östrogenwirkung beruht. Aus Rattenplazenten charakterisierte er das laktogene Hormon Prolaktin und bezeichnete es als Luteotrophin. 1941 zeigte Astwood, daß der Stimulus der Lutealfunktion bei der Ratte das laktogene Hormon Prolaktin ist. Er entwickelte eine Methode zur chemischen Bestimmung von Pregnandiol im Urin. Von besonderer Bedeutung wurden seine Untersuchungen zur chemischen Manipulation der Schilddrüsenfunktion durch die antithyroiden Substanzen Thiouracil und Thiourea. Der Gebrauch antithyroider Arzneimittel hatte großen Einfluß auf das Verständnis der Schilddrüsenfunktion und der Therapie von Schilddrüsenerkrankungen. Zusammen mit Maurice Raben extra- hierte er ACTH und später Wachstumshormone aus menschlichen Hypophysen. Letzteres konnte erfolgreich bei hypophysärem Zwergwuchs eingesetzt werden.

Eine große Zahl von Endokrinologen wurde bei Astwood ausgebildet. In einem Nachruf schreibt Roy Greep (1977): „Ted's contributions to basic and clinical endocrinology were monumental... He must be numbered among the great men of his era". Das Astwood Laboratorium galt als die exzellente Ausbildungsstätte zum Erlernen wissenschaftlicher Tätigkeit, nicht durch Unterricht, sondern durch das Ermöglichen unabhängiger, eigener Erfahrungen.

1971 ging Astwood in seine Heimat Bermuda zurück und praktizierte dort als Internist, bis er am 17. Februar 1976 an einem Krebsleiden starb.

Literatur

Astwood EB, Sullivan J, Bissell A, Tyslowitz R (1943) Action of certain sulfonamides and of thiourea upon the function of the thyroid gland of the rat. Endocrinology 32:210–255

Astwood EB, Cassidy CE (1968) Clinical endocrinology. Grune & Stratton, New York

Greep RO (1977) Recent Prog Horm Res 33:XI–XIX

Baer, Carl Ernst von

(17. 2. 1792 Landgut Piep/Estland –
16. 11. 1876 Dorpat)

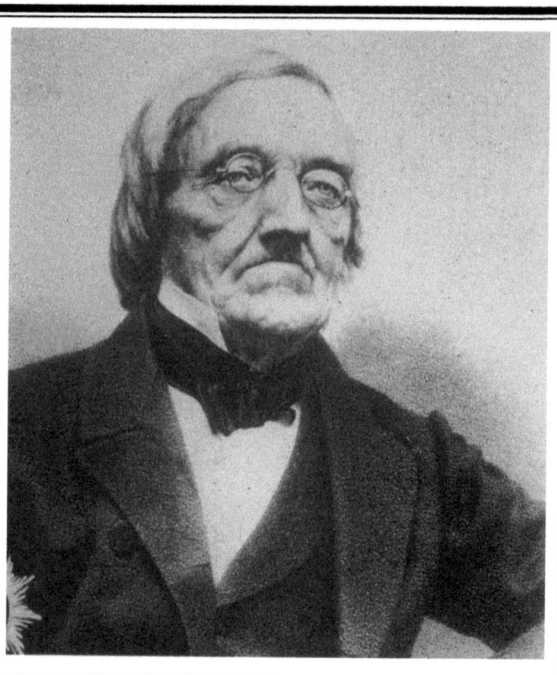

Baer wurde als Lutheraner und deutschsprachiger Balte in der russischen Ostseeprovinz geboren. Einer seiner Vorfahren, Andreas Baer, war aus Westfalen nach Reval gezogen. Sein Vater Magnus Johann von Baer war Jurist und Landrat. Carl war eines von 10 Kindern und wurde vom kinderlosen Bruder seines Vaters aufgezogen. Seinen ersten Unterricht erhielt er von einem Hauslehrer, besuchte dann die Schule für Adlige in Reval. Er entschloß sich, Medizin zu studieren und ging an die 6 Jahre zuvor gegründete Universität Dorpat, promovierte 1814 und setzte seine Studien in Würzburg und in Berlin fort. 1817 wurde er Prosektor der Anatomie in Königsberg und 1822 ordentlicher Professor der Zoologie. 1834 erhielt er einen Ruf der Akademie St. Petersburg, wo er über 30 Jahre, zunächst als Vertreter der Zoologie, später der Anatomie und Physiologie wirkte. Außerdem lehrte er vergleichende Anatomie an der Medizinisch-Chirurgischen Akademie. 1867 zog er sich in den Ruhestand nach Dorpat zurück.

Die wissenschaftliche Bedeutung von Baer liegt auf dem Gebiet der vergleichenden Embryologie. Er beschrieb 1827 als erster das Säugetierei, das sog. Baer-Bläschen. Zuerst fand er es in einer Hündin, später auch in anderen Tieren. Er folgerte, daß jedes Säugetier sich aus einer Eizelle entwickelt und beschrieb die Entwicklung der Vertebraten von der Befruchtung bis zur Geburt. Er zeigte, daß Embryonen einander mehr ähneln als die Erwachsenen einer Spezies. In seiner Königsberger Zeit hielt er Vorlesungen über Anthropologie und regte die Gründung der Deutschen Gesellschaft für Anthropologie an.

Albrecht von Haller hatte den Begriff Evolution geprägt, er nahm noch an, daß die Embryonen sich aus präformierten Homunculi in der Eizelle entwickeln. Haller wurde 1708 in Bern, Schweiz, geboren, er studierte an Leiden bei Boerhave, wirkte bis 1753 in der neugegründeten Universität in Göttingen und lebte danach bis zu seinem Tod (1777) in Bern. In Göttingen wurde 1751 auf Veranlassung von Hallers der erste Lehrstuhl für Geburtshilfe gegründet. Von Haller hat bedeutende Beiträge auf vielen Gebieten der Botanik, Anatomie und Physiologie geliefert. Er beschrieb als erster die Drüsenstruktur der Thyroidea.

William Harvey (1578–1657), der Entdecker des Blutkreislaufs, hatte bereits aufgrund embryologischer Studien an befruchteten Hühnereiern die Theorie aufgestellt, daß der Organismus nicht in der Eizelle präformiert ist, sondern sich schrittweise entwickelt. Caspar Friedrich Wolff, Anatom in St. Petersburg, führte Harveys Epigenesistheorie in seiner Doktorarbeit *Theoria generationis* (1759) weiter aus. Er kam zu der Erkenntnis, daß nicht alles von Anfang an klein vorgebildet ist, sondern daß es Keimblätter gibt, die als Ausgangsbasis von Differenzierungsprozessen zu betrachten sind. Diese Theorie wurde von den Calvinisten und Zwinglianern, zu denen von Haller gehörte, abgelehnt. Sie verhinderten daher auch die berufliche Karriere

Wolffs. Katharina die Große holte dann Wolff als Anatom nach St. Petersburg (s. Beitrag Wolff).

Literatur

Baer CE von (1820–1837) Über Entwicklungsgeschichte der Thiere. Borntragen, Koenigsberg

Baer CE von (1827) De ovi mammalium et hominis genesi. L. Vossius, Lipsia

Baer CE von (1927) Über die Bildung des Eies der Säugetiere und des Menschen. Mit einer biographisch-geschichtlichen Einführung in deutscher Sprache, hrsg. von B. Ottow. Voss, Leipzig

Pagel JL (1989) Biographische Lexikon Hervorragender Ärzte des 19. Jahrhunderts. Karger, Basel (Reprint der Originalausgabe 1901, Urban & Schwarzenberg, Berlin)

Bargmann, Wolfgang

(27. 1. 1906 Nürnberg – 20. 6. 1978 Kiel)

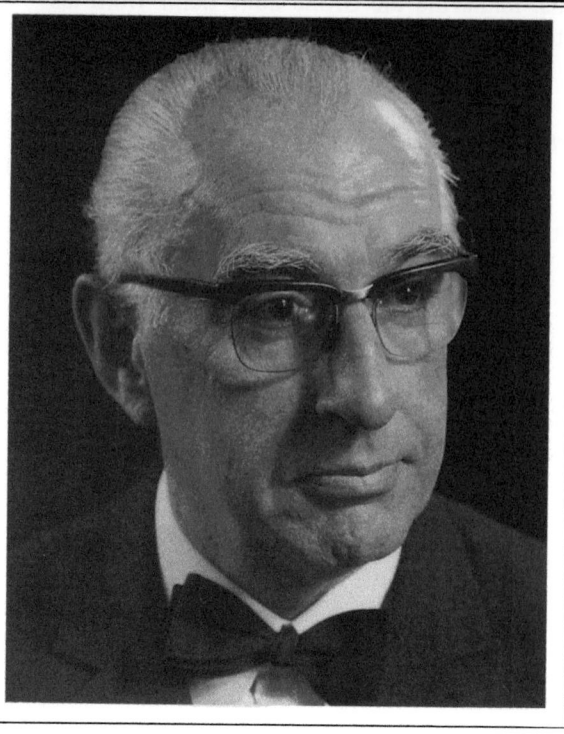

Wolfgang Friedrich Wilhelm Bargmann wurde als Sohn des Buch- und Kunsthändlers Ludwig Krauss und seiner Ehefrau Henriette, geb. Eisenbeis, geboren. Sein Vater fiel im 1. Weltkrieg, und seine Mutter heiratete später den Kaufmann Fritz Bargmann, der den Sohn adoptierte. Bargmann besuchte das Humanistische Gymnasium in Köln, Nürnberg und Frankfurt a.M., wo er 1926 das Abitur ablegte. Schon während der Schulzeit war in ihm das Interesse an der Morphologie erwacht, und er hatte sich – nicht gerade zur Freude der Familie – in seinem Schlafzimmer ein kleines Labor eingerichtet, in dem er Schnitte herstellen und mikroskopieren konnte. Nach einigem Zögern, ob er Zoologie oder Medizin studieren sollte, wandte er sich der Medizin zu und begann das Studium an der Universität Frankfurt. Hier schloß er sich alsbald seinem späteren Doktorvater, dem damaligen Privatdozenten K. Zeigler an und begann mit histologischen Untersuchungen an der Niere. Bereits 1929 erschien in der noch jungen *Zeitschrift für Zellforschung* seine erste Arbeit und 1932 seine Dissertation mit dem Titel *Über Struktur und Speicherungsvermögen des Nierenglomerulus*. Schon diese ersten Arbeiten Bargmanns lassen sein schriftstellerisches Vermögen ebenso erkennen wie sein großes zeichnerisches Geschick; denn wie die ersten Veröffentlichungen enthalten auch viele seiner späteren Arbeiten und Handbuchbeiträge ungemein klare und ästhetisch ausgewogene Zeichnungen von eigener Hand. Bargmann liebte die Malerei und hatte ein besonderes Verhältnis zur Graphik.

Nach den vorklinischen Semestern in Frankfurt wechselte Bargmann mehrfach die Universität und studierte einige Semester in München, Wien und Berlin. Nach einer kurzen Medizinalassistentenzeit, u.a. bei F. Volhard, trat er 1933 als Assistent in das Anatomische Institut in Frankfurt ein, das von H. Blutschli geleitet wurde. Hier lernte er Ernst und Berta Scharrer kennen und schätzen. Ernst Scharrer, der vorher in München gewirkt hatte, leitete von 1933 bis zu seiner Emigration im Jahre 1937 das von Edinger begründete Neurologische Institut in Frankfurt a.M. Er war gleichzeitig dem Anatomischen Institut verbunden und nahm mit an den Präparierübungen teil. Scharrer hatte schon damals durch sehr sorgfältige Arbeiten über eigentümliche, vakuolige Veränderungen der Nervenzellen in den Kerngebieten des Hypothalamus von Fischen auf sich aufmerksam gemacht. Die bei diesen Untersuchungen beobachteten Phänomene wurden von ihm als Ausdruck einer sekretorischen Aktivität der Nervenzelle gedeutet, eine Auffassung, die jedoch auf Widerspruch stieß und eine lang anhaltende Diskussion zur Folge hatte, die später durch die Untersuchungen von Bargmann eine aufsehenerregende Wende nehmen sollte (s. bei Scharrer).

Nach kurzer Tätigkeit in Frankfurt ging Bargmann im Jahre 1934 zu W. von Möllendorff nach Freiburg und folgte diesem im Jahre 1935 nach Zürich, wo er sich noch im gleichen Jahr habilitierte. Die folgenden Jahre waren außerordentlich fruchtbar: es entstanden zahlreiche Arbeiten über die Niere, über den Zahn und über die Lungenalveole.

1938 wurde Bargmann zum beamteten Prosektor am Anatomischen Institut der Universität Leipzig ernannt, das damals von M. Clara geleitet wurde. 1939 wurde er zur Wehrmacht eingezogen, kehrte aber schon im Jahre 1940 an das Institut zurück. 1941 erfolgte die Ernennung zum außerplanmäßigen Professor. In den Jahren am Leipziger Institut trat das Interesse an der Morphologie endokriner Organe, das schon in Zürich erwacht war, ganz in den Vordergrund. Neben einer Reihe von Originalarbeiten, vor allem über den Inselapparat, verfaßte Bargmann auf Anregung von Möllendorffs für das *Handbuch der mikroskopischen Anatomie* Beiträge über die Schilddrüse (erschienen 1939), die Epithelkörperchen (1939), die Langerhansschen-Inseln des Pankreas (1939), die Epiphysis cerebri (1943) und den Thymus (1943). Alle diese Abhandlungen enthalten vorzügliche Abbildungen von Originalpräparaten, die teils der Meisterhand von K. Herschel (Leipzig) entstammen, teils von Bargmann selbst gezeichnet wurden. Die mit der Abfassung der Handbuchartikel verbundene intensive Beschäftigung mit einer ganzen Reihe von endokrinen Drüsen verschaffte ihm einen wohl einmaligen Überblick über den damaligen Kenntnisstand und zeugen von einer souveränen Beherrschung der Literatur.

Im Jahre 1942 erfolgte die Berufung auf ein planmäßiges Extraordinariat an der Universität Königsberg, das mit der Leitung einer Abteilung für Histologie und Embryologie verbunden war. Gleichzeitig erhielt Bargmann einen Lehrauftrag für Geschichte der Medizin, der seinem historischen Interesse entgegenkam und dem er sich neben seiner sonstigen Arbeit mit Hingabe widmete. Durch seine Beschäftigung mit der Geschichte des Anatomischen Institutes und der Medizinischen Fakultät in Königsberg konnten wertvolle Tatsachen ermittelt und festgehalten werden, die nach dem Kriege und dem Verlust vieler Akten nicht mehr hätten aufgedeckt und der Nachwelt überliefert werden können.

In die Königsberger Zeit fällt auch der Beginn der eigenen Beschäftigung mit der Hypophyse. Im Jahre 1942 erscheint eine erste Arbeit, *Über Kernsekretion in der Neurohypophyse des Menschen*, doch blieben die weiteren Bemühungen auf diesem Gebiet, wie Bargmann selber sagt, zunächst ohne großen Erfolg. Bald war auch nicht mehr die Zeit für wissenschaftliche Betätigung, denn Königsberg geriet in unmittelbare Bedrohung durch das Kriegsgeschehen. In Königsberg hatte 1838 Martin Heinrich Rathke (1793–1860) die Anlage der Adenohypophyse beschrieben *Über die Entstehung der Glan-dula pituitaria*, die Rathkesche Tasche.

Im Herbst 1945 wurde Bargmann kommissarisch mit der Leitung des Anatomischen Institutes in Göttingen betraut. Nach kurzer Vorlesungstätigkeit im Wintersemester 1945/1946 wurde er jedoch schon am 18. 2. 1946 nach Kiel berufen, um dort den ordentlichen Lehrstuhl für Anatomie und die Direktion des Anatomischen Instituts zu übernehmen.

Als Wolfgang Bargmann Anfang 1946 in Kiel eintraf, war die Stadt weitgehend zerstört. Das ursprünglich in der Nähe der Förde gelegene Anatomische Institut war dem Erdboden gleich und, zusammen mit anderen Instituten in eine ehemalige Torpedofabrik an der Peripherie der Stadt verlagert worden. Diese Fabrik, die ebenfalls stark beschädigt war, sollte zum Kern der „Neuen Universität" werden.

Als einer der ersten Kieler Doktoranden wurde Werner Creutzfeldt, später ordentlicher Professor der Inneren Medizin in Göttingen, mit einer Untersuchung der histophysiologischen Veränderungen beim Alloxan-Diabetes des Hundes betraut. Bargmann selbst wandte sich erneut der Hypophyse und dem Hypothalamus zu. Er probierte an seinen Schnitten eine Reihe verschiedener Färbungen aus, darunter auch eine Methode, die von Gomori (1941) zur Differenzierung verschiedener Zelltypen des Inselapparates entwickelt worden war und auf die er durch ein Referat von B. Romeis in den *Berichten über die wissenschaftliche Biologie* (1942) aufmerksam geworden war. Bargmann stellte fest, daß diese „Gomori-Färbung" in seinen Schnitten durch Hypothalamus und Hypophyse eine elektive Darstellung bestimmter Nervenzellen und Fasersysteme bewirkte. Er erkannte sofort die grundsätzliche Bedeutung dieses Befundes und veröffentlichte im Jahre 1949 in der inzwischen von ihm selbst redigierten *Zeitschrift für Zellforschung* seine Ergebnisse unter dem Titel *Über die neurosekretorische Verknüpfung von Hypothalamus und Neurohypophyse*.

Diese Arbeit, die weltweit bekannt wurde, bildete den Anfang einer langen Reihe von Untersuchungen zu den Problemen der Neurosekretion, an denen eine schnell wachsende Zahl von Schülern und Mitarbeitern beteiligt war. Es gelang, durch experimentelle Durchschneidung des Hypophysenstiels die Transporthypothese zu sichern, durch

Durstversuche experimentell einen Zusammenhang zwischen Neurosekretmenge und Wasserhaushalt festzustellen und durch das pharmakologische Experiment den Nachweis zu führen, daß nur solche Abschnitte des Hypothalamus Oxytocin und Vasopressin enthalten, in denen im histologischen Schnitt Neurosekret färberisch dargestellt werden kann. So konnte am Kieler Institut die schon in der ersten Arbeit von Bargmann vertretene Ansicht erhärtet werden, daß die Hormone Oxytocin und Vasopressin in den großzelligen Kerngebieten des Hypothalamus gebildet, in den Fasern des Tractus supraoptico-hypophyseos in den Hinterlappen transportiert, dort gestapelt und schließlich von hier aus an das Blut abgegeben werden. Während in den ersten Jahren nur lichtmikroskopisch gearbeitet werden konnte, wurde im Jahre 1954 als Leihgabe der Deutschen Forschungsgemeinschaft ein erstes Elektronenmikroskop angeschafft, so daß nun auch die feinstrukturellen Veränderungen bei Bildung, Transport und Abgabe des Neurosekrets genauer untersucht werden konnten.

1895 fanden G. Oliver und E. A. Schäfer die blutdrucksteigernde Wirkung von Extrakten der Neurohypophyse. Die Analyse und Synthese von Vasopressin und Oxytocin gelang in den 50er Jahren der Arbeitsgruppe um V. du Vigneaud in den USA.

Trotz seiner intensiven Beschäftigung mit den Fragen der Neuroendokrinologie blieb das Interesse Bargmanns jedoch nicht auf dieses Gebiet beschränkt. So stellte er elektronenmikroskopische Untersuchungen über die Plazenta an, beschrieb die eigenartige, lamelläre Substruktur im Granulum des Eosinophilen und befaßte sich Ende der 50er Jahre als einer der ersten mit der elektronenmikroskopischen Analyse der Vorgänge bei der Milchsekretion.

Ebenso wie in seinem Lehrbuch zeigte sich das didaktische Geschick Bargmanns im Kolleg und im Umgang mit den Studenten. Er war ein hervorragender Redner und hatte stets sofort Kontakt mit seinen Zuhörern. Die Studenten, vor allem die ersten Jahrgänge nach dem Krieg, waren von seiner Persönlichkeit und seinem Einsatz fasziniert und hingen an ihm. Später, als er sich wegen zunehmender Inanspruchnahme durch öffentliche Aufgaben oft vertreten lassen mußte, blieb sein Verhältnis zur Studentenschaft zunächst gut und herzlich. Dies änderte sich jedoch schlagartig, als er nach dem Rücktritt vom Vorsitz des Gründungsausschusses für die Universität Bremen 1968 zu einer der Zielscheiben der aufkommenden Protestbewegung wurde. Sein Verhalten in den Auseinandersetzungen um die Gestaltung der Universität Bremen und um die Einführung neuer Hochschulgesetze hatte gezeigt, daß er bei aller Konzilianz und Kompromißbereitschaft, die er oftmals bewiesen hatte, in prinzipiellen Fragen unbeugsam war. So wurde aus dem fortschrittlichen Professor Bargmann in den Augen einer aufsässigen Studentengeneration plötzlich ein „Reaktionär", den es zu bekämpfen galt. Und da man ihm, den schlagfertigen und gewitzten Redner, mit sachlicher Argumentation nicht beikommen konnte, versuchte man es auf andere Weise. Wie viele andere Institute, so wurde auch das Anatomische Institut der Universität Kiel bestreikt und mit üblen und verleumderischen Parolen beschmiert. Außerdem wurde im April 1970 eines Nachts ein Einbruch verübt, bei dem die auf dem Flur aufgehängten Porträts der ehemaligen Mitarbeiter – ein Geschenk zu seinem 60. Geburtstag – entwendet wurden. Diese ganz offensichtlich persönlich gemeinte Aktion hat Bargmann getroffen und hat, ebenso wie die Beschimpfung des Hamburger Bürgermeisters Weichmann durch Studenten bei einer Veranstaltung in der Kieler Universität, Spuren hinterlassen, die er allerdings gegenüber Außenstehenden zu verbergen verstand.

Trotz aller Verdienste und Ehrungen blieb Wolfgang Bargmann zeitlebens ein zutiefst bescheidener, in seinen persönlichen Bedürfnissen anspruchsloser und in seinem Wesen eher zurückhaltender Mensch. Seine Frau, mit der er über 43 Jahre glücklich verheiratet war, und seine beiden Töchter blieben im Hintergrund, denn er liebte es nicht, Familiäres und Dienstliches zu vermengen. Seinen Mitarbeitern stand er bei persönlichen Schwierigkeiten immer zur Verfügung, und auch nach seiner Emeritierung hat er manchem seiner Schüler mit guten Ratschlägen geholfen. Das vorsichtige Formulieren und das taktisch geschickte Verhandeln machte ihm Freude, und das Ausgleichen von Gegensätzen bereitete ihm innere Befriedigung. Und wenn es einmal hart auf hart gehen mußte, so war das Florett seine Waffe, nicht das Schwert. Bargmann war von einer ungewöhnlichen geistigen Präsenz und Wendigkeit und hatte gleichzeitig ein ruhiges und ausgewogenes Urteil. Er verstand es, in kleinen Dingen nachzugeben, aber in den wesentlichen Punkten fest zu bleiben. Er war absolut verschwiegen und auch in schwierigen Situationen stets zu persönlichem Einsatz und zur Hilfe bereit.

Ich danke Prof. Dr. Kurt Fleischhauer, Bonn, für die Erlaubnis, diesen Test und die Abb. aus seiner Gedenkschrift *In memoriam Wolfgang Bargmann* übernehmen zu dürfen.

Literatur

Bargmann W (1942) Über Kernsekretion in der Neurohypophyse des Menschen. Z Zellforsch 32:394–400

Bargmann W (1949) Über die neurosekretorische Verknüpfung von Hypothalamus und Neurohypophyse. Z Zellforsch 34:610–634

Bargmann W, Hild W (1949) Über die Morphologie der neurosekretorischen Verknüpfung von Hypothalamus und Neurohypophyse. Acta Anat 8:264–280

Bargmann W (1950/51) Über die neurosekretorische Verknüpfung von Hypothalamus und Hypophyse. Anat Nachr 1:77–78

Bargmann W, Scharrer E (1951) The site of origin of the hormones of the posterior pituitary. Am Scientist 39:255–259

Bargmann W (1952) Zwischenhirn und Hypophyse. Arch Gynäkol 183:14–34

Bargmann W (1953) Zwischenhirn-Hypophysen-System, Neurosekretion und Nebenniere. Geburtshilfe Frauenheilkd 13:193–212

Bargmann W (1954) Das Zwischenhirn-Hypophysensystem. Springer, Berlin Göttingen Heidelberg

Bargmann W (1957) Über den Bildungsort der Choriongonadotropine und Plazentasteroide. Geburtshilfe Frauenheilkd 17:865–875

Bargmann W (1958) Elektronenmikroskopische Untersuchungen an der Neurohypophyse. In: Bargmann W, Hanström B, Scharrer B, Scharrer E (Hrsg) 2. Internat. Symposium über Neurosekretion, Lund, Springer, Berlin Göttingen Heidelberg, S 4–12

Bargmann W (1969) Das neurosekretorische Zwischenhirn-Hypophysensystem und seine synaptischen Verknüpfungen. J Neuro Visceral Rel (Suppl) IX:64–77

Bargmann W (1975) A marvelous region. In: Meites J, Donovan BT, McCann SM (eds) Pioneers in neuroendocrinology. Plenum, New York

Fleischhauer K (1979) In memoriam Wolfgang Bargmann. Anat Anz 146:209–234

Heller H (1974) History of neurohypophysical research. In: Greep R, Astwood B (eds) Handbook of physiology section 7: Endocrinology, vol IV. Am Physiol Soc, Washington/DC, pp 103–117

Oksche A (1985) Peptiderge Nervenzellen: Hormonale und nervöse Kommunikation. In: Karlson P, Bettendorf G, Marko H et al (Hrsg) Verhdlg Ges Dt Natforsch u Ärzte, 113. Versammlung Nürnberg 1984. Wiss. Verlagsgesellschaft, Stuttgart, S 383–402

Barr, Murray Llewellyn

(born 20. 6. 1908 in Belmont/Ontario)

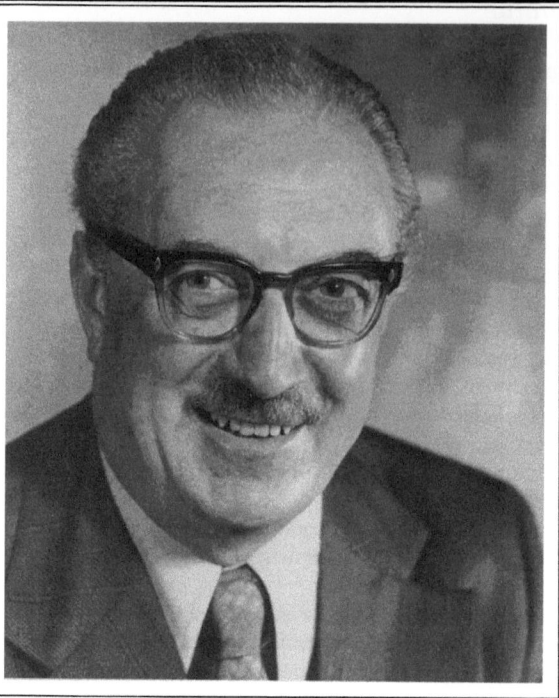

Barr was born on a farm near the town of Belmont, the son of William and Margaret Barr whose parents emigrated to Canada from Country Antrim, Northern Ireland. He received his early education locally and in nearby London, Ontario, where he enrolled in the combined Bachelor of Arts (BA) and Doctor of Medicine (MD) course at the University of Western Ontario in 1926. He was awarded the Gold Medal in Honours Science upon completion of the BA degree in 1930. In 1933 he obtained his MD degree and was awarded the Prize in Clinical Clerkship. During his studies, Murray Barr was active in the Osler Society, an undergraduate group with an interest in medical history, held executive posts in the Hippocratic Society, the student governing body in the Faculty of Medicine, and was president of the University Student's Council.

Dr. Barr served a 1-year rotating internship in the USA in Hamot Hospital, Erie, Pennsylvania. Following 2 years of general practice in London, Ontario, he decided to work towards a specialization in neurology and became an instructor in anatomy at the University of Western Ontario in 1936, with the intention of first obtaining a grounding in neuroanatomy. The summers of 1938 and 1939 were spent at the University of Minnesota, doing research in neurohistology under the direction of Professor A. T. Rasmussen. In 1938, he was awarded the degree of Master of Science from the University of Western Ontario. Plans for further academic training were interrupted by the Second World War. In the fall of 1939, he joined the Royal Canadian Army Medical Corps, transferring to the medical branch of the Royal Canadian Air force (RCAF) in 1941. He served in various RCAF stations in Canada, chiefly on medical selection boards, and for a 2-year period he was President of the RCAF Medical Board in London, England. He retired in 1945 with the rank of Wing Commander and continued in an advisory capacity as a member and Chairman of the Panel on Aviation Medicine, Defence Research Board of Canada, until 1956.

Dr. Barr returned to the staff of the University of Western Ontario in 1945; he soon became immersed in cytological research and decided to follow an academic career. He became Professor in the Department of Anatomy in 1951, Chairman of the newly created Department of Microscopic Anatomy in 1953, and Chairman of the Department of Anatomy in 1964. He resigned the chairmanship in 1967 in order to devote more time to teaching and research. He has been involved in considerable administrative work within the University. In addition to serving on the Board of Governors and the Senate, he was a member of the Honorary Degrees Committee of Senate, the health Sciences Committee of the Board of Governors, and the University Research Council. Other activities included membership on the advisory boards of the Ontario Mental

Health Foundation and of the National Cancer Institute as well as serving on grant panels of the Medical Research Council. Dr. Barr held appointments as Consultant to the Children's Psychiatric Research Institute and Honorary Consultant to Victoria Hospital and St. Joseph's Hospital.

Dr. Barr's early research was in the field of neurocytology and in particular on the morphology and distribution of synaptic endings in the spinal cord. The sex chromatin that characterizes female body cells was discovered in 1949 in collaboration with a graduate student, Dr. Ewart G. Bertram. In the years that followed, Dr. Barr served as coordinator of a research program on abnormalities of the sex chromosomes in humans, which added to the knowledge of the cause of several hitherto obscure clinical disorders, such as Turner's syndrome, Klinefelter's syndrome, and the triple-X female disorder. His observations had a significant bearing on certain aspects of mental retardation, and in 1962 President John F. Kennedy of the United States presented Dr. Barr with the Joseph P. Kennedy Jr. International Award in recognition of his contribution to the understanding of the causes of mental retardation. He was also a nominee for the Nobel prize in Medizine and Physiology.

Dr. Barr played a major role in the teaching of neuroanatomy and cytogenetics and is known as an excellent teacher to many generations of graduates of the University of Western Ontario's Faculties of Medicine and Graduate Studies. His book on the anatomy of the central nervous system was first published in 1972 and is now in its sixth edition. In celebration of the one hundredth anniversary of the University in 1978, he wrote *A Century of Medicine at Western*, a meticulously researched history of medicine in Southern Ontario. Dr. Barr's official retirement from the University was in 1973. However, he held a part-time appointment in Anatomy for 5 more years and was made Professor Emeritus in July 1978. He remained involved in teaching, on a part-time basis during the 1978–1979 academic year.

Dr. Barr married Ruth King, a native of Ohio, USA, and a nursing supervisor in Hamot Hospital in 1934. They have one daughter, who is a nurse, and three sons, a neurosurgeon, a hematologist, and a building contractor.

References and Other Sources

Barr ML, Bertram EG (1949) A morphological distinction between neurons of the male and female, and the behaviour of the nucleolar satellite during accelerated nucleo-protein synthesis. Nature 163:676–677

Moore KL, Barr ML (1955) Smears from the oral mucosa in the detection of chromosomal sex. Lancet II:57

Barr ML (1959) Sex chromatin and phenotype in man. Science 130:679

Barr ML (1961) Das Geschlechtschromatin. In: Overzier C (Hrsg) Die Intersexualität. Thieme, Stuttgart, S 50–73

Gammal EB (1993) Biography of Dr. Murray L. Barr. May 21, 1993

Bartholin, Caspar

(10. 9. 1655 Kopenhagen – 11. 6. 1738 Kopenhagen)

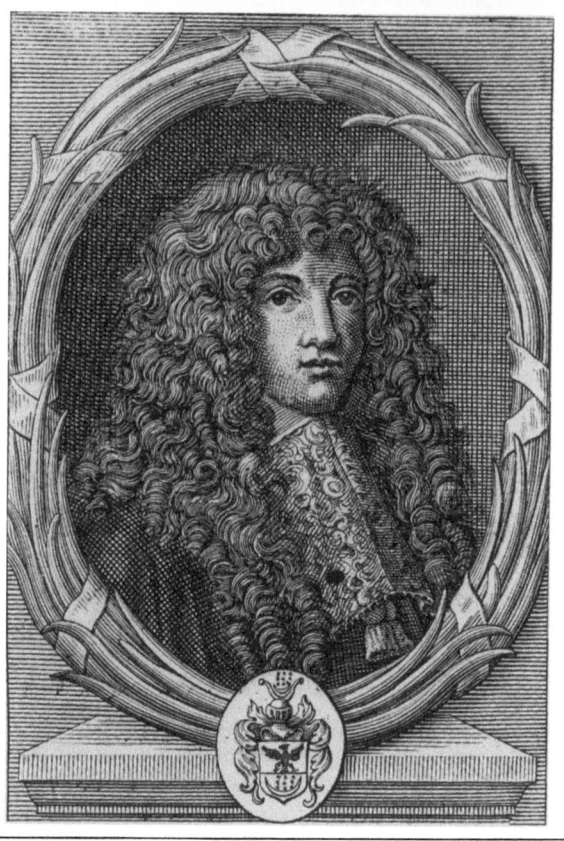

In der Familie Bartholin finden sich zahlreiche Wissenschaftler. Der Vater Thomas war erst Mathematiker, dann Anatom. Nach dem Studium an der Universität Kopenhagen wurde Caspar bereits im Alter von 19 Jahren von König Christian V. zum Professor der Philosophie ernannt. Drei Jahre besuchte er Universitäten in Frankreich, Italien und Deutschland. 1677 kehrte er nach Dänemark zurück und publizierte das berühmte Werk *De Ovariis Mulierum*. 1731 wurde sein Vater und mit ihm die Familie in den Adelsstand erhoben.

Bartholin fand und beschrieb die Glandulae vestibularis majores, beiderseits unter dem M. bulbospongiosus am dorsalen Ende der Bulbi vestibuli (Bartholin-Drüsen, Bartholinitis). Ihr Ausführungsgang mündet an der Innenseite der kleinen Labien.

Die paraurethralen Gänge waren bereits 1672 von de Graaf beschrieben worden. Es sind kurze gewundene Gänge, deren punktförmige Öffnungen beiderseits der Urethra sichtbar sind: Skene-Gänge.

A. J. K. Skene wurde in Aberdeen, Schottland, 1838 geboren, wanderte nach Amerika aus, studierte Medizin in Toronto, spezialisierte sich in Gynäkologie und wurde 1870 Professor am Long Island College Hospital. Er war Gründungsmitglied der American Gynecological Society. 1870 beschrieb er die nach ihm benannten Gänge. Die Mitteilung von de Graaf war in Vergessenheit geraten.

Literatur

Bartholin C (1677) De ovariis mulierum. Nurembergae Johannis Ziegeri

Meisen V: Bartholin Caspar. In: Dansk biografisk leksikon, Bd 5, S 472–474

Skene AJC (1880) The anatomy and pathology of two important glands of the female urethra. Am J Obstet 13:265–270

Speert H (1958) Obstetric and gynecologic milestones, essays in eponymy. Macmillan, New York

Basedow, Carl Adolf von

(28. 3. 1799 Dessau – 11. 4. 1854 Merseburg)

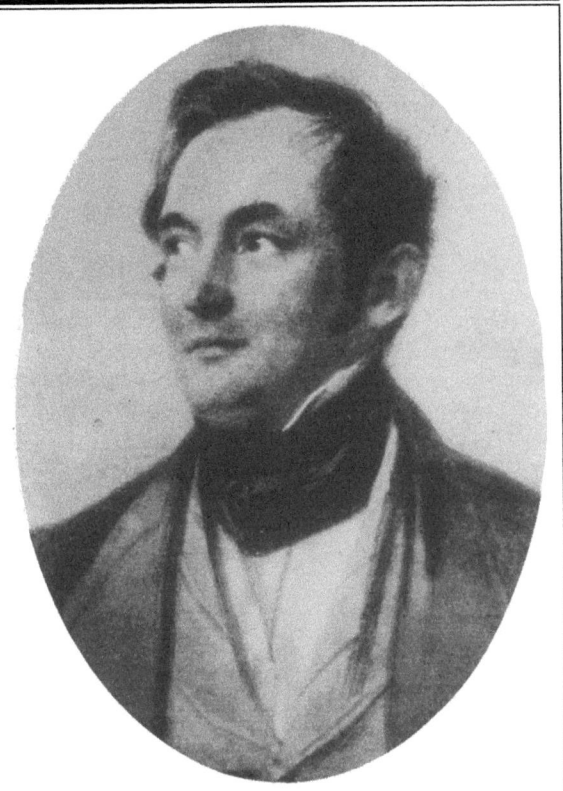

Basedow studierte in Halle, war 2 Jahre in Paris in der Charité und im Hôtel de Dieu und ließ sich 1822 in Merseburg bei Leipzig nieder. In Casper's Wochenschrift publizierte er 1840 die Arbeit *Exophthalmus durch Hypertrophie des Zellgewebes in der Augenhöhle*. Er infizierte sich bei der Sektion eines Flecktyphuskranken und starb daran.

Die klassische Form der Basedow-Krankheit beinhaltet den Symptomenkomplex: Tachykardie, Struma und Exophthalmus, die sog. Merseburger Trias. Basedow empfahl eine Therapie mit jodhaltigem Mineralwasser.

Bereits 5 Jahre vor der Veröffentlichung von Basedow hat Robert James Graves (1796–1853), Arzt am Meath Hospital in Dublin, den gleichen Symptomkomplex beschrieben: „Graves' disease". Die Überfunktion bei knotiger Struma wurde von Henry Stanley Plummer (1874–1936) berichtet, der auch die präoperative Jodbehandlung mit Lugol-Lösung einführte. Plummer arbeitete an der Mayo Clinic in Rochester.

Die Langzeitfolgen einer Thyreoidektomie beim Menschen faßte 1883 Theodor Emil Kocher, Chirurg in Bern (1841–1917), zusammen. Kocher bekam den Nobelpreis für seine Arbeiten der Physiologie, Pathologie und Chirurgie der Schilddrüse. Er entwickelte zahlreiche chirurgische Instrumente, die noch heute nach ihm benannt werden (Kocher-Klemme). Kocher erkannte den ursächlichen Zusammenhang zwischen dem Kretinismus und den postoperativen Symptomen, die er als Kachexia strumi priva bezeichnete.

Die erste erfolgreiche Behandlung des Myxödems mit Schilddrüsenextrakten wurde 1891 von George R. Murray (1865–1939) durchgeführt. Die Entdeckung, daß die aktive Komponente organisch-gebundenes Jod enthält, stammt von Eugen Baumann (1846–1896). Baumann, der in Freiburg im Breisgau arbeitete, nannte seine Substanz erst Thyreoiodin und später Joduthyrin. Seine Entdeckung überraschte ihn selbst: „Als ich diese Beobachtung zuerst machte, glaubte ich an alles andere eher als das, das Jod meiner Substanz angehöre."

Die Isolierung von Thyroxin erfolgte 1914 durch den Chemiker Edward Calwin Kendall (1886–1972). Kendall war Professor für Physiologische Chemie an der Mayo Fondation in Rochester. 1934 gelang ihm auch die Isolierung von Cortin in kristalliner Form, später Cortisol genannt. Die Synthese von Thyroxin erfolgte 1927 durch Charles Robert Harington in London.

Die Struma lymphomatosa, von Hakaru Hashimoto (1881–1934) entdeckt, wurde als Autoimmunerkrankung erkannt. Hashimoto studierte an der neugegründeten Universität in Kyushu Medizin. 1908–1912 arbeitete er in der Chirurgie seines Vaters, die er als Mediziner in der fünften Generation weiterführte. Er starb an Typhus.

Literatur

Basedow KA (1840) Exophthalmus durch Hypertrophie des Zellgewebes in der Augenhöhle. Wochenschr Heilkd 6:197–204, 220–228

Baumann E (1896) Über das Thyroiodin. MMW 43:309

Bornhauser S (1951) Zur Geschichte der Schilddrüsen- und Kropfforschung im 19. Jahrhundert. Sauerländer, Aarau

Graves RJ (1835) Newly observed affection of the thyroid gland in females. London Med Surg J 7:516

Harington CR (1933) The thyroid gland, its chemistry and physiology. Oxford Univ Press, London

Hashimoto H (1912) Zur Kenntnis der lymphomatösen Veränderung der Schilddrüse (Struma lymphomatosa). Arch Klin Chir 97:219–248

Kocher TE (1883) Über Kropfexstirpation und ihre Folgen. Arch Clin Chir 29:254–337

McConahey WM (1991) Henry Stanley Plummer. Endocrinology 129:2271–2273

Medvei VC (1984) History of endocrinology. MTP, Lancaster

Murray GR (1891) Mode on the treatment of myxoedema by hypodermic injections of an extract of the thyroid gland of sheep. Br Med J II:796–797

Sawin CT (1973) Edward C. Kendall and thyroxine. Endocrinologist 1:291–293

Welbourn RB (1990) The history of endocrine surgery. Praeger, New York

Baulieu, Etienne Emile

(geb. 12. 12. 1926 in Straßburg)

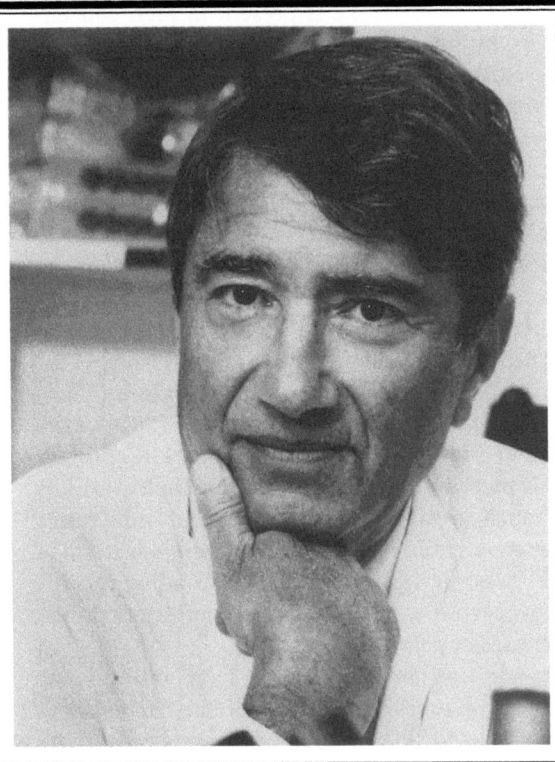

Baulieus Vater Leo Blum, namensgleich mit dem französischen Sozialisten, wurde 1874 im Elsaß zur Zeit der deutschen Besetzung geboren. Neben der Medizin studierte er Chemie und machte seinen Doktor in Berlin. 1914 wurde er als deutscher Soldat eingezogen. Er erhielt das Eiserne Kreuz, fühlte sich jedoch als Franzose und nahm Kontakt zu französischen Agenten auf. 1916 floh er durch die deutschen Linien bei Verdun.

Baulieu berichtet in seinem Buch *The Abortion Pill*, daß er nicht viel über seinen Vater weiß, da dieser starb, als er noch keine 4 Jahre alt war und seine Mutter nicht viel erzählte. Sie war die zweite Frau von Leo Blum „an international lawyer, an English scholar and a pianist". Nach dem Tode seines Vaters zog die Familie nach Paris. Während der deutschen Besetzung wurde das Leben für eine alleinstehende Frau mit Kindern und dem Namen „Blum" gefährlich. Sie flohen von Paris nach Grenoble in die noch nicht von den Deutschen besetzte Zone. Baulieu schloß sich einer kommunistischen Gruppe an. Auf der Flucht vor der Gestapo floh die Familie Blum nach Annecy, dort fälschte er seine Papiere und nahm den Namen Emil Baulieu an.

Baulieu wollte Arzt werden und wie sein Vater Wissenschaftler. Einen großen Einfluß hatte Max Vernand Jayle auf ihn. Jayle war durch ein Experiment mit Haptoglobin erblindet.

Nach dem Studium an der Faculté de Médecine und Faculté des Sciences in Paris machte er 1955 seinen M.D. und 1963 seinen Doctor des Sciences. Von 1955-1957 war er Chef de Clinique, 1958 Ass. Professor für Biochemie. Von 1961-1962 ging er als visiting scientist an die Columbia Universität, Department of Obstetrics Gynecology and Biochemistry. Seit 1970 ist Baulieu Professor für Biochemie an der Faculté de Medicine de Micetre, Université Paris-Sud, und seit 1963 Direktor der Unité de Recherches 33 de l'Institute Nationale de la Santé et de la Recherche Médicale (INSERM).

For 30 years Baulieu has been a leading contributor to biochemistry, investigating the mechanism of action, the pathophysiology, and the therapeutic use of steroid hormones. His early work dealt with the biosynthesis of some of these hormones and their metabolism. He discovered the secretion of dehydroepiandrosterone sulfate by adrenals, now found to be a very good marker of aging in human beings; he also discovered the transformation of this compound to estrogens during pregnancy and established that testosterone is metabolized to active comounds in the prostate gland, a finding which is of importance since the reduced metabo-

---

The English text is a slightly modified version of an autobiography written by Baulieu.

lite dihydrotestosterone is present in high concentration in benign prostatic hypertrophy and is involved in the growth of the prostatic cancer. He devised new biochemical technology to study steroid metabolism in vivo.

Having turned his interest toward the study of the mechanism of action of steroid hormones, basing his work on early observations by E. Jensen, he pioneered the first studies on steroid hormone receptors. However, in order to differentiate steroid receptors from circulating hormone-binding protein, he investigated human plasma and isolated for the first time the testerone-binding protein (TBP), i.e., sex steroid-binding plasma protein (SBP) or sex hormone-binding globulin (SHBG), a glycoprotein that is measured in many endocrinological conditions such as estrogen and/or thyroid dysfunctions. It was rapidly observed that the binding of steroids to SBP was very different from the binding specificity to receptors, indicating two completely different classes of gene products.

In addition to his studies with intracellular receptors, Baulieu also discovered a membrane steroid receptor in the frog oocyte system, since he was intrigued by the activity of progesterone for resuming meiosis, a function which does not implicate nuclear transcription of genes. He demonstrated a membrane receptor for progesterone, using the affinity labeling technique and a „macromolecular derivative" of progesterone which cannot enter target cells. Adenylate cyclase was demonstrated to transduce the hormonal message in cell-free experiments.

Because Baulieu had an interest and expertise in both steroid metabolism and membrane receptor, he decided to study the central nervous system. It is known that steroid hormones have poorly explained activities in this area which are more rapid than can be accounted for by genome-involved effects. He predicted that steroid hormones may be synthesized in the brain and have local paracrine activities, also at the membrane leve. Using a combination of immunohistological and biochemical techniques, he found that in oligodendrocytes cholesterol produces pregnenolone, a C-21 precursor for steroid hormones, and that progesterone is produced from pregnenolone, while in these glial cells in both sexes there is still a bonafide progesterone receptor inducible by estrogens. Early results indicate an effect of progesterone on the growth and differentiation of glial cells in vitro. Moreover, metabolites of pregnenolone (pregnenolone sulfate) and of progesterone (5a-pregnan-3a-hydroxy-20-one) were found to interact with the GABA A receptor and modulate its activity, the first being an antagonist (also in in vivo experiments) and the second potentiating neurotransmitter activity through the GABA A receptor. These remarkable results are not only original, but also potentially of great interest, and they suggest a new function of the brain, i.e., the production of "neurosteroid," a term coined by Baulieu.

Baulieu is best known for his work with steroid receptors and antisteroid RU 486. He was the first to give a physicochemical, in vitro cell-free description of estradiol and other estrogens binding to the estrogen receptor. Thereafter, he produced the first evidence for the progesterone receptor (in the mammalian uterus) and the androgen receptor (in the prostate gland). While doing physicochemical work and starting purification, he also conducted experiments relating to regulatory aspects of steroid receptors. The induction of the progesterone receptor by estrogens and the downregulation of progesterone by progesterone itself are also original findings which have been repeated many times and enlarged by many laboratories and which are obviously of great physiological importance. Indeed, downregulation was demonstrated with the progesterone receptor at the same time as insulin receptor downregulation was also observed. Baulieu's early studies on receptor activation (transformation) were patiently conducted for about 10 years be-tween 1973 and 1983, culminating with the discovery of a non-steroid-binding, non-DNA-binding protein, uniquely bound to all steroid hormone receptors and responsible for the lack of DNA binding and subsequent activity of these receptors. Moreover, the first effect of this hormone, according to Baulieu's findings and now accepted by most workers in this field, seems to be the release of this protein, which has been characterized in his laboratory (by biochemical and cloning techniques) as hsp90, a heat shock protein of with a molecular mass of 90 kDa that is well conserved in all mammalian species (and others). Recent work by Baulieu's group, occasionally in collaboration with others who provide cDNAs of wild-type and mutated receptors, has revealed that receptor and hsp90 interact at the level of the ligand-binding domain, which appears to be the locus where the hormone can, by means of transconformation of the receptor, modify the hsp binding and favor its release. Indeed, with glucocorticoid and progesterone receptors, it has been seen that the antagonist RU486, in contrast to agonistic steroids, stabilizes the complex of receptor with hsp90. Not only was Baulieu the first to achieve results on that topic, but he has also had to defend his concept against opposed opinions for several years. Now that the experiments carried out by most groups confirm his concept, hsp90 appears to be prototype for a protein involved in the regulation of a transcription factor (a steroid receptor), even if it does not itself bind to DNA. Finally, Baulieu invented and developed a steroid analogue RU486 of high affinity for the progesterone receptor whose antiprogesterone activity offers a new approach to population control. How Baulieu was impressed by the activity of 4-hydroxytamoxifen and thought about a structure resembling that of this antiestrogen in the progesterone series, how he collaborated with Roussel Uclaf, whose chemists elegantly synthesized the appropriate compounds, and how he has shown interest in fertility control by pioneers and leaders in this field at WHO meetings and on the committees of other organizations has been reported in several publications, including a book called *Generaton Pilule* (Jacob, Paris) written by Baulieu himself. With the addition of a small dose of prostaglandin, as prescribed first by Marc Bygdeman at the Karolinska Institute, the method is a success in France, where it has been registered and used on 60000 women in about 500 centers. It is now being introduced in the United Kingdom and hopefully will also be used in Scandinavian Countries, Holland, and Belgium in 1991.

In addition to his very active research on neurosteroids and heat shock protein, Baulieu spends time promoting the use of RU486 all over the world, since he is convinced, as are most people in the field, that it will constitute a help for women, psychologically and physically, and be particularly important in developing countries where abortion, whether legal or illegal, is a major health problem. There is little doubt that RU486 development has opened a new area in human fertility control.

Additionally, RU 486 is also efficient in several hormone-dependent circumstances including pregnancy delivery, and it is currently being tested in endometriosis and breast cancer in view of satisfactory preliminary results. On the basis of the antiglucocorticoid activity of the compound, Baulieu is also working in the immunological field and on local processes such as wound or burn healing. Remarkably, therefore, the development of RU486 began with the discovery of the progesterone receptor and has continued with studies on antisteroid mechanisms at the molecular level, while also being a major clinical contribution to the control of human reproduction.

For his fundamental discoveries and their clinical relevance, Dr. Baulieu is recognized throughout the world as a leader in the field of endocrine biochemistry.

References and Other Sources

Baulieu EE et al. (1965) An adrenal-secreted androgen: dehydroisoandrosterone sulfate. Rec Prog Horm Res 21:411–500

Baulieu EE, Lasnitzki I, Robel P (1968) Metabolism of testosterone and action of metabolites on prostate glands grown in organ culure. Nature 219:1155–1156

Milgrom E, Atger M, Baulieu EE (1970) Progesterone in uterus and plasma. IV-Progesterone receptor(s) in guinea pig uterus cytosol. Steroids 16:741–754

Baulieu EE, Alberga A, Jung I et al. (1971) Metabolism and protein binding of sex steroid in target organs: an approach to the mechanism of hormone action. Rec Prog Horm Res 27:351–419

Baulieu EE (1981) Steroid hormone in the brain: several mechanism? In: Fuxe K, Gustafsson JA, Wetterberg L (eds) Steroid hormone regulation of the brain, Pergamon, Oxford, pp 3–14

Baulieu EE, Schorderet-Slatkine S (1983) Steroid and peptide control mechanisms in membrane of xenopuslik Lewis oocyztes resuming meiotic division. In: Porter R, Whelan J (eds) Ciby foundation meeting on the molecular biology of the egg. Pittmann, Bath, pp 137–158

Baulieu EE, Binart N, Buchou T et al. (1983) Biochemical and immunological studies of the chick oviduct cytosol progesterone receptor. In: Eriksson H, Gustafsson JA (eds) Steroid hormone receptors: structure and function. Elsevier, Amsterdam, pp 45–72

Baulieu EE (1986) Steroid hormone binding plasma proteins and their intra- and extra-cellular congeners. In: Forest MG, Pugeat M (eds) Binding proteins of steroid hormones. Inserm-John Libby, London, pp 1–11

Baulieu EE (1989) Contragestion and other clinical applications of RU 486, an antiprogesterone at the receptor. Science 245:1351–1357

Baulieu EE (1989) RU 486 as an antiprogesterone steroid; from steroid to contragestion, and beyond. JAMA 262:1808–1814

Baulieu EE (1990) Generation pilule. Ed Odile Jacob, Paris

Baulieu EE (1992) The abortion pill. Simon & Schuster, New York

Bernard, Claude

(12. 7. 1813 Saint-Julien – 10. 2. 1878 Paris)

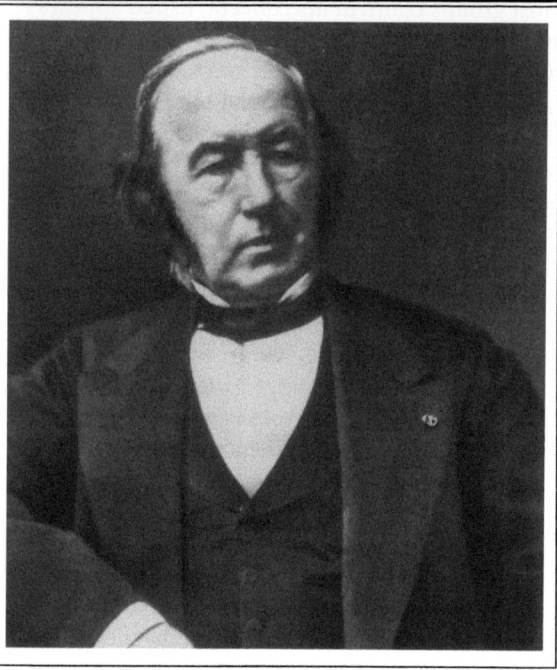

Nach kurzer Tätigkeit als Lehrling in einer Apotheke versuchte Bernard sich zunächst als Schriftsteller. Mit 21 Jahren begann er in Paris mit dem Medizinstudium. Früh interessierte er sich für Tierexperimente und wurde „préparateur" bei dem Physiologen Magendie. Er wurde der bedeutendste Physiologe des 19. Jahrhunderts. Aber erst in seinem 40. Lebensjahr erwarb er das Diplom des „Docteur des Sciences" und wurde Professor der Physiologie an der Sorbonne. Nach Magendies Tod wurde er dessen Nachfolger im Collège de France. Trotz beschränkter Mittel und Labors war Bernard einer der erfolgreichsten Experimentatoren. Sein Buch *Introduction à l'étude de la médecine expérimentale* erschien 1865 und wurde ein Klassiker. Seine Untersuchungen befaßten sich mit dem vasomotorischen System, der Funktion der Bauchspeicheldrüse und der Leber. Er zeigte, daß die Leber in der Lage ist, Zucker zu bilden, zu speichern und je nach Bedarf freizusetzen, wodurch der Blutzucker konstant gehalten wird. 1855 prägte er den Begriff *sécrétion interne*, im Gegensatz zur äußeren Sekretion, z.B. die Ausscheidung der Galle. Unter innerer Sekretion wurde so zunächst die Abgabe eines Blutbestandteils, eines Nährstoffes verstanden. 1848 entdeckte Bernard die Ausscheidung von Glukose durch die Leber.

So erfolgreich Bernard beruflich war, so kummervoll war sein Privatleben. Seine Freunde hatten ihn überredet, die reiche Marie-Francoise Martin zu heiraten, um finanziell abgesichert zu sein. Diese drängte ihn dazu, eine profitbringende Praxis zu gründen, für seine wissenschaftlichen Erfolge hatte sie kein Verständnis. Zwei Töchter wurden geboren, aber die häuslichen Zerwürfnisse wurden größer. 1869, als er in den Senat berufen wurde, kam die Trennung und ein Jahr später die Scheidung. In einem seiner Kurse lernte Bernard dann die junge Marie Sarah Rofallovitch kennen. Sie wurde seine Vertraute, obgleich glücklich verheiratet und Mutter von drei Töchtern. Madame Rofallovitch stammte aus einer russisch-jüdischen Familie, war wohlhabend und sprach viele Sprachen. So konnte sie Bernard, der keine Fremdsprache beherrschte, deutsche und englische Texte übersetzen. Vor allem aber war sie in den letzten Jahren seines Lebens die verständnisvolle Freundin. Bernard zog sich nach Saint-Julien, seinem Geburtsort zurück und schrieb ihr 488 zärtliche Briefe. Diese wurden Grundlage für das von Jacqueline Sonolet herausgegebene Buch *List of Equations*.

Bernard starb, von seiner Familie verlassen, am 10. 2. 1878 in Gegenwart seines Schülers Arsène d'Arsonval (1851–1940). Er erhielt ein Staatsbegräbnis – als 1. Wissenschaftler in Frankreich.

Literatur

Bernard C (1855, 1856) Lecons de physiologie expérimentale appliquée à la médecine faites au Collège de France. Baillière, Paris

Bernard C (1848) De l'origine du sucre dans l'économie animale. Arch Gen Med Ser 4:18, 303

Greenblatt RG (1987) Sex and circumstances, humanity in history – Claude Bernard. Loiry, Tallahassee/FL, pp 309–313

Rudolph G (1991) Claude Bernard. In: Engelhardt D von, Hartmann F (Hrsg) Klassiker der Medizin. Beck, München, S 135–159

Berson, Salomon

(22. 4. 1918 New York – 11. 4. 1972 New York)

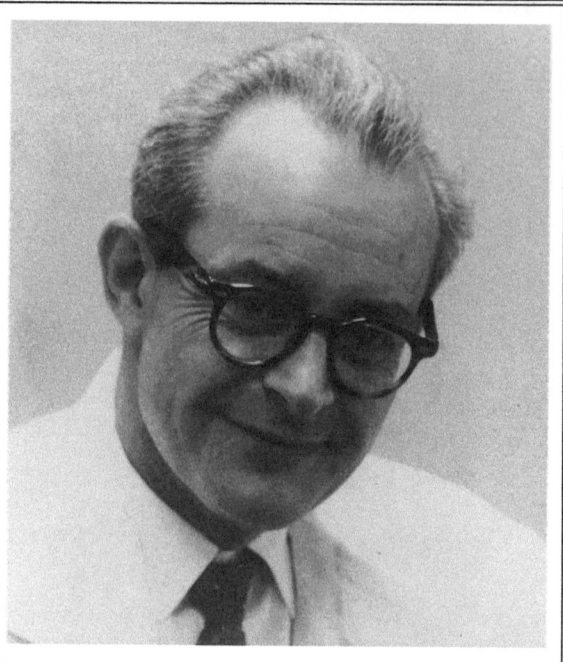

Salomon Berson war 1939–1942 Assistent in der Anatomie am New York University College of Dentistry und danach Lecturer in Physiology am Hunter College. Am Boston City College absolvierte er sein internship. Nach seiner Militärdienstzeit ging er 1948 als Resident in intern medicine ans Bronx Veterans Administration Hospital. 1950–1954 arbeitete er in der Radioisotope Unit und wurde Leiter dieser Abteilung. 1968 wurde Berson dann Chairman of the Department of Medcine an der Mount Sinai School of Medicine of the City University of New York.

Berson hat zusammen mit Rosaly S. Yalow die Grundlagen für den Radioimmunoassay erarbeitet. (Einzelheiten hierzu und Literatur bei *Yalow*.) Die 1. Publikation über die Anwendung des RIA zur Messung von Plasmainsulin erschien 1959. 10 Jahre später beschrieb Abraham einen empfindlichen „solid-phase RIA" für „plasma estradiol".

Literatur

Abraham GE (1969) Solid-phase radioimmunoassay of estradiol-17-beta. J Clin Endocrinol Metabol 29:866

Abraham GE (1974) Radioimmunoassay of steroids in biological materials. Acta Endocrinol Suppl 183

Berson SA, Yalow RS (1959) Assay of plasma insulin in human subjects by immunological methods. Nature 184:1648–1649

Berthold, Arnold Adolph

(26. 2. 1803 Soest – 3. 3. 1861 Göttingen)

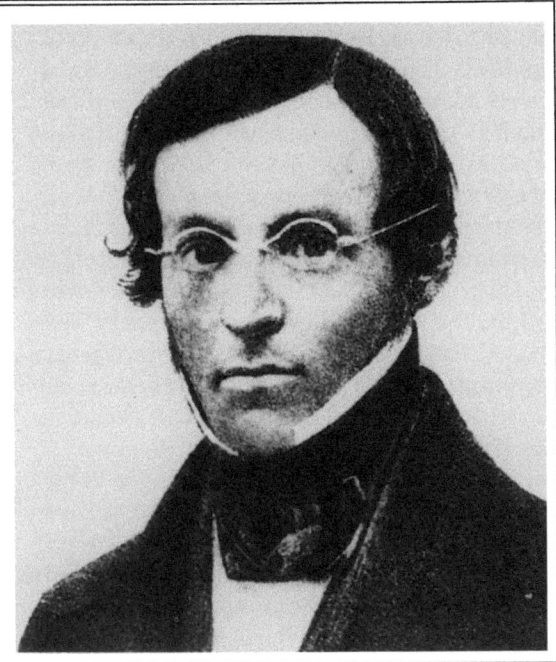

Der spätere Hofrat und Professor der Physiologie studierte Medizin in Göttingen, wo er 1823 zum Dr. med. promovierte. Danach besuchte er mehrere Universitäten, um deren Sammlungen und wissenschaftliche Einrichtungen kennzulernen. 1825 arbeitete er in Paris auf dem Gebiet der Zoologie und vergleichenden Anatomie. Im Herbst 1825 habilitierte er sich in Göttingen und widmete sich dann zoologischen und vergleichenden anatomischen Studien. 1840 wurde er Leiter der zoologischen und zootomischen Abteilung der naturwissenschaftlichen Sammlungen; Berthold wurde aber nicht Nachfolger seines Lehrers Blumenbach (1742–1840), sondern dies wurde der Erlanger Zoologe Rudolf Wagner (1805–1864).

1849 berichtete Berthold vor der „Königlichen Gesellschaft der Wissenschaften" zu Göttingen über die Ergebnisse, die er nach der Autotransplantation von Testes bei Hähnen beobachtete. Er zeigte, daß die Atrophie des Hahnenkamms nach einer Kastration ausbleibt, wenn die operativ entfernten Hoden in die Bauchhöhle des Tieres zurückgelegt werden. Berthold schloß aus diesem Versuch, daß die Wirkung der Hoden auf den Hahnenkamm durch Vermittlung des Blutes zustandekommt. Diese Beschreibung ist praktisch die Definition einer hormonellen Wirkung. Der Begriff der „inneren Sekretion" wurde 1855 von Claude Bernard geprägt. Der Hahnenkamm wurde später als Testobjekt zum Nachweis der Wirksamkeit von Hodenextrakten benutzt. Lemuel Clyde McGee benutzte 1927 den Test bei Untersuchungen von Bullenhodenextrakten. Eine ausführliche Beschreibung des Testes erfolgte 1929 durch Carl Richard Moore, T. F. Gallagher und F. C. Koch: *The effects of extracts of testis in correcting the castrated condition in the fowl and in the mammal.*

Das klassische Experiment von Berthold war der experimentelle Beweis der inneren Sekretion. Die Experimente wurden jedoch bald vergessen; Simmer vermutet, hauptsächlich deshalb, weil Rudolf Wagner nicht imstande war, die Versuche zu wiederholen. Erst 1910 gelang es Eugen Steinach in Wien, Bertholds Versuche zu reproduzieren.

Das Konzept einer inneren Sekretion war bereits im 18. Jahrhundert gedacht worden. Théophile de Bordeu (1722–1776) übernahm Stahls Lehrsatz von der „Vitalkraft" und legte seine eigene Version des Vitalismus vor (s. Beitrag Bordeu). **Georg Ernst Stahl** (1660–1734) hatte die Auffassung Descartes abgelehnt, daß der Mensch nichts als eine Maschine sei, und die Existenz einer „anima" angenommen, welche die körperliche Gesundheit reguliere. Stahl wurde 1694 Prof. der Medizin in Halle und 1716 Leibarzt des preußischen Königs in Berlin. Sein Hauptwerk *Theoria medica vera* erschien 1707 in Halle und *Experimenta et observationes chemicae* 1731 in Berlin. Nach de Bordeu scheiden die 3 Hauptorgane des Körpers Magen, Herz und Hirn ein Sekret aus, das bei richtiger Konzentration im Blutstrom die Gesundheit erhält. Das Leben des Organismus resultiert aus der Kombination des Lebens aller Drüsen, während das zelluläre Gewebe die zum Erhalt des gesunden Zustands nötige Koordinierung zwischen den Drüsen besorgt: „Jedes Organ ist eine Werkstatt, von der eine spezifische Substanz ausgeht." Diese Gedanken wurden von Legallois (1770–1814), Physiologe in Bicêtre, weitergeführt. Er gab an, wie durch Analyse des arteriellen und venösen Blutes eines Organs die Art des Sekrets aufgeklärt werden könne. 1849 faßte Alexander Ekker (1816–1887), Professor der Physiologie und Anatomie in Basel und in Freiburg, das damalige Wissen über die Drüsen ohne Ausführungsgang in Wagners Handwörterbuch der Physiologie zusammen. Er behandelte Schilddrüse, Thymus, Milz, Nebenniere und Hypophyse, aber nicht die Gonaden.

Ein Jahr nach der Veröffentlichung der Transplantationsversuche berichtete Berthold über *Beobachtungen über das quantitative Verhältnis der Nagel- und Haarbildung beim Menschen.* Zur Quantifizierung des Haarwachstums schnitt er im Sommer und im Winter in regelmäßigen Abständen seine Barthaare ab, trocknete sie und wog sie. Er fand ein stärkeres Wachstum im Sommer als im Winter, ebenso während des Tages im Vergleich zur Nacht. Berthold wies zwar nicht auf die Abhängigkeit des Haarwachstums von der Hodenfunktion hin, er beschrieb aber erstmalig eine quantitativ erfaßbare Reaktion auf Hormone.

Berthold entdeckte, daß Hoden ihre androgene Wirkung über das Blut ausüben. Seine Zeitgenossen wußte er aber nicht zu überzeugen. Er scheiterte an Wagner und Leuckart und wohl auch an sich selber. Ein Paradigma, das andere Forscher in Bann gezogen hätte, schuf er nicht. Die Wissenschaft von den Hormonen nahm denn auch nicht von Berthold und seinen Experimenten ihren Ausgang. Er war deshalb nicht der Begründer der Endokrinologie, aber doch einer ihrer bedeutenden Vorläufer. Seine Leistungen rechtfertigen es, sich auch heute noch dieses hervorragenden Wissenschaftlers und bescheidenen Menschen zu erinnern (Simmer 1961).

Seit 1980 gibt es bei den jährlichen Symposien der Deutschen Gesellschaft für Endokrinologie die Berthold-Gedächtnisvorlesung. Damit wird die Erinnerung an die grundlegenden, experimentellen Versuche von Berthold wachgehalten.

Literatur

Berthold AA (1849) Transplantation der Hoden. In: Müller J (Hrsg) Archiv für Anatomie, Physiologie und wissenschaftliche Medicin. Veit, Berlin, 2 42–46 (Nachdruck in Endokrinologie Informationen 5:229–230, 1989)

Berthold AA (1850) Beobachtungen über das quantitative Verhältnis der Nagel- und Haarbildung beim Menschen. Arch Anat Physiol Wiss Med 156–160

Ekker A (1853) Blutgefäßdrüsen. In: Wagner R (Hrsg) Handwörterbuch der Physiologie, Bd IV. Vieweg, Braunschweig

Legallois JJC (1801) Le sang est-il identique dans tous les vaisseaux qu'il parcourt? Med Thèse, paris

Legallois JJC (1812) Expériences sur le principe de la vie. D'Hautel, Paris

Lyons AS, Petrucelli RJ (1980) Die Geschichte der Medizin in Spiegel der Kunst. DuMont, Köln

McGee LC (1927) The effect of the injection of a lipoid fraction of bull testicle in capons. Proc Inst Med Chicago 6:242–254

Moore CR, Gallagher TF, Koch FC (1929) The effects of extracts of testis in correcting the castrated condition in the fowl and in the mammal. Endocrinology 13:367–374

Pagel JL (1901) Biographisches Lexikon hervorragender Ärzte des 19. Jahrhunderts. Urban & Schwarzenberg, Berlin Wien

Simmer HH (1980) Endokrinologie-Information 3:101–111

Simmer HH, Simmer I (1961) Arnold Adolph Berthold (1803–1861). Dtsch Med Wochenschr 86:2186–2192

Toellner R (1986) Illustrierte Geschichte der Medizin. Andreas & Andreas, Salzburg

Bettendorf, Gerhard

(geb. 4. 5. 1926 in Freudenberg/Krs. Siegen)

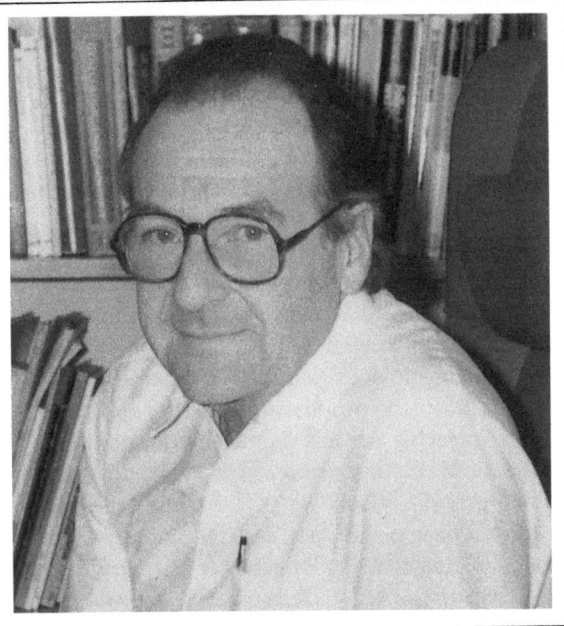

Mein Vater, Oswald, war Lehrer. Mit 40 Jahren gab er diesen Beruf auf, ging in das väterliche Geschäft und wurde erfolgreicher Einzelhandelskaufmann. Meine Mutter, geborene Funke, stammte aus Vowinkel, dem Elberfeld mit der Schwebebahn; ihr Vater war Bauunternehmer.

1937 kam ich nach der Grundschulzeit auf das Realgymnasium in Betzdorf/Sieg. In der Untersekunda wurde ich als 17jähriger zum Wehrdienst eingezogen, hatte jedoch viel Glück, daß ich nach der Grundausbildung in Weimar und einem Offizierslehrgang in Erfurt erst gegen Ende des Krieges im damaligen Sudetenland eingesetzt wurde. Ich kam in amerikanische Kriegsgefangenschaft, aus der ich im Spätherbst 1945 entlassen wurde. Von meiner alten Schule erhielt ich ein Schulabschlußzeugnis mit „Reifevermerk", aber keine Zulassung zum Studium: zu viele ältere Kriegsteilnehmer warteten darauf. Also nutzte ich die Zeit, ging noch einmal zur Schule und machte dort einen sog. Fortbildungskurs. Im Juli 1946 bestand ich dann die Reifeprüfung.

1947 bekam ich einen Studienplatz in Bonn. Bevor ich jedoch mit dem Studium anfangen konnte, mußte ich $^1/_4$ Jahr im sog. Bautrupp einen Arbeitseinsatz absolvieren. Wir haben die zerbombte Pathologie vom Schutt befreit und geholfen, das Hauptgebäude der Universität im Hofgarten wieder herzurichten.

Daß ich Medizin studieren wollte, wußte ich schon lange. Das vorklinische Studium in Bonn brachte all das, was ich mir ersehnt hatte: die Ausbildung in den Naturwissenschaften, aber auch das freie Studentenleben in einer Gruppe Gleichgesinnter. Hervorragende Lehrer vermittelten in den immer überfüllten Hörsälen ihr Wissen: der Anatom Stöckel, der Physiologe Ebbinghaus, der physiologische Chemiker Dirscherl, der Physiker Gerlach, der Psychologe Gruhl und abends der Kunsthistoriker Lützeler mit seinem herrlichen kölschen Humor. Im März 1950 machte ich das Physikum. Obgleich es zu der Zeit fast unmöglich war, den Studienplatz zu wechseln, gelang es mir, einen Platz in Heidelberg zu bekommen. Hier lernte ich auch meine Frau, die Chemikerin Almut Lohmann, kennen. Zu den allmählichen Fortschritten in der klinischen Medizin trugen die Vorlesungen bei den Internisten R. Siebeck und V. v. Weizsäcker, dem Chirurgen K. H. Bauer und dem Pathologen W. Dörr bei. Zusätzlich belegte ich Psychologie bei Helpach. Die Doktorarbeit machte ich in der Physiologie bei Dr. Nothdurft. Dieser riet mir, mich nach dem Examen bei einem neu berufenen Kliniker zu bewerben. Vor der klinischen Ausbildung strebte ich eine biochemische Ausbildung an. Prof. Gerhard Schubert (1907–1964), Schüler von H. Martius in Göttingen, war kurz vorher nach Hamburg berufen worden. Im Juli 1953 fuhr ich nach Hamburg. Schubert vermittelte den Kontakt zu Adolph Butenandt. So ging ich nach dem Examen als unbezahlter Pflichtassistent zunächst an die Universitäts-Frauenklinik in Hamburg-Eppendorf (UKE). Es folgte $^1/_2$ Jahr auf der Inneren Abteilung des Kreiskrankenhauses in Hameln und im Oktober 1954 konnte ich dann als

Volontärassistent am Max-Planck-Institut für Biochemie in Tübingen anfangen. Ich wurde Peter Karlson zugeteilt und lernte organische Chemie nach „dem Gattermann". Jeden Morgen ein Muß, aber auch ein Genuß, waren die Vorlesungen von Butenandt – und dann die wöchentliche Märchenstunde, wo man unerbittlich Rede und Antwort stehen mußte. Selbst für die Arbeit eines kleinen Volontärassistenten interessierte sich Butenandt bei seinem täglichen Laborrundgang. Da ich auch hier keine Bezahlung erhielt, übernahm ich Praxisvertretungen auf der Rauhen Alb.

Bei Butenandt bekam ich die Aufgabe, ein Zwischenprodukt im Tryptophanstoffwechsel zu isolieren. Hierbei lernte ich alle damals bekannten biochemischen Methoden kennen, vor allem die neue Chromatographie. Groß war die Freude, als sich nach Rückkehr von einer der Vertretungen aus dem isolierten Material Kristalle gebildet hatten: 5-Hydroxy-Anthranilsäure. E. Kuss, Biochemiker und Mediziner, hat die Arbeiten dann weitergeführt. Kuss wurde Leiter des Labors für klinische Chemie und Biochemie an der 1. Universitäts-Frauenklinik in München.

In Tübingen wurde unsere erste Tochter (Indina) geboren. In der Frauenklinik lernten wir Prof. Knörr und seine spätere Gattin, Frau Prof. Gärtner, kennen.

Im November 1955 kehrten wir nach Hamburg zurück. Eine Planstelle gab es noch lange nicht. Die Ausbildung war hart, vor allem im Kreißsaal rund um die Uhr; Freizeit gab es praktisch nicht. Und neben der Klinik wurde selbstverständlich geforscht! Schuberts Schwerpunkt war die Strahlenbiologie. Also mußte ich auch hier erst einmal einsteigen.

Zusammen mit Heinrich Maass wurden Veränderungen im Nukleotidstoffwechsel nach Röntgenbestrahlung untersucht. Die Ergebnisse reichten für einen Vortrag auf dem Internationalen Biochemiekongreß 1958 in Wien. Erstmals erlebte ich die führenden Wissenschaftler, u.a. G. F. Marrian, W. Dirscherl, G. Pinkus, A. Wettstein und R. Hertz (s. auch bei *Jensen*).

Bald konnte ich mich jedoch endlich den Hormonen, meinem eigentlichen Ziel, zuwenden. Die Endokrinologie in der Frauenklinik des UKE hatte durch E. Plotz und J. H. Napp ihren Platz: im Keller ein Hormonlabor und oben die Hormonsprechstunde montags abends um 19.00 Uhr. Durch Napp und Annegret Rothe, die Enkelin von Stöckel und jetzige Frau Löwnau, wurde ich nicht nur in die Gynäkologie und Geburtshilfe, sondern auch in die Endokrinologie eingeführt. Napp machte mich auf die Arbeiten von Gemzell aufmerksam, dessen Untersuchungen mit Extrakten menschlicher Hypophysen 1958 erschienen waren.

Bereits 1930 hatte H. U. Hirsch-Hoffmann (1900) bei Theodor Heynemann (1878–1952) in der Frauenklinik des UKE Hypophysenextrakte klinisch eingesetzt:

„Unsere Bemühungen sind nun insoweit erfolgreich gewesen, als es gelungen ist, aus tierischen Produkten, die das Hormon enthalten, wäßrige Lösungen zu gewinnen, die weitestgehend von Ballaststoffen befreit sind und sich für Injektionen als geeignet erwiesen haben. ... Während das Hormon im Urin in wasserlöslicher Form vorhanden ist, scheint es in seiner Ursprungsstätte, der Hypophyse, an irgendwelchen hochmolekularen Verbindungen gebunden zu sein." (Hirsch-Hoffmann 1930)

Seit 1930 war bekannt, daß das Serum trächtiger Stuten reich an einem gonadotropen Wirkstoff ist (Cole u. Hart; Zondek 1930). Cole und Goss fanden als Bildungsort die „endometrial cups". Das „pregnant mare Serum Gonadotropin" (PMSG) wurde klinisch eingesetzt. Dabei zeigte sich, daß es zur Bildung von Antikörpern gegen das artfremde Eiweiß kommt. Eine Ovarialstimulation ließ sich daher nur in den ersten Therapiezyklen erreichen.

Für meine Facharztausbildung brauchte ich noch eine Zeit in der Inneren Medizin. Mit A. Jores handelte Schubert aus, daß ich vormittags in der Medizinischen Poliklinik arbeiten konnte und nachmittags im Hormonlabor dieser Klinik. Sowohl H. Nowakowski in der Klinik als auch K. D. Voigt im Labor haben mein Vorhaben wohlwollend unterstützt. Ich begann im Januar 1960 mit der Extraktion von Hypophysen, zunächst von Rinderhypophysen. Die Methode von König und King mit äthanolischen Azetatpuffer erschien mir einfacher als das von Gemzell benutzte Verfahren. Die biologischen Teste lernte ich von M. Apostolakis, den Mausuterustest, den Steelman-Pohley-Assay und den OAAD. Den Weberfinken-Test für Prolaktin machte Apostolakis. M. Apostolakis, 1931 in Athen geboren, trug wesentlich zum Nachweis von Prolaktin in menschlichen Hypophysen bei (1965).

Die Hypophysen wurden im Starmix zerkleinert und extrahiert. Trotz des geringen Gehalts an Gonadotropinen in Rinderhypophysen – was wir damals noch nicht wußten – konnte ich eine Anreicherung erzielen und begann mit menschlichen Hypophysen. Schubert vermittelte meinen Wunsch nach Hypophysen an nahezu alle Pathologischen Institute Deutschlands.

Die Hypophysen wurden vom Bindegewebe befreit, zerkleiner tund extrahiert. Da wir noch keinen Kühlraum hatten, wurde mit Eis gekühlt. Oft erforderte das ein Nachfüllen des geschmolzenen Eises in der Nacht. Heute wissen wir, daß die Gonadotropine gar nicht so hitzelabil sind. Endlich hatte ich ein weißes Pulver in Händen mit einer annehmbaren biologischen Aktivität im Mausuterustest. Ich konnte eine Anreicherung vom Ausgangsmaterial bis zur Endsubstanz um einen Faktor 25 bei einer Ausbeute von mehr als 30% erzielen: E 3, hypophysäres Humangonadotropin: „hHG" und nicht wie Gemzell „HP-FSH", da es ja kein reines FSH war, sndern ein FSH/LH-Gemisch.

Dann begann die klinische Prüfung: Das Pulver wurde in physiologischer Kochsalzlösung gelöst und durch einen Bakterienfilter gegeben. Eine Probe injizierte ich mir selbst. Da keine Reaktion eintrat, begann ich die erste amenorrhoische Patientin zu behandeln. Gespritzt wurde pro Tag 1 ml, das entsprach dem Gehalt einer Hypophyse an gonadotroper Gesamtaktivität im Mausuterustest. Die Therapiekontrolle bestand in der Untersuchung der Vaginalabstriche, der Palpation der Ovarien und der Basaltemperatur. Erst später kam die Inspektion des Zervixsekretes hinzu. Der Ovulationstermin wurde nachträglich aufgrund der Basaltemperatur und der Pregnandiolausscheidung erfaßt. Die Östrogenbestimmung nach Brown war zwar von Napp im Labor bereits eingeführt worden, dauerte aber viel zu lange, um zu einer aktuellen Therapiekontrolle herangezogen zu werden. Eine hormonanalytische Bewertung war erst möglich, wenn der Zyklus längst zu Ende war. Immerhin konnte ich die Kurven für meine Habilitation gebrauchen: *Hypophysäres Human-Gonadotropin·Isolierung und Überprüfung der klinischen Wirksamkeit* (1961). Ich setzte das hHG auch bei Patienten ein, bei denen aus medizinischen Gründen eine Operation oder eine Douglaskopie indiziert war. Ich konnte dann die Ovarien in situ nach einer vorhergegangenen Stimulation inspizieren, sogar Keile exzidieren und den histologischen Nachweis eines Corpus luteum erbringen. Die histologische Beurteilung erfolgte durch H. E. Stegner.

Im Gegensatz zu Gemzell verabreichte ich ausschließlich hHG und nicht zusätzlich hCG. Die Befunde über die FSH- und LH-Ausscheidung im Zyklus waren zu der Zeit noch widersprüchlich. Es ergab sich, daß mit hHG alleine Ovulationen auszulösen waren, aber es kam nicht zur Schwangerschaft. Hätten wir zu der Zeit LH messen können, so hätten wir damals schon den spontanen LH-peak gefunden.

1961 auf dem Weltkongreß für Geburtshilfe und Gynäkologie in Wien lernte ich Bruno Lunenfeld kennen. Nacheinander trugen wir unsere Ergebnisse der Ovarialstimulation mit Gonadotropinen vor. Es entwickelt sich eine zunächst nur wissenschaftliche, bald aber auch persönliche Freundschaft. Damals gab es nur eine relativ kleine Zahl von Wissenschaftlern, die sich mit der Problematik befaßten, und ich hatte das Glück, viele von ihnen bald kennenzulernen.

Bei der Hypophysenextraktion bestimmten wir auch in einzelnen Hypophysen den Gehalt an Gonadotropinen. Bei älteren Männern und Frauen fanden sich relativ hohe Werte, in Hypophysen von Schwangeren ließ sich nur ein $1/20$ dieser Aktivität nachweisen. Bei Kindern bis zu 11 Jahren war nur einmal meßbare Aktivität vorhanden; dagegen fand ich regelmäßig Aktivität in fetalen Hypophysen. Bei geschlechtsreifen Frauen war die FSH-Aktivität während des Zyklus im wesentlichen gleich. Beim LH zeigten sich relativ hohe Werte zu Beginn des Zyklus sowohl der spezifischen als auch der Gesamtaktivität pro Hypophyse, gefolgt vom Abfall, erneutem Anstieg bis zur Ovulation und wieder niedrigen Werten in der Lutealphase. Die Korrelation zum Zykluszeitpunkt erfolgte durch die histologische Beurteilung der Ovarien und des Endometrium durch H. E. Stegner.

1960 wurde ich Oberarzt, 1961 erhielt ich die Facharztanerkennung. Dann kam ein Einschnitt, der mich sehr ärgerte, weil ich nur noch wenig Zeit für meine Laborarbeiten hatte, den ich aber später nicht mehr missen wollte. Prof. Schubert sollte die III. Akademische Tagung deutschsprechender Hochschullehrer und Dozenten der Gynäkologie in Hamburg ausrichten. Diese Tagungen waren auf Anregung von Schweizern, Schweden und Finnen 1957 durch T. Koller, Basel, initiiert worden, um die Kontakte zu deutschen Kollegen wiederherzustellen. Ich wurde von Schubert ausersehen, die Organisaton zu übernehmen. Ein Jahr war ich damit nahezu vollständig beschäftigt. Hierbei lernte ich, wie man einen Kongreß organisiert und gestaltet. Die Tagung war dann ein voller Erfolg. Zur Belohnung durfte ich in die USA reisen; zwischen der Universität in Texas und Hamburg gab es lockere Verbindungen. Über Rio de Janeiro, wo der „Congress on Fertility and Sterility" im Juli 1962 stattfand, kam ich nach Texas, lernte dort die amerikanische Medizin kennen und übte mich im Verstehen von Texanern. Von Galveston schrieb ich alle Wissenschaftler an, die ich aus der Literatur kannte. Im Greyhound-Bus fuhren meine Frau und ich für „99 dollar for 99 days" von Texas bis San Francisco und zurück über Iowa City nach Chicago, New Haven, Boston, New York und Washington. Überall konnte ich meine Ergebnisse vortragen und bekam dafür sogar 50 oder 100 Dollar, bei dem damaligen Kurs von 4,50 DM pro Dollar eine willkommene Unterstützung. Wesentlich war für mich, die amerikanischen Wissenschaftler kennenzulernen: Weinstein und Segaloff in New Orleans; Li, Simpson, van Wagenen in San Francisco; Bradbury und Keetel in

Iowa; Buxton in New Haven; Davis, Jensen, Huggins, Jacobs, Schumacher in Chicago; Pincus und Rosemberg in der Worcester Foundation; J. W. McArthur, Taymor und Sturgis in Boston; R. Hertz, M. Lipsett, G. Ross im NIH in Bethesda.

Nach meiner Rückkehr nach Hamburg wurde durch die klinischen Aufgaben die Zeit für die Forschung weniger. Inzwischen hatte ich jedoch Mitarbeiter, die mit Begeisterung in die Forschung einstiegen. Nachdem wir mit der alleinigen hHG-Applikation keine Schwangerschaften erzielen konnten, gaben wir zur Ovulationsauslösung hCG. Bald traten die ersten Schwangerschaften ein. Die erste hypophysektomierte Patientin wurde mir aus Tübingen von Prof. Knörr überwiesen. Wir stimulierten sie und sie wurde im 1. Zyklus 1963 sofort schwanger. Aber in der 31. Woche kam es zum Abort von Zwillingen. Die Patientin wollte es weiter versuchen und wurde im 2. Stimulationszyklus wieder schwanger; diesmal resultierten Fünflinge, die alle lebensfrisch in der 19. Woche ausgestoßen wurden. Doch beim 3. Anlauf entwickelte sich eine Einlingsgravidität, und es kam zur Geburt eines gesunden Jungen. Dies war die 1. induzierte Gravidität nach Ovulationsauslösung mit menschlichen Gonadotropinen bei einer hypophysektomierten Frau.

Weitere Schwangerschaften folgten, aber es mehrten sich auch die Überstimulationen und damit die Mehrlingsgeburten, die alle mit nicht lebensfähigen Feten endeten. Diese furchtbare Erfahrung hatte zur Folge, daß ich einige Zeit lang keine weiteren Stimulationen mehr durchführte. Aber den begonnenen Weg nicht weiter zu gehen, verbot die Ermöglichung des bisher Unmöglichen, Frauen bzw. Paaren zu einem Kind zu verhelfen, bei denen es bisher diese Möglichkeit nicht gab. Viele Versuche, Polyovulationen und damit Überreaktionen zu vermeiden, waren erfolglos. Aber wir fanden, daß eine individuelle, der jeweiligen Reaktion angepaßte Stimulation am günstigsten, eine starre Medikation dagegen gefahrvoll ist.

Von der USA-Reise hatte ich Clomiphenmuster mitgebracht und konnte bereits 1962 mit klinischen Versuchen beginnen. Es zeigte sich bald, daß nur bei normogonadotropen Patienten eine Ovulation auszulösen ist, und daß ein Clomiphentest nur Zeit- und Geldverschwendung bedeutet.

Clomiphenzitrat war 1956 von F. P. Palopoli, Chemiker bei Merell Company Cincinatte, synthetisiert worden. D. E. Holtkamp fand 1960, daß die oral wirksame Substanz die Gonadotropinsekretion hemmt und damit die Ovulation unterdrückt. Die Einführung als orales Kontrazeptivum war geplant, bis R. Greenblatt beobachtete, daß bei anovulatorischen Frauen Ovulationen ausgelöst werden konnten (1961). 1967 erfolgte die Zulassung durch die FDA in den USA; unter dem Namen „Dyneric" wurde Clomiphen 1970 in Deutschland eingeführt.

Mit Unterstützung G. Schuberts wurde bereits 1962 die Abteilung für klinische und experimentelle Endokrinologie an der Frauenklinik gegründet. Schubert war ein forschender Kliniker, Facharzt für Gynäkologie und für Chirurgie, dessen Wissenschaftsgebiet die Strahlentherapie und Strahlenbiologie war. Dennoch akzeptierte und förderte er die Entwicklung der Endokrinologie. Nachdem sein erster Oberarzt Schmermund die Klinik verlassen hatte, um Chefarzt in Krefeld zu werden, wurde ich Schuberts ständiger erster Assistent bei seinen mittwochs stattfindenden Operationen. Es war ein Genuß, ihm zu assistieren, nicht nur bei den gängigen gynäkologischen Operationen, sondern auch bei größeren chirurgischen Eingriffen, wie Nierenexstirpationen, Darmresektionen und Mammaplastiken. Schubert verstarb 1964, erst 57 Jahre alt. G. Uhlmann wurde kommissarischer Leiter, bis K. Thomsen (1915–1992), ehemals Oberarzt, zwischenzeitlich Ordinarius in Mainz, den Ruf als Chef der Kernlinik in Hamburg annahm. Auch Thomsen hat mich und das Gebiet weiter unterstützt. Mit den Mitteln des Klinketats der DFG, der Jung-Stiftung und der Industrie konnte ich die Abteilung weiter ausbauen. Wir zogen aus den Kellerräumen des Altbaues um in den Neubau der Klinik mit großzügigen Labors im 6. Stock. Der geplante Krötenraum für die Schwangerschaftstests wurde umfunktioniert in einen phantastischen Kühlraum.

Anfragen und Rufe anderer Universitäten waren für mich ehrenvoll, aber letztlich alle uninteressant: erstens hätte ich mein Spezialgebiet, die Endokrinologie und Reproduktionsmedizin, weitgehend verlassen und das sog. „Gesamtfach" übernehmen müssen, und zweitens waren die Bedingungen nirgends so gut wie in Hamburg. Andernfalls wäre ich in Hannover, Aachen, Düsseldorf, Heidelberg oder Ulm gelandet. Die Berufungskommission von Ulm verlangte ein Voroperieren in Tübingen. Es war eine vaginale Totale. In Heidelberg lehnte ich dies ab. Zwei Mitglieder der Kommission, Prof. Lindner, der Chirurg, und Prof. Lau, der Gynäkologe, kamen nach Hamburg und sahen mir bei dem letzten Morbus Wertheim, den ich operiert habe, zu. Besonders attraktiv waren 2 Angebote aus den USA, einmal das der University of Texas, Medical School in Galveston und dann das der Cornell University in New York. Das erste war für mich indiskutable, das zweite scheiterte an Interventionen von außen. Rückblickend bin ich froh, daß all dies nichts wurde und ich in Hamburg geblieben bin, wo ich doch eigentlich nur kurze Zeit bleiben wollte.

Ab 1964 konzentrierte ich mich ganz auf die Endokrinologie, wurde Abteilungsvorsteher, und 1971 erfolgte die Ernennung zum ordentlichen Professor für gynäkologische Endokrinologie.

Es entwickelte sich ein wissenschaftlicher Reisetourismus im positiven Sinne. Man kannte weltweit alle, die auf dem gleichen Gebiet arbeiteten. 1965 wurde ich zum XII. Annual Meeting der „Society for Gynecologic Investigation" in Chicago eingeladen. Mein Vortrag lautete „Gonadotropins from human pituitaries – preparation and clinical experience in hypophysectomized and non-hypophysectomized patients". Auf der gleichen Reise konnte ich unsere Ergebnisse in den Universitäten Albany, Worcester, Galveston sowie auf dem Postgraduate Course der Harvard Medical School in Boston und in Iowa und auf dem Barren-Seminar in Chicago vortragen.

1966 organisierte die Ford Foundation mit E. Witschi die „Conference on the Physiology of Human Reproduction" in Venedig. 1966 fand die Diskussion mit Gemzell, Guillemin, de Watteville u.a. auf dem Weltkongreß für Sterilität und Fertilität in Stockholm statt. 1967 berichtete ich auf dem Symposion „Sterilität und Infertilität" anläßlich der 250-Jahr-Feier der Universität Halle über die Ovulationsauslösung mit Clomiphen. In der Royal Society of Medicine in London im März 1968, anläßlich der Einführung von Pergonal in England, trug ich unsere Ergebnisse zum Vergleich von hMG mit hHG vor. Unter den Zuhörern war auch Sheehan, mit dem sich eine rege Diskussion entwickelte. Im Anschluß an den „XI. Weltkongreß Fertility and Sterility" in Tel Aviv war ein Gonadotropin-Symposium in Tel Hashomer. Teilnehmer waren die israelischen und deutschen Kollegen: Breckwoldt, Buchholz, Haller, Insler, Käser, Lunenfeld, Rabau, Schmidt-Elmendorff, Sulman, Tausk, Tillinger, Weiland und Wenner. Der Symposionsbericht erschien 1970 in den Acta Endocrinologica. Im Juni 1968 fuhr ich zusammen mit Czygan und Schulz zur „Workshop Conference on Gonadotropins" nach Vista Hermosa in Mexiko; Eugenia Rosemberg hatte diese Tagung organisiert. Ich konnte unsere Resultate zur Fraktionierung hyophysärer Gonadotropine mit Hilfe der Elektrofokussierung vortragen. 1969 veranstalteten Crook und Butt in Birmingham das „Workshop Meeting on Chemistry of Gonadotropins". Grässlin hielt den Vortrag „Purification of human pituitary FSH and LH controlled by diskelectrophoresis and carbohydrate analysis". Im gleichen Jahr war in Paris die „Round Table Conference on Human Gonadotropins" und in Helsinki die Tagung der Finnischen Gesellschaft für Gynäkologie.

Anläßlich der 200-Jahr-Feier der Cornell University fand 1971 in New York ein internationales „Symposion on Gonadotropins" statt, an dem ich mit Czygan, Lehmann und Grässlin teilnahm. Im Herbst des gleichen Jahres organisierte T. Klaczansky in Smokovec die Konferenz „Induction of Ovulation with Human Gonadotropins". Hier ergab sich die Gelegenheit, auch mit den Kollegen aus den Ostblockländern ins Gespräch zu kommen. Erste Kontakte hatte ich bereits 1963 in Ostberlin an der Humboldt-Universität bei dem „Internationalen Symposion für gynäkologische Endokrinologie" aufgenommen, später noch einmal in der Charité im September 1972 bei dem von Dörner organisierten Symposion im Institut für Experimentelle Endokrinologie. Es war schwierig, mit den Kollegen aus den Ostblockländern ins Gespräch zu kommen. Dies zeigte sich vor allem in Moskau bei dem „WHO-Symposion on Advances in Fertility Regulation" im November 1976 und bei der polnischen Gesellschaft in Posen im November 1978.

Besonders erfreulich entwickelte sich die Zusammenarbeit mit den israelischen Kollegen B. Lunenfeld und V. Insler. Insler und ich hatten die Idee, Workshops zu organisieren, auf denen jeweils aktuelle Themen im kleinen Kreis diskutiert werden sollten. Durch die tatkräftige und produktive Unterstützung durch Dr. G. Weiland von der ORGANON in München wurden ideale Rahmenbedingungen geschaffen. Dr. Weiland hat in dieser Zeit ganz wesentlich zur Entwicklung der Endokrinologie beigetragen. Nach dem 1. Symposium in Israel (1968) organisierten wir 1970 als Vorprogramm zum „3. Internationalen Congress of Steroids" in Hamburg den Workshop „Clinical Application of Human Gonadotropins" (Thieme, 1970), in Rottach Egern 1977 den Workshop „The Uterine Cervix in Reproduction" (Thieme, 1977), in Bad Reichenhall 1980 das Symposium „Advances in Diagnosis and Treatment of Infertility" (Elsevier/North Holland, 1981), in Murnau 1982 die Konferenz „Reproduktionsmedizin", 1985 vor dem Weltkongress der Gynäkologen in Berlin das Minisymposium „In Vitro Versus In Vivo Fertilization" in Hamburg und 1986 „Gonadotropine in der Reproduktionsmedizin".

In der Abteilung hatte ich das große Glück, begeisterte Mitarbeiter zu bekommen, mit denen es gelang, das wissenschaftliche Arbeitsgebiet auszuweiten und gleichzeitig den immer größer werdenden klinischen Aufgaben gerecht zu werden. Aus der Hormonsprechstunde montag abends wurde bald eine tägliche endokrine Ambulanz. Als erster kam **M. Breckwoldt** (1934) hinzu. Nachdem ich bei seinem 1. Kind als Geburtshelfer tätig gewesen war, wurde er bei mir Assistent. Bald konnte ich ihm die

Hormonsprechstunde überlassen, während meines USA-Aufenthaltes hat er die Abteilung geleitet. Seine wissenschaftliche Aufgabe bestand darin, aus Hypophysen LH anzureichern. Aus dem Rückstand nach Extraktion von hHG ließ sich bei einem pH von 7,1 LH-Aktivität extrahieren und mit nachfolgender Gelfiltration anreichern. Mit dem so gewonnenen Material (N 4) konnten nach Vorbehandlung mit hHG Ovulationen ausgelöst werden.

Der Versuch, eine zentrale Sammel- und Extraktionsstelle für Hyophysenvorderlappenhormone einzurichten, war nicht erfolgreich. Wir haben jedoch lange Zeit die Rückstände nach der Gonadotropinextraktion nach Ulm geschickt, wo im Labor von Prof. Pfeiffer Wachstumshormon gewonnen wurde.

Bei den klinischen Experimenten mit hHG waren uns Grenzen gesetzt. Die Möglichkeit, Affenstudien zur Verbesserung der klinischen Therapie durchzuführen, gab es in Deutschland nicht. Daher vereinbarte ich mit L. Mastroianni und C. Garcia in Philadelphia einen Forschungsaufenthalt für Beckwoldt. Mit Finanzierung durch die DFG konnte Breckwoldt dann entsprechende Untersuchungen durchführen. Er habilitierte sich 1969 und wurde Oberarzt. Aber bereits 1974 bekam er einen Ruf nach Freiburg als Leiter der neu gegründeten Abteilung für Endokrinologie an der Frauenklinik.

P. J. Czygan (1937) war vorwiegend Kliniker. Er führte die radioimmunologischen Methoden in unserem Labor ein und konnte damit das weite Spektrum der Regulationsprinzipien der ovariellen Funktion bearbeiten. Nach seiner Habilitation 1971 wurde er Oberarzt und ging 1982 als Direktor der Frauenklinik nach Hoechst.

K. D. Schulz (1937) hatte bereits in seiner Doktorarbeit endokrine Stoffwechseluntersuchungen durchgeführt. Er untersuchte die Wirkung von Gonadotropinen auf Enzymaktivitäten in der Leber. In seiner Assistentenzeit setzte er diese Studie fort und überprüfte die Wirkung von hypophysärem FSH und LH auf die Proteinsynthese und die intrazelluläre Verteilung von Clomiphen in verschiedenen Organen. Die Befunde trugen wesentlich zur Aufklärung des Wirkungsmechanismus von Clomiphen bei. Er habilitierte sich 1971. 1974 wechselte er als Oberarzt an die Kölner Frauenklinik zu R. Kaiser. Sein Arbeitsgebiet wurde bald die Onkologie, und 1981 wurde Schulz als Nachfolger von Buchholz auf den Lehrstuhl für Gynäkologie und Geburtshilfe in Marburg berufen.

Zwar war ich chemisch interessiert, hatte auch bei Butenandt eine ganze Menge Chemie gelernt, aber es fehlte doch ein chemischer Mitarbeiter. Dr. rer. nat. **D. Grässlin** (1937), in Heidelberg promoviert, kam 1969 zu uns. Es entwickelte sich eine fruchtbare Zusammenarbeit, vor allem war der methodische Gewinn erheblich. Natürlich stieg Grässlin auch in die Gonadotropinforschung ein. Er habilitierte sich 1973 mit einer Arbeit über die *Isolierung und teilweise Charakterisierung von humanem LH aus Hypophysen* als Chemiker in der Medizinischen Fakultät. International bekannt wurde Grässlin durch seine Arbeit mit der Isoelektrofokussierung und der Aufklärung der Isohormone der Gonadotropine.

LKB hatte etwa 1967 eine Apparatur zur Elektrofokussierung entwickelt. Aus Mitteln der Jung-Stiftung konnten wir schon bald das Gerät kaufen. Zusammen mit der MTA A. Trautwein fokussierte ich hypophysäre Gonadotropine. Grässlin hat dann die Methode wesentlich verfeinert und die isoelektrischen Profile von FSH und LH beschrieben. Er entwickelte als neue präparative Technik die Dünnschichtisoelektrofokussierung in Polyacrylamidgelen.

F. Lehmann (1940–1992) habilitierte sich 1976. Er war der unruhige Geist der Abteilung, was sich aber positiv auswirkte (s. Beitrag Lehmann).

W. Braendle (1944) hatte bei Maas promoviert mit einer Arbeit über *Die Wirkung des Progesteron auf die Synthese der Desoxyribonukleinsäure. Autoradiographische Untersuchungen am Endometrium der Ratte*. Nach einer theoretischen Ausbildung im Physiologisch-Chemischen Institut bei Karlson und Beato in Marburg kam er als Assistent zunächst des SFB nach Hamburg zurück. Seine Habilitationsschrift hat den Titel *Gonadotropinwirkung in Rattenovarien. Experimentelle Untersuchungen zur Charakterisierung der LH/hCG-Rezeptorinteraktion*. Braendle wurde 1979 Oberarzt. Wissenschaftlich bearbeitete er Fragen der Hyperandrogenämie, in vitro Untersuchungen zur Follikelreifung und Atresie, und ermöglichte die Installation einer klinisch und wissenschaftlich nutzbaren EDV-Anlage. 1993 wurde er mein Nachfolger.

H. C. Weise (1942) arbeitete eng mit D. Grässlin zusammen, und habilitierte sich 1980 mit der Arbeit *Die Mikroheterogenität von humanem Choriongonadotropin (hCG) sowie humanem hypophysärem Lutropin (hLH)*. 1983 wechselte er in eine gynäkologisch-endokrinologische Gemeinschaftspraxis.

V. G. Pahnke (1944) kam aus Köln zu uns. Er habilitierte sich mit der Arbeit *Qualitative und quantitative Untersuchungen von humanem Prolaktin in Fruchtwasser und Hypophyse*. Er ging als Oberarzt mit Trams an die Bremer Frauenklinik und ist jetzt Leiter der gynäkologischen Abteilung am Krankenhaus Wedel.

Als jüngster Mitarbeiter ist **C. Lindner** (1957) zu nennen, der die Studien mit GnRH-Agonisten überwachte und sich mit der Arbeit *Klinische experimentelle Untersuchungen zum GnRH-Agonist-induziertem Hypogonadotropismus bei der Behandlung der weiblichen Sterilität* habilitierte.

Neben den Habilitierten wären noch zahlreiche Mitarbeiter zu erwähnen, die zu der „Ernte" der Abteilung beigetragen haben: Charlotte Neal, später Leven, und Christine Sprotte, beide jetzt in einer gutgehenden Praxis tätig. Die Biologin Käthe de la Cruz promovierte bei uns mit einer Arbeit über den Nachweis von immunoreaktivem Luteinisierungshormon-Releasinghormon im menschlichen Plasma. Sie ging dann ins Labor zu A. Schally und Arimura nach New Orleans.

In den neuen Labors im 5. Stock der Frauenklinik herrschte reges Gedränge von Assistenten, Doktoranden und Hospitanten. Von den letzten sind vor allem 2 Japaner besonders hervorzuheben: Erst kam Dr. T. Kumasaka. Von den Hypophysen trennte er sorgfältig die Hypophysenstiele ab und konnte in diesen LH-RH nachweisen. Bei der Durchführung der biologischen Tests, nämlich Mausuterustest, Steelmann-Pohley-Assay und OAAD, zeigte er großes Geschick. Dies war sehr hilfreich, da die Asistentinnen sich oft weigerten mit den Tieren zu arbeiten. Nach seiner Rückkehr nach Japan wurde er Direktor der Frauenklinik der Dokyo-Universität. Anders als der stille, in sich gekehrte Kumasaka war der lebenslustige Dr. Y. Yaoi. Er war an der Reinigung von LH aus menschlichen Hypophysen beteiligt. Von ihm wurde die Wirkung von Retroprogesteron, Clomiphen und Sexovid auf die GnRH-Aktivität im Hypothalamus von Ratten untersucht.

S. Levin kam aus Israel um Endokrinologie zu lernen; Shanti Shahani aus Bombay interessierte sich für die Gonadotropinstudien, ebenso M. Igarashi von der Gunma Universität, M. Hayashi aus Tokio, I. A. Kamberi aus Torrance/CA. Von 1975–1978 war A. K. Mukhopadhyay aus Varanasi als Humboldt-Stipendiat bei uns. In Varanasi haben wir versucht, mit Hilfe der Humboldt-Stiftung sein Labor einzurichten. Nach kurzer Zeit ist er jedoch wieder nach Deutschland zurückgekommen.

Die Möglichkeiten zur Ovulationsauslösung eröffneten völlig neue Perspektiven, sowohl wissenschaftlich als auch klinisch. Von einer WHO Study Group wurden daher Richtlinien zur Anwendung von ovulationsauslösenden Medikamenten erarbeitet. Die therapieorientierte Klassifikation der Ovarialinsuffizienz basierte auf der Gonadotropinausscheidung: hypo-, normo- und hypergonadotrop. Die Diskussion um diese Thematik war 1972 in Genf ungeheuer anregend. Die Teilnehmer waren: J. Ferin, C. Gemzell, R. Greenblatt, C. Gual, B. Lunenfeld, I. Manuilova, S. Matsumoto, C. A. Paulsen sowie H. de Watteville, E. Diczfalusy und A. Kessler vom Sekretariat der WHO. Die Entwicklung der Prolaktininhibitoren und die Möglichkeit, Prolaktin zu messen, machten eine Erweiterung der Klassifikation erforderlich. Die Study group traf sich erneut 1976 vor dem internationalen Endokrinologie-Kongreß in Hamburg und erarbeitete die 2. WHO-Klassifikation.

Die klinische Erfahrung zeigte, daß neben den Gonadotropinen und Prolaktin auch der Androgenstatus zur Auswahl der geeigneten Therapie berücksichtigt werden muß. So haben wir die 2. WHO-Klassifikation um diesen Faktor ergänzt und seither unsere Patienten danach charakterisiert („X. World Congress of Gynecology" in San Francisco 1982).

Gemeinsam mit der Stockholmer Arbeitsgruppe um Diczfalusy verglichen wir hypophysäre und urinäre Gonadotropinpräparate bei amenorrhoischen Frauen. Es zeigte sich, daß der FSH-Gehalt der entscheidende Faktor für die Ovarialstimulation ist.

Die Normalisierung einer gestörten Ovarialfunktion war unser Zentralthema. Die Anzahl der Patienten nahm ständig zu. Die neuen Präparate Clomiphen, Sexovid, Retroprogesteron, Ergokriptin, LH-RH und Desialo-hCG konnten wir von Anfang an erproben. Die Wirkungen wurden sowohl klinisch als auch hormonanalytisch verfolgt. So konnten klar definierte Indikationen erarbeitet und die neuen Therapiekonzepte in die klinische Routine übernommen werden. Später wurden dann die Resultate mit dem anfänglich in den kontrollierten Studien gewonnenen Ergebnissen verglichen. Zwar bestätigten sich die alten Befunde, aber die Ergebnisse im Hinblick auf Ovulations- und Schwangerschaftsraten waren doch niedriger. Vor allem ein Faktor zeigte sich hierfür verantwortlich: Bei den Studiengruppen wurden die Frauen jeweils von einem Therapeuten betreut. Aus organisatorischen Gründen war dies in der allgemeinen Sprechstunde nicht möglich. Die Ergebnisse waren am besten, wenn die Betreuung der Patientin in einer Hand lag. Dies gilt generell für die Behandlung von Sterilitätspatientinnen, unabhängig von der Therapieform.

Groß waren die Erwartungen, die an das synthetische LH-RH gestellt wurden. Mit Infusionen war es möglich, nach vorheriger Gonadotropinstimulation Ovulationen auszulösen. Augrund der physiologischen Studien von Knobil über die zirchorale Fluktuation von LH-RH entwickelten Leiendecker und Wildt die pulsatile LH-RH-Therapie. Die Anwendung von LH-RH zum Test der Hypophysenfunktion erwies sich als sehr hilfreich. 1974 hatten wir die Ergebnisse bei 100 Patienten mit einer Ovarialinsuffizienz. Eine Differenzierung zwischen hypothalamischer und hypophysärer Insuffizienz war jetzt möglich.

Zu Beginn meiner klinischen Tätigkeit wurde oft die Diagnose „Stein-Leventhal" gestellt und häufig Keilexzisionen der Ovarien durchgeführt. Die Entwicklung der medikamentösen Therapie und die Erweiterung der diagnostischen Möglichkeiten durch Hormonanalysen waren für mich Grund genug, schon Anfang der 60er Jahre diese Diagnose nicht mehr zu stellen. Selbst den operationsfreudigen Prof. Schubert konnte ich überzeugen, daß keine Keilexzision mehr durchgeführt und die Diagnose bei uns nicht mehr gestellt wurde. Die Behandlung mit Kortikoiden, Clomiphen und hMG war risikoärmer und führte zu guten Ergebnissen. An dieser Einstellung haben alle die fast unzähligen Publikationen bis in die Gegenwart, einschließlich der sonographischen Beurteilung der Ovarien etc., nichts ändern können.

Anfänglich setzten wir Kortikoide bei Androgenisierungen ein, die Symptome wurden nur mäßig beeinflußt, die Ovarialfunktion normalisierte sich in einigen Fällen. Eine weit bessere Therapie der Androgenisierungserscheinungen wurde durch Cyproteronacetat möglich. Das von Wiechert und Neumann entwickelte Präparat stand uns bald zur Verfügung. 1968 konnten wir über die guten Ergebnisse bei einer großen Zahl von Patienten berichten. Die Erfolge bei Akne, Hirsutismus und Alopezie sprachen sich schnell herum, und da das Präparat noch nicht zugelassen war, überwogen die „Haar-Patienten" in der Sprechstunde.

Nicht nur in der Frauenklinik befaßten wir uns mit endokrinologischen Fragen. In der 2. Medizinischen Klinik arbeiteten unter der Leitung von A. Jores H. Nowakowski, K. D. Voigt, J. Tamm und H. Frahm; in der Kinderklinik waren es J. Bierich, Blunck und Willig; in der Andrologie Schirren; in der Anatomie Holstein und Schulze; in der physiologischen Chemie Hilz und Seitz; in der Pathologie Kracht und Altenähr; in der Neurochirurgie Kautzky und Lüdecke.

Anfang der 60er Jahre begannen wir ein Gemeinschaftskolleg Endokrinologie. Wir, d.h. Bierich, Voigt, Tamm und ich, trafen uns in der Kinderklinik und besprachen meist klinisch bezogene Themen. Nach dem Kolleg setzten wir die Diskussion in Bierichs kleinem Zimmer fort. Es war die Zeit, in der man begann, die Ursachen von Fehlbildungen aufzuklären. Zahlreiche Patienten mit intersexuellem Genitale wurden diagnostiziert und behandelt. Bei der Frage nach einer Geschlechtsumwandlung war Hedwig Wallis, die Kinderpsychologin, eine große Hilfe. Jede Entscheidung wurde nach intensiver Diskussion gemeinsam gefällt. Wir führten die erforderlichen operativen Korrekturen wie Vaginalplastiken, Klitorisamputationen, Gonadenbiopsien und Exstirpationen durch. Über viele Jahre wurde dann die weitere Entwicklung der Kinder verfolgt. Frühzeitig begannen wir mit der Östrogenbehandlung der übergroßen Mädchen, bald in der Sequenz mit Gestagenen. Entsprechend wurden die Mädchen mit Turner-Syndrom behandelt.

Die Gründung des Sonderforschungsbereichs 34 Endokrinologie im Jahre 1970 hatte einen enormen Einfluß auf die Entwicklung der Endokrinologie im UKE. Erstmalig wurde es möglich, daß sich die vielen Einzelkämpfer zusammen rauften, gemeinsame Projekte entwarfen, Methoden austauschten und Ergebnisse diskutierten. Dieser Effekt war viel höher einzustufen als die erfreuliche Zuwendung erheblicher Mittel. K. D. Voigt war der 1. Sprecher des SFB, 1972–1978 wurde ich gewählt. Folgende Themenkreise wurden im SFB bearbeitet:
- Projektbereich A: Wirkung von Sexualsteroiden auf ihre Erfolgsorgane, Leiter: Trams
- B: Physiologie und Pathophysiologie der Proteohormone, Grässlin
- C: Biodynamik der Steroidhormone, Tamm
- D: Pathophysiologie der HVL-Adenome und der HVL-Hypothalamusfunktion: Frahm
- b: Bedeutung zyklischer Nukleotide für die hormonelle Regulation: Hilz.

Zu meiner großen Enttäuschung war der Langzeiteffekt des SFB gleich null. Eine geplante Institutionalisierung der Endokrinologie in Eppendorf kam nicht zustande. Von den Arbeitsgruppen blieben nur wenige übrig, und die Kooperation fiel wieder auf den alten Stand zurück. Der Lehrstuhl für Endokrinologie in der Inneren Medizin wurde gestrichen.

Die Tätigkeit im Vorstand der Deutschen Gesellschaft für Endokrinologie, vor allem in der Zeit als Präsident von 1975 bis 1978, hat mir viel Freude gemacht. Die von mir ausgerichtete Tagung fand 1977 in Travemünde statt, das Vorsymposion hatte die Problematik „Biologische Wirkung im Vergleich zur immunologischen Antwort" zum Inhalt, ein bis heute ungelöstes Problem. Bei dieser Tagung konnte ich H. Lindner und B. Lunenfeld als korrespondierende Mitglieder in die Gesellschaft aufnehmen. Bei den bis dahin so friedlich, kollegial und sachlich verlaufenden Mitgliederversammlungen kam es in Travemünde erstmals zu pseudodemokratischen Diskussionen ohne sachlichen Bezug, z.T. mit persönlichen Attacken gegen den Vorstand und mich. Während dieser Zeit habe ich versucht, die Zusatzbezeichnung „Endokrinologie" zum Facharzt für Gynäkologie einzuführen. Die Bemühungen schei-

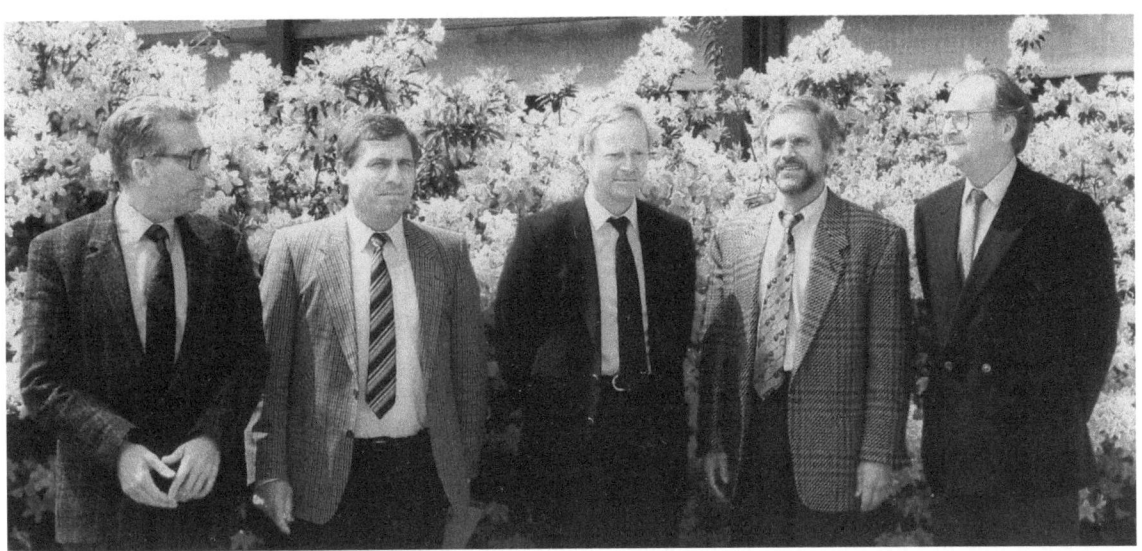

terten jedoch am Vorstand der Deutschen Gesellschaft für Gynäkologie.

1968 sollte eine „stille Revolution" zum Besseren sein. Das Ergebnis war jedoch weitgehend eine Vergiftung der sozialen Beziehungen. Schranken, die für uns nicht mehr existierten, wurden neu errichtet. Randalierende Studenten entrissen mir die Klausurbögen ihrer Kommilitonen und verbrannten sie. In den kaum noch besuchten Vorlesungen flogen Eier und Tomaten. Die Arbeit in den akademischen Gremien wurde fast zum Alptraum. Die Sitzungen im Fachbereichsrat, so nannte man jetzt die Fakultät, dauerten bis Mitternacht. Dennoch, die tägliche Arbeit ging weiter, und im eigenen Bereich blieb der Umgang kollegial und sachbezogen.

1974/75 war ich Präsident der Nordwestdeutschen Gesellschaft für Gynäkologie und Geburtshilfe, erstaunlich, da ich doch meist nicht mehr als Vollgynäkologe, d.h. als Generalist, angesehen wurde. Von den beiden Jahrestagungen organisierte ich eine in Hamburg und eine in Berlin.

Auf Vorschlag von P. Karlson wurde ich zum Gruppenvorsitzenden der Medizin der Gesellschaft Deutscher Naturforscher und Ärzte gewählt (1983-1985). Die Jahre, die ich im Vorstand dieser altehrwürdigen Gesellschaft mitarbeiten durfte, zählen zu den Höhepunkten in meinem Leben. Die Diskussionen in dem hochkarätigen Gremium hatten ein seltenes Niveau und reichten dazu weit über das eigene Gebiet hinaus. Die 1. Tagung dieser Gesellschaft fand im September 1822 in Leipzig statt. Das Thema der Tagung 1984 in Nürnberg lautete „Information und Kommunikation, naturwissenschaftliche, medizinische und technische Aspekte".

Die Max-Planck-Gesellschaft hatte in Münster eine Forschungsgruppe „Reproduktionsmedizin" unter der Leitung von E. Nieschlag gegründet. Von 1983-1989 gehörte ich zusammen mit A. Paulsen und R. Short zum wissenschaftlichen Beirat. Die Zusammenarbeit war höchst interessant und fruchtbar und hat letztlich dazu geführt, daß die Forschergruppe als universitäre Einrichtung übernommen wurde.

Der „Zürcher Gesprächskreis" (s. Bild, v.l.: Keller, Kuhl, Breckwoldt, Runnebaum, Bettendorf) dient der Diskussion aktueller Probleme der oralen Kontrazeptiva. Dieser Name wurde gewählt, weil das 1. Treffen 1983 in Zürich stattfand. Teilnehmer sind G. Bettendorf, M. Breckwoldt, J. Hammerstein, P. J. Keller, H. Kuhl, B. Runnebaum. Das zwanglose jährliche Treffen führte zur Formulierung von Empfehlungen zu jeweils aktuellen Fragen der oralen Kontrazeptiva. Später kam die Substitutionstherapie in der Menopause hinzu. Anstelle von Hammerstein wurde A. T. Teichmann in den Kreis aufgenommen. Die in jeweils 10 Thesen abgefaßten Empfehlungen dienen der Klärung umstrittener Fragen und als Hilfe bei der Therapie.

Aufgaben dieser Art waren stimulierend und befriedigend. Aus den akademischen Gremien habe ich mich zurückgezogen, weil ich die Inkompetenz der Politakademiker und das Niveau der Sitzungen nicht mehr ertragen konnte. Vielleicht war das ein Fehler. Doch für die Intrigen einerseits und anderseits aber auch Gesetzesgläubigkeit der Funktionäre, die es bis dahin im akademischen Leben nicht gab, fehlten mir die Nerven.

C. Schirren und ich bemühten uns, die Betreuung ungewollt kinderloser Paare zu verbessern. Aus dem UKE bekamen wir wenig Unterstützung, und erst auf dem Umweg über Politiker und einen Beschluß des politischen Senats der Freien und Hansestadt Hamburg (1983) wurde unser Bestreben auch für Eppendorf relevant. Es wurde eine Konstruktion geschaffen, die bis heute kein Außenstehender versteht. Die Bürgerschaft hatte beschlossen, daß die Betreuung ungewollt kinderloser Paare gefördert werden sollte; es wurde ein einmaliger finanzieller Betrag zur Verfügung gestellt. Auf vielen Umwegen erhielten wir die persönliche Ermächtigung der Kassenärztlichen Vereinigung, um die erbrachten Leistungen erstattet zu bekommen. Die Zahlungen wurden zu 100% auf ein Sonderkonto des UKE weitergeleitet. Lange Zeit wurde das Zentrum für Reproduktionsmedizin als „Privatvergnügen" von Schirren und mir von der Verwaltung angesehen. In mühsamen Verhandlungen erreichten wir, daß die Berechnung unserer Abgaben pauschal und nicht nach Einzelleistungen erfolgte. In Rechnung gestellt wurde uns natürlich das Verbrauchsmaterial, aber auch Strom- und Telefonkosten sowie die Kosten für die Räumlichkeiten und deren Reinigung. Leider ist es mir nicht gelungen, eine Institutionalisierung zu erreichen. Dennoch wurde das uns vorschwebende Paarkonzept wenigstens zum Teil verwirklicht. Nach dem Ausscheiden von C. Schirren habe ich kommissarisch die Andrologie geleitet. Die Nachfolge machte große Schwierigkeiten. Weder W. B. Schill noch E. Nieschlag waren unter den gegebenen Umständen bereit, nach Hamburg zu kommen. Schließlich übernahm W. Schulze die Leitung der Abteilung. Schill folgte einem Ruf auf den Lehrstuhl für Dermatologie in Gießen, und Nieschlag blieb in seiner vorzüglich ausgestatteten Abteilung in Münster.

Ein wesentlicher Gesichtspunkt bei der Betreuung ungewollt kinderloser Paare ist die Psychologie. Kein Mediziner kann eine Sterilitätstherapie verantwortungsvoll und erfolgreich durchführen ohne psychologisches Verständnis und Einfühlungsvermögen. Aber der Mediziner muß auch sehen, daß er an Grenzen seines Wissens stößt und daß die Seele viel Zeit benötigt. Es war daher eine wesentliche Ergänzung unseres Arbeitskreises als Dr. phil. Viola Frick-Bruder zu uns kam. Frau Frick hat uns nicht das immer notwendige Gespräch mit den Paaren abgenommen, sie hat uns aber durch ihre Auffassung und Beurteilung bei den Patientenvorstellungen sehr geholfen, Behandlungskonzepte zu entwickeln. Bei Problemfällen gelang es oft erst mit ihrer Hilfe, eine Lösung zu finden.

1981 hat R. Zimmermann unsere Ergebnisse von 416 Gonadotropinbehandlungen in einer Doktorarbeit zusammengestellt. Optimale Ergebnisse sind möglich bei hypogonadotropen Patienten, bei zyklischen Insuffizienzen sind diese jedoch deutlich schlechter. Wir begannen daher Ende der 70er Jahre nach einer Möglichkeit zu suchen, die Hypophysenfunktion bei solchen Patienten vorübergehend zu blockieren, in der Annahme, daß dann eine bessere exogene Stimulation möglich sein müßte. Frühere Untersuchungen zusammen mit Diczfalusy (1963) hatten bereits gezeigt, daß unter einer gleichzeitigen Steroidverabreichung eine Gonadotropinstimulation möglich ist. Nachdem erkannt worden war, daß die chronische Einwirkung von LH-RH und vor allem von LH-RH-Analoga eine hypophysäre Hemmung ergaben, begannen wir 1979 mit entsprechenden Studien und konnten im Juli 1980 auf dem Symposium in Reichenhall und im Oktober auf dem Serono-Symposium in San Marino über erste Ergebnisse berichten. Nach anfänglichen Schwierigkeiten gelang es uns, ein Protokoll zu entwickeln, mit dem es möglich war, bei der zyklischen Ovarialinsuffizienz einen „pharmakologischen Hypogonadismus" zu erzielen und gleichzeitig mit hMG eine bessere ovarielle Stimulation.

In diesem Zusammenhang muß ich folgendes erwähnen: Unsere Ergebnisse, die auf Tagungen berichtet wurden, bei denen eine Veröffentlichung erfolgte, haben wir nicht noch einmal in einer Zeitschrift publiziert. Außerdem erschien bei uns aus oben bereits genannten Gründen nie die Diagnose PCO. Beide Umstände haben dazu geführt, daß unsere Ergebnisse häufig nicht zitiert wurden. Dies gilt, um nur einige zu nennen, für die individuell angepaßte Dosierung bei der hMG-Therapie, für die Einführung des pharmakologischen Hypogonadismus und unsere Klassifikation der Ovarialinsuffizienz.

Im August 1978 berichteten Edwards und Steptoe über die Geburt des 1. Kindes nach In-vitro-Fertilisation. Wir, oder besser gesagt, ich konnte mich lange Zeit zu diesem Eingriff nicht entschließen. Die notwendige Manipulation mit den Gameten widerstrebte mir; ähnlich ging es auch meinen Mitarbeitern. Erst allmählich wurde mir klar, daß wir auch mit den bisherigen Methoden „manipulieren". Es wird nicht an den Eizellen manipuliert, sondern die Möglichkeit geschaffen, daß Ei- und Samenzellen zusammentreffen können. Das gleiche Ziel hatten wir auch bei der operativen Korrektur der tubaren Sterilität oder bei der homologen Insemination. Kurzfristig entschloß ich mich daher im Frühjahr 1984 mit IVF zu beginnen. Aus Mitteln des Zentrums wurde das Labor eingerichtet. V. Lichtenberg erfüllte hervorragend alle Voraussetzungen für den Laborteil, und die Follikelpunktion war schnell erlernt. Aber bevor wir anfingen, haben wir uns in vielen Diskussionen bemüht, Grundsätze für die Indikation und die Durchführung des Verfahrens aufzustellen, denen alle Beteiligten zustimmen können. Wesentlich sind: keine Manipulation an den Gameten und Therapie nur im homologen System. 1984 wurde mit der IVF begonnen und bald darauf auch mit dem intratubaren Gametentransfer (GIFT).

Die guten Resultate sind nicht zuletzt dem Einsatz Lichtenbergs zu verdanken. Er ist Biologe und seine Diplomarbeit hat den Titel *Untersuchungen zur radioimmunologischen Bestimmung von Plasma-Östrogenen und über die Möglichkeit ihrer Anwendung bei Fischen, insbesondere bei Karpfen.* 1980 promovierte er zum Dr. rer. nat. mit der Arbeit *Biologische Bestimmung von Lutropin (LH) in Serum und Hypophyse mit Hilfe isolierter Maus-Leydig-Zellen.*

Zum Ende des Sommersemesters 1991 wurde ich emeritiert. Bis Ende 1992 habe ich das Zentrum für Reproduktionsmedizin noch geleitet. Anläßlich meiner Abschiedsvorlesung fand ein Symposium zum 30jährigen Bestehen der Abteilung für klinische und experimentelle Endokrinologie statt. Das Programm wurde von den Habilitierten gestaltet, jeder referierte aus seinem Arbeitsgebiet.

Ich denke gerne an die abgelaufene Zeit zurück. Vorstellungen und Wünsche, die sich in jungen Jahren zu regen begannen, wurden erfüllt. Möglich wurde dies jedoch nur durch Menschen, die eine ähnliche Motivation hatten. Vorbilder und Lehrer waren vor allem der Biochemiker Adolf Butenandt und der Kliniker und Forscher G. Schubert. Die Verbindung von Grundlagenforschung und Klinik wurde für mich Wirklichkeit. Den Mitarbeitern verdanke ich den Erfolg unserer Bemühungen. Nicht zuletzt war eine wesentliche Voraussetzung das Verständnis und die Unterstützung durch die Familie.

Literatur

Bettendorf G, Wiss O (1955) Über die Umwandlung der 3-Hydroxy-Anthranilsäure in Chinolinsäure und Nikotinsäure im tierischen Organismus II. Die Isolierung und vorläufige Charakterisierung des primären Oxydationsproduktes der 3-Hydroy-Anthranilsäure. Hoppe Seyler Z Physiol Chem 306:145-153

Bettendorf G (1961a) Hypophysäres Human-Gonadotropin. Isolierung und Überprüfung der klinischen Wirksamkeit. Habilitationsschrift, Hamburg

Bettendorf G, Apostolakis M, Voigt KD (1961b) Darstellung hochaktiver Gonadotropinfraktionen aus menschlichen Hypophysen und deren Anwendung beim Menschen. Ber Int Fed Gynäkol Geburtshilfe, Wien

Bettendorf G, Apostolakis M, Voigt KD (1962a) Darstellung von Gonadotropin aus menschlichen Hypophysen. Acta Endocrinol 41:1-13

Bettendorf G, Apostolakis M, Voigt KD (1962b) Klinisch-experimentelle Studien mit menschlichem hypophysärem Gonadotropin. Acta Endocrinol 41:14-30

Bettendorf G, Maass H (1962c) Biochemische Veränderungen in Leber, Ovar und Uterus nach Applikation von Gonadotropinen. Geburtshilfe Frauenheilkd 22:932-936

Bettendorf G (1963a) Human hypophyseal gonadotropin in hypophysectomized women. Int J Fertil 8:799-809

Bettendorf G, Diczfalusy E, Johannisson E, Tillinger KG (1963b) Studies on the effect of testosterone on the ovarian response to exogenous human hypophyseal gonadotropin (HHG) in amenorrhoeic women. J Int Fed Gynecol Obstet 1:145-152

Bettendorf G, Diczfalusy E, Johanisson E, Tillinger KG (1964a) Comparison of the clinical and steroid metabolic effect of human pituitary and urinary gonadotropins in amenorrhoeic women. Acta Endocrinol Suppl 90:35-56

Bettendorf G, Breckwoldt M, Knörr K, Stegner H-E (1964b) Gravidität nach Hypophysektomie und Behandlung mit hypophysärem Humangonadotropin. Dtsch Med Wochenschr 89:1952-1957

Bettendorf G, Maass H, Schulz KD (1964c) Biochemische Untersuchungen zum Wirkungsmechanismus von Gonadotropinen und Östrogenen. Arch Gynäkol 202:228-233

Bettendorf G, Breckwoldt M, Czygan P-J (1965a) Klinisch-experimentelle Untersuchungen mit Clomiphen. Geburtshilfe Frauenheilkd 25:673-694

Bettendorf G, Czygan P, Breckwoldt M (1965b) Purification of FSH and LH from human hypophyseal gonadotropin. Acta Endocrinol 100:113

Bettendorf G, Ahrens D, Napp J-H, Groot K (1966) Akutes Meigs-Syndrom und Gravidität nach Ovulationsauslösung mit hypophysärem Human-Gonadotropin. Geburtshilfe Frauenheilkd 26:1281-1287

Bettendorf G, Breckwoldt M, Czygan PJ (1967) Extraction of LH-preparations from human pituitaries. Acta Endocrinol Suppl 119:128

Schulz KD, Bettendorf G (1968a) Die intrazelluläre Verteilung von 14-C-Clomid (MRL 41) in verschiedenen Organen des infantilen weiblichen Meerschweinchens. Hoppe Seyler Z Physiol Chem 349:15-20

Bettendorf G, Breckwoldt M, Czygan PJ, Fock A, Kumasaka T (1968b) Fractionation of human pituitary gonadotropins (extraction, gelfiltration and electrofocusing). In: Rosenberg E (ed) Gonadotropins. Geron-X, Los Altos/CA, pp 13-23

Bettendorf G, Kumasaka T (1969a) Gonadotropin-Releasingfaktoren (GRF) im menschlichen Hypophysenvorderlappen, Hypophysenhinterlappen und im Plasma. Horm Metab Res 1:139-142

Bettendorf G, Bischof K, Stegner HE (1969b) FSH- und LH-Gehalt in menschlichen Hypophysen während des ovariellen Zyklus. Arch Gynäkol 208:44-56

Bettendorf G, Graesslin D, Yaoi Y (1970a) A simple method for isolation of highly purified LH from human pituitaries. Horm Metab Res 2:51-52

Breckwoldt M, Bettendorf G (1970b) Induction of ovulation in the non-cycling rhesus monkey (Macaca Mulatta) with various gonadotropins. In: Bettendorf G, Insler V (eds) Clinical application of human gonadotropins. Thieme, Stuttgart, pp 160–162

Bettendorf G, Yaoi Y, Graesslin D (1970c) Purification of Human Pituitary FSH and LH controlled by Discelectrophoresis and Carbohydrate Analysis. In: Butt WR et al. (eds) Gonadotropins and ovarian development. Livingstone, Edinburgh, pp 15–21

Schulz KD, Hölzel F, Bettendorf G (1971a) The uptake and distribution of 14 C-clomiphene citrate in different organs of newborn female Guinea pigs. Acta Endocrinol 68:605–613

Bettendorf G, Graesslin D, Trautwein A (1971b) Gel isoelectric focusing of glycoprotein hormones. J Chromatogr 63:475–477

Czygan PJ, Bettendorf G, Lehmann F, Breckwoldt M (1972) Continous monitoring of plasma FSH, LH; HCG and placenta lactogen during hMG-induced ovulatory cycles and subsequent pregnancies. Acta Endocrinol 70:417–428

Bettendorf G, Breckwoldt M, Czygan PJ, Lehmann F (1974a) Synthetic LH-RH as a therapeutic agent. Acta Endocrinol 75:209–220

Bettendorf G, Czygan PJ, Breckwoldt M Lehmann F, Langefeld R (1974b) LH-RH-Test in 100 patients with ovarian insufficiency. Acta Endocrinol 75:428–434

Bettendorf G, Braendle W, Boess H, Breckwoldt M, Leven C (1974c) Wirkung und Nebenwirkung der Cyproteronacetatbehandlung. Arch Gynäkol 216:335–345

Bettendorf G, Breckwoldt M, Czygan PJ, LehmannF, Leven-Neale C (1975) LH-RH in ovarian insufficiency. In: Gupta D, Voelter W (eds) Hypothalamic hormones-structure, synthesis and biological activity. Verlag Chemie, Weinheim, pp 251–263

Bettendorf G, Leidenberger F (1976) Use of desialo-hCG in induction of ovulation. In: Crosigniani PG, Mishell R (eds) Ovulation in the human. Academic Press, New York, pp 289–292

Bettendorf G, Lehmann F, Leidenberger F (1977) Hormonal treatment of female infertility. In: Diczfalusy E (ed) WHO Symposium on advances in fertility regulation. Scriptor, Kopenhagen, pp 155–179

Bettendorf G, Diedrich K, Leidenberger F, Lehmann F (1978) Klinische experimentelle Studien zur Therapie ovarieller Funktionsstörungen mit 2-Br-alpha-Ergocryptin (Praridel). Geburtshilfe Frauenheilkd 38: 716–725

Bettendorf G, Braendle W, Weise C, Poels W (1981a) Effect of gonadotropin treatment during inhibited pituitary function. In: Insler V, Bettendorf G (eds) Advances in diagnosis and treatment of infertility. Elsevier/North Holland, Amsterdam, pp 43–52

Bettendorf G, Zimmermann R, Soor B, Braendle W, Lehmann F, Weise C (1981b) Different aspects of hMG/hCG treatment. Infertility 4:203–216

Bettendorf G, Zimmermann R, Soor B, Braendle W, Lehmann F, Weise C (1981c) Gonadotropin therapy of female infertility. Analysis of results in 416 cases. Gynecol Obstet Invest 14:1–18

Bettendorf G, Westhof G, Braendle W, Sprotte C, Zimmermann R (1985) Eine klinische Studie zur Sterilitätstherpaie bei der hyperandrogenämischen Ovarialinsuffizienz. Geburtshilfe Frauenheilkd 45:431–437

Bettendorf G, Braendle W, Sprotte C, Poels W, Lichtenberg V, Lindner C (1986) Pharmacologic hypogonadotropism – an advantage for hMG-induced follicularmaturation and suceeding fertilization. Horm Metab Res 18:656–657

Bettendorf G, Lindner C, Braendle W, Bispink L, Lichtenberg V (1987) Gonadotropin-Stimulation und In-vitro-Fertilisation nach selektiver Hypophysen-Suppression durch LH-RH-Analoga. Geburtshilfe Frauenheilkd 47:490–494

Bettendorf G (1989a) Reproduktionsmedizin im Spannungsfeld zwischen Moral, Ethik und Recht. Frauenarzt 4:327–334

Bettendorf G, Braendle W, Lindner C, Lichtenberg V, Goepel E (1989b) Endocrine profiles and luteal function during GnRH-analogue/hMG therapy. Hum Reprod 4:121–126

Bettendorf G (1991) Historischer Überblick über die ersten 3 Jahrzehnte der Gonadotropin-Behandlung. In: Lehmann F, Breckwoldt M (Hrsg) Gonadotropine, hMG-Behandlung in der Praxis. Enke, Stuttgart

Bettendorf M, Bettendorf G (1993) Search for a biological clock in the ontogeny of puberty. Hum Reprod 8:791–792

Bettendorf G (1994) Assistierte Fertilisation – ist eine Grenze erreicht oder bereits überschritten? Der Frauenarzt 35, 1147–1149

Cole HH, Goss H (1943) Source of equine gonadotropin. In: Essays in biology in honor of H. M. Evans. University of California Press, San Francisco

Hirsch-Hoffmann HU, Wulk H (1930) Weiterer Beitrag zur klinischen Verwendbarkeit des Hypophysenvorderlappenhormons („Homhormon"). Zentralbl Gynäkol 8:457–866

WHO (1973) Agents stimulating gonadal function in the human. WHO Tech Rep Ser, p 14

Bickenbach, Werner

(14. 4. 1900 Solingen – 15. 7. 1974 München)

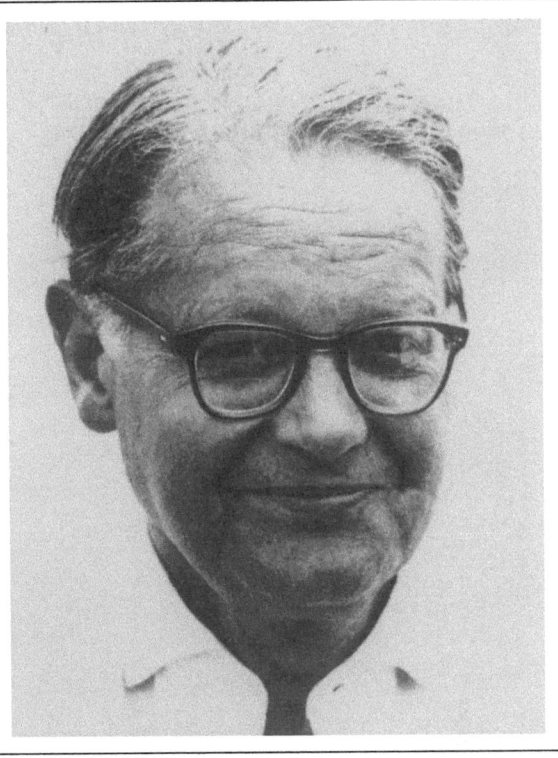

Werner Bickenbach studierte zunächst Jura in Würzburg, dann jedoch Medizin. Nach dem Physikum wechselte er nach München und später nach Bonn, wo er 1923 das Staatsexamen ablegte und 1925 promovierte. 1924/1925 war er am Physiologischen Institut und am Physiologisch-Chemischen Institut der Universität Bonn tätig und wurde 1926 Assistent an der Frauenklinik unter von Franqué; dort habilitierte er sich 1929. 1933 ging Bickenbach nach Göttingen zu Heinrich Martius. Während des Krieges war er kurzzeitig als Truppenarzt tätig. 1944 bekam er einen Ruf als Direktor an die Universitäts-Frauenklinik Münster, die kurze Zeit nach seinem Amtsantritt durch Bomben zerstört wurde. Nach dem Krieg leitete Bickenbach den Wiederaufbau der Klinik. 1950 nahm er den Ruf an die Universitäts-Frauenklinik Tübingen als Nachfolger von August Meyer an, 4 Jahre später ging er nach München als Nachfolger von Heinrich Eymer. Dort wurde er 1969 emeritiert.

Basierend auf den Untersuchungen Haberlandts veröffentlichte Bickenbach zusammen mit Paulikovicz 1944 Befunde über die Hemmung der Follikelreifung durch Progesteron bei der Frau. Seine klinischen Beobachtungen führten zu der Erkenntnis, daß eine anhaltende und im frühen Zyklus einsetzende parenterale Progesteronbehandlung zu einer Hemmung der Ausschüttung von Gonadotropinen und auf diesem Wege zur Unterdrückung der Ovulation führt. Zu gleichen Ergebnissen kam auch von Massenbach, die er 1941 unter dem Titel *Über die unzweckmäßige Anwendung von Corpus-luteum-Hormone* veröffentlichte.

Literatur

Bickenbach W, Paulikovicz E (1944) Hemmung der Follikelreifung durch Progesteron bei der Frau. Zentralbl Gynäkol 68:1944

Massenbach W von (1941) Über die unzweckmässige Anwendung von Corpus luteum Hormonen. Dtsch Med Wochenschr 67:513

Zimmer F (1987) Werner Bickenbach (1900–1974). In: Zander, Zimmer F (Hrsg) Die Bayerische Gesellschaft für Geburtshilfe und Frauenheilkunde. Urban & Schwarzenberg, München, S 81–84

Biedl, Arthur

(4. 9. 1869 Kiskomlos/Ungarn – 25. 8. 1933 Wien)

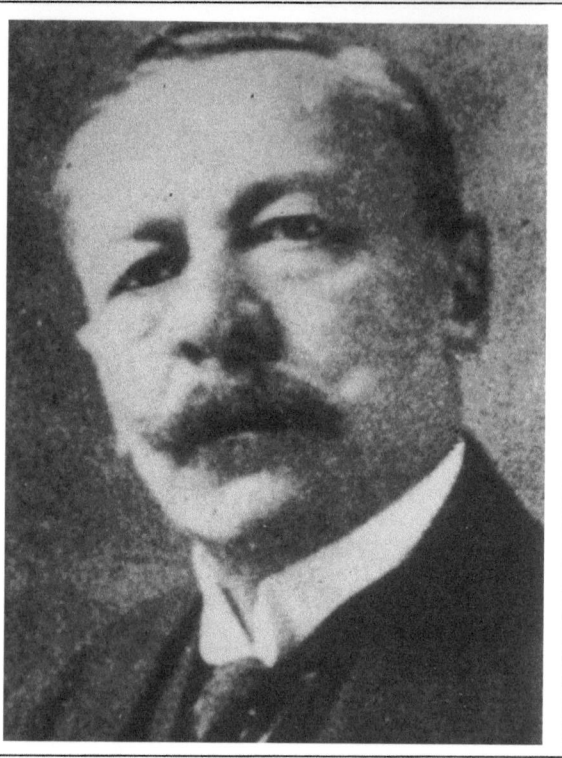

Biedl studierte von 1886 bis 1892 in Wien. 1893 wurde er Assistent im Institut für experimentelle Pathologie in Wien bei S. Stricker (1834–1898), er habilitierte sich 1896 und wurde 1899 Professor. 1914 erhielt er den Ruf auf den Lehrstuhl für Allgemeine und experimentelle Pathologie der deutschen Universität in Prag. Zu seinen Schülern gehören Bernhard Aschner, Hans Selye und Max Reiss.

Biedl befaßte sich mit den Drüsen der inneren Sekretion. 1910 erschien die 1. Auflage seines klassischen Lehrbuchs *Innere Sekretion, ihre physiologischen Grundlagen und ihre Bedeutung für die Pathologie*. Schon 1913 folgte die 2. Auflage, die wesentlich erweitert war und 2 Bände umfaßte, 1916 eine 3., nochmals ergänzte Auflage.

Trotz der Reichhaltigkeit des aus dem gesamten Schrifttum niedergelegten Materials leuchtet überall die Originalarbeit des Verfassers in Tatsachen und Gedanken in seinem schriftstellerisch auch glänzend beschriebenen Buch hervor. Eine große Reihe seiner Entdeckungen ist dort niedergelegt, verhältnismäßig wenige in Spezialarbeiten (Asher 1993).

Eine englische Übersetzung erschien 1913. Mit Aschner zusammen gründete Biedl 1928 die Zeitschrift *Endokrinologie*, die im Verlag Johann Ambrosius Barth herausgegeben wurde.

Im gleichen Jahr wie Biedls Werk erschien 1910 die 1. Monographie über die Physiologie der Reproduktion des englischen Physiologen Francis Hugh Adam Marshall (1878–1949). Beide Bücher galten gut 2 Jahrzehnte lang als maßgebende Standardwerke.

Für Bethes *Handbuch der Physiologie* verfaßte Biedl 1926 die Monographie *Die Hypophyse* und 1930 *Die Keimdrüsenextrakte*.

Eine der bedeutsamsten Entdeckungen Biedls ist die schon 1910 gewonnene Erkenntnis, daß bei den Selachiern (Haifischen), wo Nebennierenmark und -rinde (letztere als Interrenalorgan) anatomisch völlig getrennt sind, die Rinde das lebenswichtige Organ ist.

Vorbildlich waren seine Darstellungen der innersekretorischen Krankheitsbilder. Seine Bemühungen erstreckten sich hierbei auf Ätiologie, Symptomatik und pathologische Anatomie, aber auch auf die Therapie. Am 16. Juni 1922 demonstrierte Biedl im Verein deutscher Ärzte in Prag ein Geschwisterpaar mit adiposogenitaler Dystrophie.

Sie zeichnen sich dadurch aus, daß Veränderungen an der Hypophyse sowie Zeichen eines Hirntumors oder pathologischen Hirndruckes vollkommen fehlen und angeborene Mißbildungen (Retinitis pigmentosa, Polydaktylie, Atresia ani) sowie charakteristische Zeichen einer Hemmung der zerebralen Entwicklung, die sich der Hauptsache nach in einer eigenartigen geistigen Torpidität äußert, bestehen. Dieser neue Symptomenkomplex wird auf eine primäre Entwicklungshemmung des Gehirnes und insbesondere der das Stoffwechselzentrum bergenden Hirngegend zurückgeführt. Es werden als pathogenetische Extreme die rein hypophysäre und die rein zerebrale Form hingestellt. Für die größere Zahl der Fälle von Dystrophia adiposo-genitalis wird angenommen, daß das pathogenetische Moment, sei es ein Tumor der Hypophyse oder ihrer Nachbarschaft, sei es ein pathologischer Hirndruck die Hypophyse einerseits und das Zwischenhirn andererseits gleichmäßig schädigt. Die gleiche Funktionsstörung kommt zustande, wenn der Reizstoff des Intermediasekretes seine Wirkung auf das Zwischenhirnzentrum nicht entfaltet oder wenn dieses Zentrum selbst in seiner Betätigung gestört wird (O. Wiener 1922).

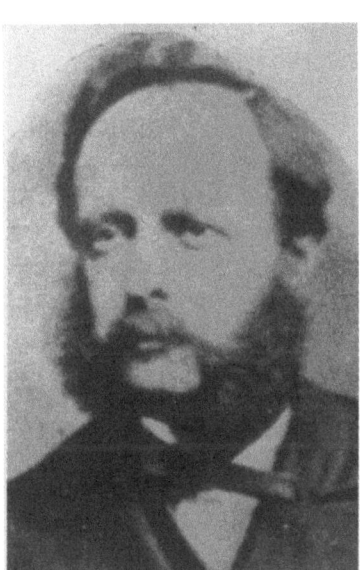

Das nach Biedl benannte Syndrom ist mit den folgenden weiteren Namen verbunden: J. Z. Laurence, englischer Ophthalmologe (1829–1870) (s. Bild); sein Schüler R. C. Moon (1845–1914), der später in Philadelphia praktizierte, und G. L. Bardet, französischer Arzt (1885). Es beinhaltet die Syntropie von Kleinwuchs, Fettsucht und Oligophrenie mit einem z.T. hypo-, z.T. hypergonadotropen Hypogonadismus. Obligat ist die Retinitis pigmentosa, fakultativ sind Hexa- und Syndaktylien an Händen und Füßen. Im klinischen Aspekt ähnelt das Krankheitsbild dem Prader-Labhart-Willi-Syndrom.

Literatur

Biedl A (1910) Innere Sekretion. Ihre physiologischen Grundlagen und ihre Bedeutung für die Pathologie. Urban & Schwarzenberg, Berlin

Biedl A (1922) Geschwisterpaar mit adiposo-genitaler Dystrophie. Dtsch Med Wochenschr 48:1630 (Vortrag 16. 6. 1922 in Prag im Verein deutscher Ärzte)

Asher L (1933) Artur Biedl. Endokrinologie 13:153–155

Bardet G (1920) Sur un syndrome d'obésité infantile avec polydactylie et rétinite pigmentaire. Contribution a l'étude des formes cliniques de l'obésité hypophysaire. Thesis No 479, Paris

Beighton P, Beighton G (1986) The man behind the syndrome. Springer, Berlin Heidelberg New York Tokyo

Laurence JZ, Moon RC (1866) Four cases of retinitis pigmentosa occurring in the same family and accompanied by general imperfection of development. Ophthalmol Rev 2:32

Wiener O (1922) Prag, Verein deutscher Ärzte, 16. VI. 1922. Dtsch Med Wochenschr 48:1630

Bierich, Jürgen Robert

(11. 1. 1921 Hamburg – 14. 1. 1994 Tübingen)

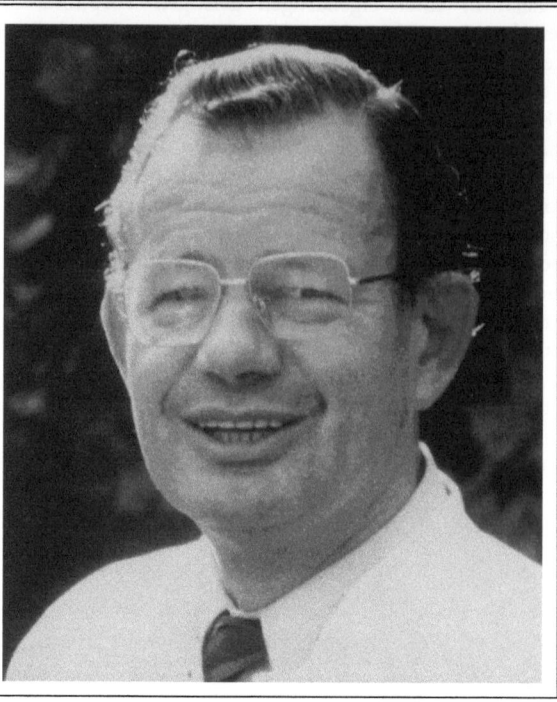

J. R. Bierich schreibt über sich: „Ich wurde als Sohn des Prof. Dr. Robert Bierich, Direktor des Krebsforschungsinstitutes der Universität Hamburg (von 1920–1949) und seiner Frau Ada, geb. Leverkühn, geboren. Ich verbrachte meine Kindheit und Schulzeit in Hamburg. Nach dem Abitur begann ich das Medizinstudium, das Ende 1940 mit dem Physikum seinen vorläufigen Abschluß fand, da ich zum Kriegsdienst eingezogen wurde. Als Soldat kam ich an die Ostfront, wurde verwundet und kam später erneut als Sanitäter nach Rußland. Ab 1943 konnte ich mein Studium in Uniform fortsetzen. 1946 legte ich das medizinische Staatsexamen ab.

Meine pädiatrische Ausbildung durchlief ich an der Universitäts-Kinderklinik in Hamburg, die unter der Leitung von Prof. Rudolf Degkwitz einen ausgezeichneten Ruf besaß. Auch seine Nachfolger Albert Eckstein und Karlheinz Schäfer waren hervorragend ausgewiesene Wissenschaftler und Lehrer, denen ich fachlich und menschlich viel verdanke. Mein Mentor in interner Medizin war Arthur Jores, damals der bekannteste klinische Endokrinologe in Deutschland. Seinen Anregungen verdanke ich größtenteils meine wissenschaftliche Hinwendung zur Endokrinologie. Auch meine ersten Erfahrungen im endokrinologischen Laboratorium machte ich an der Jores'schen Klinik.

1956 habilitierte ich mich für das Fach Kinderheilkunde. Das Thema der Habilitationsschrift lautete *Die Funktion der Nebennierenrinde in der Kindheit und Pubertät*. Für diese Arbeit wurde mit der Martini-Preis der Universität Hamburg verliehen. 1962 wurde ich zum außerplanmäßigen Professor ernannt.

1959 erhielt ich ein Stipendium, das mir ermöglichte, mehrere große amerikanische Kliniken zu besuchen und der Einladung von Lawson Wilkins, Professor für pädiatrische Endokrinologie an der John Hopkins University in Baltimore, zu folgen. Der intensive Kontakt mit Wilkins, der international als der „Vater der Kinderendokrinologie" gilt, und mit seinen Schülern Bongiovanni, Crigler, Grumbach, Blizard und Migeon war für mich von größter Bedeutung und bildete die Basis für meine weitere wissenschaftliche Entwicklung, namentlich im Hinblick auf die biochemische Methodologie, die in Deutschland noch in den Kinderschuhen steckte.

1962 wurde in Zürich der „European Club (später: European Society) of Paediatric Endocrinology" (ESPE) gegründet. Mit ihren Symposien, Kursen, Wettbewerben und Preisen entwickelte sich diese Vereinigung zu dem wichtigsten Förderinstrument unseres Spezialgebietes. Ich gehörte zu den Gründern und organisierte als Präsident 1964 in Hamburg ihr 3. Symposium.

1968 wurde ich auf den Lehrstuhl für Kinderheilkunde in Tübingen berufen, der mit dem Direktorat der Universitäts-Kinderklinik verbunden war. 1978/1979 war ich Dekan der Medizinischen Fakultät. 1972, 1974 und 1984 wurden von unserer Klinik große Kongresse für Kinderheilkunde und Endokrinologie organisiert; 1981, 1983 und 1986 kleinere Symposien.

Im Laufe der Jahre gelang es unserer Arbeitsgruppe, enge wissenschaftliche Kontakte mit einer Reihe amerikanischer Zentren für pädiatrische Endokrinologie zu knüpfen, vor allem in New York, Baltimore, Chapel Hill, Charlottesville, Philadelphia und San Francisco. Wir sahen zahlreiche Gäste von dort in Tübingen und besuchten unsererseits die genannten Zentren zu wissenschaftlichen Veranstaltungen und Arbeitsaufenthalte.

1979 wurde ich zum Mitglied der Deutschen Akademie der Naturforscher Leopoldina ernannt, 1986 in den Senat der Akademie gewählt. Von 1983–1986 war ich Mitglied des Deutschen Wissenschaftsrates. 1988 hatte ich eine Gastprofessur an der Universität von Charlottesville/Virginia inne. 1989 wurde ich emeritiert.

Die endokrinologische Arbeitsgruppe an der Hamburger Kinderklinik, die sich in den 50er und 60er Jahren unter meiner Führung etablierte, hatte für die pädiatrische Endokrinologie Pionierdienste zu leisten. Für die im Urin ausgeschiedenen 17-Ketosteroide und 11-Hydroxycorticosteroide wurden verschiedene Bestimmungsmethoden aufgebaut und entsprechende Normwerte für das Kindesalter erstellt. Später wurden die quantitativen Hormonanalysen durch qualitative Methoden mittels Papier- und Säulenchromatographie ergänzt. Einen großen Schritt nach vorn bedeutete die Einführung der Radioimmunoassays nach dem Muster von Berson und Yalow, mit denen wir die im Blut zirkulierenden Proteohormone, das Wachstumshormon und das Insulin auch in niedrigsten Konzentrationen nachzuweisen lernten. Ähnliche Entwicklungsarbeiten wurden an der II. Medizinischen Klinik, die sich damals eine führende Rolle in der internistischen Endokrinologie erwarb (Nowakowski, Voigt, Tamm) sowie an der Frauenklinik (Napp, Bettendorf) vorgenommen. Die Kollegen der 3 Kliniken trafen sich häufig zu gemeinsamen Diskussionen, arbeiteten wissenschaftlich zusammen und veranstalteten gemeinsame Seminare. Themen, die auf diese Weise gemeinsam bearbeitet wurden, waren die Physiologie und Pathologie der menschlichen und animalischen Pubertät, die Intersexualität, der Maldescensus testis, das adrenogenitale Syndrom und das Ullrich-Turner-Syndrom.

Die endokrinologische Arbeitsgruppe der Tübinger Kinderklinik, die nach dem Umzug von Hamburg in größerem Rahmen aufgebaut werden konnte, hat sich in den vergangenen 20 Jahren mit nahezu allen Problemen der pädiatrischen Endokrinologie befaßt. Den wesentlichsten Schwerpunkt der letzten 10 Jahre bildeten die Störungen des Wachstums.

Zur Ätiopathogenese und Therapie des hypophysären Minderwuchses wurden innovative Beiträge geleistet. Es ließ sich zeigen, daß die ursächliche Störung in der Regel nicht primär die Hypophyse selbst, sondern den Hypothalamus betrifft, welcher im Laufe schwerer und komplizierter Geburten, namentlich Beckenendlagengeburten, Schaden leidet.

Seit 1981 wurden von uns mehrere große multizentrische Reihenuntersuchungen mit rekombinantem menschlichen Wachstumshormon (hGH) durchgeführt. Die günstigen therapeutischen Resultate der 1. Studie wurden 1986 veröffentlicht, international die 1. erfolgreich abgeschlossene Untersuchungsreihe überhaupt. Inzwischen wurden alle extraktiv gewonnenen hGH-Präparate aus dem Handel gezogen; generell wird nur noch mit rekombinantem hGH behandelt.

Die wachstumssteigernde Wirkung des hGH beruht nicht auf einem direkten Angriff des Hormons auf die wachsende Zelle des Knorpels oder Knochens, sondern wird größtenteils durch das dem hGH nachgeordnete Somatomedin C oder IGF-I (Insulin like growth factor I) vermittelt. Als Parameter der somatotropen Funktion der Hypophyse ist die Bestimmung des IGF-I und der IGF-bindenden Proteine im Plasma besser geeignet als die des hGH selbst, was große zirkadiane Schwankungen aufweist. An unserer Klinik hat vor allem W. Blunk zuverlässige Bestimmungsmethoden dieser Faktoren erarbeitet und in großen Serien von Patienten mit verschiedenen Wachstumsstörungen eingesetzt, wobei neue pathophysiologische Einsichten gewonnen wurden. So beruht z.B. die Wachstumshemmung bei chronischer Niereninsuffizienz endokrinologisch nicht auf einer gestörten hGH-Sekretion, sondern großenteils auf abnorm erhöhten Plasmaspiegeln von IGF-bindenden Proteinen, deren renale Clearance unzureichend ist. Dadurch wird das zirkulierende IGF-I gehindert, die Blutbahn zu verlassen und an der Zelle wirksam zu werden.

Der Herausgeber dieses Buches hat die Autoren gebeten, nicht nur ihren Lebenslauf wiederzugeben, sondern auch über die Motive zu berichten, die sie veranlaßten, sich klinisch und wissenschaftlich ein Leben lang der Endokrinologie zu widmen.

Im Hinblick auf mein eigenes Curriculum kommt hier Verschiedenes zusammen; innere Neigung und äußere Einflüsse verbinden sich. Anzumerken ist zunächst, daß ich hauptberuflich stets Kinderarzt gewesen bin und einen Lehrstuhl für allgemeine Pädiatrie bekleidete, und daß ich diese Tätigkeit mit Passion ausgeübt habe. Gleichzeitig gilt jedoch der Einwand, daß in der Zeit, in der die akademischen Würfel für mich fielen, in Deutschland noch keine Lehrstühle für Endokrinologie und keine Abteilungen für pädiatrische Endokrinologie existierten.

Die Endokrinologie hat mich schon als jungen Studenten fasziniert. Während sich andere medizinische Subdisziplinen wie Kardiologie, Gastroenterologie und Nephrologie in sehr spezieller Weise mit einem einzigen Organ befassen, ist die Endokrinologie ein integratives Fach. Die Hormone dienen dem funktionellen Zusammenspiel der Organe des gesamten Körpers und werden ihrerseits zentral durch das Hypothalamus-Hypophysen-System reguliert und integriert. Das endokrine System ist ein Muster biologischer Kybernetik, das durch zahlreiche negative und positive Rückkoppelungsmechanismen und andere Steuermechanismen gekennzeichnet ist. Die Hormone, die als Träger der Signale dienen, sind chemisch wohldefinierte Substanzen, welche das moderne Hormonlabor in zunehmendem Umfang in den Körperflüssigkeiten nachzuweisen vermag. Die wissenschaftliche Beschäftigung mit diesem Gebiet erschien mir intellektuell stets reizvoll und für die Zukunft aussichtsreich.

Aus ganz anderen Gründen war auch die klinische Endokrinologie für mich immer in besonderer Weise attraktiv. Alle klassischen Endokrinopathien – Myxödem, Morbus Basedow, Akromegalie, Cushing-Syndrom, Hermaphroditismus und adrenogenitales Syndrom – bieten charakteristische klinische Aspekte, die oft eine Diagnose prima vista erlauben. Der Mangel eines Hormons findet seinen klinischen Ausdruck ebenso wie der Überschuß; der pathophysiologische Zustand kann aus der optisch wahrnehmbaren Symptomatik unmittelbar erschlossen werden. Die vom Arzt vorgenommene Übersetzung der klinischen Zeichen in medizinisch bedeutsame Zusammenhänge ist eine Tätigkeit von besonderem künstlerischem Reiz, welche vor allem den visuell orientierten Arzt anspricht.

Als weiteren positiven Zug der praktischen Endokrinologie nenne ich schließlich die günstigen Erfahrungen, die man mit der Therapie der hormonalen Erkrankung macht. Angesichts der gravierenden klinischen Folgeerscheinungen, die sowohl der Mangel als der Überschuß definierter Hormone nach sich zieht, ist es prinzipiell nicht verwunderlich, wenn die restitutio ad integrum höchst positive Konsequenzen auslöst. Tatsächlich gehört das persönliche Erleben des Erfolgs einer Schilddrüsensubstitutionsbehandlung bei angeborenem Myxödem, das man nur als „Aufblühen" bezeichnen kann, der Beseitigung der schweren Adynamie und Antriebslosigkeit beim Addison-Patienten unter der Therapie mit Kortikosteroiden oder der Umschwung von Stimmung und Verhalten von Patientinnen mit kongenitalem adrenogenitalen Syndrom, die erstmalig mit Kortison behandelt werden, zu den dankbarsten Aufgaben und schönsten Erfahrungen, die ich als Arzt habe machen können.

Die angesprochenen Gesichtspunkte möchte ich dahingehend zusammenfassen, daß die Endokrinologie sowohl wissenschaftlich als auch klinisch ein interessantes und vielseitiges, zugleich auch ärztlich befriedigendes Bestätigungsfeld darstellt."

Jürgen Bierich verstarb wenige Tage, nachdem er eine Apoplexie hatte.

Quellen und Literatur

Bierich JR (1992) Persönlicher Bericht, Januar 1992
Bierich JR (1989) Störungen der sexuellen Reifung. In: Bettendorf G, Breckwoldt M (Hrsg) Reproduktionsmedizin. G. Fischer, Stuttgart, S 240–257
Ranke MB, Bierich JR (eds) (1986) Pediatric endocrinology, past and future. MD Verlag, München
Bierich JR (1986) Störungen des Wachstums. In: Gupta D (Hrsg) Endokrinologie der Kindheit und Adoleszenz. Thieme, Stuttgart, S 481–528
Weiser U (Hrsg) (1989) 100 Jahre Universitäts-Krankenhaus Eppendorf 1889–1989. Attempto, Tübingen

Bordeu, Théophile de

(21. 2. 1727 Iceste – 23. 12. 1776 Paris)

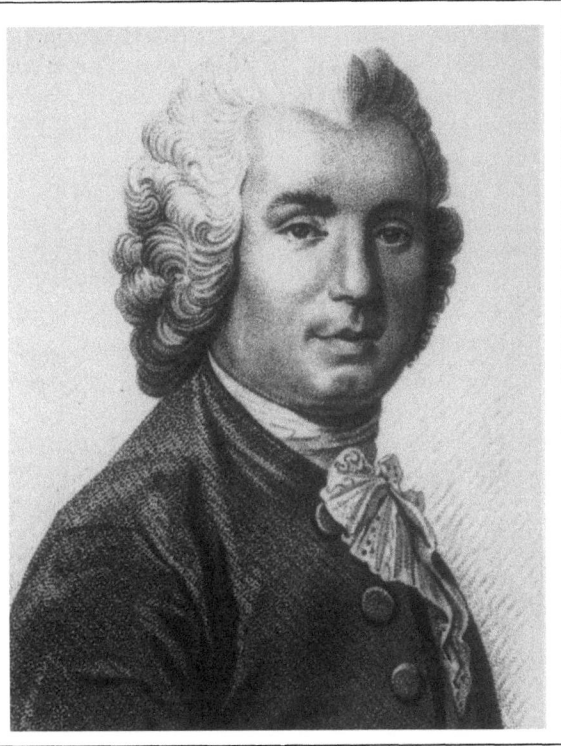

Bordeu sprach allen Organen die Fähigkeit zu, auf dem Blutweg den Körper zu beeinflussen: Die von den Organen ausgehenden Impulse seien vitaler Natur und daher chemisch nicht zu erfassen. Er studierte in Montpellier Medizin. Erstaunlich für seine Zeit war, daß er sich der Physiologie zuwandte. Im Dezember 1743 erhielt er in Paris den Doktorhut. Er verfaßte nach der Rückkehr in seine Heimat Abhandlungen über die Geschichte der Mineralquellen von Béarn. 1749 wurde er zum anatomischen Demonstrator der Stadt Pau ernannt. Sein Meisterwerk wurde 1751 veröffentlicht: *Recherches Anatomiques sur les Differentes Positions des Glandes et sur leur Action*. Der Medizinischen Fakultät von Paris legte er seine Arbeit vor: Nehmen alle Organe des Körpers an der Verdauung teil? 1775 publizierte er ein Buch über chronische Krankheiten. Hierin diskutiert er, daß alle Organe des Körpers ihre Sekretionen ins Blut abgeben.

Literatur

Bordeu T de (1751) Recherches anatomiques sur la position des glandes et leur action. Quillau, Paris

Bordeu T de (1775) Recherches sur les maladies chroniques, VI. analyse médicinale du sang. Ruault, Paris

Euziere J (1947) In: Dumesnil R, Bonnet-Roy F (Hrsg) Die berühmten Ärzte. Mazenod, Genf

Medvei VC (1982) A history of endocrinology. MTP, Lancaster

(Weitere Literatur s. bei Berthold)

Born, Gustav Jacob

(22. 4. 1851 Kempen – 6. 7. 1900 Breslau)

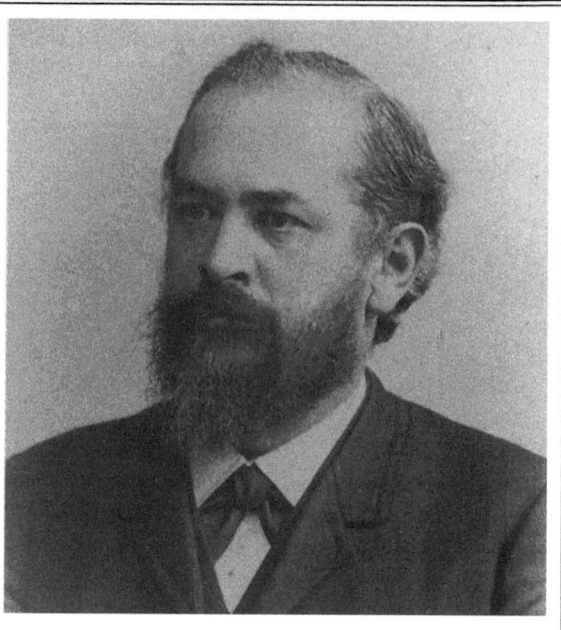

Born ging in Görlitz in Schlesien zur Schule. 1869 begann er sein Medizinstudium in Breslau und setzte es in Bonn, Straßburg und Berlin fort. Nach dem Examen 1874 studierte er Anatomie und Embryologie in Heidelberg bei Gegenbauer und wurde unter Hasse Assistent am Anatomischen Institut in Breslau. 1889 wurde er Nachfolger von Wilhelm Roux (1850–1924) am Institut für Embryologie, dem 1. in Deutschland, das aber eine Abteilung des Anatomischen Instituts mit dem Chef Carl Hasse (1841–1922) war. Offensichtlich angeregt durch die histologischen Untersuchungen und eindrucksvollen Illustrationen des Anatomen Johannes Sobotta (1869–1945) in Würzburg, postulierte Born die These, daß das Corpus luteum durch innere Sekretion das Endometrium auf die Nidation der befruchteten Eizelle vorbereitet. Er selbst machte zu dieser Vermutung keine Versuche. Er litt an einer Angina pectoris und starb mit 49 Jahren. Seine beiden Schüler Ludwig Fraenkel und Vilhelm Magnus hat er angeregt, die These experimentell zu beweisen. Dies gelang Fraenkel in Breslau und Magnus in Oslo unabhängig voneinander. Sie entfernten Corpora lutea vom Kaninchen kurz nach der Befruchtung. Danach kam es zur Unterbrechung der Schwangerschaft (s. Beiträge *Fraenkel* und *Magnus*). Der Nobelpreisträger in Physik Max Born ist ein Sohn Gustav Borns.

Literatur

Simmer HH (1971) The first experiments to demonstrate an endocrine function of the corpus luteum – On the occasion of the 100. birthday of Ludwig Fraenkel (1870–1951). Sudhoffs Arch 55:392–417

Sobotta J (1896) Über die Bildung des Corpus luteum bei der Maus. Arch Mikr Anat 47:261

Sobotta J (1897) Über die Bildung des Corpus luteum beim Kaninchen. Anat Hefte 8:469–524

Borth, Rudi

(born 29. 10. 1914 in Cologne)

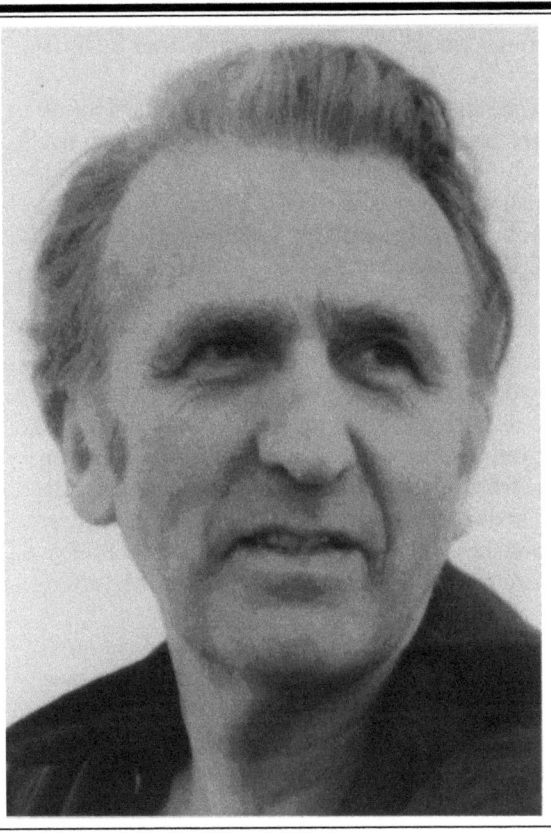

Borth has described his life as follows: I was born in Cologne and I lived there most of the time until 1937, through primary school and secondary school. I come from an undistinguished and somewhat intellectual family with mutual indifference rather than cohesion among its members. There was no wealth and no family tradition. After an early divorce from my father and a separation from a second husband, my mother worked as a secretary. I have no knowledge of any relative or offspring being alive today, and I don't think I would be thrilled to discover one. Bonds we choose are, I belive, much stronger and more real than those we are supposed to inherit by birth.

I found school easy and mostly interesting, homework neither demanding nor time-consuming. I had no talent for any kind of sports, whether indoors or outdoors (except swimming), and was not gregariousness enough to join on clubs or other organizations (except for a ping-pong club). Thus I had the time to become a voracious reader, devouring indiscriminately anything from Pittigrilli and Polgar to Bavink and Eddington, until the arrival of the Nazis narrowed and changed the choices available in public libraries.

By that time, I was well on the way to becoming an agnostic as to religion, a skeptic as to politics, and a naive realist as to philosophy – hindsight now providing these convenient labels. A confusing range of interests made it difficult to express a preference for any future career, but at the time of my school-leaving examinations (*Abitur*), I am on record as saying (possibly steered in this direction by the unintended influence of a gifted and revered teacher) that I wanted to go to university to study chemistry.

However, this became impossible because of a lack of financial means combined with the fact that about that time (1934) a Jewish grandmother unexpectedly emerged in my ancestry. For strange reasons, unfathomable today, I preferred to work with my hands rather than in a commercial office, and I entered a shipyard as an apprentice. The apprenticeship was terminated after a year or so when I was called up for compulsory military service, which was supposed to last 1 year, but was extended for a second year shortly before the first one ended.

A Swiss friend of my aunt's came to visit us in 1937 and, after some conversation, suggested that if I came to Switzerland he would try and help me enter university. I did, and he did. In my biography, this friend would deserve a whole chapter by himself.

Except for a few basic character traits, I think that we learn and change all the time as we live through new experiences. The years in Zürich as a chemistry student at the Swiss Federal Institute of Technology (Eidgenössische Technische Hochschule, ETH) had a tremendous formative influence on me in many areas.

After the drudgery of the shipyard and the stupidity of military discipline, it was a relief and a thrill to be taught by world-famous people one could respect and look up to, who had achieved, and continued to achieve, so much in their chosen fields, who oozed unmistakable competence with every utterance, and who had no use for conceit or pompousness. Niggli, Polya, Scherrer, Prelog, Reichstein, and Ruzicka come to mind, and there were, of course, others.

After the recently imposed, culturally arid environment I had left, it was a revelation to discover the many books and films I had not known about and the momentous and memorable performances on the Zürich stage of German classics and new plays that, at the time, could not be done in this way anywhere else, such as *Wilhelm Tell, Goetz von Berlichingen*, and *Mutter Courage.*

People spoke their mind in public, not caring who might overhear. Policemen and other civil servants, more often than not, acted as if they wanted to serve the citizens rather than lord over them. The public assemblies of voters (*Landsgemeinden* existing in some cantons) taking decisions for the community were lessons in living democracy, despite the absence of women and the hidden power plays.

These were heady experiences. Also, I never encountered the often-quoted hostility towards foreigners, possibly because I tried to blend in and rapidly learned the dialect.

Attending the ETH was made possible through the help of many individuals, in particular Professor T. Reichstein and Professor L. Ruzicka, my mother who helped as much as she could, and several Swiss and international organizations (including the ETH and the International Student Service), providing free meals, financial support, awards, and interceding repeatedly on my behalf at cantonal and federal police departments (*Fremdenpolizei*) when my student's permit was about to be revoked.

There is no point in reviewing here a voluminous file on the latter subject; however important it was to me at the time, it is of no interest today. The pressures of maintaining a precarious and unsavory balance between placating German authorities, who controlled passport validity, and preventing my sponsors from doubting my good faith are well documented and are remembered by all those who experienced the situation.

After I had passed my final examinations as an engineering chemist in 1941, an abrupt change occurred while I was working on my thesis in Ruzicka's laboratory at the ETH. I refused to join Hitler's army, was sent to a Swiss internment camp as an undesirable draft evader (*Refraktär*), and became stateless in 1943 through revocation of German citizenship (*Ausbürgerung*). After I had spent 2 years (1942–1944) in camps and homes for refugees, my sponsors succeeded in having my permit renewed, and I returned to Zürich to complete my thesis and obtain my degree in 1946 (Dr. sc. techn. ETH).

My lasting attachment to Switzerland was well established by that time. Besides the formative influence I have described, I had received food, shelter, and a university education, at a time when many people elsewhere were suffering or dying from terror, war, and persecution. Even the internment had had highly propitious results; my wife and I met when we were internees teaching in a home for young women refugees, and the directress of the home (*Lagerleiterin*) became a lifelong friend and was a witness at the marriage ceremony.

After obtaining my doctorate (the official use of the title had to be postponed until submission of 200 copies of the printed thesis in 1948), Ruzicka kept me on as one of his numerous private assitants, until one day in 1946 he asked me to go and see a certain Dr. von Wattenwyl, chief resident (*Oberarzt*) at the women's hospital (Kantonale Frauenklinik) in Zürich, who might have a job for me (s. chapter Watterville).

In a reserved way, we liked each other from the start. Dr. de Watteville (the historically legal French version of the family name) had just been elected professor and head of the women's hospital (Clinique universitaire de gynecologie et d'obstetrique) in Geneva. He was planning to set up a hormone laboratory for research and diagnosis and needed an organic chemist to run it. He could offer no position beyond the 8 months his current funding would last.

After talking it over at home and agreeing that uncertainty about the future was a normal part of our life, I decided to take the job. The time had come to find out what I could do with the training I had received.

The first few months in Geneva were very frustrating. I was supposed to set up a recently published method for the assay of pregnanediol (the main progesterone metabolite) in urine. The description looked straightforward, but the method did not work. In desperation I finally set up a meeting with the author in Zürich, and we went through the method step by step. It turned out that a final decisive step had been omitted from the publication on the advice of a consultant in organic chemistry (the author was trained in another area) because it "did not look elegant." The omission was corrected, other steps were improved, and the revised method was published and worked satisfactorily for many years.

I had learned an important lesson: Never fudge your data! If you do, you are proving to yourself that you should not be doing scientific work, and you will probably be found out in the long run anyway. The experience also started my lifelong preoccupation with methodology, and it planted the seed for my interest in what were soon called the reliability characteristics of analytical methods.

On the other hand, I had already learned during work on the thesis that it is not only legitimate but mandatory to extract from your data as much information as you can while maintaining a clear distinction between the facts and their interpretation. Moreover, you should never set out to confirm a theory; what you do is to collect new data and perhaps put a working hypothesis to the test.

The collaboration with de Watteville was pleasant and fruitful. It lasted 20 years rather than the 8 months he had warned me about. We agreed on things most of the time, and when we did not, we were able to discuss frankly without acrimony. The basic agreement was on the mandate of the laboratory, namely, to use hormone assays in the research and diagnosis of clinical problems. Over the years, assay methods for estrogens, corticosteroids, and 17-ketosteroids as well as for the various gonadotrophins were also set up; the latter with the enthusiastic assistance of a medical student from Israel named Bruno Lunenfeld who went on to become a respected professor of endocrinology (s. Lunenfeld).

I never worked with animals, nor was my activity ever limited to chemical aspects. I did most of the planning and writing myself. Furthermore, noticing in the literature as well as around me and within myself that jumping to conclusions on the basis of flimsy evidence was often a strong temptation, I felt a need to learn and use the new techniques of statistical analysis – new for Switzerland and Geneva at the time and new certainly for me – since these tools offered some objective safeguards in this respect.

My efforts were greatly helped and encouraged by Professor Arthur Linder, who to by good fortune had his office, or rather his laboratory, as he called it, a few steps from mine in the adjacent Department of Ophthalmology. He had written two beautiful treatises on the subject, and I belive these were instrumental in the propagation of biometric methods in academic and industrial research in German-speaking institutions.

Soon we were using these methods in the planning and evaluation of our clinical investigations and bioassays, and like all enthusiasts we also contributed to publicizing these useful tools. Today, of course, the techniques are commonplace, and most are available in the form of easy-to-use computer programs. I still think, however, that users who study some of the logical and mathematical background will be better protected than others from misguided applications and wrong conclusions.

As we published our team-work results (if my memory serves me correctly, no manuscript was ever rejected), research grants continued to flow or trickle. Contacts with colleagues in other countries, at seminars, meetings, or congresses, widened the horizons, sharpened understanding of problems, and sometimes led to international collaboration. The latter, I think, is one of the crowning achievements of any scientific activity; of course, it would be foolish not to also recognize the important role of the solitary investigator thinking about whatever the problems are at the moment. For instance, any writing, in my experience, absolutely must be done alone. Once a draft is on paper, input from associates is welcome and often indispensable, but drafting by committee is utterly frustrating and impractical. (Remember the joke that a camel is a horse designed by a committee.)

I always liked committee work for other purposes, however, especially on the international level. I found it rewarding to formulate guidelines or decisions or rules that could have useful validity for others for a while, until they became outmoded and had to be thrown out, updated, or replaced. If one came to a meeting well prepared, having done one's homework, it was often easy to persuade other committee members of the points one wished to make. If others were equally prepared, fruitful discussions ensued.

In 1960, we (i.e., my family) obtained Swiss citizenship, surprisingly after the shortest delay allowed by law. The mayor of Plan-les-Quates, the village near Geneva where we lived, came to our door one unforgettable spring evening to announce without preamble: "Monsieur Borth, on vous a fait suisse hier soir (Mr. Borth, you became Swiss yesterday evening)." What about the authorities at the cantonal and federal levels? "Not to worry; if we say "yes," it is yes." Or words to that effect. In matters of naturalization, the vote at the municipal level was the decisive one. Our children, who were teenagers by that time, now legally belonged to the place and the country where they had grown up, and their parents' conscious attachment to Switzerland, and to Geneva in particular, had been given official recognition.

So why did we leave 7 years later?

I received an interesting offer from Professor C. A. Woolever to join him at the University of Toronto and St. Michael's Hospital (one of the teaching hospitals, i.e., university hospitals), where he had recently accepted a full-time position as head of the hospital department of obstetrics and gynecology. His plans included the setting up and development of an endocrine research laboratory. Was history repeating itself?

Some correspondence followed and established that we agreed on all important aspects of this plan. The offer became ever more tempting, and we accepted it during a week-long visit to Toronto, where our impressions were nothing but positive, regarding both working conditions and the general atmosphere.

While this was happening, the Geneva Faculty of Medicine and the Faculty of Science ontinued to procrastinate in dealing with attempts to create a professorhsip for me, apparently unimpressed by our team's record in publishing and in generating research grants; some petty academic politics behind the scenes seemed a likely contributing factor at the time.

When we moved to Toronto, our children, grown up by then, preferred to remain in Geneva. Usually it happens the other way around.

In meeting neighbors and colleagues in Toronto, we experienced and rejoiced in a friendly and welcoming atmosphere. A family friendship developed with the Woolevers. Hospital and university administrators encouraged research activity and provided a framework for handling grants and purchases. (A top hospital administrator in Geneva had once told me: "We don't do research here, we treat sick people." There was a scientific community whose members seemed genuinely interested in, and appreciative of, each other's line of work.

In the laboratory, blood had replaced urine as the material for hormone assays, thanks to the superior specificity and sensitivity of methods such as radioimmunoassay and the double-isotope derivative technique. Computer programming became a useful and interesting tool for me in the evaluation and theoretical study of these techniques, in our use of statistical methods, and in the development of the bioengineering techniques we became involved with next.

This great change in our research activity occurred when we decided to explore the wide field of bioengineering techniques for the study of peripheral hormone effects and of physiological changes associated with the ovarian cycle. Henry Benoit, a bioengineer with similar interests, joined our team as a research associate. Sheep became our experimental animals; they were conveniently kept at Woolever's farm, where a satellite laboratory was installed. Among the projects undertaken were a vaginal transducer probe to monitor estrogen effects and a camera chamber permitting long-term observation of the sheep ovary in situ. I am writing about "our" work, but I want to make clear that all the parctical work with sheep and materials was in fact done by Benoit and Woolever.

Unexpectedly, I was asked to join the World Health Organization for 2 years as a Senior Staff Scientist within the Human Reproduction Unit, to participate in what was then called the "Expanded Programme of Research, Development and Research Training in Human Reproduction." Woolever, the department, and the university agreed to grant me the necessary leave of absence.

The 2 years in Geneva (1972–1974) were an exciting time, both in personal terms (we lived in a caravan in our daughter's backyard) and professionally. The Expanded Programme, as we referred to it, had been started only a short time before. Everybody on the staff was brimming with enthusiasm, and nobody minded long hours, including the occasional weekend; obviously this attitude is not the general rule among international civil servants, or in any big bureaucratic organization for that matter. I learned a lot about research administration, decision-making through group interaction, goal-oriented research planning, and the practicalities of collaboration between different disciplines.

When Woolever left Toronto (fed up, I presumed, by what I saw as the strangely obstructive attitude of some members of the medical staff) for McMaster University in Hamilton (1977), I stayed in Toronto to continue to direct our vaginal probe project untl my retirement in June 1983.

Paradoxically, it is mainly due to our Swiss background that we applied for, and in 1975 obtained, Canadian citizenship (as most Swiss permanently living in Canada do, I believe), although the so-called landed immigrant status includes most of the citizen's privileges, except voting. We found this exception unacceptable in the long run. Of course, it was not necessary to renounce Swiss citizenship; if this had been a Canadian condition, we would not have applied.

Retirement produced only one big suprise: within a few months, I lost interest in the endocrinological questions I had so diligently worked on, hotly debated, written about for 40 years.

In 1987, we moved to Stratford, the seat of the world-famous annual Shakespeare Festival, to enjoy its peculiar combination of a quiet and friendly small Canadian city (population 27000) and the cultural attractions that bring half a million tourists here every summer.

(Es hat mir Spaß gemacht, diesen Text abzufassen, und er ist deshalb vielleicht etwas persönlicher ausgefallen als üblich.)

References and Other Sources

Borth R, Lunenfeld B, Watteville H de (1957a) Day-to-day variation in urinary gonadotrophin and steroid levels during the normal menstrual cycle. Fertil Steril 8:233–254

Borth R, Diczfalusy, Heinrichs HD (1957b) Grundlagen der statistischen Auswertung biologischer Bestimmungen. Arch Gynäkol 188:497–538

Borth R, Menzi A, Vuagnat P (1957c) Approximate versus exact evaluation of bioassays based on quantal response. Acta Endocrinol (Copenh) 188:497–538

Borth R (1960) Simplified mathematics for multiple bioassays. Acta Endocrinol (Copenh) 35:454–468

Borth R (1967) Endocrinology of the human menstrual cycle: Opinions and hypotheses. Vitam Horm 25:123–135

Baechler C, Bell ET, Borth R, Brody S, Carlström G, Kerr MG, Menzi A (1969) Comparison of two immunochemical and three biological methods for the assay of human chorionic gonadotrophin in serum. Acta Endocrinol (Copenh) 61:117–132

Borth R (1975) Statistische Auswertung von Bestimmungen mit parallelen Wirkungsgraden. In: Borth R, Krüskemper HL (Hrsg) Thieme, Stuttgart, S 435–447

Borth R (1976) Statistics of parallel assay. In: Methods of hormone analysis. Wiley, New York, pp 500–513

Büttner J, Borth R, Boutwell JH, Broughton PMG, Bowyer RC (IFCC Committee on Standards, Expert Panel on Nomenclature and Principles of Quality Control in Clinical Chemistry) (1979, 1980) Approved recommendation (1978) on quality control in clinical chemistry. Part 1. General principles and terminology. Clin Chim Acta 98:129–144 und: J Clin Chem Clin Biochem 18:69–77

Borth R, Benoit HJ, Woolever CA (1979) Transducer probe for the measurement of oestradiol-induced changes in the vagina of ovariectomized ewes. Acta Endocrinol (Copenh) 91:167–176

Borth R (1980) Mass-action model for radioimmunoassays and other saturation assays with atypical performance characteristics. Math Biosci 51:187–197

Borth R (1992) Persönliche Mitteilung Februar 1992

Bradbury, James T.

(born 2. 4. 1906 in Gody/Wyoming)

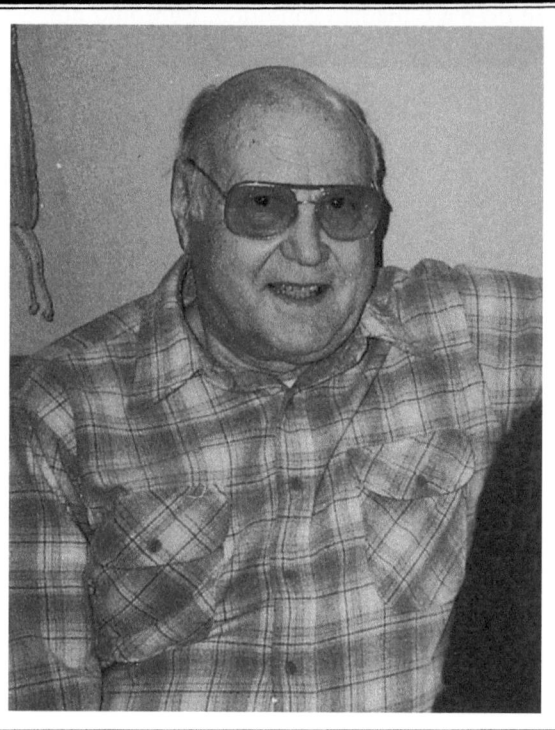

Bradbury described his life in the following way: I will try to compose my biographical memoirs. At 86 I need an instant-recall circuit board in my memory computer!

From 1924 to 1928 I attended Montana State College, obtaining a Bachelor of Science degree in Botany and Bacteriology. From 1928 to 1930 I studied at the University of Michigan for a master's degree in zoology, before spending 2 years (1930–1932) at the University of Michigan, where I took an ScD (Doctor of Science) degree in zoology. My doctorate thesis in zoology at the University of Michigan was entitled "Mammary Development and Lactation in Mice." It was already being typed in June 1932 when Riddle and Bates announced the isolation of prolactin, so prolactin is not noted in my thesis. I had only Theelin (aqueous estrone) and Antuitrin S (hCG) as hormones for my studies, so they were very incomplete. I obtained an interview with Dr. Norman Miller, newly appointed head of the Department of Obstetrics and Gynecology at the University of Michigan. Prior to 1930, gynecology was only pelvic surgery and there was practically no knowledge of human reproductive physiology. At the end of my interview Dr. Miller asked me if I would accept an appointment as research associate in his department. I accepted promptly! One of my assignments was a weekly meeting with the staff to acquaint them with sex-related hormones and their role in the menstrual cycle as the information became available. That assignment became a 42-year career.

In the 1930s, pathologists described the "premenstrual endometrium" as polycystic glandular hyperplasia. Dr. Bartelmetz recognized it as progestational "secretory" endometrium. Endometrial biopsies then became a diagnostic item for the interpretation of ovarian activity.

Two dermatology residents came into my laboratory to do androgen bioassays in urines of patients with acne. The androgen excretion was elevated in both girls and boys with acne. These observations were made before it was discovered that androgens are also of adrenal origin.

In 1940 I became an endocrinologist at Beltsville, Maryland, in the Department of Dairy Industry. The major project was the investigation of the apparent gonadotrophic action of plant juice extracts. Injected i.v. into estrous rabbits they induced ovulation. Two years of modified extractions revealed it was neurotoxic and, in subconvulsive doses, it induced hypothalamic discharge of luteinizing hormone-releasing hormone (LHRH). The estrous rabbit also ovulates after i.v. administration of copper acetate or metrazol in subconvulsive doses. Anestric rabbits do not ovulate after these plant juice extracts or after copper or metrazol. However, if anestric rabbits are injected with estrogen for 48 h, they ovulate after these substances are injected. This was the first demonstration that estrogen sensitizes the LH release mechanism.

In 1941 Hans Selye reported that if the parturient rat uterus was redistended with paraffin pellets the rat did not lactate and her pups died. This suggested a neural suppression of lactation. Was this similar to the absence of lactation during pregnancy? I repeated his experiments and observed that the mother rats had such painful abdominal cramps that she deserted her pups. When I substituted 3- or 4-day-old pups, they crawled to the cramping mother and nursed. Lactation was not inhibited. Selye had not observed the postoperative neglect of the new-borns.

In 1944 University of Iowa: I resumed the studies with Dr. Brown at the Department of Obstetrics and Gynecology, which we had started at the University of Michigan. There, low doses of Antuitrin S (hCG) had not modified the normal menstrual cycle. We obtained hCG powder from Parke Davis and prepared microfiltered solutions which permitted doses of 10000–20000 units daily in the luteal phase of the cycle. The life of the corpus luteum was prolonged and endometrial biopsies revealed decidual tissue. This demonstrated that hCG is the luteotrophic agent in pregnancy in women. We found that a 20-mg dose of stilbestrol administered on day 6 or 7 of the menstrual cycle resulted in a 40-day cycle. Ovulation was delayed 10 or 12 days. In 1948 the presumption was that estrogen had suppressed the pituitary gonadotrophin. Thirty-five years later, Yen (1982) showed that estrogen infusions induce LH release within 60 h. Our dose of stilbestrol had probably released LH too early in the cycle and there was a 10-day recovery interval before ovulation.

In 1948 we started the Pap-smear program in the Department of Obstetrics and Gynecology. Dr. Kraushaar vacated his residency for 1 year to learn cytology. The gynecological ward always had patients with cervical and uterine cancer. By taking smears from cancer lesions, we had ample material to learn about abnormal cytology. Dr. Kraushaar, a technician, and I scanned the slides. Later, our technician used physicians' offices in Madison County to offer free Pap smears. This was the first published population survey.

The faculty at the University of Louisville was impressed by our hCG study and appointed me to start an endocrine laboratory. We used various doses of estrogens and progesterone to determine minimum doses needed to induce and maintain decidual endometrium.

In 1952 a new chairman was appointed at Iowa and Dr. Keettel convinced him to bring me back to Iowa.

In 1956 the Barr body was established as the hyperchromatic (inactive) X chromosome in women. We began using buccal smears for detecting the absence of the Barr body in our testicular feminization cases. With Dr. Bunge (Department of Urology) we found the Barr body in nine cases of Klinefelter syndrome. This report stimulated geneticists to study XXY and XXXY nondysjunction in men.

Dr. Keettel's cases with Stein-Leventhal (PCO) syndrome were found to have continuous elevated excretion of LH by my bioassay. The specific immunoassay later confirmed my presumptive assay.

In 1961, I applied estradiol to one ovary of immature rats. Within 5 days, the treated ovary had matured follicles and corpora lutea stimulated by the release of LH. The direct effect of estrogen on the ovary had resulted in sexual maturity in that ovary, but not its contralateral control ovary.

My doctoral student in anatomy, Barrie Smith, repeated the 1928 experiment by Moore and Price, who had treated weanling rats for 3 weeks with estrogen. They concluded that: (a) estrogen has no effect on the ovary and (b) estrogen acts on the pituitary to suppress its gonadotrophic activity. Smith killed rats every 2 days during the 3 weeks of injections. In the first 8 days of injections, the ovaries of the treated rats developed follicles and their ovaries were heavier than those of the untreated controls. At the end of the 3 weeks, the untreated controls had become sexually mature but the ovaries of the treated rats had regressed somewhat in weight. Moore and Price had not killed any rats in the first week of their experiment, so their first conclusion was unwarranted and their second conclusion ignored the fact that their control rats were not in a steady state for 3 weeks.

It is now evident that estradiol has a biphasic effect. Initially, in the first 72 h, it has a direct stimulating effect on the follicular granulosa and activates the hypothalamic release of luteinizing hormone-releasing factor (LHRF). Prolonged administration (3 weeks) exhausts or suppresses pituitary gonadotrophins. However, in women, 3 weeks of estrogen alone was not an effective contraceptive.

The pituitary as the "master gland" is now a historical remnant. The preovulatory surge of estradiol activates the hypothalamic release of LHRF. The ovary is thus the *Zeitgeber* and tells the pituitary when to release LH. The ovary is the master gland of the menstrual cycle. J. Aschoff coined the term "Zeitgeber" in 1958.

In 1965 Dr. Charles White became interested in the etiology of ovarian theca lutein cysts after seeing four cases at the time of C-section. Their occasional presence in cases of hydatidiform moles had been attributed to the high hCG titers. Was there a contributing factor? We administered pituitary gonadotrophin hPG (Pergonal) to 17 women scheduled for repeat C-section. When hPG was given for at least 6 days starting 15 or more days before repeat C-section, thecal lutein cysts were produced in six patients. In hydatidiform moles there is no fetal source of estrogen precursor, so one could postulate a pituitary breakthrough. But in a viable pregnancy?

My 42 years of association with staff at Departments of Obstetrics and Gynecology were very congenial. My attitude was always that of a coworker offering any laboratory technique that might help solve or understand a clinical problem. When our laboratory decided to try new tests not available in the hospital central laboratory, we were permitted to establish them and then any fee was credited to our laboratory fund. Our service laboratory became self-supporting.

My most original scientific contribution was the demonstration of the local action of estrogen in the maturation of the graffian follicle. Our demonstration of hCG as the luteotrophic agent in pregnancy was also a first, as well as the finding of the Barr body in Klinefelter's syndrome. Our bioassay suggesting the LH excess in the polycystic ovary (PCO) syndrome was later verified.

As a biologist with academic standing in the field of obsterics and gynecology, I may have established opportunities for other biologists. Gardiner Riley, a Witschi doctorate, was our neighbor in Beltsville and worked in the poultry industry. When I decided not to go back to Michigan, I recommended Riley to take my old laboratory position at Michigan, where he worked until his early death. Irving Rothchild, also in the poultry industry at Beltsville, went to Ohio State Department of Obstetrics and Gynecology with Allen Barnes on my recommendation. Two other Witschi doctorates established obstetrics-gynecology laboratories: Dr. Fugo at the University of Chicago and Dr. Don Johnson at the University of Kansas. After several weeks in my laboratory at Louisville, Dr. Elizabeth Knapp, a biochemist, established the obstetrics-gynecology laboratory at the University of Washington, Seattle, for Dr. de Alvarez. Dr. Barnes had trained at Michigan while I was there.

I have many fond memories, but there is still lots left to learn. Two hours a day in the garden doesn't make me forget my 42 years in the obstetrics-gynecology laboratories, trying to learn what the sex hormones do.

References and Other Sources

Bradbury JT (1992) Forty-two years in obstetrics-gynecology laboratories.

Bradbury JT (1932) Study of endocrine factors influencing mammary development and secretion in the mouse. Proc Soc Exp Biol Med 30:212–213

Wile UJ, Barney BF, Bradbury JT (1939a) Studies of sex hormones in acne. I. Preliminary report on urinary excretion of estrogen. Arch Dermatol Syphilol 39:195–199

Wile UJ, Snow JS, Bradbury JT (1939b) Studies of sex hormones in acne. II. Urinary excretions of androgenic and estrogenic substances. Arch Dermatol Syphilol 39:200–208

Bradbury JT (1944) The Estrous rabbit as a quantitative assay animal. Endocrinology 35:317–324

Bradbury JT (1947) Ovarian influence on the response of the anterior pituitary to estrogens. Endocrinology 41:501–513

Bradbury JT, Brown WE, Gray LA (1950) Maintenance of the Corpus luteum and physiologic actions of progesterone. Recent Progr Horm Res 5:151–190

Brown WE, Bradbury JT, Jungck EC (1953) The effect of estrogens and other steroids on the pituitary gonadotrophins in women. Am J Obstet Gynecol 65:733–747

Bradbury JT, Bunge RG, Boccabella RA (1956) Chromatin test in Klinefelter's syndrome. J Clin Endocrinol Metab 16:689

Keettel WC, Bradbury JT, Stoddard FJ (1957) Observations on the polycystic ovary syndrome. Am J Obstet Gynecol 5:954–965

Bradbury JT (1961) Direct action of estrogen on the ovary of the immature rat. Endocrinology 68:115–120

Pitkin RM, Bradbury JT (1965) The effect of topical estrogen on irradiated vaginal epithelium. Am J Obstet Gynecol 92:973–980

Breuer, Heinz

(2. 5. 1926 Bonn – 20. 8. 1982 Bonn)

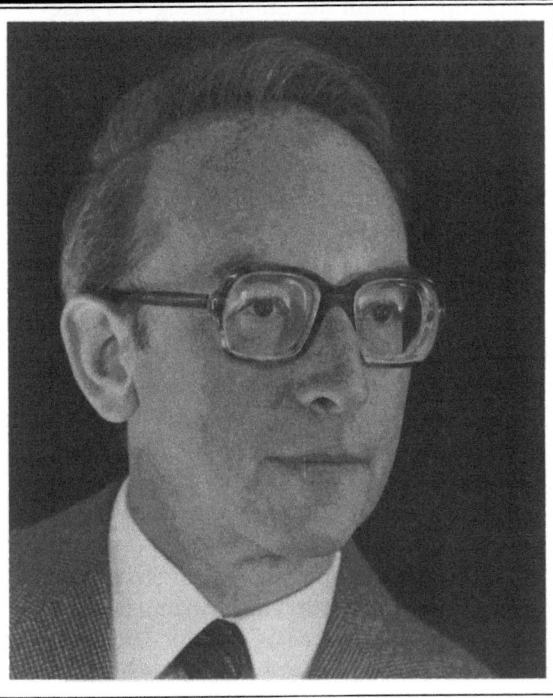

Heinz Breuer wuchs in Bonn auf. Am Beethoven-Gymnasium legte er 1944 die Reifeprüfung ab. Nach kurzer Militärzeit bei der Kriegsmarine und anschließender Internierung begann er bereits 1945 mit dem Studium der Chemie. Seine Diplomarbeit und später die Doktorarbeit verfaßte er nicht in einem der klassischen Fächer Anorganische, Organische oder Physikalische Chemie, sondern bei Wilhelm Dirscherl, dem Chemiker und Mediziner, in der Physiologischen Chemie. Zu der Zeit war es ungewöhnlich, daß ein Chemiker in der Physiologischen Chemie promovierte. Durch Dirscherl wurde Breuer in die Biochemie der Hormone eingeführt, ein Arbeitsgebiet, das er zeitlebens nicht mehr verlassen hat. Der Titel seiner Promotionsarbeit lautet *Steroidhormone, ihre Wirkung auf Atmung und Glykolyse von tierischem Gewebe und Mammacarcinomgewebe* (1952). Zur gleichen Zeit studierte Heinz Breuer Medizin und bestand 1954 das Physikum. 1954–1955 war er als Stipendiat des British Council bei dem Nobelpreisträger Sir Hans Adolf Krebs, dem Entdecker des Zitronensäurezyklus, in Sheffield.

Die folgende Entwicklung war zur damaligen Zeit ungewöhnlich: Breuer erhält von dem Professor der Chirurgie Alfred Gütgemann den Auftrag, an der Chirurgischen Universitätsklinik auf dem Venusberg eine klinisch-chemische Abteilung aufzubauen. Dies war insofern außergewöhnlich, als man kaum den Begriff „Klinische Chemie" kannte.

Breuer baut die Abteilung auf und kann sich 1958 für Physiologische und Klinische Chemie habilitieren. Rufe nach auswärts lehnt er ab, nimmt aber 1968 den Ruf auf den neu geschaffenen Lehrstuhl für Klinische Biochemie der Universität Bonn an. 1971/72 ist er Dekan der Medizinischen Fakultät, 1974–1978 Vizepräsident der Deutschen Forschungsgemeinschaft, 1968–1972 Präsident der Deutschen Gesellschaft für Klinische Chemie und 1975–1976 sowie seit 1981 Präsident der Deutschen Gesellschaft für Endokrinologie.

Bei Heinz Breuer liegen die Wurzeln in rheinisch-römischem Grund. Seine Mutter rühmte sich zeit ihres Lebens, dem heiligen Köln zu entstammen. Das Haus seines Vaters stand dort, wohin vor 2 Jahrtausenden der Legionär der Castra Bonnensia und später der Bonner Bürger feiertags auszog, wenn er dem Frühling begegnen wollte. (Schriefers 1983)

Vielleicht erklärt dies sein Hobby, das Sammeln von Zinnsoldaten. Breuer hat Bonn die Treue gehalten und hier seinen Wirkungskreis gefunden. Die entscheidende Weichenstellung in seinem Leben war seine Tätigkeit in der Physiologischen Chemie bei Dirscherl. Die Biochemie der Hormone wurde sein Arbeitsgebiet. Hierbei befaßte er sich, um nur einige zu nennen, u.v.a. mit folgenden: Isolierung und Identifizierung unbekannter Östrogene, Untersuchung des Wirkungsmechanismus der Steroidhormone, Wechselwirkung zwischen Steroidhormonen und Neurotransmittern, Biochemie des Mammakarzinoms. Später kam die Entwicklung von Referenz- und definitiven Methoden in der klinischen Chemie sowie die Standardisierung und Qualitätssicherung klinisch-chemischer Laborbefunde hinzu. Seine Publikationen weisen ihn als den strengen, empirisch vorgehenden Naturwissenschaftler aus, der mit der in der Chemie erlernten Methodik biologische und medizinische Fragen untersucht.

Neben seiner wissenschaftlichen Tätigkeit ist ein zweiter Bereich, in dem Breuer gewirkt hat, hervorzuheben. „Es bleibt zu sprechen von dem ungewöhnlich erfolgreichen Diplomaten der Gelehrtenrepublik" (Büttner). So war er aktiv in der akademischen Selbstverwaltung tätig. Er wurde Präsident der neuen Fachgesellschaft, der Deutschen Gesellschaft für Klinische Chemie. 1970 wurde er Mitglied der Senatskommission für die Sonderforschungsbereiche der Deutschen Forschungsgemeinschaft. Hier hat er maßgebend Einfluß genommen auf dieses neue Forschungsförderungsinstrument. 1974 wurde er Vizepräsident der DFG für die Biowissenschaft. Ein Amt, das er bis 1978 mit großer Effizienz innehatte.

Nicht nur während seiner Zeit als Präsident der Deutschen Gesellschaft für Endokrinologie hat Breuer die Entwicklung der Gesellschaft wesentlich beeinflußt und geprägt. Wohin immer er sonst noch berufen wurde, in welches Gutachter- oder Herausgebergremium, in welches Kuratorium oder an welchen Vorstandstisch, nie sah man ihn sich damit begnügen, nur den ehrenvollen Platz einzunehmen und die vorformulierte Funktion auszufüllen. Seine Natur konnte, wo er ging und stand, nicht anders, als stets auch jene Kraft ins Spiel zu bringen, die die Probleme zu kristallisieren und die Lösungen durchscheinend zu machen vermochte.

Breuers wissenschaftspolitische Tätigkeit hat Maßstäbe gesetzt, die noch lange fortwirken. Er starb viel zu früh an einer schweren Erkrankung.

Literatur

Hupfauf L, Büttner J (1983) In Memoriam Hein Breuer. Alma Mater, Beiträge zur Geschichte der Universität Bonn. Bouvier, Bonn

Knuppen R (1983) Von der Naturstoffchemie zur Biochemie. Endokrinologie-Information 7:12–30

Schriefers H (1983) Nachruf auf Heinz Breuer. Endokrinologie-Information 7:5–11

Siegmann L (1983) Massenspektrometrie in der Steroidanalytik. Endokrinologie-Information 7:31–45

Voigt KD (1983) 30 Jahre kliniknahe endokrinologische Forschung: Rückblick und Ausblick. Endokrinologie-Information 7:46–64

Brown, James Boyer

(born 7. 10. 1919 in Auckland)

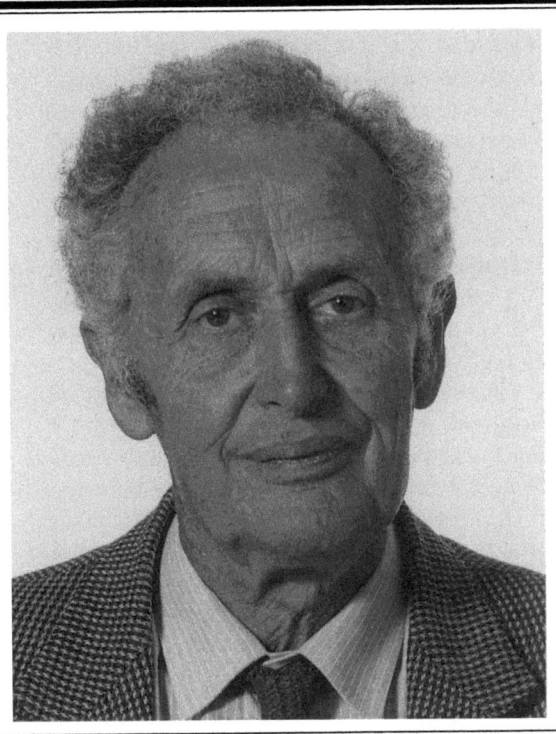

James Boyer Brown received his secondary education at the Hamilton High School and graduated with a BSc degree from Auckland University College in 1939 and an MSc with First Class Honours in chemistry in 1940.

Planning a career in chemical engineering he passed his preliminary examinations in engineering, but was manpowered to the Pathology Laboratories of the Auckland Hospital early in the Second World War, where he was gripped by the many exciting developments occurring in medicine at the time. He rationalised the sterilisation procedures of the hospital, qualified in bacteriology, haematology and histology and built up the biochemistry laboratory from backroom tests to a repertoire resembling that of today. He was also involved in establishing the laboratory monitoring of the newly introduced sulphur drugs and penicillin and produced media, intravenous solutions and vaccines for the public and armed forces. He also helped to set up the blood bank, monitoring blood electrolytes and producing sterile solutions for peritoneal lavage (the forerunner of renal dialysis).

As stocks of essential chemicals dwindled during the war, or unobtainable chemicals were required for the new tests, he either synthesised or regenerated them. For example, absolute ethanol, needed for histology, was regenerated by azeotrophic distillation using a home-made fractionating column, and incubators and water baths were kept going with home-made mercury-in-glass gas thermostats. Blood-typed sera were ampouled for the Pacific Forces using a home-made freeze drier.

At that time all assay procedures were manual; Brown initiated the conversion of colorimetry from visual comparators to photoelectric spectrophotometers. From the beginning he insisted on a high level of assay performance. This was maintained by a sound understanding of the procedures gained during their development, by careful training and supervision of staff and by constant appraisal of their clinical relevance. He was a frequent attender at ward rounds and operating and post-mortem sessions to assess the relevance of the new tests and to inform the medical staff of their interpretation.

Interests in endocrinology and reproduction developed in 1947 through reading the early volumes of the *Journal of Clinical Endocrinology and Metabolism* and the work of McMeehan on artificial breeding in Hamilton, New Zealand. At that time it was a crime not to have read and absorbed every paper ever published on the subject before starting work, something which would be impossible today. He set up small animal breeding and surgery, established bioassays for urinary follicle-stimulating hormone (FSH, luteinising hormone (LH), and human chorionic gonadotrophin (hCG) and oestrogen and the colourimetric assay of 17-ketosteroid. He had concluded that the most important requirement in human reproduction was the development of a method for timing ovulation in women which was as accurate and convenient as the oestrous symptom in animals. Measurement of the ovarian hormones that produced the oestrous symptom seemed to be the answer and, after a few preliminary experiments, he applied for and received a National Research Scholarship to work under Professor G. F. Marrian, FRS (one of the discoverers of the oestrogens), in Edinburgh.

The aim was to develop a chemical method for measuring oestrogens in urine. Marrian gave him a position in the newly established Clinical Endocrinology Research Unit (Medical Research Council), but tried to disuade him from the project as being too difficult. Brown persisted and the essential problems were solved within 3 months. Marrian provided additional assistants, but a fully validated method with results from six normal cycles were not ready for publication until 10 man-years later.

Brown was the first to point out that the elegant patterns of oestrogen production throughout the menstrual cycle demonstrated by his new method had been shown by the Smiths in Boston using labourious bioassays 17 years before. The work led to a PhD thesis and the *Lancet* requested the privilege of publishing the results obtained during the menstrual cycle, conception, pregnancy, lactation and return of fertility. Success depended on the perfection of the Kober colour reaction and on several novel phase change and derivatisation steps.

John A. Loraine, Arnold I. Klopper and E. A. Michie were working in the Unit at the time, and Professor J. Gaddum, FRS, one of the first to apply mathematical and statistical principles to biological and medical research, was one of the directors. He encouraged Brown to help Loraine by developing purification steps for urinary FSH, LH and HCG before bioassay and to develop a gonadotrophin reference preparation as a standard for bioassay. This preparation, HMG20, and its successors later became the basis for the international units for FSH and LH. He also helped Klopper and Michie to develop the first reliable method for measuring pregnandiol in urine from non-pregnant women. Later, the oestrogen method was awarded a full Citation Classic and the pregnandiol method a half Classic.

With these new methods for measuring the ovarian and pituitary hormones involved in reproduction, progress was rapid and the foundation for their use in studying human fertility and infertility was laid. Rodney Shearman joined the Unit to exploit the pregnanediol method in pregnancy and Lloyd Cox was a frequent visitor. The standing of the Unit was high and the methods were exploited in every conceivable situation, including dysfunctional uterine bleeding, breast, endometrial and ovarian cancer, the action of the new progestogens, effects of the contraceptive pill and use of clomiphene. These results were reported at the Laurentian Hormone Conference in 1961. The Unit was in the race to be the first to use human gonadotrophins for ovulation induction, but was beaten by the Swedes.

The Edinburgh methods reigned supreme for 17 years until they were superceded by radio-immunoassay (RIA) in 1970. They required considerable expertise and were not widely adopted in the USA, but Griff Ross and his colleagues checked their blood results obtained by RIA against the patterns obtained by the urinary assays before their historic presentation at the Laurentian Hormone Conference in 1970. Later, American workers were reporting that urinary assays could be used instead of blood because they gave the same patterns!

The next stage was to apply the assays to patient management. With the encouragement of Brian Hudson, Lloyd Cox and Ron Cox, Brown accepted an appointment in 1962 as First Assistant in the Department of Obstetrics and Gynaecology, University of Melbourne, under Professor Lance Townsend. This move seemed strange at the time because of the large number of openings in the USA, but the untapped wealth of patients at the Royal Women's Hospital (RWH) and the galaxy of talent in Australia were attractions. With the help of Meg Smith, the Edinburgh oestrogen and pregnandiol assays were established, gadgetry was developed to provide results the same day, the Endocrine Clinic was established under Wally Johnstone and Pincus Taft, human pituaries were collected and processed for HPG and GH in collaboration with Ian Martin and Kevin Catt, clomiphene was obtained and ovulation induction was monitored by hormone assays. An association was established with the Billings, who were developing the "Ovulation Method of Natural Family Planning".

Progress was rapid and the demand for the tests escalated. New technology, a mechanical extractor and other gadgetry were introduced so that 24 assays could be completed in 3.5 h by one worker compared with ten assays per week in Edinburgh. The extractor was later manufactured by Patons in Adelaide and exported to many countries. The rapid oestrogen method was modified to measure oestriol in pregnancy and was utilised by Norman Beischer to great effect as a placental function test. The TWH was the first hospital to be provided with a routine service to monitor ovarian and placental hormones, and Meg Smith was the first to introduce quality controls into this service. The assays had been too complicated for these to be provided earlier. Nevertheless, the best quality control is provided by a continual assessment of the patterns emerging, a value out of line being clearly identified. The value of hormone monitoring in the management of human fertility and infertility, in ovulation induction and in the timing of ovulation had been established.

With the advent of RIA in the early 1970s, Marion Martin was brought in from John Landon's department in London to set up RIA in the department. These were in-house methods at first and the laboratory was one of the top performers in the WHO quality control programme. However, because of their ease, commercial kits took over and the RIA laboratory joined all the others in uniform mediocrity. However, the chemical methods for urinary oestrogens and pregnanediol with their almost absent blank values and much wider range of application were continued for some of the fertility monitoring, and the laboratory became the world centre for high-quality urinary assays.

During the 1970s, Brown was a member of the Melbourne IVF team led by Carl Wood and provided the early expertise for the hormone monitoring of ovulation in both natural and stimulated cycles.

However, during this time the next phase of his work commenced, namely the development of a home ovarian monitor based on the measurement of urinary oestrone glucuronide and pregnanediol glucuronide using the homogeneous enzyme immunoassay which had recently been developed by the Syva group. Develpment of the monitor required all the experience and confidence gained in a life-time. It involved the solving of literally hundreds of problems with the anxiety that failure to solve only one made all the others redundant. For example, it involved some novel syntheses, one of which required 17 steps and another which had been predicted as impossible.

Retirementage came in 1985 but the Head of the Department, Roger Pepperell, allowed him to continue. Progress accelerated and after more than 20 man-years of work, first a pregnanediol assay and then an oestrogen assay emerged, both accurate laboratory assays but simple and cheap enough for home use. The method was reported at a meeting on home assays held in Bethesda, USA, in 1987. Although one of the audience commented that it was the only properly validated method presented, success caused hardly a flicker of interest in scientific circles. Methodology is no longer considered to be research but the preserve of the big firms. Nothing is perfect and there was no shortage of scientists willing to assess the method, but none felt obliged to help in the innovation required to further refine it. However, women have enthusiastically embraced the monitor. Some of this work and Simon Thornton's application of the monitor to the home monitoring of gonadotrophin therapy were reported at the meeting of the Society in Canberra. The goal of 1947 had thus been reached. Whether it has any future has yet to be determined.

Brown's hobbies are gardening, general handyman work and bush walking and he is an Elder in the Uniting Church.

References and Other Sources

Brown JB (1955) A chemical method for the determination of Oestriol, Oestrone and Oestradiol in human urine. Biochem J 60:185–193

Brown JB, MacLeod SC, Macnaughton C, Smith MA, Smyth B (1968) A rapid method for estimating oestrogens in urine using es semi-automatic extractor. J Endocrinol 42:5–15

The Fertility Society of Australia (1990a) Newsletter 18

Thornton SJ, Pepperell RJ, Brown JB (1990b) Home monitoring of gonadotropin ovulation induction using the Ovarian Monitor. Fertil Steril 54:1076–1082

Brown-Sequard, Charles Edouard

(1817 Mauritius – 1. 4. 1894 Paris)

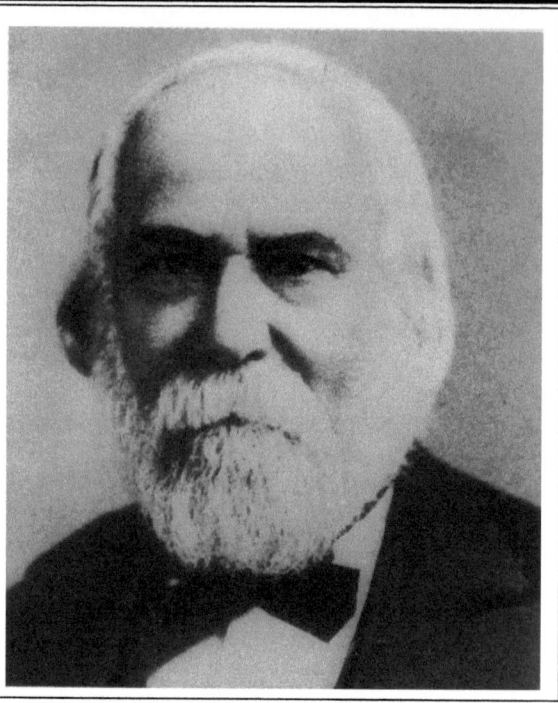

Brown-Sequards Vater war Seekapitän aus Philadelphia, seine Mutter Charlotte Sequard eine Französin. Charles-Edouard wurde auf der Insel Mauritius, der Heimat seiner Mutter, geboren.

Aufgrund dieser Kombination konnte er 3 Nationalitäten für sich in Anspruch nehmen, die der Vereinigten Staaten, von Frankreich und, da Mauritius zum Britischen Empire gehörte, die britische Staatsangehörigkeit. Sein Vater starb bei einem Unfall noch vor seiner Geburt. Als Knabe mußte er zunächst den Kaufmannsberuf erlernen. 1838 ging er nach Paris, wo er sich eine Zeitlang mit wenig Glück als Schriftsteller betätigte. Schließlich begann er Medizin zu studieren. Nach Beendigung seines Studiums 1846 praktizierte er Medizin und reiste durch die Welt. Er hielt Vorlesungen in Frankreich, England und in den USA. Es wird behauptet, daß er den Atlantik in der Zeit der Dampfschiffahrt mehr als 60mal überquert hat.

Wissenschaftlich lag sein Schwerpunkt in der experimentellen und klinischen Neurologie. Er zeigte, daß eine Halbseitenläsion des Rückenmarks zur gleichzeitigen Paralyse und zum kontralateralen Verlust von Schmerz- und Temperaturempfindungen führt, dem sog. Brown-Sequard-Effekt.

Sein Interesse galt aber auch der Frage, wie die Organe miteinander kommunizieren. 1855 war die Monographie von Thomas Addison *The Effect Produced by Disease of the Suprarenal Capsules* erschienen. Brown-Sequard publizierte 1856 die Ergebnisse von Untersuchungen über die chirurgische Entfernung der Nebennierenrinde und kam zu dem Schluß, daß deren Funktion für das Leben essentiell ist. In diesen Experimenten konnte er durch Injektion von Nebennierenextrakten für kurze Zeit das Leben der adrenalektomierten Tiere verlängern. Er schloß daraus, daß die Nebenniere toxische Faktoren aus dem Blut entfernt.

Große Beachtung fanden seine Transplantationsversuche mit Hodenextrakten. Brown-Sequard versuchte im hohen Alter, sich selbst mit Extrakten von Hundehoden zu verjüngen. Am 1. Juni 1889 berichtete er im Alter von 72 Jahren über diese Selbstversuche mit tierischen Testesextrakten. Enthusiastisch beschrieb er, daß er sich nach den Injektionen um viele Jahre jünger gefühlt habe. Der Bericht löste ein unterschiedliches Echo in der Literatur aus. Wir wissen heute, daß in den wäßrigen Extrakten – wenn überhaupt – nur Spuren von Testosteron enthalten waren, und daß es sich bei den vermeintlichen Wirkungen um einen Plazeboeffekt gehandelt hat. Sicherlich hat der Bericht von Brown-Sequard jedoch den Anstoß für weitere Untersuchungen gegeben. Seine Versuche waren der Beginn der Organtherapie. Im gleichen Jahr publizierten Joseph Freiherr von Mehring (1849–1908) und Oskar Minkowski (1858–1931) die Ergebnisse ihrer Tierexperimente, über die inkretorische Funktion des Pankreas. Bereits 2 Jahre später berichteten George Redmayne Murray (1865–1939) über die erfolgreiche Behandlung des Myxödems mit Schilddrüsenextrakten sowie George Oliver (1841–1915) und Edward Albert Schäfer (1850–1935) über ihre Experimente mit adrenalinhaltigen Auszügen des Nebennierenmarks. Zur gleichen Zeit wurden auch Extrakte tierischer Ovarien zur Behandlung klimakterischer Beschwerden verabreicht. 1889 beschrieb der Chirurg Villeneuve von der Ecole de Médecine in Marseille die Verabreichung von Extrakten aus Meerschweinchenovarien bei einer 28jährigen kastrierten Frau nach der Methode von Brown-Sequard. Sie wurde dadurch von schlechtem Befinden, Obstipation und hysterischen Anfällen geheilt. Brown-Sequard teilte 1 Jahr später therapeutische Versuche der Pariser Ärztin Augusta Brown mit, die gute Erfolge mit Extrakten aus Kaninchenovarien bei mehreren alten, extrem debilen Frauen mit Hysterie, Schlaflosigkeit, Obstipation und uterinen Erkrankungen erzielte. In Deutschland wurden entsprechende therapeutische Versuche in Berlin von F. Mainzer und in Kiel von R. Mond durchgeführt. Erst 1912 werden statt wäßrigen Lipoidlösungsmittel verwendet (s. bei Fellner).

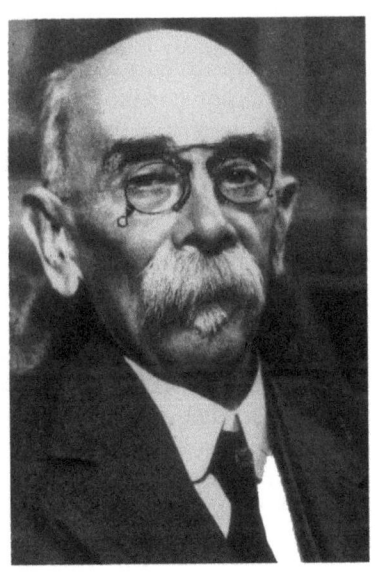

Zusammen mit seinem Schüler Arsène d'Arsonval (1851–1940) (s. Bild) veröffentlichte Brown-Sequard 1891 Grundzüge der Lehre von der Inneren Sekretion.

Literatur

Brown-Sequard CE (1856) Recherches experimentales sur la physiologie et la pathologie des capsules surenales. Arch Gen Med 5/Viii:372–385

Brown-Sequard CE (1889a) Des effets produits chez l'homme par des injections sous-sutanées d'un liquide retiré des testicules frais de cobaye et de chien. C R Soc Biol 1:415–419

Brown-Sequard CE (1889b) Seconde note sur les effets produits chez l'homme par des injections sous-cutanées d'un liquide retiré des testicules frais de cobaye et de chien. C R Soc Biol 1:420–422

Brown-Sequard CE (1889c) The effects produced on man by subcutaneous injections of a liquid obtained from the testicules of animals. Lancet II:105–107

Brown-Sequard CE (1890) Remarque sur les effets produits sur la femme par des injections sous-cutanées d'un liquide retiré d'ovaires d'animaux. Arch Physiol Norm Pathol 5 ser, 2:456–457

Brown-Sequard CE, d'Arsonval A (1891) Recherches sur les extraits liquides retirés des glandes et d'autres parties de l'organisme. Arch Physiol Norm Pathol 5 ser, 3:491–506

Addison T (1855) Disease of the supra-renal capsules. Highley, London

Mainzer F (1896) Zur Behandlung amennorrhoischer und klimakterischer Frauen mit Ovarialsubstanz. Dtsch Med Wochenschr 22:393–396

Mond R (1896) Weitere Mitteilung über die Einverleibung von Eierstocksubstanz zur Behandlung bei natürlicher und anticipierter Klimax. Münch Med Wochenschr 43:837–841

Murray GR (1891) Note on the treatment of myxoedema by hypodermic injections of an extract of the thyroid gland of a sheep. Br Med J III:796–797

Oliver G, Schaefer EA (1894) On the physiological action of extract of the suprarenal capsules. J Physiol 16:I–IV

Wilson J (1990) Charles-Edouard Brown-Sequard and the Centennial of Endocrinology. J Clin Endocrinol Met 71:1405–1409

Buchholz, Rudolf

(13. 5. 1914 Glogau/Oder – 17. 4. 1994 Marburg)

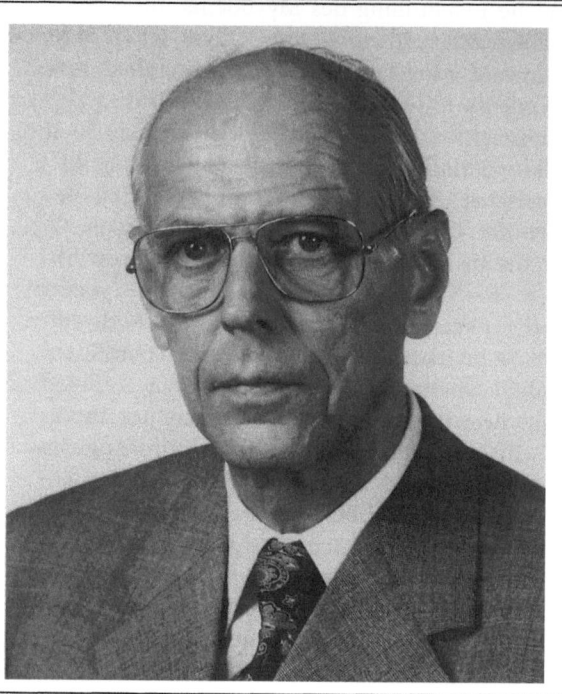

Nach der Reifeprüfung 1933 in Gelsenkirchen studierte Buchholz 1933/1934 Medizin in Jena. Wegen antinationalsozialistischen Verhaltens wurde er von der Universität relegiert. Er studierte weiter in Münster und in Düsseldorf, wo er 1939 das Staatsexamen machte. Nach kurzer Volontärassistentenzeit in der Medizinischen Klinik wurde er zum Wehrdienst einberufen. Als Truppenarzt nahm er am Frankreich- und Rußlandfeldzug teil und geriet im Mai 1945 in russische Kriegsgefangenschaft. Wegen einer schweren Hepatitis wurde er 1948 vorzeitig entlassen. Von 1949 bis Ende 1950 arbeitete er in der Pathologie und Pharmakologie und wurde 1950 Assistent an der Frauenklinik der Medizinischen Akademie Düsseldorf unter Hans Reinhard Schmidt-Elmendorff.

Bei histologischen Untersuchungen des Funktionszustandes des Endometriums und der Ovarien wurde sein Interesse an der gynäkologischen Endokrinologie geweckt. 1955 habilitierte er sich, und 1959 wurde er bei Reinhold Elert, dem Nachfolger von Schmidt-Elmendorff, Oberarzt an der Düsseldorfer Klinik. 1964 erhielt Buchholz den Ruf auf den Lehrstuhl für Gynäkologie und Geburtshilfe der Universität Marburg. Er wurde 1981 emeritiert. Sein Nachfolger wurde K. D. Schulz.

Buchholz' Hauptinteresse galt den endokrinen Funktionsabläufen im menstruellen Zyklus. Mit Hilfe der Pregnandiolausscheidung und dem biologischen Nachweis von Progesteron im Blut mit dem Hooker-Forpes-Test erbrachte er den Nachweis einer Progesteronproduktion bereits vor der Ovulation. Der von Hooker und Forbes 1947 beschriebene Test besteht in der Verabreichung des Testmaterials in das Uteruslumen und dem Nachweis der progesteronabhängigen histologischen Zellveränderungen; bereits 0,2 ng ließen sich nachweisen.

Mit dem Prostatalappentest konnte Buchholz 1955 als erster zeigen, daß die LH-Ausscheidung im Urin in der Zyklusmitte ein Maximum aufweist und die Werte der Gesamtgonadotropine gleichsinnig verlaufen. Seine Dissertationsarbeit hat den Titel *Die gonadotropen Hypophysenhormone im menstruellen Zyklus der Frau*. In weiteren Untersuchungen wurde die Wirkung verschiedener Steroide auf die Hypophyse anhand der Ausscheidung der Gesamtgonadotropine und des biologisch gemessenen LH untersucht. Es fand sich eine Unterdrückung des mittzyklischen Gonadotropingipfels, eine Erklärung für die Wirkung der Ovulationshemmer. Gleichzeitig konnte der Nachweis eines positiven Feedbacks für Progesteron erbracht werden. Nach intramuskulärer Verabreichung von Progesteron kam es zu einer reaktiven Ausschüttung erhöhter Gonadotropinaktivität im Urin. Diese Befunde, zusammen mit dem Nachweis einer Progesteronproduktion vor der Ovulation, führten zu dem Schluß, daß Impulse vom Ovar ausgehend durch eine Ausschüttung der Gonadotropine die Ovulationsauslösung in Gang setzt. Zusammen mit dem Ehepaar

Nocke wurden Hormonprofile bei zahlreichen endokrinen Störungen erstellt.

In der Marburger Zeit ermöglichte zunächst ein Grant der Ford Foundation eine Fortführung der wissenschaftlichen Tätigkeit. Zusammen mit Stähler wurde ein In-vitro-Perfusationssystem für Ovarien entwickelt. 1971 wurde Buchholz das gesamte Vermögen einer Patientin in Höhe von 7,6 Millionen DM vermacht. Die daraus entstehende P.-E.-Kempkes-Stiftung sollte der Förderung der humanmedizinischen Forschung, insbesondere der Biologie, der Reproduktion und der Krebsforschung dienen.

Erhebliche Unruhe entstand in den Jahren 1968–1969. Diese waren in Marburg durch die besondere Zusammensetzung der Studentenschaft und die Vorlesungen und Vorträge des Politologen Wolfgang Abendroth besonders gravierend. 1970 wurde eine Abteilung für gynäkologische Endokrinologie und Reproduktionsmedizin gegründet und die Leitung Erhard Daume übertragen.

Literatur

Buchholz, R (1991) pers. Mitteilung

Dibbelt L, Buchholz R (1953) Beziehungen zwischen der Ausscheidung von Pregnandiol im mensuellen Zyklus und dem histologischen Bild des Endometrium sowie des Ovars. Geburtshilfe Frauenheilkd 13:604–613

Buchholz R, Dibbelt L, Schild W (1954) Über die Bildung des Progesterons im mensuellen Zyklus. Geburtshilfe Frauenheilkd 14:620–636

Buchholz R (1956) Untersuchungen über die Ausscheidungsverhältnisse der gonadotropen Hypophysenhormone FSH und ICSH im mensuellen Cyclus. Z Exp Med 128:219–242

Buchholz R, Nocke, L, Nocke W (1964) The influence of gestagens on the urinary excretion of pituitary gonadotropins, estrogens, and pregnanediol in women in the postmenopause and during the menstrual cycle. Int J Fertil 9:231–251

Hooker CW, Forbes TR (1947) A bioassay for minute amounts of progesterone. Endocrinology 41:158–169

Burger, Henry G.

(born 23. 5. 1933 in Vienna)

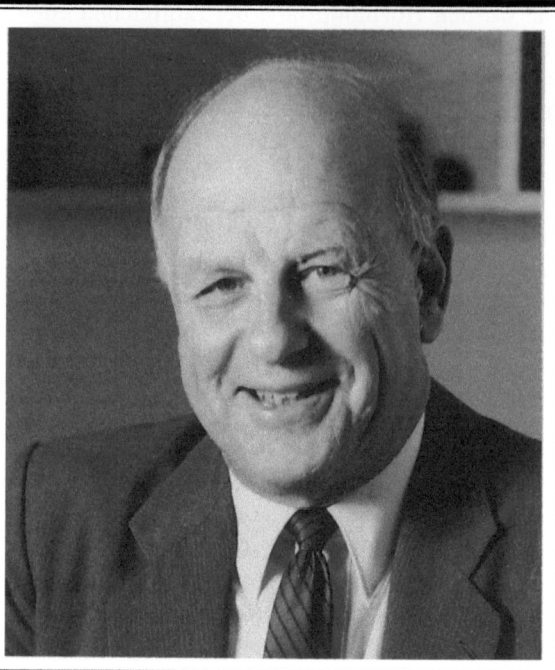

Burger's parents decided to leave Austria because of their dismay at the events in Europe in 1938, and an opportunity arose for his father to accept a teaching position in a school in Adelaide; hence their immigration and initial settling in Adelaide.

Henry Burger spent some months in England in 1939 before emigrating to Australia, where he arrived in Adelaide in January 1940. His father was an organic chemist who initially joined the staff of Adelaide University, but subsequently joined Monsanto Chemicals in Melbourne, where the family made its home in 1943 and where he became Director of Research. His mother became Senior Lecturer in the French department at Melbourne University.

Henry Burger obtained his secondary and tertiary education in Melbourne, first attending the Jesuit-run Xavier College and then the University of Melbourne, from which he graduated with First Class Honours in medicine, surgery and obstetrics and gynaecology in 1956. He undertook internship and residency training at St. Vincent's Hospital in Melbourne and successfully completed the examinations for qualification as a specialist physician (in internal medicine), obtaining the examination for membership of the Royal Australian College of Physicians and the postgraduate degree of Doctor of Medicine, University of Melbourne, in 1960. After $1^1/_2$ years spent in initial training in endocrinology with Professor Joe Bornstein and Dr. Bryan Hudson at the Alfred Hospital, he went to London, supported by a Nuffield Dominion Travelling Fellowship in 1961. He had married Jenny in 1959 and their first daughter was born in 1960. The journey to England was by ship and some months after arrival in London, their second child and first son was born.

Training in London was with Sir John Nabarro, particularly in clinical endocrinology, and with Dr. A. E. Kellie in the laboratory, where Burger learnt the technique of steroid assay using the double isotope dilution derivative technique.

The family moved to the National Institutes of Health in Bethesda, Maryland, in January 1963. Henry Burger's endocrinological mentor, Bryand Hudson, had strongly suggested that he should learn the technique of hormone radio-immunoassay which was just in development at that time. Having originally planned to work with Dr. Fred Bartter in the steroid field, Henry made arrangements to work in the laboratory of Dr. Peter Condliffe and in fact concentrated in the next 2 years at the NIH on learning techniques of physical biochemistry as applied to protein hormones, under the direct supervision of Dr. Harold Edelhoch. During that time he also came in close contact with Dr. Jesse Roth and it was from him that he directly learned the new technique of hormone radio-immunoassay. The time at NIH was a time of rigorous research training which was to stand him in excellent stead in his subsequent career. It was during this period also that he was regularly exposed to the clinical activities of Mortimer Lipsett, Griff Ross and Bill Odell, providing the initial stimulus to a career which subsequently turned more and more in the direction of reproductive endocrinology. Other influences in his career at the NIH included Ira Pastan and Gerry Aurbach.

A third child was born in Washington, DC, and the family with their three young children returned to Australia in January 1965 when Burger was appointed to direct the newly formed Medical Research Centre at Prince Henry's Hospital. The establishment of this centre had been an initiative of a number of board members and staff of Prince Henry's Hospital and had been made possible primarily by Bryan Hudson, the recently appointed Foundation Professor of Medicine at the newly established Faculty of Medicine, Monash University in Melbourne.

Burger returned to newly built offices and laboratories on the 11th floor of Prince Henry's Hospital with one secretary and two technicians to help him to become established. He rapidly set up the hormone radio-immunoassay technique, initially concentrating on growth hormone, still then being measured using chromatoelectrophoresis.

For the first few years after his return to Melbourne he concentrated particularly on the growth hormone field and was joined by his first medical postgraduate research scholar, Donald Cameron, in 1967.

The radio-immunoassay for luteinizing hormone (LH) was also established fairly quickly and was soon followed by the assay for follicle-stimulating hormone (FSH). Important applications were the definition of mid-cycle hormonal events and scientific validation of the ovulation method of natural family planning developed by Dr. John and Dr. Lyn Billings.

Henry Burger was engaged in both research and clinical activities and a formal Department of Endocrinology was soon established at Prince Henry's, its staff including Bryan Hudson, Kevin Catt and Gordon Ennis. Collaborative assay developmental work and physiological studies were established with Kevin Catt, Hugh Niall and Geoff Tregear.

The first endocrinology registrar was appointed to Prince Henry's Hospital in 1970, Gordon Baker taking up that post and subsequently developing his own career in reproductive endocrinology particularly andrology and male infertility.

Burger's interest in reproductive endocrinology was originally manifested by his application of the radio-immunoassays for FSH and LH to the menstrual cycle and to the recognition of the important role of oestrogen in inducing the mid-cycle LH surge and subsequent ovulation. These observations were applied to the study of the fertile period in normal, regularly cycling women, leading to the publication of a landmark paper regarding the recognition of the fertile period. This work was recognised by the invitation to participate in the World Health Organisation's taskforce on methods for the natural regulation of fertility. In that connection Burger was the principal investigator for a five-country study involving 870 women validating the ability of such women to recognise the fertile period of their own symptoms.

The Medical Research Centre began to grow substantially, and in 1973 John Funder returned from overseas training to join the staff. He was soon followed by others who established major research groups within the Medical Research Centre, including Adrian Herington, David de Kretser and Don Cameron, who had returned after overseas training. Research fellows included Yogesh Patel, Frank Alford, roger Pepperell, David Healy, and Russell Scott and other close associates were Ted Keogh and Victor Lee.

Henry Burger contributed to the first of many international hormone congresses in 1968 in Mexico City and also presented work at the Liege Protein and Polypeptide Hormone Symposia, beginning an association with Paul Franchimont which continued when the whole Burger family (by then five children) went to Liege to spend a sabbatical year in 1972–1973.

It was also in the 1970s that Henry Burger's interest in the menopause first began, initiated by his contact with Dr. Jean Hailes, who set up the first menopause clinic in Australia in 1971, initially within the endocrinology clinic at Prince Henry's Hospital.

Through a continued succession of research fellows, research assistants and colleagues, Henry Burger's interests were directed increasingly to reproductive endocrinology, and in 1972 this involvement in the inhibin area first began and flourished. The search for inhibin and the investigation of its physiology became the major focus of the Research Centre's efforts in the late 1970s and early 1980s, culminating in the isolation of the hormone in a collaborative effort in which Henry Burger was involved in 1985.

The assays for FSH and LH were applied to a variety of clinical reproductive problems and in particular to the study of infertile men, in whom it was shown that isolated elevations of FSH in the presence of normal testosterone levels implied the existence of the postulated factor inhibin.

The practical consequence was the elimination of a large number of the testicular biopsies which had up to that time been regarded as mandatory in the management of male infertility. These observations also laid the groundwork for his subsequent involvement in a team of investigators who finally isolated inhibin for the first time and subsequently established radio-immunoassays for this hormone.

His most important contributions have been made with respect to the validation of the inhibin concept, the development of a practical and specific bioassay to allow its measurement in biological fluids and to provide a basis for its subsequent isolation and purification, and the application of both bio- and immunoassay measurements of inhibin to the study of its physiology and to the development of clinical applications, the most important of which is in the monitoring and detection of recurrence for certain types of ovarian malignancy. This in particular has been a highly significant and unique contribution. It has led to alterations in patient managements, as with one particular type of ovarian cancer recurrence is detectable up to 2–3 years before clinical evidence is manifest.

Burger has been responsible for the majority of major advances made in the past 6–8 years in the clinical physiology of inhibin, including the definition of its levels in the first 2 years of life, during puberty, the menstrual cycle, pregnancy with particular reference to the post-partum period, the menopausal transition and postmenopausally. Interventional studies have allowed demonstration that physiological doses of FSH lead to rises in serum inhibin during the follicular phase of the menstrual cycle and have also led to the recognition that LH is able to stimulate inhibin in normal men and men with gonadotrophin deficiency.

In 1980 the family took a second sabbatical leave, this time for 6 months, during which Burger worked within the Human Reproduction Program at the World Health Organisation in Geneva. He acted as rapporteur for a scientific group which took stock of knowledge of the menopause and made recommendations for future research, published as a WHO Technical Report in 1981.

In 1984, Burger was appointed a Sims Commonwealth Travelling Professor of the Royal College of Physicians of London, and he and Jenny spent 5 fascinating weeks in Zimbabwe and South Africa in 1984 and 3 months touring nearly all the major medical schools in the United Kingdom in 1985.

By the mid-1980s the staff of the Medical Research Centre had grown to nearly 100 and was involved in research in a number of different areas of endocrinology. In 1990, the Research Centre was incorporated under a Victorian State Act of Parliament and changed its name to Prince Henry's Institute of Medical Research prior to its relocation, following the closure by the Victorian State Government of Prince Henry's Hospital, to its present site at the Monash Medical Centre complex in Clayton close to Monash University.

Burger's current interests involve his continued practice as a clinical endocrinologist, his special interests in reproductive medicine and fertility, together with a growing role in the menopause area. In that context he assumed presidency of the Australian Menopause Society and treasurership of the International Menopause Society during 1993 and will become President of the latter in 1996. His research continues actively in the area of inhibin, particularly the association between inhibin and ovarian cancer.

In recent years, Prince Henry's Institute has formed a close link particularly with the People's Republic of China and a number of research fellows have undertaken studies towards a PhD, two having been supervised to a substantial extent by Burger, Zhang Zhiwen (now a Professor of Physiology in Beijing) and Wang Qi-Fa (Associate Professor of Physiology in Harbin).

In summary it may be said that his unique contribution has been to become a reproductive endocrinologist with expertise in all aspects of reproductive medicine, including andrology, gynaecological endocrinology and menopausal medicine. His contributions have been recognised in numerous ways.

Henry Burger has clearly made unique and significant contributions to the science and practice of medicine in the field of endocrinology, and a number of his contributions have led to significant alterations in patient management, including such disorders as childhood growth hormone deficiency, hypo- and hyperthyroidism, hyperprolactinaemia, male infertility, menopausal medicine and the area of natural family planning.

References and Other Sources

Billings EL, Billings JJ, Brown JB, Burger HG (1972) Symptoms and hormonal changes accompanying ovulation. Lancet I:282–284

Baker HWG, Burger HG, de Kretser DM et al. (1976) Changes in the pituitary testicular axis with age. Clin Endocrinol 5:349–372

Scott RS, Burger HG, Quigg H (1980) A simple and rapid in vitro bioassay for inhibin. Endocrinology 107:1536–1542

World Health Organization, Task Force on Methods for the Determination of the fertile period, Special Programme of Research, Development and Research Training in Human Reproduction (1981) A prospective multicentre trial of the ovulation method of natural family planning: I. The Teaching Phase. Fertil Steril 36:152–156 (Primary author: H. G. Burger)

Hurley DM, Brian R, Outch K et al. (1984) Induction of ovulation and fertility in amenorrheic women by pulsatile low dose gonadotropin releasing hormone. New Engl J Med 310:1069–1074

Robertson DM, Foulds LM, Leversha L et al. (1985) Isolation of inhibin from bovine follicular fluid. Biochem Biophys Res Commun 126:220–226

McLachlan RI, Robertson DM, Healy DL, de Kretser DM, Burger HG (1986a) Plasma inhibin levels during gonadotropin-induced ovarian hyperstimulation for IVF: a new index of follicular function? Lancet I:1233–1234

Forage R, Ring JM; Brown RW et al. (1986b) Cloning and sequence analysis of cDNA species coding for the two subunits of inhibin from bovine follicular fluid. Proc Natl Acad Sci USA, 83:3091–3095

Burger HG, Hailes J, Nelson J, Menelaus M (1987a) Effect of combined implants of oestradiol and testosterone on libido in postmenopausal women. Br Med J 294:936–937

McLachlan RI, Robertson DM, Healy DL, Burger HG, de Kretser DM (1987b) Circulating immunoreactive inhibin levels during the normal human menstrual cycle. J Clin Endocrinol Metab 65:954–961

Davis SR, Krozowski Z, McLachlan RI, Burger HG (1987c) Inhibin gene expression in the human corpus luteum. J Endocrinol 115:R21–R23

Buckler HM, McLachlan RI, MacLachlan VB, Healy DL, Burger HG (1988a) Serum inhibin levels in polycystic ovary syndrome: basel levels and response to luteinizing hormone-releasing hormone agonist and exogenous gonadotropin administration. J Clin Endocrinol Metab 66:798–803

Farnworth PG, Robertson DM, de Kretser DM, Burger HG (1988b) Effects of 31 kilodalton bovine inhibin on follicle-stimulating hormone and luteinizing hormone in rat pituitary cells in vitro: actions under basal conditions. Endocrinology 122:207–213

Burger HG, McLachlan RI, Bangah M et al. (1988c) Serum inhibin concentrations rise throughout normal male and female puberty. J Clin Endocrinol Metab 67:689–694

Kretser DM de, McLachlan RI, Robertson DM, Burger HG (1989a) Serum inhibin levels in normal men and men with testicular disorders. J Endocrinol 120:517–523

Buckler HM, Healy DL, Burger HG (1989b) Purified FSH stimulates inhibin production from the human ovary. J Endocrinol 122:279–285

Lappohn RE, Burger H, Bouma J, Bangah M, Krans M, de Bruijn H (1989c) Inhibin as a marker for granulosa cell-tumors. N Engl J Med 321:790–793

Burger HG, Yamada Y, Banah ML, McCloud PI, Warne GL (1991) Serum gonadotropin, sex steroid and immunoreactive inhibin levels in the first two years of life. J Clin Endocrinol Metab 72/3:682–686

Hee J, MacNaughton J, Banah M, Zissimos M, McCloud PI, Healy DL, Burger HG (1993) FSH induces dose-dependant stimulation of immunoreactive inhibin secretion during the follicular phase of the human menstrual cycle. J Clin Endocrinol Metab 76/5:1340–1343

Burger HG (1993) Clinical review – clinical utility of inhibin measurements. J Clin Endocrinol Metab 76/6:1391–1396

Burger HG (1993) Personal and Scientific Curriculum vitae

Butenandt, Adolf

(geb. 24. 3. 1903 in Bremerhaven-Lehe)

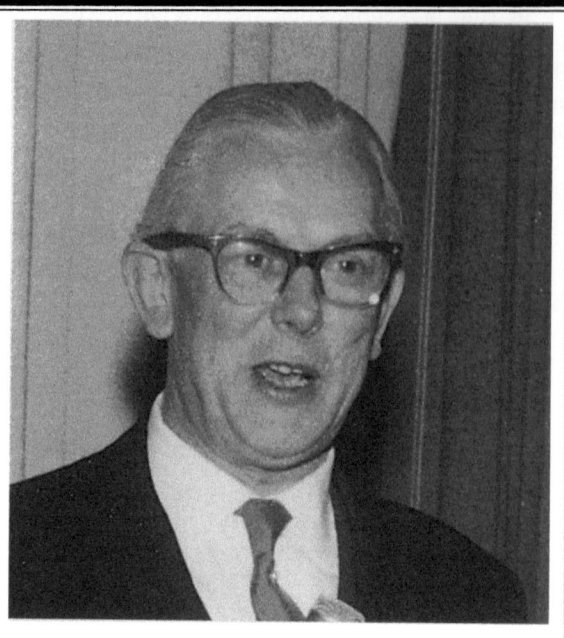

Nach dem Schulbesuch in Bremerhaven-Lehe 1909–1921 studierte Butenandt Chemie, Physik und Biologie in Marburg. 1924 ging er nach Göttingen, wo er 1927 zum Dr. phil. promovierte: *Über die chemische Konstitution des Rotenons, des physiologisch wirksamen Bestandteils der Derris elliptica.* Er wurde Assistent bei Adolf Windaus (1876–1969) am Allgemeinen Chemischen Universitätslaboratorium. Das Thema der Habilitationsschrift von 1931 war *Untersuchungen über das weibliche Sexualhormon.* Er wurde Leiter einer Abteilung im Institut von Windaus. Bereits 1932 gehörte er zur internationalen Standardisierungskommission des Völkerbundes. 1933 wurde Butenandt Professor des Organisch-chemischen Instituts der Technischen Hochschule der Freien Stadt Danzig. 1936 folgte er dem Ruf der Kaiser-Wilhelm-Gesellschaft der Wissenschaften als Direktor des Instituts für Biochemie in Berlin-Dahlem. In den Kriegsjahren begann die Verlagerung des Instituts nach Tübingen. Dort wurde Butenandt 1945 gleichzeitig Ordinarius für physiologische Chemie. 1956 nahm er den Ruf auf das Ordinariat in München an und blieb Direktor des nach München umgezogenen Max-Planck-Instituts für Biochemie. Von 1960–1972 war Butenandt Präsident dieser Gesellschaft.

Im November 1939 hatte das Nobelpreis-Komitee der Schwedischen Akademie der Wissenschaften den Nobelpreis für Chemie des Jahres 1939 zu gleichen Teilen an Adolf Butenandt und Leopold Ruzicka verliehen. Butenandt erhielt ihn für seine Arbeit über die Isolierung und Strukturermittlung der Sexualhormone, Ruzicka für seine Arbeit über vielgliedrige Ringsysteme und über Polyterpene. Ruzicka (geb. 1887) war von 1926–1929 Professor für organische Chemie in Utrecht, danach an der Technischen Universität Zürich (ETH) (s. bei Ruzicka). Gleichzeitig erhielt Richard Kuhn (1900) rückwirkend für 1938 den Nobelpreis für Chemie für seine Arbeiten auf dem Gebiet der Karotinoide und Vitamine. Zwei Wochen vorher war Gerhard Domagk (1895–1964) der Preis für Physiologie und Medizin für die Entdeckung der Sulfonamide zuerkannt worden. Die Preise durften aber nicht entgegengenommen werden, da seit der Verleihung des Friedensnobelpreises an Carl von Ossietzky 1936 deutschen Staatsbürgern durch das Reichsgesetz verboten war, den Nobelpreis anzunehmen.

Butenandt selbst schreibt:

„Die wichtigsten Ergebnisse meines wissenschaftlichen Weges: Die Liebe zur Naturkunde und Naturwissenschaft war früh in mir wach. Als Schüler habe ich ein Herbarium angelegt, Schmetterlinge und Käfer gesammelt und mir ein chemisches Laboratorium eingerichtet, in dem ich einfache Analysengänge und Experimente durchführen konnte.

Während meines Studiums, das ich bevorzugt der Chemie und der Biologie widmete, erwachte in mir sehr bald der Wunsch, mich einmal der Erforschung von biologisch wirksamen Naturstoffen widmen zu können. Dieser Wunsch wurde mir erfüllt, als nach Beendigung meines Grundstudiums Professor Adolf Windaus, der Direktor des Allgemeinen Chemischen Universitäts-Laboratoriums in Göttingen, mir als Thema meiner Doktorarbeit die Konstitutionsermittlung des Rotenons, eines pflanzlichen Pfeil-, Fisch- und Insektengiftes, übertrug. Dieses reizvolle und lehrreiche Thema beschäftigte mich durch 7 Jahre – 5 Jahre über die Promotion hinaus – und führte zur Entdeckung eines neuen heterozyklischen Systems, des fünfgliederigen Chromano-chromanons, von dem sich das Rotenon und einige mit ihm verwandte giftige Inhaltsstoffe tropischer Papilionaceae der Gattungen Derris, Tephrosia, Milettia und Lonchocarpus ableiten.

Als besondere Fügung betrachte ich es, daß Professor Windaus mir 1927 ermöglichte, an seinem Institut selbständig über die Biochemie des (heute Östron genannten) weiblichen Sexualhormons zu arbeiten. Der Leiter der Forschung in der Schering-Kahlbaum AG Berlin, Professor Walter Schoeller, hatte Windaus eine Zusammenarbeit auf diesem Gebiet angeboten. Windaus, damals mit der Konstitutionsermittlung des Vitamin D beschäftigt, schlug vor, mir dieses Angebot zu machen und ein ungewöhnliches Vertrauen zu einem gerade promovierten jungen Chemiker führte zu einer Zusammenarbeit zwischen einem Industrie- und einem Hochschul-Laboratorium (zunächst in Göttingen, später an der Technischen Hochschule der Freien Stadt Danzig), aus der eine äußerst erfolgreiche Serie von Entdeckungen hervorgegangen ist: Die Reindarstellung, Konstitutionsentwicklung und künstliche Herstellung von 3 Sexualhormonen, des Östrons, des Schwangerschaftshormons Progesteron und des männlichen Sexualhormons Androsteron/Testosteron. Die Industrie stellte die Ausgangsmaterialien zur Verfügung, Extrakte aus Plazenta, Schwangerenharn, Harn trächtiger Stuten, Männerharn und Schweineovarien. Wegleitend für die Gewinnung der Hormone aus diesen Konzentraten waren die jeweiligen biologischen Teste. Die bemerkenswerteste Erkenntnis dieser Arbeiten ist die enge chemische Verwandtschaft der 3 Hormone, die sich als Abkömmlinge des Cholesterins erwiesen und als Steroidhormone bezeichnet werden. Die aus Cholesterin und aus pflanzlichen Sterinen herstellbaren hormonell hoch wirksamen Steroidderivate haben sich als vielfältig verwendbare Medikamente und Heilmittel erwiesen.

In der Erwartung, ganz andersartige Stofftypen unter den Hormonen der Insekten zu finden, habe ich mich später (1949) der Untersuchung des Verpuppungs- (oder Häutungs-)Hormons zugewandt, das die Insektenmetamorphose steuert. Als nach über 10jähriger Arbeit die Isolierung des ersten Insektenhormons Ecdyson gelang und nach weiteren 10 Jahren die Struktur ermittelt war, erwies sich auch dieses Hormon als Steroid!

Eine enge Zusammenarbeit mit meinem Göttinger zoologischen Lehrer Professor Alfred Kühn (1885–1968) eröffnete mir den Zugang zur Bearbeitung von Problemen der Genetik. Durch Gründung einer „Arbeitsstätte für Virusforschung" konnten jüngere Mitarbeiter selbständig die Struktur von Virusarten als Modelle für Erbfaktoren untersuchen; sie lieferten entscheidende Beiträge zu der Erkenntnis, daß das Erbgut aus Nukleinsäuren besteht. Ich selbst widmete mich gemeinsam mit Alfred Kühn der Frage nach der Wirkungsweise der Erbfaktoren. Am Beispiel der genabhängigen Augenausfärbung bei Mehlmotte und Taufliege fanden wir erstmalig, daß Gene über die Bereitstellung spezifischer Enzyme wirken, und es gelang, die vollständige Aufklärung des Ablaufs einer Genwirkkette der Biosynthese der Augenpigmente von Insekten. Diese Pigmente, weit verbreitete Ommochrome, konnten in ihrer Struktur geklärt werden. Es handelt sich um Phenoxazone, eine neue Klasse von Naturfarbstoffen.

Der Kreis meiner Arbeiten über biochemische Probleme der Insekten schließt sich mit einer Untersuchung über die Natur des Sexuallockstoffes des Seidenspinners Bombyx Mori. Das vom Weibchen in besonderen Hinterleibsdrüsen produzierte Pheromon Bombykol wurde nach den Methoden der Hormonchemie isoliert, in seiner Konstitution geklärt und synthetisiert. Es erwies sich als doppelt ungesättigter alliphatischer Alkohol mit 16 Kohlenstoffatomen. Der Weg zu dieser Erkenntnis erwies sich als langwierig, weil der außerordentlich hochwirksame Stoff in nur kleinen Konzentrationen vorkommt und sehr flüchtig ist. Die Lösung des Problems hat 20 Jahre intensiver Arbeit und den Einsatz von vielen hunderttausend Duftdrüsen sowie die systematische Anwendung moderner Trennverfahren erfordert. Die erstmalige Isolierung und Konstitutionsermittlung eines Pheromons war ein Schritt in Neuland, der in vielen Laboratorien zur Bearbeitung von Pheromonen führte, von äußerst befruchtender Wirkung auf die allgemeine Riechphysiologie war, die zeigen konnte, daß schon wenige Moleküle eines Duftstoffes – im Extremfall ein einziges Molekül – in der Lage sind, eine Rezeptorzelle zu erregen. Außerdem ist zu erwarten, daß mit Pheromonen von Schadinsekten ein neuartiger Weg der Schädlingsbekämpfung, die gezielte spezifische biologische Bekämpfung, eröffnet wird, durch die eine Verwendung unspezifischer Giftstoffe vermieden wird."

Quellen und Literatur

Butenandt A (1992) Die wichtigsten Ergebnisse meines wissenschaftlichen Weges. Persönlicher Bericht, Juli 1992

Butenandt A (1929) Untersuchungen über das weibliche Sexualhormon. Darstellung und Eigenschaften des kristallisierten „Progynons". Dtsch Med Wochenschr 55:2171

Butenandt A (1930) Über das Pregnandiol, einen neuen Sterin-Abkömmling aus Schwangeren-Harn. Ber Dtsch Chem Ges 63:659

Butenandt A (1932) Über die Isolierung und Reindarstellung des männlichen Sexualhormons (Testikelhormons). Forsch Fortschr 8:60

Butenandt A, Westphal U, Hohlweg W (1934) Über das Hormon des Corpus luteum. Hoppe Seyler Z Physiol Chem 227:84

Butenandt A (1937) Erinnerungen an die Entwicklung meiner Arbeiten auf dem Gebiet der Keimdrüsenhormone. Chem Z 61:16

Butenandt A, Kaufmann C, Müller HA, Friedrich-Feksa H (1949) Experimentelle Beiträge zur Bedeutung des Follikelhormons für die Carcinomentstehung. Z Krebsforsch 56:482

Butenandt A, Beckmann R, Stamm D, Hecker E (1959) Über den Sexual-Lockstoff des Seidenspinners Bombyx mori. Reindarstellung und Konstitution. Z Naturforsch 14b:283

Butenandt A, Karlson P (1959) Pheromones (Ectohormones) in insects. Ann Rev Entomol 4:39

Butenandt A, Westphal U (1974) Isolations of progesterone – forty years ago. Am J Obstet Gynecol 120:137

Butenandt A (1979) 50 years ago. The discovery of oestrone. Trends Biochem Sci 4:215

Butenandt A, Hecker E (1984) Bombykol revisited – reflections on a pioneering period and on some of its consequences. In: Hummel HE, Miller TA (eds) Techniques in pheromone research. Springer, New York, pp 1–44

Karlson P (1990) Adolf Butenandt. Wissenschaftliche Verlagsgesellschaft, Stuttgart

Marrian GF (1972) The history of the discovery of the oestrogenic hormones, Vortrag 19. Mai 1971 im MPI Wilhelmshaven. Scheringianum, Berlin

Westphal J (1964) Adolf Butenandt zum sechzigsten Geburtstag. Festsitzung für Adolf Butenandt, Treffen der Schüler und Mitarbeiter zu Feier seines 60. Geburtstages, 24. März 1963. Thieme, Stuttgart

Butt, Wilfrid Robert

(born 2. 5. 1922 in Southampton)

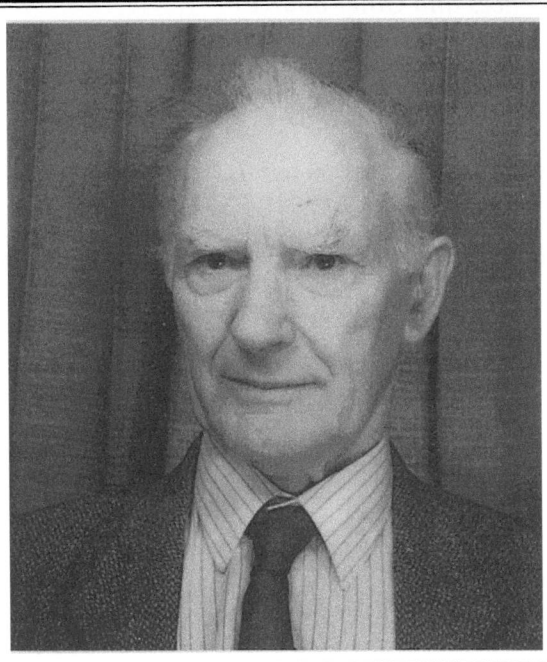

From 1933 to 1939 Butt attended the Sir Joseph Williamson's Mathematical School in Rochester, in 1944 he obtained a BSc in special chemistry from London University, in 1954 his PhD in Birmingham and in 1968 a DSc degree.

Butt began in Professor Morri's Endocrine Unit at the London Hospital Medical School soon after the war and then came to the Department of Clinical Endocrinology of the Birmingham and Midland Hospital for Women in 1949. He was made a consultant biochemist and when the previous clinical director, Dr. Carl Crooke, retired in 1970 Dr. Butt was appointed his successor.

His research work has gained him international renown. He is an authority on the chemistry of the gonadotrophins and has pioneered studies of structure, function and inter-relationships of the gonadotrophin molecules. He has carried out some of this work in collaboration with members of the University Department of Chemistry. His studies have demanded a biological approach so that, in addition, he has investigated the mechanism of action of gonadotrophins on the ovary. He is particularly well known for his joint research with Dr. Carl Crooke in the field of gonadotrophin therapy for infertility. The group at the Women's Hospital has long been among the world leaders in this field. This is due in no small way to the painstaking work of Wilfrid Butt in extracting and purifying follicle-stimulating hormone from the pituitary gland; the material which he has prepared is now a standard by which other products are judged, both for therapeutic and basic biochemical and chemical uses. His most recent project has been to study the control of gonadotrophin release in normal and pathological states.

His distinction is widely recognised. He has written three books and about one hundred and fifty papers. Since 1965 he has been advising the World Health Organization (for which he became a consultant in 1968) and in 1970 he was appointed a special professor in Clinical Endocrinology at the University of Nottingham. His laboratory attracts research workers from all over the world and from many disciplines, including biologists, biochemists, gynaecologists, physicians and chemists. He retired in 1987.

Anyone who has had the good fortune to work with Professor Butt will know him as a man of considerable intellect and much modest charm. In addition to his outstanding ability as an endocrine biochemist, he is a most learned musician with an almost professional knowledge of the subject. He was formerly a member of the London Philharmonic Choir and a member of the Rochester Chess Club, as well as representing Kent in County matches. He was a regular exhibitor of oil paintings at the Medical Art Society, Birmingham, and the Art Society, Stratford-upon-Avon.

References and Other Sources

Butt WR, Brief, 1 Februar 1992
Butt WR (1967) The chemistry of the gonadotrophins. Thomas, Springfield/Ill
Butt WR, Crooke AC, Ryle M (1970) Chemistry of gonadotrophins and development of the ovary in infancy. Livingstone, Chichester
Butt WR (1984) Practical immunoassay: The state of the art. Dekker, New York
Crooke AC (1988) Gonadotropins: Meeting to mark the retirement of Prof. Wilfrid Butt. Acta Endocrinol Suppl 119:288

Catt, Kevin John

(born 24. 9. 1932 in Melbourne)

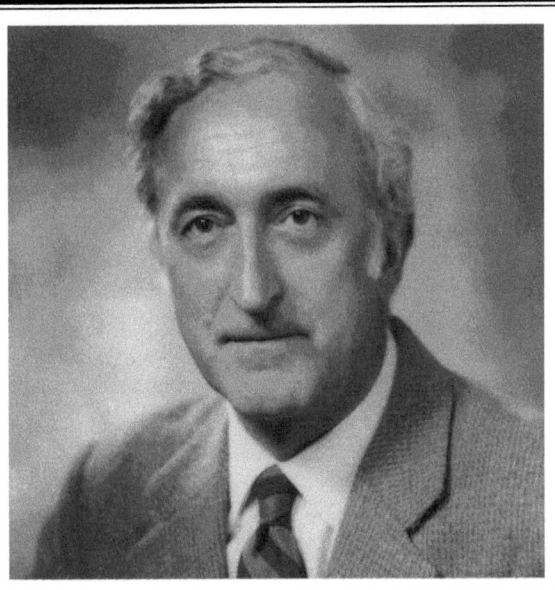

Kevin Catt gratuated as a Doctor of Medicine in 1960 and obtained his PhD in biochemistry in 1967 from the University of Melbourne. He undertook his training at the Royal Melbourne Hospital, in the Department of Medicine, and in the Department of Biochemistry of the Monash University. In 1970 Catt moved to the USA, first as a visiting scientist at the Cornell Medical Center, New York, and the National Institut of Health in Bethesda. In 1971 he became Professor of Medicine at Georgetown University, Washington, and in 1973 Chief of the Section on Hormonal Regulation, Reproduction Research Branch, NICHD, NIH in Bethesda.

Dr. Kevin Catt has served as Chief of the Endocrinology and Reproduction Research Branch, National Institute of Child Health and Human Development, National Institutes of Health, since 1976. His original work has defined the manner in which several of the major peptide hormones interact with their receptors in target cells and has clarified the subsequent steps that lead to the regulation of normal cellular function in the pituitary gland and other endocrine organs.

During his research at Monash University, Melbourne, Dr. Catt made major contributions to several areas of biomedical research. These include the invention of solid-phase radioimmunoassay. In addition to introducing the concept of solid-phase radioimmunoassay based on the use of antibody coupled covalently to synthetic polymers, Dr. Catt discovered that antibodies absorbed to the walls of plastic tubes could be employed for sensitive and rapid radioligand assays of protein hormones. Dr. Catt also devloped new methods for research studies and clinical investigations. His studies on the plasma levels of estrogens and gonadotropins during the menstrual cycle provided the first clear indication that estradiol is responsible for triggering the midcycle surge of luteinizing hormone that causes ovulation in women. Dr. Catt also performed pioneering work on the isolation and sequencing of a major pregnancy hormone, human placental lactogen, and the discovery of its structural similarity to human growth hormone.

After joing the NIH in 1970, Dr. Catt focused his research on the mechanisms by which peptide hormones control the development and functions of their target cells. A major thrust of this work has been the identification and characterization of the cellular receptor sites to which peptide hormones are bound in their specific target cells. His work led to the characterization of adrenal and smooth muscle receptors for angiotensin II and of gonadal receptors for luteinizing hormone (LH) and follicle-stimulating hormone (FSH). In the pituitary gland, this approach led to the analysis of receptors for hypothalamic neuropetides, such as gonadotropin-releasing hormone (GnRH) and corticotropin-releasing factor(CRF). These hormones (angiotensin II, GnRH, and CRF) were also found to have receptors within specific regions of the brain itself, consistent with their roles as neuropeptides within the central nervous system as well as regulators of pituitary function. The latter finding is of particular importance for the elucidation of stress-related disorders. CRF receptors were also found in the peripheral nervous system and adrenal gland, where the neuropeptide promotes the release of stress hormones.

A second major aspect of Dr. Catt's work has been in the area of receptor regulation. In the testis and ovary, the receptors for LH were found to be markedly reduced by increases in the ambient hormone concentration, and the stimulatory effects of LH on gonadal function to be followed by impaired cellular responsiveness, or desensitization, to the hormone. These changes were due to a loss of cell-surface LH receptors and the development of steroid biosynthetic lesions that caused the cell to become refractory to further hormonal stimulation. Dr. Catt's group observed similar effects of the hypothalamic peptide GnRH, which was found to increase its pituitary receptors at low concentrations and to decrease them when present at high concentrations. The process by which receptors for GnRH are lost from the cell surface during hormone action was shown by morphological studies to be due to internalization of the hormone–receptor complexes by the stimulated target cells. An important feature of this process was its dependence on the agonist properties of the hormone, since antagonist analogues which bound at the cell surface for long periods. A further intriguing finding about the GnRH receptor was its ability to interact with the strucurally related peptide responsible for sexual conjugation in yeast (a mating factor), indicating the marked evolutionary conservation of function by GnRH as a dominant reproductive hormone.

Dr. Catt's research on the angiotensin II receptor has given much new information about the properties of these sites and their role in cardiovascular regulation.

The third major aspect of Dr. Catt's work has been the analysis of signaling mechanism through which receptor activation by peptide hormones is translated into the characteristic target cell response. His earlier studies on the actions of gonadotropins (LH and FSH) and corticotropin proved that these hormones act primarily via cyclic adenosine monophosphate (cAMP) formation and activation of protein kinase in the testis, ovary and adrenal fasciculata zone. In contrast, the action of angiotensin II on the production of aldosterone from the glomerulosa zone of the adrenal was shown to involve a calcium-dependent mechanism rather than cyclic AMP. This finding has led to a spate of investigations into the control of aldosterone secretion, with major contributions from Dr. Catt's group on the role of phospholipid turnover and the newly discovered inositol polyphosphates in this process. These include the finding of new metabolic pathways of the higher inositol phosphates and the identification of a specific intracellular receptor for the calcium-mobilizing messenger inositol trisphosphate in the adrenal and pituitary glands. Similar studies were performed on the control of pituitary function by GnRH, which was also shown to act through calcium- and phospholipid-dependent pathways. In this case, the control of gonadotropin secretion has been shown to depend on several mechanisms, including inositol triphosphate and activation of calcium- and phospholipid-dependent protein kinase, as well as arachidonic acid and its metabolites. This work is providing novel information about the calcium signaling pathway that will be applicable to the mechanisms involved in hormonal and neurotransmitter regulation of many endocrine target cells and tissues.

Dr. Catt's recent findings on inositol polyphosphate metabolism include the definition of new aspects of the metabolism of inositol 1,4,5-trisphosphate to inositol and its further conversions to recently discovered higher inositol phosphates.

In addition to the systematic definition of inositol phosphate metabolism in endocrine target cells, Dr. Catt's work has included novel studies on the intracellular receptor for inositol 1,4,5-trisphosphate.

Recently, Dr. Catt and his group have made major advances in the elucidation of receptor structure and function.

Dr. Catt's research in the hypothalamus and pituitary gland has included the cloning of the receptor for GnRH, which has a seven-transmembrane domain structure and is unique in lacking a C-terminal cytoplasmic domain. Hypothalamic GnRH-producing neurons were found to exhibit an intrinsic rhythmicity that reflects the pulsatile mode of GnRH secretion in vivo and to possess receptors for endothelin and to respond to the peptide with GnRH secretion. In pituitary gonadotrophs, GnRH was found to exert unique actions on calcium signaling by promoting the synchronized activation of interdependent cytoplasmic and plasma-membrane oscillators. This mechanism, which generates a bursting pattern of membrane potential through activation of potassium channels, serves to maintain the intracellular calcium signal during sustained agonist stimulation in pituitary gonadotrophs and probably other cell types. These studies have revealed new aspects of the calcium signaling process that mediates the actions of many peptide hormones and have defined the structures of two important receptors: for angiotensin II and GnRH. These receptors are crucial regulatory proteins in the areas of cardiovascular regulation and reproductive endocrinology, respectively, and their cloning will provide an important stimulus to research in these fields.

References and Other Sources

Catt KJ, Niall HD, Tregear GW (1967a) Solid-phase radioimmunoassay. Nature 213:825

Catt KJ, Moffat B, Niall HD, Preston BN (1967b) Purification and physico-chemical properties of human placental lactogen. Biochem J 102:27c

Catt KJ, Moffat B, Niall HD (1967c) Human growth hormone and placental lactogen – a structural similarity. Science 157:3786

De Kretser DM, Catt KJ, Paulsen CA (1971) Studies on the in vitro testicular binding of iodinated luteinizing hormones in rats. Endocrinology 80:332

Catt KJ, Dufau ML, Tsuruhara T (1972) Gonadotropin receptors in the testis and ovary – application to radioligand assay of LH and hCG. In: Margoulies M, Greenwood FC (eds) Structure – Activity relationships of protein and polypeptide hormones. Exc Medica Int Congr Ser 241:498

Catt KJ, Dufau ML (1974) Gonadotropin receptors of the rat testis and ovary. In: Crosignani P, James VHT (eds) Recent Progress in Reproductive Endocrinology. Academic Press, pp 83–112

Dufau ML, Catt KJ (1974) Gonadotropin binding and activation of testicular steroidogenesis. In: Crosignani P, James VHT (eds) Recent Progress in Reproductive Endocrinology. Academic Press, pp 581–604

Catt KJ, Dufau ML (1976) Basic concepts of the mechanism of action of peptide hormones. Biol Reprod 14:1–15

Catt KJ (1976) Membrane receptors for peptide hormones. Acta Endocrinol (Kbh) 82, Suppl 202:3–5

Dufau ML, Hyashi K, Nozu K, Wimalasena J, Sorreel S, Baukal A, Catt KJ (1980) Peptide hormone receptors and control of steroidogenesis. In: Cumming IA, Funder JW, Mendelsohn FAO (eds) Endocrinology 1980 (Proc VI, Intern Congr Endocrinology Melbourne, Australia). Australian Academy of Science, Canberra pp 319–322

Clayton RN, Catt KJ (1981) Gonadotropin-releasing hormone receptors: Characterization physiological regulation, and relationship to reproductive function. Endocr Rev 2:186–209

Loumaye E, Thorner J, Catt KJ (1982) Yeast a mating pheromone activates mammalian gonadotrophs: Evolutionary conservation of a reproductive hormone? Science 218:13–23–1325

Catt KJ, Loumaye E, Katikineni M, Hyde CL, Childs G, Amsterdam A, Naor Z (1983) Receptors and actions of GnRH in pituitary gonadotrophs. In: McCann WS, Dhinsda D (eds) Role of peptides and proteins in control of reproduction. Elsevier, New York, pp 33–61

Catt KJ (1987) Molecular mechanisms of hormone action: Control of target cell function by peptide steroid, and thyroid hormones. In: Felig P, Baxter JD, Broadus AE, Frohman LA (eds) Endocrinology and Metabolism, 2nd ed, McGraw-Hill, New York, pp 82–165

Catt KJ, Balla T (1989) Phosphoinositide metabolism and hormone action. Ann Rev Med 40:487–509

Catt KJ, Dufau ML (1991) Gonadotropic Hormones: Biosynthesis, secretion, receptors and actions. In: Yen SSC, Jaffee RB, Saunders WB (eds) Reproductive endocrinology. Saunders, Philadelphia, pp 105–155

Catt KJ (1993) Information about Dr. Catt's scientific achievements supported by M. L. Dufau 1. 4. 1993

Channing, Cornelia P.

(23. 4. 1938, Boston – 8. 4. 1985, Baltimore)

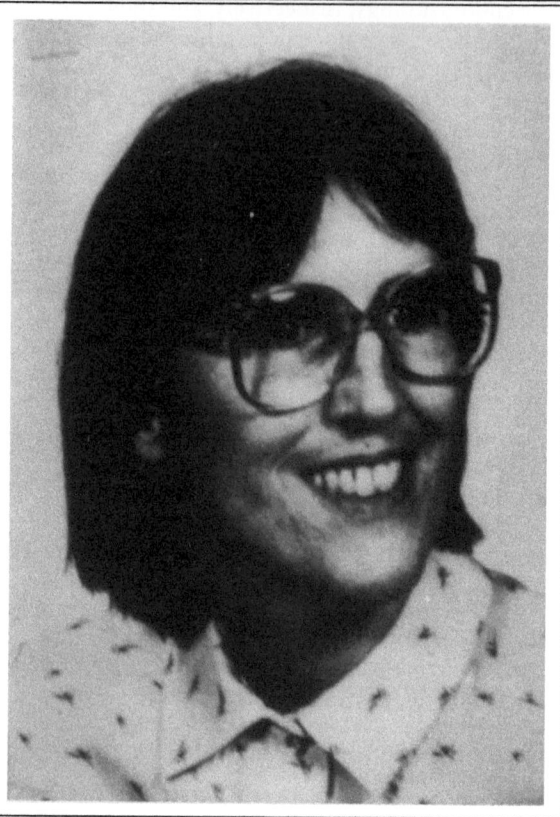

Cornelia Channing or "Nina" as she was known to most of us in the field of reproductive biology was a professor in the Department of Physiology at the University of Maryland Medical School. She was a pioneer in studying the regulation of ovarian follicles and corpora lutea and was perhaps best known for her studies with Alex Tsafriri on oocyte maturation inhibitor (OMI).

She began her career doing steroid research with Claude Villee at Harvard and a postdoctoral fellowship with Roger Short in Cambridge, England. She became an expert in utilizing granulosa cells in culture and her studies with this system persisted until her death. She was a member of the Physiology Department at the University of Pittsburgh after her postdoctoral fellowhsip, where she continued her studies on follicular luteinization in vitro. In 1976 she joined the University of Maryland, where she did research in teaching until her death. Not only did she work on OMI, but in later years she colloborated with Darrell Ward in Houston, Texas, on the LH receptor-binding inhibitor and on inhibin. In studying the lateral molecule she collaborated with Neena Schwartz in showing that porcine follicular fluid, charcoal extracted to remove steroids, caused a powerful suppression of serum follicle-stimulating hormone (FSH) in the rat.

It is particularly sad to think that, with her increasing interest in inhibin and attempts to extract and purify the activity from follicular fluid, Nina died just before inhibin was finally identified utilizing the specificity of molecular biology techniques. All of us who knew her felt this irony a great deal.

Nina was honored by her colleagues on a number of occasions. She won the Ernst Oppenheimer Award of the Endocrine Society in 1978. In 1969 she won the Newcomb-Cleveland Prize of the American Association for the Advancement of Science of an outstanding article published in Science, the Southern Medical Association Society for the Study of Reproduction. She was a member of the Board of Direcotrs of the Society for the Study of Reproduction, a member of several NIH study sections and was a major factor in establishing the Ovarian Workshop, a biannual forum for scientiest working with the ovary and the oocytes. To honor her memory and her contributions to ovarian physiology her friends established a fund to award the Nina Post Channing Young Investigator Award at each biennial meeting of the workshop.

Shortly before Nina's death, Julia Lobotsky spent a day with her. They had talked for some time about Julia's going to Baltimore to visit her and to see the city. On Palm Sunday, Julia drove over to meet her at the University of Maryland. As always, Nina wanted to show her her laboratories and new instruments, an experience that many scientists shared with her in visiting the University of Maryland. Julia and Nina walked about the Baltimore Harborside and toured the aquarium, where Nina was a member and insisted that Julia be her guest. They had a great time looking at all the marine life. Nina was in excellent spirits but tired more easily than usual. Although the Aquarium was crowded, Nina wanted to see all the exhibits, although Julia suggested that they skip some. Afterwards they had dinner at a nearby restaurant and Nina, who was unable to eat very much, got a doggy-bag to take some of the seafood home for her two cats. She talked about what good company and fun the cats were and Nina and Julia parted in the parking garage with a spontaneous hug. On Friday Julia called Nina's lab and learned that she was home not feeling well, although she had been in the laboratory on Thursday. The following Tuesday Julia received phone calls notifying her of Nina's death.

Few of us make the contributions in a long career that Nina Channing made in her short lifetime. Her work on granulosa cell cultures established a number of cirteria for composition of medium and pioneered major studies in this field by others and herself. Her innovative work on peptides from the ovary, as intraovarian signals, essentially launched a new field. She was a highly productive scientist with a distinguished record of achievement and a valued friend for many women and men in reproductive biology.

References and Other Sources

Lobotsky J, Schwartz N: Biography of Cornelia Channing

Tsafriri A, Pomerantz SH, Channing CP (1976) Inhibition of oocyte maturation by porcine follicular fluid: partial characterization of the inhibitor. Biol Reprod 14:511–516

Schwartz NB, Channing, CP (1977) Evidence for ovarian "inhibin" suppression of the secondary rise in serum follicle stimulating hormone levels in proestrous rats by injection of procine follicular fluid. Proc Natl Acad Sci USA 74:5721–5724

Lorenzen JR, Channing CP, Schwartz NB (1978) Partial characterization of FSH-suppressing activity (folliculostatin) in porcine follicular fluid using the metestrous rats as an in vivo model. Biol Reprod 19:635–640

Schwartz N (1991) Why I was told not to study inhibin and what I did about it. Endocrinology 129:1690–1691

Chrobak, Rudolf

(8. 7. 1843 Troppau/Schlesien – 8. 10. 1910 Wien)

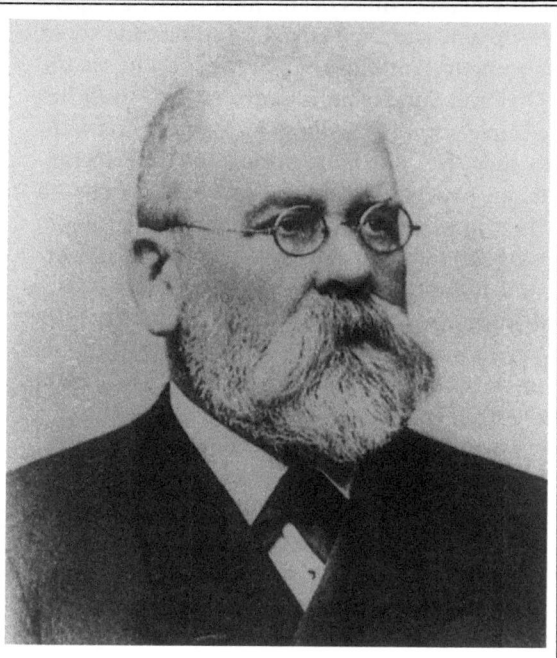

Chrobak war der Sohn des Troppauer Stadtphysikus. Seine Studienjahre fallen in die Glanzzeit der Wiener Medizin. Neben dem Studium hatte er das Tischlerhandwerk erlernt. Als Sekundararzt arbeitete er bei dem Internisten Oppolzer, der ihn veranlaßte, sich vor allem mit den Frauenkrankheiten der Klinik zu befassen. 1871 habilitierte er sich für Gynäkologie. Seine Lehrtätigkeit begann er an der Klinik für Innere Medizin. 1880 wurde er außerordentlicher Professor, 1889 übernahm er die Leitung der 2. geburtshilflich-gynäkologischen Klinik als Nachfolger von August Breisky.

Chrobak regte 1895 seinen Assistenten Knauer zu seinen Ovartransplantationsversuchen an. 1903 unterstützte er die Berufung von Emil Knauer auf den Lehrstuhl in Graz.

Literatur

Chrobak, R (1896) Über die Einverleibung von Eierstocksgewebe. Zbl. Gynaekol. 20, 521–524

Horbach H (1994) R. Chrobak – erst Autodidakt, dann Lehrer und Förderer der ärztlichen Jugend. Frauenarzt 35:833–837

Schaller A, Wyklicky H (1988) Aus der Geschichte der Österreichischen Gesellschaft für Gynäkologie und Geburtshilfe Wien. Klin Wochenschr 100:121–130

Schönbauer L (1944) Das medizinische Wien. Urban & Schwarzenberg, Berlin

Clauberg, Carl

(28. 9. 1898 Wupperhof/Solingen – 9. 8. 1957 Kiel)

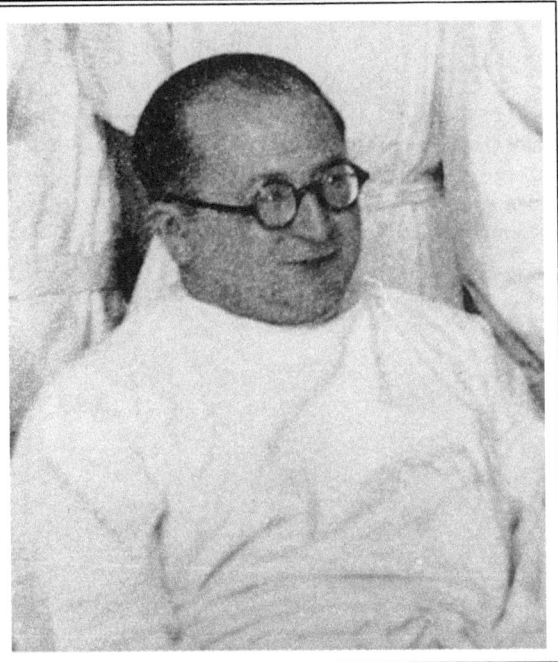

Nach dem Medizinstudium in Kiel, Hamburg und Graz war Clauberg Assistent unter Robert Schröder in der Frauenklinik Kiel, 1932–1938 in Königsberg bei F. von Mikulicz-Radecki. 1930 entwickelte er das nach ihm benannte Verfahren zur Testung der Gestagenwirkung und des „Luteo-Hormon", wie er das Gelbkörperhormon nannte. An juvenilen oder an ausgewachsenen kastrierten weiblichen Kaninchen, welche mit Östrogenen vorbehandelt wurden, wird die Menge bestimmt, die eine Umwandlung der proliferierten Uterusschleimhaut in ein sezernierendes Endometrium bewirkt: *Zur Physiologie und Pathologie der Sexualhormone, insbesondere des Hormons des Corpus luteum, biologischer Test für das Luteohormon am infantilen Kaninchen* (1930). Der Test war eine Modifikation des von G. W. Corner und W. M. Allen 1929 beschriebenen Verfahrens. W. Hohlweg schreibt in den Endokrinologie-Informationen 1979:

... Aus der Arbeit ist auch zu ersehen, daß die Testierung mit dem von mir vor Clauberg entwickelten Test am mit Östron vorbehandelten infantilen Kaninchen durchgeführt wurde. Eine Veröffentlichung dieses ausgezeichneten Verfahrens, das ich schon 1929 angewandt habe, ist mir früher von der Firma aus Konkurrenzgründen nicht erlaubt worden.

Clauberg beschäftigte sich später mit der hormonellen Behandlung der durch genitale Unterfunktion bedingten Sterilität der Frau. Er wurde bald zu einer Autorität auf dem Gebiet der gynäkologischen Endokrinologie.

Bereits 1933 wurde Clauberg Mitglied der NSDAP. Sein Wissen und seine Tätigkeit waren für die Nazis von Interesse. Er nutzte die Möglichkeiten medizinischer Forschung, die ihm das Regime bot, voll aus. 1940 bewirkte er bei Heinrich Himmler die Errichtung eines Forschungsinstitutes für Fortpflanzungsbiologie, dessen Leitung er übernahm. Dieses Institut diente nicht nur der Erforschung und Behandlung der Sterilität, sondern auch der Entwicklung von nichtoperativen Sterilisierungsmethoden. Clauberg beteiligte sich selbst aktiv an dem Massensterilisierungsprogramm der SS. Im April 1943 wurde ihm der Block 10 im Lager Auschwitz übergeben, wo er mittels Einspritzungen in Uterus und Tuben Frauen, meist Jüdinnen, sterilisierte. 1942 wurde ihm die Leitung eines Entbindungsheims in Bielschowitz übertragen und 1944 gründete er ein Sol- und Moorbad bei Krakau als Entbindungs- und Erholungsheim. Ihm werden bedeutende Verdienste im Kampf gegen die Mütter- und Säuglingssterblichkeit bescheinigt. Es ist bedrückend, diesen Lebenslauf zu verfolgen.

1945 kommt Clauberg in russische Gefangenschaft, 1955 wird er entlassen. Man wird auf ihn aufmerksam, als er sich im Fernsehen als Opfer stalinistischer Unrechtsjustiz darstellt! Im November 1955 wird er verhaftet, aus der Ärztekammer ausgeschlossen und erhält Berufsverbot. Im Dezember 1956 wird in Kiel Klage gegen ihn erhoben. Er stirbt jedoch am 9. 8. 1957 vor Prozeßbeginn in der Untersuchungshaft (s. auch bei Corner und bei Hohlweg).

Literatur

Clauberg C (1930a) Das Hormon des Corpus luteum. Zentralbl Gynäkol 54:7–19

Clauberg C (1930b) Experimentelle Untersuchungen zur Frage eines Mäusetestes für das Hormon des Corpus luteum. Zentralbl Gynäkol 54:1153–1164

Clauberg C (1930c) Zur Physiologie und Pathologie der Sexualhormone, im besonderen des Hormons des Corpus luteum. Zentralbl Gynäkol 44:27–57

Grosch H (1985) Carl Clauberg (1898–1957), ein biographischer Hinweis. Endokrinologie-Information 2:103–108

Hohlweg W (1985) Bemerkungen zu Grosch. Endokrinologie-Information 5:237–241

Giordano R (1991) Wenn Hitler den Krieg gewonnen hätte. Droemer – Knaur, München

Corner, George Washington

(12. 12. 1889 Baltimore – 28. 9. 1981 Philadelphia)

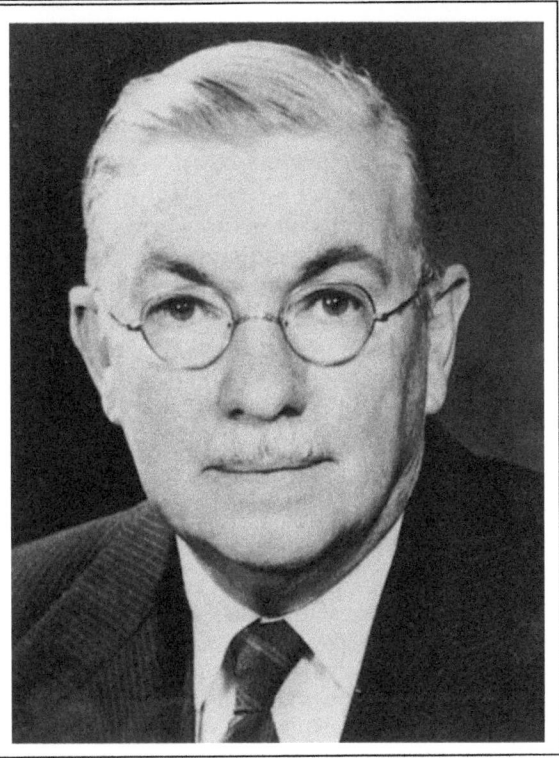

Corner studierte Medizin an der John Hopkins Medical School in Baltimore. Seine anatomische Ausbildung erhielt er an der University of California und an der Johns Hopkins. Er wurde 1924 Professor der Anatomie an der University of Rochester. Von 1940 bis 1955 war er Direktor des Department of Embryology, Carnegie Institution of Washington, Baltimore, von 1956–1960 Historian at the Rockefeller Institute in New York und danach Executive Officer of the American Philosophical Society in Philadelphia. Diese Funktion übte er bis zum Alter von 88 Jahren aus.

Franklin Mall (1862–1917) regte Corner an zu Studien über das Corpus luteum beim Schwein. Die 1921 in einer Monographie publizierten Ergebnisse wurden Modell für ähnliche Studien bei anderen Spezies.

... immature follicle up to five mm in diameter are always present in mature sows. At intervals of about 21 days, several follicle suddenly enlarge to a diameter of eight to ten mm. On the second day of estrus, they rupture and discharge their ova into the oviducts. On the fourth day after ovulation the ova reach the uterus, where if they are not fertilized by mating with a boar, they degenerate and disappear. I could find no ova later than six days after ovulation. Meanwhile the discharged follicles are converted into corpora lutea which, reaching full development about ten days after ovulation, put forth progesterone to condition the endometrium (uterus) to receive and nourish the embryos. (Corner, 1921)

Die beobachteten progestativen Veränderungen im Uterus und die schwangerschaftserhaltende Wirkung von Extrakten bei ovariektomierten Tieren wurden zur Grundlage eines Tests für das „progestin". Der Anatomieprofessor Corner entwickelt zusammen mit dem Medizinstudenten Willard Myron Allen (1904) (s. Bild) 1928 einen Test zum Nach-

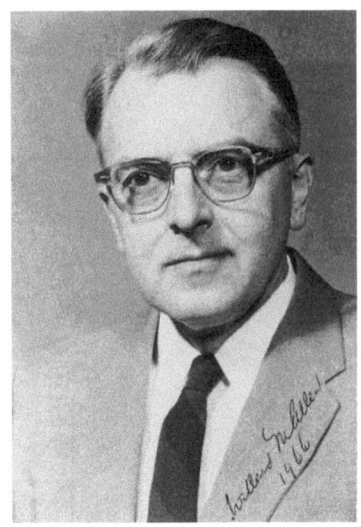

weis der Wirkung eines Gelbkörperextraktes. Bei ihren Untersuchungen an der University of Rochester konnten sie zeigen, daß Corpus-luteum-Extrakte die Uterusschleimhaut bei Voreinwirkung von Östrogenen sekretorisch umwandeln. Später konnten die beiden Autoren die schwangerschaftserhaltende Wirkung dieses Extraktes ebenfalls nachweisen. Die darin wirksame Substanz wurde von ihnen Progestin genannt. Allen stellte fest, daß für eine komplette sekretorische Umwandlung des Endometriums eine Vorbehandlung mit Östrogenen notwendig ist. Nach der Strukturaufklärung des Progesteron einigten sich Wintersteiner, Slotta und Butenandt auf den Namen „luteosterone". Corner schlug vor, das Hormon Progesteron zu nennen.

Aufgrund von Untersuchungen des menstruellen Zyklus bei Affen faßte Corner 1927 die Ergebnisse zusammen:

Ovulation is a periodic function occurring regularly at about the middle of the interval between two menstrual hemorrhages. It is followed by the development of corpus luteum at the site of the discharged follicle; and this structure, acting as a gland of internal secretion, causes changes in the endometrium (the wellknown "premenstrual" changes first described by Hitschmann and Adler) by which it is prepared for implantation of the embryo. If, however, the ovum is not fertilized, the corpus luteum retrogresses, and about the same time the "premenstrual" edometrium suddenly breaks down with resultant hemorrhage. Menstruation is on this theory merely a violent demolition of the "premenstrual" uterine edifice, some days after the expected tenant (the embryo) fails to arrive. Each menstrual period is therefore necessarily dependent on the occurrence of ovulation about two weeks before.

Corners medizinhistorisches Interesse gründete sich auf seine umfassende Ausbildung während des Studiums. Er schreibt

I did not "major" in biology, because the Johns Hopkins University carefully avoided under graduate "majoring", by requiring the students to follow prescribed French literature, Latin (including Horace, Plautus, Terence and Livy) and logic and ethics. The Johns Hopkins Medical School was (in my day) by no means ... devoided of cultural interest ... It was at the Medical School that history really began to interest me.

Corner publizierte zahlreiche medizinhistorische Arbeiten. Ein ausführliches Literaturverzeichnis der Arbeiten Corners findet sich in der Biographie von Zuckerman.

Literatur

Corner GW (1921) The ovarian cycle of the swine. Science 53:420–421

Corner GW (1927) The relation between menstruation and ovulation in the monkey: its possible significance for man. JAMA 89:1838–1840

Corner GW (1928) Physiology of the corpus luteum. I The effect of very early ablation of the corpus luteum upon embryos and uterus. Am J Physiol 86:74

Corner GW, Allen WM (1929) Physiology of the Corpus luteum proliferation by extracts of the corpus luteum. Am J Physiol 88:326–339

Corner GW (1961) The history of progesterone. In: Barnes AC (ed) Brook Lodge Symposium Progesterone. Brook Lodge, Augusta/MI

Corner GW (1981) The seven ages of a medical scientist. An autobiography. University of Pennsylvania Press, Philadelphia

Allen WM (1930) Physiology of the Corpus luteum VI. The production of progestional proliferation of the endometrium of the immature rabbit by progestin (an extract of the corpus luteum) after preliminary treatment with oestrin. Am J Physiol 92:612

Allen WM (1974) Recollection of my life with progesterone. Gynecol Invest 5:142

Süß J (1986) Die Ein-Hormon-Hypothese des Ovariums. Dissertation, Universität Erlangen/Nürnberg

Zuckermann S (1983) George Washington Corner. Biograph Mem R Soc 29:93–112

Crooke, Arthur Carleton

(9. 5. 1905 Frodingham/Lincolnshire – 8. 7. 1990 Cherryholme/Far Forest/near Kidderminster)

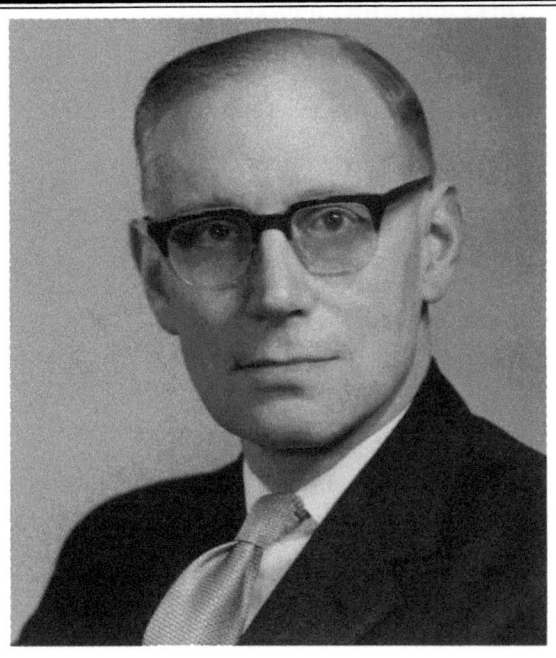

Educated at Uppingham, Queens' College, Cambridge, and London Hospital, Arthur Carleton Crooke was influenced in his early research on pituitary histology by Professor Dorothy Russell at the London Hospital and in America by Harvey Cushing and Herbert Evans. By 1936 he had noted the characteristic cellular changes in the pituitary of patients dying of Cushing's syndrome (Crooke cells). With a small research team he continued with studies on the influence of the pituitary on adrenal function and was progressing towards the isolation of corticotrophin when the war came and he joined a team studying shock.

After the war he set up the first endocrine unit in England at the London Hospital to continue work on corticotrophin until 1948, when he was appointed Consultant Clinical Endocrinologist to the (then) United Birmingham Hospitals. He formed a team of biologists, biochemists and statisticians at the Women's Hospital, Sparkhill, supported by funds from the Medical Research Council, the Form Foundation and WHO. It was here he made his major contribution to endocrinology, the treatment of infertility by human gonadotrophins. Great emphasis was given to methods of treatment which avoided the dangers of hyperstimulation and reduced the risks of multiple pregnancies. Although the incidence was reduced considerably, it was not completely abolished, and in 1968 a set of sextuplets was born to a women given gonadotrophin. The treatment became established in days when there were not satisfactory alternatives: it is still required in patients who fail on the newer and safer drugs and in the preparation of patients for in vitro fertilization.

Carl Crooke gained an international reputation. He loved foreign travel and presented his work in many parts of the world. Early on, he was particularly involved with the "G" (Gonadotrophin) Club meetings, informal gatherings of clinicians and scientists working on gonadotrophin in Europe and Israel. He was President of the Endocrine Section of the Royal Society of Medicine in 1955–1956, and before he retired in 1970 received the first award of the Midland Man of the Year for his outstanding contribution toward mankind's "knowledge of human reproduction processes". Afterwards, for a short while, he became a consultant to WHO in connection with family planning projects in Iran, Egypt and elsewhere in the Middle East.

His interests outside medicine included being a captain of Rugby football, yachting with the Royal Corrinthian Yacht Club, entomology and oil and water colour painting. He was a pioneer in endocrinology, a clear thinker and tenacious in following up an idea; he loved his home and garden and found great happiness in his family. He retired as Director fo the Department 1970 and died at the age of 85.

References and Other Sources

Lynch, SS (1991) Obituitary
Crooke AC, Russel DS (1935) The pituitary gland in Addisons Disease. J Pathol Bacteriol 40:255
Crooke AC (1962) Acta Endocrinol Suppl 67:134
Butt WR, Crooke AC, Ryle M (1970) Gonadotropins and ovarian development. Livingstone, Edinburgh
Crooke AC (1988) Gonadotropins. Acta Endocrinol Suppl 288:9–11

Cushing, Harvey W.

(8. 4. 1869 Cleveland/Ohio – 7. 10. 1939 Boston)

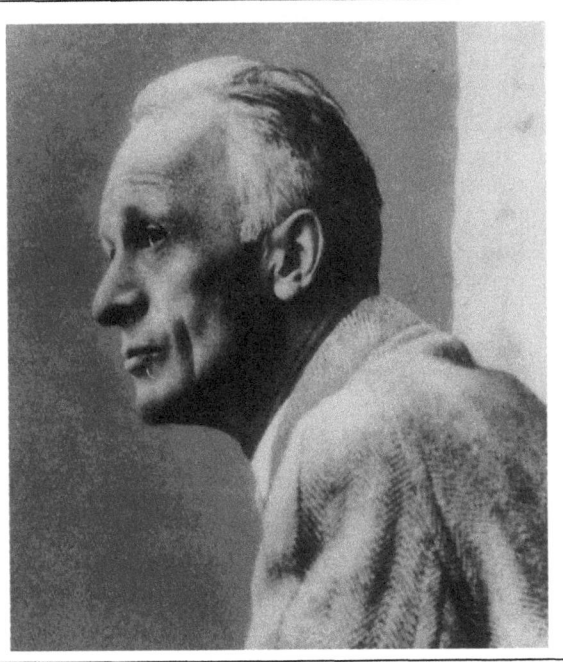

Cushing besuchte das Yale College und die Harvard Medical School, war intern am Massachussetts General Hospital und ging dann an die Johns Hopkins zu William Hallstead (1852–1922). Er unternahm eine Europareise und arbeitete bei dem Physiologen Sherrington (1857–1925) in Liverpool. Hier lernte er A. Fröhlich kennen. Nach seiner Rückkehr in die USA befaßte er sich vor allem mit Patienten mit Hypophysentumoren und publizierte 1912 seine Monographie *The pituitary body and its disorders*. Er wurde Professor of Surgery at Harvard und Surgeon in Chief am Peter Bent Brigham Hospital. Hier arbeitete er 20 Jahre lang und ging dann als Sterling Professor of Neurology an die Yale University, von 1933–1937 war er Director of Studies in the History of Medicine. 1939 erlag er einem Herzinfarkt.

Zur gleichen Zeit wie Fröhlich in Wien untersuchte Cushing ebenfalls eine 14jährige Patientin, bei der er einen Hirntumor vermutete. Bei 3 Explorativoperationen konnte jedoch kein Tumor gefunden werden, die Patientin starb. Bei der Autopsie fand sich ein großer zystischer Tumor in der Sella turcica. Fröhlich schickte Cushing einen Sonderdruck mit der Beschreibung der erfolgreichen Entfernung eines entsprechenden Tumors bei einem 15jährigen Jungen durch Anton von Eiselsberg (1860–1939).

In seinem Vortrag vor der American Medical Association 1909 mit dem Titel „The Hypophysis Cerebri" verglich Cushing die bei Hunden experimentell erhobenen Befunde mit den klinischen Symptomen beim Menschen. Er differenzierte zwischen exzessiver Überfunktion, wie bei der Akromegalie und Unterfunktion, wie bei Zwergen. Er führte die Begriffe „hyper- und hypopituitarism" ein. Im März 1909 entfernte er 1/3 des Hypophysenvorderlappens bei einem 38jährigen Patienten mit Akromegalie. Die Bezeichnung „hypophysis cerebri" wurde 1778 von Samuel von Soemmering (1755–1830), Anatom in Mainz und München, eingeführt.

Cushing teilt die Tumore der Hypophyse ein in „homoplastic growth of the pituitary body" und in „extrapituitary or heteroplastic tumors". Die verschiedenen Operationsverfahren zur Tumorentfernung werden beschrieben. Das nach Cushing benannte Syndrom ist ein Krankheitsbild mit typischer klinischer Symptomatik, dem ein Überangebot von Kortison endogen oder exogen zugrundeliegt (1932).

Die pathologischen Auswirkungen einer gesteigerten Aldosteronsekretion der NNR wurden 1955 von J. W. Conn beschrieben: Conn-Syndrom. Das Krankheitsbild ist charakterisiert durch Aldosteronhypersekretion bzw. Hyperaldosteronurie mit Hypertonus, hyperkaliurischer hypokliämischer Alkalose, meistens aufgrund beniger Adenome der NNR. Jerome W. Conn, 1907 in Ann Arbor geboren, wurde 1943 Director of the Division of Endocrinology and Metabolism an der University of Michigan.

In Baltimore stand Cushing stark unter dem Einfluß von William Osler (1849-1919). In Kanada geboren, studierte Osler Medizin an der McGill University in Montreal. Nach dem Examen 1872 verbrachte er 2 Jahre in Europa. Mit 26 Jahren wurde er Professor am Institute of Medicine (Physiology) an der McGill University. 1884 ging er als Professor of Clinical Medicine an die University of Pennsylvania und 1889 als Gründungsprofessor an die Johns Hopkins University. 1904 wurde Osler Regius Professor of Medicine an der Oxford University. Oslers bibliophiles Interesse hatte Cushing sehr beeindruckt. Beide blieben in enger Verbindung. Lady Osler bat Cushing nach dem Tod Oslers, eine Biographie zu schreiben. Hierfür bekam Cushing 1926 den Pulitzerpreis. Auf Anregung Oslers hat Cushing literarische und historische Schriften veröffentlicht.

Literatur

Cushing HW (1912) The pituitary body and its disorders. Lippincott, Philadelphia

Cushing HW (1932) The basophile adenomas of the pituitary body and their clinical manifestations (Pituitary basophilism). Bull Johns Hopkins Hosp 50:137

Cushing HW (1925) Life of Sir William Osler. Oxford University Press, Oxford

Cushing-Syndrome or disease (1987) In: Firkin BG, Whitworth JA (eds) Dictionary of medical eponyms, Parthenon, Casterton Hall, pp 104-106

Conn JW (1955) Primary aldosteronism, a new clinical syndrom. J Lab Clin Med 45:6-17

Fulton JF (1946) Harvey Cushing: A Biography: Thomas Springfield/Ill (deutsch In: Die berühmten Ärzte, s.v. Cushing. Ed Contemporaines, Genf (1947))

Welbourn RB (1990) The history of endocrine surgery. The adrenal glands. Praeger, New York, pp 147-210

Dale, Sir Henry Hallet

(9. 6. 1875 London – 23. 7. 1968 Cambridge)

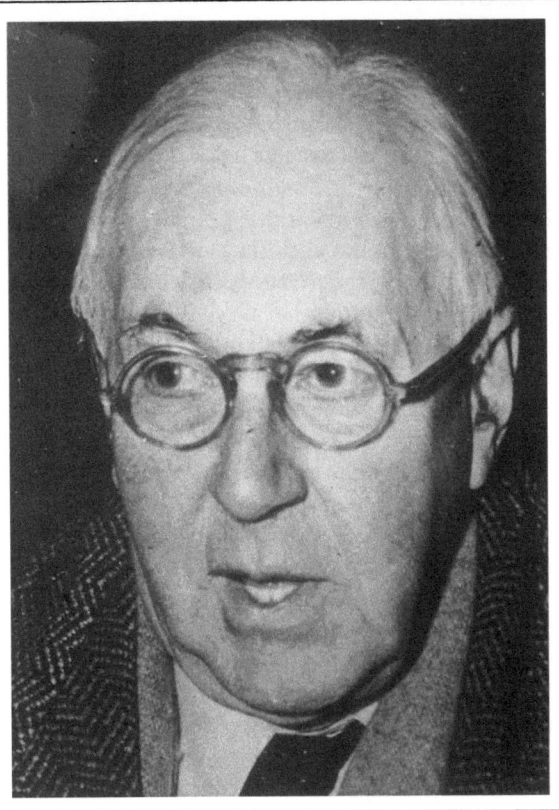

Henry H. Dale besuchte die Leys School in Cambridge und trat 1894 in das Trinity College ein; Physiologie und Zoologie wurden hier seine bevorzugten Fächer. Von 1898–1900 im Labor des Physiologen John N. Langley (1852–1925) tätig, absolvierte er im Anschluß daran seine klinische Ausbildung am St. Bartholomew's Hospital in London und erwarb 1903 das Bakkalaureat, den M.D. 1909 in Cambridge. Nach Abschluß des klinischen Studiums konnte er von einem Forschungsstipendium am Londoner University College Gebrauch machen, wo er unter Ernest H. Starling (1866–1927) seine ersten wissenschaftlichen Erfahrungen sammelte. Dort traf Dale mit Otto Loewi (1873–1961) zusammen, mit dem ihn seit dieser Zeit eine lebenslange Freundschaft verband. Vier Monate hielt er sich dann bei Paul Ehrlich (1854–1915) in Frankfurt/ Main auf, der einige Jahre danach gemeinsam mit Elic Ilja Metchnikoff (1845–1916) den Nobelpreis erhielt, „in recognition for their work on immunity". Es entstand ein enger menschlicher Kontakt – 50 Jahre später (im März 1954) brachte er in Frankfurt die Nobelpreisurkunde Paul Ehrlichs zurück, die ihm dessen Witwe zur Aufbewahrung anvertraut hatte.

Im Jahre 1904 folgte Dale einer Aufforderung von Henry S. Wellcome, dem Inhaber der pahrmazeutischen Firma Borroughs Wellcome, und trat als Pharmakologe in die Physiological Research Laboratories ein, deren Leitung er 1906 übernahm. Hier führte er seine Arbeiten über uteruswirksame Substanzen durch, die zur Feststellung der oxytozischen Wirkung von Hypophysenextrakten führte, vor allem aber zu dem vielbeachteten Ergebnissen über den Effekt von Sekalealkaloiden (1907 „Adrenalin-Umkehr").

1911 berichtete Isford Isfred Hofbauer (1879) in Königsberg erstmals über Hypophysenextrakte als Wehenmittel (Pituitrin, Hypophysin). Nach Hofbauer wurden auch die Wanderhistiozyten der Plazenta benannt: Hofbauer-Zellen. Die Strukturaufklärung und Synthese des Octapeptides Oxytozin erfolgte durch du Vigneaud. Seit Ende der 50er Jahre wird synthetisches Oxytozin zur Geburtseinleitung und zur Therapie postpartaler Blutungen eingesetzt.

Das Mutterkorn und seine Zubereitungen wurden für Dale, zum Teil aufgrund von Zufallsbeobachtungen, zur Fundgrube pharmakologisch aktiver, für die chemische Übermittlung nervöser Impulse bedeutsamer Stoffe. Die von ihm geprägten Begriffe „cholinergisch" und „adrenergisch" sind heute die Grundpfeiler unseres Wissens über das vegetative Nervensystem geworden und stellen Erkenntnisse dar, die für immer mit dem Namen Dales verküpft bleiben werden.

Das durch Adolf Windaus (1876–1959) und Karl Vogt 1907 erstmals dargestellte Histamin wurde 3 Jahre später von Dale in Zusammenarbeit mit dem bei Borroughs Wellcome tätigen Chemiker George Barger und P. P. Laidlaw auch im Mutterkorn identifiziert. Die nun folgenden Jahre dürften als höchst bedeutsam für die moderne allergologische Forschung angesehen werden. Unter der Führung von Dale fand sich ein Arbeitskreis zusammen, dessen Ergebnisse für den Fortschritt in der Allergieforschung höchst wichtig wurden. Jeder mit der experimentellen Forschung beschäftigte Untersucher kannte den von Schultz (1910) und Dale (1913) angegebenen Versuch am überlebenden isolierten und sensibilisierten Meerschweinchenintestinum, der den Nachweis von Spuren eines Allergens erlaubte.

1932 wurde Henry H. Dale geadelt und am 17. März des gleichen Jahres in die Deutsche Akademie der Naturforscher zu Halle berufen. Höhepunkt der wissenschaftlichen Ehrungen war die 1936 gemeinsam mit Otto Loewi erfolgte Verleihung des Nobelpreises für Physiologie und Medizin, und zwar für ihre Entdeckungen in bezug auf die chemische Übertragung der Nervenwirkung. Die Ansprache des Senatsmitglieds G. Liljestrand betonte über die Laureaten:

> Eine weitere Stütze für die Auffassung, daß Azetylcholin im Körper unter physiologischen Verhältnissen eine Rolle spielt, wurde erhalten, als Dale und H. W. Dudley diesen Stoff in kleinen Mengen aus dem Körper rein darstellten. In zwei äußerst wichtigen Punkten ist während der letzten Jahre durch Dale und seine hervorragenden Mitarbeiter ein Ausbau in bezug auf unsere Kenntnis der chemischen Reizüberführung zustandegekommen. In seinen früheren Untersuchungen über Azetylcholin konnte Dale auch eine Wirkung auf die Nervenknoten selbst oder die Ganglien im autonomen Nervensystem, in denen eine Art Umschaltung stattfindet, beobachten... Unter Verwendung einer eleganten, von dem Russen Kibjakov angegebenen Methodik konnten Feldberg und Gaddum bei Dale nachweisen, daß Azetylcholin im Nervenknoten nach Reizung der dahinführenden Nerven auftritt.

In den Jahren 1942 bis 1947 war Dale als Präsident des British Council Mitglied des Parlaments. 1944 wurde er mit der höchsten Auszeichnung geehrt, die Großbritannien zu vergeben hatte, dem Order of Merit.

Literatur

Dale HH (1909) The action of extracts of the pituitary body. Biochem J 4:427–447

Dale HH, Parker GH (1932) Humoral agents in nervous activity. Cambridge

Dale HH (1957) Evidence concerning the endocrine function of the neurohypophysis and its nervous control. In: Heller H (ed) The neurohypophysis. Proc. 8th Symp., Colsston Res. Soc., Bristol. Butterworth, London

Hatzky K (1927) Über die Einleitung der Geburt mit Hypophysenmitteln. Inauguvaldissertation, Hamburg

Hofbauer, II (1911) Hypophysenextrakt als Wehenmittel. Zentralbl Gynäkol 135:137–141

Holtz P (1965) Sir Henry Dale zum 90. Geburtstag. Dtsch Med Wochenschr 90:1341–1343

Jones I (1976) Evolutionary aspects of the adrenal cortex and his homologues. Sir Henry Dale Lecture for 1976. J Endocrinol 71:1–31

Kaiser W (1968) In memoriam Henry H. Dale. Allerg Asthma 14:142–146

Medvei VC (1984) A history of endocrinology. MTP Press, Lancaster, England

David, Károly Gyula

(1915 Ungarn – April 1945
Konzentrationslager Mauthausen)

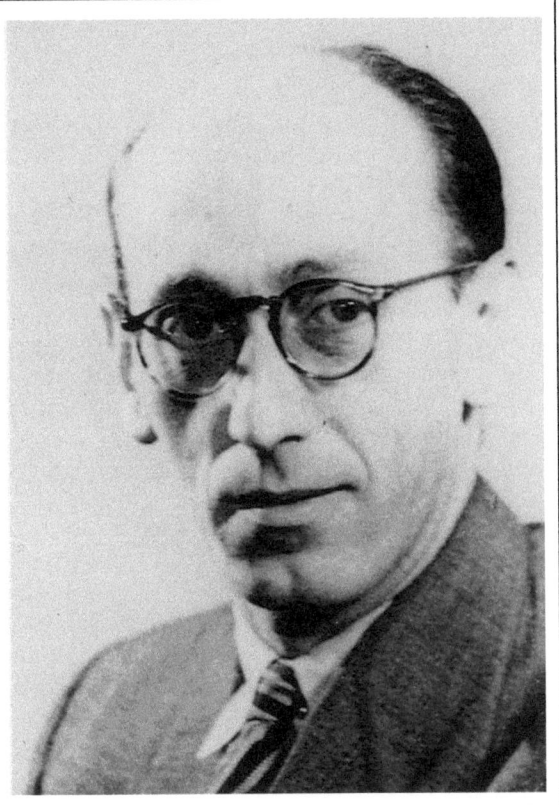

Károly Gyula David kam 1930 aus Ungarn nach Holland. Im November 1932 fand er eine Anstellung durch Vermittlung von Kober im Institut von Laqueur in Amsterdam. Im Mai 1935 konnte er über die Reindarstellung des Hodenhormons in kristallisierter Form berichten. Die Laqueur-Gruppe nannte das reine Testeshormon Testosteron (s. Beitrag Laqueur und Tausk).

1943 versuchte er, seine Familie in Sicherheit zu bringen und floh von Holland nach Ungarn. Im April 1945 ist er im Konzentrationslager Mauthausen umgekommen.

Literatur

David K, Dingemanse E, Freud J, Laqueur E (1935) Über kristallinisches männliches Hormon aus Hoden (Testosteron), wirksamer als aus Harn oder aus Cholesterin bereitetes Androsteron. Hoppe Seylers Z Physiol Chem 233:281–283

Tausk M (1973) Arma virosque. Acta Endocrinol 74:417–433

Tausk M (1984) Ein kurzer Abriß der Geschichte der ersten 50 Jahre des Unternehmens, Zur Geschichte der Organon. Wolf, München

Diczfalusy, Egon

(geb. 19. 9. 1920 in Miskolc/Ungarn)

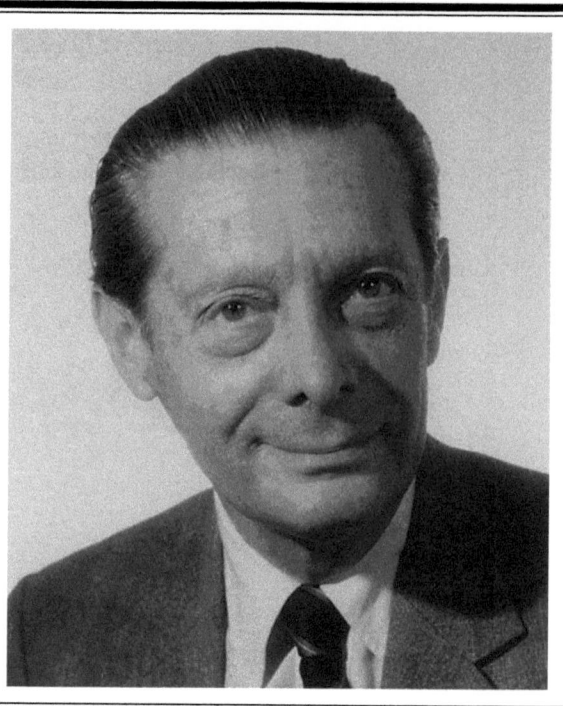

Diczfalusy studierte Medizin an der Universität Szeged und promovierte im September 1944 mit summa cum laude. Kurz nach Kriegsende ging er nach Stockholm und arbeitete von 1946–1947 bei Hans von Euler. 1948–1967 leitete er das Hormonlaboratorium des Department of Obstetrics und Gynecology unter Axel Westman (1894–1960) am Karolinska Hospital. Seine Promotionsarbeit für den schwedischen M.D. 1953 hatte den Titel *Chorionic gonadotrophin and estrogens in the human placenta*.

Das Hormonlabor wurde von der Pharmazeutischen Firma AB LEO, Helsinborg, finanziert. So war Diczfalusy offiziell Angestellter dieser Firma. Zusammen mit Wissenschaftlern von LEO wurden Untersuchungen über Östrogenester durchgeführt. Die Ergebnisse trug Diczfalusy auf dem Meeting der Biochemical Society in Edinburgh 1950 vor, „in what I then thought was the English language". Hier lernte er Guy Marrian und Jack Gaddum kennen sowie Jim Brown, Jim Grant, Arnold Klopper und John Loraine.

Professor Axel Westman drängte Diczfalusy, auch in Schweden einen akademischen Grad zu erwerben. Hierzu mußte eine These geschrieben werden. Westman schlug vor, die Endokrinologie der menschlichen Plazenta zu behandeln. Wie in Skandinavien üblich, hatte der Doktor auch diese These gegen 2 Opponenten zu verteidigen, nämlich gegen Christian Hamburger aus Kopenhagen und John Loraine aus Edinburgh.

Daß die Plazenta ein endokrines Organ ist, wurde erstmals von Joseph Halban 1905 geäußert. Diczfalusy ging einen Schritt weiter: „There is some reason to believe that the foetal organism actively participates in the metabolism (possibly also in the production?) of estrogenes". Auf dem Symposion der Deutschen Gesellschaft für Endokrinologie in Bonn am 5. März 1955 in seinem Referat „Das Verhalten von Choriongonadotropin und Östrogen in der menschlichen Plazenta" sagte er

Zusammenfassend soll noch einmal betont werden, daß die Plazenta ein polyvalenter Hormonproduzent mit einem ganz unbekannten Regulationsmechanismus ist. Wir glauben deshalb, daß es eine gute Arbeitshypothese ist, den plazentaren und fetalen Hormonstoffwechsel insgesamt als eine Einheit zu studieren.

Mit Hilfe der von Jim Brown wesentlich verbesserten Kober-Reaktion zum Nachweis von Östrogenen konnte Diczfalusy schon vor der Veröffentlichung durch Brown Östrogenbestimmungen im Urin von Neugeborenen, im Mekonium, in der Amnionflüssigkeit und im fetalen Gewebe durchführen. Die Ergebnisse zeigten, daß ein Östrogenstoffwechsel vorliegen muß, der sich trennen läßt, sowohl von den Vorgängen in der Plazenta, als auch von denen im mütterlichen Organismus. Die Ergebnisse wurden auf der Laurentian Hormone Conference im September 1960 vorgetragen. Die Experimente hatten gezeigt, daß der menschliche Fetus ein hochaktiver Faktor im Östrogenstoffwechsel der Schwangerschaft ist und sich wesentlich von dem des Erwachsenen unterscheidet. Diczfalusy vermutete, daß der fetale Organismus sich durch die Umwandlung biologisch aktiver plazentarer Östrogene in weniger aktive ein relativ östrogenfreies Milieu schafft, während der mütterliche Organismus voll der Wirkung der biologisch aktiven Plazentaöstrogene ausgesetzt ist.

1957 begann eine fruchtbare Zusammenarbeit mit Carl Gemzell auf dem Gebiet der Ovulationsauslösung mit menschlichem hypophysärem Gonadotropin (s. Gemzell). 1961 publizierte Egon Diczfalusy zusammen mit Christian Lauritzen, damals noch Kiel, die Monographie *Östrogene beim Menschen*. Mit über 2000 Literaturangaben war hier das Wissen über Östrogene umfassend dargestellt.

In den frühen 60er Jahren konzentrierte sich Diczfalusys Interesse immer mehr auf die Rolle des Feten in der Endokrinologie der Schwangerschaft. Die Untersuchungen von Cassmer hatten gezeigt, daß die Durchtrennung der Nabelschnur unter Belassung des Fetus in situ zu einem Abfall der Östradiolausscheidung führt, die Pregnandiolwerte aber unbeeinflußt läßt.

Entsprechende Untersuchungen waren möglich, da in Schweden seit 1930 der Schwangerschaftsabbruch aus medizinischer oder medizinisch-sozialer Indikation legalisiert war. Zudem wurden vom schwedischen Medical Research Council entsprechende Untersuchungen unterstützt. Eine weitere Anregung kam von den Untersuchungen Frandsens und Stakemanns (1961), die zeigten, daß bei Anenzephalen eine herabgesetzte Östradiolausscheidung gefunden wurde. Diczfalusy vermutete, daß dies Folge eines Mangels an fetalen adrenalen Vorstufen der plazentaren Östrogensynthese sei. Voraussetzungen für die dann begonnenen Studien war die von Björn Westin entwickelte Technik der fetalen Perfusion.

Der Begriff „fetoplazentare Einheit" wurde 1963 eingeführt und das volle Konzept der fetoplazentaren Einheit auf dem „Federation Meeting" 1964 vorgetragen. Das Konzept beinhaltet, daß der Fetus vorwiegend die „primitiven 3-β-hydroxy-Delta-5-Formen der Steroide, wie Pregnenolon oder Dehydroepiandrosteron, synthetisiert. Weiterhin ist die Plazenta ein unvollkommenes steroidogenetisches Organ, das – wenn überhaupt – nur eine schwache de-novo-Steroidsynthese ausführt. Allerdings hat die Plazenta hochaktive Enzymsysteme: verschiedene Sulfatasen, 3-β-hydroxy-Steroidhydrogenase, ein aromatisierendes Enzymsystem und einige andere Dehydrogenasen. Daher können 3-β-Hydroxysteroide umgewandelt werden in die korrespondierenden α-, β-ungesättigten Ketone. Die C-19-Steroide werden dann in der Plazenta zu den korrespondierenden Östrogenen Ostron, Ostradiol und Östriol umgewandelt.

Obviously, a concept like this is not born as a child of an exceptionally favourable moment of imagination. Its foundations are laid by hundreds and again hundreds of investigators, providing – as George Corner said in his Dale Lecture, 1964 – all the necessary „pieces of jigsaw puzzle" to be put together by someone. That this was the case also as far as the concept of the foeto-placental unit is concerned is obvious from reading the careful review of the field by Fed Mitchell in 1967 and also my own review the year after (Diczfalusy 1968).

Who then the 'someone' will be depends perhaps on fortunate circumstances (sors bona, nihil aliud, as the Hungarian hero of the 15th centruy,. M. Zrinyi, put it) and does not really matter much. The investigators involved will be rapidly forgotten, just as their disagreements, but the concept (if it is a useful one) will survive them (Diczfalusy 1978).

Von 1967–1971 war Diczfalusy Professor und Head der Reproductive Endocrinology and Research Unit des Swedish Medical Research Council. Die Erforschung der fetoplazentaren Einheit wurde 1971 abrupt beendet, als in Schweden die Prostaglandine zur Abortinduktion eingeführt wurden. Mit Unterstützung der Ford Foundation wurde die Idee entwickelt, Wissenschaftler aus verschiedenen Ländern zu periodischen Konferenzen zusammenzubringen. So entstanden die Karolinska Symposia. Das International Organizing Commitee bestand aus E. E. Baulieu, J. Ferin, P. Hubinont, B. Lunenfeld, L. Martini und E. Diczfalusy. Das 1. Symposium war 1961 in Stockholm „Research Methods in Reproductive Endocrinology, immunoassay of gonadotrophins". Es folgten 6 weitere mit folgenden Themen: Steroid assay by protein binding; In vitro methods in reproductive cell biology; perfusion techniques; Gene transcription in reproductive cell biology; Protein synthesis in reproductive tissue; Immunological approaches to fertility control. Die Proceedings wurden von Diczfalusy, zusammen mit seiner Frau, publiziert und in einer Auflage von über 10000 Exemplaren kostenlos weltweit verteilt. Unter den Dankesbriefen, die Diczfalusy bekam, erwähnt er einen von der Vorsteherin eines Nonnenklosters, „informing me that they can manage life without books on methods in reproductive endocrinology and other types of pornography".

Von 1965 an begann Diczfalusys Mitarbeit in der WHO. Er arbeitete in der WHO Scientific Group on Hormonal Steroids in Contraception. Head der Human Reproduction Unit war Alexander Kessler. 1971 wurde das Special Program of Research, Development and Research Training in Human Reproduction gegründet. Von 1972–1984 war Diczfalusy als Consultant und 1984 als Senior Consultant der

WHO, Special Program of Research in Human Reproduction, tätig.

Even today I find that participation in the WHO Program constitutes the most rewarding aspect of my professional life. Why? Perhaps because there is no other activity for scientists in our time and in our discipline which can give one the feeling conveyed by the words of Sir Henry Dale, that one's effort belongs to the world and knows no frontiers (Diczfalusy 1978).

Zahlreiche Ehrungen wurden Diczfalusy zuteil. Er ist korrespondierendes Mitglied der Deutschen Gesellschaft für Endokrinologie. Mehr als 150 Research Fellows aus 35 Ländern wurden bei ihm ausgebildet.

Egon Diczfalusy ist Ungar geblieben, hat skandinavische Eigenschaften angenommen und wechselt ohne Mühe von einer Sprache in die andere: sei es Schwedisch oder Deutsch, sei es Englisch, Französisch, Spanisch – und sicher noch viel mehr. Lars Hamberger schreibt: „Egon Diczfalusy: a globetrotter in science".

Literatur

Diczfalusy E (1953) Chorionic gonadotrophin and oestrogens in the human placenta. Acta Endocrinol Suppl 12:1–175

Diczfalusy E (1956) Das Verhalten von Choriongonadotropin und Östrogenen in der menschlichen Placenta. 3. Symposion Dtsch Ges Endokrinologie. Springer, Heidelberg Berlin Göttingen S147–159

Gemzell GA, Diczfalusy E, Tillinger G (1958) Clinical effect of human pituitary follicle-stimulating hormone (FSH). Clin Endocrinol Metab 28:1333–1348

Diczfalusy E, Lauritzen C (1961) Östrogene beim Menschen. Springer, Berlin Göttingen Heidelberg

Diczfalusy E (1962) Endocrinology of the foetus. Acta Obstet Gynecol Scand Suppl 411:45–80

Dirscherl, Wilhelm

(26. 11. 1899 Nürnberg – 29. 7. 1982 Bonn)

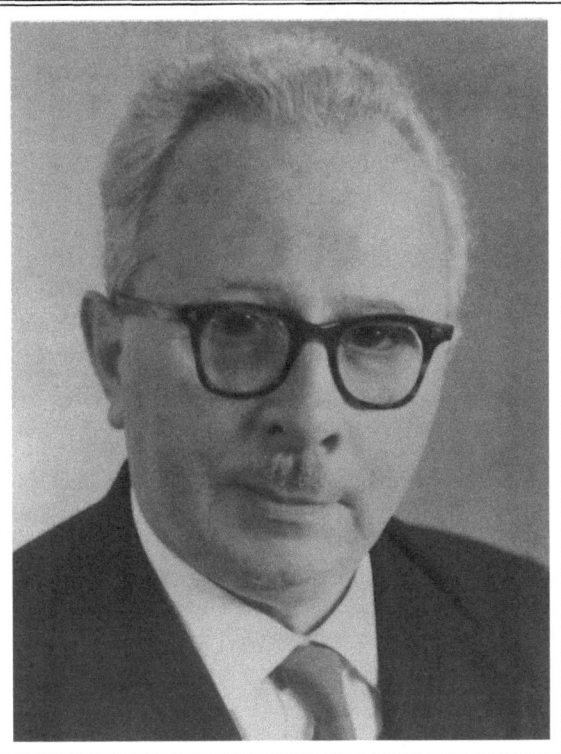

Dirscherl stammt aus einer oberfränkischen Beamtenfamilie. Erste Stadien seines Lebens waren die Oberrealschule in Nürnberg, Kriegsdienst und Gefangenschaft. Nach Kriegsende 1918 begann er sein Studium der Chemie an der Technischen Hochschule in München, welches er als Doktorand bei dem Nobelpreisträger für Chemie, Hans Fischer (1881–1945), mit der Promotion zum Dr. Ing. abschloß.

In Fischers Laboratorium kam Dirscherl erstmals mit der Chemie der Naturstoffe in praktische Berührung. Von 1925–1932 war er wissenschaftlicher Assistent bei Carl Freudenberg, zunächst an der Technischen Hochschule in Karlsruhe, dann am Heidelberger Chemischen Institut. Hier war es nicht nur die reine Chemie der Naturstoffe, mit der er sich beschäftigte: der für ihn bisher alleingültige chemische Aspekt begann sich zu einem physiologisch-chemischen hin zu wandeln. Dirscherl untersuchte den Einfluß der chemischen Konstitutionen eines Wirkstoffes auf seine biologische Wirksamkeit. Als einer der Ersten hat er dieses Problem am Modellfall des Insulin experimentell systematisch bearbeitet.

In dieser Zeit begann er mit dem Studium der Medizin. 1932 wurde er Privatdozent für Organische Chemie, machte sein medizinisches Staatsexamen und promovierte zum Dr. med. 1932–1935 war Dirscherl Leiter des wissenschaftlichen Laboratoriums der Firma C. F. Boehringer in Mannheim-Waldhof.

Hier wandte er sich einem weiteren Arbeitsgebiet der Wirkstofflehre zu, der Chemie und Biologie der Sexualhormone. 1936 kehrte er an die Universität zurück, erhielt die Venia legendi für Physiologische Chemie an dem von Kurt Felix geleiteten Institut für Vegetative Physiologie in Frankfurt/Main. 1940 wurde er beamteter Extraordinarius und Direktor des Phyisiologisch-Chemischen Instituts der Universität Bonn und im April 1946 planmäßiger Ordinarius. Mit seiner Antrittsvorlesung „Die Bedeutung der Fermente für Aufbau in der Natur" stellte er die Lehre von den Wirkstoffen als sein eigentliches Interessengebiet vor.

Der Titel des 1938 zum 1. Mal erschienenen Standardwerks, das er gemeinsam mit seinem Freund Robert Ammon verfaßt hatte, lautete *Fermente, Hormone, Vitamine und die Beziehung dieser Wirkstoffe zueinander*.

Robert Ammon wurde am 13. August 1902 in Berlin geboren. 1927 Promotion zum Dr. phil. in Berlin und 1932 zum Dr. med. in Rostock, 1935 Priv. Doz. für physiol. Chemie in Berlin, 1936 Breslau, 1939 Königsberg, dort von 1943–1945 Direktor des physiol.-chemischen Instituts. Nach dem Krieg arbeitete Ammon in der Industrie und wurde 1951 zum ersten Direktor des Phyisol.-Chemischen Instituts der Universität des Saarlandes in Homburg berufen. 1971 wurde er emeritiert.

Unter den Wirkstoffen waren es vor allem die Hormone, denen Dirscherl seine wissenschaftliche Aufmerksamkeit zuwandte. Zu seinem umfangreichen Arbeitsgebiet entwickelte sich die Chemie und Biologie der Steroidhormone. Als Beispiel sei die Isolierung von Dehydroepiandrosteron aus menschlichem Sperma erwähnt. Ihm gelang die Darstellung von Äquilenin aus Äquilin und die Darstellung von Progesteron und Cholesterin und die Entwicklung von Bestimmungsmethoden für Steroidhormone.

Dirscherl stellte sich mehr und mehr die Frage nach dem Wirkungsmechanismus von Hormonen:

Während wir über die Chemie und auch die Wirkung der Hormone im allgemeinen gut Bescheid wissen, ist über die Wirkungsweise bis vor wenigen Jahren kaum etwas bekannt gewesen. Über der glänzenden Arbeit der Chemiker hat man vielfach vergessen, die Fragen nach dem Wirkungsmechanismus zu stellen und zu bearbeiten.

So hat sich Dirscherl mit seinen Mitarbeitern in zahlreichen experimentellen Arbeiten zur Wirkung und Wirkungsweise von Steroidhormonen auf Stoffwechselvorgänge isolierte Enzyme und Enzymsysteme befaßt. Diese Arbeiten wurden ergänzt und erweitert durch experimentelle Studien über die Verteilung und den Metabolismus radioaktiver Steroidhormone im Säugetierorganismus.

Namhafte Endokrinologen begannen ihre Laufbahn bei Dirscherl.

In der Arbeitsgruppe Carl Oskar Mosebach (1919) wurde die Frage der anabolen, der eiweißbildenden Wirkung von Androgenen nachgegangen und in Vesikulardrüsen unreifer Ratten eine androgenabhängige Steigerung über DNA-Synthese nachgewiesen. In der Arbeitsgruppe Claus Otto (1926) wurden Untersuchungen zur Induktion von Enzymen durch Hormone durchgeführt. So konnte bereits 1964 gezeigt werden, daß Kortison die Glutamat-Pyruvat-Transaminase der Leber induziert. Ebenfalls in der Abteilung Mosebach beschäftigte man sich mit der Frage der Bindung von Steroiden an Rezeptorproteine und konnte eine selektive Bindung von 5-α-Dihydrotestosteron an ein Rezeptorprotein im Zellkern der Rattenprostata nachweisen.

Die Arbeitsgruppe um Herbert Schriefers führte vielseitige und umfangreiche physiologisch-chemische Untersuchungen über Steroide durch (s. bei *Schriefers*).

Zu den Schülern Dirscherls zählt auch Hans Ludwig Krüskemper (1925–1987) (s. Bild). Nach dem Medizinstudium in Göttingen folgte ein biochemisches Studium in Bonn und die internistische Fachausbildung bei Schoen in Göttingen. 1957 habilitierte sich Krüskemper wiederum in Bonn. Er arbeitete als Oberarzt in der Medizinischen Poliklinik und übernahm 1965 die Abteilung für klinische Endokri-

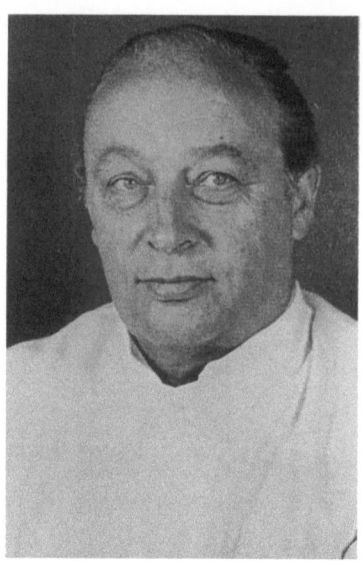

nologie der Medizinischen Hochschule Hannover. Hier befaßte er sich vorwiegend mit den anabolen Steroiden. Er wurde Berater bei Dopingproblemen des Deutschen Sportbundes, 1971/72 war er Präsident der DGE. Im Januar 1972 übernahm er das Ordinariat für Innere Medizin an der Universität Düsseldorf. Sein wissenschaftliches Interesse richtete sich schwerpunktmäßig auf die Schilddrüse. Er war einer der ersten, die das freie Thyroxin bestimmen konnten. Außerdem war er federführend in der Kommission zur Klassifikation der Schilddrüsenerkrankungen.

W. Dirscherl hat sich um die Deutsche Gesellschaft für Endokrinologie, deren Ehrenmitglied er war, sowie um die Gesellschaft für Biologische Chemie sehr verdient gemacht. Zahlreiche Mediziner, Chemiker und Biologen konnten in seinem Institut ihre Laufbahn beginnen. Dirscherl wurde 1980 emeritiert. Sein Nachfolger wurde Friedrich Ziliken.

Literatur

Thomas H (1990) Vortrag anläßlich des 50jährigen Jubiläums des physiologisch-chemischen Instituts der Universität Bonn im Oktober 1990

Ammon R, Dirscherl W (1938) Fermente, Hormone, Vitamine und die Beziehungen dieser Wirkstoffe zueinander. Thieme, Leipzig

Mosebach KO (1983) In memorian Prof. Dr. Ing. Dr. med. Wilhelm Dirscherl. Endokrinologie-Informationen 3:109–110

Staib W, Keck E (1987) Prof. Dr. med. Hans Ludwig Krüskemper gestorben. Endokrinologie-Informationen 6:214–215

Thomas H, Ammon R. (1982) In memorian Prof. Dr. Ing., Dr. med. Wilhelm Dirscherl. Arzneimittelforsch Drug res 32:1502–1503

Djerassi, Carl

(geb. 29. 10. 1923 in Wien)

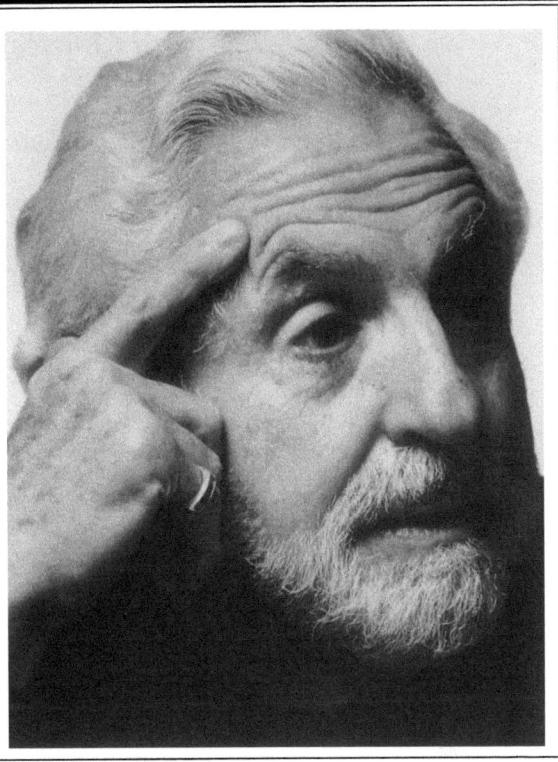

Djerassi hat sein Leben ausführlich in seiner Autobiographie *The pill, Pygmy Chimps and Degas horse* beschrieben: „Both my parents were jewish – my mother arrogantly Ashkenazi, my father aggressively Sephardic." Seine Kindheit verbrachte er in Wien. Nach dem Einmarsch der Nazis 1938 ging er mit seinen Eltern nach Sofia und im Dezember 1939 nach Amerika. Djerassi wurde Chemiker.

1949 wurde er nach Mexiko geschickt, um dort die Laborsynthese von Kortison aus Yamswurzel Diosgenin zu leiten. Bei diesen Untersuchungen gelang die Aromatisierung des Testosteronrings in den aromatischen Ring A von Östradiol. Bei dem Versuch, den gleichen Prozeß auch bei Progesteron anzuwenden, resultierte die Synthese des aromatischen Analogs Progesteron. Weiterhin wurde 19-Nor-Progesteron synthetisiert, welches eine wesentlich höhere biologische Wirksamkeit zeigte als Progesteron. Im Oktober 1951 gelang es dann dem mexikanischen Chemiestudenten Luis Miramontes 19-Nor-17-α-Ethinyltestosteron zu synthetisieren, das unter dem Namen Norethisteron oder Norethindron bekannt wurde. Die klinische Austestung erfolgte durch Roy Hertz, Alexander Lipschütz, Gregory Pincus, Robert Greenblatt und Edward Tyler.

Pincus erwähnt Djerassi in seinem 1965 erschienenen Buch Control of Fertility nicht.

Die erste Beobachtung, daß eine oral wirksame Gestagensubstanz isoliert werden konnte, wurde von Inhoffen bei Schering in Berlin durch die Synthese des 17-α-Ethinyltestosteron erbracht. 1944 hatte Maximilian Ehrenstein 19-Nor-Progesteron aus Strophentidin synthetisiert (s. bei Inhoffen und bei Ehrenstein).

Djerassi hat neben der genannten Autobiographie die Romane *Cantors Dilemma* und *Der Futurist und andere Geschichten* geschrieben.

Literatur

Djerassi C (1981) The politics of contraception. Freeman, San Francisco
Djerassi C (1991) Von Hexley's Vision zur Pille von morgen (Vortrag 1. Juni 1991 in München). Gyne 3:240–241
Djerassi C (1992) The pill, pygmy chimps, and Degas' horse. Harper Collins, New York
Djerassi C (1991) Cantors Dilemma. Haffmanns, Zürich
Djerasse C (1991) Der Futurist und andere Geschichten. Haffmanns, Zürich

Dodds, Sir Edward Charles

(13. 10. 1899 Liverpool – 16. 12. 1973 London)

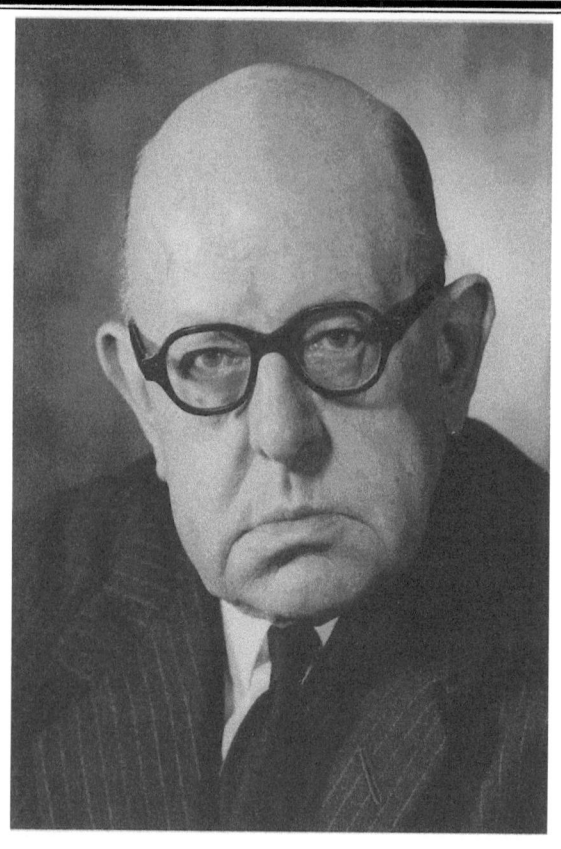

Dodds verbrachte seine Jugend erst in Darlington und ab 1910 in London. 1916 begann er seine Ausbildung an der Medical School of Middlesex Hospital. 1917 wurde er zum Militärdienst einberufen. 1919 wurde er Assistent bei Dr. Swale Vincent in Physiologie und 1920 bei E. L. Kennaway am Bland Sutton Institute for Pathology. 1925 wurde Dodds im Alter von 25 Jahren der erste Direktor des New Institute of Biochemistry und blieb dies bis zu seinem 65. Lebensjahr. 1964 wurde er in den Adelsstand erhoben.

Zusammen mit F. Dickens befaßte er sich mit Insulinstudien. 1923 begann er mit der Reinigung von Ovarial- und Plazentaextrakten. Es wurde ein Assay zur Bestimmung östrogener Aktivität entwickelt.

Dodds sagte in seinem Vortrag zu Walter Schoellers 80. Geburtstag:

1933 zeichnete sich eine neue Entwicklung ab, als in meinem Laboratorium entdeckt wurde, daß es möglich ist, synthetische Analoge des Östrus-Hormon herzustellen. In unserer 1933 erschienenen Veröffentlichung konnten wir zeigen, daß es mit einem einfachen Stilbenderivat möglich war, bei geeigneten Tieren durch Injektion einen Östrus hervorzurufen. . . . 1938 gelang es mir, zusammen mit Sir Robert Robertson, die hochwirksamen Verbindungen Stilböstrol, Hexöstrol und Dinöstrol darzustellen.

Es bestand ein enger Kontakt zu Walter Schoeller und dessen Arbeitsgruppe bei Schering in Berlin, die Dodds Arbeiten wesentlich unterstützten. Dodds ist der Entdecker der nichtsteroidalen Östrogene. Stilben-Derivate wurden viele Jahre lang – vor allen in den USA – als Östrogentherapeutika eingesetzt. Diethylstilböstrol diente zur Abortbehandlung und zur Therapie klimakterischer Beschwerden. Die Einnahme während der Schwangerschaft führte bei den Mädchen, die aus diesen Schwangerschaften hervorgingen, in der Pubertät zu Karzinomen der Vagina. In Deutschland stand man den Stilbenen erheblich reservierter gegenüber (s. bei Kaufmann und bei Zander). Strukturelle Ähnlichkeiten mit den Stilbenen haben die Triphenyläthylenderivate Clomiphen und Tamoxifen.

Literatur

Allan H, Dodds CE, Dickens F (1930) Observation on the standardization of the water-soluble oestrus-producing hormone. J Physiol 68:348–362

Dodds H, Goldberg L, Lawson W, Robinson R (1938) Oestrogenic activity of certain synthetic compounds. Nature 141:247–248

Dodds H (1960) Vortrag zum 80. Geburtstag von Prof. Dr. Walter Schoeller, 17. November 1960. Schering, Berlin

Medvei VC (1982) A history of endocrinology. MTP Press, Lancaster

Döderlein, Albert

(5. 7. 1860 Augsburg – 10. 12. 1942 Erlangen)

Döderlein wurde als Sohn des Regimentsarztes Gustav Döderlein und seiner Frau Natalie, geb. Casella, einer Italienerin aus Como, geboren. Sein Großvater Ludwig von Döderlein war Philologe in Erlangen, sein Urgroßvater, ein Freund Schillers und Goethes, Theologieprofessor in Jena. Albert Döderlein besuchte das St. Anna-Gymansium in Augsburg. Er studierte in Erlangen und Leipzig und machte 1894 sein Staatsexamen. Seine geburtshilflich-gynäkologische Ausbildung erhielt er bei Erwin Zweifel zunächst in Erlangen, später in Leipzig. Er habilitierte sich mit der Arbeit *Spaltpilze in den Lochien des Uterus und der Vagina gesunder und kranker Wöchnerinnen*. 1897 folgte er einem Ruf nach Groningen. Königin Wilhelmina verlieh ihm die Würde des Doctor artis obstetricae; im gleichen Jahr erhielt er einen Ruf nach Tübingen. 1907 wurde er Nachfolger von v. Winckel (1837–1911) in München, bei dem er 1884 Examen gemacht hatte. In seine Amtszeit fällt der Neubau der Münchner Frauenklinik, die 1916 eröffnet wurde. 1937 wurde Döderlein emeritiert.

Im Zentrum seiner wissenschaftlichen Tätigkeit standen die entzündlichen Erkrankungen. Er arbeitete über das Scheidensekret und entdeckte hierbei die nach ihm benannten Döderlein-Stäbchen, die Milchsäurebakterien (Bacterius acidophilus). Er erbrachte den Nachweis, daß die natürliche Scheidenbesiedlung ein Schutz vor Infektionen ist. Er brachte Streptokokken in die Scheide einer gesunden Frau, und bereits nach 3 Tagen konnten keine Fremdkeime mehr im Abstrich nachgewiesen werden. Die Milchsäure produzierenden Laktobazillen erzeugten ein pH von 3,8–4,0 des Vaginalsekrets, in dem keine pathogenen Keime anwachsen konnten.

Döderlein war ein begeisterter Jäger, kunstbegeistert und musikalisch begabt. Sein Sohn Gustav (1893–1980) ebenfalls Gynäkologe, war seit 1945 Direktor der Universitäts-Frauenklinik in Jena.

Literatur

Döderlein A (1892) Das Scheidensekret und seine Bedeutung für das Puerperalfieber. Georgi, Leipzig

Englisch W (Hrsg) 1993 In memoriam Albert Döderlein. Springer, Berlin Heidelberg New York Tokyo

Zander J, Zimmer F (1987) Die Bayrische Gesellschaft für Geburtshilfe und Frauenheilkunde. Urban & Schwarzenberg, München

Holzmann K (1983) Abschied von der Maistraße. Geburtshilfe Frauenheilkd 43:123–126

Döring, Gerhard

(18. 6. 1920 Schleiz/Thüringen –
3. 8. 1992 Seefeld/Tirol)

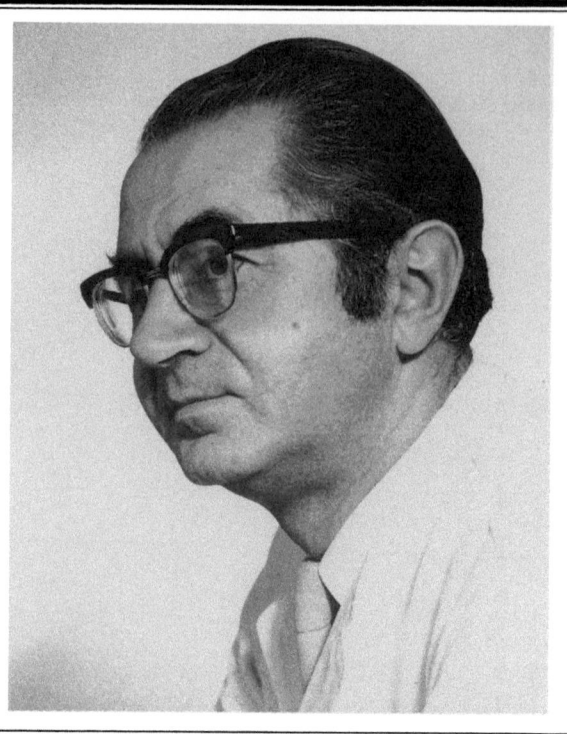

Döring machte sein Abitur 1938, mußte zum Arbeitsdienst und war dann Soldat im Kriegseinsatz. 1941 wurde er zum Medizinstudium in Göttingen beurlaubt. Er war Doktorand bei Herman Rein am Physiologischen Institut. 1945 erhielt er die Notapprobation und holte 1946 nach Kriegsende die reguläre ärztliche Prüfung nach. Bis 1948 war er Assistent am Physiologischen Institut in Göttingen, anschließend ging er an die Universitäts-Frauenklinik in Münster zu Werner Bickenbach. Neben der geburtshilflichen und gynäkologischen Ausbildung beschäftigte er sich zu dieser Zeit bereits mit Fragen der Zyklusphysiologie. Im Oktober 1950 folgte er Bickenbach an die Universitäts-Frauenklinik Tübingen. Dort habilitierte er sich 1953 über das Thema *Die extragenitalen zyklischen Veränderungen im Organismus der gesunden Frau.*

Döring gehört mit zu den Gründungsmitgliedern der Deutschen Gesellschaft für Endokrinologie. 1954 wechselte er als Oberarzt mit Bickenbach an die I. Universitäts-Frauenklinik in München. Von 1965 bis 1985 war er Chefarzt der geburtshilflich-gynäkologischen Abteilung im Städtischen Krankenhaus München-Harlaching.

Döring führte Untersuchungen über wechselnde Funktionen im Menstruationszyklus durch; so z.B. über die Veränderungen der Atmung, der Pupillenweite, der Pulsfrequenz, des Brustvolumens, das Verhalten der Reaktionszeit im Zyklus sowie über psychische Schwankungen und periodisch wiederkehrende Veränderungen der Gleichgewichtsregulation. Besonders hervorzuheben sind jedoch seine Erfahrungen zur Bestimmung der fruchtbaren und unfruchtbaren Tage der Frau mit Hilfe der Körpertemperatur. Die erste Monographie erschien bereits 1954. 1967 konnte er die Auswertung eines der größten Kollektive vorlegen. Zum Teil lagen Temperaturkurven über einen Zeitraum von 20 Jahren von Frauen vor, die die Temperaturmethode zur Empfängnisverhütung benutzt hatten. Die Zuverlässigkeit der Methode wurde mit einem Pearl-Index von 0,8 angegeben.

Der Pearl-Index wurde 1932 in der Litertur eingeführt zur Erfolgsbeurteilung von kontrazeptiven Methoden. Raymond Pearl untersuchte den Einfluß kontrazeptiver Praktiken auf die Geburtenrate. Der Pearl-Index ist die Schwangerschaftsrate, bezogen auf 100 Frauenjahre, während derer die Möglichkeit besteht, schwanger zu werden.

In einer 1950 erschienenen Arbeit von Döring wurde erstmals die Regel angegeben, wie man mit Hilfe des Verlaufs der Morgentemperatur nicht nur den Beginn der postovulatorischen unfruchtbaren Phase feststellen kann, sondern auch das Ende der postmenstruellen unfruchbaren Phase, die Döring-Regel.

Weiter ist eine viel zitierte Untersuchung über die relative Häufigkeit des anovulatorischen Zyklus im

Leben der Frau zu erwähnen (1963). Sein Büchlein *Empfängnisverhütung – ein Leitfaden für Ärzte und Studenten* erschien zum ersten Mal 1966 und liegt jetzt in der 12. Auflage vor.

Einige weitere Wissenschaftler sind zu nennen, die sich mit der Temperturmethode befaßt haben.

Theodor Hendrik van de Velde, geb. 12. Februar 1872 in Leuwarden, Holland, Direktor der Frauenklinik in Haarlem, schrieb 1926 sein berühmtes Buch „*Die vollkommene Ehe*". Darin heißt es: *Dessen bin ich gewiß, dem Temperturanstieg geht nicht nur die beginnende Funktion des Corpus luteum voran, sondern der Anstieg wird von dieser Funktion auch verursacht.*

Heinrich Gesenius, 10. März 1898 in Berlin geboren, Leiter der Frauenabteilung am Martin Luther Krankenhaus in Berlin, veröffentlichte 1959 die Monographie *Empfängnisverhütung*. Neben der Geschichte der Kontrazeption werden die Einstellung der Kirchen und Juristen sowie Bevölkerungsprobleme und die seinerzeit bekannten Verhütungsverfahren unter medizinischen Aspekten so eindrucksvoll beschrieben, daß auch heute noch die allgemeine und die medizinische Problematik lebendig werden.

Die häufig zitierte Publikation von **C. G. Hartmann** *Science and the safe period* erschien erst 1962. J. Ferin an der katholischen Universität in Loewen schrieb 1947 *La periode stérile prémenstruelle commence 48 heures après le debut du plateau hyperthermique*. R. F. Vollman stellte seine 1940 begonnenen Zyklusanalysen in *The Menstrual Cycle* 1977 zusammen (s. bei Vollmann).

Der britische Geistliche **Thomas Robert Malthus** (1766–1834) (s. Bild) hatte bereits den Zusammenhang zwischen Bevölkerungswachstum und Empfängnisverhütung erkannt. Er wurde 1766 als Sohn eines wohlhabenden Juristen geboren. 1784 begann er sein breitangelegtes Studium am Jesus College in Cambridge. Nach dem Examen 1788 erhielt er eine Stelle als Hilfsgeistlicher in der Grafschaft Surrey, und 1798 erschien seine Schrift *An Essay on the Principle of Population*. Er legte dar, daß die Bevölkerung in geometrischer Progression wächst. Bei ungebremster Vermehrung würde sich die Menschheit etwa alle 25 Jahre verdoppeln. Die Nahrungsmittelproduktion steige dagegen nur in arithmetischer Progression. Hungerkatastrophen und Epidemien würden die Bevölkerung immer wieder der Nahrungsmittelproduktion anpassen („positive Checks"), aber vor allem die Ärmeren betreffen. Präventive Checks wie sexuelle Enthaltsamkeit und späte Heirat könnten in den besseren Kreisen die Zahl der Kinder begrenzen. Malthus selbst heiratete erst mit 38 Jahren. Empfängnisverhütung lehnte er streng ab.

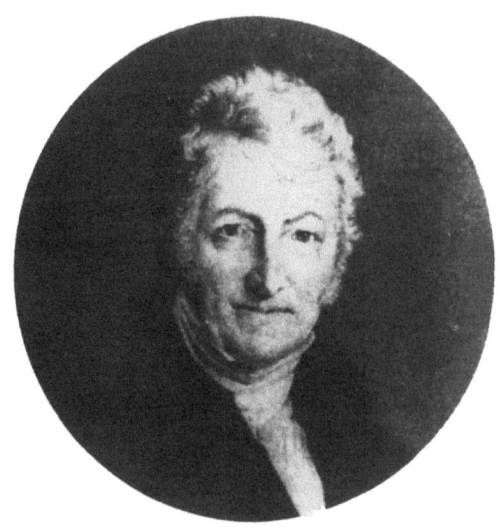

Quellen und Literatur

Döring G (1948) Über rhythmische Schwankungen von Atmung und Körpertemperatur im Menstruationszyklus. Pflügers Archiv 250:694

Döring G (1949a) Über die Bestimmung des Ovulationstermines mit Hilfe der rhythmischen Schwankungen von Atmung und Körpertemperatur. Klin Wochenschr 27:309

Döring G (1949b) Temperaturmessung als einfaches Hilfsmittel zur Zyklusanalyse. Geurtshilfe Frauenheilkde 9:757

Döring G, et al. (1949c) Weitere Untersuchungen über die Wirkung der Sexualhormone auf die Atmung. Pflügers Archiv 252:292

Döring G (1950) Ein Beitrag zur Frage der periodischen Fruchtbarkeit der Frau auf Grund von Erfahrungen mit der Zyklusanalyse mit Hilfe der Temperaturmessung. Geburtshilfe Frauenheilkde 10:515

Döring G (1954) Die Bestimmung der fruchtbaren und unfruchtbaren Tage der Frau mit Hilfe der Körpertemperatur Thieme, Stuttgart. (Titel seit 1982 „Die Temperaturmethode zur Empfängnisverhütung", 10. Aufl. 1989)

Döring G (1963) Über die relative Häufigkeit des anovulatorischen Zyklus im Leben der Frau. Arch Gynäkol 199:115

Döring G (1966) Empfängnisverhütung, Thieme, Stuttgart. (12. Aufl. 1990)

Döring G (Redaktion) (1988) Natürliche Methode der Familienplanung, Modellprojekt zur wissenschaftlichen Überprüfung und kontrollierten Vermittlung. Kohlhammer, Stuttgart. (Schriftenreihe des Bundesministers für Jugend, Familie, Frauen und Gesundheit, Bd 239)

Döring G, Bickenbach W (1959) Die Sterilität der Frau. Thieme, Stuttgart

Döring G, Hellbrügge T (1990) Das Kind von Null bis 6. Moderne, 7. Aufl. Verlagsgesellschaft, München

Döring G, Hoßfeld (1972) Die Fortpflanzung des Menschen. Urban & Schwarzenberg. (2. Aufl. 1976)

Gesenius H (1959) Empfängnisverhütung. Urban & Schwarzenberg, München

Hartmann CG (1962) Science and the safe period. A compendium of human reproduction. Williams & Wilkens, Baltimore

Malthus TR (1993) An assay on the prinicple of population. (Faksimile der Erstausgabe von 1798). Wirtschaft und Finanzen, Düsseldorf

Pearl R (1932) Contraception and fertility in 2000 women. Hum Biol 4:363

Vollman RF (1977) The menstrual cycle, vol 7: Major problems in obstetrics and gynecology. Saunders, Philadelphia

Dörner, Gerd Günter

(geb. 13. 7. 1929 in Hindenburg/Schlesien)

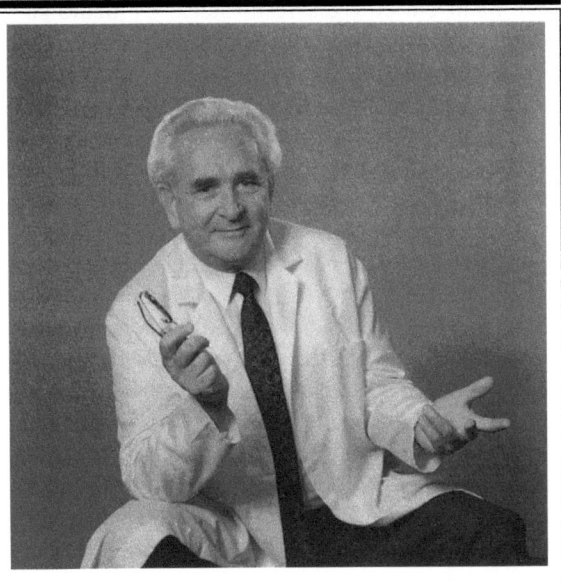

Dörner machte sein Abitur in Halberstadt und studierte von 1948–1953 Medizin an der Humboldt-Universtität in Berlin. Nach dem Staatsexamen und der Promotion praktizierte Dörner in der Inneren Medizin der Charité, war Assistent in Gynäkologie und Geburtshilfe in Fürstenberg/Oder und in der Pathologie in Berlin-Buch. 1957 ging er an das Institut für Experimentelle Endokrinologie der Humboldt-Universität zu Walter Hohlweg. 1960 habilitierte er sich.

Er schreibt über sich: „Ich habe 1953 bei Hohlweg – unmittelbar nach meinem Staatsexamen – über die Desensibilisierung des Hypothalamus-Hypophysen-Systems gegenüber Östrogenen promoviert. Ich arbeitete dann 3 Jahre in Kliniken, und zwar überwiegend in der Gynäkologie und Geburtshilfe, und anschließend 1 Jahr in der Pathologie. 1957 kehrte ich an das Institut für experimentelle Endokrinologie zurück, wo ich mich 1960 über den Wirkungsmechanismus des Stilböstroldiphosphats beim Prostatakarzinom habilitierte, und erhielt bereits 1960 die Dozentur für Endokrinologie.

Mitte August 1961 hielt ich einen Vortrag beim Internationalen Biochemiker-Kongreß in Moskau. Dort erfuhren wir durch die englischsprachige Presse, daß in Berlin eine Mauer gebaut wurde. Dieses war für mich besonders belastend, da ich mich nach dem Rückflug mit meiner Frau und meinen Eltern unmittelbar in Westberlin treffen wollte, um die DDR zu verlassen. Unsere Koffer standen bereits bei Verwandten in Westberlin. Dies war nun nicht mehr möglich, und wir waren gezwungen zu versuchen, in den nächsten Jahren und Jahrzehnten das Beste aus der schwierigen Situation zu machen.

Hohlweg konnte als Österreicher legal die Ausreise aus der DDR beantragen, was er auch tat, da er anderenfalls das Studium seiner Kinder in Westdeutschland nicht hätte weiter finanzieren können. Demzufolge wurde ich bereits 1962 kommissarischer Direktor des Instituts und erhielt 1964 die Professur für Endokrinologie.

Das Institut war in dem 1836 von Schinkel-Schülern errichteten ältesten Charitégebäude untergebracht. Es bestand aus einem biologischen und einem chemischen Laboratorium. Der bauliche Zustand war miserabel. Mitte der 60er Jahre gelang es uns, das Gebäude unter Denkmalschutz zu stellen und total renovieren zu lassen. Es wurden 2 weitere Abteilungen, nämlich ein neuroendokrinologisches und ein immunologisches Laboratorium eingerichtet. Außerdem übernahm ich die Leitung einer endokrinologischen Arbeitsgemeinschaft an der Charité, an der Mitarbeiter verschiedener Kliniken und Institute der Charité beteiligt waren. Sie war von dem Diabetologen G. Mohnike gegründet worden.

So wurde die Endokrinologie zu einem interdisziplinären Forschungsschwerpunkt der Charité. Unser Institut zeichnete sich ebenfalls wie die vorgenannte Arbeitsgemeinschaft dadurch aus, daß beiden über Jahrzehnte kein einziger „Genosse" (Mitglied der SED) angehörte. Darauf wurde bewußt geachtet. Ähnliches geschah übrigens auch in der Leopoldina, die mich 1976 als Mitglied aufnahm. Diese Tatsache wurde dem Institut wiederholt offiziell vorgeworfen und führte dazu, daß wir in der technischen Ausstattung von der staatlichen Leitung äußerst kurz gehalten wurden. Über viele Jahre bekamen wir kein einziges Importgerät und über Jahrzehnte nicht ein einziges Testbesteck. Demzufolge mußten wir sämtliche Antiseren für radioimmunologische Hormonbestimmungen selbst herstellen. Hierbei haben sich vor allem Dr. W. Rohde und Dr. F. Stahl sehr verdient gemacht.

In der Forschung wurden Nischen gesucht, die auch ohne großen technologischen Aufwand Erfolg versprachen. Neben der Neuentwicklung von Hormonpräparaten und der Verbesserung der Hormonanalytik beschäftigten wir uns vor allem mit Themen der hormon- und neurotransmitterabhängigen Gehirnentwicklung, der funktionellen Teratologie und einer neuroendokrinen Prophylaxe. Die umfangreichen tierexperimentellen Arbeiten, die jeweils durch ethisch vertretbare klinische Untersuchungen ergänzt wurden, waren erfolgreich und fanden internationale Anerkennung. Der Lohn hierfür war die Einladung (mit Kostenübernahme) zu zahlreichen internationalen Kongressen.

Der Zusammenbruch der DDR in die Einheit Deutschlands wurde von uns sehr begrüßt und es wurden viele Freudestränen vergossen. Leider blieben aber auch unvorhergesehene Enttäuschungen nicht aus. Die größte war die Erfahrung, daß einer der 4 Laborleiter unseres Instituts viele Jahre lang inoffizieller Mitarbeiter der Stasi war. Besonders bedrückend war sein Verhalten nach der Wende. Als ich schließlich erfuhr, daß ein weiterer mit mir befreundeter Professor der Charité wegen Stasimitarbeit fristlos entlassen werden mußte, bekam ich während der Fakultätssitzung im Juli 1991 einen Herzinfarkt, von dem ich mich inzwischen nach einer Koronarangioplastik ganz gut erholt habe.

Es gab auch einige unangenehme Überraschungen aus den alten Bundesländern. So schrieb F. Pfäfflein aus Hamburg in der Zeitschrift für Sexualforschung „Dörner war das naturwissenschaftliche Sprachrohr der SED", und V. Sigusch aus Frankfurt sprach öffentlich von den „verbrecherischen Aktivitäten" des Herrn Dörner, der als Propagandist des untergegangenen SED-Regimes in die Welt geschickt worden sei. Schlimmer geht es wohl kaum! Der Justitiar der Charité ist dabei, eine Privatklage einzureichen. Vor kurzem habe ich als jahrzehntelang Observierter Einsichtnahme in meine Stasiakte beantragt. Vielleicht gibt es neue Überraschungen.

Trotz aller Probleme bin ich optimistisch. Die technische Ausstattung des Institutes konnte seit der Wende bereits entscheidend verbessert werden."

Dörners Interesse galt der Neuroendokrinologie, den Wechselwirkungen zwischen zentralem Nervensystem und Geschlechtsorganen. Wichtige Erkenntnisse zur physiologischen und pathogenen Wirkung von Neurotransmittern und damit verbundener möglicher Teratogenität und ihre Auswirkungen auf Reproduktion, Stoffwechsel und Immunität wurden gewonnen. Dörner konnte zeigen, daß abnormale Hormonkonzentrationen während der Entwicklung als endogene Teratogene wirken können, die zu permanenten Fehlfunktionen führen. Hieraus ergaben sich auch praktische Nutzanwendungen für die Prävention und Therapie von Sexualstörungen. Beziehungen zur psychosozialen Umwelt wurden aufgehellt.

Dörner entwickelte die Konzeption, daß Deviationen des Sexualverhaltens und Veränderungen der Keimdrüsenfunktion, wie z.B. die angeborene Hypo-, Bi- und Homosexualität, das Stein-Leventhal-Syndrom und der idiopathische Eunuchoidismus, auf sexualhormonabhängige Differenzierungsstörungen des Zwischenhirns beruhen können und prophylaktisch beeinflußbar sein müßten.

Literatur

Dörner G (ed) (1974) Endocrinology of sex, differentiation and neuroendocrine regulation in hypothalamus-hypophysial-gonadal system. Barth, Leipzig

Dörner G (1989) Hormon-dependent brain development and neuroendocrine prophylaxis. Exp Clin Endocrinol 94:4–22

Dörner G, Poppe I, Stahl F, Kölzsch J, Uebelhack R (1991) Gene- and environment-dependent neuroendocrine etiogenesis of homosexuality and transsexualism. Exp Clin Endocrinol 98:141–150

Dörner G (1992) Sexualhormonabhängige Gehirndifferenzierung und Sexualität. G. Fischer, Jena

Hinz G (1992) Zur Geschichte des Instituts für Experimentelle Endokrinologie (1951–1989), zugleich ein Beitrag zur Geschichte der Charité-Frauenklinik. Selbstverlag, Berlin

Doisy, Edward A.

(13. 11. 1893 Hume/Il – 23. 10. 1986 Saint Louis)

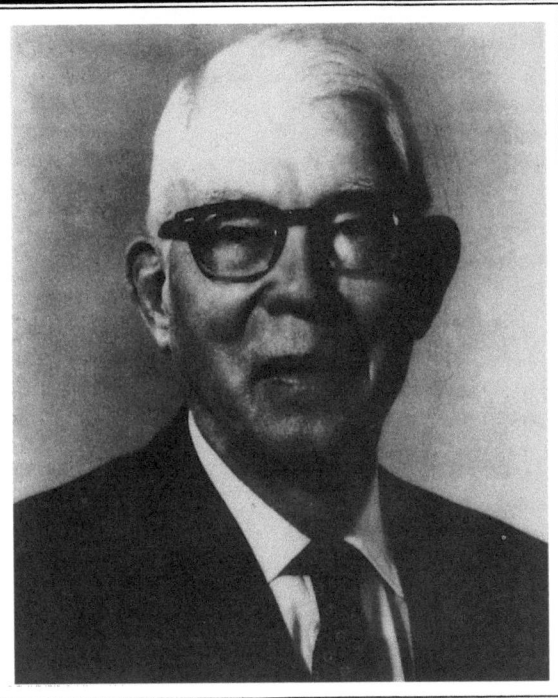

Doisy ist vor allem bekannt für seine Isolierung von Östron (Theelin) 1929 und von Östradiol. Für die Darstellung von Vitamin K 1939 erhielt er 1943 den Nobelpreis für Physiologie und Medizin, zusammen mit Henrik Dam aus Kopenhagen.

Die ersten 16 Jahre lebte Doisy in Hume/Il, einem Dorf von ca. 500 Einwohnern. In seiner Autobiographie beschreibt er sein Leben dort und vor allem den Einfluß seiner Mutter.

My first 16 years after my birth in a village of about 500 inhabitants were especially formative. My mother insisted that work could be fun, so I sold garden produce and milk, delivered newspapers, and during the harvest season worked on a farm while a neighbor boy was hired to deliver the newspaper.

Sein Baccalaureat und seinen Master's degree erhielt er von der Universität of Illinois und seinen Doktor 1920 von Harvard. Dort arbeitete er bei dem bekannten Chemiker Otto Folin.

Während des 1. Weltkrieges wurde er trotz seines Protests in eine Forschungsstelle, zunächst ans Rockefeller Institute for Medical Research und dann ans Walter Reed Hospital eingewiesen. 1919 holte ihn P. A. Shaffer an das Department of Biochemistry an der Washington University, School of Medicine, in Saint Louis. Kurz darauf bekam er durch den Dekan Hanau Loeb ein Professur in Biochemie. Doisy fand es bemerkenswert, daß einem Protestanten eine Professur von einem jüdischen Dekan an einer jesuitischen Medical School angeboten wurde. 1923 ging er nach Saint Louis und blieb dort bis zu seiner Emeritierung (1965) Chairman des Department of Biochemistry.

Zusammen mit dem Anatom Edgar Allen wies Doisy östrogene Aktivität im Follikelsaft von Schweinen und 1924 auch in menschlichen Plazenten nach. In Saint Louis setzte er seine Untersuchungen der Östrogene, die er mit Edgar Allen begonnen hatte, fort. Nachdem es nicht gelang, den fraglichen Faktor aus Ovarien zu isolieren, extrahierte Doisy Urin schwangerer Frauen und erhielt bald reine Östronkristalle. Mit seinen Mitarbeitern C.D. Veler und Sidney A. Thayer berichtet er hierüber auf dem 13. International Physiological Congress in Boston. Einige dieser Kristalle sind heute noch in der Bibliothek zu besichtigen.

Der biologische Test zum Östrogennachweis, nach Allan und Doisy benannt, beruht auf dem Nachweis von Hornschollen im Vaginalepithel nach Östrogeneinfluß. Eine Ratteneinheit wird folgendermaßen definiert: „A rat unit is the minimal quantity which will induce full oestrus growth in the genital tract of a spayed adult rat 48 hours after the first of three 1cc. injections given at intervals of 4 to 6 hours." (Allen u. Doisy 1924) (s. auch bei Allen).

Bei der 1. WHO-Konferenz 1932 in London wird unter der Leitung von Sir Henry Dale durch Butenandt, Doisy, Laqeur, Marrian und Parkes als internationale Einheit die östrogene Wirkung von 0,1 Gamma-Östron, gemessen am Auftreten von Schollen im Vaginalabstrich einer geschlechtsreifen kastrierten Ratte festgelegt.

Edward Doisy ist an der Saint Louis University eine Legende. Das Department of Biochemistry trägt seit 1965 seinen Namen. Im selben Jahr bekam the Chair in Biochemistry in Erinnerung an Doisys erste Frau den Namen, „Alice A. Doisy Professor". 1968 erhielt der Forschungsflügel der School of Medicine die Bezeichnung „Doisy Hall". „In spite of the ups and downs, I suspect that only a few scientists have enjoyed their work as much as I." (Doisy 1976).

Literatur

Allen EA, Doisy EA (1923) An ovarian hormon, preliminaty report on its localisation, extraction and partial purification and action in test-animals. JAMA 81:819–821

Allen E, Doisy EA (1924) The induction of a sexually mature condition in immature females by injection of the ovarian follicular hormone. Am J Physiol 69:577–588

Allen EA, Pratt JP, Doisy EA (1925) The ovarian follicular hormone, its distribution in human genital tissues JAMA 85:399–404

Doisy EA (1933) International standard for the ovarian follicular hormone. Science 77:345

Doisy EA (1976) An Autobiography. Ann Rev Biochem 45:1

Fitch CD (1988) In Memoriam, Edward A. Doisy, Ph.D. J. Clin Endocrinol Metab 66:1094–1095

Donini, Pietro

(born 9. 10. 1910 in Fermignano/Pesaro)

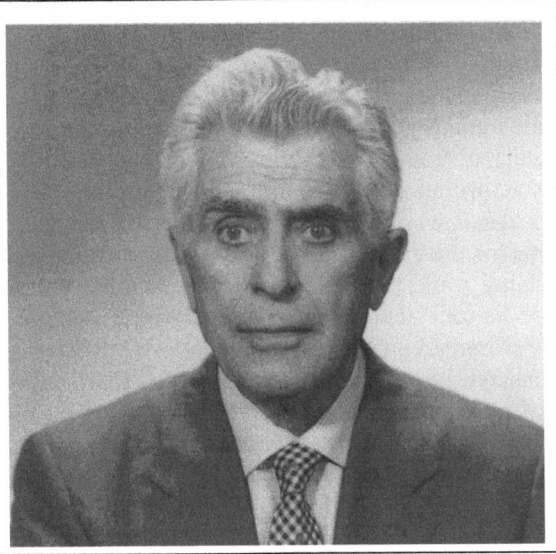

In the lecture Donini held when he was awarded the Axel Munthe Award, he talked about his life as follows:

I attended the Leceo Mamiani School in Pesaro, where I took my "A-levels" in 1928. I obtained a degree in chemistry at the University of Bologna and graduated in pharmacy from the University of Urbino (1932–1933). In June 1935 I took up employment in the research laboratories of the Serono Pharmacological Institute.

During the second World War, I was mainly involved in elaborating extraction and purification methods for insulin from ovine and pig pancreas a hormone of which there was a shortage in Italy due to the interrupted supply of American insulin. In 1948 I started to devote myself to human gonadotropins, first of all to chorionic gonadotropin (hCG) extraced from human pregnancy urine and immediately afterwards, as a lucky intuition, to the follicle-stimulating (hFSH) and luteinizing gonadotropins (hLH), which are normal components of male and female urine and of menopausal urine (hMG or human menopausal gonadotropin). It should be remembered that at the end of the 1940s there was a FSH of animal origin (PMSG or pregnant mare serum gonadotropin) used for the therapy of female and male sterility. This hormone is heterologous for the human species and therefore antigenic and with poor therapeutic effect.

I think that the best way to give an idea of my person and my research philosophy could be via the history of what I have done in the field of human urinary gonadotropins. I believe that a man devoted to research should have certain features like a good background, of course, and then scientific curiosity, imagination and finally perseverance; often it is necessary to follow what Galileo wrote: "trying and trying again".

Many people asked me when, why and how I made the first preparation of our hMG, for which I used the trademark Pergonal (per gonadi, in Italian; in favour of gonads, in English). Almost immediately after the end of the second World War, in 1947, I entered the field of gonadotropic hormones and I worked on the purification of hCG from human pregnancy uring. I remember that in the library of Serone Institute I read an interesting paper published by Katzman and Doisy on the use of permutit for the purification of hCG; immediately I checked this method and obtained excellent results similar to those published by the authors.

During the summer holidays I was with my wife on the beach of Pesaro, a town on the Adriatic sea. I remember telling her it would be interesting to try the purification of hMG by using the chromatography on the permutit column as I did before for the purification of hCG.

At that time I was aware that for the therapy of human infertility due to the absolute or relative deficiency of gonadotropic hormones (FSH and LH secreted from the pituitary gland) only PMSG was available, a medication which had been used with very poor results to induce the ripening of human follicles.

These disappointing results were later explained by the discovery of the species specifity of gonadotropins, such as that demonstrated for the human growth hormone and of the formation of neutralizing antibodies raised in women when an animal, and therefore herologous gonadotropin such as PMSG, was used.

Before 1950 very few papers had been published on the human gonadotropins, either from human pituitary of from urine. I should point out that in Italy, according to an Italian law, valid until a few years ago, it was forbidden to use autoptic human organs for the extractions of whatever hormone or substance could be used for therapy. Another fact had to be considered; namely the very poor availability of human pituitaries, and therefore I decided to consider the possibility of extraction of hFSH and hLH from menopausal urine, which was known to be a relatively rich source of these hormones.

In September 1947, as soon as I returned to the laboratory after the holidays, I immediately tried chromatography of menopausal urine through a permutit column. These first experiments were unsuccessful for technical reasons and therefore I changed my strategy and tried to absorb the hormones from menopausal urine with benzoic acid as I had done before for the purification of hCG. Unfortunately, this method also gave very poor results and therefore I changed the experimental conditions to kaolin as absorbing material instead of the benzoic acid used.

One could ask how it was possible to know whether one method of extraction was better than another: 38 years ago only the bioassay was available for determining the biological activity of a gonadotropic extract, i.e. injection of this very crude preparation into immature mice for 3 days and on the fourth day autopsy and determination of the uterine and ovarian weight increase in comparison to the control animals injected with saline. Even now I remember the emotion and happiness when my coworker R. Montezemolo and I did the first autopsy on the animals treated with the first gonadotropic extract obtained by kaolin absorption. This was the first step of extraction of hMG, but the most important step was a further purification in such a way that this preparation could be used to be injected not only into animals but also humans. The solution of the kaolin extract was purified by permutit chromatography and in this way we obtained a 15-fold purification or, in other words, the first urinary preparation with hFSH and hLH injectable into women. I should point out the difficulties we had when the biological activity of this hMG preparation had to be defined: at that time no standard or reference preparation or specific methods for the definition of FSH and LH activities existed (it was not until 1953 that Steelman and Pohley published a paper on the specific determination of FSH activity). Therefore some other authors who were working in the same field expressed their results in animal units such as mouse, rat, rabbit and frog units. We established our own unit, the rat ripening unit, i.e. the amount of our hMG preparation needed to induce oestrus in immature rats. In 1949 R. Montezemolo and I published the first paper on our hMG preparation "Gonadotropina ipofiso simile etc." in a small internal journal published by Serono Institute *Rassegna di Clinica Terapia e Scienze Affini*. This paper was, and still is today, almost unknown. I think that it is interesting to remember this paper, in which we foresaw the potential therapeutic usefulness of Pergonal for the therapy of human infertility.

In 1950, we obtained approval of the Italian authorities to sell Pergonal, but unfortunately in our country very few gynaecologists understood the importance of this drug, which was the first medication containing hFSH.

In 1957 I received a telephone call from Dr. Georgio Hecht Lucari, assistant in the Gynaecologcal Department of Rome University: "Piero, in my lab I have Dr. Egon Diczfalusy, who was and is still working at Karolinska Hospital in Stockholm and is interested in the gonadotropin fields. He wants to meet you." I told him our results and he was extremely interested, because an hMG so biologically active had never before been prepared. Immediately after this meeting, Diczfalusy announced this information to Dr. Bruno Lunenfeld, who was working with Prof. de Watteville in Geneva and was trying to prepare purified hMG. In the same year I met Bruno Lunenfeld for the first time at Ciampino airport and we initiated the scientific collaboration that has been so fruitful for both of us for nearly 30 years.

I would like to remind you that Lunenfeld, together with R. Borth an A. Menzi, obained follicle maturation and ovulation in an anovulatory woman by injecting, for the first time, a sufficient amount of Pergonal, as reported in the proceedings of the G-Club gonadotropin meeting organized by Dr. A. Albert and held in Gattlinburg (Tennessee) in 1959. During this meeting, at which the most important scientists working in the gonadotropin field agreed that it was absolutely necessary to establish a common standard for hMG in such a way that it would be possible to compare the results obtained in different laboratories. I told the participants that Serone had about 70 g of our hMG preparation available that might be useful for preparing an international reference preparation. Dr. D. R. Bangham, a WHO official responsible for biological standards, attended the meeting and after some time wrote an official letter requesting a sufficient amount of our hMG preparation. After 4 years of discussions and after an international collaborative assay for determining the FSH and LH activities of this batch (Pergonal, lot 23), the second IRP hMG was established and ist still used today, although another batch of more purified Pergonal was supplied to WHO in order to prepare the first international standard of hMG.

At this point I would like to point our how important the collaboration between B. Lunenfeld and our group has been; in fact, Lunenfeld and Prof. E. Rabau in Israel were the first gynaecologists who tried to induce ovulation and pregnancy in a sterile patient with primary amenorrhoea; they succeeded in 1961 with a patient having the first baby conceived using our gonadotropic hormones. Immediately after the announcement of this success, many gynaecologists from the United States, Germany, England and many other countries all over the world requested ampoules of Pergonal for the therapy of female and male sterility.

I would like to point out that the discovery of Pergonal had been very important for Serono, because in the space of a few years its name became very well known all over the world; therefore the requests for Pergonal ampoules increased very rapidly. Just to give an idea, we now have to process about 30000 l menopausal urine per day to satisfy all the requests for this hormone.

In the following years(1960–1968) we worked very hard to improve the purity of our hMG, to avoid side-effects such as fever, paint during the injection and anaphylactic reactions due to contaminant proteins. To give an idea of the results of our work for further purification, while the first hMG had about 8 IU/mg FSH and LH activities, as of 1964 the biological activity was in the range of 50–80 IU/mg and the drug was free from pyrogens; therefore it was also possible to inject more than 20 ampoules in one single administration.

In the following years we separated FSH from LH, and in 1968, at the G-Club meeting organized by W. Butt and Prof. Crooke in Birmingham, I presented the first partial chemico-physical characterization of urinary FSH (1255 IU FSH/mg and less than 3 IU LH/mg) or, in other words, the most purified urofollitropin prepared so far.

At this point of my presentation I would like to call attention to the fact that research work includes happy days, when the result of one experiment is what one expects, but also bad and black days, when a work-ing hypothesis is not confirmed by the results. In this case I think it is important, if one believes one is in the right, to continue by changing some experimental conditions and to repeat the experiment again and again.

At the beginning I said that prerequiste for those who wish to work in research is imagination. I would therefore like to say something about the research we did in 1965: at that time only three methods of bioassays were available for determining LH activity, i.e. ventral prostate weight of hypophysectomized rats, ovarian ascorbic acid depletion (OAAD) and seminal vesicle weight of immature rats. All these methods were relatively sensitive and therefore we had the idea to prepare by immunochromatography the urofollitropin completely free of LH and, as previously demonstrated by R. Greep, thus incapable of stimulating increase in the uterine weight of immature mice (this preparation was later improperly called "pure FSH")

Of course, during my long working life (I started work at Serone in June 1935, first as a chemist, then as research director and now as a consultant for research: 50 years of work with the same company, certainly a rare example of fidelity) we did a lot of work that was different from other work done in the gonadotropin field, but I must say that for me this has been, and still is, the most fascinating aspect of my work.

Before my retirement as research director, one of my dreams was the purification of the gonadotropins by immunoaffinity chromatography: in 1973 when preparing "pure FSH" by this technique and a further step, i.e. chromatography on CM-Sephadex, we obtained as a byproduct the most biologically active uroluteotropin (about 10000 IU/mg), comparable therefore to the best preparations of piutitary LH. (These results unfortunately have never been published.) Very recently, by using the same technique, i.e. immunoaffinitiy chromatography and anti-FSH polyclonal antibodies raised in sheep, by using as a starting material "pure FSH" with 98 IU/mg and undetectable LH activity, we prepared in one single sheep a highly purified urofollitropin (3500 IU/mg as determined by RIA and bioassay) which on sodium dodecyl sulphate polyacrylamide gel electrophoresis (SDS-PAGE) and isoelectrofocusing seems to be an homogenous protein. I hope that with further step such as gel filtration on Sephadex or, better still, on SP-Sephadex, it should be possible to increase the purity and potency of this urofollitropin preparation. It will then be interesting to carry out the complete chemico-physical characterization, e.g. amino acid composition and sequence, carbohydrate moiety, which has never been carried out before for the urinary hormone. There is not doubt that in the last decade research in the field of endocrinology has made unbelievable progress. I would like to mention as an example what Serono is doing in collaboration with an American laboratory:

the biosynthesis of the human gonadotropins hCG, FSH and LH by using the recombinant DNA technique. I hope that in the near furture, by this technique or by immunoaffinity chromatography, it will be possible to make these highly purified hormones available to medical doctors separated from each other in such a way that according to the different pathological conditions the doctors will be able to use either the specific hormone alone or both mixed in optimal proportions.

In order to characterize my personality it might be interesting to know that my hobbies are hunting with my dog, photography and classic music.

References and Other Sources

Donini P, Montezemolo R (1949) Gonadotropina preipofisaria e gonadotropina preipofiso-simile umana. Rass Ter Sc Affini 48:143-163

Donini P, Puzzuoli D, Montezemolo R (1964) Purification of gonadotrophin from human menopausal urine. Acta Endocrinol 45:321-328

Donini P, Puzzuoli D, D'Alessio I, Lunenfeld B, Eshkol A, Parlow AF (1966) Purification and separation of follicle stimulating hormone (FSH) and luteinizing hormone (LH) from human postmenopausal gonadotrophin. Acta Endocrinol 52/I:169-185; II:186-198

Donini P, Puzzuoli I, D'Allesio I, Bergesi G, Donini S (1970a) Purification and partial chemical-physical characterization of FSH from menopausal urine. In: Butt WR, Crooke AC, Ryle M (eds) Gonadotrophins and ovarian development. Livingstone, Edinburgh, pp 39-56

Andersen DG, Donini P, Stevens VC (1970b) Amino acid composition of some purified urinary LH preparations. In: Butt WR, Crooke AC, Ryle M (eds) Gonadotrophins and ovarian development. Livingstone, Edinburgh, pp 117-130

Mancuso S, Dell'Acqua S, Donini P, Menini E, Bompiani A (1970c) Disappearance rate, urinary excretion and effect on ovarian steroidogenesis of highly purified urinary FSH, administered to a hypophysectomized woman. In: Bettendorf G, Insler V (eds) Clinical application of human gonadotropins. Thieme Stuttgart, pp 151-158

Donini P, Axel Munthe Award Dr. Doninis Lecture, 1991

Albert A (ed) 1961 Human pituiariy Gonadotropins. Thomas, Springfield/Il

Down, John L. H.

(1828, Turpint/Cornwall – 1896, Hampton Wick)

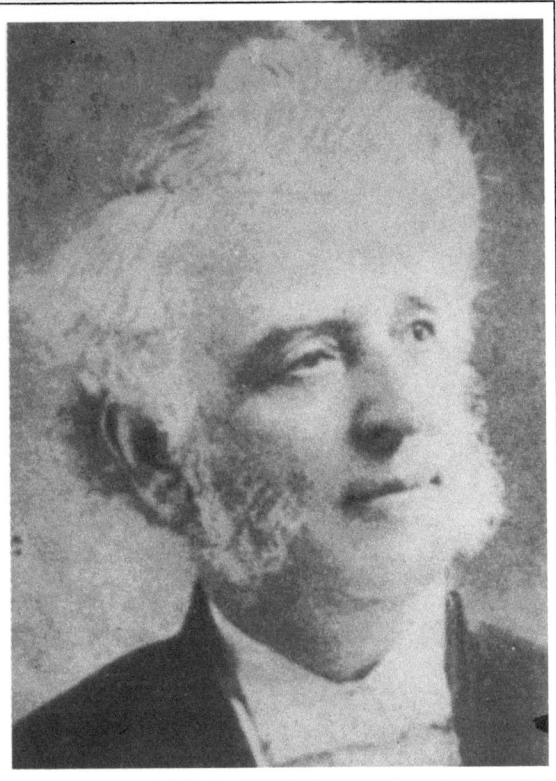

Down was his father's Irish family name; his grandfather was the Protestant Bishop of Derry. His mother's family, the Langdons, came from Cornwall to Devon. Down helped his father, who was a pharmacist. At the age of 19 he enrolled as a student at the Pharmaceutical Society of London. In 1849 he became assistant to Professor Redwood and subsequently to Faraday. For 3 years he was ill and recuperated in Dartmoor. At the age of 25 he entered medical school at the London Hospital and graduated in 1858. He became a resident physician and superintendent of the Earlswood Asylum for Idiots and was elected assistant physician to the London Hospital in 1859.

Many of Down's publications related to mental ill health. He published work on the classification and management of mental disease, and he developed a programme for training mentally retarded. In London he established a home for training feeble-minded children, naming it Normansfield, after his friend Norman Wilkinson. This home occupied his attention until his death. Thereafter it was administered by his two sons, Reginald and Percival, who were followed by a grandson. In 1952 Normansfield was incorporated into the National Health Service.

In 1887 Down described mongolism in his Letsom lecture "On Some of the Mental Afflictions of Childhood and Youth". In the monograph *Mental Affections of Childhood and Youth*, the classic description of the condition which now bears his name is given:

"The face is flat and broad and destitute of prominence. Checks are roundish and extended laterally. The eyes are obliquely placed and the internal canthi more than normal distant from one another. The palpebral fissure is very narrow. The lips are large and thick with transverse fissures. The tongue is long, thick and much roughened. The nose is small."

In 1959 aberrations of the autosomes were first recognized, notably chromosome 21 in Down's syndrome by Lejeune, Gautier and Turpin in France. Mongolism was a subject of a Ciba Symposium in 1967. Controversy arose, as some regarded the allusion to the Mongol ethnic group as insulting.

References and Other Sources

Down JLH (1866a) Marriages of consanguinity in relation to degeneration of race. London Hosp Clin Lect Rep 3:224

Down JLH (1866b) Observations on an ethnic classification of idiots. London Hosp Clin Lect Rep 3:259

Down JLH (1887) Mental affections of childhood and youth. Letsome lecture, London

Beighton P, Beighton G (1986) The man behind the syndrome. Springer, Berlin Heidelberg New York Tokyo

Firkin BG, Whitworth JA (1987) Dictionary of medical eponyms. Parthenon, Custerton Hall

Lejeune J, Gautier M, Turpin R (1959) Etude des chromosomes somatique de neuf enfants mongoliens. CR Acad Sci 248:1721–1722

Wolstenholme GEW, Porter R (eds) (1976) Mongolism Churchill Livingstone, Edinburgh (Ciba Foundation Study Group 25)

Dufau, Maria-Louisa

(born 22. 9. 1938 in Mendoza/Argentina)

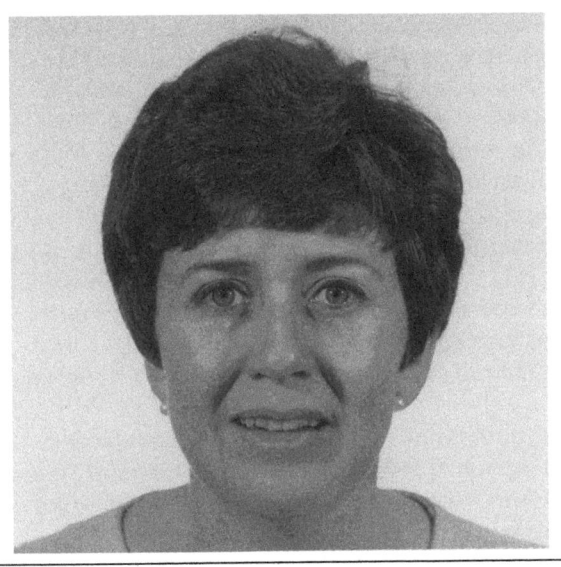

At the beginning of my research career, during fellowship years at the MGH, I demonstrated for the first time that angiotensin infusion to rats stimulated aldosterone secretion by the rat adrenal gland. While in Melbourne, Australia (Monash University), I initiated work on aspects of reproduction, together with Dr. Kevin Catt developing a sensitive assay for measuring estrogen in the circulation, a protein-binding assay, before the steroid radioimmunoassay era. This assay allowed us to determine the earliest profiles of estradiol in the circulation throughout the menstrual cycle, showing the preovulatory rise of estradiol in 1970. Subsequently, we provided the first demonstration of the blockade of estradiol midcycle peak during treatment with oral contraceptive.

All subsequent work was carried out at the NIH. Major contributions to the understanding of peptide hormone receptors and actions include:

1. Development of the first radioligand receptor assay for luteinizing hormone (LH)/human chorionic gonadotropin (hCG) in the testis and ovary.
2. Recognition of the importance of carbohydrate moiety in the biological activity of gonadotropins.
3. Preparation of biologically active iodinated tracers for use in membrane and soluble receptor-binding studies.
4. Demonstration that glycoprotein hormones bind to concavalin A and its application for the preparation of iodinated tracers of high biological activity.
5. Definition of the physicochemical properties of LG/hCG receptors.
6. Complete resolution of oarian LH receptors from adenylate cyclase, indicating that gonadotropin receptors and adenylate cyclase are physically discrete molecules.
7. The first transfer of a protein hormone receptor, the LH receptor, to heterologous cell, the adrenal cell, and the demonstration that such receptors were functionally coupled to adenylate cyclase, as shown by cyclic adenosine monophosphate (cAMP) and corticosterone responses to gonadotropin.
8. Development of the first simple and effective purification procedures for LH/hCG and prolactin receptor of the ovary and testis.

Major advances in the characterization and structure of the receptor wer made possible by the availability of homogeneous, purified LH/hCG receptor. Ovarian and Leydig cell LH/hCG receptors purified to homogeneity were identified as noncovalent dimers of identical subunits. These receptors are sialoglycoproteins with predominantly N-linked glycosyl residues. Cross-linking of pure receptor with hCG with a ^{125}I label in either subunit indicated significant interaction of α-hCG with the receptor, whereas β-hCG seems involved mostly through association and conformational influence on the α-subunit. Comparison of M,r derived from sodium dodecly sulfate (SDS) with those from FPLC suggested that the native LH receptor are dimers of identical subunits. Autoradiographs of blotted receptors demonstrated that both monomeric and dimeric forms can bind hCG. Receptors from both tissues can be phosphorylated by the catalytic subunit of cAMP-dependent PK, and phosphopeptide maps were identical. Occupancy of the receptor by hCG significantly increased the rate but not the extent of phsophorylation. However, prolonged preincubation of receptors with hCG reduced the subsequent rate of receptor phosphorylation, indicating that receptor occupancy by an agonist leads to a conformational change that facilitates its phosphorylation during initial binding and reduces the rate of phosphorylation after more prolonged exposure to hCG. Aggregation or dimerization of lactogen and hCG/LH receptors could promote clustering and/or cross linking of receptors in the membrane, favoring the initial transduction steps in the action of these hormones.

Our most recent research has led to major advances in our understanding of the structures of LH receptors, with the elucidation of its genomic structure. Several alternative truncated forms of the LH receptor were identified and shown to result from deletions of complete or partial exons contained with the genomic structure.

We performed the first characterization of prolactin receptors in the ovary, isolated the rat ovarian receptor to homogeneity, and demonstrated the presence of receptor isoforms; we were also the first to clone the rat ovarian receptor(s). This was also observed at the molecular level with the first isolation and characterization of novel ovarian prolactin receptor cDNA clones coding for distinct receptor isoforms.

A further research program of major significance was the detailed analysis of hormone-induced desensitization of Leydig cell receptors and steroidogenic responses, which demonstrated marked changes in LH receptor content and steroidogenic activity that modify their subsequent responses to hormonal signals.

The molecular mechanisms of gonadotropin-induced desensitization of Leydig cell function were elucidated by the clear demonstration that impairment of androgen production is preceded by activation of aromatase activity, increased estradiol production, and receptor-mediated actions of estradiol, which include the synthesis of a 27-kDa protein, and marked reduction of P450 17a mRNA.

We were the first to clone the rat P450 17a cDNA, and this permitted us to subsequently elucidate the structural requirement of P450 17a enzymatic activities and to assess whether hormonal modulatory actions were related to changes in P450 17a mRNA levels, which could account for steroidogenic stimulation and desensitization.

We have discovered that corticotrophin-releasing factor (CRF) secreted from the Leydig cells acts as a potent autocrine negative regulator of gonadotropin action, and consequently of androgen production, and is a primary stimulus of β-endorphin secretion.

We developed a uniquely sensitive bioassay for the measurement of biologically active LH in the serum of humans and other species, a procedure that is now being applied throughout the world in studies on the secretion of bioactive LH in developmental and clinical studies on pituitary gonadal function.

References and Other Sources

Dufau ML (1990) The luteinizing hormone/human chorionic gonadotropin receptor of testis and ovary. Purification and characterization. In: Litwack G (ed) Receptor Purification vol 1. Humana Press, pp 147–171

Tsai-Morris CH, Buczko E, Wang W, Dufau ML (1990a) Intronic nature of the rat luteinizing hormone receptor gene defines a soluble receptor subspecies with hormon binding activity. Biol Chem 265:19385–19388

Ulisse A, Fabbri A, Tinajero JC, Dufau ML (1990b) A novel mechanism of action of corticotropin releasing factor in rat leydig cells. Biol Chem 265:1964–1971

Kitamura M, Buczko E, Dufau ML (1991) Dissociation of hydroxylase and lyase activities by site-directed mutagenesis of the rat P450 17a. Mol Endocrinol ?:1371–1380

Hu Z, Dufau ML (1991) Multiple and differential regulation of ovarian prolacting receptor messenger RNAs and their expression. Biochem Biophys Res Commun 181:219–225

Tsai-Morris, Buczko E, Wang W, Xie XZ, Dufau ML (1991) Structural organization of the rat luteinizing hormone (LH) receptor gene. Biol Chem 266:11355–11359

Dyke, Harry Benjamin van

(1895 Des Moines/Iowa – Februar 1971 Cape May/New Jersey)

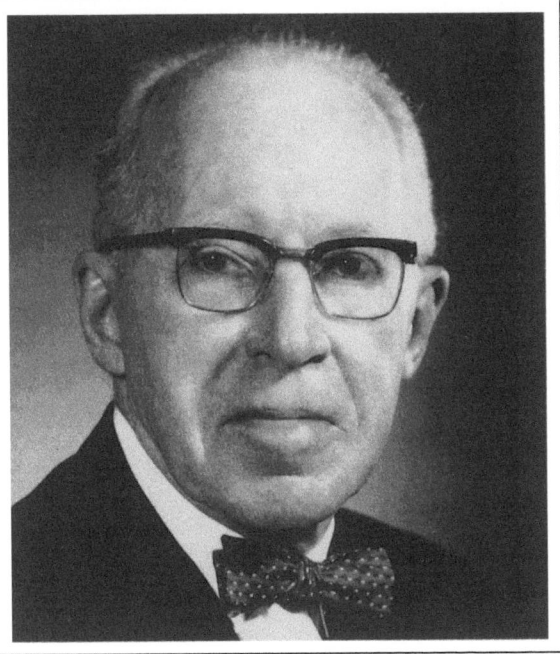

Van Dyke's Familie stammte aus Holland und Deutschland. Nach dem Studium der Medizin an der Universität von Chicago praktizierte er Medizin mit einem National Cancer Research Fellowship, das ihm ermöglichte, in verschiedenen europäischen Laboratorien zu arbeiten. So war er eine Zeitlang in Edinburgh und Brüssel sowie in Freiburg bei dem Physiologen P. Trendelenburg. Von 1926–1932 war er Professor der Pharmakologie an der Universität von Chicago. Mit Unterstützung der Rockefeller Foundation baute er von 1932–1938 das Peking Union Medical College in China auf. 1938 wurde er Head of the Division of Pharmacology des Institute for Medical Research der Squibb Pharmaceutical Company in New Brunswick. Von 1944–1963 war er an der Columbia Universität David Hosack Professor und Chairman des Department of Pharmacology.

Von bleibender Bedeutung sind van Dykes Untersuchungen der Neurohypophyse. Es konnte gezeigt werden, daß Oxytocin und Vasopressin an ein Protein gebunden werden, das *van-Dyke-Protein*. R. Acher beschrieb es 1956 als Neurophysin. Es handelt sich um Polypeptide, die als Transportproteine dienen. In weiteren Studien befaßte sich van Dyke mit der Verteilung der Hormone in Hypophyse und Hypothalamus und führte zahlreiche biologische Tests, vor allem mit Hypophysenhinterlappenhormonen durch. Die Wirkung von Hinterlappenextrakten auf die Uterusmuskulatur wurde vorher von I. I. Hofbauer und H. H. Dale beschrieben. Die Analyse und Synthese von Vasopressin und Oxytozin erfolgte 1954–58 durch V. du Vigneaud (s. bei Dale und bei du Vigneaud).

Literatur

Dyke HB van (1926) Die Verteilung der wirksamen Stoffe der Hypophyse auf die verschiedenen Teile derselben. Arch Exp Pathol Pharmacol 114:262–274

Dyke HB van, Adamson K jr, Engel SL (1955) Aspects of the biochemistry and physiology of the neurohypophysial hormones. Recent Prog Horm Res 11:1–41

Dyke HB van (1970) Studies in neurohypophysial endocrinology. The Sir Henry Dale Lecture for 1970. J Endocrine 47:10–20

Acher R, Chauvet J, Olivry G (1956) Sur l'existence eventuelle d'une hormone unique neurohypophysaire. Biochim Biophys Acta 22:421

Greep RO (1980) Reflections on the life and works of F. L. Hisaw and H. B. van Dyke: Two pioneers in research on the reproductive hormones. Horm Prot Pept 13:199–224

Vigneaud V du, Ressler C, Swan JM, Roberts CW, Katsoyannis PG, Gordon S (1953) The synthesis of an octapeptide amide with the hormone activity of oxytocin. J Am Chem Soc 75:4879–4880

Vigneaud V du, Gish DT, Katsoyannis PG, Hess GP (1958) Synthesis of the pressor-antidiuretic hormone, arginine-vaso pressin. J Am Chem Soc 80:3355

Edwards, Robert Geoffrey

(geb. 27. 9. 1925 in Batley/Yorkshire)

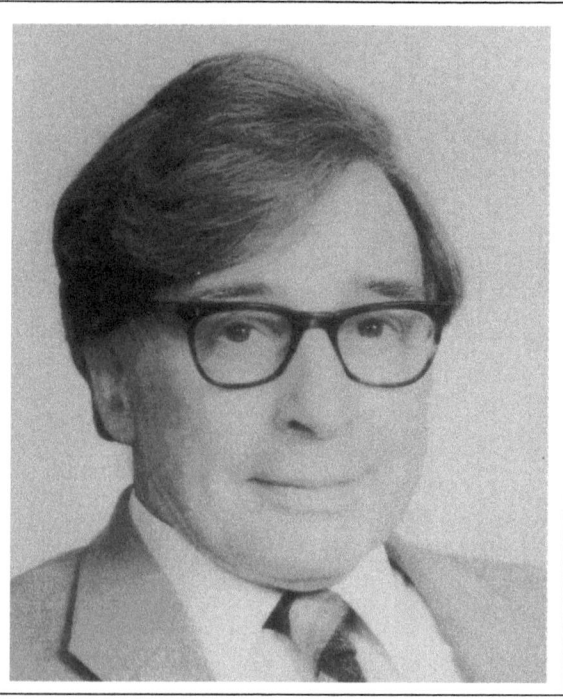

Bob Edwards verbrachte seine Jugend in Batley und in Manchester und studierte dann Agriculture am University College of North Wales in Bangor. Die Universitätszeit wurde unterbrochen durch eine 4jährige Armeedienstzeit im Nahen Osten. Danach ging er an das Department of Zoology und begann mit dem Studium von tierischen Spermatozoen und Eizellen. Von Jugend auf hatte er sich für die biologischen Aspekte der Fortpflanzung interessiert. Nach Erlangen des D.Sc. 1951 gewann er ein Studentship und ging an das Institute of Animal Genetics in Edinburgh. Bis 1957 arbeitete er dort unter dem Genetiker C. H. Waddington und bei A. Beatty. Seinen Lebensunterhalt verdiente er sich durch alle möglichen Gelegenheitsarbeiten, als Lastträger, als Helfer bei der Heuernte und als Hilfsarbeiter in einem Zeitungsverlag. Im Institut galt sein Interesse der Fortpflanzung von Mäusen. Hierbei lernte er seine spätere Frau, Ruth Fowler, kennen, die sich mit der Genetik von Mäusen befaßte. Beide arbeiteten zusammen an dem Studium von Mausoozyten in Kultur.

Nach der Hochzeit 1956 gingen beide mit einem Grant des Population Council of New York für 1 Jahr an das California Institute of Technology in Pasadena. Danach erhielt Edwards einen 5-Jahres-Vertrag des Medical Research Council am National Institute for Medical Research in London. Unter A. Parkes setzte er seine Untersuchungen der Eireifung bei verschiedenen Tierarten fort.

1965 gelang es ihm, Ovarialgewebe vom Menschen zu erhalten, und er begann mit menschlichen Eizellen zu arbeiten. Von besonderer Bedeutung war die Beobachtung, daß bei menschlichen Oozyten aus Spontanzyklen ohne vorherige Hormonbehandlung in der Kultur die Reifung nach einem Intervall von etwa 28 h beginnt. Jetzt konnte Edwards seinen lang gehegten Traum verwirklichen. In der Folgezeit benutzte er nur Eizellen, die in vivo gereift waren, weil bei der In-vitro-Reifung zu häufig Anomalien auftraten. Versuche, die Eizellen mit Spermatozoen zu fertilisieren, die aus der Zervix einige Stunden nach der Kohabitation gewonnen wurden, schlugen fehl, ebenso Versuche mit Spermatozoen, die in porösen Kammern im Uterus von Freiwilligen kultiviert worden waren.

Bei einem Meeting der Royal Society of Medicine in London lernte er den Kliniker E. P. Steptoe kennen, der die Möglichkeiten der Laparoskopie beschrieb. Beide beschlossen zusammenzuarbeiten und planten, Schwangerschaften zu erzielen durch eine In-vitro-Fertilisation von Eizellen und den nachfolgenden Transfer der Embryonen. Steptoe arbeitete in Oldham und Edwards in Cambridge. 1968 wurde ein Labor in der Nähe von Steptoes Operationssaal im Oldham General Hospital eingerichtet. 1970 ging die Arbeitsgruppe ins Kershaw Hospital in Royton in der Nähe von Goldham, wo ein Operationssaal sowie Laborräume und 3 Betten zur Verfügung standen.

Ein großer Fortschritt war der Versuch der Fertilisation menschlicher Eizellen mit frischen Spermatozoen. Als Kulturmedium wurde dasselbe benutzt, das sich bei der In-vitro-Fertilisation von Hamstereizellen bewährt hatte. Es zeigte sich nicht nur eine Fertilisation, sondern auch eine Eiteilung (1969). Das Medium war von B. Bavister bei Hamstereizellen erprobt worden. Bavister hatte 1984 über die 1. Geburt eines Schimpansen nach einer In-vitro-Fertilisation berichtet.

Als nächster Schritt wurde versucht, die Ovarialstimulation mit dem Ziel beizubehalten, mehrere Eizellen zu erhalten; dann versuchte man jedoch, die fertilisierten Eizellen bzw. die Embryonen einzufrieren und später zu transferieren. Diese Versuche schlugen fehl. Als einziger praktikabler Weg erwies sich der natürliche Spontanzyklus. Mit Hilfe von LH- und Östrogenbestimmungen wurde der Zeitpunkt für die Follikelpunktion bestimmt. 9 Jahre nach der 1. erfolgreichen Fertilisation konnte eine offensichtlich normale Schwangerschaft und dann die Geburt des 1. „test-tube-baby" erzielt werden. Der Weg bis hierhin wird im Detail in dem von Edwards und Steptoe verfaßten Buch beschrieben (Edwards u. Steptoe 1980).

Da Steptoes Vertrag in Oldham auslief, mußte man eine neue Wirkungsstätte suchen. Im Oktober 1980 wurde die Bourn Hall Clinic eröffnet. Edwards wurde der Scientific und Steptoe der Medical Director.

Bob Edwards hat nicht nur wesentlich zur Realisierung der In-vitro-Fertilisation beigetragen, sondern auch auf vielen Gebieten der Reproduktionsmedizin gearbeitet und gewirkt. Er war Ford Foundation Reader in Physiology. 1969 begann er im Auftrag der International Planned Parenthood Federation die periodisch erscheinenden *Research in Reproduction* herauszugeben, die er meistens auch selbst gestaltete. Von 1985 bis 1989 war er Professor of Human Reproduction in Cambridge. Er war Chairman of the European Society of Human Reproduction and Embryology zwischen 1985 und 1987 und ist Chief Editor des *Journal Human Reproduction*. Nicht vergessen werden darf sein umfangreiches Werk *Conception in the Human Female*, in dem er in umfassender Weise alle Informationen bis 1980 zusammenstellte.

Anläßlich der Verleihung der Ehrenmitgliedschaft der Deutschen Gesellschaft für Gynäkologie und Geburtshilfe in Berlin 1992 bedankte sich Edwards in deutsch:

Es ist eine große Freude für mich, heute in Berlin zu sein, um anläßlich des Kongresses der Deutschen Gesellschaft für Gynäkologie und Geburtshilfe geehrt zu werden. Ich fühle mich in doppelter Hinsicht geehrt: Zum einen gibt es mir die Möglichkeit, das erstemal in ein vereintes Deutschland zu kommen und zum anderen das erstemal auf der berühmten Straße Unter den Linden zu spazieren. Dies habe ich mir bereits seit meiner Schulzeit in Manchester in den dreißiger Jahren gewünscht und ich freue mich, daß dieser Wunsch jetzt in Erfüllung gegangen ist.

Ebenso ist es ein besonderes Privileg, als Wissenschaftler die Ehrenmitgliedschaft dieser Gesellschaft verliehen zu bekommen. Ich bin über meine Tätigkeit in der Medizin sehr glücklich, auch wenn ich ein Spätstarter in der klinischen Arbeit war und erst nach vielen Jahren über die tiermedizinische Forschung in der Embryologie und Genetik dazugekommen bin. Es war mein großes Glück, einige Ärzte wie Molly Rose, Howard und Georeanne Jones, Victor Lewis, Patrick Steptoe und andere zu treffen, viel von Ihnen zu lernen und mit Ihnen zusammenzuarbeiten. Mein Dank an diese Persönlichkeiten der Medizin ist sehr groß. Sie brachten mir erfolgreich die Grundlagen und die praktische Umsetzung meiner Forschung in die Medizin über viele Jahre bei, so daß es ein Teil meiner Lebensanschauung wurde. Patrick Steptoe muß einige Male gedacht haben, was ich doch für ein armer Lehrling bin: Er brauchte 5 Jahre, um mich zu überzeugen, daß bei der Endometriose wirklich ektopes, endometriales Gewebe erkennbar ist, obwohl ich es bei keinem Labortier nachweisen konnte.

In den letzten Jahren habe ich durch die Verbreitung der In-vitro-Fertilisation und der Gründung der European Society of Human Reproduction and Embryology viele deutsche und andere europäische Kliniker kennen und schätzen gelernt. Ich bin ein eingeschworener Europäer geworden, der die große Tradition unseres Kontinents und seiner verschiedenen Nationen hoch einschätzt. Dies macht die heutige Verleihung der Ehrenmitgliedschaft noch bedeutsamer, denn ich bin ein großer Bewunderer der deutschen medizinischen Wissenschaft. Ich fühle mich nun als ein kleiner Teil von Ihnen und bin sehr erfreut über die formale Einführung in diese wissenschaftliche Gesellschaft.

Die Arbeit in der Medizin war sehr spannend und lohnenswert. Die Kombination von Wissenschaft und Medizin führte zur Geburt von Louise Brown und seitdem zur Geburt von vielen tausend anderen Kindern bei Paaren, die als infertil galten. Es wurden neue Möglichkeiten auf diesem Gebiet erarbeitet, wie die Kryokonservierung von Gameten und Embryonen, die Behandlung der männlichen Subfertilität und die Erkennung von Erbkrankheiten in Embryonen und zunehmende Erkenntnisse über die Implantation des menschlichen Embryos.

Die assistierte menschliche Konzeption ist nun ähnlich erfolgreich wie die natürliche Konzeption, wenn nicht sogar in vielen Bereichen bereits erfolgreicher. Durch die Kryokonservierung von Embryonen werden erstaunliche Schwangerschaftsraten nach einer einzigen Follikelpunktion erreicht, teilweise bis zu 70%, was die Fertilität bei einigen Tieren übertrifft. Postmenopausale Frauen können nun schwanger werden wahrscheinlich bis zu einem Alter, in dem der Uterus regressiven Veränderungen unterliegt, ähnlich denen anderer Organe.

Beispiele wie diese bringen uns auch dazu, uns mit der

anderen Seite der assistierten menschlichen Reproduktion zu beschäftigen: Es sind die ethischen Probleme, die uns alle in Anspruch nehmen. Die Debatten sind in die Parlamente der meisten Nationen in Westeuropa getragen worden. Bisher hat jedoch noch keine Nation die assistierte Reproduktion verboten, obwohl es in den ersten Jahren so aussah, daß dieses der Fall sein könnte. Sicherlich werden diese ethischen Überlegungen und Kontroversen nicht weniger werden oder abflachen. Genau das Gegenteil ist der Fall: Die erstaunlichen Fortschritte in der Molekularbiologie und Embryologie haben neue Wege über das Wachstum, die Differenzierung und die Wiederherstellung im Gewebe aufgezeigt, die sicherlich in die Medizin Einzug nehmen werden. Der zunehmende Einfluß der Medizin wird dazu führen, daß wir uns auch an diese neuen Wege gewöhnen werden und sie einsetzen, denn die Anwendung dieser neuen Methoden bedeutet auch eine neue Möglichkeit für die Patientenversorgung, allerdings auch mit erneuten ethischen Debatten. Ich denke in erster Linie an den Einsatz von gespendetem fetalen Lebergewebe oder Stammzellen, um schwere Immundefekte von menschlichen Feten im ersten Trimester zu behandeln, bei denen der Preis für eine Heilung die Bereitstellung des erforderlichen Gewebes ist und der chimäre Status des Kindes akzeptiert wird. Die großen und wichtigen wissenschaftlichen und medizinischen Folgen dieser Studien werden eine neue ethische Herausforderung der kommenden Jahre sein.

Literatur

Edwards RG (1992) Gynäkol Geburtsh 4:286–287
Fowler RE, Edwards RG (1957) Induction of superovulation and pregnancy in mature mice by gonadotrophins. J Endocrinol 15:374–384
Edwards RG, Gates AH (1959) Timing of the stages of the maturation divisions, ovulation, fertilization and the first cleavage of eggs of adult mice treated with gonadotrophins. J Endocrinol 18:292–304
Edwards RG (1965) Maturation in vitro of human ovarian oocytes. Lancet II:926–929
Edwards RG, Bavister BD, Steptoe PC (1969) Early stages of fertilization in vitro of human oocytes matured in vitro. Nature 221:632–635
Steptoe PC, Edwards RG (1978) Birth after the reimplantation of a human embryo. Lancet II:366
Edwards RG (1980) Conception in the human female. Academic Press, London
Edwards RG, Steptoe PC (1980) A matter of life: The story of a medical breakthrough. Hutchinson, London
Austin CR (1991) Bob Edwards – a profile. Hum Reprod 6:1–4
Bavister BD (1969) Environmental factors important for in-vitro fertilization in the hamster. J Reprod Fertil 18:544–545
Bavister BD et al. (1984) Birth of rhesus monkey infant following in vitro fertilization and non-surgical embryo-transfer. Proc Natl Acad Sci USA 81:2218–2222
Jones HW (1991) In the beginning there was Bob. Hum Reprod 6:5–7

Ehrenstein, Maximilian Richard

(11. 5. 1899 Thalkirchen/München –
28.12.1968 Philadelphia)

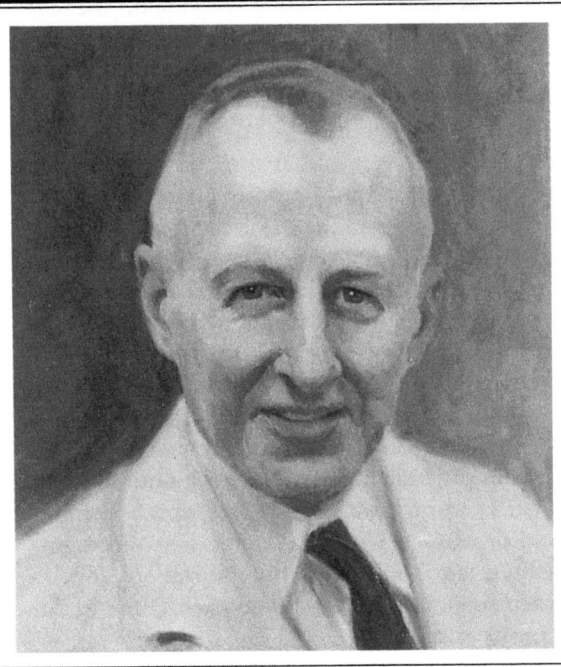

Ehrensteins Vater war Apotheker und Nahrungsmittelchemiker. Er hatte einen Lehrauftrag für Nahrungsmittelchemie an der Universität Hamburg. Er war wie die Mutter, Amanda, geb. Engels, und sein Vater Lutheraner. Maximilian Ehrenstein machte die Reifeprüfung 1918 auf dem Realgymnasium in Göttingen. Danach war er Seekadett in der Kaiserlichen Marine. Vom Wintersemester 1918 bis 1921 studierte er Chemie in Göttingen und promovierte mit einer Arbeit in Organischer Chemie bei Adolph Windaus *Über die thermische Zersetzung einiger Dicarbonsäuren der aliphatischen und hydroaromatischen Reihe*. Bis 1923 war er Assistent bei Windaus, der über Sterine, Glykoside und Imidazole arbeitete und 1928 den Nobelpreis für die Erforschung der D-Vitamine bekam. Im Herbst 1923 ging Ehrenstein an die Technische Hochschule Breslau als Assistent in der Organischen Chemie bei Fritz Straus. 1925/1926 arbeitete er als Rockefeller Foundation Fellow in Zürich bei Paul Karrer (Nobelpreis 1937 für seine Arbeiten über Vitamine).

1925 heiratete Ehrenstein Elsa Meyer aus Hamburg, die ebenfalls in Göttingen studiert und 1924 das Staatsexamen als approbierte Apothekerin absolviert hatte. Sie war später Associate Professor für praktische Pharmazie am Philadelphia College of Pharmacological Science und hatte einen Lehrauftrag am dortigen Department of Pharmacology.

Von 1926–1929 war Ehrenstein Stipendiat der Notgemeinschaft der Deutschen Wissenschaft. Er begann selbständige Forschungen über Tabakalkaloide im Privatlabor von Geheimrat Heinrich Wieland (1877–1957). Wielands Hauptarbeitsgebiet war die Biologische Oxidation (Nobelpreis 1927). Während dieser Zeit machte Ehrenstein die Vor- und Hauptprüfung für Lebensmittelchemiker, war während der akademischen Ferien im Untersuchungsamt der Stadt Altona tätig und Apothekenpraktikant in der Adler-Apotheke in München. 1929 wurde er dann Assistent am Pharmazeutischen Institut der Universität Berlin. Die pharmazeutische Prüfung bestand er 1931 und habilitierte sich unter Prof. Mannich für pharmazeutische Chemie mit der Arbeit *Zur Kenntnis der Alkaloide des Tabaks*.

1934 mußte Ehrenstein als Jude in die USA emigrieren. Im Oktober wurde er Research Associate in der Medical School der University of Virginia. Hier begann er sich mit der Steroidchemie zu befassen. Im September 1937 wurde er Assistant Professor of Chemistry assigned to Medicine in Philadelphia an der School of Medicine und der Graduate School of Arts and Sciences. 1949 wurde er Professor of Physiological Chemistry, später Biochemistry und Chief der Division of Steroid Research im Department of Research Medicine.

1944 berichtete Ehrenstein über die Herstellung eines Gemischs von Isomeren des 19-nor-Progesteron aus Strophantidin. Zusammen mit W. Allen ergab sich im biologischen Test bei Kaninchen eine dem Progesteron vergleichbare gestagene Wirkung.

Damit war eine Verbindung gefunden, die die Grundlage für die Entwicklung der modernen oralen Ovulationshemmer sein sollte. Neben zahlreichen steroidchemischen Arbeiten ist vor allem zu erwähnen die Synthese eines wichtigen Zwischenproduktes beim Übergang des physiologischen Androgens, Testosteron in Östrogene, nämlich des 19-Hydroxyandrostendion.

1958 hatte Ehrenstein einen Wiedergutmachungsbescheid der Bundesrepublik erhalten mit dem Anspruch auf bevorzugte Wiedereinstellung als ordentlicher Professor und Anspruch auf Emeritenbezüge bis zur Wiederanstellung. Bei der Entscheidung wurde unterstellt, daß Professor Ehrenstein ohne nationalsozialistische Verfolgung 1940 zum ordentlichen Professor ernannt und 1951 emeritiert worden wäre. Dieser Anspruch war aufgrund des Gesetzes zur Regelung der Wiedergutmachung von NS-Unrecht für die im Ausland lebenden Angehörigen des öffentlichen Dienstes zuerkannt worden.

Ehrenstein zeigte Interesse, wieder nach Deutschland zurück zu kehren. Professor A. Jores beantragte im Sommer 1960 in der Medizinischen Fakultät der Universität Hamburg eine Honorarprofessur für Maximilian Ehrenstein. Die Verhandlungen mit Verwaltungen und Behörden in Hamburg zogen sich jedoch in die Länge. Die von Jores vorgesehenen Labors im sog. alten Operationshaus standen nach Meinung der Verwaltung nicht mehr zur Verfügung, da das Haus zur Schaffung von Parkplätzen abgerissen werden sollte. Noch heute befindet sich hier jedoch das Hormonlabor der Medizinischen Klinik. Schließlich beschloß die Medizinische Fakultät im Juni 1962, Ehrenstein Heimatrecht an der Universität Hamburg zu gewähren und als entpflichteten Ordinarus für physiologische Chemie zu führen. Die Hochschulabteilung stimmte diesem Beschluß im März 1963 zu mit der Einschränkung, „... daß der Freien und Hansestadt Hamburg hierdurch keine Folgewirkungen in personeller und sachlicher Hinsicht entstehen werden". Dies wurde Ehrenstein im Juli 1963 formlos durch den Senator Drexelius mitgeteilt. Im Dezember 1963 beschloß die Medizinische Fakultät endlich, „... daß Sie im Personal- und Vorlesungsverzeichnis der Universität Hamburg als entpflichteter ordentlicher Professor (1. 3. 1940) . . . aufgeführt werden".

Im April 1965 wurde Ehrenstein der „Dr. rer. nat. h.c." der Freien Universität Berlin verliehen. Im Bericht des News Büros der University of Pensylvania heißt es:

Dr. Ehrenstein is one of only about a dozen persons to receive this degree from the Free university since its founding in 1948. In awarding the degree, the University cited Dr. Ehrenstein for his investigations of steroid hormones, an area he has explored for more than 30 years. Recognition was also given to his contribution to the strong relationship existing between the Free University of Berlin and the University of Pennsylvania.

In 1944, Dr. Ehrenstein synthesized a small amount of a steroid named 19-norprogsterone which is chemically related to the natural female sex hormone progesterone. Unexpectedly, the new steroid surpassed the naturally occurring progesterone in its activity when tested in rabbits. Generally, steroids of progesterone type inhibit ovulation. Dr. Ehrenstein's findings attracted the attention of other investigators and his early work on the 19-norsteroids is credited with being the basis of the development of modern oral contraceptives and of other therapeutic agents.

A number of steroids first synthesized in Dr. Ehrenstein's laboratories were later found to be present in various biological systems. Worth mentioning is, in particular, 19-hydroxandrostenedione, a steroid which proved to be an important intermediate in the natural conversion of the male sex hormone testosterone into the female sex hormone estrone. The Division of Steroid Research, which Dr. Ehrenstein has headed since 1937, has, collaborated with many biological and medical research laboratories in this country and abroad by supplying reference samples for identification purposes and bioassays.

In German universities, a faculty vote automatically confers the honorary degree upon the recipient; no official ceremony is needed. Dr. Ehrenstein plans to go to Berlin in July for the "Doktorschmaus," a banquet to be held in his honor by the University faculty (April 1965).

Im Oktober 1968 wurde von Klaus Thomsen in der Medizinischen Fakultät Hamburg der Antrag gestellt, Maximilian Ehrenstein Grad und Würde eines Dr. med. ehrenhalber zu verleihen. Die Urkunde wurde am 23. Oktober ausgestellt.

Am 28. Dezember starb Maximilian Ehrenstein. Er wurde auf dem Ohlsdorfer Friedhof in Hamburg beigesetzt.

Elsa Ehrenstein schrieb im Januar 1969 in einem Brief an den Dekan:

Daß ihm im Tode eine so große Ehrung erwiesen würde, gab mir Kraft, die wohl schwersten Stunden meines Lebens zu meistern. Mit der Medizinischen Fakultät bestanden für meinen Mann sehr starke Bande, die nicht nur auf wissenschaftlicher Basis beruhten, sondern auch auf persönlichen Freundschaften. Diese Tatsache hat meinem Mann im Leben einen großen Auftrieb und Ansporn gegeben. Das so wertvolle Dokument werde ich dankbar in Gewahrsam halten . . .

Vier Jahre vor Ehrenstein entdeckte **Russel E. Marker** 1940 ein Verfahren zur Umwandlung des pflanzlichen Diosgenins in Progesteron. Marker wurde als Sohn eines deutschstämmigen Farmers 1902 in Maryland geboren. Das Studium der Chemie schloß er ohne Promotion ab, obgleich seine Arbeit fertig war. Er hielt die formalen Umstände für eine Zeitverschwendung, er hätte nämlich noch einen Kurs in physikalischer Chemie absolvieren müssen. Zunächst arbeitete er in der Industrie; 1928 ging er ans Rockefeller Institute in New York und begann sich mit den Steroiden zu beschäftigen. 1935 wechselte er mit einem Stipendium an die Pennsylvania State University, wo er Untersuchungen mit Sapogeninen durchführt. Diese setzte er in Mexiko fort und konnte Progesteron aus der Yamswurzel (Dioscorea) gewinnen. Mit Dr. E. Somlo und F. Lehman, den Betreibern der Laboratories Hormona, wurde die Firma Syntex gegründet (Synthese + Mexico). Das einfache Verfahren und die unerschöpflichen Rohstoffquellen führten zu einem rapiden Preissturz der bis dahin teuren Hormone. Marker gab 1949 die Chemie auf und handelte mit mexikanischen Silberkunstgegenständen. Dem Schweizer George Rosenkranz, Schüler von Ruzicka, gelang es dann, Testosteron aus der Yamswurzel zu synthetisieren.

Schließlich stellte Djerassi 1954 aus Nor-testosteron das Norethisteron her, das doppelt so wirksam ist wie Progesteron (s.b. Djerassi).

Literatur

Ehrenstein MR (1962) Curriculum vitae. Archiv der Med. Fakultät Hamburg 7370

Ehrenstein MR (1944) Investigations on the steroids VIII: Lower homologs of the pregnane series: 19-nor-11-desoxy-corticosteron acetate and 19-norprogesteron. J Org Chem 9:435–456

Allen WM, Ehrenstein M (1944) 19-nor-progesterone, a physiologically active lower homolog of progesterone. Science 100:251–252

Ehrenstein M (1952) Versuche zur Umwandlung des Strophantidins in Analoge der Steroidhormone. Chimia 6:287–289

Barber GW, Ehrenstein M (1954) Investigations on steroids XII. 19-noretienic acids derived from strophantidin. J Org Chem 19:365–372

Ehrenstein M, Barber G, Hertz R (1957) Progestional activity of various stereoisomers of 19-nor-progesteron. Endocrinology 60:681–682

Djerassi C, Ehrenstein M (1958) Über die Konfiguration des 19-Nor-10,14beta,17alpha-Progesterons und verwandter Verbindungen. Liebigs Annal Chem 612:93–98

Longchampt JE, Gual C, Ehrenstein M, Dorfman RI (1960) 19-hydroxy-delta4-androstene-3,17-dione, an intermidiate in estrogen biosynthesis. Endocrinology 66:416

Marker RE (1969) Lebenslauf. Schering Arch B1/267

Robertson WH (1990) An illustrated history of contrception. Parthenon, Casterton Hall

Strauß H, Röder W (1983) International biographical dictionary of central european emigres 1933–1944, I, II. Saur, München

Erdheim, Jacob

(3. 5. 1874 Boryslwaw/Galizien – 6. 4. 1937 Wien)

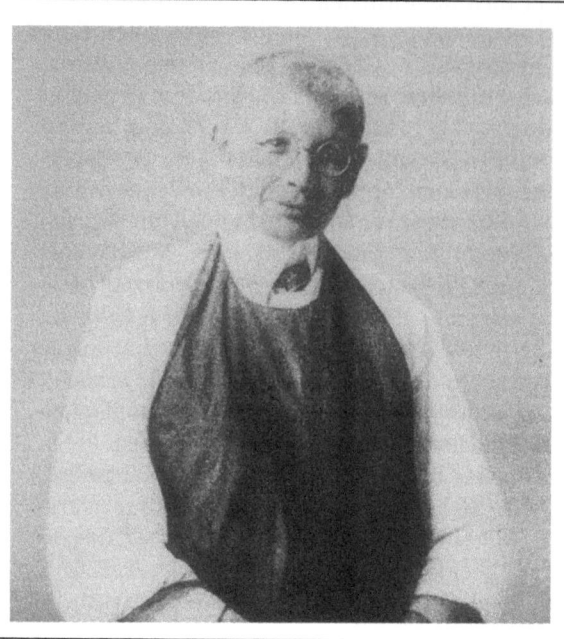

Erdheim begann sein Medizinstudium 1894 in Wien. Nach dem Examen 1900 arbeitete er im Institut des Anatomen Anton Weichselbaum (1845–1920), dem Entdecker der Meningokokken. Bei ihm war er erst Assistent, dann Privatdozent, Extraordinarius, und 1924 übernahm Erdheim die Prosektur des Instituts für Pathologische Anatomie des Stadthausspitals in Lainz. Zu den Schülern von Weichselbaum gehörte auch Karl Landsteiner (1886–1943), der Entdecker der Blutgruppen. Erdheim wird als enthusiastischer Arbeiter, brillianter Lehrer und überzeugender Redner beschrieben. Seine Schüler kamen von nah und fern. Darunter auch Fuller Albright. Zu seinen wichtigsten Studien gehört sein Beitrag zu Hypophysentumoren, die Beschreibung der Kraniopharyngiome (Erdheim-Tumor), des hypophysären Zwergwuchs, der Schwangerschaftsveränderung in der Hypophyse, seine Arbeiten über die Nebenschilddrüse, über Akromegalie und über Knochenerkrankungen, besonders die Paget-Erkrankung.

1903 fand Erdheim bei einer Autopsie eines Patienten mit Akromegalie nicht nur eine vergrößerte Hypophyse, sondern außerdem eine diffuse Struma, vergrößerte Nebenschilddrüsen und eine Pankreasnekrose. Dies war wohl die 1. Beschreibung einer multiplen endokrinen Drüsenerkrankung. 1906 kauterisierte Erdheim die Nebenschilddrüsen bei Ratten und beobachtete nachfolgend nicht nur eine Tetanie, sondern auch eine defekte Kalzifizierung der Zähne. Bei Verstorbenen mit einer Osteomalazie beobachtete er eine Hyperplasie der Drüsen.

In dem Beitrag *Zur Pathologie des Riesenwuchses* hatte T. A. E. Klebs (1834–1913) 1884 noch vermutet, daß die vergrößerte Thymus Ursache der Akromegalie sei. Zusammen mit C. F. Fritsche wurde zwar die Vergrößerung der Hypophyse beschrieben, aber deren Bedeutung nicht erkannt. Klebs, in Königsberg geboren, war Schüler von Virchow in Berlin, Professor der Pathologie in Bern, Würzburg, Prag, Zürich und ab 1896 am Rush Medical College in Chicago tätig.

Fuller Albright schreibt über Erdheim sehr eindrucksvoll in dem von L. Loriaux herausgegebenen Buch *Uncharted Seas*:

He is, in fact, a Jew who was born in a small Polish town. You picture a countrified boy arriving in Vienna, the most sophisticated of all European capitals, and you wonder what qualities transformed him into the greatest of living pathologists, Prof. Jacob Erdheim ... He is shy. It may be many months before you break through his reserve. He lives alone in a single room in the City Hospital of Vienna. He eats simple hospital food. He works eighteen hours a day. He regards smoking and drinking as vices. The picture is that of a rather prosaic grind ... His eyes smile from behind goldrimmed spectacles as he expostulates in somewhat highpitched voice, „Manche Leute sehen sehr gut, aber sie schauen nicht an".

Literatur

Erdheim J (1903) Zur normalen und pathologischen Histologie der Glandula thyroidea, parathyroidea und Hypophysis. Beitr Pathol Anat 33:158–236

Erdheim J (1906) Tetania parathyreopriva. Mitt Grenzgeb Med Chir 16:632–744

Erdheim J (1916) Nanosomia pituitaria. Zieglers Beitr 62:302–377

Albright F, Ellsworth R (1990) Uncharted seas. (ed. L. Loriaux) JBK Publ, Portland, OR

Medvei VC (1984) A history of endocrinology. MTT, Manchester

Euler-Chelpin, Ulf Swante von

(7. 2. 1905 Stockholm – 10.3.1983 Stockholm)

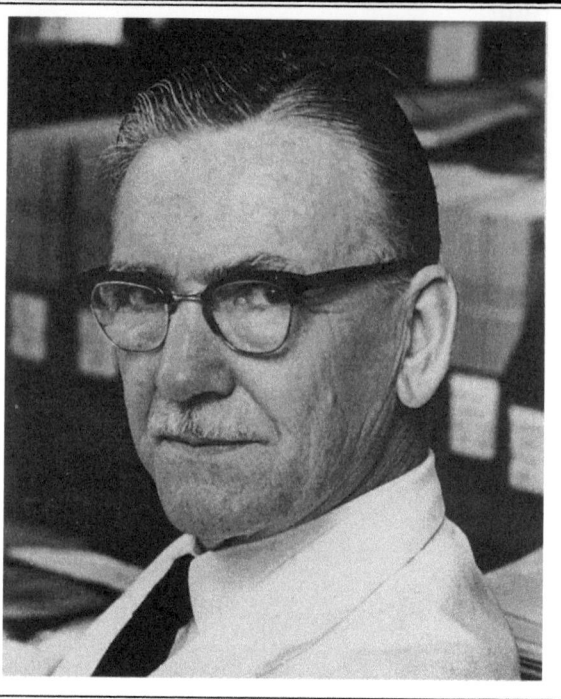

Professor emeritus Ulf von Euler-Chelpin, Nobel Laureate in Physiology or Medicine in 1970, died in Stockholm on 10 March 1983 at the age of 78 from complications following open heart surgery. His whole life had been devoted to the promotion of medical research, and he remained intensely involved in this until the very end.

His background was highly academic and also cosmopolitan. His Swedish heritage was on the side of his mother, Astrid Cleve, a professor in botany and geology and daughter of the chemist Professor P. T. Cleve, who discovered the elements erbium, holmium and thulium. His father, Hans von Euler-Chelpin, a professor in chemistry in Stockholm, was of German origin and distantly related to the famous Swiss mathematician Leonhard Euler, who was active in Petersburg during the eighteenth century. Hans von Euler-Chelpin (1873–1964) was born in Augsburg. He studied chemistry and worked with W. H. Nernst in Goettingen in the field of physical chemistry. In 1899 he moved to Stockholm as an assistant to Svante Arrhenius. It was Ulf's great-grandfather, Karl Felix Eduard Euler (1809–1900) who was enobled in 1884 and had the name Chelpin added. Neither Hans nor Ulf made use of this addition in their scientific publications. Hans v. Euler became a well-known biochemist and was awarded the Nobel Prize for Chemistry in 1929 for his work on co-zymase, jointly with A. Harden. He established a large and distinguished school of biochemistry in Stockholm. He never entirely severed his links with the country of his birth, and in World War I he was a pilot in the German air force.

No wonder that Ulf von Euler became a scientist! He started early, publishing his first scientific paper together with his father at the age of 17. He finished his doctoral thesis at the age of 25 and became Professor and Chairman of the Department of Physiology at the Karolinska Instituted in 1939, at the age of 34. He retained these positions for more than three decades, contributing greatly towards building up Swedish medical research to its present internationally recognized standing. His integrity, broad knowledge and sound judgement made him a highly esteemed member of the Swedish Academy of Sciences, the Swedish State Medical Board and Medical Research Council, a member since 1959 and Vice-President since 1965 of the Council of the International Union of Physiological Sciences (I.U.P.S.) and secretary and, since 1965, President of the Nobel Foundation. His honours and distinctions are many and include the Nobel Prize in Physiology or Medicine 1970. He also made an important contribution as Chief Editor of *Acta Physiologica Scandinavica* for many years, until the end of his life.

Ulf von Euler's scientific productivity was amazing. He published 465 scientific papers over a period of six decades, a breath-taking pace that was kept up even after his retirement; the list of his publications includes 65 entries during that period of about 12 years. His production was not only vast, but also covered many different and intriguing aspects. Nevertheless, his leitmotiv can be easily discerned: throughout his scientific life, Ulf von Euler remained dedicated to the search for the chemical signal that mediates the control of a physiological event and for a chemically based explanation of its derangement under pathological conditions. Along this line he was to make a number of discoveries that have turned out, in retrospect, to be of the most fundamental biological importance. Already at 25, when working as a post-graduate in the laboratory of H. H. Dale in London, he discovered in collaboration with J. H. Gaddum that extracts of brain and intestine contain an atropine-resistant principle that contracts the gut in an "organ bath" and lowers the blood pressure of the anaesthetized rabbit. With remarkable discipline and determination, driven by an intuitive appreciation of the potential biological importance of the new active principle, which essentially by accident became known as substance P, the young von Euler patiently followed up his discovery, describing during the next few years the polypeptide nature of the compound, methods for its purification and assay, its general distribution in the body and many aspects of the biological action of the still relatively crude preparations of substance P availble at the time. In many ways he catalyzed progress in substance P research, the breakthrough of which was to come once its chemical nature became fully elucidated by Chang and Leeman and pure substance P became available, some 40 years after Ulf von Euler's original discovery. He had repeatedly emphasized that substance P has a "neurotropic" effect, and today this agent is regarded as the first member of the "neuropeptide" family to be discovered. Its physiological functions remain to be finally established, but it seems very likely that it acts as a neurotransmitter and/or neuromodulator, notably in the transmission of signals from primary afferent pain fibres.

Three years after he had ciscovered substance P, von Euler found another atropine-resistant depressor principle, which he named "prostaglandin". Again, he patiently and systematically followed up his original finding, defining during the 1930s prostaglandin as an unsaturated, lipid-soluble, nitrogen-free organic acid, described tissue sources, methods of extraction and purification of the compound and its basic pharmacological properties. He also encouraged the biochemist Sune Bergström to proceed further with the chemical analysis. Bergström found that prostaglandin is not a single substance, but a family of biologically active compounds. In continued work Bergström and his younger colleague Bengt Samuelsson at the Karolinska Institutet, and John Vane in London, extended this discovery, leading to the present knowledge about the prostaglandin and leukotriene families, which include a number of agents of the highest importance for many physiological functions, for example in the reproductive and circulatory systems, and also playing key roles under a number of pathophysiological conditions, such as fever, asthma and vascular thrombosis, a finding for which Bergström, Samuelsson and Vane were awarded the Nobel Prize in Physiology or Medicine 1982.

Ulf von Euler's search for depressor principles had thus been highly successful, but it was for his equally successful search for pressor principles in various tissues and body fluids, leading to the discovery of the identity of the sympathetic neurotransmitter, that he himself would be most widely recognized. He was born only months after Elliott gave birth tot he concept of chemical neurotransmission, proposing that sympathetic nerve impulses are mediated by the release of adrenaline, and biological functions of adrenaline had been the subject of several of Ulf von Euler's earliest research papers in the mid-1920s. After settling down as Professor of Physiology at the Karolinska Institutet in 1939, he started out to search for pressor principles that might be involved, for example, in clinical hypertension. One active compound in his extracts of sympathetically innervated tissues was apparently a catecholamine. Being a Dale pupil, he was of course aware of the conclusion reached by Barger and Dale as early as 1910 that the effects of sympathetic nerve stimulation are much more closely mimicked by noradrenaline, the unmethylated homologue, than by adrenaline. Applying a whole battery of tests he was able to prove that the active principle he had found was indeed noradrenaline, which he therefore proposed to be the sympathetic neurotransmitter. However, this discovery, which he made at the age of 40, was not easily accepted. Particularly over the next decade he played a decisive role in the work to overcome the lingering resistance of adherents to the "sympathin E, sympathin I" model, to conclusively establish the validity of his noradrenaline hypothesis and to work out its physiological pharmacological and clinical implications. Later, together with N. A. Hillarp, he made the important discovery of the mode of storage of neurotransmitter in subcellular organelles, „nerve granules", the properties of which were the subject of pioneering studies carried out by him. To the very end he continued to play a leading role in the development of the explosively growing catecholamine field. In recognition of the fundamental importance of his discoveries in this area, and of their impact on the development of other fields, such as brain function in health and disease, or clinical hypertension, Ulf von Euler was awarded the Nobel Prize in Physiology or Medicine in 1970.

Towards the end of his life, Ulf von Euler could look back on a uniquely successful research career. Already as a young scientist he had had the genius – and the good fortune – to make three major discoveries, the full importance of which is such that (although in two cases only after an "incubation period" of nearly half a century) each has grown to become one of the „hottest" fields of the life sciences. How he experienced this he has commented on in a witty and very instructive Editorial in *Circulation* (vol. XXVI, p. 1233, 1962) that reveals some aspects of his philosophical outlook on various aspects of science, such as the art of recognizing a "discovery" from an "observation", concluding: "We must always guard the liberties of the mind and remember that some degree of heresy is often a sign of health in spiritual life." To those who had the privilege of receiving their scientific training from Ulf von Euler, there can be not doubt about his greatness as a scientist and a teacher. He was not an empire-builder or a founder of schools of dogmatic adherents to his own views, but a believer in freedom in research. New ideas put forward by young colleagues were encouraged with a degree of enthusiasm adapted to his own intuitive faith in their soundness. Whenever disbelieving, his comment might be: "It would be most interesting if you turn out to be right...". His openness of mind and genuine scientific curiosity, and his knack for finding the right experimental approach to test the validity of a new hypothesis, made it a very educating experience to work close to him.

As a person, Ulf von Euler was the opposite of a chauvinist: he was an aristocrat and a cosmopolitan, carrying on with dignity and style the intellectual and cultural tradition that he had inherited.

His dry, humorous comments and mild sarcasm were never destructive, but made his company always stimulating, and sometimes delightful. He had the great privilege of keeping his full creative potential and intellectual vitality to the very end, living to see his scientific babies grow up to maturity and rightly enjoying international recognition as a "grand old man" of chemical information transfer. His many friends within and outside the international scientific community miss him greatly. (L. Staerjne (1992) Ulf von Euler in memoriam).

References an Other Sources

Euler US von, Gaddum H (1931) An unidentified depressor substance in certain tissue extracts. J Physiol 72:74–87

Euler US von (1934) Zur Kenntnis der pharmakologischen Wirkung von Ntivsekreten und Extrakten männlicher accessorischer Geschlechtsdrüsen. Arch Exp Pathol Pharmakol 175:74–84

Euler US von (1935) A depressor substance in the vesicular gland. J Physiol 84:1–14

Euler US von (1935) Über die spezifische blutdrucksenkende Substanz des menschlichen Prostata- und Samenblasensekretes. Klin Wochenschr 33:1182–1183

Euler US von (1936) Preparation of substance P. Scand Arch Physiol 73:142–144

Euler US von, Hammarström S (1937) Über das Vorkommen des Prostaglandins in Tierorganen. Scand Arch Physiol 77:96–99

Euler US von (1942) Herstellung und Eigenschaften von Substanz P. Acta Physiol Scand 4:373–375

Euler US von (1946) A specific sympathomimetric ergone in adrenergic nerve fibres (Sympathin) and its relations to adrenaline and noradrenaline. Acta Physiol Scand 12:73–97

Euler US von (1962) Problems in neurotransmission. In: Gori CF et al. (eds) Perspectives in biology. Elsevier, Amsterdam, pp 387–394

Euler US von (1972) Adrenergic nerve particles in relation to uptake and release of neurotransmitter (The Sir Henry Dale Lecture for 1972). J Endocrinol 55:2–9

Blaschko HKF (1985) Ulf Svante von Euler. Biographical memoirs of members of the Royal Society 31:143–170

Evans, Herbert McLean

(23. 9. 1882 Modesto/CA – 5. 3. 1971 Berkeley/CA)

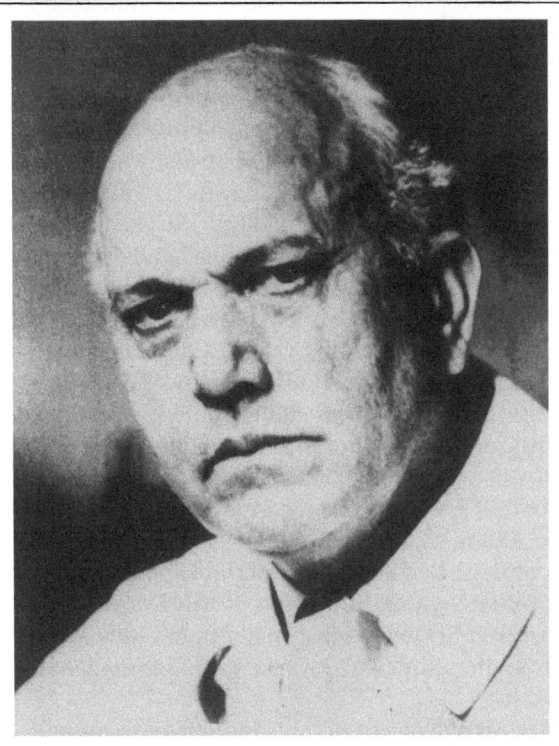

An anatomist, endocrinologist, embryologist, reproductive physiologist, nutritionist, teratologist, and educator, not to mention bibliophile, historian of science and medicine, connoisseur of the arts, and Californian, Evans was a dominant and colorful figure in the establishment of endocrinology as a scientific discipline and one of the most influential figures in the development of modern biomedical science during the first half of this century.

He was born in 1882 in Modesto, then a town with a population of 500 in the San Joaquin Valley of Central California about 70 miles from San Francisco. Evans was the son and grandson of highly respected physicians and the nephew of a member of the first medical school class at the University of California who became Professor of Surgery and Dean. Augmenting his medical lineage, Evans' mother imbued him with an interest in the arts and letters. He graduated from the University of California, located then only in Berkeley, in 1904 and entered its medical school, but soon became restless and unchallenged by the restrictions of its clinical orientation. At the end of the year, much to his father's consternation (he referred to Evans as "my son, the rat doctor"), he transferred to the Johns Hopkins Medical School, at that time the leading institution in medical science and research.

Though Evans had little interest in clinical medicine, he was convinced that medicine was an entry point into research and the way to study biology. He was more often in the laboratory alongside his distinguished mentors than in class or at the bedside. While a student, he published his first paper in endocrinology in 1907 with the renowned Professor of Surgery Dr. Williams S. Halsted on the blood supply to the parathyroid glands. With Halstedt's associate Harvey Cushing, there began a friendship which lasted over 30 years until Cushing's death. But his mentor and principal supervisor of research was Franklin Mall, the most influential anatomist in America. By the time he graduated in 1908, Evans had seven papers published or in press.

On graduation, Evans joined Mall's department and rapidly rose to the position of Associate Professor of Anatomy, later adding the title of Research Associate in the Department of Embryology of the Carnegie Institution of Washington at Johns Hopkins University. During this 7-year period in the exciting research-oriented department at Johns Hopkins, he gained an international reputation as a brilliant investigator for his work in human embryology and on vital dyes. This included his discovery, with the German chemist Schulemann, of Evans Blue, or compound T.1824, which led to the development of a method to determine blood volume.

Evans received his first Rockefeller Research Grant for a trip to Europe. He had a frosty reception from Ehrlich (1854–1915) then Professor of Experimental Therapeutics at the University of Frankfurt, but a better one from Edwin E. Goldmann, Professor of Surgery in Freiburg. He produced a versatile cell dye, names "Evans Blue". When he returned from Germany, he wrote a favorable report, especially on German work in basic sciences.

In 1915, at the age of 33 years, Evans was offered the Chair in Anatomy at the University of California Medical School by President Benjamin Ide Wheeler. Evans returned from Johns Hopkins University with two young physicians engaged in anatomical research, George W. Corner and Mary J. Scott (Bishop). Evans became world famous for his pioneering work at Berkeley in endocrinology, reproductive physiology, and nutrition. When Evans began his work at Berkeley, only two hormones were available to the clinician, thyroid hormone and epinephrine.

The highlights of the contributions of Evans and his associates can be summarized as follows:

1. Recognition of the importance for future research of his developing a vigorous and standardized strain of experimental animal. This was achieved, in collaboration with Joseph A. Long, by back-crossing what Evans called the effete Wistar Rat of the East with a wild gray rat trapped on the Berkeley campus and resulting in the famous Long-Evans strain of white rat with a gray or black hood, noted for its gentleness and resistance to infection.
2. With Long, he first described the estrous cycle of the rat and a practical method of following the cycle by use of vaginal cytology.
3. Discovery and chemical definition of vitamin E, which he named alpha-tocopherol.
4. Discovery in 1921 and isolation of the first active principle of the anterior pituitary gland, growth hormone. Evans was the first to demonstrate the ineffectiveness of the oral administration of pituitary extracts in contrast to the parenteral route.

Evans was much influenced by the organization of German science and his experience at Johns Hopkins University. His move proved critical for the rapid development of the field of endocrinology. At the University of California he organized and directed "a scientific empire of a size and scope hitherto unknown in American biology. Not many of us can appreciate the geographic isolation of medical science in the West during that period; it took four to five days each way by train to attend a scientific meeting on the East coast, which Evans did at least annually."

As a 21-year-old first-year medical student at Berkeley in 1904, Evans had been strongly influenced by Jacques Loeb, the recently appointed Professor of Physiology and the first full-time basic scientist in the medical school.

Evans is the conceptualizer of two revolutionary paradigms: first, he not only discovered the first pituitary hormone, growth hormone, and determined that it was a protein, but he and his many associates established the model for the study of the actions, identification, isolation, and eventually the complete characterizaton of the anterior pituitary hormones. Second, to accomplish this goal he created a new type of paradigm for biologic research in which a standardized strain of experimental animal was developed. His work with the estrous cycle and follicular atresia began to turn his interest to the pituitary gland. Undoubtedly, the research by Philip Smith in Evans' department and by Bennett Allen (on the effects of ablation of the anterior pituitary gland in the tadpole on metamorphosis, pigmentation, and the endocrine organs) greatly stimulated his initiation of experimental work on the anterior pituitary gland.

After initially failing to demonstrate a growth effect with oral feeding of fresh beef pituitary to the rat, Evans and Long turned to intraperitoneal injection of saline extracts. The results were spectacular. Gigantism was induced in the rat and, later, acromegaly in the dachshund. The first bioassay for growth hormone activity was established and the way was opened to define other activities of the anterior pituitary gland.

In his 1924 Harvey Lecture, Evans stated:

We may nevertheless be certain: firstly, that the anterior hypophysis is indispensable for growth to adult stature, a lessened amount of its hormone being the direct cause of an important group of endocrine dystrophies, and an increased amount of the hormone being the direct cause of overgrowth. Secondly, the hypophysis stands in necessary relationship to normal function of the thyroid, sex glands, and adrenal cortical tissue.

Thus the embryonic field of endocrinology was given an enormous dose of growth factor. An era of dramatic and seminal advances in the identification, function, and chemistry of the anterior pituitary hormones emerged, one of the most lustrous in the history of the field. As a result, endocrinology became legitimate and the rout of the false prophets, snake-oil salesmen, and disciples of Brown-Sequard began. Evans, later dubbed "Master of the Master Gland" and "Mister Antepituitarism" by *Ti-*

me, had convinced the world of the existence of pituitary hormones and of their vital functions.

Progress was slow on the isolation of growth hormone and only a fair degree of purity was achieved by the early 1930s. Not until the brilliant chemist C. H. Li joined Evans in 1938, and the rat tibia test was developed for more accurate and rapid screening, did the chemistry of growth hormone and other pituitary hormones move ahead rapidly; in 1944 Li and evans announced the isolation of bovine growth hormone.

By the mid-1930s six hormones of the anterior pituitary gland had been isolated in various degrees of purity: growth hormone, prolactin, follicle-stimulating hormone (FSH), luteinizing hormone (LH), adrenocorticotrophin (ACTH), and thyroid-stimulating hormone (TSH). Evans' group was involved in highly productive research on all of them.

From the time of his arrival at Berkeley, he fostered, guided, and enthusiastically supported the careers of women scientists in his laboratory. Evans brought Katherine Scott (Bishop) with him from Johns Hopkins University. Soon Miriam Simpson joined the laboratory and became Evans' alter ego and life-long collaborator. Among the other outstanding women who worked with Evans, either as doctoral students or coworkers, were Jane Russell, Gladys Van Wagenen, and Margery Nelson, who all went on to distinguished careers. (s. chapter M. Simpson and G. van Wagenen).

One of the memorable events in Evans' life was a visit he paid to George Bernard Shaw in 1946 when Shaw was 90 and which he put to print. Not many of Evans' contemporaries were aware of his interest in the collection of first editions in the sciences, which became a major avocation by 1930, nor of his interest in the history of science and art. His absorption in the development of ideas in science led him to found the History of Science Dinner Club at Berkeley in 1933.

This many-faceted man with his extravagantly diverse interests was truly a giant in endocrinology and a revolutionary in biomedical research who lived life to the hilt, but whose personal qualities stirred people up and made enemies. Arthur Koestler's aphorism singularly fits Herbert Evans: "The principal mark of genius is not perfection but originality – the opening of new frontiers." (Extract from the presidential address of the endocrine society 64th annual meeting by M. M. Grumbach, with his permission.)

References and Other Sources

Evans HM, Scott Bishop K (1922) On the existence of a hitherto unrecognised dietary factor essential for reproduction. Science 56:650–651

Long JA, Evans HM (1922) The oestrus cycle in the rat and its associated phenomena. Memoirs University of California, vol 6

Evans HM, Simpson ME (1929) A comparison of anterior hypophyseal implants from normal and gonadectomized animals with reference to their capacity to stimulate the immature ovary. Am J Physiol 89:371–374

Evans HM, Lepkovsky S, Murphy EA (1934) Vital needs of the body for certain unsaturated fatty acids. J Biol Chem 106:431–460

Li CH, Evans HM, Simpson ME (1945) Isolation and properties of the anterior hypophyseal growth hormone. J Biol Chem 151:353–366

Li CH, Evans H-M (1948) Chemistry of anterior pituitary hormones. In: Pincus G, Thieman KV (eds) The hormones. Academic Press, New York

Bennett L (1975) Endocrinology and Herbert M. Evans. In: Li CH (ed) Hormonal proteins and peptides. Academic Press, New York, pp 247–272

Bennett LL (1991) The Long and Evans monograph on the estrous cycle in the rat. Endocrinology 129:2812–2814

Grumbach MM (1982) Herbert McLean Evans, revolutionary in modern endocrinology: A tale of great expectations. J Clin Endocrinol Metab 55:1240–1247

Zietlin JI (1971) Herbert M. Evans, Pioneer collector of books in the history of science. Isis 62:507–509

Everett, John W.

(born 5. 3. 1906 in Ovid/Michigan)

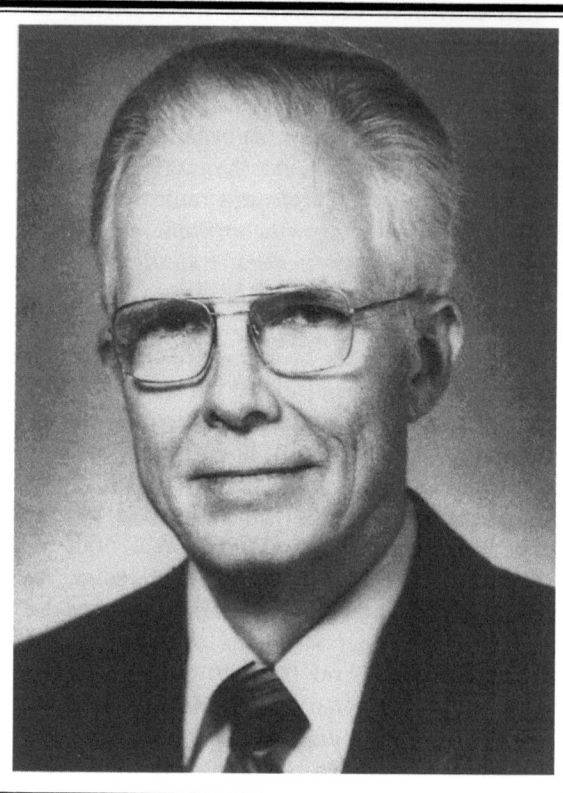

Everett had his early education in the public schools of Big Rapids and at Olivet College, Olivet, Michigan. This was followed by postgraduate study at Yale University from 1928–1932. The title of his dissertation was "Functions of the Placental Membranes of Albino Rat as Indicated by Their Reaction to Vital Dyes." Everett moved to the Department of Anatomy, Duke University School of Medicine, Durham, North Carolina as Instructor in Anatomy. The appointment as Professor of Anatomy came in 1950. "A modest man, John Everett is no empire builder and has much preferred to work with just one or two collaborators. Nevertheless, his scientific interests are wide. Everett is famed for the meticulous design and execution of experiments, using the simplest and most reliable techniques available, and for careful and cautious evaluation of the findings." Everett discovered a positive-feedback influence of progesterone, the induction of ovulation in persistently estrous rats. He was able to manipulate the length of the estrous cycle by the appropriate differentially timed injection of either estrogen or progesterone in normally cycling rats. Everett developed the concept of a proestrous "critical period." Several hypotheses were proposed with respect to mechanisms whereby the sex steroids may act to induce ovulation in the rat. The first is that there is a surge of luteinizing hormone–releasing hormone (LH–RH) every afternoon and that whether the pituitary responds depends on the rise of estrogen. The second proposal holds that activity from the rostral hypothalamus impinges on the medial basal tuber at a regular time each day, but that the occurrence of an LH-RH surge is contingent upon steroid actions in the tuberal nuclei and median eminence. The third hypothesis is that there is (an intrinsic?) 24-h rhythmicity in the rostral hypothalamus, but that it becomes active only through some local actions of the steroids. In his Dale Medal Lecture in 1977, Everett added that a modification of this last hypothesis would state that activity in the rostral, cyclic apparatus is not only dependent upon local action of steroids, but is subject to modulation by stimulatory and inhibitory input from other parts of the brain. That would place the "clock" in the mid-brain or somewhere else downstream. He ends with the question: "Are we chasing a will o' the wisp? Is there really a localized clock?"

References and Other Sources

Everett JW (1975) Contributions to the substructure of neuroendocrinology. In: Meites J, Donovan BT, McCann SM (eds) Pioneers in neuroendocrinology, vol 1. Plenum, New York, pp 96-109

Everett JW (1977) The timing of ovulation (The Sir Henry Dale lecture for 1977). J Endocrinol 75:1-13

Everett JW (1991) A footnote to pituitary transplantation research. Endocrinology 129:2811

Meites J (1992) Short history of neuroendocrinology and the international Society of Nueroendocrinology. Neuroendocrinology 56:1-10

Sawyer CH (1978) History of the neurovascular concept of hypothalamo-hypophysicl control. Biol Reprod 18:325-328

Fallopio, Gabriele

(um 1523 Modena – 9. 10. 1562 Ferrara)

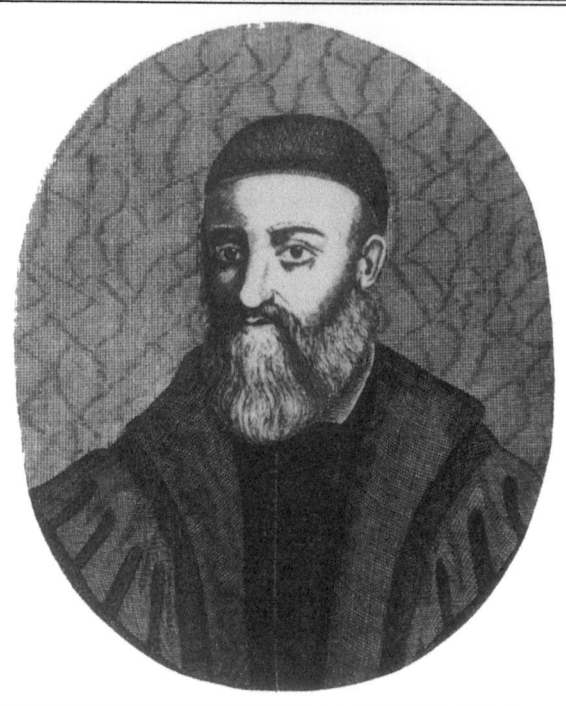

Fallopio studierte Medizin in Ferrara und erhielt dort 1548 die Lehrkanzel für Anatomie. Später ging er in gleicher Position nach Pisa, und ab 1551 war er in Padua Professor für Anatomie und Botanik. Hier verwaltete er auch den botanischen Garten. Aus dieser Zeit stammt seine Freundschaft und Zusammenarbeit mit Andreas Vesal (1514–1564).

Fallopio erkannte, daß sich die Eileiter in die Bauchhöhle öffnen und gab ihnen seinen Namen: Fallopio-Tuben. Außerdem verdanken wir ihm die Erstbeschreibung der Chorda tympania und des Sinus sphenoidales. 1561 veröffentlichte er die *Observationes anatomicae*. Der Fallopio-Gang im Schläfenbein (Canalis facialis) ist ebenfalls nach ihm benannt. Außerdem findet sich bei Fallopio die erste Beschreibung eines Kondoms, empfohlen zum Schutz vor der Syphilis.

Literatur

Fallopio G (1584, 1606) Opera omnia. Modena
Medvei VC (1984) A history of endocrinology. MTP, Lancaster
Vannotti A (1947) Fallopio. In: Mazenod L (Hrsg) Die berühmten Ärzte. Mazenod, Genf

Fellner, Otfried Otto

(20. 9. 1873 Wien –
Sterbedatum unbekannt (nach 1936))

Fellner war Sohn des jüdischen Arztes Leopold Fellner und seiner Frau Emilie. Er besuchte das Gymnasium in Wien und begann ein Medizinstudium. Gynäkologie hörte er bei Rudolf Chrobak (1843–1910), dessen Assistent Emil Knauer Versuche mit Ovarialtransplantaten durchführte. Chrobak hatte bereits 1896 über die *Einverleibung von Eierstocksgewebe* berichtet. Später besuchte Fellner die Vorlesungen von Friedrich Schauta (1849–1919). In Schautas Klinik arbeitete ebenfalls Josef Halban mit Ovarialtransplantaten. Fellners Ausbildung in Geburtshilfe und, Gynäkologie erfolgte in einem Privathospital in Wien und an der I. Frauenklinik bei Schauta.

Er hatte nie eine akademische Position inne, sondern ging in die Privatpraxis. Seine Studien führte er am Institut für Allgemeine und Experimentelle Pathologie bei Artur Biedl (1869–1933) durch. Die Anregungen für seine Untersuchungen erhielt Fellner sicherlich von Schauta und Halban, vor allem aber von Biedl. Dieser hatte bereits 1910 die erste größere Übersicht über innere Sekretion veröffentlicht. Auch als Biedl 1913 nach Prag ging, arbeitete Fellner am Wiener Institut weiter. Trotz seiner bedeutenden experimentellen Arbeiten wurde er nie von der Universität anerkannt. Als einer der besten Gynäkologen Wiens ist Fellner 1936 noch aufgeführt (Klang). Danach gibt es kein Lebenszeichen mehr von ihm. (s. auch bei Chrobak, Halban, Biedl)

Bereits 1912 berichtete Fellner, daß alkoholische Extrakte menschlicher Plazenta bei kastrierten, unreifen Ratten das Wachstum von Uterus, Vaginalepithel und Brust stimulieren. Dies war die 1. experimentelle Bestätigung von Halbans Hypothese einer endokrinen Plazentafunktion. Fellner hatte als erster organische Lösungsmittel benutzt. Gleichzeitig und davon unabhängig verwendete H. Iscovesco in Paris statt wäßriger Lösung Lipoidlösungsmittel zur Extraktion von Tierovarien und Testes. Ein Jahr später fand Fellner Östrogenaktivität in Ovarien und 1921 in Hodenextrakten.

Zur gleichen Zeit beobachtete er, daß Östrogene in größerer Dosis Unfruchtbarkeit bei Tieren bewirken. Er bestätigte damit das Haberland-Konzept der spezifischen hormonalen Sterilisation. Mehr intuitiv als aufgrund seiner Untersuchungen stellte Fellner 2 Hypothesen auf: Feminin (diese Bezeichnung benutzt er für seine Östrogenextrakte) in hohen Dosen bewirkt Sterilität durch Zerstörung der Eizellen, die Wirkung von Feminin ist unterschiedlich, in Abhängigkeit von der verabreichten Dosierung.

1926 konnte Fellner östrogene Aktivität auch in Hafermehl und Reis nachweisen. Zur gleichen Zeit stellte Dohrn bei Schering zusammen mit Faure, Poll und Blotevogel am Anatomischen Institut in Hamburg entsprechende Aktivität in Zuckerrüben, Hefe und Kartoffeln fest.

Literatur

Fellner OO (1912) Experimentell erzeugte Wachstumsveränderungen am weiblichen Genitale der Kaninchen. Centralbl Allg Pathol Anat 23:673–676
Fellner OO (1913) Experimentelle Untersuchungen über die Wirkung von Gewebsextrakten aus der Plazenta und den weiblichen Sexualorganen auf das Genitale. Arch Gynäkol 100:641–719
Fellner OO (1921) Über die Wirkung des Placenta- und Hodenlipoids auf die männlichen und weiblichen Sexualorgane. Pflügers Arch Ges Physiol 189:199–214
Fellner OO (1926) Zuckerstoffwechsel, Sexualorgane und Insulin. Med Klin 22:1886–1888
Biedl A (1910) Innere Sekretion. Ihre physiologische Grundlagen und ihre Bedeutung für die Pathologie. Urban & Schwarzenberg, Berlin
Chrobak R (1896) Über Einverleibung von Eierstocksgewebe. Centralbl Gynäkol 20:521–524
Dohrn M, Faure W, Poll H, Blotevogel W (1926) Tokokine, Stoffe mit sexualhormonartiger Wirkung aus Pflanzenzellen. Med Klin 22:1417–1419
Iscovesco H (1912) Le lipoide utéro-stimulant de l'ovaire. Propriétés physiologiques. C R Soc Biol 73:104–106
Klang M (1936) (Redakteur) Die geistige Elite Österreichs. Barth, Wien, S 185–186
Simmer HH (1971) On the history of hormonal contraception, II. Ottfried Otto Fellner (1873–19??) and estrogens as antifertility hormones. Contraception 3:1–20

Fels, Erich (Erico)

(19. 5. 1897 Würzburg – 1981)

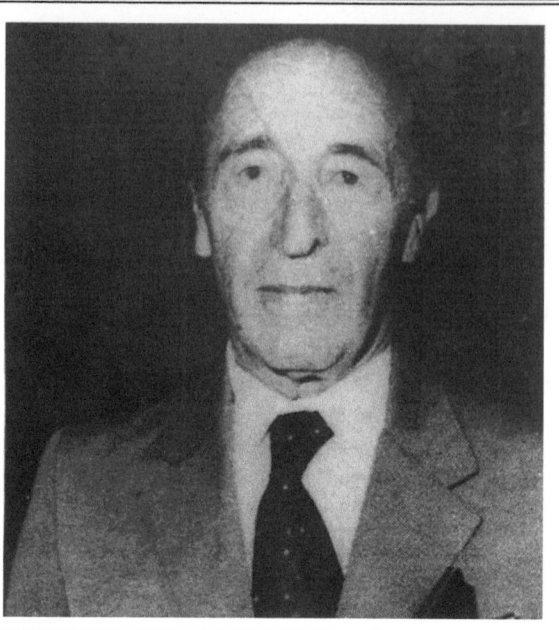

Fels studierte in Würzburg, war dort Assistent, dann in der Pathologie des Allgemeinen Krankenhauses Hamburg-Barmbek und seit 1925 an der Universitäts-Frauenklinik in Breslau bei Ludwig Fraenkel, dem Entdecker der endokrinen Funktion des Corpus luteum. 1929 berichtet er, daß das Gelbkörperhormon für den Schutz der Schwangerschaft zuständig ist. 1934 wurde Fels, weil er Jude war, mitgeteilt, daß sein Vertrag Ende des Jahres nicht verlängert werden würde. Aus Buenos Aires bekam er das Angebot, Leiter einer neuen wissenschaftlich-experimentellen Abteilung an der Universitäts-Frauenklinik zu werden. Sein Lehrer Fraenkel, ebenfalls Jude, war schon Anfang 1934 seines Amtes enthoben worden.

1934 publizierte Fels zusammen mit Slotta und Ruschig über die endgültige Isolierung und Identifizierung des Gelbkörperhormons. Er entdeckte, daß die Ovulation beim Kaninchen durch Progesteron unterdrückt werden kann, eine Feststellung, die Grundlage für die medikamentöse Empfängnisverhütung wurde. Gleichzeitig erschienen die Progesteronarbeiten von Butenandt und Westphal (Danzig), Hartmann und Wettstein (Basel) und W. M. Allen und Wintersteiner (Columbia University).

Fels schreibt in *Die Erforschung des Corpus luteum und seines Hormons*:

„So begann also im Jahre 1929 in verschiedenen Ländern an mehreren Stellen eine intensive Forschung nach dem zweiten weiblichen Sexualhormon. Eines dieser Zentren bildete sich in Breslau an der Frauenklinik und dem Chemischen Institut der Universität. Damit war die in diesem Fall unerläßliche Zusammenarbeit zwischen Biologie und Chemie gewährleistet. Die Biologie war vertreten durch den Verfasser dieses Artikels, dessen Interesse an dem zu erklären war, daß L. Fraenkel, der damalige Direktor der Frauenklinik, sein Lehrer war. Auch die Auswahl des Chemikers bildete kein Problem. Es konnte nur K. H. Slotta sein, Oberassistent am Chemischen Institut und Schwiegersohn Fraenkels, mir durch Freundschaft und vorherige Zusammenarbeit verbunden. In diese Allianz fügte sich sowohl menschlich wie arbeitsmäßig großartig H. Ruschig, ein Doktorand von Slotta, ein, dessen Energie, Arbeitswille und Begeisterung für uns viel bedeuteten ...

Als Ausgangsmaterial dienten die Corpora lutea von Schweineovarien, die wöchentlich vom städtischen Schlachthof frisch bezogen wurden, wobei wir aus 20 kg Ovarien etwa 4-5 kg Gelbkörper erhielten. Im Chemischen Institut wurden die Extrakte hergestellt, die dann im Laboratorium der Frauenklinik im Tierversuch auf ihre Wirksamkeit geprüft wurden. Die Schwierigkeiten, das Hormon zu extrahieren, waren bedeutend größer als beispielsweise beim Follikelhormon, da die öligen Lösungen bei energischeren Reinigungsmethoden sehr rasch an Wirksamkeit verloren, so daß nur ganz milde Verfahren angewendet werden konnten. Im Laufe des Jahres 1930 hatten wir bereits substantielle Fortschritte zu verzeichnen. Wir verfügten über eine Lösung, frei von Follikelhormon, die ihre volle Wirksamkeit im Kaninchentest erwies in einer Konzentration, die etwa 25 g frischer Corpus-luteum-Substanz entsprach. Mit diesem Extrakt gelang es uns auch zum erstenmal, eine junge Gravidität beim kastrierten Kaninchen zu erhalten, also den gleichen Erfolg zu erzielen, den Allen und Corner mit ihrem „Progestin" zu verzeichnen hatten. Ein Jahr später waren wir erheblich weiter gekommen und zu kristallisierten

Hormonpräparaten gelangt. . . . Um den „fast" reinen Zustand in den zweifellos reinen zu verwandeln, um dieses Wörtchen „fast" zu eliminieren, dazu benötigten wir noch das ganze Jahr 1932 und einen großen Teil von 1933. . . . So kommen wir nun in unserem Versuch der historischen Darstellung zu den Jahren 1933 und 1934, den letzten Jahren unseres Arbeitens in Breslau.

Zu dieser Zeit wußten wir, daß wir kurz vor dem Ziel standen, daß außer uns noch an mehreren Stellen in der gleichen Richtung geforscht wurde und wir alle Kraft daransetzen mußten, um in dem Rennen nicht zurückzubleiben. Jetzt trat ein Ereignis ein, das die Welt erschütterte und später fast aus den Angeln heben sollte. Anfang 1933 wurde Hitler unumschränkter Herrscher Deutschlands. Damit gestaltete sich für uns die wissenschatliche Arbeit zu einem dramatischen Wettlauf mit der Zeit, in dem sich entscheiden mußte, ob wir unsere Aufgabe erfolgreich beenden könnten, ehe uns die Möglichkeit dazu genommen würde. Zunächst konnten wir noch in der gewohnten Form weiterarbeiten, aber es stellte sich heraus, daß es mit den Tagen der Ruhe und Freiheit – unerläßliche Bedingung für jede wirklich wissenschaftliche Betätigung – zu Ende ging. Wie an allen Universitäten Deutschlands wurde eine große Anzahl von Professoren, Dozenten und Assistenten schon in den ersten Monaten des nationalsozialistischen Regimes gezwungen, ihre Stellung aufzugeben. In den Hörsälen, Instituten, Laboratorien, ja sogar in den Kliniken sah man zu jeder Stunde des Tages mehr und mehr SA- und SS-Uniformen; auch der sich jetzt breitmachende Ton, von oben inspiriert, erinnerte zunehmend eher an Kaserne als an Hospitaltätigkeit und Wissenschaft. So war unser einziges Streben darauf gerichtet, die Isolierung des Corpus-luteum-Hormons zum glücklichen Ende zu bringen. Und es gelang! Die ersten Dokumente darüber wurden am 7. Juni 1933 und am 1. Februar 1934 bei I.G. Farbenindustrie, die zusammen mit der Notgemeinschaft der Deutschen Wissenschaft unsere Arbeiten finanziell unterstützte, von Slotta niedergelegt."

Die Struktur von Progesteron wurde von E. Fernholz 1934 in Göttingen ermittelt. Im Oktober 1934 mußte Fels Deutschland verlassen. Slotta ging nach Sao Paulo, Fraenkel nach Montevideo. Fernholz wurde kurze Zeit nach seiner Auswanderung in die USA tot in einem See gefunden. Es ist nicht geklärt, ob es ein Unfall war oder Selbstmord.

Zur Frage, wer der erste war, der das Corpus-luteum-Hormon entdeckt hat, schreibt Fels am Ende seines historischen Artikels: „. . . erscheint es mir sinnlos, irgendeine Diskussion über Prioritäten zu eröffnen. . ."

1978 wurde Fels die Ehrenmitgliedschaft der Deutschen Gesellschaft für Gynäkologie in München verliehen. (s. auch bei Fraenkel, Slotta, Corner)

Quellen und Literatur

Fels E, Slotta KH (1931) Das rein dargestellte Hormon des Corpus luteum und seine biologischen Wirkungen. Klin Wochenschr 10:1639

Slotta KH, Ruschig H, Fels E (1934a) Reindarstellung der Hormone aus dem Corpus luteum (vorläufige Mitteilung). Ber Dtsch Chem Ges 67:1270–1273

Slotta KH, Ruschig H, Fels E (1934b) Reindarstellung der Hormone aus dem Corpus luteum (II. Mitteilung). Ber Dtsch Chem Ges 67:1624–1626

Fels E (1937) Das Hormon des Corpus luteum. Deuticke, Leipzig Wien

Fels E (1977) Die Isolierung des Progesterons, wie sie die Arbeitsgruppe Slotta-Ruschig-Fels erlebte. Ther Gegenw 116:774–800

Fels E (1979) Die Erforschung des Corpus luteum und seines Hormons. Endokrinologie-Informationen 2:52–64

Slotta KH (1983) Progesterone. Trends Biochem Sci 8:147 (Nachdruck in Endokrinologie-Informationen 4:164–170)

Weiland G (1983) Geburtsheilk Frauenheilkd 43:60

Zander J (1979) Laudatio zur Verleihung der Ehrenmitgliedschaft der Deutschen Gesellschaft für Geburtshilfe und Gynaekologie. Arch Gynecol 228:30–31

Fikentscher, Richard

(2. 4. 1903 Augsburg – 16. 6. 1993 München)

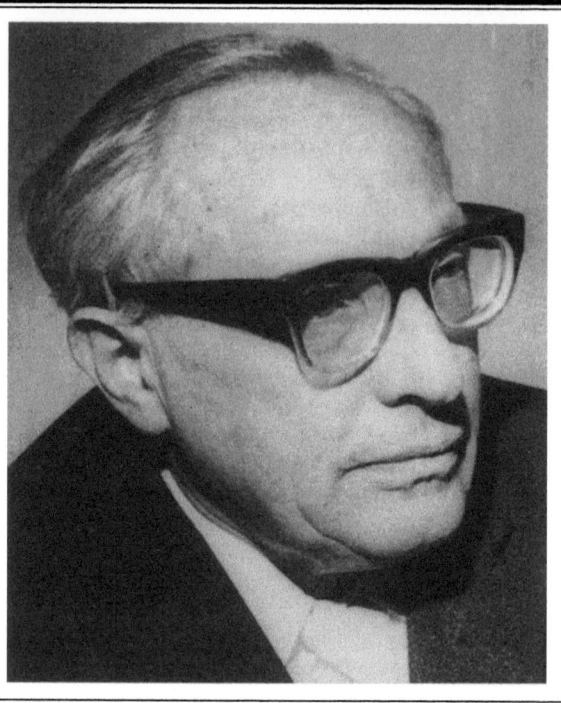

Richard Fikentscher wurde als Sohn des bereits in der 3. Generation ärztlich tätigen Sanitätsrates und praktischen Arztes Dr. Max Fikentscher geboren. Kindheit und Jugend verbrachte er in seiner Heimatstadt. Seine humanistische Ausbildung erhielt er am Gymnasium St. Anna in Augsburg. Das Studium der Medizin führte ihn nach München und Kiel, 1927 legte er in München das Staatsexamen ab, anschließend war er als Medizinalpraktikant auf der chirurgischen und internen Abteilung des Stadtkrankenhauses Augsburg tätig und von 1929–1931 als Assistent am Pathologischen Institut der Universität München bei Geheimrat Prof. Max Borst. 1931 bekann Fikentscher seine gynäkologische Ausbildung und Laufbahn bei Professor Ludwig Nürnberger an der Frauenklinik der Martin-Luther-Universität Halle/Saale. 1935 erfolgte seine Habilitation mit Untersuchungen über den Porphyrinstoffwechsel in der Schwangerschaft. 1935 hielt Fikentscher in Halle seine Antrittsvorlesung über *Die Ursachen der Unfruchtbarkeit der Frau*.

1938 ging er als Oberarzt zu Professor Otto Eisenreich (1881–1947) an die II. Frauenklinik der Universität München in der Lindwurmstraße. 1950 folgte die Berufung zum Direktor der II. Frauenklinik und der Gynäkologischen Abteilung und Klinik im Krankenhaus links der Isar, verbunden mit der Ernennung zum planmäßigen außerordentlichen Professor. In Anerkennung seiner Verdienste um die Klinik wurde ihm im Januar 1959 der Titel eines persönlichen Ordinarius zugesprochen.

Zum internationalen Ruf trugen vor allem Fikentschers Arbeiten auf dem Gebiet der Fertilität und Sterilität bei. Er forderte, als Grundkonzeption bei der Behandlung der kinderlosen Ehe nicht nur die Frau und den Mann, sondern das Ehepaar in den Mittelpunkt der ärztlichen Betreuung zu stellen. Er zeigte, wie wichtig bei ungewollter Kinderlosigkeit die Ergründung psychischer Hemm- und Störfaktoren ist. In zahlreichen experimentellen Untersuchungen – gemeinsam mit seinem Schüler Semm – entwickelte er Instrumente und Apparate zur besseren Diagnostik und Behandlung von Tubenerkrankungen. Fikentscher gab den Anstoß zur Gründung der „Deutschen Gesellschaft zum Studium der Fertilität und Sterilität". Sie erfolgte am 17. Mai 1958 in München.

Wer Fikentscher näher kennenlernte, bemerkte seine universelle Allgemeinbildung und musische Veranlagung, aber auch sein kritisches Hinterfragen des Lebens und seine Sensitivität.

Literatur

Fikentscher R, Semm K (1955) Beitrag zur Methodik der utero-tubaren Pertubation. Geburtshilfe Frauenheilkd 313

Fikentscher R (1957) Tubenfaktor in der Sterilität des Weibes und seine Behandlung. Zentralbl Gynäkol 1177

Fikentscher R (1958a) Die modernen Aufgaben auf dem Gebiet der Fertilitätsforschung und der Sterilitätsbehandlung. Z Geburtshilfe 152

Fikentscher R (1958b) Beiträge zur Fertilität und Sterilität. Vorträge gehalten auf der Gründungstagung der Deutschen Gesellschaft zum Studium der Fertilität und Sterilität (im Rahmen der international fertility association) in München, 17.-18. Mai 1958. Z Geburtshilfe 152 (Beilage)

Fikentscher R, Scheele I (1993) Die wissenschaftliche und klinische Entwicklung der Reproduktionsmedizin in den vergangenen 6 Jahrzehnten aus der Sicht eines Zeitzeugen. Fertilität 9:26–35

Welsch H (1987) Richard Fikentscher. In: Zander J, Zimmer F (Hrsg) Die Bayrische Gesellschaft für Geburtshilfe und Frauenheilkunde. Urban & Schwarzenberg, München

Flerkó, Béla

(born 14. 6. 1924 in Pécs)

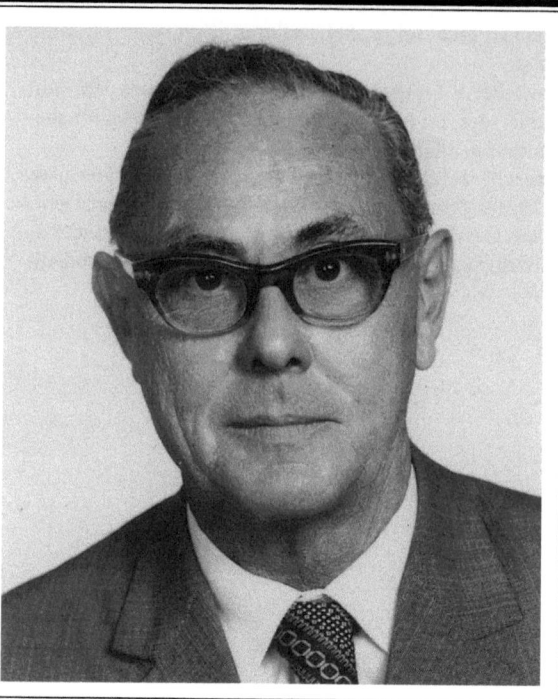

Béla Flerkó received his MD from the University Medical School of Pécs, Hungary, in 1948. As a medical student, he entered the Department of Anatomy, Histology and Embryology of the above University in 1943 and became full professor and head of the same department in 1964, when Janos Szentágothai moved to Budapest. He ist still working there in the same capacity. He is a member of the Hungarian Academy of Sciences and of the Academia Europaea and President of the International Society of Neuroendocrinology.

When the 34-year-old Janos Szentágothai took the chair of anatomy in Pécs in 1946, the department had no graduates on its teaching staff, and only third- and fourth-year medical students were available as tutors. Szentágothai has been a unique teacher and succeeded in transplanting his enthusiasm for teching and research to all members of the department, in spite of post-war limitations in equipments and chemicals.

Since around 1946 Flerkó planned to become a gynaecologist after having finished his university studies, Szentágothai suggested that he study the development and life cycle of ciliary epithelium in the female genital tract. Thus, he started with his research work in the field of histology and described a new developmental and decay process of the ciliary epithelium. Later, he became interested in the hormonal background of the cyclic epithelial changes of the fallopian tube and uterus of rats, rabbits and guinea pigs. He found that a few days after oestrogen administration, but not after progesterone, the pin cells and the decreased uterine secretory activity always present in spayed, hypophysectomized or tuber-lesioned rabbits disappeared, indicating that these striking epithelial changes were due to an insufficient oestrogen supply following ovariectomy, hypophysectomy, or tuberal hypothalamic lesions. The latter finding turned his interest to the hypothalamic control of the secretion of gonadotrophic homrones (GTH) in the early 1950s. Simultaneously, from the brilliant work of G. W. Harris and J. D. Green on the one hand and of J. E. Everett and C. H. Sawyer on the other, he realized the significance of the hypothalamus and the hypophysial portal system in the control of anterior pituitary hormone function. By the end of the 1940s, the hypothalamus had been explored to an extent sufficient to indicate that it was a rich field for experiments. Thus, he began to study the effects of electrolytic lesions in various parts of the hypothalamus of rats and rabbits on the anterior pituitary function.

Szentágothai has always been perceptive in human relations and a good judge of promise and ability. For various reasons, he suggested that Flerkó drop the idea of becoming a gynaecologist and remain in the Anatomy Department. Working with Szentágothai, he realized that mere fact-hunting is far from being the essence of research. A researcher might spend his or her whole life recording all possible information about a research subject, and yet nothing whatsoever of any interest would emerge from such efforts if appropriate conceptions were lacking.

He observed and published in 1953 that bilateral preoptic-anterior hypothalamic lesions resulted in a histological alteration of the uterine horns of rabbits; that alteration much resembled the glandular cystic hyperplasia of the human endometrium. In order to explain why in the lesioned animals the feedback effect of the continuous oestrogen action, an action which elicited the cystic alteration of the endometrium, did not inhibit gonadotrophin secretion, he assumed the presence of oestrogen-sensitive neurons in the preoptic-anterior hypothalamic area through which the oestrogen level of the blood inhibited gonadotrophin secretion. This assumption has been supported by the results of various experiments. Among others, he found that the inhibitory effect of oestradiol (1 µg per day) on the castration-induced rise of the output of GTH was greatly diminished by bilateral electrolytic lesions placed in the preoptic-anterior hypothalamic area of rats and that oestrogen released from small fragments of ovarian tissue autotransplanted into the same area inhibited GTH secretion. These and other experimental findings furnished the first evidence for the direct sensitivity of certain neurons of the preoptic-anterior hypothalamic area to gonadal steroids and for the existence of an GTH control mechanism in the same area. He collected further evidence for the role of the neuro-hormonal oestrogen and testosterone feedback in the control of gonadotrophin secretion during the late 1950s and early 1960s and contributed to the understanding of the mechanism of development of anovulatory sterility associated with polyfollicular ovary following peoptic-anterior hypothalamic lesions.

He was invited to give a lecture on his results at the First International Neuroendocrine Symposium that was held in Miami, Florida, in 1961 and spent half a year in C. H. Sawyer's laboratory in the Department of Anatomy of the University of California, Los Angeles, and later with C. A. Barraclough, at the Maryland University in 1972.

In androgen- and light-sterilized rats, he discovered the reduced oestradiol-binding capacity of the oestrogen-sensitive neurons that are instrumental in the mediation of the oestrogen feedback inducing ovulation. On this basis, he tried to explain the mechanism of development of anovulatory sterility associated with polyfollicular ovary in light- and androgen-sterilized rats and the mechanism of sexual differentiation of the hypothalamus. His research achievements in the 1950s and 1960s, leading to the conception of the double brain control mechanism of gonadotrophin secretion, i.e. (a) the existence of gonadotrophin-releasing hormone (GnRH)-producing neurons and (b) neuronal systems modulating the activity of the GnRH-producing neurons, have been summarized in the monograph *Hypothalamic Control of the Anterior Pituitary* by J. Szentágothai, B. Flerkó, B. Mess and B. Halász, published by the Hungarian Academy of Sciences in 1962 and in enlarged editions in 1968 and 1972. Starting out from this conception, in the last two decades Flerkó's main research interest has been focused on the detection and localization, with the aid of immunocytochemical methods, of the neurons synthesizing and transporting hypophysiotrophic releasing and inhibiting hormones, and on the morphological interrelations between these and the monoamine- and neuropeptide-containing and steroid hormone-sensitive neurons (now termed steroid receptor-containing neurons) known to modulate the activity of the hypophysiotrophic neurons. He published 130 scientific papers.

Flerkó writes about his life as follows:

Since 1978 my life changed in the respect that I could spend progressively less and less time at the bench in my laboratory and I am up to my ears with administrative, paper and teaching work. I was the Rector of the University Medical School of Pécs between 1979 and 1985. (Every knows Peter's law: in every hierarchy everybody tends to rise to his level of incompetence). I launched an English Teaching Course in Medicine at our University in 1984. The first group of students on this course received their MD degree last year. In the last semester, I was giving eight lectures per week: four in Hungarian and four in English. When I gave up the rectorship, I was immediately elected as President of the Regional Center of the Hungarian Academy of Sciences at Pécs, which involves coordinating research activity in four countries from Pécs. To go to Budapest in order to attend various committee meetings at least once a week also takes up lot of my time. Thus, in order to meet the requirements, I usually spend the weekends in my office in order vetting manuscripts, preparing for lectures and managing the continual correspondance, especially as President of the International Society of Neuroendocrinology. I still keep myself far from politics, in contrast to my admirable and beloved teacher and friend John Szentágothai, who is very active not only as a scientist but also as a Member of Parliament, in spite of the fact that he is in his late seventies.

References and Other Sources

Flerkó B (1991) personal report

Szentágothai J, Flerkó B, Mess B, Halász B (1962) Hypothalamic control of the anterior pituitary. Akademiai Kiado, Budapest

Szentágothai J (1975) Under the spell of hypothalamic feedback. In: Meites J, Donovan BT, McCann SM (eds) Pioneers in neuroendocrinology, vol I. Plenum, New York

Flerkó B (1978) Neurohormonal feedback control of gonadotropin secretion. In: Meites J, Donova BT, McCann SM (eds) Pioneers in neuroendocrinology, vol II. Plenum, New York, pp 177–186

Everett JW (1991) A footnote to pituitary transplantation research. Endocrinology 129:2811

Fraenkel, Ludwig

(23. 4. 1870 Leobschütz/Schlesien – 10. 7. 1951 Bad Ischl/Österreich)

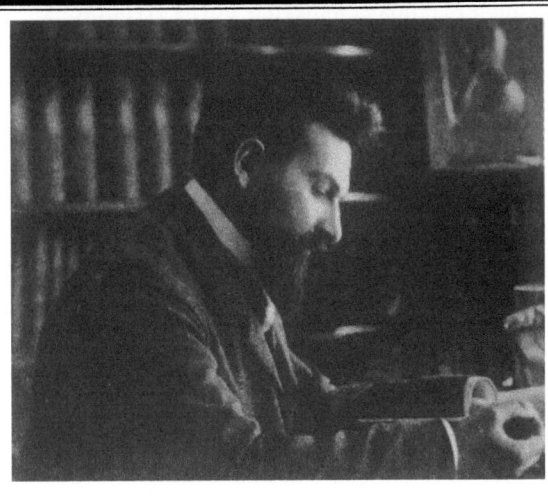

Ludwig Fraenkel war der Sohn des Geschäftsmannes Heinrich Fraenkel und seiner Frau Dorothea, geb. Botländer. Nach dem Geburtsregister für Juden wurde sein Vorname als Louis angegeben. Sein Vater besaß eine Malzfabrik. Er wuchs auf mit einem Bruder und einer Schwester, die beide in der Nazizeit umkamen.

Fraenkel machte 1888 sein Abitur und studierte dann Medizin an den Universitäten Würzburg, Berlin, Greifswald, München und Freiburg. Seine Doktorarbeit hat den Titel *Über die Behandlung der Ankylosen des Ellenbogengelenkes*. Er promovierte 1892 in Berlin und machte sein Staatsexamen 1893 in Freiburg.

In die Geburtshilfe und Gynäkologie ging er offensichtlich unter dem Einfluß seines Onkels Ernst Fraenkel. Vorher jedoch absolvierte er eine Basisausbildung, wie es für diese Zeit bei Akademikern üblich war.

Ernst Fraenkel (1844–1921) war als Sohn eines Dentisten in Breslau geboren, studierte Medizin und erhielt seine Ausbildung in Geburtshilfe und Gynäkologie bei Otto Spiegelberg (1830–1881), dem Ordinarius für Geburtshilfe und Gynäkologie in Breslau. Er ging 1872 in die Privatpraxis, wurde 1873 Privatdozent, erhielt 1892 den Titel Professor und unterrichtete Studenten in seiner Privatklinik in der Tauentzienstraße 67, bis es 1907 seine Sehkraft nicht mehr erlaubte. Er starb am 19. März 1921.

Ludwig Fraenkel erhielt zunächst seine Ausbildung in der Pathologie und ging dann im Alter von 26 Jahren in die Privatklinik seines Onkels Ernst. Die Medizinische Fakultät an der Universität Breslau ernannte ihn 1905 aufgrund seiner wissenschaftlichen Verdienste zum Privatdozenten und verlieh ihm 1909 den Professorentitel. 1921 wurde Fraenkel außerordentlicher Professor, obgleich er noch praktizierender Gynäkologe war, und 1922 Nachfolger von Otto Ernst Küstner (1850–1931) Ordinarius in Breslau. Aus Anlaß seines 60. Geburtstages 1930 wurde im *Archiv der Gynäkologie* ein Sonderband veröffentlicht.

Bereits im Oktober 1933 war es Fraenkel nicht mehr erlaubt, als Jude vor der jährlichen Tagung der Deutschen Gesellschaft für Gynäkologie zu sprechen. Im selben Jahr verlor er seine Stellung als Ordinarius. Er verließ Deutschland 1936 und erhielt 1937 die Möglichkeit, als Lehrer und Berater in Montevideo bei der Regierung von Uruguay zu arbeiten. Hier gründete er erneut eine Schule und begann wieder intensiv zu forschen. 1951, kurz vor seinem Tode, ernannte ihn die Deutsche Gesellschaft für Geburtshilfe und Gynäkologie zum Ehrenmitglied. Während einer Europareise starb er 81jährig in Bad Ischl.

Auf der Tagung der Deutschen Gesellschaft für Gynäkologie in Gießen 1901 gibt Ludwig Fraenkel erstmals die Hypothese seines Lehrers, des Anatoms und Embryologen Gustav Jacob Born (1851–1900), bekannt, wonach der Gelbkörper Stoffe produziert, die den Uterus so verändern, daß die Implantation eines befruchteten Eies ermöglicht wird. Als Bestätigung der von Born geäußerten Hypothese berichtet Fraenkel, daß die frühe Kastration von schwangeren Kaninchen die Nidation des befruchteten Eies verhindert. Born erlebte die Bestätigung seiner Hypothese nicht mehr; seine Experimente führte Fraenkel zusammen mit cand. med. Franz Cohn durch, dessen Dissertation den Titel hat *Zur Histologie und Histogenese des Corpus luteum und des interstitiellen Ovarialgewebes* (1903).

Etwa zur gleichen Zeit führte Vilhelm Magnus fast identische Experimente durch. Sowohl Fraenkel als auch Magnus erweiterten Borns Hypothese, indem sie dem Corpus luteum auch eine schützende Funktion für die Entwicklung des Embryos zuschrieben. Fraenkels Versuche mit Corpus-luteum-Transplantaten oder Extrakten zeigten nicht den erwarteten Effekt. Erst 1929 konnten W. M. Allen und G. W. Corner die schwangerschaftserhaltende Wirkung von Gelbkörperextrakten beschreiben. Fraenkels Assistenten, Erich Fels, und seinem Schwiegersohn K. H. Slotta sowie W. M. Allen gelang 1934 die Isolierung des Progesterons. (s. auch bei Corner, Fels, Magnus und Slotta)

Fraenkel erwähnt in seinen Arbeiten dankend seinen Assistenten L. Conrad. Dieser Assistent war nichts anderes als seine Frau Lilli, geb. Conrad. Sie wurde 1881 in Wien geboren; ihre Großmutter war Halbschwester von Heinrich Fraenkel, dem Vater Ludwig Fraenkels, so daß Lilly Conrad und Ludwig Fraenkel Cousin und Cousine 2. Grades waren. Sie heirateten 1900 in Wien; 1903 wurde die Tochter Maja geboren, die später Karl H. Slotta, den Mitentdecker des Progesterons, heiratete. Aus dieser Ehe wiederum ging 1910 ein Sohn hervor, Heinz Fraenkel, jetzt Fraenkel-Conrad, der Molekularbiologe in Berkeley/Kalifornien ist. Lilli Fraenkel starb am 2. Juni 1956 in Miami/Florida.

Die Arbeitsgemeinschaft Gynäkologische Endokrinologie der Deutschen Gesellschaft für Gynäkologie und Geburtshilfe verleiht seit 1988 den von der Firma CILAG gestifteten Ludwig-Fraenkel-Preis für herausragende Arbeiten auf dem Gebiet der gynäkologischen Endokrinologie.

Literatur

Fraenkel L (1901) Versuche über den Einfluß der Ovarien auf die Insertion des Eies. Verh Dtsch Ges Gynäkol 9:571

Fraenkel L, Cohn F (1901) Experimentelle Untersuchungen über den Einfluß des Corpus luteum auf die Insertion des Eies. Anat Anz 20:294

Fraenkel L (1910) Neue Experimente zur Function des Corpus luteum. Arch Gynäkol 91:705

Simmer HH (1971/72) The first experiments to demonstrate an endocrine function o the corpus luteum, on the occassion of the 100. birthday of Ludwig Fraenkel (1870–1951). Sudhoffs Arch 55:391–417, 56:77–99

Frahm, Heinz

(geb. 13. 10. 1928 in Kroepelin/Mecklenburg)

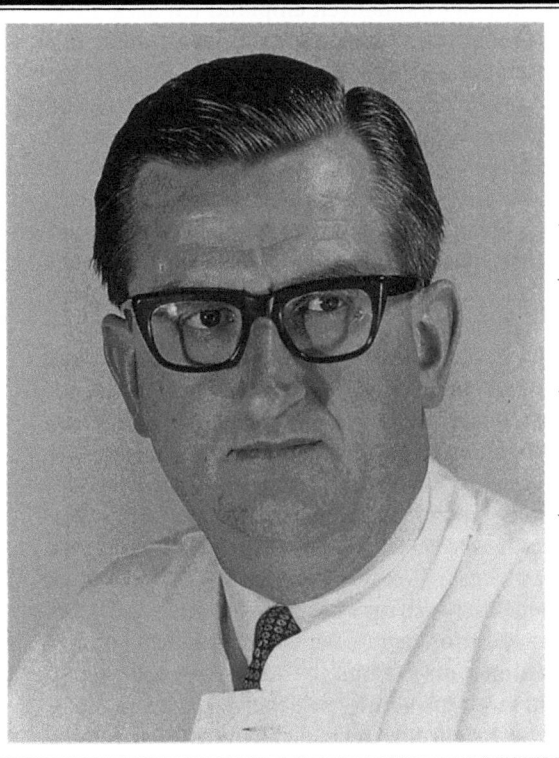

Heinz Frahm schreibt über sich: Die Aufforderung, in „frei erzählter Form" als Endokrinologe eine Autobiographie zu liefern, nötigt zu einer selbstkritischen Retrospektion und zu einer Art Tour d'horizon. Die Frage nach Motiv und Motivation für ein Medizinstudium und damit für das Berufsziel Arzt ist bei genügender objektiver Analyse oft nicht leicht erschöpfend zu beantworten. Unkompliziert ist dagegen die Erklärung, warum es die Endokrinologie wurde, die mich als Teilgebiet der inneren Medizin speziell angezogen hat.

Zunächst war da Arthur Jores, ein Meister seines Wortes, ein glänzender Rhetoriker und Didaktiker. Seine Vorlesung, Medizinische Poliklinik, mit zahlreichen Vorstellungen endokriner klinischer Krankheitsbilder und klaren Darstellungen der Pathophysiologie stimmte hellhörig. Dieses war während meiner Studienzeit Anfang und Mitte der 50er Jahre. Beeindruckend waren also die vergleichsweise fast logisch charakteristischen Symptome, die aus endokrinen Funktionsstörungen resultierten. Schlüssig wie sonst selten erschienen therapeutische Konsequenzen. Physiologie und Pathophysiologie konnten als Grundlagen für das Verständnis von endokrinen Krankheitsbildern relativ schnell zur Geltung kommen.

Zum anderen traf es sich, daß W. Schneider, wissenschaftlicher Assistent an der II. Medizinischen Universitätsklinik und Poliklinik Hamburg-Eppendorf, Hilfe in seinem Labor brauchte.

Ausgehend von der damaligen Vorstellung, daß das Serum und das Choriongonadotropin unterschiedlich starke FSH- bzw. ICSH-Wirkungen hätten, versuchte er, diese in die wirksamen biologischen Komponenten zu spalten und zu definieren. Jores war begeistert von der Thematik und akzeptierte mich als seinen Doktoranden. Dieses war 1953, W. Schneider wurde mein Tutor.

Wir stellten Extrake aus dem Harn Schwangerer und aus Plazenten her und verwandten industriell gefertigte Präparationen. Die Aufspaltung erfolgte mittels Papierelektrophorese. Die ninhydrin- und aminoschwarzgefärbten Banden wurden aus den Streifen herausgeschnitten und eluiert. Die Eluate testeten wir an intakten infertilen Mäusen und hyphysektomierten Ratten. Mit 2 weiteren Doktoranden machten wir von der präparativen Laborarbeit über Hypophysektomie, Histologie bis zur Versorgung der Versuchstiere alles selbst. Ab 1958 verfügten wir durch Förderung der DFG über eine MTA. Die aufwendigen experimentellen Untersuchungen gingen eher noch gesteigert nach meiner Promotion 1957 weiter, neben der Tätigkeit als Pflichtassistent, als unbezahlter Arzt in vollem klinischem Einsatz und ab 1961 als wissenschaftlicher Assistent.

Meine Doktorandenzeit empfand ich als geradezu spannend und aufregend. Die in unserem fensterlosen Labor in einem ehemaligen Bunker verbrachten Nächte und Tage erschienen nicht als unzumutbares Opfer. Lehrreich und bestimmend für die spätere wissenschaftliche Tätigkeit wurde das Ergebnis des jahrelangen, jeder Hinsicht aufwendigen Experimentierens, das anders ausfiel als es sich zunächst zu ergeben schien. Wir waren im Laufe der Untersuchungen mehr und mehr zu der Auffassung gelangt, daß das Choriongonadotropin ein Komplex von Gonadotropinen sein müsse und nicht eine einheitliche Substanz. Unsere ersten Befunde interpretierten wir dahingehend, daß die einzelnen gonadotropen Aktivitäten des Chorions mit den verschiedenen gonadotropen Aktivitäten des Hypophysenvorderlappens in ihrer Wirkungsweise identisch wären. Das Resultat war schließlich ein anderes. Unsere Versuchsanordnung hatte zu einer weitgehenden Aufspaltung des Serum- und Choriongonadotropins in chemischer Hinsicht geführt; wir konnten die biologische Aktivität exakt lokalisieren, ihre Aufspaltung war aber nicht gelungen.

Diese Erfahrung blieb nicht ohne Wirkung auf die distanzierte Einschätzung der Bedeutung eigenen Tuns. Sie und das Vorbild A. Jores machten empfindlich für selbstgefällige Überbewertungen.

Die experimentelle Tätigkeit konnte nicht ohne Auswirkung auf klinische Interessen bleiben. Diese wuchsen zunächst in meiner Rolle als Zaungast und später als Stehplatzinhaber. Ich fühlte mich zunehmend zugehörig zu einer glanzvollen Institution, in der neben Jores als Chef namhafte und führende Endokrinologen, wie H. Nowakowski, H. Küchmeister, K. D. Voigt, W. Schneider, J. Tamm u.a. wirkten.

Der berufliche Weg schien also gebahnt. Existentielle Gründe waren jedoch zwingend und äußerst dringend in die Entscheidung über den weiteren Werdegang einzubeziehen. Das Studium der Medizin hatte ich 1951 an der Universität Hamburg begonnen, nachdem ich, durch Kriegs- und Nachkriegseinwirkungen bedingt, erst nach meinem Weggang aus der damaligen sowjetischen Besatzungszone, nämlich aus Wismar, 1948 das Abitur ablegen konnte. Amtlicherseits war festgestellt worden, daß ich keinen Anspruch auf ein Stipendium hätte. Für damalige Verhältnisse waren noch beträchtliche Semester- und Kolleggebühren zu zahlen. Für die Zulassung an der Universität Hamburg war überdies noch eine Art Numerus clausus zu überwinden, man hatte ein eingehendes Kolloquium mit einer Kommission von 4 Professoren zu bestehen. Zur Finanzierung von Studium und Lebensunterhalt verrichtete ich jede Art von Arbeit. Meine Frau unterstützte mich kräftig und ermöglichte mir sogar eine drastische Reduktion des zeit- und kräfteraubenden Broterwerbs in den letzten Semestern. Nur so war es schließlich überhaupt möglich, die experimentellen Untersuchungen für die Dissertation 1953 zu bewerkstelligen.

Nach Staatsexamen und Promotion im Juni 1957 folgte zunächst eine einjährige, damals sog. Pflichtassistentenzeit, die bereits mit einer Teilapprobation verbunden war und dadurch Praxisvertretungen ermöglichte. Bewußt hatte ich bereits in kleinen Häusern in ländlichen Regionen famuliert, nicht nur, weil es neben freier Unterkunft und Verpflegung noch ein bescheidenes Taschengeld gab, sondern weil die Famulatur eigentlich eine volle ärztliche Tätigkeit war, besonders in der Chirurgie. Während der Famulaturen und der Zeit als Pflichtassistent außerhalb Hamburgs wertete ich die Befunde unserer experimentellen Untersuchungen im Labor aus. Mein Tutor, W. Schneider, folgte mir, wo auch immer ich war, um die Resultate zusammenzustellen. Die Forschung blieb also stets gegenwärtig, trotz strammer und fordernder praktischer ärztlicher Tätigkeit.

Den Rest der Pflichtassistentenzeit absolvierte ich an der Universitäts-Frauenklinik und der II. Medizinischen Klinik der Universitätsklinik Eppendorf. So wurden mir früh und nur allzu deutlich die Unterschiede klar, die zwischen den Ansprüchen an die Medizin in einem kleinen Haus mit der notwendigen Ausrichtung auf ausschließlich praktische Versorgung und den Möglichkeiten und Aufgaben eines Universitätsklinikums notwendigerweise bestehen.

Nach Beendigung der Pflichtassistentenzeit stand also die Entscheidung an: quo vadis? Verbleib an der II. Medizinischen Klinik als unbezahlter Assistent oder Vorbereitung auf eine praktische ärztliche Tätigkeit? Der erste Weg bedeutete in vielerlei Hinsicht ein unkalkulierbares Risiko. Eine große Zahl von Ärzten arbeitete ohne Entgelt und stand Schlange nach fester Anstellung. Mein Impetus zur Forschung brauchte nicht erst angekurbelt zu werden, das Engagement für die Innere Medizin an einer Universitätsklinik und besonders für die klinische Endokrinologie war intensiv. Andererseits war die Vorstellung verlockend, eine breit angelegte ärztliche Tätigkeit in einer Praxis auf dem Lande auszuüben. Dabei wirkte sicher ein idealisierender Effekt des Berufsbildes Arzt mit, denn die Entwicklung in Richtung Spezialisierung war bei kritischer Betrachtung bereits abzusehen. Gravierend war aber das Problem der materiellen Situation. Konnte ich es verantworten, meiner Frau und unserer inzwischen geborenen Tochter nach all den Jahren weiter eine existentielle Unsicherheit zuzumuten? Ich tat es! Auch dieses mit nicht nur materieller Unterstützung durch meine Frau. Ich begann also als unbezahlter Assistent meine Ausbildung in der Inneren Medizin und klinischen Endokrinologie an der II. Medizinischen Klinik unter A. Jores.

1961 war es dann so weit. Ich erhielt eine wissenschaftliche Assistentenstelle. 1 Jahr zuvor hatten wir eine solche zunächst durch 4 und schließlich durch 2 unbezahlte Ärzte geteilt. Dieser ungeheuer beruhigende Fortschritt war nicht ohne eine gewisse Dramatik und ohne Risiko erreicht worden. Jores wollte eine frei gewordene Stelle mit einem Assistenten besetzen, der in den USA arbeitete und sich schriftlich beworben hatte. Persönlich war er also unbekannt. Seine psychosomatischen Arbeiten hatten bei Jores großes Interesse ausgelöst. Ich ging also zum Chef und legte ihm meine persönliche Situation dar. Mit aufrichtiger Anteilnahme bedauerte Jores meine Schwierigkeiten, meinte aber, er habe genug tüchtige Ärzte und vor allem endokrinologisch aktive Mitarbeiter an der Klinik. Mutig verkündete ich ihm, daß somit für mich die Konsequenz anstünde, einen anderen Weg zu gehen. Vor allem ließ ich meine Betroffenheit über meine „Wertschätzung" durch ihn durchblicken. Mich kenne er, den Bewerber aus den USA aber nicht. Sichtbar blieb mein Vortrag nicht ohne Wirkung auf Jores. Er würde mit dem für Personalfragen zuständigen Oberarzt über die Angelegenheit noch einmal sprechen. Die Folge war, daß ich bereits am nächsten Tage von diesem Oberarzt heftigst „zusammengestaucht" wurde, es sei ungeheuerlich, wie ich dazu käme, zu Jores zu gehen. Mit solchen Lapalien dürfte man den Chef nicht behelligen. Er, der Oberarzt, sei für Personalangelegenheiten zuständig. Zwei Trümpfe hatte ich in der Hand: der eine war, daß ich mit diesem Oberarzt über die Stelle gesprochen und er mir erklärt hatte, daß er nichts für mich tun könne, da es hier um die Psychosomatik ginge, die das besondere Anliegen von Jores geworden war. Ein anderer Trumpf bestand darin, daß mich dieser Oberarzt für viele endokrinologische Aufgaben vereinnahmt hatte, von der Fertilitätssprechstunde für Männer über die Ambulanz bis zum Korrekturlesen der Druckfahnen für die Verhandlungsverbände der Deutschen Gesellschaft für Endokrinologie. Pointierter und mit ultimativem Tenor wiederholte ich, was ich Jores gesagt hatte. Das Resultat war völlig überraschend. Mein Gegenüber nahm urplötzlich eine beschwichtigende, völlig ungewohnt nachgiebige Haltung ein, bat um einen neuen Gesprächstermin, und zwar für den nächsten Morgen nach seiner Visite. Das war ein Sonnabend. Pünktlich stand ich vor der Tür. Eine Schwester vermeldete, der Oberarzt würde sich einige Minuten verspäten. Dieses war ein beachtliches und völlig ungewohntes Phänomen, normalerweise hatte man ohne jegliche Information zu warten. Das Gespräch verlief einseitig. Der Oberarzt öffnete sich und erklärte mir, sein Einfluß auf Jores und in der Klinik sei keineswegs so groß, wie ich es vermutete. Es folgten Schilderungen über Rivalitätskämpfe usw. Ich blieb eindeutig und erhielt die Zusage, der Oberarzt wolle nochmals mit Jores sprechen. Am Montag nach diesem Sonnabend wurde ich zum Chef gerufen. Strahlend verkündete er mir, daß selbstverständlich ich von ihm die wissenschaftliche Assistentenstelle bekäme.

Dieses Ereignis war damals eine Art Schlüsselerlebnis. Für mein Selbstwertgefühl war es wichtig gewesen. Der Verzicht auf die Tätigkeit in einer Universitätsklinik wäre mir ungeheuer schwer gefallen. Ich wollte sie aber nicht um jeden Preis fortsetzen. Außerdem hatte ich mich in einer Situation gesehen, in der ich meinte, meine Würde wahren zu müssen.

Die II. Medizinische Klinik und Poliklinik war mit ihrem Chef, A. Jores, eine überaus facettenreiche Institution. Die bereits avancierten Mitarbeiter waren bisweilen von bemerkenswerter und recht eigenwilliger Individualität. Jores hatte hierfür eine Schwäche. Er vermutete dahinter mehr Kreativität als hinter angepaßtem, devotem Verhalten. Diese Art üppiger Individualität fand natürlich nicht jedermanns Akzeptanz. Als Beispiel eine Szene: Vor der mittäglichen Visite versammelte sich um den zuständigen inspizierenden Oberarzt eine große Schar Weißbekittelter. Eine Patientin zwängte sich durch den Kreis in Richtung auf den gerade Bedeutendes verkündenden Oberarzt. Schnell wurde diesem der Name der Patientin zugeflüstert, die entzückt und überrascht reagierte, als sie sich wiedererkannt glaubte. „Daß Sie meinen Namen noch wissen! Bei so vielen Menschen!" Der so Angesprochene führte leicht und locker die Fingerspitzen an die Stirn, sein Blick ging ziellos in die Ferne: „Frau X, das ist es! Dieses Gedächtnis! Deshalb die ewigen Kopfschmerzen." Dieser Auftritt hatte nun überhaupt nichts mit der Patientin zu tun. Gezielt richtete er sich ausschließlich auf die Versammlung der Adlati und Schwestern.

Mit gleicher Zielsetzung verlief die Inszenierung eines anderen Oberarztes. Ein Kollege, neu eingetreten, schon fortgeschritten in der Inneren Medizin und auch wissenschaftlich als ausgewiesen anerkannt, verkündete auf Befragen völlig unbefangen: Er wolle sich der Nephrologie widmen. Darauf der Oberarzt mit unbewegter Miene: „Dieses Gebiet bearbeite ausschießlich ich!" Dabei war er jedem, selbst international, als damals nicht gerade unbedeutender Hämatologe bekannt.

Solche Beispiele gehörten zum Alltagsleben in der Klinik. Sie waren erforderlich und hilfreich, schnell eine realistische Einstellung zu erreichen. Illusionen waren fehl am Platz. An einer Universitätsklinik wurde eben auf einem gehobenen Niveau gearbeitet, aber auch agiert. So wie in anderen exponierten Bereichen, wo viel auf dem Spiel steht, oft nur scheinbar, ist der Einsatz hoch. Das zeigte sich in manchmal verbissenen Revierkämpfen, vor allem in den wöchentlich stattfindenden sog. „Märchenstunden", d.h. Veranstaltungen, in denen neben Falldemonstrationen auch der Glanz eigener wissenschaftlicher Tätigkeit präsentiert wurde. Lange Zeit war mir vieles fremd, unverständlich, sogar peinlich, selbst wenn ich nicht betroffen war. Der erbitterte Streit um die Reihenfolge der Autorennamen in Publikationen nahm gar nicht so selten groteske Formen an. Manche Arbeit blieb unveröffentlicht im Schreibtisch liegen, da die persönliche Souveränität zur Einigung nicht ausreichte. Ich bemühte mich um eine distanzierte und realistische Bewertung, die zu einer Einstellung führte, die ich als tragfähig und befriedigend empfand. Innere Autarkie wurde mein höchstes Ziel, gegen eine äußere gab es keine Abneigung. Die Zahl der akademischen Vorbilder blieb begrenzt. Den Spitzenplatz nimmt bis heute, mit weitem Abstand, Arthur Jores ein. Entscheidend dafür waren viele Eigenschaften und Umstände, nicht nur der Respekt vor seiner Persönlichkeit mit überzeugend souveräner Bescheidenheit und Autorität, vor seiner kritischen Urteilskraft, seiner natürlichen Bereitschaft zur Selbstkritik, sondern neben aller Verehrung eben die Tatsache, daß wir ihn im adäquaten Kreise ob seines psychosomatischen Tuns auch heftig kritisierten. Eine unbeirrte Hochachtung und Wertschätzung schließt dieses wohl als notwendig ein.

Natürlich war es mir längst klar geworden, durch die klinische Tätigkeit und vor allem die zahlreichen Praxisvertretungen, daß das naturwissenschaftlich geprägte diagnostische und differentialdiagnostische Denken einem Kranken oft nicht gerecht werden konnte. Die häufig unübersehbare Diskrepanz zwischen Befinden und Befund gab mir stets zu denken. Als höchst unbefriedigend empfand ich die damals verbreitete Beurteilung „psychovegetative Störung". Als Symptom mochte es stimmen, über die Ursache besagte es nichts. Diese aber herauszufinden, heißt schließlich konsequent ärztlich zu handeln. Für mich galt und gilt bis heute: am Anfang steht die Diagnose, nur so ist eine kausale therapeutische Konsequenz erlaubt. Schon früh war es mir durchaus vorstellbar, daß schlechte Befindlichkeit bis hin zum Krankheitsgefühl psychischen Ursprungs sein kann. Selbstverständlich konnte es auch hierbei verschiedene Pathomechanismen geben. Was mich störte war, daß psychische Mechanismen nun pathogenetisch und sogar ätiologisch bei definierten organischen Krankheitsbildern eine Rolle spielen sollten. Hierauf bezog sich auch manche Kritik an Jores.

Vielleicht war aber diese Überziehung unerläßlich, um überhaupt die Aufmerksamkeit auf psychosomatische Zusammenhänge lenken zu können. Mehr und mehr erschien es mir, daß die strikte Ablehnung, sich überhaupt mit solchen Möglichkeiten zu beschäftigen, nicht nur mit fehlenden Rezeptoren, sondern mit eigenen Problemen der Verfechter der somatischen Betrachtungsweise zu tun hatte.

Natürlich hat sich der Wissensstand in der somatischen Medizin inzwischen erheblich erweitert. Die Labordiagnostik beschränkte sich auf heute unbekannte Methoden. Zur Erkennung und Differentierung von Lebererkrankungen wurden sog. Serumlabilitätsproben eingesetzt: Takata-Ara, Weltmann-Koagulationsband, Gross-Probe. Auf einer Station mit 36 Betten fielen täglich 5 und mehr Magen- und Duodenalsonden an. Die Magensäfte wurden im Stationslabor titriert, der Duodenalsaft mußte regelmäßig auf Lamblien untersucht werden. Bei Verdacht auf Pankreaserkrankungen waren Serum und Urin auf Amylasegehalt zu untersuchen. Dieses bedeutete lange Titrationsreihen, die über Nacht in den Brutschrank mußten. Endlose Batterien von Petri-Schalen mit Stuhlproben auf Sanguis, Wurmeier und Bestandteile standen im Labor. Zählungen der Erythrozyten, Leukozyten und Thrombozyten unter dem Mikroskop, Färbung und Auswertung von Differentialblutbildern und viele Dinge mehr wurden selbstverständlich von den Ärzten selbst wahrgenommen. Heute weiß niemand mehr, was das ist. Diagnostische Möglichkeiten stießen also schnell auf Grenzen.

In der technischen endokrinen Diagnostik war bei Erkrankungen der Schilddrüse die Grundumsatzbestimmung lange Zeit führend. Jedem war klar, wie kritisch die Resultate zu beurteilen waren. Die Bestimmung des eiweißgebundenen Jods im Serum, die gerade eingeführt worden war, hatte auch nur einen sehr begrenzten Aussagewert. Gleiches galt für das Radiojodstudium der Schilddrüsenfunktion in den ersten Jahren. Therapien von Hyperthyreosen mit Radiojod bescherten uns häufig Exazerbationen bis zur lebensbedrohlichen thyreotoxischen Krise. Die Patienten blieben bei uns auf der Station, von Strahlenschutz war nicht die Rede. Für die Beurteilung der Nebennierenrindenfunktion standen die Bestimmungen der 17-Ketosteroide im Urin und der 17-OH-Kortikoide im Blut und im Urin zur Verfügung. Dieses war gegenüber wenigen Jahren zuvor ein gewaltiger Fortschritt. Der Mäuseuterustest diente zur Messung der Gesamtgonadotropine im 24-h-Harn bei der Abklärung hypophysärer Erkrankungen. Die Anordnung einer Hormonbestimmung bedurfte stets einer ausführlichen Begründung. Die Notwendigkeit mußte oft vor dem für das Hormonlabor zuständigen Arzt und späteren Direktor dieser Abteilung vertreten werden. Trotz dieser im Vergleich zu heute geradezu steinzeitlich anmutenden labordiagnostischen Möglichkeiten war die Treffsicherheit der im wesentlichen klinisch gestellten Diagnosen hoch. Meine Überzeugung ist heute noch: 75% einer Diagnose ergeben sich aus Anamnese, Beschwerden und körperlichem Untersuchungsbefund.

Die II. Medizinische Universitätsklinik und Poliklinik hatte damals 110 Betten, die Stationen waren ebenso wie die Poliklinik in Pavillons, Baujahr etwa 1886, untergebracht. Sie lagen im Krankenhausgelände räumlich weit getrennt. Die Patienten waren fein säuberlich nach Geschlechtern separiert. Meine Tätigkeit als Pflichtassistent, also als teilapprobierter Arzt, begann ich 1957 auf der Frauenstation mit 36 Betten. Auch diese Stelle hatte ich im übrigen nur deshalb ohne Wartezeit bekommen, weil ich Doktorand von Jores war. Mein Stationsarzt war der Privatdozent Dr. Nowakowski, ein bereits international bekannter Endokrinologe, der sich speziell mit Störungen der männlichen Sexualfunktion befaßte. Jores und Nowakowski waren damals schon lange Anziehungspunkt für jene, die eine endokrinologische Ausbildung anstrebten. Ich traf also auf deutsche und ausländische Gastärzte, Volontäre und Stipendiaten. Vertreten waren Spanier, Schweizer, Griechen, Kroaten und Südamerikaner. Dieses Ensemble hatte für mich nachhaltige Auswirkungen. Bei den täglichen Visiten waren 10-12 Weißkittel am Krankenbett versammelt, bei Chefvisiten war der Kreis noch größer. Die Visiten wurden förmlich zelebriert, besonders die des Chefs und die des Oberarztes. Sie begannen alle pünktlichst zur gleichen Zeit, dafür sorgte schon die Oberschwester. Bei der Stationsarztvisite hatte der zuständige Pflichtassistent bzw. Medizinalassistent alle Daten des Patienten parat zu halten, von der Familienanamnese über den Zeitpunkt der Menarche bis zur Menopause, vom detaillierten körperlichen Untersuchungsbefund bis zu den einzelnen Labor- und Röntgenergebnissen. Selbstverständlich gehörte ein selbst erhobener, gründlicher neurologischer Status hinzu. Der Augenhintergrund war zu spiegeln. Für den Chef waren die soziale Anamnese und psychische Besonderheiten von besonderem Gewicht. Den sorgfältig am Abend vorher vorbereiteten Bericht über den Patienten hörte er sich geduldig an. Geriet der Vortrag zu lang, war er zu sehr gefüllt mit technischen Details, kam oft die Verlegenheit auslösende Frage: „Und? Was hat die Patientin nun?" Nicht selten bestellte er sich einen Patienten nachmittags zu sich in sein Zimmer. Meist handelte es sich um solche, bei denen wir differentialdiagnostisch und therapeutisch gewaltig „schwammen".

Die Zusammenarbeit zwischen Schwestern und Ärzten war unkompliziert. Die Oberschwester einer Station war eine absolute Respektsperson. Sie hatte das Wort, ohne sie lief nichts, waren keine klinischen Forschungen möglich. An jeder Visite nahm selbstverständlich neben der Oberschwester die jeweils zuständige Saalschwester teil. Ihr Informationsstand über Besonderheiten und Verlauf bei den Patienten war hervorragend. Der Katalog der Pflichten war jedem am Krankenbett Tätigen wohl bekannt, der der Rechte wurde noch nicht nachdrücklich in den Vordergrund gestellt.

Die Fürsorge der Oberschwester erstreckte sich nicht nur auf Patienten und Schwestern. Trotz strikten Verbotes durch die Verwaltung kamen die mittellosen Ärzte gelegentlich zum Abendessen. Die Oberschwester bereitete es eigenhändig vor und servierte es im Badezimmer auf einem über die Badewanne gelegten Brett. Sie hielt Wache vor der Tür, bis der Doktor seine Stullen verspeist hatte. Dieser und anderer Wohltaten konnte man allerdings schnell verlustig gehen, wenn irgend etwas Mißfallen auslöste. Auf einer Station in einem Pavillon hatte der Stationsarzt ein eigenes kleines Zimmer. Die Oberschwester wohnte im Pavillon. Die Schar des ärztlichen Fußvolkes, oft bis zu 10 Personen, hielt sich im Stationslabor auf, umgeben von Magensäften, Pipetten mit Blut für Blutbilder, Petri-Schalen mit Stuhl- und Sputumproben. Dort wurde mikroskopiert, gelesen und dort wurden auch von den Ärzten die Arztbriefe auf der Schreibmaschine geschrieben.

Das Ende der täglichen Dienstzeit war unbestimmt, selten vor 22.00 Uhr. Danach und zwischenzeitlich wurde Forschung versucht. Die Wochenenddienste waren strapaziös. Man war von Sonnabend früh bis Montagabend durchgehend im Einsatz, denn die Stationspflichten liefen weiter. Freizeitausgleich war noch ein absolut unbekannter Begriff, an Bezahlung von Überstunden war nicht zu denken. Für das Wochenende gab es DM 2,-, hierfür erhielt man das Frühstück im Ärztekasino.

Nach Ablauf meiner Pflichtassistentenzeit kam ich in die Medizinische Poliklinik. Hier hatte man sich als Einzelkämpfer mit Kranken aus allen Bereichen der inneren Medizin zu bewähren. In winzigen Boxen, abgetrennt durch Plastikvorhänge, untersuchte man. Die Erhebung einer differenzierten Anamnese mit psychischem oder sogar psychiatrischem Hintergrund war schwierig, da nebenan alles gut zu verstehen war. Auf der Männerseite war zu vernehmen, wenn eine rektale Untersuchung erfolgt und als unangenehm empfunden wurde.

In der medizinischen Poliklinik konnten damals alle technischen Untersuchungen in der inneren Medizin vorgenommen werden. Es bestand die Einrichtung für eine komplette Röntgendiagnostik, wir machten Zystoskopien, retrograde Pyelogramme, Rektoskopien und begannen mit Bronchoskopien und Gastroskopien, noch mit starren Endoskopiegeräten, für Patienten und Arzt qualvolle Prozeduren. Ich erlernte die Laparoskopie bei Martini und Dölle in der I. Medizinischen Universitätsklinik und führte sie dann in unserer Klinik durch.

Mit Ernennung zum wissenschaftlichen Assistenten 1961 wurde ich zugleich Stationsarzt der Station, auf der ich als Pflichtassistent gedient hatte. Das war ein besonderes Ereignis, denn bei den wenigen Stationen unserer Klinik war diese Funktion überaus begehrt. Meist lag sie über Jahre fest in einer Hand, in der eines Privatdozenten. Im persönlichen Bereich erfolgte eine lang ersehnte Änderung. Meine Frau beendete ihre Berufstätigkeit als Kranken- und Säuglingsschwester. Schließlich hatte sie in drei Berufen parallel hinreichend Pflichten: als Mutter, Hausfrau und Ehefrau. Außerdem sollte sich unser Familienverband nicht auf eine Tochter beschränken, denn sie bekam noch zwei Schwestern.

Zu den Aufgaben des Stationsarztes gehörte der regelmäßige internistische Konsiliardienst in anderen Kliniken. Diese Tätigkeit war sehr zeitraubend, aber überaus ergiebig. Zwangsläufig beschäftigte man sich mit anderen Gebieten und ihren Problemen. Sie führte auch zu interdisziplinären Kooperationen in wissenschaftlicher Hinsicht. Dieses galt besonders für die Neurochirurgie, wo R. Kautzki in höchster Perfektion Hypophysenoperationen vornahm, zunächst auf transkranialem Wege, später auf dem von ihm entwickelten, wesentlich schonenderen transnasalen Zugang.

Sehr selten entwickelte sich ein kompletter Diabetes insipidus nach Operationen in der Hypophysenregion. Mir war jedoch aufgefallen, daß insbesondere nach Entfernung von hypophysären Tumoren auf transkranialem Wege sich häufig eine zwar mäßige, den Patienten jedoch stark beeinträchtigende Polyurie und Polydypsie einstellten. Die Kriterien eines echten Diabetes insipidus waren diagnostisch nicht erfüllt. Es wurde noch ein konzentrierter Harn ausgeschieden. Als Stationsarzt hatte ich nun Gelegenheit, mich mit dieser Problematik zu beschäftigen. Die dazu notwendigen Untersuchungen waren nur unter stationären Bedingungen möglich, hierzu gehörten u.a. der Carter-Robbins- und Nikotintest ohne und mit Einwirkung von Nebennierenrindenhormonen in unterschiedlicher Dosierung. Diese klinischen Studien mündeten später in experimentelle Forschung, die zur Entwicklung eines routinemäßig einsetzbaren Radioimmunoassays führten. Gemeinsam mit Freisenhausen erfolgte eine Vielzahl von Untersuchungen zur Physiologie und Pathophysiologie der Hypothalamus-Neurohypophysen-Funktion und ihre Bedeutung bei verschiedenen internistischen Krankheitsbildern.

Es hatte sich mittlerweile ergeben, daß ich begann, mich mit dem Krankheitsbild der Anorexia nervosa zu beschäftigen. Angezogen fühlte ich mich durchaus nicht. Aus meiner internistischen Sicht hatte ich eher ein gestörtes Verhältnis. Durch das psychosomatische Engagement unseres Chefs und den psychosomatischen Schwerpunkt unserer Klinik, aus der später eine Abteilung wurde unter der Leitung von A. E. Meyer, waren immer einige Patienten mit Anorexia nervosa auf der Station. Die Symptomatologie erschien mir als Internisten reichlich monoton, die oft überzogene Anspruchshaltung der Patientinnen bewirkte eher Unwillen. Der Kontrast zwischen schwerkranken Tumorpatienten ohne Hoffnung auf Genesung und den krankheitsuneinsichtigen, ihre Magersucht zumeist kaschierenden Patientinnen mit Anorexia nervosa verstärkte ihn. Wochen-, manchmal monatelange Psychotherapien schienen zu keiner Befundbesserung zu führen. Sie schlangen Mengen von Nahrung in sich hinein und erbrachen heimlich mit großem Geschick. Selbstverständlich mußte man sich intensiv internistisch um die teilweise extrem kachektischen Patienten kümmern.

Da die psychotherapierten Patienten wochenlang ein Bett blockierten, erschien es mir konsequent, bei ihnen Untersuchungen durchzuführen mit der Frage, welche Auswirkungen eine chronische Unterernährung auf die Organfunktion und speziell des Endokrinium haben könnte. Das Symptom der primären oder sekundären Amenorrhö war allerdings geläufig. Die häufigsten Einweisungsdiagnosen dieser Kranken lauteten: Simmond-Kachexie, Sheehan-Syndrom, Hypophysenvorderlappeninsuffizienz usw. Diese Fehldiagnosen erklärten sich dadurch, daß es den meisten Ärzten unvorstellbar erschien, daß einer extremen Kachexie eine psychische Störung zugrundeliegen könnte. Da die bis zum Skelett abgemagerten Patientinnen nicht psychotherapiert werden konnten, ich diesen Weg auch für gefährlich hielt – Todesfälle waren in der Literatur reichlich beschrieben –, galt es, einen Weg zu finden, den Zustand der Unterernährung rasch zu beseitigen. Ich entwickelte ein systematisches Therapiekonzept mit den Grundprinzipien: Sondenernährung, Phenothiacine und strenges Regime. Es klappte. Die Mädchen blühten auf, ich konnte meine intern-endokrinologischen Kontrolluntersuchungen nach Wiederherstellung des Körpergewichts vornehmen. Jores war begeistert. Mehr und mehr Patientinnen wurden gezielt zu der internistisch orientierten Behandlung eingewiesen. Auf Wunsch meines Chefs mußte ich die ersten Resultate auf einem Symposion in Göttingen vor Psychiatern und Psychotherapeuten vortragen. Mir war unwohl, da ich einmal des fachspezifischen Vokabulars nicht mächtig und mir zum anderen bewußt war, daß ich die Problematik des Krankheitsbildes zu schlicht sah. Mein Unbehagen war durchaus begründet, wie die Diskussion zeigen sollte. Es war sogar von KZ-Methoden die Rede. Mein Chef verteidigte mich mit größter Fürsorge. Abends beim Empfang tröstete mich ein namhafter Psychiater, Chef einer Psychiatrischen Universitätsklinik: „Herr Kollege, lassen Sie sich nicht beirren, machen Sie weiter. Aus den Worten der Diskussionsredner heute morgen sprach nur der blanke Neid". Das tat gut, es ging weiter. Schließlich hatte ich mehr als 300 Patientinnen untersucht und behandelt.

Im Herbst 1964 wurde ich eines Tages zu meinem Chef beordert. Er eröffnete mir, Prof. Oberdisse, Düsseldorf, habe bei ihm angefragt, ob er einen Assistenten hätte, der sich in männlicher Fertilitätsstörungen auskenne und evtl. Interesse hätte, nach Düsseldorf zu gehen. Ich sollte doch einmal hinfahren. Ich tat es 2 Tage später, denn ich wollte die Angelegenheit rasch geklärt haben. Großes Interesse hatte ich nicht, ich war mit meiner Tätigkeit in der II. Medizinischen Klinik der Universitätsklinik Eppendorf zufrieden und fühlte mich bei meinem Chef wohl. Prof. Oberdisse wollte Einzelheiten gar nicht von mir wissen, er sei bestens durch meinen Chef informiert. Dafür erklärte er gründlich und ausführlich die personelle Situation an seiner Klinik. Wenn ich in eine gehobene Position rücken wolle, so müßte ich mich einige Jahre in Geduld üben und mich in eine Warteschlange einfädeln. Unverzüglich berichtete ich meinem Chef über den Inhalt des Gespräches mit Oberdisse. Seine Reaktion war: „Warum wollen Sie eigentlich weg?" Ich war perplex. Ich erinnerte ihn an die Vorgeschichte, die nur wenige Tage alt oder kurz war. Schließlich meinte er, ich könne mich doch auch bei ihm habilitieren. Bei mir durchmischten sich Sprachlosigkeit, Erstaunen und Freude. Von Habilitation war noch nie die Rede gewesen. Ich hatte mich um diesen Schritt bis dahin noch nicht konkret gekümmert, eher mich in Zurückhaltung geübt. Zugleich folgte die logische Frage des Chefs, womit ich mich denn wissenschaftlich beschäftige. Ich hatte geglaubt, er wüßte es, denn erstens hatte ich ihm auf Befragen berichtet, zweitens wurden ihm die Patienten, die ich untersuchte, vorgestellt und drittens erhielt er die Vortragsanmeldungen und Manuskripte von Publikationen. So klärte ich ihn also über den Stand der Dinge auf. In den Mittelpunkt hatte ich den Diabetes insipidus und die Schilddrüsenzytologie gestellt. Beide Gebiete hielt er für hochinteressant und die Ergebnisse hinreichend würdig für eine Habilitation. Zu meinem Entsetzen und Erschrecken meinte er unvermittelt, wie es denn eigentlich mit der Anorexia nervosa sei. Ich verfüge doch über unendlich viele Untersuchungsergebnisse, vor allem seien die Therapieresultate aufregend, wie es ja auch die Literatur zeige. Schließlich sei all das echte klinische Forschung und die würde viel zu wenig berücksichtigt. Ich sollte mich also über die Anorexia nervosa habilitieren. Mein Einwand, daß ich doch ein psychologischer Laie sei, fruchtete gar nichts. Gerade deshalb sei vieles so ergiebig und aufschlußreich. Einerseits war es ein erhebendes Gefühl, daß mein Chef den Anstoß zur Habilitation gab, mich geradezu aufforderte, andererseits erfüllte mich sein Wunschtrauma mit allergrößtem Unbehagen. Also ging ich an die Arbeit. Ende Februar 1965 reichte ich die Arbeit ein. Das Thema hatte ich vorsichtig formuliert *Das Krankheitsbild der Anorexia nervosa aus intern-endokrinologischer Sicht und die Ergebnisse einer somatisch orientierten Behandlungsform*. Im Mai 1965 fand der Probevortrag vor der Fakultät statt, im gleichen Monat hielt ich meine Antrittsvorlesung.

Zum Habilitationsverfahren gehörte die Vorstellung bei allen Ordinarien der medizinischen Fakultät. Besuche bei Klinikern wurden mir oft erlassen, weil ich durch die Konsiliartätigkeit und sonstige Aktivitäten wohl hinreichend bekannt erschien. Erlebnisreich waren Gespräche mit Vertretern nichtklinischer Disziplinen. Ein von mir vorgeschlagenes Thema zum Probevortrag war: „Probleme der Substitutionstherapie bei hypophysenoperierten Patienten". Diese Thematik schien große Faszination auszuüben, weniger wegen des endokrinen Hintergrundes als wegen der Vorstellung, daß man überhaupt diese kleine Drüse operativ angehen und vor allem dann auch ohne sie weiter leben könnte. Die Gespräche hätten einem Außenstehenden erscheinen müssen, als wollte ich mich für Neurochirurgie habilitieren. Mein Anliegen, nämlich die Endokrinologie, erschien geheimnisvoll, erregte oft wenig Interesse, was mich natürlich arg enttäuschte. In Verlegenheit brachte mich der entsetzte Ausruf eines damals für sein Fach weltweit bekannten Ordinarius: „Was, Sie nehmen Menschen die Hypophyse heraus?!" Nicht, weil ich es gar nicht tat, sondern weil ich mit gehöriger Bescheidenheit und in wohlgesetzten Worten propädeutische Aufklärung betreiben und mich des Versuchs grausamer Experimente erwehren mußte.

Sehr bestimmend war für mich mehr in persönlicher als in wissenschaftlicher Hinsicht der Kontakt mit den Gastärzten und Stipendiaten aller Herren Länder. Jores und Nowakowski waren die Anziehungspunkte, die damalige II. Medizinische Universitätsklinik wurde zum Mekka für Endokrinologie in Deutschland. Schon relativ früh nach dem Krieg kamen die ersten aus dem damaligen Jugoslawien, vor allem aus Kroatien und Slovenien, aus Südamerika, bevorzugt Chilenen, Peruaner, Kubaner, Mexikaner und Venezolaner. Viele waren gewiß nicht begütert und fristeten als Gastärzte ohne Stipendien ein mehr als kümmerliches Dasein, ohne dabei zu murren. Der Lerneifer war imponierend. Ich fragte sie und mich, warum sie unter diesen Bedingungen ihre Ausbildung in Deutschland anstrebten und nicht in den USA, England, Schweden oder sonstwo. Viele Gründe gab es. Je weiter die Heimat entfernt war, um so weniger hatte bei ihnen das Ansehen der Wissenschaft in Deutschland gelitten. Erschreckend war z.T. die Betrachtungsweise der NS-Herrschaft, die bis zur Verherrlichung reichte. Der Versuch der objektiven Darstellung und Aufklärung geriet zur Sisyphusarbeit. Unübersehbar blieben aber geistes- und kulturgeschichtliche Wurzeln, die insbesondere Kroaten, Slovenen, Spanier und Chilenen nach Deutschland zog. Dieser Hintergrund stimulierte mich, mit diesen mich eingehender zu befassen. Sie waren es dann auch, die mich immer wieder nach dem damaligen Jugoslawien, nach Spanien und nach Südamerika führten, um vor Ort den Horizont zu erweitern und Gelesenes besser zu verstehen. Gemeinsame wissenschaftliche Untersuchungen waren dann in der Regel der äußere Anlaß.

1966 erhielt ich für 3 Monate ein Stipendium von der DFG für einen Forschungsauftrag an der Universität Santiago de Chile. Gemeinsam mit J. Parada, mehrfach Stipendiat und Gastarzt an unserer Klinik, machten wir Aspirationspunktionen der Schilddrüse bei Strumapatienten und betrieben zytologische und zytochemische Untersuchungen an Punktaten in Strumaendemieregionen in den Anden, in denen kein Jodmangel bestand. Daneben untersuchten wir Auswirkungen auf das Endokrinium bei chronischer Unter- oder Fehlernährung. Die mir als Wohlstandserkrankung erscheinende Anorexia nervosa war extrem selten und trat nur bei Töchtern sehr reicher Familien auf. Auf Einladung reiste ich von Santiago de Chile zu Gastvorlesungen nachPeru und Bolivien; Initiatoren waren ehemalige Mitarbeiter an unserer Klinik, Professor Zubiate, Lima, mehrfach Stipendiat an der II. Medizinischen Klinik, sowie Professor Prada in Santiago de Chile sorgten später für zahlreiche weitere Aufenthalte in Südamerika. Beide wurden im übrigen Mitbegründer der Endokrinologischen Gesellschaft ihrer Heimatländer.

Die Zusammenarbeit mit den ausländischen Kollegen wurde zu einem fruchtbaren gegenseitigen Geben und Nehmen. Die Schildddrüsenzytologie und -zytochemie hatte ich 1961/62 gemeinsam mit Z.. Skrabalo aus Zagreb an unserer Klinik begonnen. Sie wurde die Grundlage für die Habilitationsarbeit von Prof. Skrabalo. Wir führten die Schilddrüsenzytologie als Bestandteil der Routinediagnostik bei Strumen in der Klinik ein. Mit Prof. Skrabalo, Direktor des Instituts für Endokrinologie an der Universität Zagreb, begann eine bis heute bestehende wissenschaftliche Kooperation. Überaus aktiv und belebend wirkte hier später Prof. Cabrijan, ebenfalls Zagreb, in verschiedenen multizentrischen Studien. Diese Zusammenarbeit führte zu einem jetzt länger als 20 Jahre bestehenden offiziellen Partnerschaftsabkommen zwischen den Universitäten Zagreb und Hamburg. Mir war es wichtig, die interdisziplinäre Ausdehnung und den Austausch von jüngeren Assistenten und Studenten voranzubringen. Ich sah hier ein Mittel, Anreize für die Erweiterung des Horizontes zu bieten. Für ärztliches und akademisches Tun und Denken erscheint mir der Blick über den Tellerrand hinaus ein conditio sine qua non. Techniken, Methoden usw. kann man an geeigneten Stellen überall bestens lernen. Tieferen Einblick in andere Lebensformen und Bedingungen zu bekommen setzt Beschäftigung mit ihnen vor Ort voraus. Nur so kann Verständnis entstehen, nur so ergibt sich der Respekt vor der reichlich vorhandenen intellektuellen Potenz der Bescheidenheit, die zu erkennen manchem schwerfällt. Materieller Wohlstand, der wissenschaftliche Möglichkeiten begünstigt, birgt das Risiko einer selbstverständlichen Anspruchshaltung. Ignoranz und Arroganz sind Symptome eines engen Blickfeldes. Einladungen zu längeren Aufenthalten in Japan, Taiwan, Hongkong, Jemen u.a. habe ich konsequent mit der Bedingung verknüpft, außer Kliniken, Labors und Universitäten auch die ärztliche Tätigkeit in ländlichen Regionen und damit Land und Leute kennenzulernen.

Mittlerweise war ich zum Funktionsoberarzt avanciert (1966), schließlich auch ordnungsgemäß zum Oberarzt bestellt worden (1969). 1971 erreichte mich dann auch die akademische Bezeichnung „Professor". Nach dem neuen Hochschulgesetz von 1969 hätte ich mich ab der Habilitation nur 4 Jahre bis zu diesem Titel gedulden müssen. Das Verfahren war mit einer bitteren Erfahrung verbunden. Kommission und Fachbereich, wie die Fakultät jetzt hieß, hatten mich ohne Einwände für ordinariabel gehalten. Im akademischen Senat wurde die Prozedur jedoch von einem besorgten Mitglied gestoppt. Er hatte seiner Hauspostille, einem bekannten moralisch richtenden und vernichtenden Magazin entnommen, ich täte Böses und Schlimmes. Gelder flossen für Erprobung eines eingeführten Präparates, eines Appetitzüglers zur Behandlung der Adipositas. Auf Kosten des Herstellers hätte ich an Kongressen teilgenommen und in Nobelhotels gewohnt. In den angegebenen Kongreßorten war ich bislang noch niemals gewesen, Luxusherbergen hatten mir auch noch nicht als Unterkunft gedient. Die finanziellen Zuwendungen landeten nicht bei mir. Der Hintergrund der Angelegenheit war höchst unkompliziert. In unserer kardiologischen Abteilung war festgestellt worden, daß adipöse Patienten überdurchschnittlich häufig an pulmonaler Hypertonie litten. Die Gewichtsreduktion durch Regulierung der Lebensführung gehört bekanntermaßen zu den schwierigsten therapeutischen Maßnahmen. Also bediente man sich des wohl bemerkt bereits eingeführten und als wirksam anerkannten Appetitzüglers. Meine Aufgabe war es, als zuständiger Oberarzt für die Medizinische Poliklinik ambulante Patienten für die Studie in der kardiologischen Abteilung zu gewinnen und die internistische Kontrolle unter medikamentöser Therapie zu überwachen. Die Resultate waren eindrucksvoll, zumindest was die Gewichtsabnahme anging. Nach Mitteilung der kardiologischen Untersucher besserten sich auch bereits bestehende pulmonale Hypertonien. Die Herstellerfirma stellte Mittel für Schwemmkatheter und andere Materialien zur Verfügung. Das sog. Fallhonorar ging in voller Höhe an ein tschechisches Ärztehepaar, das in der medizinischen Poliklinik hospitierte. Unvermittelt tauchten einzelne Fallbeschreibungen in der Literatur auf, die über bedrohliche Nebenwirkungen des bewußten Appetitzüglers berichteten, nämlich über pulmonale Hypertonien, also über Komplikationen, die als Ausdruck einer schweren Adipositas von den Kardiologen angesehen worden waren. Wir stoppten unsere klinische Studie. Die Laienpresse nahm sich effektvoll dieser zunächst wissenschaftlich noch völlig ungeklärten Problematik an. Der Fachbereich Medizin berief einen Ausschuß ein, der mich und mein Tun prüfen sollte. Nach den Regularien des neuen, gerade in Kraft getretenen Hochschulgesetzes wurde diese Kommission besetzt mit Professoren, Dozenten, Assistenten, Studenten und nichtwissenschaftlichem Personal. Wortführer meiner Anhörung waren die Vertreter der Assistenten und Studenten. Diktion und Niveau waren unverkennbar die einer mir unbehaglichen Doktrin, die mich 1948 aus meiner Heimat in Mecklenburg vertrieben hatte. Auf einem mittelalterlichen Autodafé muß es ähnlich zugegangen sein. Ohne die um objektive Klärung bemühten Professoren hätte ich mich sicher dem unwürdigen Prozeß nach Art eines Volkstribunals bald entzogen. In einem voluminösen Bericht kam die Kommission zu dem Schluß, daß mir keinerlei Unkorrektheiten vorgeworfen werden konnten, formal war ich also voll rehabilitiert. Der Bericht, von allen Mitgliedern unterschrieben, vom Präsidenten der Universität und dem Sprecher des Fachbereiches unterzeichnet, ging mit entsprechendem Anschreiben an das sich um das Wohl der Patienten besorgt gebende Nachrichtenmagazin. Eine öffentliche Richtigstellung gab es nicht. Ich wurde nun ganz schnell Professor, büßte aber die große Chance ein, Chef einer renommierten Klinik zu werden. Erfreulicherweise reduzierte sich die meist destruktive und oft aggressive Haltung bestimmter Gruppenvertreter im Fachbereich Medizin bald, hilfreich war hier wohl die Erkenntnis, daß Ideologie und Inkompetenz sich verhängnisvoll auf ein Gebiet wie das der Medizin auswirken.

Das neue Hochschulgesetz brachte in den Instituten und Kliniken auch einen neuen Funktionsträger hervor, den des geschäftsführenden Direktors. Ihm oblag eine integrierende Aufgabe. Dieses Amt versah ich in der II. Medizinischen Klinik von 1975 bis 1991, bis zum Eintritt in meinen vorzeitigen Ruhestand. Die ehemalige klassische II. Medizinische Klinik und Poliklinik mit dem traditionellen Schwerpunkt Endokrinologie war inzwischen in die selbständigen Abteilungen klinische Chemie, Kardiologie, Psychosomatik, medizinische Psychologie und ab 1980 Hämatologie und Onkologie gegliedert. Eine Abteilung für Endokrinologie war nicht entstanden! Jores hatte sich trotz seiner intensiven Zuwendung zur Psychosomatik immer als für die Endokrinologie zuständig gefühlt und gemeint, sie würde schon traditionell Schwerpunkt der II. Medizinischen Klinik bleiben. Hier irrte er sich verhängnisvoll. Vorzeitig hatte er sich 1968 emeritieren lassen. Zutreffend hatte er vorausgesehen, daß die anstehende Hochschulreform einiges mit sich bringen würde. Die klinische und experimentelle Endokrinologie wurde durchaus auch weiter aktiv vertreten und betrieben durch H. Nowakowski, K. D. Voigt, J. Tamm, J. Breustedt und mich. Sie wurde mit ein Kristallisationspunkt für einen Sonderforschungsbereich Endokrinologie, der durch die DFG über 12 Jahre gefördert wurde. Eine enge interdisziplinäre Zusammenarbeit und großzügige personelle und materielle Ausstattung führten zu Forschungsergebnissen, die international Anerkennung fanden. Mit meinen Mitarbeitern, A. Freisenhausen, U. Desaga, W. Hase, gelang es, einen routinemäßig einsetzbaren Radioimmunoassay für Vasopressin zu entwickeln.

Das Schicksal der Endokrinologie in der inneren Medizin verknüpfte sich mit einer übergeordneten Strukturierung, deren Ziel es war, eine große, sog. innere Kernklinik zu schaffen, d.h. die I. und die II. Medizinische Klinik zusammenzulegen. Die bereits bestehenden Abteilungen blieben in ihrer Selbständigkeit unberührt. Alle Bemühungen, die Endokrinologie zu institutionalisieren, waren erfolglos. 1991 trat ich vorzeitig in den Ruhestand. Danach wurde die II. Medizinische Universitätsklinik und Poliklinik aufgelöst, und damit wurde auch die Endokrinologie in der inneren Medizin des Universitätskrankenhauses Eppendorf verabschiedet!

Die technischen Fortschritte in der Endokrinologie sind enorm. Sie vermitteln mehr und mehr Einblick in die Beschaffenheit der Hormone, ihre Entstehung und decken immer wieder neue Stoffe mit Hormonwirkung auf. Ob die Endokrinologie auf molekularer Ebene die Faszination erhalten und steigern wird, die die Frage nach dem Sinn der „Botschaft" ausmacht, die die Hormone überbringen, bleibt abzuwarten. Auch wird man sehen müssen, inwieweit zunehmendes molekularbiologisches Spezialwissen der Qualität klinisch-endokrinologischer Denkungsweise förderlich sein wird.

Quellen und Literatur

Frahm H: Persönlicher Bericht, Juni 1993
Schneider WG, Frahm H (1955a) Papierelektrophoretische Aufspaltung gonadotroper Substanzen: Aufspaltung eines aus dem Schwangerenharn gewonnenen Chorion-gonadotropins. Acta Endocrinol 20:279
Schneider WG, Frahm H (1955b) Aufspaltung eines Serumgonadotropins. Acta Endocrinol 20:286
Schneider WG, Frahm H (1956) Über das sogenannte Choriongonadotropin. Arch Gynecol 188:77
Frahm H, Schneider WG (1957) Elektrophoretische Aufspaltung eines Serumgonadotropinpräparates in verschiedene biologische Komponenten. Acta Endocrinol 24:106
Meyer AE, Frahm H (1960) Zur Steroidbehandlung des gewöhnlichen Hirsutismus. Schweiz Med Wochenschr 47:1336
Schneider WG, Frahm H (1961) Ergebnisse der Spaltungsversuche des Chorion- und Serumgonadotropins. Acta Endocrinol 36:417
Frahm H (1966a) Simmond'sche Krankheit, Sheehan-Syndrom und nervöse Magersucht. Ätiologie und Differentialdiagnose. Med Welt 17:235
Frahm H (1966b) Laboratoriumsbefunde bei Anorexia nervosa. Dtsch Med Wochenschr 11:499
Frahm H (1966c) Beschreibung und Ergebnisse einer systematisch durchgeführten und somatisch orientierten Behandlung von Kranken mit Anorexia nervosa. Med Welt 17:2004, 2068
Frahm H (1967) Zytodiagnostische Befunde bei Schilddrüsenerkrankungen. Krebsarzt 22:126
Frahm H, Parada J (1968a) Ätiologie, Differentialdiagnose und Therapie der Anorexia nervosa. Z Gesamte Inn Med 23:325
Smejkal V, Frahm H (1968b) Cytochemische Darstellung von RNS und DNS im Aspirationspunktat der Schilddrüse. Z Gesamte Inn Med 23:399
Frahm H, Smejkal V, Schumacher P (1971) Grundlagen der Schilddrüsenzytologie. Med Welt 22:746
Freisenhausen D, Frahm H (1972) Development of a radioimmunoassay for vasopressin. Acta Endocrinol Suppl 159:49
Freisenhausen HD, Frahm H, Ulrich C, Burghard R (1973) Comparison of radioimmunoassay and bioassay for human anti-diuretic hormone (ADH) in urine. Acta Endocrinol Suppl 155
Freisenhausen HD, Frahm H, Cabrijan T, Wiethold G (1976) The development of a radioimmunoassay for arginin vasopressin. Acta Endocrinol 83:50–63
Haase W, Desaga U, Frahm H (1983) Clinical application of a newly developed radioimmunoassay for argininvasopressin in urine and plasma. Period Biol 85:83–94
Frahm H (1988) 60 years of endocrinology. Diab Croat 17:5–13

Franchimont, Paul

(7. 1. 1934 Liége – 9. 8. 1994 Liége)

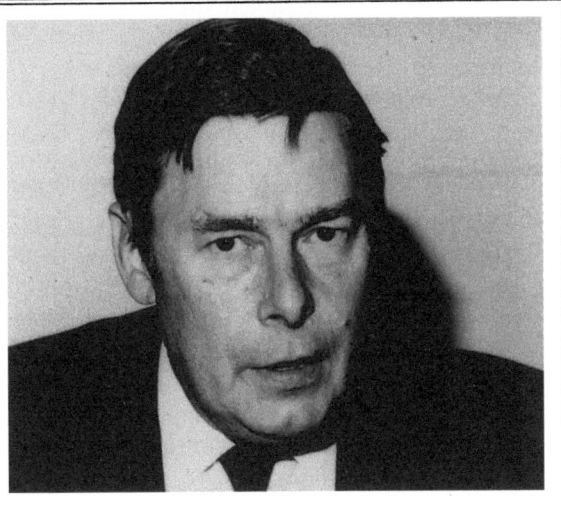

Franchimont studierte in Liège und absolvierte seine Ausbildung in Innerer Medizin, Endokrinologie, Rheumatologie und Nuklearmedizin. Seit 1975 ist er Head of Radioimmunology Laboratory der Medizinischen Universität Liège und seit 1981 Full Professor of Internal Medicine Endocrinology, Rheumatology. 1984–1988 war er Dekan der Medizinischen Fakultät und seit 1987 ist er Executive Manager of the Hospital.

Paul Franchimont ist weit bekannt für seine sorgfältigen Studien in der Reproduktionsendokrinologie. Er beschrieb als erster einen FSH-RIA und demonstrierte einen mittzyklischen FSH-peak. Er untersuchte die Sekretion von GnRH, FSH, LH und Prolaktin in den verschiedenen physiologischen Lebensstadien und bei Erkrankungen der Hypothalmus-Hypophysen-Gonaden-Achse. 1972 kam Franchimont zu der Überzeugung, daß ein Gonadenhormon die Sekretion der Gonadotropine, besonders von FSH, reguliert. Er identifizierte, isolierte und charakterisierte Inhibin. Gleichzeitig untersuchte er die verschiedenen Wirkungen und den Mechanismus seiner Sekretion.

Bereits 1932 postulierte McCullagh ein in den Sertoli-Zellen des Hodens gebildetes Hormon, das die hypophysäuren Gonadotropine hemmt.

Franchimont trug wesentlich zu folgenden Befunden bei: LH und hCG sind nur teilweise immunologisch verwandt – das immunologische Verhalten von FSH ist unterschiedlich, je nachdem, ob es aus dem Urin oder der Hypophyse isoliert wurde. Die α- und β-Subunits von hCG treten in freier Form im Serum und im Urin Schwangerer auf. Der Hauptmetabolit von GnRH, und zwar Fragment 2-10, erscheint im Urin.

Die Arbeitsgruppe von Franchimont konnte zeigen, daß α- und β-Subunits unabhängig voneinander synthetisiert und sezerniert werden. Die Assoziation der beiden Subunits erfolgt in einem 2. Schritt. Faktoren, die die Gonadotropinsynthese kontrollieren, wirken wahrscheinlich auf dem Level der Subunits; hCG und seine β-Einheit werden vorwiegend von Synzytiotrophoblasten synthetisiert, die α-Subunit dagegen sowohl von Synzytiotrophoblasten als auch von den Trophoblastzellen. Werden die gonadotropinsekretorischen Hypophysenzellen von jedem hormonellen Einfluß getrennt, so verlieren sie ihre Kapazität, LH und TSH zu sezernieren, aber nicht FSH.

Bei Untersuchungen an Jugendlichen in der Pubertät stellte Franchimont fest, daß im Urin GnRH-immunoreaktives Material ansteigt, lange vor dem klinischen Beginn der Pubertät und mehrere Monate vor dem Anstieg der Gonadotropine. In der präpubertalen Phase dominiert die basale und GnRH-induzierte FSH-Sekretion, dagegen gewinnt die LH-Sekretion an Bedeutung im Stadium 2 der Pubertät. Die hypothalamische Reifung ist verantwortlich für die Variationen der Gonadotropinsekretion.

Tierexperimente ergaben, daß der hypothalamische GnRH-Gehalt mit dem Alter ansteigt und sich nach Kastration nicht ändert, ein Beweis dafür, daß die Hypothalamusreifung nicht mit der gonadalen verbunden ist. Der retrochiasmatische Hypothalamus von Ratten verschiedenen Alters behält in vitro die Kapazität, GnRH epidosisch freizusetzen. Die Untersuchungen während der Pubertät führten zu dem Schluß, daß der wesentliche Prozeß, der die Pubertät einleitet, die pulsatile GnRH-Sekretion ist, und daß in der Pubertät die Hypophysenzellen eine gesteigerte Empfindlichkeit für GnRH besitzen.

Bereits 1966 untersuchte Franchimont den Verlauf von FSH und LH sowie von Prolaktin im Vergleich zu den Steroiden bei verschiedenen Spezies. Es fanden sich Unterschiede zwischen Tieren mit zyklischer Funktion und solchen mit Reflexovulationen. Bei postmenopausalen Frauen konnten neben den erhöhten FSH- und LH-Spiegeln eine gesteigerte episodische Fluktuation der Gonadotropine sowie der GnRH-Sekretion nachgewiesen werden, gleichzeitig aber eine drastische Abnahme von Inhibin und von Östradiol. Beides läßt vermuten, daß die Gonadotropinhypersekretion verursacht wird durch eine GnRH-Hypersekretion und eine herabgesetzte Inhibinproduktion.

Zahlreiche Untersuchungen befassen sich mit der endokrinen Austestung bei Erkrankungen der Hypothalamus-Hypophysen-Gonaden-Achse. Der GnRH-induzierte LH-Anstieg vermag zu differenzieren zwischen der Diagnose der verzögerten Pubertät und einem Hypopituitarismus.

Die Untersuchungen zum Inhibin ergaben folgende Befunde: Inhibin ist eine Mischung biologisch aktiver Glykoproteine und wird sezerniert von Sertoli-, Granulosa- und Lutealzellen, unabhängig vom Geschlecht ist die Inhibinsekretion FSH-abhängig; vermutlich stimuliert FSH die Inhibinsekretion, und Inhibin greift als Feed-back hemmend in die FSH-Sekretion ein. Die Inhibinproduktion wird durch Androgene in pharmakologischen Dosen stimuliert; Progesteron setzt die inhibinproduzierende Kapazität von Granulosazellen herab, und die Inhibinproduktion der Lutealzellen ist LH-abhängig. Der Epidermalgrowthfaktor (EGF) stimuliert das Wachstum der Granulosazellen und bewirkt eine Abnahme sowohl von Inhibin als auch der Progesteronproduktion. Der ovarielle Inhibingehalt eugonadaler Frauen ist höher als der postmenopausaler. Die Wirkung des Inhibins auf die Hypophyse betrifft nicht die LH-Synthese. Nach GnRH-Stimulation entfaltet Inhibin jedoch einen Hemmeffekt sowohl auf FSH- als auf LH-Sekretion. Auch eine Wirkung des Inhibins auf den Hypothalamus und die Gonaden konnte nachgewiesen werden.

Schon früh erkannte Franchimot die Bedeutung der autokrinen und der parakrinen Mechanismen in der gonadalen Antwort auf die gonadotropen Hormone. 1981 publizierte er zusammen mit Cornelia Channing das Buch *Intragonadal regulation of reproduction*, 1986 in „Clinical Endocrinology and Metabolism" *Paracrine control*. Franchimont hat 2 Substanzgruppen identifiziert, die zu der Familie der lokalen Messenger gehören. Er entdecke den Aromataseinhibitor in der Follikelflüssigkeit.

Friedrich Feyrter (1895–1973), Pathologe in Danzig, hat die peripheren endokrinen (parakrinen) Mechanismen des Menschen beschrieben. Er war der erste, der endokrine Zellen im Gastrointestinaltrakt postulierte.

Als letztes großes Gebiet hat sich Franchimont mit der ektopen endokrinen und exokrinen Sekretion befaßt. Er konnte zeigen, daß α-Laktalbumin und Kasein, deren Synthese durch Prolaktin stimuliert wird, funktionelle Marker der Laktogenese und der Laktopoese sind. Er fand ein Glykoprotein in Zysten, dessen Konzentration eine Korrelation zum Ausmaß der apokrinen Metaplasie zeigte, das Gross Cystic Disease Fluid Protein (GCDFP-15). Er fand α-Albumin im Epithel aller Fibroadenome und zystischen Erkrankungen mit apokriner Metaplasie, aber nicht bei fibrozystischen Veränderungen mit flachem Epithel. Alle diese Untersuchungen werden klinische Bedeutung haben, die im einzelnen noch nicht abzusehen ist.

Franchimont wurde geprägt durch seine Lehrer, die Internisten Rosskam und van Cauwenberge sowie den Physiologieprofessor Lecomte. Besonders beeindruckt hat ihn der Kontakt mit Rosalyn Yalow und Berson.

„J'ai eu l'occasion de rencontrer à la fin de mes études de médecine, les Professuers Yalow et Berson qui m'ont impressionné par leur culture et leurs connaissances. La première fois qu'ils m'ont reçu à New-York, ils ont pris le temps de me faire visiter des musées remarquables. Quelles personalités exceptionelles tant sur le plan scientifique que culturel et humain.

Par la suite, j'ai aussi rencontré le Professeur Pfeiffer de l'Université de Ulm qui était un pionnier de la recherche endocrinologique.

De nombreuses personnes m'ont influencé et je pense aux jeunes de tous le pays qui ont fréquentés mon laboratoire durant les années 1965 à 1975. Bon nombre était européen et ils m'ont becaucoup enrichi par leur connaissances, les exigences de leur formation et leur amitié" (Franchimont, Brief April 1991).

Quellen und Literatur

Franchimont P: Brief und persönlicher Bericht, April 1991

Franchimont P (1967) Le dosage des hormones hypophysaires somatotropes et gonadique et son application en clinique. Arscia, Bruxelles; Maloine, Paris

Franchimont P (1971) Sécrétion normale et pathologique de la somatotrophine et des gonadotrophines humaines. Masson, Paris

Franchimont P, Burger H (1975) Human growth hormone and gonadotrophins in health and disease. North Holland, American Elsevier, Amsterdam Oxford New York

Cauwenberger H van, Franchimont P (1970) Assay of protein and polypeptide hormones. Pergamon, Oxford New York

Franchimont P (1976) Cancer related antigens. Excerpta Medica North Holland, Amsterdam New York

Franchimont P, Channing CP (1981) Intragonadal regulation of reproduction. Academic Press, London New York

Franchimont P (1986) Paracrine control. Clin Endocrinol

McCullagh DR (1932) Dual endocrine activity of testes. Science (NY) 76:19

Frangenheim, Hans

(geb. 18. 1. 1920 in Köln)

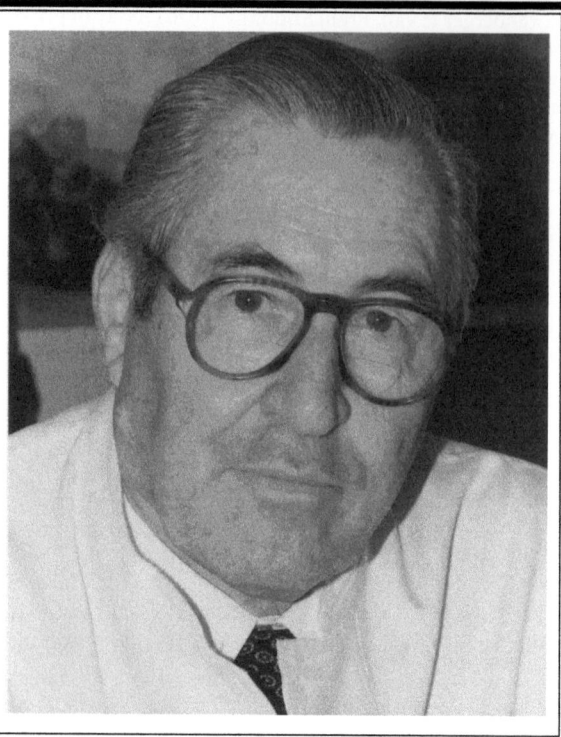

Frangenheim wurde als zweiter Sohn des Ordinarius für Chirurgie an der Universität Köln, Paul Frangenheim, und seiner Frau Margarete, geb. Steinmetz, geboren. Seine Schulausbildung erhielt er in Köln und von 1930–1938 in einem Schweizer Internat. Nach Arbeits- und Wehrdienst bei der Luftwaffe studierte er von 1942–1945 als Soldat Medizin an den Universitäten Münster, Bonn und Köln. Er kam in amerikanische Kriegsgefangenschaft, wo er als Assistent in einem Kriegsgefangenlazarett arbeitete. Von 1946–1950 war er Assistent an der Chirurgischen Universitätsklinik Köln und am Pathologischen Institut der Universität Bonn. 1950 begann er mit der gynäkologisch-geburtshilflichen Ausbildung an der Landesfrauenklinik in Wuppertal unter K. J. Anselmino. Dort wurde er 1954 Oberarzt und dann von 1966–1985 Chefarzt an der Städtischen Frauenklinik in Konstanz.

In den ersten Ausbildungsjahren nach dem Kriege arbeitete Frangenheim als unbezahlter Volontärassistent. Sein Einkommen verdiente er sich als „Eishockey-Spesenamateur". Später hat er noch in der Landesliga in Südbaden mit großer Freude Eishockey gespielt, und jetzt ist er Präsident eines Golfclubs am Bodensee.

Die klinische Ausbildung bei Anselmino war in jeder Hinsicht unkonventionell. Anselmino sprach als Rockefeller-Stipendiat als einer der wenigen seiner Generation fließend Englisch. Er hatte von Anfang an Zugang zur angloamerikanischen Literatur. Viele der dort angegebenen Anregungen konnten daher auf ihren klinischen Wert hin erprobt werden. Zur gleichen Zeit war auch Swolin, damals noch unter dem Namen Swolinski, Assistent an der Klinik.

An die Laparoskopie kam Frangenheim 1951 durch einen Freund, der Internist war. Dieser hatte bei einer Leberspiegelung durch Zufall im Unterbauch einen Tumor gesehen und ihn zur Differentialdiagnostik gerufen.

„Da merkte ich, daß sich hier ein neues Hilfsmittel für die Gynäkologie anbieten würde und begann, mich mit der Literatur zu befassen. Am meisten hatte mir ein Ausspruch im Lehrbuch von Kalk imponiert, der schrieb, daß er sicher sei, daß für die Laparoskopie in der Gynäkologie ein großes Indikationsgebiet sich eröffnen würde".

Einige Zeit verstrich, bis die internistischen Geräte für die Gynäkologie modifiziert waren. 1952 begann Frangenheim regelmäßig bei strenger Indikation zu laparoskopieren. 1955 hospitierte er bei Palmer in Paris. Palmer war führend auf dem Gebiet der Sterilitätsdiagnostik und Therapie. Für Frangenheim war die diagnostische und operative Laparoskopie bei der Sterilitätstherapie Indikation Nr. 1. 1959 erschien sein Buch *Die Laparoskopie und Culdoskopie in der Gynäkologie*.

Ende der 50er Jahre stieß die Einführung der laparoskopischen Tubensterilisation durch Kogulation durch Palmer und Frangenheim auf große Skepsis und Widerstand. An vielen Kliniken wurde noch an der Douglas-Kopie oder auch Culdoskopie festgehalten mit der Begründung der geringeren Gefährlichkeit. Hinzu kam, daß sich an 2 Universitätskliniken Todesfälle bei einer Laparoskopie ereigneten. Der eigentliche Aufschwung kam, als die Geräte zur Einführung der Kaltlichtendoskopie wesentlich verbessert wurden.

Es wurden Endoskopiegesellschaften gegründet, die die Verbreitung der Methode förderten. Am Gründungskongreß der amerikanischen Gesellschaft für gynäkologische Laparoskopie wurde 1973 Frangenheim zusammen mit Palmer und Steptoe zu Ehrenmitgliedern ernannt.

Die Umbenennung der Laparoskopie in Pelviskopie durch Semm ist sehr umstritten. Semm war zunächst Gegner der Laparoskopie, seine 1. Publikation stammt von 1967. Viele der von ihm eingeführten und unter seinem Namen laufenden Geräte gehen letztlich auf Frangenheim zurück. Nicht selten kam es zwischen den beiden zu Kontroversen. Man sagt, daß diese Auseinandersetzungen zur Entwicklung der Laparoskopie erheblich beigetragen hätten.

Später hat sich Frangenheim auch mit der Fetoskopie befaßt und ein Fetoskop konstruiert, aus dem dann die Arthroskopie entwickelt wurden. Die operative Laparoskopie war zunächst als Knopflochchirurgie diffamiert, bis aus ihr nach verschiedenen Zwischennomenklaturen die „minimal invasive surgery" wurde.

Nicht unerwähnt darf bleiben, daß Frangenheim sich seine Erfahrungen mit der laparoskopischen Technik erarbeitete während er gleichzeitig Oberart an der großen Klinik und später Chefarzt war, belastet durch die tägliche Routine in der Geburtshilfe und Gynäkologie.

Frangenheim hat zahlreiche Ehrungen erfahren. Sein Publikationsverzeichnis ist umfangreich. Zusätzlich hat er zahlreiche endoskopische Filme hergestellt. Er schreibt

Die ganze wissenschaftliche Arbeit mußte neben der täglichen Klinikroutine in den Abendstunden stattfinden, zum Leidwesen meiner oft darüber vernachlässigten Familie. Alles, was ich erarbeiten durfte, hat mir vom ersten Tag an, trotz vieler Anfeindungen und geistigem Diebstahl Dritter, große Freude und innere Genugtuung verschafft. So empfinde ich als Einzelgänger außerhalb des universitären Lebens einen gewissen Stolz, das Meinige dazu beigetragen zu haben, daß das ramponierte Renommé der deutschen Medizin nach 1949 wieder zu neuem Ansehen gelangt ist. (Frangenheim)

Quellen und Literatur

Frangenheim H: persönlicher Bericht, Juli 1991

Frangenheim H: Die Laparoskopie und Culdoskopie in der Gynäkologie. Thieme, Stuttgart (1. Aufl. 1959, 2. Aufl. 1972, 3. Aufl. 1979)

Frangenheim H (1980) Diagnostische und operative Laparoskopie in der Gynäkologie – ein Farbatlas. Marseille, München

Frangenheim H (1988) History of endoscopy. In: Gordon AG, Lewis BV (eds) Gynaecological endoscopy. Chapma and Hull, London

Friesen, Henry George

(born 31. 7. 1934 in Morden/Canada)

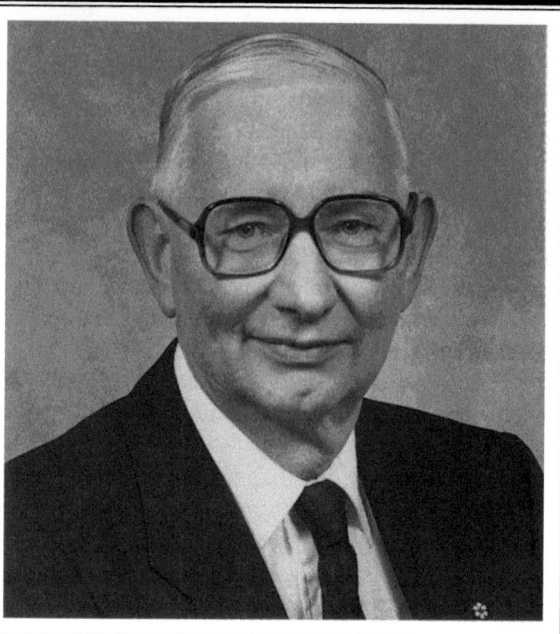

Dr. Henry G. Friesen received both his Bachelor of Science and his Doctorate of Medicine from the University of Manitoba in 1958. He then served as intern and resident at the Winnipeg General Hospital as well as the Royal Victoria Hospital in Montreal and undertook his Research Fellowship training at the New England Center Hospital in Boston. In 1965 he was appointed Assistant Professor of Medicine at Mcgill University and an Associate of the Medical Research Council of Canada. He stayed at McGill University for the next 8 years, rising through the ranks to Professor of Experimental Medicine. In 1973 he returned to his alma mater as Professor and Head of the Department of Physiology and Professor of Medicine. Over the years, Dr. Friesen has demonstrated outstanding leadership qualities, scholastic achievements and significant discoveries which have made a big difference in medical education and the practice of medicine and have resulted in improved health care.

Friesen describes his work in the following way:

My own appraisal would focus on the identification, purification and characterization of members of the lactogenic hormone family, the development of methods for measuring them and elucidating the mechanisms of action. The list of lactogenic hormones would include: human placental lactogen (hPL), monkey PL, sheep PL, bovine PL, rat PL-I, Pl-II, PL-P-A, PL-B and rat PL-I variant. Undoubtedly the identification and measurement of human prolactin (PRL) was of major significance clinically. The contemporaneous introduction of bromocriptin for therapy and transphenoidal surgery made it possible to diagnose and treat most hyperprolactinemic patients appropriately for the first time.

Dr. Friesen's work has not only resulted in exciting new discoveries, but his expertise has also been used to establish the facility which for many years provided most of the human growth hormone for the treatment of children with growth disorders. As a result over 800 children with short stature in Canada were treated under a program coordinated by Dr. Friesen; this is yet another example of his commitment to the welfare of mankind.

The development of receptor assays and the Nb2 node lymphoma bioassay made it possible to correlate radioimmunoassay (RIA) and bioassay results and to explore mechanisms of action of this hormone family. These earlier studies culminated with the successful cloning of both the PRL and growth hormone (GH) receptors. Two former postdoctoral fellows, Dr. Paul Kelly and Dr. Michael Waters, were associated with the successful cloning of the PRL and GH receptors, respectively.

As early as 1911, Aschner and Grigorio described lactogenic effects of human placental extracts. Josimovich and MacLaren called the hormone human placental lactogen (HPL) in 1962.

References and Other Sources

Friesen HG (1991) Biographicalsketch

Barret RJ, Friesen HG, Astwood EB (1962) Characterization of pituitary and peptide hormones by electrophoresis in starch gel. J Biol Chem 237:432– 439

Friesen HG (1965) Purification of a placental factor with immunological and chemical similarity to human growth hormone. Endocrinology 76:369– 381

Friesen HG, Astwood EB (1965) Hormones of the anterior pituitary body. N Engl J Med 272:1216–1223

Samaan N, Yen SCC, Friesen HG, Pearson OH (1966) Serum placental lactogen levels during pregnancy and in trophoblastic disease. J Clin Endocrinol Metab 26:1303–1308

Friesen HG, Guyda H, Hardy J (1970) Biosynthesis of human growth hormone and prolactin. J Clin Endocrinol Metab 31:611–624

Pozo del E, Friesen HG, Burmeister P (1970) Endocrine profile of a specific prolactin inhibitor: Br-ergocryptine (CB 154). A preliminary report. Schweiz Med Wochenschr 103:847–848

Cheng KW, Friesen HG (1971) A radioimmunoassay for vasopressin binding proteins-neurophysin. Endocrinology 88:608–619

Hwang P, Guyda H, Friesen HG (1971) A radioimmunoassay for human prolactin. Proc Natl Acad Sci 68:1902–1906

Hwang P, Guyda H, Friesen HG (1972) Purifica-tion of human prolactin. J Biol Chem 247:1955–1958

Friesen HG, Hwang P, Guyda H, Tolis G, Tyson J, Myers R (1972) A radioimmunoassay for human prolacting. In: Boyns AR, Griffiths K (eds) Forth Tenvous Workshop, Prolactin and carcinogenesis. Cardiff, Wales, pp 64–80

Pozo del E, Brun del ReR, Varga, Friesen HG (1972) The inhibition of prolactin secretion in man by CB-154 (2Br-alpha-ergocryptine). J Clin Endocrinol Metab 35:768–771

Friesen HG (1973) Human prolactin in clinical endocrinology: The impact of radioimmunoassays. S. Berson Memorial Symposium, Metabolism 22: 1039–1045

Hwang P, Robertson M, Guyda H, Friesen HG (1973) The purification of human prolactin from frozen pituitary glands. J Clin Endocrinol Metab 36:1110–1118

Tsushima T, Friesen HG (1973) Radioreceptor assay for growth hormone. J Clin Endocrinol Metab 37:334–337

Josimovich JB, MacLaren JA (1962) Presence in the human placenta and term serum of a highly lactogenic substance immunologically related to pituitary growth hormone. Endocrinology 71:209

Riddle O, Bates RW, Dykshorn SW (1933) Am J Physiol 105:191

Schner B, Grigoriu C (1911) Placenta, Fötus und Keimdrüsen in ihrer Wirkung auf die Milchsekretion. Arch Gynäkol 94:766–793

Fröhlich, Alfred

(15. 8. 1871 Wien – 20.3. 1953 Cincinnati/Ohio)

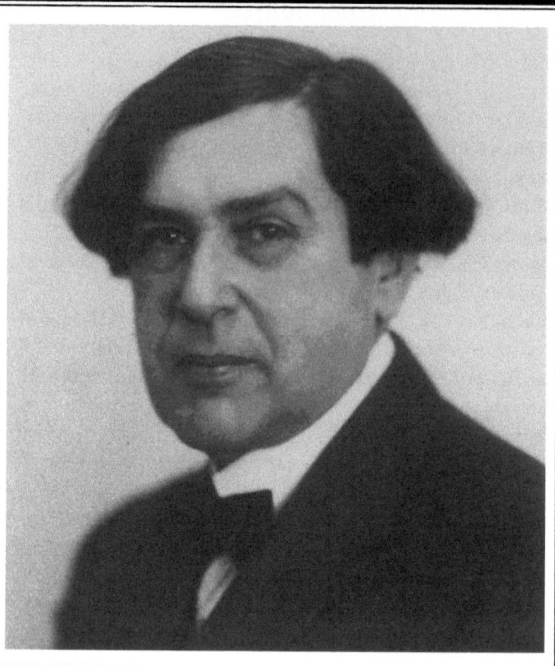

Fröhlich studierte Medizin in Wien. Nach dem Examen 1895 war er Assistent in der Inneren Medizin und in der Pathologie. 1901 arbeitete er in Liverpool im Labor von Sir Charles Sherrington zusammen mit H. Cushing. 1904 studierte er mit J. N. Langley in Cambridge das autonome Nervensystem. 1905 wurde er Assistent im Pharmakologischen Institut der Universität Wien unter H. Meyer und D. P. Pick. Er untersuchte die Wirkung der Hypophyse auf das autonome Nervensystem. Sein Interesse galt der vergleichenden Pharmakologie und Physiologie. Von 1919–1939 war er Professor für Pharmakologie und Toxikologie. Nach dem Einmarsch der Nazis wanderte er 1939 in die Vereinigten Staaten aus und ging an das May Institute of Medical Research des Jewish Hospital of Cincinnati. Hier arbeitete er mit I. A. Mirsky und S. O. L. Sherry zusammen. Fröhlich war befreundet mit Rudyard Kipling in der Schweiz, er war ein Musikliebhaber und vorzüglicher Pianist. Sein Lehrer war Anton Bruckner.

1901 hielt Fröhlich einen Vortrag vor der Wanderversammlung des Vereins für Psychiatrie und Neurologie in Wien mit dem Titel *Ein Fall von Tumor cerebri der Hypophysis ohne Akromegalie*. Er beschreibt anhand der Literatur und eines von ihm beobachteten Falles die Symptomatik der nach ihm benannten Dystrophia adiposogenitalis. Er verneint die von anderen Autoren vermutete, aber nach Fröhlichs Ansicht jeder plausiblen Erklärung entbehrende Beziehung zwischen Hypophyse und Gonaden.

Von Bedeutung sind die Beobachtungen an Fröhlichs Patienten, über die Eiselsberg nach erfolgreicher Operation berichtet. Der Hypophysentumor bei einem 14jährigen Jungen wurde durch von Eiselsberg transnasal entfernt, danach verschwanden die Sehstörungen und Kopfschmerzen und der Patient lebte noch 40 Jahre. Anton Freiherr von Eiselsberg (1860–1939) war Ordinarius in Utrecht, in Königsberg und seit 1901 Leiter der I. Chirurgischen Klinik in Wien. Hier war Aschner bei ihm Operationszögling. (s. bei Aschner, Cushing, Eiselsberg)

Literatur

Fröhlich A (1901) Ein Fall von Tumor der Hypophysis cerebri ohne Akromegalie. Wien Klin Rundschau 15:883–886, 906–908

Eiselsberg A von, Frankl-Hochwart L von (1907) Über operative Behandlung der Hypophysistumoren. Wien Klin Wochenschr 20:1341

Eiselsberg A von (1910) Sitzungsbericht. MMW 57:2446

Pappenberger R (1985) Abhängigkeit der gonadalen Funktion vom zentralen Nervensystem. Klinische Beobachtungen und Tierexperimente zwischen 1850 und 1912. Med Dissertation, Universität Erlangen-Nürnberg

Fröhlich Syndrome (1987) In: Firkin BG, Whitworth (eds) Dictionary of medical eponyms. Parthenon, Carnforth

Frommel, Richard

(16. 7. 1854 Augsburg – 6. 4. 1912 München)

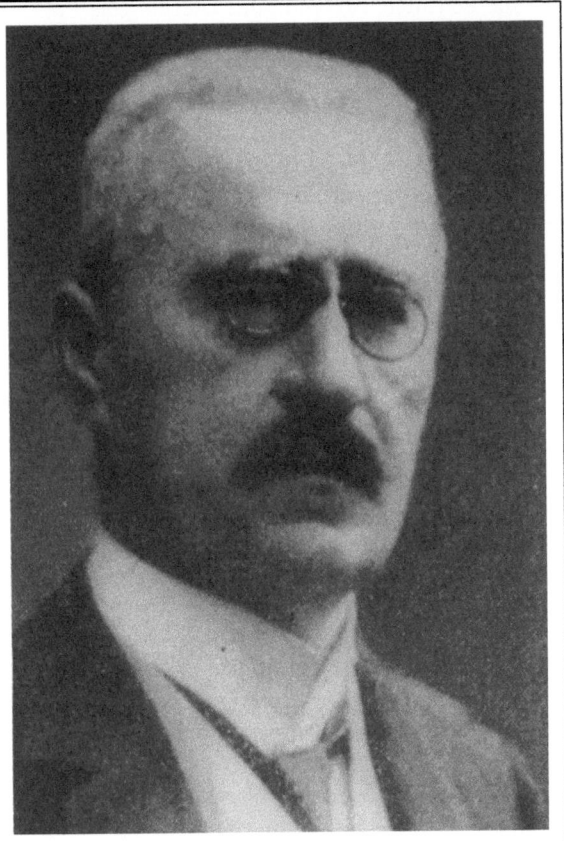

Richard Frommel wurde als 2. Sohn eines äußerst erfolgreichen Geschäftsmannes geboren. Er verlor seinen Vater mit 11 Jahren; die vermögende Mutter hatte aber keine Schwierigkeiten, Frommel eine gute Ausbildung zu ermöglichen. Er besuchte das St.-Anna-Gymnasium und studierte anschließend in München, Göttingen und Würzburg Medizin. 1878 erhielt er die Approbation als Arzt. Seine Dissertation hat den Titel *Kehlkopferkrankungen der Phtisiker*.

Nach dem Studium verbrachte Frommel einen längeren Studienaufenthalt in Wien. Aus dieser Zeit stammt seine besondere Vorliebe für geburtshilfliche Fragen. 1879 ging Frommel zu Carl Schröder an die Universitäts-Frauenklinik in Berlin. Die große Zahl der Patienten dieser Klinik ermöglichte die Untersuchungen, die Frommels Namen zu einem Eponym werden ließ. 1882 ging Frommel nach München und habilitierte sich mit einer Arbeit über *Die Bewegungen des Uterus: Eine physiologische Studie*. Im April 1887 wurde er auf das Ordinariat nach Erlangen berufen. Überraschend trat er im April 1901 zurück und lebte bis zu seinem Tod in München. Die Gründe für diesen vorzeitigen Rücktritt sind nicht bekannt.

Das Chiari-Frommel-Syndrom ist die Kombination von persistierender Galaktorrhö und Amenorrhö in zeitlichem Zusammenhang mit einer vorangegangenen Geburt. 1855 berichtete Johann Chiari (Bild) über 2 Fälle: Zwei Frauen zeigten neben den beiden Symptomen Amenorrhö und Galaktorrhö

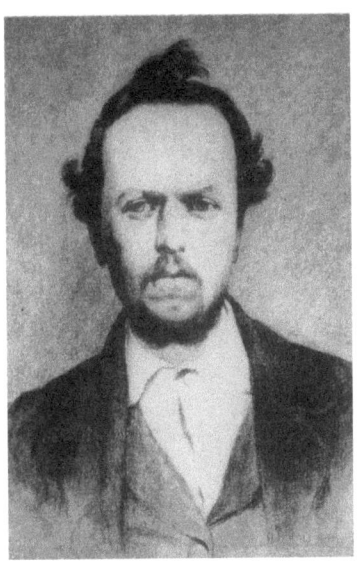

auch eine deutliche Atrophie des Uterus. Das Problem der vorzeitigen Uterusatrophie im Wochenbett steht auch im Mittelpunkt der klassischen Publikation Richard Frommels in der Zeitschrift für Geburtshilfe und Gynäkologie 1882. In dieser Arbeit wird ein Fall von postpuerperaler Galaktorrhö/Amenorrhö beschrieben, den übrigen 28 Fällen von vorzeitiger Atrophie des Uterus und Amenorrhö fehlte das Symptom der Galaktorrhö. Frommel schließt seinen Bericht mit der Feststellung, daß die Prognose der Uterusatrophie im Puerperium schlecht sei. Da er der Laktation eine kausale Bedeutung zuspricht, rät er prophylaktisch zu einer Überwachung des Genitalapparates bei stillenden Frauen, um, wenn eine abnorme Verkleinerung des Uterus eintritt, die Laktation besonders bei schwächlichen Frauen unterbrechen zu können.

Nach der Publikation Frommels finden sich über lange Zeit keine Berichte über das postpartale Galaktorrhö-Amenorrhö-Syndrom. Erst 1935 wird im American Journal of Obstetrics und Gynecology von E. A. Sharp eine Arbeit publiziert mit dem Titel *Historical review of a syndrome embracing utero-ovarian atrophy with persistent lactation (Frommel's Disease)*. Vereinzelte weitere Mitteilungen folgen, bis 1956 durch die Arbeit von Greenblatt et al. das Chiari-Frommel-Syndrom zu einem allgemein akzeptierten Begriff wird.

Die Ursache einer postpartalen Hyperprolaktinämie in Folge eines Hypophysentumors wurde erst in den 70er Jahren erkannt. Die Symptomkombination Amenorrhö und Galaktorrhö ohne Zusammenhang mit einer Schwangerschaft ist ebenfalls Folge einer Hyperprolaktinämie, meist aufgrund eines Hypophysenadenoms: Argonz-del Castillo- bzw. Forbes-Albright-Syndrom.

Johann Chiari wurde 1817 in Salzburg geboren, studierte in Wien Medizin, wurde geburtshilflicher Assistent und erhielt 1853 einen Ruf auf den Geburtshilflichen Lehrstuhl in Prag. 1854 kehrte er als Professor für Geburtshilfe an die Josephsakademie nach Wien zurück. Er starb im gleichen Jahr an der Cholera.

E. B. Del Castillo war Agentinier. Als del-Castillo-Syndrom wird das Sertoli-Zell-Syndrom bezeichnet, ein primärer normogonadotroper Hypogonadismus mit aspermaler Sterilität bei Fehlen des Keimepithels; Sertoli- und Leydigzellen sind vorhanden, der Habitus ist männlich, die primären und sekundären Geschlechtsmerkmale und Libido sind normal.

Literatur

Frommel R (1882) Über puerperale Atrophie des Uterus. Geburtshilfe Gynäkol 7:20

Frommel R (1882) Über die Bewegungen des Uterus. Eine physiologische Studie. Kröner, Stuttgart

Argonz J, Del-Castillo EB (1953) A syndrome characterized by estrogenic insufficiency, galactorrhea and decreased urinary gonadotropin. J Clin Endocrinol 13:79

Chiari J, Braun C, Späth J (1855) Klinik der Geburtshilfe und Gynäkologie. Enke, Erlangen

Forbes AP, Hennemann PH, Griswold GC, Albright F (1951) A syndrome distinct from acromegaly, characterized by spontaneous lactation, amenorrhea and low FSH excretion. J Clin Endocrinol 11:749

Frobenius W (1992) Das Chiari-Frommel-Syndrom. Ein Beitrag zur Geschichte der Endokrinologie mit einer biographischen Skizze über Richard Frommel, der von 1887 bis 1901 die Erlanger Universitäts-Frauenklinik geleitet hat. Vortrag 36. Symposion der Deutschen Gesellschaft für Endokrinologie, März 1992, Erlangen

Greenblatt RB, Carmona N, Hagler WS (1956) Chiari-Frommel syndrome characterized by galactorrhea, amenorrhea and pituitary dysfunction. Report of two cases. Obstet Gynecol 7:165

Speert H (1958) Essays in eponomy. Obstetric and gynecologic milestons. MacMillan, New York

Gartner, Hermann Treschow

(26. 10. 1785 St. Thomas/Westindien – 4. 4. 1827 Kopenhagen)

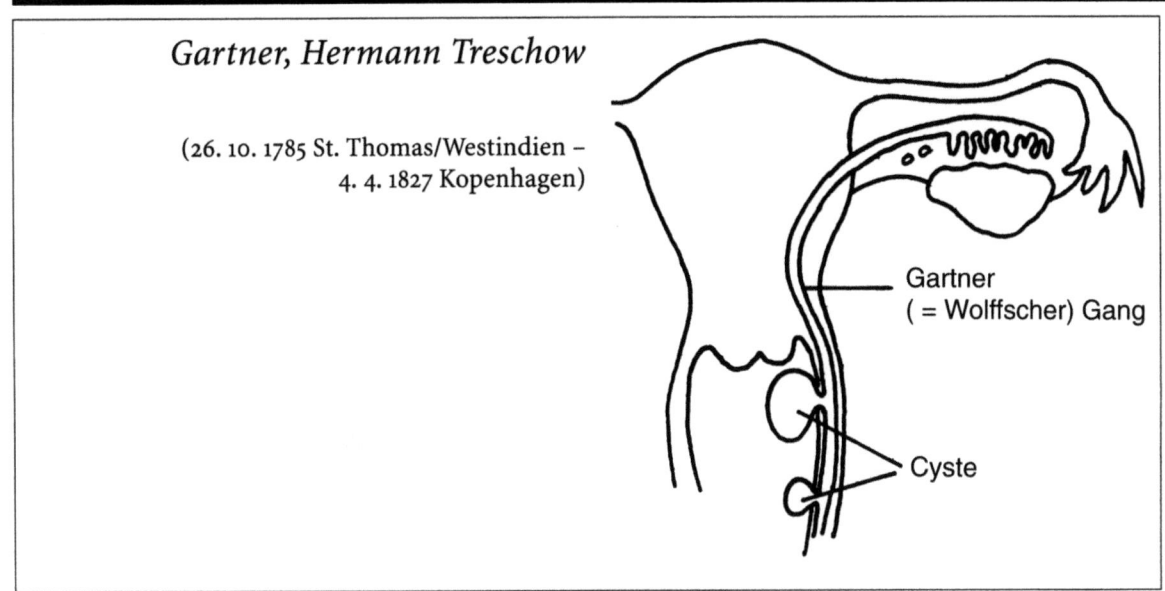

Gartner wurde auf der Westindischen Insel St. Thomas geboren, wo sein Vater Regierungsbeamter war. Im Alter von 10 Jahren ging die Familie nach Kopenhagen. Nach dem Medizinstudium arbeitete er intern am Fredriks-Hospital und ergänzte sein Studium in London und Edinburgh. Nach der Dissertation über Inguinal- und Femoralhernien wurde er praktischer Arzt und später Chirurg in der dänischen Armee. 1822 beschrieb Gartner das Gangsystem, das bei der Frau aus den Wolff-Gängen bestehen bleiben kann und dann als Gartner-Gangsystem bezeichnet wird.

In der Garnisons Kirkegaard in Kopenhagen befindet sich ein Gedenkstein für Gartner, aber ein Portrait von ihm gibt es nicht.

Literatur

Gartner H (1824) Anatomisk Beskrivelse over et ved Nogle Dyr-Arters Uterus undersoegt Glanduloest Organ, Foerster Deel. Trykt I hartv. Frid. Popps Bogtrykkerie, Copenhagen, pp 277–317

Lützhoft F: Gartner Herman Treschow. In: Dansk biografisk leksikon, Bd 5, S 125

Speert H (1958) Caspar Friedrich Wolff, Johann Christian Rosenmüller, Hermann Treschow Gartner and the mesonephric remnants of the female genital tract. Obstetric and gynecological milestones. McMillen, New York, pp 18–40

Gemzell, Carl Axel

(born 4. 1. 1910 in Motala/Sweden)

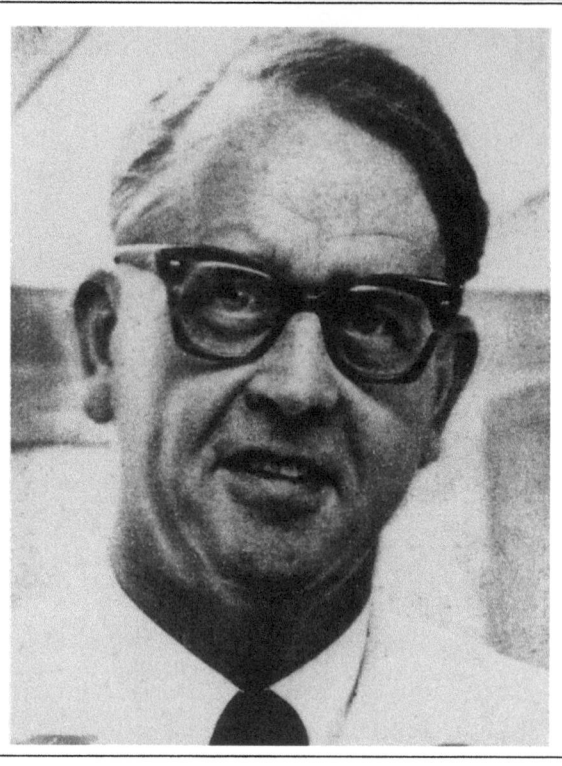

Gemzell's family moved to Stockholm, where he completed his primary and secondary schooling. He started his medical studies at the Karolinska Institute in 1932 and was examined and registered as a physician in 1940. He married Louise (Lisa) Lagerquist in 1936. After some years of basic training in surgery and obstetrics and gynaecology at Sabbatsberg's Hospital and Karolinska Hospital in Stockholm, Gemzell started his research training at the Wenner-Gren Institute, University of Stockholm, in 1946. He was awarded a PhD in experimental endocrinology in 1948 with a thesis entitled: "The Effect of Corticotrophic Hormone and Oestrogen on Liver Glycogen Content and Phosphate Metabolism in the Adrenal Cortex."

Gemzell worked from 1946 to 1960 as a physician in the Department of Obstetrics and Gynaecology at the Karolinska Hospital; at that time Axel Westman was the professor and head of the department. He became a docent (associate professor) in experimental endocrinology in 1953 and in obstetrics and gynaecology in 1955. From 1949 to 1957 he spent two periods in the United States, where he acquired more training in basic research at well-known institutes. His first visit to the United States was in 1949, when he studied at the Department of Biochemistry (Dr. Leo T. Samuels), University of Utah, Salt Lake City. In 1950 and 1951 he worked with Dr. Herbert M. Evans and Dr. Miriam Simpson at the Institute of Experimental Biology, University of California, Berkeley. Again in 1955 and 1957 he was back at Berkeley, this time working with Dr. C. H. Li in the Hormone Research Laboratory. His research work during the first part of this period was mainly devoted to adrenocorticotrophic hormone (ACTH) and the adrenal corticoids. In a series of papers he reported values from measurements of 17-hydroxycorticoids in blood during pregnancy, in mothers and infants following parturition, and during surgery. During the latter part of this period his interest was also focused on other pituitary hormones. He measured the growth hormone content in human pituitaries and also in human plasma using the tibia epiphyseal test in hypophysectomized rats. A Li's laboratory he learnt about methods for the purification of protein hormones from human pituitaries. At that time several trials had been made to induce ovulation in anovulatory women with the use of gonadotrophins from animal sources. After repeated injections the hormones lost their activity due to the appearance of "antihormones", which were later shown to be antibodies against the animal hormone.

When Gemzell returned to Sweden, he started clinical studies on the effects of administration of human gonadotrophins in women. The gonadotrophins were extracted from lyophilized human pituitaries by ammonium sulphate precipitation. The first report on these important and very fruitful studies of the induction of ovulation with HP-FSH was published together with Egon Diczfalusy and Karl-Gunnar Tillinger in 1958. A young biochemist, Paul Roos, at the Department of Biochemistry, University of Uppsala, was encouraged by Carl Gemzell to begin collaborative research in which Roos fractionated the pituitary hormones and Gemzell measured the gonadotrophins and growth hormone activities with bioassay methods. Gemzell organized the collection of pituitaries at autopsies from a number of different hospitals in Sweden. In this way he obtained large amounts of crude preparations of both human growth hormone and human gonadotrophins, which were used in different clinical studies. Several of the clinical growth hormone studies were performed together with Denis Ikkos and Rolf Luft at the Karolinska Hospital.

Gemzell had fine laboratory facilities at the Gustav V Research Institute at the Karolinska Hospital, where his wife Lisa assisted him in the work with the in vivo bioassays and with great skill performed the hypophysectomies of the rats. In 1959, Leif Wide, then a medical student, was attached to Gemzell's laboratory to set up an immunological method for the assay of growth hormone. The following year Wide developed the immunological pregnancy test; thereafter he interrupted his medical studies to become the first PhD student at Gemzell's laboratory. Carl Gemzell became Professor and Chairman of Obstetrics and Gynaecology at the University Hospital in Uppsala in 1960 and his clinical and laboratory research activities were moved to Uppsala.

Gemzell's great interest in research and his remarkable capacity to create a stimulating atmosphere for research, with excellent laboratory space and facilities, attracted a large number of young doctors who got their basic training in obstetrics and gynaecology and in research at his clinic. This was a completely new direction of work for this clinic. There had been very little research at the clinic and no one had presented a dissertation at the Department of Obstetrics and Gynaecology in Uppsala since 1949. During Gemzell's tenure as professor and chairman of the department (1960–1974), 18 doctorands presented dissertations and were awarded a PhD. Among them were Leif Wide (1962), Berndt Kjessler (1966), Elof Johansson (1969) and Sven Johan Nillius (1973). Carl Gemzell was awarded large sums of money for research from the United States (The Ford Foundation and the Population Council) and took the initiative to build a new laboratory building for work with monkeys near the hospital. In short, Gemzell succeeded in creating an "Uppsala School" in reproductive endocrinology research that was respected internationally. This, together with his friendliness and enthusiasm for research work, attracted a large number of foreign research fellows who stayed at his clinic for extended sabbaticals, e.g. Bruce Hobson (Edinburgh), Robert H. Glass (Boston and San Francisco), Daniel R. Michell Jr. (Los Angeles) and Frank E. Loeffler (London).

His personal research line during this period was the induction of ovulation with human gonadotrophins. Paul Roos developed methods for the purification of human gonadotrophins under mild conditions from frozen pituitaries. These pituitary gonadotrophin preparations were used during the period 1960–1971 for the induction of ovulation in 1054 treatments of 572 women, resulting in 211 conceptions. Multiple births were a frequent complication, but were decreased from 31% to 15% when daily monitoring of oestrogens in urine was introduced in 1967. The pituitary preparations were later replaced by gonadotrophins extracted from the urine of postmenopausal.

From 1974 to 1980, Gemzell worked as Professor and Director of the Division of Gynaecological Endocrinology, Downstate Medical Center, Brooklyn, NY, USA. In 1980 he moved to San Juan, Puerto Rico, where he was appointed Professor and Director of the Division of Gynaecological Endocrinology at the Department of Obstetrics and Gynaecology, University of Puerto Rico. When he retired in 1985, he and his wife moved to Florida in 1987 and Gemzell returned to Sweden in 1991. He is at present in charge of the spa Medevi in the southern Sweden. The spa, which is about 300 years old, has been in the family's possession for the last 100 years.

Gemzell wrote about his life as follows:

I have been back in Sweden for about 1½ years. Lisa, my wife, died in Florida in 1987 and since then I went back to Sweden several times each year, before finally settling down there in 1991. I have mainly been busy with an old family-owned spa, about 300 years old and in the family's possesion during the last 100 years. I hope you will excuse me, but I feel too old (lazy) to tell you anything about my scientific life.

References and Other Sources

Wide L: Story about Carl Gemzell, August 1993
Gemzell CA (1948) The effect of corticotrophic hormone and oestrogen on liver glycogen and phosphate metabolism in the adrenal cortex. Acta Endocrinol Suppl (Academic dissertation)

Gemzell CA (1953) Blood levels of 17-hydroxycorticoids in normal pregnancy. J Clin Endocrinol Metab 13: 898

Gemzell CA (1954) Variations in plasma levels of 17-hydroxycorticoids in mother and infant following parturition. Acta Endocrinol 17:100

Gemzell CA, Li CH (1958) Estimation of growth hormone content in a single human pituitary. J Clin Endocrinol Metab 18:149

Gemzell C, Diczfalusy E, Tillinger KG (1958) Clinical effect of human pituitary follicle-stimulating hormone (FSH). J Clin Endocrinol Metab 18:1333

Gemzell C, Diczfalusy E, Tillinger KG (1960) Human pituitary follicle-stimulating hormone. I. Clinical effect of a partially purified preparation. Ciba Found Coloquia Endocrinol 13:191

Gemzell C, Roos P (1960) Human pituitary follicle-stimulating hormone. II. Preparation of a highly active fraction. Ciba Found Colloquia Endocrnol 13:209

Gemzell C, Wide L (1960) An immunological pregnancy test. Acta Endocrinol 35:261

Gemzell C, Hirschfeld J, Wide L (1960) Immunoelectrophoretic studies on purified human growth hormone. Nature 187:34

Goldzieher, Joseph W.

(born 21. 10. 1919 in Budapest)

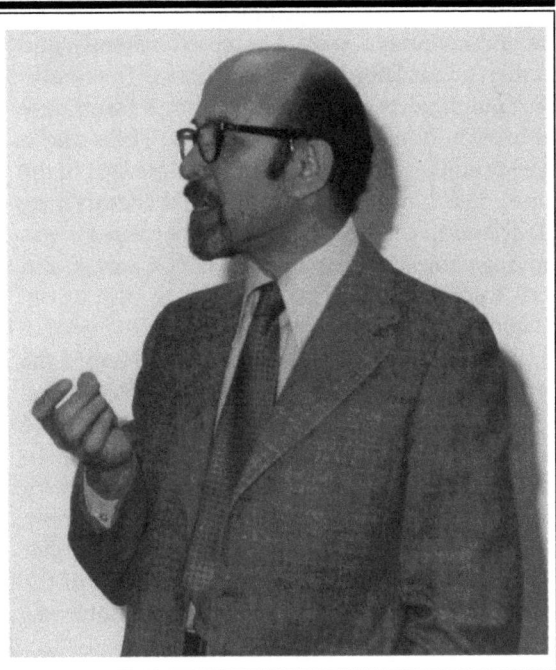

Goldzieher has described his life in the following way:

My father was a professor of pathology at the medical school in Budapest. He escaped from Hungary after the Bolshevik takeover (about 1919 or 1920?) and went to Vienna and a year later to the United States. The Hungarians kept us (my mother and three children) hostage for a year, then gave my mother permission to take the children for a vacation to Italy to the seaside. Needless to say, we took the next boat to New York, leaving everything behind. At about the age of 6 or 8 I was given a toy chemistry set, and it changed my life. Nothing before had fascinated me as much as growing copper sulfate crystals or making smoke from ammonia and hydrochloric acid . . . I went through all the upgrades of chemistry sets and tried a few things on my own as well. For example, I had heard of thermite, as a way of making iron. A rusty window screen provided the iron oxide; the other chemicals were no problem, and a piece of magnesium metal set off the crucible. Unfortunately, the Coors porcelain was not intended for such temperatures, and it cracked, whereupon molten iron burned its way through the floor of my bedroom/laboratory, through the ceiling of my parents' room below, and through a valuable rug. That was the end of my home chemistry. Nevertheless, when I entered Harvard College, I majored in – what else – chemistry. I had the good fortune to be exposed to the most wonderful teachers, such as Luis Fieser of steroid fame, and others. I really wanted to continue a career in chemistry, but the family tradition was medicine (for three or more generations) and it was simply understood that I would go to medical school. (In point of fact, Harvard medical school turned me down, with the advice that I should become a chemist; more about that later). Of course I loved biochemistry, did well therein, as opposd to cut-and-stitch disciplines, which had no interest for me whatever. In my postresidency fellowship at Duke University Hospital, I helped to set up the then new urinary hormone assays and worked with rabbit and frog pregnancy tests. When I returned to New York City to go into medical practice with my father (which was also preordained), I managed to set up a research laboratory at St. Clare's hospital, where I began work on adrenal biochemistry, as well as providing some hormone assay services for those few physicans who knew what they were. This locale had an obviously limited future, and the alternative of an academic environment had no appeal for me, as I had already seen enough of the politics, territoriality, and fractionalism that pervaded the medical schools that I had had contact with.

In 1952, at the Laurentian Hormone Conference, one of Pincus' former PhD students told me that he was going to Texas, to a place called San Antonio, where there was a wealthy oil man who wanted to set up a basic biomedical research institution from scratch. When I asked what he was prepared to offer me to go with him to Texas, my PhD friend replied,

"Only that you can do as you please – you'll have no boss and no bureaucracy." I accepted instantly, and less then a year later I set out for Texas. The Southwest Foundation consisted of a farm, a farmhouse and a barn, donated by the oil man. There was a vague promise of an endowment of some sort in the future. The haybarn became the laboratory; my PhD friend needed the downstairs because he was studying cholesterol metabolism in calf aortas, and calves were to heavy to take upstairs to operate on. So I got the upper floor, with no air conditioning. In the summer it got so hot that ether would boil in the daytime, so I had to do my urine extractions at night. Eventually things got better, endowment and grants came in, and we expanded the staff; the institution grew and by the time I left 29 years later it was a major research center with several dozen postdoctoral researchers a multimillion dollar endowment, and the largest baboon colony in the free world (Sukhumi in Russia was larger, but it was pretty useless).

During these 29 years steroid chemistry and biochemistry occupied my attention; in addition I had a private practice in endocrinology and appointments at the local medical school and in the chemistry departments of some of the local colleges.

While in New York, I had already done some clinical trials with the newly emerging therapeutic hormones, such as Premarin and stilbestrol. I did some further clinical trials with the newly emerging progestational compounds in the early 1950s (anhydrohydroxyprogesterone, "Pranone") and some of the C-21 injectables, chiefly to study how their progestins arose; the Population Council gave me a small grant, and my research in steroid contraception began. It is interesting that, while still a postdoctoral researcher at Duke (1946), we were studying stilbestrol and conjugated estrogens to inhibit ovulation for the elimination of dysmenorrhea (an idea suggested by Fuller Albright, among others), but the notion of contraception was simply not anything that proper academic gynecologists would even consider.

All this fiddling with different formulations involved not only clinical trials but also questions of pharmacology, pharmacokinetics, new hormone assays, etc. – my old interests again. In the course of these activities my publications on the pharmacology of the contraceptive agents became well known, and among other things, I was invited by Harvard Medical School (the one that had rejected me in 1940) to lecture to their faculty and students on – what else? – biochemistry of the contraceptive steroid.

In 1949 we showed that estrogens would have topical effects on the skin (rediscovered lately).

In 1952 Irene Roberts and I identified (not with modern criteria, obviously the presence of estradiol-17β in normal human testicular titssue. (You can imagine what a job it was getting the coroners of NY City to let us have testes in cases of accidental death!) We followed this up by examination of stallion testes, the richest source of estrogen there is.

In 1959 we raised questions as to the interpretation of all clinical studies on habitual abortion, pointing out the statistical fallacies in the existing work, which we thought was impossible to interpret because so many etiologies were included under this nomenclature. Recent studies with groups shown to have deficiencies of human chorionic gondaotrophin (hCG) or progesterone have, of course, validated the use of progesterone replacement in the appropriate cases.

In 1961 Axelrod and I developed technology to study the highly unstable 2-hydroxy estrogens. These compounds have become of increasing interest in neuroendocrinology and also in certain hypotheses about the role of estrogens in oncogenesis.

In 1962 we began to publish a series of papers on polycystic ovarian disease, starting with a review of the known data which has been widely quoted ever since. Axelrod and I studied the steroid enzyme defects of such ovaries; some of these have turned out to be functionally induced, others genetic.

During the late 1950s we were studying the newly synthesized C-21 and C-19 progestins and shortly thereafter began studies on their contraceptive potential. The series of 8000 cycles without a pregnancy is an unsurpassed effort at securing good complicance in a low socioeconomic level population. At the same time, because of our experience on the unsuitability of commonly used estrogens to inhibit ovulation, we investigated the role of the "contaminant" mestranol in the new contraceptive pills. This work led to the realization that ethynyl estrogens had uniquely potent pituitary-inhibiting activity (in comparison to their other estrogenic effects) and further that these estrogens acted synergistically with the 19-norprogestins, an observation which has been verified in the progressive lowering of the dosage of contraceptive formulations. Also from this work came the development of "sequential" oral contraceptives, which were in vogue until it became important to reduce the ethynyl estrogen dosage below 80 g per day, the dose required to maintain estrogen-only inhibition of ovulation. Since that time we have been heavily involved in nearly all clinical and biochemical aspects of hormonal contraception and were the first, I believe, to publish a study of injectables as contraceptives. Our studies have delineated the pharmacokinetic features of the contraceptive steroids, the various aspects of use that are studied in small-scale and large-scale clinical trials, and have specifically addressed the epidemiological questions of safety that have been raised. In particular, we have called into serious question the epidemiological inferences of cardiovascular side effects that have garnered so much attention in the scientific and lay press. In 1980 we published population studies indicating regional differences in the pharmacokinetics of contraceptive steroids, a question that is just now beginning to be addressed. In 1980 we published a review of the history of hormonal contraception, pointing out that the ideas were 60 years old, but the technology only made it possible some 30 years ago.

We are currently pursuing the idea of destroying uterine fibroids with progestational compounds, an idea we first put forward in 1966, but which received no attention until the recent work with gonadotrophin-releasing hormone (GnRH) agonists. The combination appears to avoid the reversibility of using GnRH agonists alone.

One other interesting point: While I was serving on a Task Force of the Humand Reproduction Program of WHO, we examined the possibilities of indigenous plants as sources for contraceptive agents reputed to exist in various societies. This was an enlightening and saddening experience: the dead weight of endless bureaucracy, the total lack of vision and initiative on the part of the pharmaceutical industry, and the chutzpah of professional chemists who thought they could take a few pounds of bark from a native tree, play chemical games, and come up with the agent that had been the result of decades or centuries of experience of natives in their habitat. Phytochemistry without professional, respectful anthropology was, as might be predicted, a dead end. The Task Force clearly did not accomplish an iota of what might have been done; now, nearly 20 years later, I understand that drug companies are going mad assaying all sorts of plant materials for therapeutic activity, allegedly because they now have efficient mass-screening procedures for evidence of biological activity. They still haven't learned their lesson – that first you gain the confidence of the tribal medicine man and listen to the voice of cultural experience. I wish I were 25 again: there are still such vast horizons of unexplored chemistry out there ...

I first got married in 1942, to Sara Topper; we had a child, Michele, and divorced 10 years later. I married Maria Trinidad Garcez in San Antonio in 1956 (the prettiest nurse in the whole hospital) and have been married ever since; we have not had any children. My daughter Michele got a PhD from Columbia University, NY, in anthropology, did her thesis in rural Otomi Indian villages in Mexico studying fertility/pregnancy/child care perceptions. She developed the program for fertility control/maternal–child care for the Mexican government that is currently in use in rural areas. At present she works with Hispanic groups in various parts of the United States, trying to develop ways of bringing health care to drug users/HIV victims, who are totally outside the normal health care system. She and I have collaborated on publications on contraception: I provide the technological expertise, she the user's compliance/acceptability perception.

My chief hobby for the last decade or two has been trying to learn how to grow orchids reasonably well. Very recently this has expanded into a commercial enterprise in which we plan to raise superior plants for the connoisseur.

I try to stay in shape by swimming and working out with weights.

References and Other Sources

Huas LW, Goldzieher JW, Hamblen EC (1947) Dysmenorrhea and ovulation: Correlation of the effect of estrogen therapy on pain, the endometrium, and the basal body temperature. Am J Obstet Gynecol 54:820–828

Goldzieher, JW, Benigno BB (1958) The treatment of threatened and recurrent abortion: A critical review. Am J Obstet Gynecol 75:1202–1214

Fairweather MJ, Goldzieher JW (1958) Problems in diagnosis and causes of hirsutism. J Am Med Wom Assoc 13:501–510

Axelrod LR, Goldzieher JW (1961) Transmethylation of 2-hydroxyestrogens by human tissue. J Clin Endocrinol Metab 21:211–212

Axelrod LR, Goldzieher JW (1961) Enzymic inadequacies of human polycystic ovaries. Arch Biochem Biophys 95:547–548

Goldzieher JW, Green JA (1962) The polycystic ovary. I. Clinical and histologic features. J Clin Endocrinol Metab 22:325–338

Goldzieher JW, Axelrod LR (1962) The polycystic ovary. II. Urinary steroid excretion. J Clin Endocrinol Metab 22:425–430

Axelrod LR, Goldzieher JW (1962) The polycystic ovary. III. Steroid biosynthesis in normal and polycystic ovarian tissue. J Clin Endocrinol Metab 22:431–440

Martinez-Manutou J, Maqueo M, Gilbert RA, Goldzieher JW (1962) Human endometrial activity of several new derivatives of 17-acetoxyprogesterone. Fertil Steril 13:169–183

Goldzieher JW, Moses LE, Ellis LT (1962) Study of norethindrone in contraception. JAMA 180:359–361

Hines DC, Goldzieher JW, Kind EP (1966) A large-scale study of conception control: facts and fancies. World Conference Fertility Sterility, 5th, Stockholm 1966 (Excerpta Med Int Congr Ser 109)

Zanartu J, Rice-Wray E, Goldzieher JW (1966) Fertility control with long-acting injectable steroids. A preliminary report. Obstet Gynecol 28:513–515

Goldzieher JW, Maqueo M, Ricaud L, Aguilar JA, Canales E (1966) Induction of degenerative changes in uterine myomas by high-dosage progestin therapy. Am J Obstet Gynecol 6:1078–1087

Goldzieher JW, Dozier TS (1975) Orgal contraceptives and thromboembolism: A reassessment. Am J Obstet Gynecol 123:878–914

Goldzieher JW, Dozier TS, de la Pena A (1980) Plasma levels and pharmacokinetics of ethynyl estrogens in various populations. II. Mestranol. Contraception 21:17–27

Williams MC, Goldzieher JW (1980) Chromatographic patterns of urinary ethynyl estrogen metabolites in various populations. Steroids 36:255–282

Iversen L (1992) Remembrance: Merck Sharp and Dohme Research Laboratories, Neuroscience Research Centre, Harlow, England. "The Axelrod Lab, 1964–1965." Endocrinology 131:4

Graaf, Rainier de

(30. 7. 1641 Schoonhaven, Holland –
17. 8. 1673 Delft)

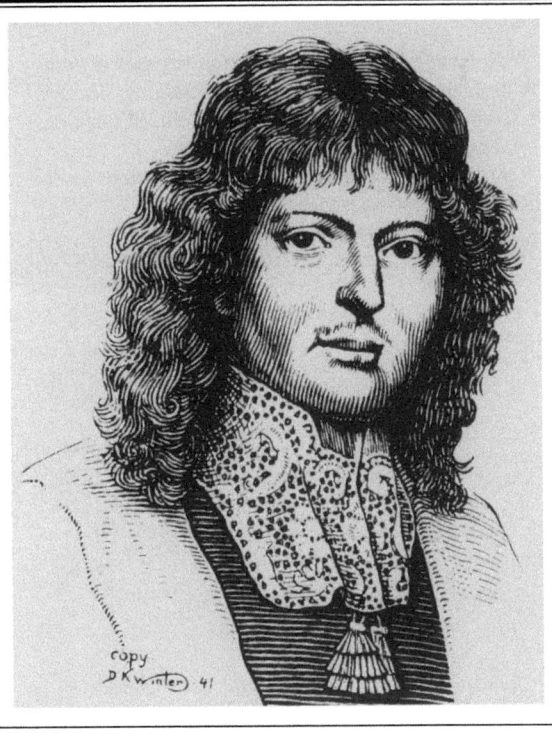

Graaf studierte in Leiden, Paris und Angers, wo er 1665 den Doktortitel erhielt. Noch als Student publizierte er im Alter von 23 Jahren Untersuchungsergebnisse, die die Verdauungsfunktion des Pankreas beschrieben. Vier Jahre später befaßte er sich mit den männlichen Genitalorganen. Sein Name ist jedoch vor allem mit der Aufklärung der anatomischen Struktur der Ovarien verbunden. Er beschrieb eine „Vielzahl von Bläschen, die mit Flüssigkeit gefüllt sind". 1672 publizierte er, mit wunderschönen Illustrationen und Detailzeichnungen, *De Mulierum Organes* mit einer bemerkenswert genauen Beschreibung der weiblichen Reproduktionsorgane einschließlich bestimmter gynäkologischer Erkrankungen. Er nannte die Bläschen „Ova" und verglich sie mit den Eiern in den Ovarien von Vögeln. Als wesentliche Funktion der weiblichen Testikel beschrieb er die Entwicklung der Eizellen, deren Ernährung und deren Ausreifung. Gleichzeitig schlug er vor, die weiblichen Testikel Ovarien zu nennen und nicht Testes, da sie weder in der Form noch im Inhalt Ähnlichkeit mit den männlichen Testes hätten. (Das Wort „Testis" kommt aus dem Lateinischen und bedeutet „Zeugnis". Bei den Römern konnten nur erwachsene Männer mit „testes" legale Zeugen sein.)

De Graafs großer Fehler war, in einer Zeit vor Entdeckung des Mikroskops, die Annahme, daß der gesamte Follikel die Eizelle sei. Das Corpus luteum beschrieb er als *substantia glandulosa*. Er glaubte, jedes Ei (Follikel) sei von dieser Drüsensubstanz umgeben, wandere während der Reifung an die Oberfläche des Ovars und gebe dort das Ei frei. De Graaf erkannte, daß die „ova" durch die Tuben in den Uterus gelangen. Er beschrieb den Reproduktionszyklus beim Kaninchen und entdeckte, daß die Eizellen im Eileiter kleiner waren als die Follikel, und daß der Embryo bereits in der Tube entsteht.

1668 publizierte de Graff „De Virorum Organis Generationi Inservientibus". Er beschrieb die Tubuli seminiferi, die Vasa deferentia und erkannte, daß der fertilisierende Anteil des Samens in den Hoden gebildet wird.

De Graaf starb 1673 im Alter von nur 32 Jahren den Berichten nach an der Pest.

Im 16. Jahrhundert wurde der Name „Ovarium" oder „Eierstock" von Hieronymus Fabricius de Aquapendente für diese Organe bei Fischen und Vögeln geprägt. Es ist das Verdienst von Nicolaus Stensen, dieselbe Funktion auch für die Gonaden weiblicher Säugetiere erschlossen zu haben (1667).

Literatur

Graaf R de (1668) Tractatus de virorum organis generationi inservientibus. [Englische Übersetzung: Jocelyn HD, Setchell BP (1972) J Reprod Fertil Suppl 17:24–25, 81, 135, 255, 132, 165]

Graaf R de (1672) De mulierum organis generationi inservientibus. Hackiana, Leyden

Bremner W (1981) Historical aspects of the study of the testis. In: Burger H, Kretser D de (eds) The testis. Raven, New York, pp 1–5

Mann RJ (1976) Regnier de Graaf, 1641–1673, Investigator. Fertil Steril 27:466–468

Speert H (1958) Reinier de Graaf and the Graafian follicles. In: Obstetric and gynecologic milestones. McMillan, New York

Gräfenberg, Ernst

(26. 9. 1881 Adelsleben/Göttingen –
28. 10. 1957 New York)

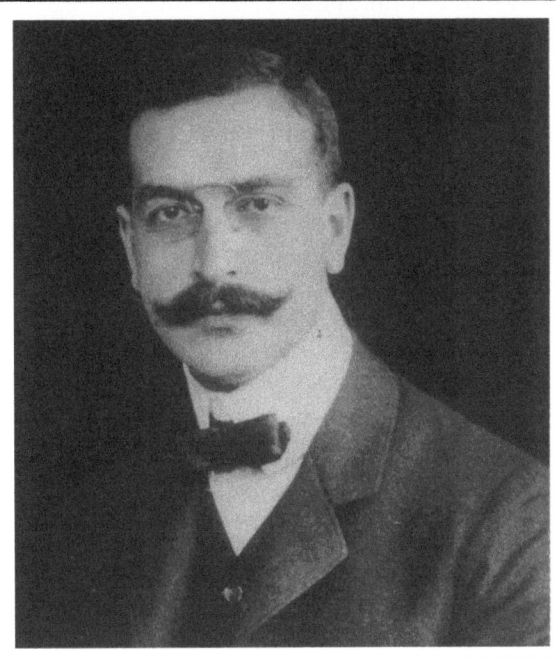

Nach Beendigung des Medizinstudiums in Göttingen absolvierte Gräfenberg seine Assistentenzeit ab 1905 an der Universitäts-Frauenklinik Kiel bei R. Werth (1850–1918) und ab 1907 bei J. Pfannenstiel (1862–1917). 1908 publizierte er in *Virchows Archiv für pathologische Anatomie* einen Fallbericht *Eine Nebennierengeschwulst der Vulva als einzige Metastase eines malignen Nebennierentumors der linken Seite*. Diese Beobachtung bildete die Grundlage der Gräfenberg-Theorie, die besagt, daß die Metastasierung eines Nierenkarzinoms auch retrograd hämatogen erfolgen kann.

Weitere Veröffentlichungen befaßten sich mit der Eieinbettung. Gräfenberg wies eine proteolytische Wirkung von Chorionzotten nach und nannte die sich einnistende Blastozyste einen „frechen Eindringling in die Gebärmutterschleimhaut".

Nach Abschluß seiner Facharztausbildung verließ er die Klinik und arbeitete ab 1910 als niedergelassener Arzt in Berlin-Schöneberg. Gleichzeitig setzte er jedoch seine wissenschaftlichen Arbeiten fort. Im 1. Weltkrieg war er aktiver Sanitätsoffizier an der Ostfront.

Gräfenberg beschrieb als erster die zyklischen Schwankungen des Säuretiters im Scheidensekret. Im Dezember 1928 hielt er einen Vortrag mit dem Thema *Silk als Antikonzipiens*. In den nächsten Jahren folgten Berichte über seine Erfahrungen mit dem von ihm entwickelten kontrazeptiven Ring, dem 1. intrauterinen Pessar. Immer wieder weist er auf die Wichtigkeit der Anamnese, der sorgfältigen Untersuchung, der peinlichen Asepsis bei der intrauterinen Applikation und auf die Notwendigkeit regelmäßiger Kontrolluntersuchungen hin.

C. W. Hufeland hatte 1823 den Einsatz eines lokalen Okklusivverfahren zur Schwangerschaftsverhütung beschrieben. C. Hasse publizierte unter dem Pseudonym Wilhelm P. J. Mensinga 1882 den Gebrauch eines von ihm entwickelten Pessars. R. Richter empfahl 1909 ein intrauterines Pessar.

Nach 1933 gehörte Gräfenberg zu den vielen deutschen Wissenschaftlern, die unter den Nationalsozialisten zu leiden hatten. 1937 wurde er verhaftet. Freunde aus der Internationalen Gesellschaft für Sexualwissenschaft, deren Vorstandsmitglied Gräfenberg 1928 war, erreichten über das amerikanische Konsulat nach Hinterlegung einer großen Ablösesumme seine Freilassung. 1940 wanderte Gräfenberg über Sibirien und Japan nach Kalifornien aus. In Hollywood half ihm Erich Maria Remarque beim Aufbau einer neuen Existenz. Er arbeitete zunächst als Pathologe in Chicago; später ließ er sich in New York nieder, mußte jedoch 1953 wegen Parkinson-Krankheit seine Praxis aufgeben. Er starb am 28. Oktober 1957 in New York.

Die Portiokappe wurde 1838 von dem Berliner Gynäkologen F. A. Wilde beschrieben; sie wurde aus Kautschuk oder Gold bzw. Silber angefertigt. Der Flensburger Arzt W. Mensinga beschrieb 1882 kappenförmige Okklusivpessare aus Gummi, Aluminium, Gold etc., die über die Portio gestülpt wurden. Sie bestanden aus einer mit Gummi überzogenen runden Drahtspirale und einem Diaphragma aus nachgiebigem Gummi. Nachdem gewebeverträgliches Plastikmaterial zur Verfügung stand, wurden verschiedene Intrauterinspiralen entwickelt: die Margulies-Spirale, die Lippes-Loop, der Ota-Ring und später die Kupfer- und Progesteronspiralen.

Unter den mechanischen Mitteln zur Kontrazeption gilt als ältestes das Kondom. Der italienische Gynäkologe und Anatom G. Fallopio hat 1555 als erster eine genaue Beschreibung gegeben, allerdings nicht zur Schwangerschaftsverhütung, sondern zur Vermeidung venerischer Infektionen.

Literatur

Gräfenberg E (1830) Die intrauterine Methode der Konzeptionsverhütung. In: Haire N (Hrsg) Sexual reform congress, London 1929, World League for Sexual Reform. Proc. of the 3. Congress. Kegan, Trench Trubner, London

Gräfenberg E (1932) Einfluß der intrauterinen Konzeptionsverhütung auf die Schleimhaut. Arch Gynecol 21:401

Bodemer CW (1976) Concepts of reproduction and its regulation in the history of western civilization. Contraception 13:427–446

Davis HJ (1971) Intrauterine devices for contraception, the IUD. Williams & Wilkins, Baltimore

Engel K (1979) Der Gräfenberg-Ring – Zur Vorgeschichte, Entwicklung, Anwendung und frühen Rezeption. Med Dissertation, Universität Erlangen-Nürnberg

Himes NE (1963) Medical history of contraception. Gamut, New York

Hufeland CW (1823) Von dem Recht des Arztes über Leben und Tod. J Pract Heilkd (Berlin) 66:10

Margulies LC (1964) Intrauterine contraception: A new approach. Obstet Gynecol 24:515–520

Mensinga WPJ (1882) Über facultative Sterilität, beleuchtet vom prophylactischen und hygienischen Standpunkt für practische Ärzte. Heuser, Neuwied Leipzig

Ota T (1934) A study on the birth control with an intrauterine instrument. Jpn J Obstet Gynecol 17:210–214

Pharris BP, Erickson R, Bashaw J, Hoft S, Place VA, Zaffaroni A (1974) Progestasert: An intrauterine therapeutic system for long-term contraception. Fertil Steril 25:915

Pust K (1933) Ein brauchbarer Frauenschutz. Dtsch Med Wochenschr 49:952–953

Richter R (1909) Ein Mittel zur Verhütung der Konzeption. Dtsch Med Wochenschr 35:1525–1527

Robertson WH (1990) An illustrated history of contraception. Parthenon, Carnforth

Semm K, Giese KP (1981) Ernst Gräfenberg, das Leben und Werk des Kieler Facharztes. Zum 100. Geburtstag am 26. September 1981. Geburtshilfe Frauenheilkd 41:444–448

Zipper JH, Tatum HJ, Pastene L, Medel M, Rivera M (1969) Metallic copper as an intrauterine contraceptive adjunct to the "T"-device. Am J Obstet Gynecol 105:1274

Greenblatt, Robert Benjamin

(12. 10. 1906 Montreal – 4. 11. 1987 Augusta)

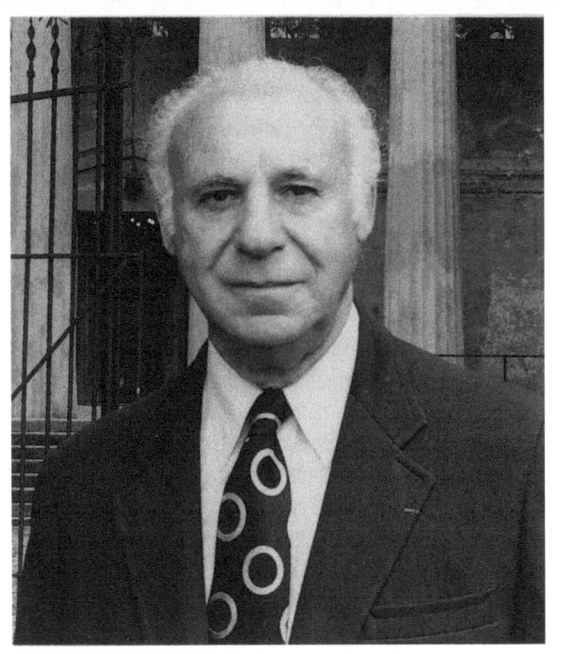

Dr. Robert Benjamin Greenblatt came to the Medical College of Georgia (MGG) in 1935. He taught, practiced, and researched at the MCG until 1974, making him one of the university's longest-serving faculty members. Dr. Greenblatt held the chair of endocrinology from 1946 until his retirement in 1974. He remained in the department as professor emeritus until his death in 1987. He earned his BA, MD, and CM degrees from McGill University, Montreal, Canada.

Dr. Greenblatt graduated from McGill University in 1932, specializing in gynecology and endocrinology. He is known today as a leading international researcher of disorders in women.

Dr. Greenblatt was a quiet, gentle man of Canadian birth. He is survived by his wife, formerly Gwenith Lande, and their three children.

He wrote approximately 600 scientific articles and 95 chapters for medical texts. He was the author or editor of 25 books. His book *Search the Scriptures* has been reprinted 21 times and *Love Lives of the Famous* is now in its fourth printing. His last book, *Sex and Circumstance: Humanity in History*, was published in 1987.

Dr. Greenblatt maintained a private practice in Augusta until his death 1987. His patients came from across the United States as well as from several foreign countries. He was frequently invited to lecture abroad.

When it was de rigueur to regard vasomotor symptoms and senile vaginitis as the only true manifestations of the menopause, Dr. Greenblatt had the courage to write about an extended view of the climacteric to include metabolic and psychogenic disturbances. he was one of the first to undertake a randomized, double-blind, placebo-controlled study in which he reported that estrogens suppressed hot flushes in 97%, placebo in only 16% of subjects. Estrogens, he claimed, were also psychotonic agents.

During this period the book *Feminine Forever* by Robert A. Wilson was published, advocating that "an adequate estrogen level should be maintained in all women until the end of life." This induced contradictory discussion, mainly in the lay press. "What I am intending to say, is that he is not considered a leader in any fashion in Ob. and Gyn. and no one in this country pays a great deal of attention to his writings, other than wish that he was not filling our journals and the lay press with a great deal of misinformation" (in a letter by W. C. Keetel, Iowa City, 7.3.1966 to G.Be.)

At a time when progestogens were employed sparingly, Dr. Greenblatt felt there were at least ten indications for their use. He showed how abnormal uterine bleeding could be arrested "according to plan," why it was simply physiological to add cyclic courses of progestogen when administering extrogens, and how menses could be delayed at will by mimicking the hormonal changes that occur with conception; he induced a pseudopregnancy by administering 20 mg norethindrone for weeks or months beginning as late as day 24 of the cycle. From this work evolved the delay of menses test as a relative index of the potency of a particular progestogen if the parameter employed was its haemostatic property. The test, later modified, is now sometimes referred to as the Swyer-Greenblatt test. Greenblatt was among the pioneers who urged that progestogens can convert adenomatous hyperplasia to a secretory endometrium.

When the administration of androgens to women was considered unphysiologic and even pharmacologic mayhem, he pleaded for the addition of nonvirilizing doses of an androgen, alone or with an estrogen, in the management of sexual dysfunction in women. He was one of the first to prove that the ovary normally secretes androgens.

Dr. Greenblatt introduced cortisone treatment in the management of hirsute amenorrheic women. Courses of 25–37.5 mg cortisone daily frequently induces ovulatory menstruation in these women and conception often follows.

When Dr. Greenblatt reported that clomiphene citrate could induce ovulation in anovulatory women, the report was greeted with much scepticism, despite an editorial in *JAMA* that it was the first major breakthrough in reproductive endocrinology in 20 years.

When the Sterling-Winthrop laboratories developed a steroidal agent with antigonadotropic and antiestrogenic properties, they looked to Dr. Greenblatt to find a clinical use for ist – a drug in search of a disease. He reported that this agent had much to offer in the management of endometriosis and fibrocystic breast disease.

Dr. Greenblatt antedated the oral contraceptive pill by showing that ovulation could be inhibited for a year or more by continous estrogens and the interposition of short courses of progestogen. He was instrumental in the commercial production of the first sequential contraceptive pill because he thought it was more physiologic than the classical pill. However, by recommending only 5 days of the progesterone, he erred egregiously by departing from the principle he had always followed, i.e., imitate physiologic processes. As a consequence the incidence of endometrial neoplasia was greater than with the classic pill, although still far less than its natural incidence. In recent years a sequential pill employing 11 days of a progesterone has been tested with improved results. Dr. Greenblatt also laid the foundation for the use of hormone pellets for conception control

Dr. Greenblatt showed that the thick sclerotic capsule was not a barrier to ovulation by removal of one ovary. Four of the five women subjected to this experiment ovulated. With Virendra Mahesh he demonstrated the role of adrenal and ovarian androgens in the polycystic ovary syndrome.

Dr. Greenblatt developed a biologic test for pheochromocytoma. It involved the release of sperm into the cloaca following injection of serum into the dorsal sac of the male frog. The development of chemical tests (vanillylmandelic acid, VMA, noradrenaline) soon thereafter superseded the need for this unheralded discovery.

Dr. Greenblatt and his associates were the first to show biologic activity for β-human chorionic gonadotrophin (hCG) in fluid aspirated from benign gross cysts of the breast.

References and Other Sources

Greenblatt RB: Curriculum vitae, contributions to medicine in general and reproductive endocrinology, December 1986 (provided by V. B. Mahesh 1992)

Greenblatt RB (1942) Cortisone in treatment of the hirsute women. Am J Obstet Gynecol 44:658

Greenblatt RB, Mortara F, Torpin R (1953) Sexual libido in the female. Am J Obstet Gynecol 66:700

Greenblatt RB,. Hammond DO, Clark SL (1954) Membranous dysmenorrhea: studies in etiology and treatment. Am J Obstet Gynecol 68:835

Greenblatt RB (1961) Chemical induction of ovulation. Fertil Steril 12:402

Greenblatt RB (1968) Search the scriptures: Modern medicine and biblical personages. Lippincott, Philadelphia

Greenblatt RB, Dmowski WP, Mahesh VB et al. (1971) Clinical studies with an antigonadotropin – danazol. Fertil Steril 22:102

Greenblatt RB, Mahesh VB (1976) The androgenic polycystic ovary. Am J Obstet Gynecol 125:712

Greenblatt RB, Asch RH, Mahesh VB et al. (1977) Implantation of pure crystalline pellets of estradiol for conception control. Am J Obstet Gynecol 23:224

Greenblatt RB (1978) Love lives of the famous: A physician's reflections. MTP, Lancaster

Greenblatt RB, Dabney OT, Eran AZ et al. (1987) β-HCG and other polypeptides in cystic breast disease. In: Wood C (ed) Benign breast disease. The Royal Society of Medicine Round Table Conference

Greenblatt RB (1987) Sex and circumstances, humanity in history. Loiry, Tallahassee

Greep, Roy Orvall

(born 8. 10. 1905 in Longford/Kansas)

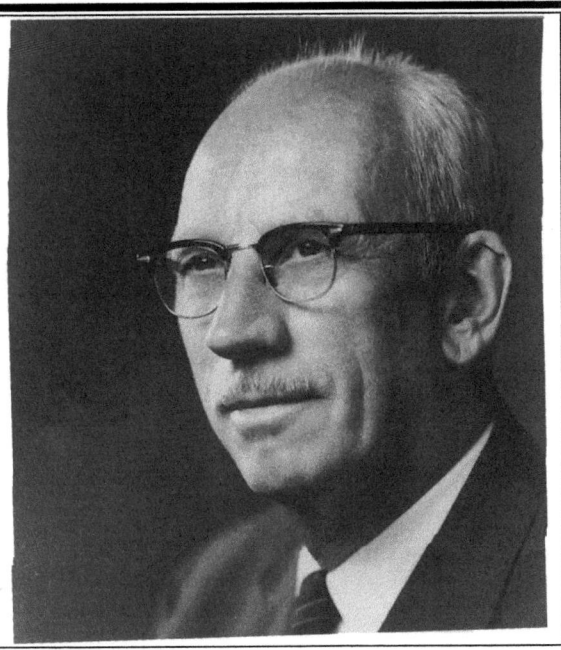

I am of Swedish descent. Like the Pilgrims, my forebears came to the United States to escape religious persecution. It all started in the 1830s and 1840s when a firebrand, Eric Janson, led a revolt against the established church, Lutheranism. He and his followers were persecuted and often punished for holding secret devotional meetings. Their sect was known as Jansonism (not to be confused with the Catholic movement called Jansenism). Janson sent some of his followers to America to scout out a place where his people might settle. They chose Bishop Hill in Ilinois. My great-grandparents, George and Carin Grip, were Jansonians and among the first group to emigrate. In August 1846, George, Carin (Catherine), and their two children Lena (age 5) and Hans (age 2) set sail from Gefle, thinking they were to become missionaries. Lena became ill with measles, died, and was buried when the ship stopped at Gothenberg. From New York they traveled up the Hudson River by steamer to Albany, and thence by slow, difficult stages to Bishop Hill, where their second son, David, my grandfather was born in 1849.

Shortly after the Grips reached the New World, they changed their name to Greep. There is no "e" in the Swedish alphabet and, the letter "i" in Swedish being pronounced as "ee" is in English, they simply changed the spelling to Greep to make their name sound right in English.

My grandfather took the lead in getting a one-room schoolhouse built and in operation. By the time we were around 10 years of age we were doing the work of full-grown men and generally having a whale of a time working together. Our conversations were not what one would term erudite. There were strong overtones of newly acquired knowledge about the birds and the bees, and our repertoire of profanity grew by leaps and bounds. I attended the same school a generation later. While I was in the lower grades the community voted after heated debate to build a two-room high school in my hometown, Longford (population 198).

In my high school days I rode a spirited horse the 5 miles to school and generally returned after dark due to basketball practice. I had a pocket-sized dictionary, and each day I would select and try to memorize 50 words that happened to strike my fancy.

I headed off to Kansas State Agrcultural College at Manhattan, Kansas. A diploma was the only entrance requirement. The unfit would be weeded out by an IQ test some weeks later. At the end of the first semester I was home during exam week by reason of being in good scholastic standing. While I was there, my parents recived a card from the Psychology Department which handled the intelligence test, stating that I was not college material and they should anticipate my early return due to failing grades.

During my sensior year I was asked by an assistant professor of chemistry to join him in a research project stemming from the recently well-publicized discovery of a female sex hormone in the urine of pregnant women by Doisy et al. in St. Louis. The demand for this exotic substance immediately outstripped the supply and new sources were being sought. The idea here was to look into the possible presence of such activity in cow urine, of which this agricultural campus had an abundant supply. It was a down day when the immature female test rats showed our extract to be totally devoid of activity. We thought of publishing our negative findings, but were beat to the punch by a report of identical findings by Hisaw and Meyer at the University of Wisconsin. This, however, was the beginning of my long-term association with Hisaw, whose fame in hormone research was to reach considerable heights.

At Wisconsin I would, over the next 4 years, find myself in association with a large group of Hisaw's highly motivated graduate students and more advanced fellows, including Harry Fevold, Sam Leonard, Roy Hertz, Robert Kroc, Steve Martin, Art Hellbaum, Halcyon Bardeen, Charley Lane, Mark Foster, Lester Casida, Wiliam Breneman, Carl Bundy, and Walter Schaefer.

What counted was research, and this tended to center largely around Hisaw's primary interest, namely, the reproductive hormones of the anterior pituitary and gonads.

Just prior to my arrival, Fevold, Hisaw, and Leonard claimed to have separated the gonad-stimulating activity of the hypophysis into two fractions, one causing follicular growth, which they termed FSH, and a luteinizing hormone (LH). This touched off a controversy of long standing.

The Wisconsin view was that the luteinization was due to a secondary outpouring of LH from the test animal's own pituitary gland. Obviously what was needed was test animals from which the pituitary had been removed, but these were not available. Although P. E. Smith had published his achievement of this surgical feat, his meager description of the operative procedure did not lead to a spate of early replication by others.

Roy Hertz was selected to visit Smith's laboratory and learn the technique, but after about 6 months he came back empty-handed and proceeded to decimate our colony of rats in what proved to be a futile effort. Months passed and the need became more urgent. Then it leaked out that Walter Schaefer, who had been removing the pituitary from snakes, was having a go at it in rats during late night hours.

The year 1934 came and several of us graduated, but not a single one got a job. The Great Depression was on in full force and the University agreed to keep us on fellowships for 1 more year at the same princely sum of $ 62.50 per month. It occurred to me that, beyond making an important scientific contribution, some skill in hypophysectomy might also be a saleable commodity in seeking employment. My wife Eunice and I set out to do just that, again by late night hours so as not to arouse undue expectation.

A couple of weeks later I had mastered Smith's parapharyngeal approach, except for getting the feel of the trephine cutting through the inner wall of the base of the skull. Shortly there lay before my eyes the glistening pink pituitary tissue. Light suction on a pipette lifted the gland out with virtually no hemorrhage. I closed the wound and in a couple of minutes the rat was up and walking about.

Soon the long-delayed experiment was undertaken. Of eight hypophysectomized immature female rats (an all-day task that later would take about 20 min), three were treated with FSH, three with LH, and two served as controls. On the morning of the first day and after a fitful night I came to the laboratory at dawn and was surprised to find there the cars of both Hisaw and Fevold. I retreated and came back later. All was well. At autopsy on the sixth day everyone was on hand. The FSH-treated ovaries showed beautiful fullicular development and the LH-treated ovaries were as atrophic as those of the controls. Confirming experiments at Wisconsin and elsewhere were soon to establish beyond any doubt the existence of two pituitary gonad-stimulating hormones, FSH and LH. In 1935 Hisaw was called to Harvard University and arranged for Fevold and myself to accompany him and help to establish a research program.

During the 3 years that I remained at Harvard I had ample opportunity for independent and collaborative research. I extended my observations on the control of spermatogenic and androgenic functions of the testes in hypophysectomized immature and adult rats, rabbits, and monkeys. Astwood and I identified for the first time a luteotropic activity in rat placenta that has now been isolated and characterized.

In 1935, claims that pituitary grafts were either nonfunctional or marginally functional were attracting some attention, since grafts of many other endocrine organs were known to function quite well. I also made pituitary autografts to numerous sites away from the natural location of the pituitary gland and observed no activity. One day after removing the pituitary and not having decided where to place it, I stuffed part of it back into the sella turica from which it had been removed. With mounting curiosity as to what would happen, I made a few more such grafts, and within a few days it was obvious that they were all functioning.

One important outcome of these observations was the demonstration that, contrary to prevailing opinion that sexual differentiation of the anterior pituitary was predetermined, male pituitaries in female hosts supported estrous cycles and normal testicular function was observed in males bearing female pituitaries. From this it was apparent that the sella grafts were being driven by some super mechanism inherent to the host, but the nature of that mechanism was totally unknown.

This was a decade before accumulating evidence began to suggest that the vascular supply to the anterior pituitary might carry substances that activate the secretion of pituitary trophic hormones. In 1952 Harris and Jacobsohn confirmed all of my findings by placing grafts beneath the median eminence. To test the importance of the revascularization by vessels from this particular area of the brain, they placed an impervious barrier between the graft and the brain above and also placed other grafts under the temporal lobe. In both instances the grafts failed to function (see chapters about G. W. Harris and D. E. Jacobsohn).

As we all now know, the crucial factor was the presence of the hypophyseal portal system and the transfer thereby of a neurosecretory peptide that activates the pituitary gonadotropes. The unfolding of this mechanism took nearly forty years of increasingly intensive worldwide effort. In 1930 Popa and Fielding described a system of portal vessels running along the pituitary stalk and extending between the base of the brain and the pituitary body. They decided that the flow of blood was from the pituitary to the brain, but in 1936 Wislocki and King corretly suggested that the flow was in the reverse direction.

At Harvard, I also maintained an active collaboration with Hisaw on the effects of administering estrogen and progesterone serially or in various combinations on the uterine endometrium of ovariectomized rhesus monkeys. Our primary objective was to define the hormonal interplay that led irreversibly to breakdown of the endometrium, i.e., menses. The finding that the maintenance of the endometrium is critically dependent upon sustaining an effective level of progesterone continues to influence gynecological practice.

In 1938, heeding the call of a new adventure, I joined the newly dedicated Squibb Institute for Medical Research in New Brunswick, New Jersey, in company with Harry van Dyke and Bacon Chow, both of whom had just fled political turmoil in China. Before the start of World War II we had 3 years of complete freedom to investigate whatever we chose and unlimited financial support. Our threesome comprised a pharmacologist (van Dyke), a biochemist (Chow), and a biologist (myself). We set out to purify, isolate, and characterize chemically and biologically the pituitary gonadotrophic hormones FSH and LH.

We did obtain a biologically pure FSH, but failed to free it of the last traces of contaminating proteins. Our LH appeared to be pure by all the criteria of protein purity then availabe, but the later advent of more sensitive methods showed that we were probably dealing with a dimer.

In 1941 we found that the LH-induced increase in weight of the anterior prostate of hypophysectomized immature male rats could be used as a quantitative bioassay of LH. This served as the standard until it was displaced 20 years later by Parlow's more rapid procedure known as the ovarian ascorbic acid depletion assay.

It may be of interest to steroidologists that during my stay at the Squibb Institute for Medical Research our laboratory was adjacent to that of E. Fernholz, who was the first to achieve the synthesis of progesterone. He met with a tragic accident, drowning one morning while walking his dogs in Princeton. The mystery of that incident was never clarified. His laboratory was then taken over by Oscar Wintersteiner, who had earlier obtained the structure of progesterone but lost the priority race to Butenandt by a close margin.

In 1944 I gave a smeinar on the inheritance of toothlessness at the newly created Harvard School of Dental Medicine and shortly thereafter was invited to join the staff with a joint appointment in the Department of Anatomy of the Harvard Medical School. I was expected to foster the spirit of research.

Certainly one of the major attractions of this setup was the association or collaboration with outstanding scientists and educators such as George Wislocki, Baird Hastings, Arthur Hertig, Otto Krayer, Eugene Landis, Edwin Astwood, Edward Dempsey, Helen Deane, James Shaw, and Charles Waldo.

Helen Deane and I made an extensive study of histological and cytochemical changes in the rat adrenal cortex following treatment with mineralocorticoids. The upshot of our work was that the cortex is acutally composed of two fundamentally different components: (1) the zona glomerulosa, which regulates sodium and potassium metabolism and is not dependent upon ACTH form the anterior pituitary, and (2) the zona fasciculata, which is dependent on ACTH and secretes the glucocorticoids. We were able to predict that the zona glomerulosa secreted a hormone having many of the properties of Kendall's compound E. Our work anticipated the discovery of aldosterone a couple of years later.

Ian Chester-Jones joined me in a large-scale study of the effect of estradiol and testosterone on the secretion and pituitary content of FSH and LH. This was done in the days when biological assays were the only means available for gauging hormonal activity. Ian Chester-Jones was born in Montreal on 3 January 1916 and he resettled with his family in the United Kingdom in the early 1920s. He entered the University of Liverpool in 1935, graduating in zoology in 1938. From 1947 to 1949 he worked in the Harvard Laboratory. He consolidated his position as one of the doyens of comparative endocrinology when in 1957 *The Adrenal Cortex* was published. In 1958 he was appointed to the chair of zoology at Sheffield.

In the early 1950s Ernst Knobil and I were intrigued by the failure of growth hormone of slaughter animal origin to induce evidence of activity in normal or hypophysectomized rhesus monkeys. Heroic means such as constant intravenous infusion for 8 h did not induce nitrogen retention even to the slightest degree. These same preparations were being tested clinically with no or dubiously positive results. A paper by G. E. Pickford and A. E. Wilhelmi showed that fish GH was inactive in rats, whereas beef GH was active in fish. This started us thinking about the possibility that we might be dealing with a species specificity problem.

This was in the days when monkeys were being used in great numbers to prepare polio vaccine, and we decided to approach several representatives of pharmaceutical firms who would be attending the 1952 Laurentian Hormone Conference to see if they would be willing to collect monkey pituitaries for us. Six companies agreed to help, with the result that we were soon the recipients of around 10 000 glands. A crude extract prepared from a small sample of these monkey pituitaries yielded, to our surprise and cautious delight, an unmistakably positive nitrogen balance. We then bargained with Maurice Raben to prepare purified monkey GH from the remaining glands in return for some of the GH for his own use. After checking that the pure GH was highly effective in monkeys, we sought to have it tested in a human. John Beck and associates at Montreal were the logical choice and they readily agreed. They treated a panhypopituitary dwarf and, like us, found the mGH to be highly active. The National Pituitary Agency, which I served as a charter member, was swiftly established, and it put in motion a program for the collection of pituitary glands at autopsies. The response was overwhelming and enough GH was soon available for the treatment of short stature in some 500–600 suitably diagnosed patients each year. This continued until 1986, when a few patients developed a viral infection that was traced to treatment with GH of human origin.

It will come as no surprise that the amount of time I could devote to active participation in research began to diminish after I took on the deanship. Nonetheless, my research program continued to expand. In the same year I was invited to become managing editor of *Endocrinology*. In the 10-year span of our responsibility for the affairs of the journal, its fortunes improved greatly. In 1952 George Wislocki persuaded me to prepare a successor to the anatomy department's textbook of histology. A new text was issued in 1953 as the first edition of *Greep's Histology*.

Then in 1968 came the package that swayed the camel's back, the coeditorship by Greep and Astwood of section on endocrinology in the *Handbook of Physiology*. In 1965 I prepared the section on reproduction for the Annual Review of Physiology, in 1974 a "History of Research on Anterior Hypophysial Hormones" for the *Handbook of Physiology*, and in 1984 *The Biological History of the Pill*.

During the latter years of my active professional life, I became interested and enmeshed in the postwar expansion of the human population.

In 1967 I resigned the deanship and was appointed John Rock Professor of Population Studies in the School of Public Health, Professor of Anatomy in the Harvard Medical School (where I was housed), and Director of what came to be termed the Laboratory of Human Reproduction and Reproductive Biology (LHRRB), also in the Harvard Medical School.

In the succeeding 2 years I worked full-time for the Ford Foundation as Project Director of a Review of Reproductive Sciences and Contraceptive Development. In the end, two reports were issued. One was a paperbound volume entitled *Reproduction and Human Welfare: A Challenge to Research*. As part of this volume I summarized the major advances in research on the female reproductive system and Don Fawcett did the same for the male. The second volume, entitled *Frontiers in Reproduction and Fertility Control*, consisted of 41 essays, each by a different author or group of authors, surveying advances in specific aspects of reproductive research and identifying gaps in our knowledge.

Except for the pleasures of a happy home life during all of my life, the parental joys that attended our raising a family of our own, and the special brand of pride and joy showered on our grandchildren, nothing else has brought me such satisfaction as being at work. I never experienced a day of not being anxious to get to my place of work. To me it was unimaginable that a neighbor working in the financial district of Boston should tell me that he hated his job, dreaded going to work, and was just living for the day he could retire. Not to achieve some fulfillment in one's life seems a human tragedy. My philosophical attitude has always been to simply take care of the affairs of the day to the best of my ability and let the future take care of itself. It is my impression that most scientists set themselves a goal early in life and drive unerringly to reach that predetermined objective. I didn't. In accordance with the quote of the times, "I did it may way."

My career took some surprising and unanticipated turns, but I have had a full and rewarding life. Never in my entire life have I ever spoken with anyone about a promotion in rank, increase in salary, or elective office. There was no cause for such humbling action. Public accolades have come my way in more abundance than I could ever have anticipated.

I have always been strong and healthy and possessed of an abundance of stamina for long hours of work. It is with some regret that I did not develop a real hobby. Vacations longer than a weekend have always given me a guilt complex. Life is short at best. I cannot recall ever having taken a vacation in the usual sense, but I did once take a 6-month sabbatical leave for a summer of travel in Europe with my family and a few months of research with Ian Chester-Jones at Sheffield University.

I am not an avid reader of novels and I regard detective stories as a waste of time. Poetry generally does little for my psyche. When I have the time and urge to read, I prefer good magazines or journals that are genuinely informative on a range of subjects.

Although I like to work proficiently, I am exceedingly patient, and I am sure that this, too, comes from my early years on the farm, where for the most part there is no way one can hurry the job or cut corners. The motto (my own) that I live by when things are not going well is: "Success is the reward for perseverance."

I have always looked upon research as a fun game and an exciting one. I like and have had more success with the "try and see" approach than with piecing evidence together for clues, as many do so ably. My mentor, F. L. Hisaw, was also a "let's try this" type of investigator and he left an impressive record.

Speaking of pioneering research in endocrinology, I recall Harvey Cushing once having stated in effect that one could not dangle one's hook in these turbulent waters without getting at least some small catch.

After recording my upbringing, the things I have done, and where I have been, the marvel is that I have these wonderful memories to look back upon. Among my most treasured recollections are those of the pioneering investigators who opened the field of endocrinology to scientific exploration in the early decades of this century. Although I did not come on the scene until the end of the third decade, I have personal knowledge of some of the forerunners, who in 1916 formed the Association for the Study of the Inernal Secretions, later the Endocrine Society, and who in 1917 published the first volume of *Endocrinology*.

Some of the most seminal discoveries ever made in endocrinology were unveiled in the 1920s by such domestic giants of their time as Edgar Allen, Edward Doisy, Herbert Evans, Philip Smith, Frederick Hisaw, Carl Moore, and Carl Hartman. The advances achieved during this early period made possible publication in 1932 of the first edition of *Sex and International Secretion*, truly a historic landmark in the development of endocrinology as a legitimate and respected science rather than the pseudoscience that some unscrupulous earlier purveyors of glandular potions and nostrums had made it out to be. Of the 21 contributors to that 1932 edition, I came to know all but two.

At the same time I dearly miss the familiar faces of those early stalwarts whom I so greatly admired and respected. The continuum of life through births and deaths stays on course as it always has and always will. I have only to be thankful to the fates that shape one's life to have had a hand in the understanding of one of the bodily systems and perhaps in some small way the betterment of human health and welfare.

References and Other Sources

Greep RO, Fevold HL, Hisaw FL (1936) Effects of two hypophyseal gonadotropic hormones on the reproductive system of the male rat. Anat Rec 65:261–271

Greep RO, Dyke HB van, Chow BF (1940) Separation in nearly pure form of luteinizing (interstitial-cell stimulation) and follicle-stimulting (gametogenic) hormones of the pituitary gland. J Biol Chem 133:289–290

Greep RO, Dyke HB van, Chow BF (1941) Use of anterior lobe of prostate gland in the assay of metakentrin. Proc Soc Exp Biol Med 46:644–649

Knobil E, Morae A, Hofmann FG, Greep RO (1954) A histologic and histochemical study of hypophyseal-adrenal cortical relationships in the rhesus monkey. Acta Endocrinol 117:229–238

Knobil E, Greep RO (1955) Effects of growth hormone in normal and hypophysectomized rhesus monkeys. Fed Proc 14:86

Greep RO (1956) Reproduction. Ann Rev Physiol 18:433–456

Greep RO (1967) The saga and the science of the gonadotrophins. J Endocrinol 39:II–IX

Greep RO (1974) History of research on anterior hypophysial hormones. In: Knobil E, Sawyer WH (eds) Handbook of Physiology, section on endocrinology, vol IV, part 2. Williams & Wilkins, Baltimore, pp 1–27

Greep RO (1984) The biological history of the pill. In: Parnham MT, Bruinvels J (eds) Discoveries in pharmacology. Elsevier, Amsterdam, pp 321–338

Greep RO (1988) A steroids memoir. Beginning at the beginnings: Some initial explorations in endocrinology. Steroids 52:447–514

Jones IC (176) Evolutionary aspects of the adrenal cortex and his homologues. The Sir H. Dale Lecture for 1976. J Endocrinol 71:1p–31p

Groot-Wassink, Kurt

(geb. 25. 11. 1928 in Kirchmöser/Havel)

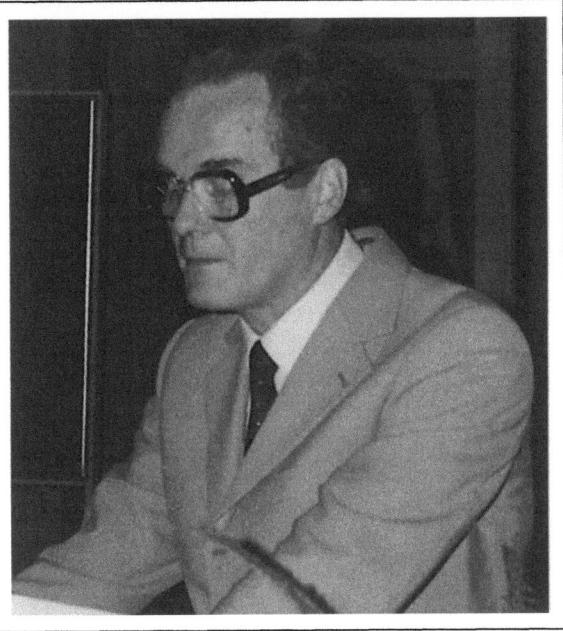

Groot-Wassink schreibt selbst:
Drei Jahre nach meiner Geburt zogen meine Eltern nach Blankenburg, einer Kleinstadt im Harz, wo sich mein Vater als Heilpraktiker niederließ.

1935 wurde ich eingeschult und besuchte ab 1939 die städtische Oberschule. Der Krieg begann Monate später. Ich hatte das große Glück, überwiegend liberale, humanistisch orientierte Lehrer zu haben, nur wenige vertraten ausdrücklich nazistisches Gedankengut. Meldungen über den „Heldentod" älterer Mitschüler, von Freunden und Bekannten ließen eine Skepsis entstehen gegenüber der nationalsozialistischen Propaganda und Abscheu gegenüber Marschieren auf Befehl und gegenüber Krieg. Vom Elternhaus wurde diese Entwicklung gebilligt, man hörte BBC und hörte gut hin, wenn Urlauber kamen und erzählten. Die zahlreichen „Fremdarbeiter" galten – wie überwiegend in der Stadt – als normal zu behandelnde Mitmenschen.

1943 wurde unsere Klasse als Flakhelfer eingezogen und einer Batterie bei Braunschweig zugeteilt. Die höheren „Pimpfen"-Führer kamen nicht mit. Ich war 15 Jahre alt und die folgende Zeit wurde zu einer nachhaltigen Prägungsphase. Nachdem ich die ersten verkohlten Menschen in einer abgeschossenen Maschine gesehen hatte, begriff ich die Absurdität des Krieges. Nach einem Großangriff auf Braunschweig stellte sich die Frage: Warum? Das Attentat auf Hitler ließ nachdenken: Wie könnte es auch anders gehen? Im März 1945 überrollte uns nach einigen Schießereien die amerikanische Armee, und ich geriet kurzfristig in Gefangenschaft.

Mein Interesse für Biologie, Naturwissenschaften und nicht zuletzt auch die Erlebnisse der letzten Kriegsjahre bestärkten meinen Wunsch, Arzt zu werden. 1948 bestand ich das Abitur und bewarb mich in Greifswald um einen Studienplatz für Humanmedizin. Ich wurde abgelehnt mit der Bemerkung im Schweriner Ministerium: „Für Bürgersöhnchen ist kein Platz auf unseren Universitäten". Ich ging als Krankenpflegerpraktikant nach Halle, dann nach Blankenburg und 1949 als Lernpfleger an die Krankenpflegeschule im Gustav-Ricker-Krankenhaus in Magdeburg. 1950 schloß ich ab mit einem staatlichen Krankenpflegeexamen. Ich arbeitete weiter als Krankenpfleger. Eine erneute Bewerbung in Berlin brachte jetzt die Genehmigung, und ich begann im September 1950 das Medizinstudium an der Humboldt-Universität. In einer Viermächtestadt, die eine Blockade überstanden hatte, begann eine neue Prägungsphase. Professoren und Studenten stammten noch aus beiden Teilen Berlins.

Persönlichkeiten wie Thilo, Lohmann, Stieve, Kirsche in der Vorklinik und Brugsch, Felix, Pschyrembel, Kraatz, Dost, Gietzelt, Linser, auch Jung in den klinischen Semestern, vermittelten nicht nur neues Wissen, sondern auch Positionen zu gesellschaftlichen Fragen, zum Wiederaufbau. Alle vermittelten Begeisterung für Medizin und Wissenschaft und eine in allen Ordnungen gültige, zutiefst ehrliche, dem Patienten zugewandte ärztliche Tätigkeit. 1952 machte ich mein Physikum. Anläßlich des Arbeiteraufstands 1953 erklärte sich Thilo solidarisch mit den Arbeitern – und mußte gehen.

Wieder hatte uns etwas eingeholt, was wir nicht wollten, wieder wurde auf Menschen geschossen. Eine bis dahin vielleicht noch unterschwellige Ablehnung gegen ein neues diktatorisches Regime festigte sich.

1954 begann ich am Institut für experimentelle Endokrinologie der Charité unter der Leitung von W. Hohlweg meine Promotionsarbeit *Untersuchungen zum Wirkungsmechanismus des zur Behandlung des Prostatakarzinoms verwendeten Dioxydiethylstilbendiphosphats (HONVAN)*. Das Klima dort war familiär, alle wollten „anständige" Arbeiten machen, und es gab keine „Ideologie". Hohlweg begeisterte durch Einfachheit und Klarheit in seiner Wesensart, durch seine sportlichen Ambitionen. Seine wesentlichen Entdeckungen, seine Versuchsanordnungen, seine Erfahrungen bei pharmazeutischen Entwicklungen mit ihren Hintergrundereignissen, über die er oft sprach, gaben Einblick in eine neue Welt. Er betonte auch die Rolle des Zufalls bei wissenschaftlicher Arbeit: „Auch Versuchsfehler haben mir zu neuen Erkenntnissen verholfen" und „man muß nur merken, wann man etwas Wesentliches beobachtet hat". Meine Ergebnisse widerlegten die These eines ersten, selektiv in der Tumorzelle wirkenden Zytostatikums. Es entstand eine ziemlich aufregende Auseinandersetzung zwischen W. Hohlweg und H. Druckrey (1904). Meine Versuchsergebnisse hielten stand.

Nach dem Staatsexamen 1956 wollte ich in Berlin bleiben. In einem Gesellschaftssystem allumfassender Planung wurde der Arbeitsplatz durch eine Berufslenkungskommission zugewiesen. Sie hate anders entschieden. Berlin war aber als Viermächtestadt noch immer letzter Verknüpfungspunkt zwischen den beiden Teilen Deutschlands mit Orientierungs- und Informationsmöglichkeiten nach Ost und West. Es kam nicht zu dem Entschluß, in den Westen zu gehen. Auch im Osten brauchen die Menschen Ärzte, dem Arztberuf hatte ich mich verpflichtet. Wenn alle Andersdenkenden einfach weggehen und durch ihr Verhalten die Systeme nicht beeinflussen würden, fördern wir selbst die weitere Spaltung Deutschlands und des Privaten: man hätte die Eltern nicht mehr besuchen können, sie hätten einen Anteil an ihrem Wohnhaus verloren, und es gab ja keine direkte persönliche Bedrohung. Es mag naiv gewesen sein, so zu denken. Am Anatomischen Institut der Humboldt-Universität bestand Mangel an Assistenten. Ich bewarb mich trotz der Berufslenkung. Ordinarius der Anatomie war Prof. A. Waldeyer, ein Westberliner. Er forderte Assistenten nach seiner eigenen Wahl, sogar unter der Drohung, sein Amt zur Verfügung zu stellen. Die Bewerbung war unter diesen Umständen erfolgreich.

Bei der grundsätzlichen Absicht, später ein chirurgisches Fachgebiet zu wählen, war die Arbeit als Anatomieassistent mit Sicherheit sehr nützlich.

Im Hohlweg-Institut war oft über die Art der funktionellen Verknüpfung von Dienzephalon und Hypophyse diskutiert worden. Es war naheliegend, als wissenschaftliche Arbeit in der Anatomie dieser Frage nachzugehen. Seit der Entdeckung eines „die gonadotrope Funktion des Hypophyse steuernden Sexualzentrums" durch Hohlweg und Junkmann 1932 war noch unentschieden: humoral oder nerval? Harris hatte gerade eine sehr starke Arbeit veröffentlicht zugunsten humoraler Steuerung.

Das Ergebnis der eigenen, 2jährigen tierexperimentellen Arbeit zeigte, daß ein humoraler, hormonartiger Zwischenhirnfaktor in sehr geringer Konzentration und mit nur sehr kurzer biologischer Wirksamkeit vorhanden sein mußte, denn nur der sensible Parameter der Zyklusdauer erwachsener weiblicher Ratten zeigte Unterschiede zwischen den Versuchsgruppen. Histologische Veränderungen oder Frühreife – analog zur Aschheim-Zondek-Reaktion – ließen sich durch intrahypohysäre Injektionen von Zwischenhirngewebe nicht auslösen. Blobel benutzte später eine praktisch gleiche Versuchsanordnung und konnte den Anstieg der Gonadotropinaktivität im Vena-jugularis-Blut direkt nachweisen (Blobel et al. 1967).

1958 fehlten mir doch die Patienten und eine Klinik. Nach einem „Kadergespräch" in der Verwaltung der Charité – Thema der „Hitler-Stalin-Pakt" „durfte" ich meine Pflichtassistenzen ableisten und die Facharztausbildung an der Frauenklinik der Charité beginnen. Kraatz als Chef führte die Klinik straff und sehr autoritär. Es begann sofort ein harter Einsatz im Kreißsaal, damals auch noch eindrucksvolle ambulante Geburtshilfe in Wohnungen. Winter, Pockrandt, Mosler und Igel, den ich schon vom Hohlweg-Institut her kannte, behüteten als Oberärzte meine ersten Zangen-und Beckenendlagengeburten sowie den ersten Kaiserschnitt.

Die erste klinische Falldemonstration wurde von der noch immer Gesamtberliner Gesellschaft für Geburtshilfe und Gynäkologie auf einer Tagung an der Freien Universität vorgetragen. Weitere wissenschaftliche Arbeit, von mir aus der klinischen Tätigkeit heraus entwickelt, waren Versuche der Umsetzung neuer Entwicklungen in die Praxis und später dann viel Nachholarbeit westlicher Entwicklungen unter den Bedingungen und mit den Möglichkeiten in der DDR. 1959 war beim Ärztekongreß am Funkturm, der ein Treffpunkt für Studienkollegen aus allen Regionen geworden war, als neue Entwicklung synthetisches Oxytocin der Fa. Sandoz vorgestellt. Es sollte auch die Milchmenge im Wochenbett erhöhen. Ich führte das uns zugängige Oxytocinschnupfpuler des Arzneimittelwerkes Dresden auf den Wochenstationen ein. Es ergab sich eine gute Prophylaxe der Mastitis und der Milchstauung, aber keine Vermehrung der Milchmenge. Der Vortrag dazu wurde auf dem 8. Symposion der Deutschen Gesellschaft für Endokrinologie in München im März 1961 gehalten. Es war der letzte Kongreßbesuch im Westen für die nächsten 28 Jahre. Reisekader bin ich nie geworden, trotz Einladungen und Bemühungen.

Während des Urlaubes im August 1961 traf uns der Schock des Mauerbaus in Berlin. Um Berlin herum hatte man eine Grenzziehung für möglich gehalten, nicht aber in Berlin, durch Häuser, Straßen, gewachsene Verkehrssysteme und vor allem nicht unter Annexion des Ostberliner Stadtsektors, der doch auch unter Viermächtestatus stand und Teil eines extraterritorialen Gebietes war. So sahen es die meisten.

Aus der Klinik waren mehrere Kollegen am 13. August und sogar in den nächsten Tagen danach noch nach Westberlin gelangt. Weihnachten 1961 wurde auf dem Bahnof Friedrichstraße unser Oberarzt Pots verhaftet, der bis dahin eine gynäkologisch-endokrinologische „Hormonsprechstunde" abgehalten hatte. Präparate und besonders alle Neuentwicklungen von Gestagenen hatten wir bis dahin durch die Firma Schering bekommen. Als „hormonbewanderter" Doktorand von Hohlweg wurde ich von Kraatz beauftragt, die Hormonpatienten weiterzubetreuen. Ich hatte 1961 von der Geburtshilfe in die Gynäkologie gewechselt und versorgte 1962 die urologische Station der Klinik. Hier wurden die ersten Hormonpatientinnen auch für stationäre Durchuntersuchungen zusammengezogen. Ab 1965 gab es eine besondere Station allein für gynäkologische Endokrinologie und Sterilität. Alle Patientinnen mit entsprechendem Krankheitsbild, auch tubarer Sterilität und Fehlbildungen, wurden hier zusammengefaßt. Ein für die Sache begeistertes Schwesternteam wurde geschaffen. Viele Assistenten in der Weiterbildung wollten sich hier für die Facharztprüfung trimmen, Hospitanten blieben bis zu einem Jahr. Die von Ittrich und Schürenkemper geleiteten Hormonlaboratorien und ein genetisches Labor unter Körner waren entscheidende Stützpfeiler für die Diagnostik. Für mich ergab sich, neben allen üblichen gynäkologischen Operationen, ein spezielles operatives Training an der vaginalen Operationsschule der Klinik, auch in allen damals üblichen Spezialoperationen bis hin zur Sigmascheidenbildung bei Vaginalaplasie. Besonders von H. Fischer – unserem letzten Westberliner Kollegen an der Klinik – lernte ich viele Feinheiten und Tricks des Operierens und der dem jeweiligen Befund angepaßten Operationsstrategie.

Zwischen 1958 und 1962 war im Westen eine erstmals wirklich effektive Gonadotropintherapie mit Präparaten aus Menopausenharn und aus menschlichen Hypophysen begonnen worden. Auf Anregung von Hohlweg waren im Arzneimittelwerk Dresden 1960 in einem analogen Extraktionsverfahren erste Chargen sowohl eines Präparates aus Schweinehypophysen, etwas später auch aus Humanhypophysen hergestellt worden. Hohlweg war inzwischen als Österreicher nach Granz zurückgegangen: „In der Abriegelung hier kann man nicht mehr wissenschaftlich arbeiten". Es begann die Ära der „Störfreimachung": keine Präparate, keine Bücher, keine Laborsubstanzen, keine internationalen Vergleichsstandards aus dem kapitalistischen Westen, und auch keine Veröffentlichungen in westlichen Zeitschriften. Dörner wurde Nachfolger von Hohlweg im Institut für experimentelle Endokrinologie der Charité. Er testete auch weiter für das Arzneimittelwerk Dresden die Gonadotropinchargen der neuen Präparate. Sie hatten wie die westlichen Präparate eine hohe FSH-Aktivität mit FSH-/LH-Quotienten bis 70. Zum Vergleich der Chargen untereinander wurde ein „DDR-Hausstandard" in „synergistischen Einheiten" eingeführt.

Im Westen versuchten die Arbeitsgruppen um Gemzell, Bettendorf, Lunenfeld, Crook, Insler ihre ersten klinischen Erfahrungen, besonders Dosisfragen zu diskutieren. Im Osten waren westliche Dosisangaben wertlos.

Die ersten Ampullen des Präparates aus Schweinehypophysen hatte E. Daume, auch ein Doktorand des Hohlweg-Institutes, gerade noch vor dem Mauerbau im Krankenhaus Friedrichshain (Ostberlin, unter der Leitung des Westberliner Chefs Psychrembel) verwendet und eine gute Ovarialstimulation festgestellt. Erhard Daume ist jetzt Leiter der Abteilung für Endokrinologie und Reproduktionsmedizin der Universitäts-Frauenklinik Marburg. Für uns war eine Stimulation mit Clomiphen, einem Westpräparat, nicht möglich. Durch die Oxytocinschnupfpulverarbeit hatte ich bereits Beziehungen zum Arzneimittelwerk Dresden, und ich bekam die beiden östlichen Gonadotropinpräparate für unsere Klinik.

Zwischen 1962 und Ende 1966 behandelte ich 128 Patientinnen mit Ovarialinsuffizienz (nur teilweise bestand auch Kinderwunsch) unter vorsichtig steigenden Dosierungen und klinischer Beobachtung, Palpation, Blutungsauslösung, Strichkuretten. Zur chemischen Reaktionskontrolle dienten die Östrogenbestimmung nach Ittrich, die Progesteronkontrolle nach Waldy im 24-h-Harn, zur Vordiagnostik

eine Bestimmung der Gesamtgonadotropine im Harn in einem Rattentest, der den Ausschluß hypergonadotroper Störungen erlaubte. Ende 1966 gab es 21 Schwangerschaften mit dem Präparat aus Schweinehypophysen, keine nach dem in der FSH-Aktivität wesentlich schwächeren Humanpräparat. Es konnte festgestellt werden:
- Im Gegensatz zur Annahme einer notwendigen Artspezifität, wie beim Wachstumshormon, ist die Gonadotropintherapie auch mit einem Präparat tierischer Herkunft möglich.
- Entscheidend für den klinischen Effekt ist ein hoher FSH-/LH-Quotient.
- Es gibt keine therapeutische Standarddosis, eine streng individuelle Dosierung ist erforderlich.
- Es kann zu erheblichen Überstimulierungen bis hin zum Bilde eines akuten Abdomens und Meigs-Syndroms kommen. Die Therapie ist deshalb nicht ungefährlich.
- Überstimulierungen sind konservativ zu behandeln.
- Es muß ein Parameter gefunden werden, der den optimalen Stimulationsgrad des Ovars kennzeichnet, damit die hCG-Injektionen zum rechten Zeitpunkt erfolgen.
- Das Ovar reagiert auf FSH-aktive Gonadotropinpräparate mit einer Latenzphase.

Soweit ich verfolgen konnte, gab es fast zeitgleich die selben Erfahrungen in den westlichen Arbeitsgruppen. Meine Ergebnisse wurden 1966 zu einer Habilitationsschrift zusammengefaßt: *Vergleichende klinische Untersuchung zur Wirksamkeit eines tierischen hypophysären und eines menschlichen hypophysären Gonadotropinpräparates zur Behandlung der Ovarialinsuffizienz.* Die Präparate erhielten die Warenzeichen Folistiman (Schweine-FSH) und Anthrogon (homologes FSH). Von anderen gynäkologisch-endokrinologischen Zentren wurde die Therapieform übernommen, also vorwiegend Universitätskliniken der DDR und einiger Ostblockstaaten. Wenn überhaupt, hatten diese nur kleinere Patientengruppen behandelt. Das Arzneimittelwerk wünschte sich eine schnelle Veröffentlichung der Ergebnisse.

Die Habilitation wurde jedoch vom Parteisekretär der Klinik gestoppt. Zu den Papieren für eine Habilitation gehörte eine „gesellschaftliche Beurteilung". Sie war für mich sehr negativ ausgefallen: „... hat die Politik unseres Staates nicht verstanden", „... ist nicht bereit zu marxistisch-leninistischer Weiterbildung", „... beteiligt sich nicht an der sozialistischen Erziehung der Mitarbeiter und Studenten"; ich müsse mich erst „bewähren".

Ich gründete auftragsgemäß eine „Gruppe für Deutsch-Sowjetische Freundschaft", deren Versammlungstermine außerhalb der Dienstzeit lagen; es kamen nur wenige, aber alle konnten angeben, sie seien Mitglied. Ich bekam brisante Seminarthemen (z.B. „13. August") zu Ehren von Parteitagen. Die Studenten kannte ich nicht, der stellvertretende Parteisekretär hörte zu. Diskussionen zur Tagespolitik wurden im Ärztekasino und beim Waschen vor den Operationen begonnen.

1968 erfolgte schließlich nach Einbestellung zu Kadergesprächen bei Dekan Kettler und beim Vorsitzenden der zentralen Gewerkschaftsleitung der Charité, Brüschke, die Wiederaufnahme und der Abschluß des Habilitationsverfahrens. Die klinische Arbeit ging daneben weiter. 1967/1968 wurde die Individualisierung der Gonadotropindosierung verfolgt. Die Östradiolbestimmung im Harn nach Ittrich war zu langsam, Dolenz bei Palpation bei noch nicht oder kaum vergrößerten Ovarien war ein Warnzeichen vor Überstimulierung. Die Inspektion der Östrogenreaktion der Zervix war ein richtiger Weg, versagte aber bei hochgradiger Hypoplasie. Es gab etwas weniger, aber immer noch häufige Fehleinschätzungen.

1970 schickte G. Bettendorf einen Bericht von einer Workshop-Conference in Hamburg. Dort hatte Insler über die Korrelation des Östrogenspiegels mit einem „Zervixindex" berichtet, der die Einzelphänomene der östrogenabhängigen Zervixveränderungen summierte.

Ich versuchte, den Zervixindex für die Dossteuerung zu verwenden, wofür er ja auch von Insler gedacht war. Die Überstimulierungen wurden selten. Endlich war die „individuelle Standardtherapie" möglich, um genauer den richtigen Zeitpunkt für die erste hCG-Injektion zu bestimmen. RIA-Bestimmungen für Östradiol und für LH gab es erst Ende der 70er Jahre, oft unregelmäßig, abhängig von der Valutalage.

1969, ein Jahr nach der Habilitation, wurde ich Oberarzt; 1970 wurde Kraatz emeritiert, Nachfolger wurde H. Igel, unser früherer Oberarzt. W. Rohde baute zu der Zeit im Hohlweg-/Dörnerschen-Institut ein immunologisches Labor auf. Mit seiner Hilfe konnte die Frage der Antikörperbildung bei Anwendung des tierischen FSH untersucht werden. Sie war nur gering bei Therapieserien in sehr kurzen Abständen nachweisbar. Wir hatten ohnehin bisher die Abstände von Therapieserien auf mindestens 6–8 Wochen gehalten. Klinisch reagierten die Ovarien dann fast immer zuverlässig. (s. Beitrag Igel).

Die unter Kraatz noch verbotene hormonelle Behandlung des Klimakteriums wurde 1970 mit einem „Positionspapier" in der Klinik eingeführt. Hormonelle Antikonzeptionspräparate, bei Kraatz fast nur zur Behandlung der Endometriose erlaubt, von Assistenten aber (mit schlechtem Gewissen) doch öfter rezeptiert, wurden selbstverständlich. Die Palette der Steroidpräparate von Jenapharm war zwischen 1965 und 1970 hervorragend erweitert worden. Clomiphentherapie wurde erst um 1972/73 Routine, nachdem Clostilbegyt aus Ungarn ausreichend importiert wurde. Veröffentlichungen und Weiterbildungsvorträge zu den Themen Diagnostik und Therapie bei Amenorrhö, bei Hirsutismus, dienten dazu, den Standpunkt der Klinik dahin zu präzisieren, den Entwicklungen im Westen zu folgen mit dem unter unseren Bedingungen Machbaren, und als Leitlinie für die Gynäkologen in den Polikliniken, die nun auch zunehmend die erweiterte Palette der Hormonpräparate verwenden wollten.

1973 entwickelte ich eine Zervixklemme für die abdominale Prüfung der Tubendurchgängigkeit bei Sterilitätsoperationen und ich versuchte „Mikrochirurgie" mit einer Glühkauternadel der Augenklinik. Swolin hatte 1972 auf einem Gynäkologenkongress der DDR (Leipzig) „mit internationaler Beteiligung" über seine Tubenchirurgie berichtet und mir gesagt: „Das wichtigste Instrument ist eine feine Kauternadel". Meine Ergebnisse bleiben aber unverändert. Mit Hilfe der kardiovaskulären Abteilung der Charité wurde die selektive Venenblutabnahme zur Lokalisierung kleiner hormonaktiver Tumore für ausgewählte Fälle eingesetzt, die Indikation dazu präzisiert.

1971 wurde von Hoechst LH-RH synthetisiert. Es gelang mir im Sommer 1972 schon, die ersten Chargen legal in die Klinik zu bekommen. Rohde führte im Institut für experimentelle Endokrinologie die radioimmunologische LH-Bestimmung durch – Voraussetzung für die Kontrolle der LH-RH-Effekte. Er hatte sich das komplette Testsystem selbst entwickelt. Andernorts waren zu der Zeit RIA-Testierungen von LH noch nicht möglich.

Ich verwendete ein Therapieschema mit „unseren" Gonadotropinpräparaten und einer LH-RH-Dauerinfusion von 8 h anstelle der ovulationsinduzierenden hCG-Injektion, FSH-Dosissteuerung über Zervixindex. Bei den etwa 20 Therapieserien gab es wie zu erwarten sehr gute LH-Stimulationen, nur eine Schwangerschaft, aber die Beobachtung, daß alle LH-Kurven nach 4 h in ein Plateau übergingen. Es wurde bereits die richtige Vermutung einer „Erschöpfung" der Hypophyse formuliert. Die Infusionsdauer wurde auf 4 h verkürzt.

Um Rohde zu helfen, auch ein Testsystem für FSH aufbauen zu können, bat ich F. Enzmann bei Hoechst um reine FSH-Standardsubstanz. Rohde wollte seine Kaninchen sensibilisieren. Enzmann schickte sie; in meine Wohnung kam ein Zollbeamter, der eine ausgiebige Befragung über meine Westkontakte durchführte. Ich konnte ihn wohl beruhigen. Wir hofften, LH-RH weiter zu verfolgen.

Aus der eigenen Erfahrung konnte ich für die Klinik Position beziehen: LH-RH ergibt noch keine Verbesserung der Ovulationsinduktion, bedeutet aber im Sinne eines LH-RH-Tests eine Erweiterung der Diagnostik der Ovarialinsuffizienz.

1973 wurde unser Klinikchef Hans Igel beim „Versuch der Republikflucht" verhaftet, mit $4^{1}/_{2}$ Jahren Haft ein Exempel statuiert, und es begann, wie der neue Chef Bayer formulierte, „die sozialistische Ära der Klinik". Ein Assistenzarzt, der auf die Oberarztposition hoffte, allerdings auch auf endokrinologischem Gebiet habilitiert war, wurde zum Leiter meiner Abteilung bestimmt. Es gab noch den gleichen Parteisekretär wie 1966, der meine Habilitation damals behindert hatte. Er beherrschte nun über die Parteigruppe zunehmend das Geschehen in der Klinik. Auf der Station fiel sehr bald der Satz: „Begreifen Sie endlich, daß Sie hier nichts, aber auch gar nichts mehr zu sagen haben".

Zitate aus meinen protokollierten Kadergesprächen: „Er ist zu einer sozialistischen Leitungstätigkeit nicht in der Lage", „...er könnte dem Klassenfeind in die Hände arbeiten", „...kann kleinbürgerliches Denken nicht überwinden," „...fordert Westpräparate". Es ergaben sich etwa 8 Jahre ideologischer Auseinandersetzung mit Aussprachen, Eingaben, der Aufforderung sich einen anderen Arbeitsplatz zu suchen. Unter den Mitgliedern der Parteigruppe gab es solche, die Gemeinsamkeiten suchten, aber auch ausgesprochene „Politstänkerer". Anerkennung von Patienten über gute Betreuung, ein Kreis von Freunden und auf Kongressen zu spüren, daß andere, auch wenn sie selbst in der Partei waren, die Dinge liberal beurteilten, waren eine wesentliche Stabilisierung für mich. Ein karrierebewußter Eintritt in die SED hätte das Leben leichter gemacht, und mehrere ältere Kollegen vollzogen ihn auch.

Eine Lösung dieses ideologischen Patts ergab sich durch die Geburt des „Steptoe-Babys" 1978. Das Verfahren der in-vitro-Fertilisierung war geeignet, die Leistungsfähigkeit des sozialistischen Gesundheitswesens unter Beweis zu stellen; es bekam ähnlichen Stellenwert wie die Organtransplantation. 1981/1982 wurde eine IVF-Arbeitsgruppe gebildet, durch Reisemöglichkeit an westliche IVF-Zentren und Freistellung von normalem Klinikdienst sowie Valutamittel gestützt. Die Arbeitsgruppe leistete gute Arbeit. 1984 war sie mit der Geburt des 1. „Retortenbabys" in der DDR erfolgreich. 1987 kam eines der ersten Ultraschallgeräte mit vaginalem Schallkopf in die Klinik, womit für die IVF-Arbeitsgruppe internationaler Standard erreicht werden konnte. Im Bereich der mir nur verbliebenen „normalen" gynäkologischen Endokrinologie wurden ab 1982 Prolaktinkits leidlich regelmäßig zugängig, gleichzeitig auch Parlodel. Ich aktualisierte unsere Diagnose- und Therapieschemata. Das Therapiekonzept für die Menopause stellte ich nun auf Östradiolvalerat und Chlormadinon um, entsprechend den Prophylaxegesichtspunkten für Osteoporose und Atherosklerose. 1990 kam Klimonorm als erstes Menopausefertigpräparat von Jenapharm in den Handel der DDR.

Die Ovulationsinduktion wurde 1979–1982 durch das Erkennen des pulsatorischen Funktionsprinzips zwischen Dienzephalon und Hypophyse durch Knobil neu belebt. Leyendecker und Wild setzten es in der BRD in die klinische Praxis um. In der DDR konnten clomiphenrefraktäre Patientinnen praktisch nur in Zentren weiterbehandelt werden, in Universitätskliniken, auch einigen Bezirkskrankenhäusern, die inzwischen auch Hormonlaboratorien aufgebaut hatten. Bei pulsatorischer GnRH-Therapie waren Überstimulierungen – im Gegensatz zur Gonadotropinbehandlung – sehr unwahrscheinlich. Parallel zu der Aktivität unserer IVF-Arbeitsgruppe versuchte ich, das Therapieprinzip 1982 an unsere Klinik zu ziehen. Mit einem Brief an das Ministerium wollte ich auf die Möglichkeit einer verbesserten Patientenversorgung durch pulsatorische GnRH-Therapie aufmerksam machen und um Unterstützung für eine orientierende Studie bitten. Der Brief wurde vom Klinikchef nicht genehmigt. Ich diskutierte das Problem in der Arbeitsgemeinschaft gynäkologische Endokrinologie. Alle hielten das Therapieprinzip gerade unter unseren Versorgungsbedingungen für wichtig – besonders G. Göretzlehner, der Greifswalder Klinikchef. Er hoffte natürlich, daß seine Klinik den Vorreiter mit ersten eigenen Erfahrungen machen würde. 1985 konnte ich durch Unterstützung eines früheren Kollegen, jetzt außerhalb der Klinik, eine erste Zyklomatpumpe und Therapiesets für 5 Patientinnen bekommen. Eine Schwangerschaft und 4 ovulatorische Zyklen wurden indiziert. Es gelang mir – gemeinsam mit den Kollegen der Arbeitsgemeinschaft – die Produktion eines GnRH-Präparates im VEB Berlin-Chemie (Gonadorelin) anzuschieben und im GnRH-Test zu testen. In Greifswald versuchte Göretzlehner eine eigene Hormonpumpe bauen zu lassen, von Freunden, die in Karlsberg mit Elektronik zu tun hatten. Sie wollte nicht richtig funktionieren. Ich verfolgte den Weg, das valutateure Verbrauchsmaterial, dessen Einkauf nicht zu diskutieren war, in der DDR selbst herzustellen. Ich fand Weckerknopfzellen, die nach kleinem Umbau der Zyklomatpumpe und Stapelung in das Batteriefach paßten und einen Medizinplastebetrieb, der in Handarbeit die Beutelschlauchsysteme herstellte, die natürlich vom Gutachterausschuß genehmigt werden mußten. Er gab auch die Erlaubnis für unsere Klinik, das nur für diagnostische Zwecke deklarierte Gonadorelin pulsatorisch für Ovulationsinduktionen zu verwenden.

1987 gelang die Veröffentlichung der eigenen Erfahrungen mit Lutrelef und Gonadorelin, gerade noch vor der Greifswalder Publikation. Ich freute mich, daß wir mit der Ovulationsinduktion wieder „vorn dran" waren und sicherte die Versorgung über klinikgebundene Wirtschaftsverträge. Inzwischen hatte ich 4 Zyklomatpumpen. Göretzlehners und meine Vorstellung war, daß es nun gelingen könnte, den Import von ca. 60 Zyklomatpumpen zu erreichen, damit auch die Ambulatorien und kleineren Kliniken die Stimulationstherapie durchführen könnten – keine von diesen hatte jedoch vaginale Ultraschallgeräte. Es war uns klar, daß auch die Gonadotropintherapie inzwischen durch vaginale Ultraschallkontrolle zuverlässig zu steuern war. Seit 1989 verließ ich bereits die Kontrolle des Zervixindex; einige Assistenten der Station waren inzwischen genügend sicher, das Follikelwachstum unter Gonadotropinstimulation zu verfolgen.

Nach der Wende schreiben Weihnachten 1989 die Assistenten der Klinik, um deren fachliche und besonders auch operative Ausbildung ich mich über alle Jahre hinweg besonders bemüht hatte, einen Brief an den Klinikchef, „... daß unter den nun veränderten gesellschaftlichen Bedingungen" eine außerordentliche Professur beantragt werden müsse.

Sie wurde mir in den letzten Tagen der DDR im September 1990 erteilt – 21 Jahre nach der Habilitation.

Quellen und Literatur

Groot-Wassink: Bericht, August 1993

Groot-Wassink K (1958) Zur Frage eines hypothalamischen Überträgerstoffes mit Einfluß auf die gonadotrope Hypophysenvorderlappen-Aktivität. Acta Biol Med German 1:459–470

Groot-Wassink K (1967) Indikationen zur FSH-Behandlung. Zentralbl Gynäkol 89:291–296

Groot-Wassink K (1967) Vergleichende Untersuchungen über Ovulationsauslösung beim Menschen durch kombinierte Verabreichung von HCG und tierischem bzw. menschlichem FSH. Zentralbl Gynäkol 89:1240–1248

Groot-Wassink K (1970) Akutes Abdomen nach Gonadotropinbehandlung. Zentralbl Gynäkol 92:449–456

Groot-Wassink K (1970) Der Verlauf von Schwangerschaften nach Ovarstimulierung mit Gonadotropinen. Zentralbl Gynäkol 92:417–419

Groot-Wassink K, Rohde W (1971) Zur Frage der Antikörperbildung bei Behandlung mit tierischem hypophysärem FSH. Zentralbl Gynäkol 93:290–294

Groot-Wassink K (1972) Ergebnisse individuell dosierter Gonadotropintherapie unter Verwendung des Zervixindex nach Insler. Zentralbl Gynäkol 94:1088–1093

Groot-Wassink K, Herrmann U, Rohde W, Ittrich G (1973) Möglichkeiten der klinischen Anwendung von synthetischem LH-Releasing-Hormon in der Gynäkologie. Zentralbl Gynäkol 95:101–1018

Groot-Wassink K (1973) Gonadotropin-Releasing-Hormon. Dtsch Gesundheitswes 28:2209–2213

Groot-Wassink K, Blawert H (1973) Vergleichende Untersuchungen zur Ovulationsauslösung mit Folistiman und Pergonal. Zentralbl Gynäkol 95:1019–1024

Groot-Wassink K (1975) Vergleichende Bilanz von Gonadotropinen und LH-Releasing-Hormon für die klinische Praxis. Z Ärztl Fortb 69:1067–1069

Groot-Wassink K, Rohde W, Ittrich G, Schürenkemper P, Pfüller B, Vesper B (1978) Erste Erfahrungen mit pulsatorischer Gn-RH-Therapie bei Amenorrhoe. Z Klin Med 42:1855–1858

Groot-Wassink K (1992) Ich war für die ein nützlicher Idiot. In: Stein R (Hrsg) Die Charité, 1945–1992, ein Mythos von Innen. Argon, Berlin

Blobel R, Schlumberger HD, Heller S (1967) Proof of FSH-releasing activity in human hypothalamus. Acta Endocrinol Suppl 56/119:103

Grumbach, Melvin Malcolm

(born 21. 12. 1925 in New York)

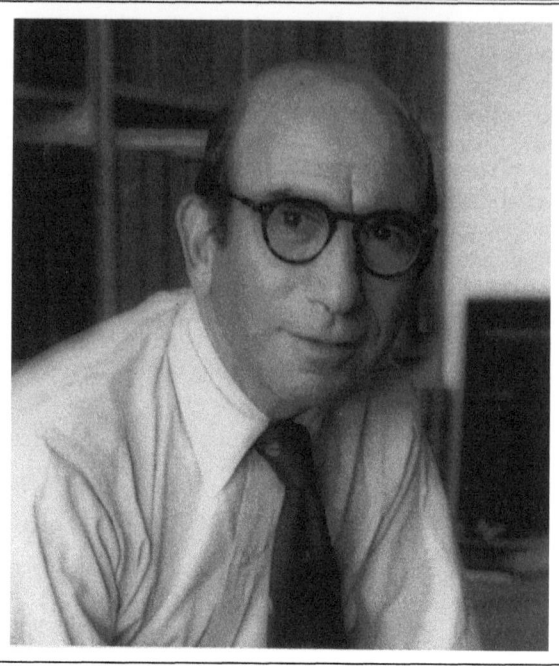

In 1945 Grumbach went to Columbia College and in 1948 he went on to Columbia University College of Physicians and Surgeons. From 1941 to 1951 he attended the Babies Hospital, Columbia Presbyterian Medical Center and from 1951 to 1953 he was a US Air Force Captain in the Medical Corps, Oak Ridge Institute of Nuclear Studies, Biological Lab, USAF Section, Frederick. From 1953 to 1955 he was a postdoctoral fellow at the National Foundation for Infantile Paralysis, Johns Hopkins University School of Medicine (under the direction of Lawson Wilkins). In the period 1955–1965 he worked at the Columbia University School of Medicine and 1966–1989 at the University of California, San Francisco.

Grumbach described his life in the following way:

My interests in reproductive medicine have been concerned with the effects of hormones and genetic factors on growth and maturation. They include the mechanisms of sex determination and differentiation and human anomalies of sex, developmental endocrinology and neuroendocrinology, and puberty – its neuroendocrinology, physiology and disorders, disorders of growth, and the role of hormones in human growth. I have had a deep interest in the importance of conceptualization in endocrinology and testing hypotheses, and in bridging the gap between advances in basic science and clinical endocrinology – the transfer and application of new knowledge from the laboratory bench to the bedside and clinic. I have had a special commitment in serving as an involved preceptor in the postdoctoral training and education of young physicians in academic pediatric endocrinology and reproductive medicine.

My early career was grealy influenced by Lawson Wilkins, the "father of pediatric endocrinology," and by Alfred Jost, the French pioneer in developmental endocrinology. I have been particularly fortunate in my professional life to have had many friends and colleagues in the United States and abroad in the basic biomedical sciences, clinical endocrinology, pediatrics, medicine, and gynecology who helped to make research exciting, collegial, rigorous, and fulfilling and who served to channel productively my unbridled curiosity.

Lawson Wilkins (s. Bild) was a great pioneer in pediatric endocrinology after having been a practising general pediatrician. In 1950 he published the first edition of his book *The Diagnosis and Treatment of Endocrine Disorders in Childhood and Adolescence*. Wilkins dedicated his book "to my father George L. Wilkins, Edwards A. Park and Fuller Albright, the family physician, the pediatrician, and the endocrinologist who have been my principle inspiration." Wilkins found in 1950 a much increased excretion of 17-ketosteroids in the urine of girls with congenital adrenocortical hyperplasia. Treatment with cortisol often reversed the symptoms of virilism.

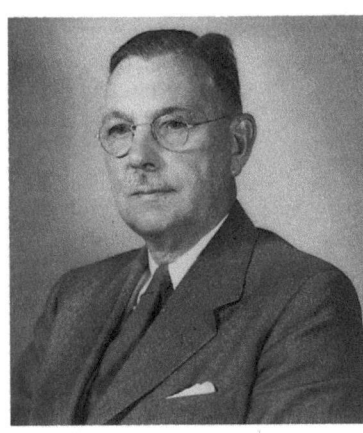

References and Other Sources

Grumbach MM, Kaplan SL (1990) The neuroendocrinology of human puberty: An ontogenetic perspective. In: Grumbach MM, Sizonenko PC, Aubert ML (eds) Control of the onset of puberty. Williams & Wilkins, Baltimore, pp 1–62

Rosenfeld RG, Grumbach MM (1990) Turner syndrome. Dekker, New York & Basel, pp. 1–521

Rosenthal SM, Grumbach MM (1990) The neuroendocrinology of puberty: Recent advances. In: Adashi EY, Mancuso S (eds) Major advances in human female reproduction. Raven, New York, pp 25–34

Grumbach MM (1990) American Pediatric Society Presidential Address at the 100th Annual Meeting: Let the walls come tumbling down. Pediatr Res 28:563–566

Conte FA, Grumbach MM (1991) Abnormalities of sexual differentiation. In: Greenspan FS (ed) Basic and clinical endocrinology. Appleton & Lange, Norwalk/CT, pp 491–518

Conto FA, Grumbach MM (1991) Endocrine disorders. In: Grossman M, Dieckmann RA (eds) Pediatric emergency medicine: A clinician's reference. Lippincott, Philadelphia, pp 467–473

Grumbach MM, Styne DM (1991) Puberty: Ontogeny neuroendocrinology, physiology, and disorders. In: Wilson JD, Foster DW (eds) Williams' textbook of endocrinology. Saunders, Philadelphia

Grumbach MM, Conte FA (1993) Disorders of sex differentiation. In: Wilson JD, Foster DW (eds) Williams' textbook of endocrinology. Saunders, Philadelphia

Wilkins L (1966) The diagnosis and treatment of endocrine disorders in childhood and adolescence, 3rd edn. Thomas, Springfield/Ill

Guillemin, Roger

(geb. 11. 1. 1924 in Dijon)

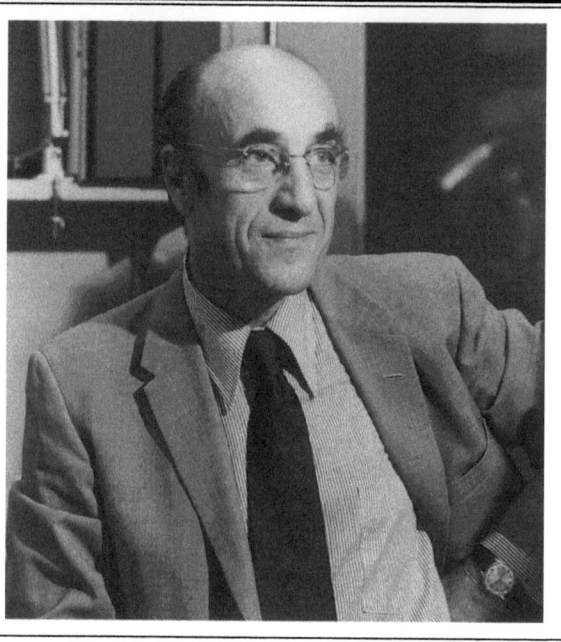

Guillemin studierte Medizin in Lyon. Die Ausbildung war völlig auf praktische Medizin ausgerichtet und fiel in die Zeit, in der Frankreich von den deutschen Truppen besetzt war. Erst nach der Beendigung des 2. Weltkrieges wurde die Verbindung zur angelsächsischen Literatur wieder möglich. Eines Tages hörte Guillemin einen Vortrag von Selye. Er war fasziniert und bewarb sich um eine Stelle. Als Fellow ging er zu Selye nach Montreal. Die Eindrücke und die Umstellung waren schwer zu verkraften, so daß Guillemin überlegte, wieder in die praktische Medizin nach Burgund zurückzukehren. Durch Geoffrey Harris, der anläßlich der Claude Bernard Lecture 1949 nach Montreal kam, wurde Guillemins Interesse für die Physiologie der hypothalamischen Kontrolle der Hypophysenfunktion geweckt. Seine erste Beobachtung war, daß Histamin nicht der sog. „first mediator" des Selye-Streßhormons sein konnte. Er machte 1952 seinen Ph.D in Physiologie und ging 1953 an das Department of Physiology am Baylor University College of Medicine in Houston/TX. Chairman des Departments war H. E. Hebbel-Hoff, sein Vorgänger war A. D. Keller, der zusammen mit C. G. Breckenridge Experimente mit hypophysektomierten Hunden gemacht hatte. Die Technik erlernte Guillemin von Breckenridge, die Kultivierung von Hyophysenzellen in Gewebekulturen in vitro von Ch. Pomerat aus Galveston. Es gelang ihm, die Wirkung von Hypothalamusgewebe auf Hypophysenzellen nachzuweisen, indem er die Abnahme der adrenalen Ascorbinsäure als Zeichen einer ACTH-Wirkung benutzte. 1975 ging er kurzfristig zu Harris an das Institute of Psychiatry in London. Harris war skeptisch über die ersten Ergebnisse der kombinierten Gewebekultur, nicht jedoch David Hume. Zusammen mit Walter Hearn plante Guillemin, an der Isolierung von hypothalamisch-hypophysiotropen Substanzen zu arbeiten. Sowohl in Hypothalamus- als auch Hypophysenhinterlappenextrakten ließ sich ACTH-Releasingaktivität nachweisen. Aufgrund von Experimenten McCanns wurde angenommen, daß Vasopressin der physiologische Mediator der streßinduzierten ACTH-Freisetzung sei. Guillemin zeigte jedoch, daß mit hoch gereinigtem, synthetischem Vasopressin, das er von du Vigneaud bekam, keine ACTH-Freisetzung erfolgt. Er postuliert den Corticotropin-Releasing-Factor CRF. Dieser Ausdruck war von M. Saffran geprägt worden, der zu ähnlichen Ergebnissen gekommen war. Saffran benutzte „hemipituitaries" anstelle der von Guillemin benutzten Deckglasgewebekultur. Für die weiteren Untersuchungen setzte Guillemin dann auch diese Technik ein. In Saffrans Labor arbeitete A. Schally, der Guillemin anschrieb, um mit ihm zusammen an der Isolierung und Charakterisierung von CRF zu arbeiten. Schally kam 1957 nach Houston, „we worked together very well, very hard, with never an unpleasant word, on the isolation of CRF".

Im Juni 1960 nahm Guillemin eine Stelle als Associate Director des Laboratoriums für Experimentelle Endokrinologie am Collège de France in Paris bei R. Courrier an. Gleichzeitig wurde in den Baylor-Labors weitergearbeitet, so daß er hin und her pendelte. In Paris gelang zusammen mit E. Sakiz der 1. Nachweis von LH-RH-Releasingfaktor in hypothalamischen Extrakten. Etwa zur gleichen Zeit machten S. M. McCann und G. Harris die gleiche Beobachtung. Das wichtigste Ergebnis in der Pariser Zeit war der Bericht über den Thyrotropin-Releasing-Faktor (TRF) in hypothalamischen Extrakten. Nach 3 Jahren verließ Guillemin Paris, denn die lokalen Umstände waren nicht mit seinen Zielen und seiner wissenschaftlichen Ethik in Übereinstimmung zu bringen. Er nahm ½ Millionen Schafshypothalamusfragmente mit nach Houston. Dort wurden zwischen 1964 und 1967 mehr als 50 t frisch gefrorenen Gewebes lyophilisiert und extrahiert.

Als Guillemin im November 1963 nach Houston zurückkam, war inzwischen Schally an das Veterans Administration Hospital in New Orleans gegangen, um eine „Unit of Research on Polypeptides" aufzubauen.

Die Isolierung von LRF wurde zurückgestellt bis ein besserer Bioassay als der „ovarian ascorbic depletion assay" für LH verfügbar wurde. TRF wurde 1968 isoliert: Pyro-Gluthamyl-Histidyl-Prolin-Amid. Die Isolierung des 1. mg TRF, so kalkuliert Guillemin, war 2- bis 3mal teurer, als 1 kg Mondgestein durch die Apollo-11-Mission vom Mond zu holen. Als Guillemin das Manuskript zur Veröffentlichung bei *Science* einreichte, wurde dies zurückgewiesen mit den Worten: „These hypothalamic releasing factor were not much else than a lasting fancy of Guillemin's vivid imagination". Aufgrund der Verzögerung der Publikation ergab sich später der Streit über die Priorität für die Charakterisierung der primären Struktur von TRF zwischen Guillemin auf der einen und Volkers und Schally auf der anderen Seite.

1969 stand ein brauchbarer Immunoassay für LH zur Verfügung, und die Arbeiten an der Isolierung von LRF konnten fortgesetzt werden. Guillemin erhielt das Angebot des Salk Institutes in La Jolla/CA, mit Unterstützung der Ford- und Rockefeller-Foundation eine Gruppe von Wissenschaftlern auf dem Gebiet der Neuroendokrinologie des Hypothalamus zu gründen. Im September 1970 stand eine Präparation von hoch gereinigtem bovinem LRF zur Verfügung. Die Aminosäurenzusammensetzung war: His 1, Arg 1, Ser 1, Glu 1, Pro 1, Gly 2, Leu 1, Tyr 1. Im Februar 1971 erhielt Guillemin vorzeitig als Referee des Scientific Program comittee der Endocrine Society ein Abstract von Schally, in dem die Zusammensetzung des von ihm gereinigten porzinen LRF die gleiche war. Guillemin teilte Schally sofort die eignen, nichtpublizierten Daten mit. Vor dem Meeting der Endocrine Society veröffentlichten beide Laboratorien ihre Daten über LRF als Nonapeptid. Einige Wochen später auf dem genannten Meeting schlug Schally eine Aminosäurenfrequenz für LRF als Decapeptid vor: PGlu-His-Trp-Ser-Tyr-Gly-Leu-Arg-Pro-Gly-NH 2. Zwei Monate nach dieser Ankündigung konnte R. Burgus die gleiche Struktur mit einer verfeinerten Technik bestätigen.

Der jahrelange Kampf um die Priorität zwischen Guillemin und Schally und gleichzeitig die Geschichte der Erforschung der Hypothalamushormone ist eindrucksvoll von N. Wade beschrieben worden.

Guillemin hat zahlreiche Ehrungen erfahren. Zusammen mit Schally bekam er 1977 den Nobelpreis für Medizin.

For Guillemin and Schally, the French physician and the Polish war-refugee, the road that began in Montreal in the early 1950s ended in Stockholm in 1977. Working apart, each driven by the fear that the other might claim victory first.... In attaining even that award, they were denied the victory that each also craved, the final triumph over the other (Wade 1981).

Murray Saffran wurde am 30. 10. 1924 in Montreal geboren. Sein Studium absolvierte er an der McGill University. Bis 1969 war er Fellow and Demonstrator am Department of Psychiatry, 1959 wurde er Professor am Department of Biochemistry and Psychiatry und 1966 Professor of Biochemistry an der McGill University.

Quellen und Literatur

Guillemin R: Curriculum vitae, January 1991

Guillemin R (1977) Purification, isolation, and primary structure of hypothalamic luteinizing hormone-releasing factor of ovine origin – a historical account. Am J obstet Gynecol 129:214–218

Guillemin R (1978) Pioneering in neuroendocrinology 1952–1969. In: Meites J, Donovan BT, McCann SM (eds) Pioneers in neuroendocrinology. Plenum, New York, pp 221–239

Saffran M (1978) Corticotropin-releasing factor: The elusive hormone. In: Meites J, Donovan BT, McCann SM (eds) Pioneers in neuroendocrinology, vol II. Plenum, New York London

Wade N (1981) The Nobel duel, two scientists' 21-year race to win the world's most coveted research prize. Anchor Press/Doubleday, Garden City, New York

Haberlandt, Ludwig

(1. 2. 1885 Graz – 22. 7. 1932 Innsbruck)

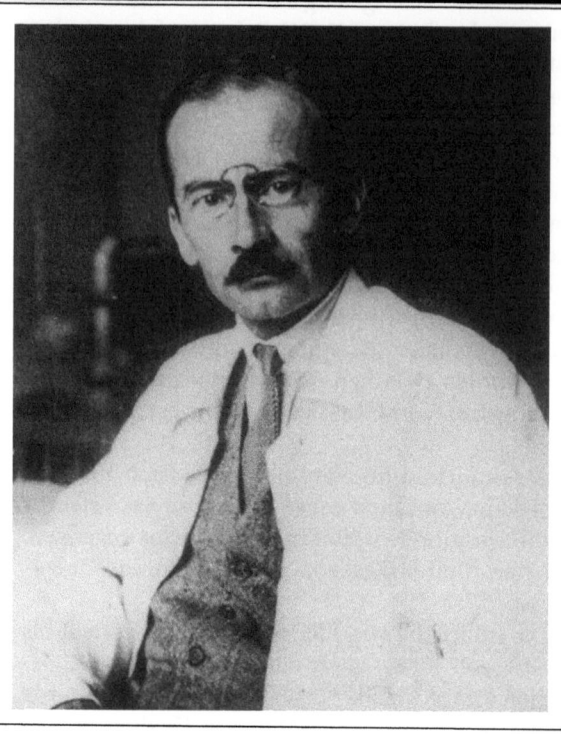

Ludwig Haberlandt stammte aus einer österreich-ungarischen Gelehrtenfamilie. Sein Vater, Gottlieb Haberlandt (1854–1945), war durch seine physiologische Pflanzenanatomie weltberühmt geworden. Ein Bruder des Vaters war ein bedeutender Völkerkundler und Indologe. Ludwig Haberlandt studierte in Graz Medizin. Nach Abschluß des Studiums wandte er sich der Physiologie zu. Er arbeitete zunächst in Berlin bei W. Trendelenburg (1877–1946), dem er 1911 nach Innsbruck folgte. Dort habilitierte er sich 1913, und 1919 wurde er unter E. T. von Brücke (1880–1941) außerordentlicher Professor. Erhoffte Berufungen auf Lehrstühle blieben aus: im Alter von erst 47 Jahren starb Ludwig Haberlandt.

Haberlandt befaßte sich zunächst mit Untersuchungen über Reizbildung und Reizleitungen im Herzen. Seine Beschäftigung mit der hormonalen Sterilisierung, wie er die hormonale Kontrazeption nannte, entsprang nicht physiologischen Untersuchungen, sondern war das Resultat allgemeiner Überlegungen zu Sexualhygiene und Geburtenregelung. Haberlandts Frau Therese, geb. Brem (1891–1975) berichtete, daß ihr Mann 1919 erklärte, es müsse doch etwas Besseres und Zuverlässigeres geben als das Kondom; es müsse doch möglich sein, die Erkenntnisse der modernen Biologie und Endokrinologie zu einer anderen Methode der Geburtenregelung zu nutzen. In seinem „Jahresbuch", dem Rechenschaftsbericht, den er alljährlich zwischen Weihnachten und Neujahr für sich selber verfaßte, schrieb Haberlandt:

Ich erinnere mich noch so gut, wie mir der Grundgedanke hierzu an einem Februarabend des Jahres 1919 ganz plötzlich, gleichsam wie durch eine höhere Eingebung, gekommen war und mir sofort die weitgehende Bedeutung der Sache voll zu Bewußtsein kam.

Seine Publikation vom 9. Dezember 1921 über hormonale Sterilisierungen des weiblichen Tierkörpers beginnt mit dem Hinweis auf J. Beard (1858–1924) und A. Prenant (1861–1927). Beard war Lecturer in Embryologie und vergleichender Anatomie an der Universität von Edinburgh, Prenant Professor der Histologie in Nancy und Paris.

Diese Autoren hatten die Auffassung vertreten, daß das Corpus luteum eine Drüse ohne Ausführungsgang mit innerer Sekretion sei, welche die Aufgabe habe, die Eireifung während der Gravidität zu verhindern und damit einen ungestörten Verlauf der Schwangerschaft zu gewährleisten. Haberlandt weist auf Beobachtungen hin, die eine ovulationshemmende Wirkung des Gelbkörpers bei verschiedenen Tierarten zeigten. Bei diesen Experimenten ging es darum, die Funktion des Gelbkörpers aufzuklären. Bei Haberlandt entstand die Überlegung, mit Hilfe des Gelbkörpers die Ovulation zu hemmen und damit eine Schwangerschaft zu verhüten. Seine Untersuchungen wurden von der Rockefeller

Foundation in New York finanziert. Er transplantierte Ovarien schwangerer Kaninchen und Meerschweinchen jeweils in nichtschwangere Tiere. Es zeigte sich, daß die Mehrzahl der Kaninchen und Meerschweinchen temporär bis zu 3 Monaten steril blieben. In späteren Versuchsreihen mit Injektionen von Ovarialextrakten untersuchte Haberlandt dann auch die Ovarien und fand als Ursache der Kontrazeption eine Hemmung der Follikelreifung.

Bereits vor der Publikation in der Münchner Medizinischen Wochenschrift hatte er über seine Tierexperimente berichtet und auf die Anwendungsmöglichkeiten beim Menschen hingewiesen:

Ich trug meine neue Methoden ... vor und erregte damit allseits reges Interesse, ja, ich darf wohl sagen, allgemeines Aufsehen. Die Sache ist allerdings ja so überraschend neu und doch wieder eigentlich so einfach, daß sie mir von verschiedener Seite übereinstimmend als ein Ei des Columbus bezeichnet wurde ... Bei der großen Wichtigkeit der Sache wird es früher oder später, vieleicht auch zuerst in anderen, glücklicheren Ländern, doch zu allgemeiner Durchführung kommen ...

Wie auch immer, Haberlandt war es, der aus einer physiologischen Hypothese ein pharmakologisches Prinzip ableitete; er war es, der mit Tierversuchen seine Prognose verifizierte; er war es, der, wenn auch noch keine reinen Hormone, so doch hormonhaltige Extrakte parenteral und oral verabreichte und damit bei Tieren Infertilität erzielte; und er war es schließlich, der hierin eine Methode der Geburtenregelung für den Menschen voraussah (Simmer 1982).

Literatur

Haberlandt L (1921) Über hormonale Sterilisierung des weiblichen Tierkörpers. MMW 49:1577–1578

Haberlandt L (1922) Über hormonale Sterilisierung weiblicher Tiere durch subkutane Transplantation von Ovarien trächtiger Weibchen. Pflügers Arch 194:235–270

Haberlandt L (1924) Über hormonale Sterilisierung weiblicher Tiere. II. Injectionsversuche mit Corpus luteum-, Ovarial- und Placenta-Opton. Pflügers Arch 202:1–13

Haberlandt L (1931) Meine Hormon-Arbeiten, 12 Jahre physiologischer Experimental-Forschung. Fortschr Med 49:343–347

Beard J (1897) The span of gestation and the cause of birth. Fischer, Jena

Beard J (1898) The rhythm of reproduction in mammalia. Anat Anz 14:97–103

Prenant A (1898) La valeur morphologique du corps jaune, son action physiologique et thérapeutique possible. Rev Gen Sci Pure Appl 9:646–650

Simmer HH (1970) On the history of hormonal contraception. I. Ludwig Haberlandt (1885–1932) and his concept of "hormonal sterilization". Contraception I:3–27

Simmer HH (1975) Zur Geschichte der hormonalen Empfängnisverhütung. Geburtshilfe Frauenheilkd 35:688–696

Simmer HH (1982) Die Anfänge der hormonalen Kontrazeption und die Münchner Medizinische Wochenschrift MMW 124:499–503

Hahn, Joachim

(geb. 11. 12. 1924 in Ostprignitz/ Mark Brandenburg)

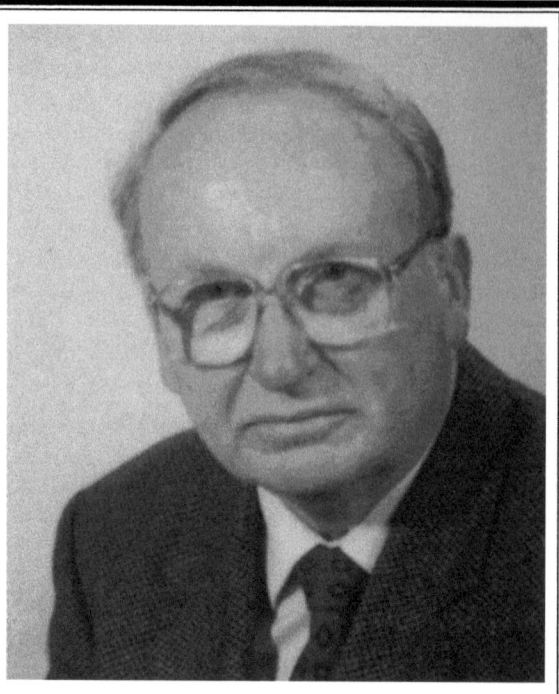

Joachim Hahn wurde als Sohn eines Landwirtes geboren. Nach Arbeitsdienst und Kriegseinsatz bis zu seiner Verwundung 1945 begann er mit dem Studium der Veterinärmedizin im Frühjahr 1946 an der Humboldt-Universität Berlin. Er wurde 1951 Assistent an der dortigen Tierärztlichen Klinik für Geburtshilfe und Rinderkrankheiten. 1958 wechselte er zur Tierärztlichen Hochschule Hannover an die Klinik für Geburtshilfe und Gynäkologie des Rindes. Dort konnte er sich mit einer Arbeit über die Fruchtbarkeitsvererbung beim Rind habilitieren. 1960–1966 ging er für 2½ Jahre an das Tierzuchtinstitut der Cornell-Universität in Ithaca/NY. Nach seiner Rückkehr nach Hannover wurde ihm 1969 die Leitung der neu geschaffenen Abteilung für experimentelle Fortpflanzungsbiologie an der Klinik für Geburtshilfe und Gynäkologie des Rindes der Tierärztlichen Hochschule Hannover übertragen.

Hahn hat schwerpunktmäßig Forschung auf dem Gebiet des Embryotransfers und der assoziierten Techniken bei verschiednen Tierarten betrieben. Er hat in Deutschland den unblutigen Transfer beim Rind eingeführt und betrieb Grundlagenforschung auf dem Gebiet der In-vitro-Befruchtung und -Kultivierung von Eizellen der Spezies Maus, Kaninchen und Rind. Auf den Gebieten der Tiefgefrierkonservierung, der Teilung von Embryonen, der Erstellung von Chimären sowie über die Variabilität der Superovulation bei verschiedenen Tierspezies führte er Untersuchungen durch, außerdem Studien zur Erstellung von transgenen Versuchstieren. Anfang der 90er Jahre folgten Untersuchungen auf dem Gebiet der in-vitro-Befruchtung von Rindereizellen sowie Grundlagenuntersuchungen zum Klonieren von Embryonen.

Hahn war von 1974–1991 Sprecher der Deutschen Embryotransfer-Gruppe, von 1986–1990 Vizepräsident der Europäischen Embryotransfer-Gesellschaft und 1983–1987 Präsident der Deutschen Gesellschaft zum Studium der Fertilität und Sterilität.

Literatur

Hahn J (1964) Recherches sur la fecondite en ensemination artificielle. Elevage Insemination 80:3–6

Aaehnelt E, Hahn J (1966) Fruchtbarkeitsbeurteilung bei Bullen und Züchtung auf Fruchtbarkeit. Züchtungskunde 38:71–83

Onuma H, Hahn J, Foote RH (1970) Factors affecting superovulation, fertilization and recovery of superovulated ova in prepubertal cattle. J Reprod Fertil 21:119–126

Seidel GE, Larson LL, Spilman CH, Hahn J, Foote RH (1971) Culture and transfer of calf ova. J Dairy Sci 54:923–926

Hahn J, Meier U (1973) Versuchsdurchführung und Ergebnis von Eitransplantationen beim Kaninchen. Zuchthygiene 8:22, 31

Hahn J, Hahn R, Lorrmann W, Luhmann F, Schneider U, Zoder HF (1974) Versuche zur Gewinnung, Konservierung und Transplantation von Rindereizellen. Dtsch Tierärztl Wochenschr 81:463–465

Schneider U, Hahn J, Sulzer H (1974) Erste Ergebnisse der Tiefgefrierkonservierung von Mäuse- und Kaninchenzellen. Dtsch Tierärztl Wochenschr 81:470–472

Hahn J, Hahn R, Baumgärtner G, Lorrmann W, Zoder HF (1975) Erfolgreiche unblutige Eitransplantation beim Rind. Dtsch Tierärztl Wochenschr 82:429–431

Hahn J (1977) Vergleichende Betrachtung der Eiübertragung bei Säugetieren. In: Fortschritte der Fertilitätsforschung, Bd V. Grosse, Berlin, S 165–167

Moustafa LA, Hahn J (1978) Experimentelle Erzeugung von identischen Mäusezwillingen. Dtsch Tierärztl Wochenschr 85:242–244

Hahn J, Schneider U (1982) Embryotransfer in laboratory animals as a tool in reproductive research. Exp Biol Med 7:170–174

Renk G, Kluge R, Jahn J (1986) Untersuchungen zur genetischen Charakterisierung und Fruchtbarkeit von Mäusechimären. Zuchthygiene 21:198–206

Hahn J (1988) Superovulation, Embryotransfer und Teilung von Embryonen. Züchtungskunde 60:167–173

Hahn J, Baunack E, Bürkle K, Renk G (1991) Neuere biotechnische Methoden in der Fortpflanzungsbiologie bei den Spezies Maus, Kaninchen und Rind. In: DFG (Hrsg) Qualitätskriterien der Versuchstierforschung. L. u. J. Publikationsserv. GmbH, S 1–18

Halász, Béla

(born 4. 7. 1927 in Kalazno/Hungary)

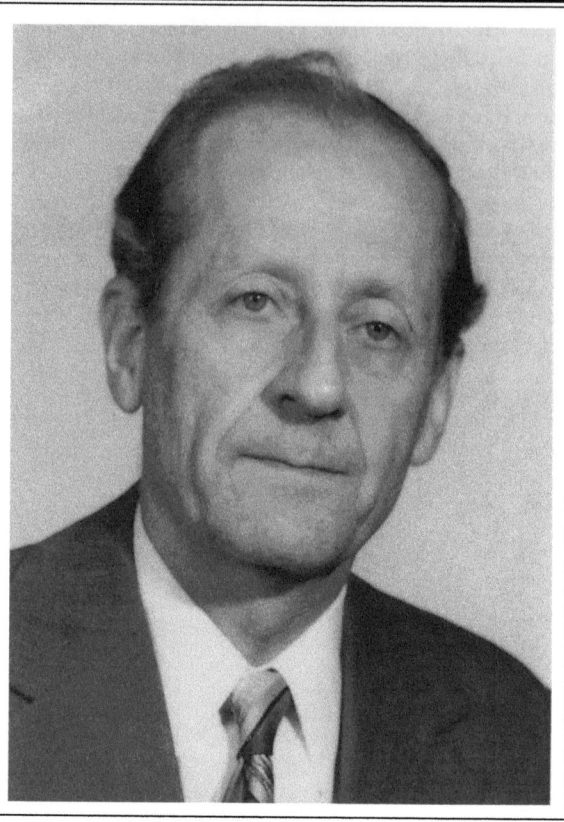

Béla Halász, MD, DSci, received his MD degree from the University Medical School, Pécs (Hungary) in 1954. He began his teaching and research career under the supervision of Prof. John Szentágothai, Head of the Department of Anatomy of the same University. As assistant and later as associate professor, Halász worked in this department until 1971, when he became Professor and Chairman of the Second Department of Anatomy, Histology and Embryology, Semmelweis University Medical School, Budapest. From 1973 to 1979 he served as Vice Rector of the University. As a Ford Foundation fellow, he has spent 1 year (1964–1965) with Dr. Charles H. Sawyer and Dr. Roger A. Gorski in the Department of Anatomy and Brain Research Institute, University of California, Los Angeles.

For more than 30 years he has studied the neural control of the anterior pituitary and has made several fundamental contributions. With Szentágothai he was the first to propose the existence of the so-called internal feedback of pituitary hormones and provided the first experimental evidence on the existence of pure nervous connections between the adrenal cortex and the hypothalamus. By implanting anterior pituitary tissue into various brain regions, he demonstrated that only the medial basal hypothalamus (called by him the hypophysiotrophic area) is capable of maintaining normal structure and function of the anterior pituitary. He constructed a small bayonet-shaped knife and introduced a stereotaxic technique which enables the interruption of nervous connections of various brain regions. This deafferentation technique designed by Halász is widely used in different laboratories of many countries. By means of this method he disconnected the medial basal hypothalamus from the rest of the brain and has shown that the isolated area per se is able to control, to some extent, basal secretion of pituitary trophic hormones. With his coworkers he further demonstrated that in the rat the neural trigger for ovulation is located, at least partly, in the medial preoptic area. On the basis of these findings he proposed that two levels exist in the neural control of the anterior pituitary: the first control level is represented by the neurons producing the hypophysiotrophic releasing and release-inhibiting factors (hormones) acting directly on the adenohypophysis. All other neural structures involved in the control are considered as the second control level. In Budapest, he organized a neuroendocrine research group of about ten mainly young investigators. This group is working along the same line studying structural organization of the hypothalamus and related structures, ontogenesis of the organization, and the role of various brain regions in the control of the anterior pituitary. Several of his pupils are internationally known and recognized researchers.

With J. Szentágothai, B. Flerkó, and B. Mess he is coauthor of the well-known monograph entitled *Hypothalamic Control of the Anterior Pituitary* published by the Hungarian Academy of Sciences in 1962. He has written 120 publications.

He received the Doctor of Science degree in 1972. In 1976 Dr. Halász was given the Ulf von Euler Award by the International Society of Endocrinology. In 1979 he was elected a corresponding member and in 1985 a member of the Hungarian Academy of Sciences. He is a member of the Academia Europaea and an honorary member of the American Academy of Arts and Sciences, the American Physiological Society, the Czechoslovakian and the Polish Endocrine Society, as well as Doctor Honoris Causa of the Medical Academy Lodz (Poland).

He is presently Vice President of the Ungarian Academy of Sciences and the European Federation of Endocrine Societies and a member of the Executive Council of the European Science Foundation, of the Executive Committee of the International Society of Endocrinology, and of the European Neuroendocrine Association. For several years he was a member of the Central Council of the International Brain Research Organization. For 6 years he served as Vice President of the International Society of Neuroendocrinology and was a member of the editorial board of the *Journal of Neuroendocrinology* and of *Psychoneuroendocrinology*.

Auf deutsch schreibt Halász: „Ich bin verheiratet, meine Frau ist auch Ärztin. Wir haben zwei Töchter, die auch studierten. Beide sind verheiratet und haben zusammen fünf Kinder. Meine besonderen Interessen sind klassische Musik und die Malkunst."

References and Other Sources

Szentágothai J, Flerkó B, Mess B, Halász B (1968) Hypothalamic control of the anterior pituitary: an experimental-morphological study. Akademiai Kiado, Budapest, p 110

Halász B (1978) The hypophysiotrophic area. In: Meites J, Donovan BT, McCann SM (eds) Pioneers in neuroendocrinology, vol II. Plenum, New York London, pp 243–252

Halban, Josef

(10. 10. 1870 Wien – 23. 4. 1937 Wien)

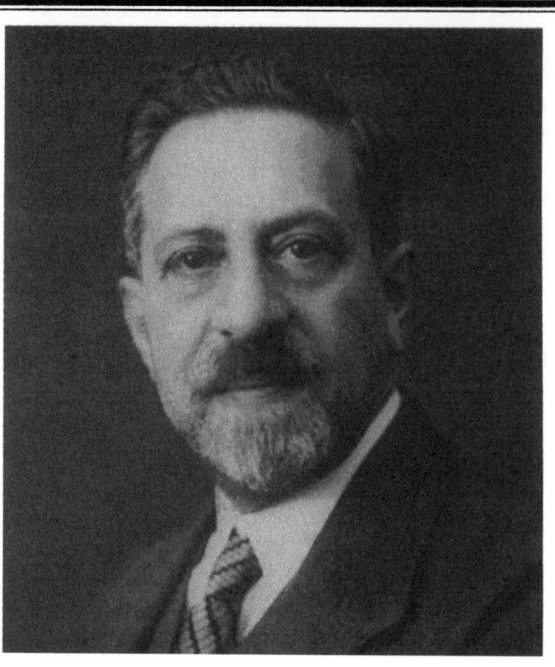

Halban war einer der bedeutendsten Gynäkologen Österreichs. Als Assistent an der I. Wiener Universitäts-Frauenklinik stellte er seine Untersuchungen über die Menstruation an. Er habilitierte sich 1903 bei F. Schauta (1849–1919). Neben dem Breslauer L. Fraenkel (1870–1953) und dem Wiener E. Knauer (1867–1935) wurde Halban zum Begründer der gynäkologischen Endokrinologie. Von 1910 bis zu seinem Tode war er Primararzt der gynäkologischen Abteilung des Krankenhaus Wieden in Wien.

Halbans Name ist verknüpft mit dem Halban-Schwangerschaftszeichen, dem vermehrten Haarwuchs gravider Frauen und der Halban-Krankheit, der Amenorrhö bei persistierendem Corpus luteum.

Noch als Operationszögling bei Schauta führte Halban 1897 Transplantationen von Ovarien durch. Nach dem Vortrag von E. Knauers vor der Gesellschaft der Ärzte in Wien am 1. Dezember 1899, in dem er über seine Transplantationsergebnisse berichtete, trug Halban in der Diskussion seine Befunde vor. Er bestätigte Knauers Ergebnisse und postulierte erstmals, daß es sich bei der Wachstumsanregung eines infantilen Uterus um die Wirkung einer inneren Sekretion der Ovarien handelt, er sprach von einer „Substanz" des Eierstocks. Gleichzeitig erschien die Dissertation des am Pathologischen Institut in Dorpat tätigen Herman Rafael Rubinstein (1871–1955) *Über das Verhalten des Uterus nach der Exstirpation beider Ovarien und nach der Transplantation an einer anderen Stelle der Bauchhöhle*. Die Kastrationsatrophie des geschlechtsreifen Uterus wurde durch die Transplantation verhindert. (Die Universität von Dorpat, gegründet 1632, war bis 1893 deutsche Universität. Seit der Russifizierung Estlands trägt das ehemalige Dorpat den Namen Jurjev).

In weiteren Transplantationsversuchen wollte Halban klären, ob die Menstruation von der inneren Sekretion der Ovarien abhängt. Er bekam die Erlaubnis, mit 4 Pavianen des Wiener Tiergartens zu experimentieren. Das Wiederauftreten von Blutungen nach Kastration und Transplantation der Ovarien und die nach späterer Exstirpation der transplantierten Ovarien auftretende Amenorrhö widerlegten die bisher geltende Pflüger-Hypothese, d.h. die reflektorisch-nervöse Erklärung der Menstruation. (s. bei Pflüger)

In klinischen Experimenten befaßte sich Halban zusammen mit R. Köhler mit der Funktion des Corpus luteum. Sie exstirpierten und transplantierten Corpora lutea bei Patientinnen, die aus anderen Gründen operiert werden mußten. Der anschließende Verlauf ergab eindeutig, daß der Ausfall der Funktion des Gelbkörpers die Menstruation verursacht. Diese Versuche führten zur Erklärung des nach Halban benannten Syndroms der Corpus-luteum-Persistenz.

Nach H. H. Simmer war Halbans größte intellektuelle Leistung das Erkennen der endokrinen Funktion der Plazenta per exclusionem. Halban ging von der Beobachtung bei weiblichen Neugeborenen aus.

Ähnlich wie die Mutter zeigen weibliche Neugeborene an Brust und Uterus bestimmte Veränderungen, die sich nach der Geburt wieder zurückbilden. Hierfür konnten entweder die Hormone der Mutter, eine Übersekretion des Kindes oder plazentare Hormone verantwortlich sein. Halban erkannte, daß die Plazenta wie das Ovarium Hormone produziert. Den experimentellen Beweis konnte er selbst nicht erbringen; dies gelang etwa 10 Jahre später in Wien O. O. Fellner und E. Herrmann, beide auch Schüler von Schauta. (s. bei Fellner)

Die Persönlichkeit Halbans beschreibt H. H. Simmer (1971) wie folgt:

Wir sollten uns auch vergegenwärtigen, daß mit ihm ein besonderer Typ von Wissenschaftler zu den Anfängen der Endokrinologie der Fortpflanzung beitrug, jener Typ, den Wilhelm Oswald so treffend geschildert und so wenig glücklich als Romantiker beschrieben hat. In dem von Max Hartmann dargelegten vielfachen Methodengefüge bediente Halban sich in seinen Studien über das Ovarium und die Plazenta mehr der Synthese und der Deduktion als der Analysen und der Induktion, mehr der generalisierenden als der reinen Induktion. Er war mehr ein intuitiver und spekulativer Forscher als ein systematischer Experimentator. In der Wissenschaft war er mehr Theoretiker als Praktiker. Dabei war Halban praktisch tätiger und sehr beschäftiger Gynäkologe und Geburtshelfer, der später durch seine chirurgischen Leistungen und sein mit Seitz herausgegebenes Handbuch weit über Österreich hinaus bekannt wurde.

Literatur

Halban J (1899) Diskussionsbeitrag zu einem Vortrag von E. Knauer. Wien Klin Wochenschr 12:1243-1244

Halban J (1900) Über den Einfluß der Ovarien auf die Entwicklung des Genitales (Transplantation von Uterus, Tube, Ovarium). Monatsschr Geburtshilfe Gynäkol 12:496-506

Halban J (1901) Ovarium und Menstruation. Verh Dtsch Ges Gynäkol (Leipzig) 9:619-624

Halban J (1904) Schwangerschaftsreaktionen der fötalen Organe und ihre puerperale Involution. Z Geburtshilfe Gynäkol 53:191-231

Halban J (1905) Die innere Secretion von Ovarium und Placenta und ihre Bedeutung für die Funktion der Milchdrüse. Arch Gynäkol 75:353-441

Halban J, Köhler R (1914) Die Beziehungen zwischen Corpus luteum und Menstruation. Arch Gynäkol 103:575-589

Bradbury JT (1955) Die innere Secretion von Ovarium und Plazenta und ihre Bedeutung für die Funktion der Milchdrüse - Priv. Doz. Dr. Josef Halban. Obstet Gynecol 6:559-565

Simmer HH (1968) Flacental hormones. In: Assali NS (ed) Biology of gestation, vol I. Academic Press, New York London, pp 290-354

Simmer HH (1971) Josef Halban: Pionier der Endokrinologie der Fortpflanzung. Wien Med Wochenschr 121:549-552

Simmer HH (1971) Innere Sekretion der Ovarien als Ursache der Menstruation. Halbans Falsifikation der Pflügerschen Hypothese. In: Festschrift für Erna Lesky zum 70. Geburtstag. Hollinek, Wien, S 123-148

Simmer HH (1984) Die Erschließung der endokrinen Funktion der Plazenta. Endokrinologie-Informationen I:8:249-266

Simmer HH (1985) Die Erschließung der inneren Sekretion der Plazenta. Endokrinologie-Informationen II:25-37

Haller, Jürgen

(8. 6. 1929 Göttingen – 21. 4. 1976 Göttingen)

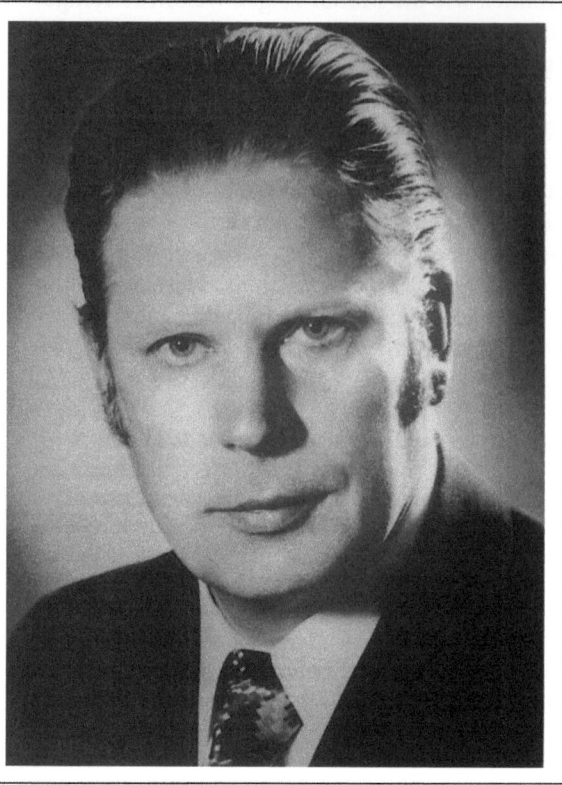

In seinem Lebenslauf schrieb J. Haller:
„Ich wurde am 8. Juni 1929 als Sohn des ev.-luth. Superintendenten Richard Haller und seiner Ehefrau Bertha, geb. Martens, geboren. Ostern 1935 wurde ich in Hannover in der Bürgerschule 26 eingeschult. Das 4. Volksschuljahr konnte ich überspringen.

Während des zweiten Weltkrieges meldete ich mich freiwillig zur Luftwaffe und bestand nach vorheriger Segelflugausbildung im Herbst 1944 in Hannover die Flugzeugführertauglichkeitsprüfung. Im Herbst 1944 wurde ich im Kriegseinsatz nach Nymwegen/Holland eingezogen, wo ich die Luftlandung der Alliierten im Raum Arnheim/Nymwegen miterlebte. Ab Februar 1945 wurde ich nach Abbruch der Flugausbildung auf dem Fliegerhorst Wesermünde zum Wehrdienst bei der Verteidigung des Festungsbereiches Wesermünde in einer Panzervernichtungskompanie herangezogen.

Während der ersten drei Monate nach Kriegsende war ich als Klempner- und Installationslehrling in Neustadt bei Hannover tätig. Nach dem Abitur im Frühjahr 1947 wurde ich wegen Überfüllung der Universitäten mit älteren Kriegsteilnehmern noch nicht zum Studium der Medizin zugelassen. Statt dessen nahm ich aufgrund der Empfehlung des Zulassungsausschusses im SS 1947 an dem „Akademischen Kurs" der Georg-August-Universität Göttingen teil, wo ich Philosophie, Griechisch, Deutsch, Zoologie und Botanik hörte und in diesen Fächern Leistungsprüfungen mit dem Prädikat „sehr gut" ablegte. Von Oktober 1947 bis Oktober 1948 besuchte ich das „Sprachinstitut Ebel" in Hannover. Im Oktober 1948 bestand ich das Examen als Dolmetscher und Übersetzer für Englisch des „Allgemeinen Dolmetscherverbandes" (A.D.V. Gen. Interpr. Association).

Am 8. November 1948 wurde ich in der Medizinischen Fakultät der Georg-August-Universität Göttingen immatrikuliert. In den Semesterferien der ersten Studienjahre nahm ich an freiwilligen Arbeitslagern des Internationalen Zivildienstes teil, die dem Neuaufbau von Krankenhäusern (Kassel) und Flüchtlingssiedlungen (Donaueschingen und Friedland) dienten. Im Wintersemester 1951 legte ich die ärztliche Vorprüfung ab. Das medizinische Staatsexamen bestand ich am 14. Juni 1954 in Göttingen. Am 15. Juni promovierte ich an der Georg-August-Universität Göttingen mit der Dissertation *Über den Einfluß des Äthinylandrostendiol auf die gonadotrope Funktion des Hypophysenvorderlappens.*

Im Rahmen des „Fulbright Programmes" war ich vom 1. Juli 1954 bis 30 Juni 1955 als Pflichtassistent

(„rotating intern") am Bethesda Hospital und an der Universitäts-Kinderklinik in Cincinnati/Ohio, USA, tätig. Vom 1. Juli 1955 bis zum 30. Juni 1956 arbeitete ich als „resident in Obstetrics and Gynecology" (erstes Jahr der Facharztausbildung in Geburtshilfe und Gynäkologie) am Mercy Hospital in Canton/Ohio. Während dieser Zeit beschäftigte ich mich neben der klinischen Tätigkeit wissenschaftlich mit den angeborenen Fehlbildungen des Neugeborenen. Die Arbeit *Report on congenital urogenital abnormalities of infants born at Mercy Hospital of Canton/Ohio during the second half-year 1955* wurde von den vereinigten „Mercy and Timken-Mercy Hospitals" als beste wissenschaftliche Arbeit des Jahres mit dem 1. Preis ausgezeichnet.

Nach meiner Rückkehr aus den USA vertrat ich vom 1. 3.–30. 9. 1956 einen praktischen Arzt und Geburtshelfer in seiner kassenärztlichen Landpraxis in Winningen an der Mosel. Alles war 1956 für die Auswanderung nach den USA von uns vorbereitet, als beim Abschiedsbesuch bei Hochschullehrern in Göttingen der Pharmakologe Prof. Lendle die Weichen umstellte, indem er mir eine wissenschaftliche Assistentenstelle in der Universitäts-Frauenklinik beschaffte. Zuletzt hatte ich die Position eines Abteilungsleiters für „Familienplanung und Geburtshilfe". Vorher war ich 1 Jahr lang nach der Emeritierung von Prof. Kirchhoff (1905) kommissarischer Leiter der Universitäts-Frauenklinik.

Seit Juni 1956 bin ich verheiratet. Meine Frau ist Ärztin. Wir haben drei Kinder".

Der Tod Jürgen Hallers kam auch für seine Frau unerwartet: Sie schreibt: „... waren doch die Flugkarten für eine Kongreßreise mit Referat in Mexico City und Anschlußreise nach Peru schon besorgt und die Präsidentschaft für die Norddeutsche Gesellschaft für Gynäkologie und Geburtshilfe angenommen. Mein Mann erkrankte an einer schweren Depression, die hochdosierte Psychopharmakabehandlung konnte seinen plötzlichen Tod leider nicht verhindern".

1965 erschien die Monographie *Ovulationshemmung durch Hormone*, 2 weitere überarbeitete Auflagen 1968 und 1971. Zusammen mit seinem Lehrer H. Kirchhoff hat Haller wesentlich zur Vermittlung der Kenntnisse über die hormonale Kontrazeption in Deutschland beigetragen. In einem Geleitwort schreibt Kirchhoff

Nach einer ausführlichen Besprechung der Auslösung und vor allem der exakten Diagnostik der Ovulation im rhythmischen Geschehen des weiblichen Körpers, wird auf die verschiedenen Möglichkeiten der Unterdrückung bzw. Hemmung des Eisprungs durch Hormonapplikation eingegangen. Ein ausführlicher Abschnitt ist den verschiedenen Hormonkombinationen gewidmet. Es folgt eine übersichtliche und erschöpfende Darstellung der vier großen Indikationsgebiete: 1. Die Erreichung des sog. Rebound-Effektes zur Fertilitätssteigerung, 2. die Behandlung der Dysmenorrhoe, 3. die Therapie der Endometriose und 4. die Empfängnisverhütung.

Neben G. Döring hat Haller als erster im deutschsprachigen Raum Zuverlässigkeit und Nebenwirkungen der Pille untersucht. Zwei weitere Namen sind in diesem Zusammenhang ebenso zu erwähnen: H. Gesenius, Chefarzt der geburtshilflich-gynäkologischen Abteilung am Martin-Luther-Krankenhaus in Berlin, und Hans Harmsen, Direktor des Hygienischen Instituts der Freien und Hansestadt Hamburg. Beide haben sich frühzeitig für die Anwendung der oralen Kontrazeptiva eingesetzt. (s. Beitrag Döring)

Quellen und Literatur

Persönliche Mitteilung von Frau Christa Haller, die auch den Lebenslauf zur Verfügung stellte, Juli 1993
Haller J (1960) Der Wirkungsmechanismus der Nor-Gestagene. Klin Wochenschr 38:619
Haller J (1962) Beeinflussung der Ovulation durch Gestagene. Geburtshilfe Frauenheilkd 22:211
Haller J (1962) Kerngrößenmessungen in Milzovar und Hypophyse; eine tierexperimentelle endokrinologische Studie. Geburtshilfe Tynäkol 158:1
Haller J (1965) Ovulationshemmung durch Hormone. Thieme, Stuttgart (2. Aufl: 1966, 3. Aufl: 1968)
Haller J (1968) Effects of hormonal steroids on pituitary and ovarian axis. Int J Fertil 13:301
Harmsen H, Fromm G (1960) Physiologische Methoden zur zeitweiligen Beschränkung der Empfängnisfähigkeit. Medizinische 7:354–359, 408–415
Gesenius H (1963) Orale Empfängnisverhütung, Wirkungsmechanismus, Bedenken, Nebenerscheinungen. Med Klin 58:3–15p

Hammerstein, Jürgen

(geb. 19. 4. 1925 in Berlin)

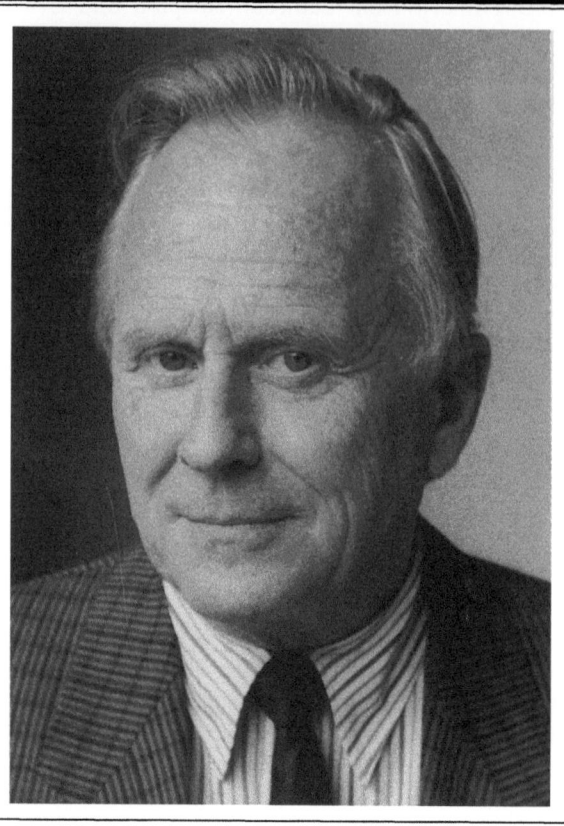

In Berlin aufgewachsen, machte Hammerstein 1943 das Abitur am Humanistischen Gymnasium Friedenau. Nach Kriegsdienst und Kriegsgefangenschaft 1943–1946 studierte er Medizin in München, Köln, Berlin und Heidelberg, wo er 1952 promovierte. Von 1952–1953 war Hammerstein Pflichtassistent im Westend-Krankenhaus der Freien Universität Berlin, bis 1955 wissenschaftlicher Assistent am Physiologisch-Chemischen Institut der FU Berlin bei E. Schütte und bis 1969 an der Universitäts-Frauenklinik Charlottenburg bei F. von Mikulicz-Radecki und H. Lax. 1960 erfolgte die Habilitation für das Fach Geburtshilfe und Gynäkologie. 1963 arbeitete Hammerstein 10 Monate am Endocrine Laboratory im Department of Biochemistry Jackson Memorial Hospital der University of Miami. 1964 wurde er Leiter für Gynäkologische Endokrinologie und 1969–1990 war er Leiter der Abteilung für Gynäkologische Endokrinologie, Sterilität und Familienplanung am Klinikum Steglitz der FU Berlin.

Er selbst schreibt:

Mag sein, daß sich der griffige Slogan aus den 30er Jahren „Hormone: Dein Schicksal" in meinem Unterbewußtsein frühzeitg festgesetzt hatte und die Saat dann Jahre später aufgegangen ist. Mag auch sein, daß die Lektüre von Hermann Reins *Die Physiologie des Menschen* – eines Geschenks der Berliner Medizinischen Fakultät an den „fernimmatrikulierten" Medizinstudenten und Luftwaffenfunker – mein besonderes Interesse für übergreifende Regulationsvorgänge bereits im Feld nachhaltig geprägt hatte. Der Wunsch nach Spezialisierung in der Endokrinologie hat sich aber erst später anläßlich eines 1950 unter schwierigsten Nachkriegsbedingungen zustandegekommenen 2monatigen Aufenthalts in Stockholm herausgebildet. Der Zufall wollte es, daß ich damals im Hormonlabor der Frauenklinik des Sabbadsberg-Krankenhauses unter Miriam Furuhjelm an der Entwicklung einer Bestimmungsmethode für Pregnandiolglucuronid im Harn mitarbeiten durfte und auch erste Erfahrungen mit endokrinologischen Tierversuchen unter Eric Odeblad sammeln konnte. Von da an, so könnte man in der Rückschau meinen, wäre mein Weg zur Endokrinologie bereits klar vorgezeichnet gewesen.

Ganz so geradlinig und problemlos hat sich mein beruflicher Werdegang dann allerdings nicht angelassen; denn kurz nach dem Krieg waren es essentielle Sorgen, die das Denken und Planen der meisten jungen Mediziner und so auch mich beherrschten:

In Deutschland stellten sich damals die Zukunftschancen für angehende Ärzte meiner Generation fast ebenso hoffnungslos dar wie heutzutage wieder! In Schweden herrschte dagegen Ärztemangel. Mein Aufenthalt dort hatte deshalb das, wenn auch erfolglose, Ausloten von Möglichkeiten für eine Auswanderung nach Skandinavien zum Ziel. Noch bis Mitte der 50er Jahre mußte ich um meine berufliche Existenz als Arzt bangen, ja sogar eine kurze Arbeitslosigkeit in Kauf nehmen. Kein Zweifel, damals wäre ich in jeder sich mir bietenden medizinischen Disziplin untergeschlüpft und hätte dann meinen Traum von der Endokrnologie verdrängen müssen. Erst nach der Aufnahme in die Universitäts-Frauenklinik Charlottenburg im Jahre 1955 führte mich meine Berufsentwicklung Schritt für Schritt näher an die Endokrinologie heran, ohne daß für diese Subspezialität zunächst Dauerpositionen an den deutschen Universitäten in Sicht gewesen wären.

Nachkriegsbedingt habe ich mein Medizinstudium an 5 Universitäten, darunter auch an den beiden Hochschulen im Osten und Westen Berlins, absolviert und bin meiner Heimatstadt und der Freien Universität Berlin auch in den dunkelsten Zeiten während Blockade und Mauerbau wie auch während der 68er Unruhen mit all ihren wissenschaftsfeindlichen Folgeerscheinungen treu geblieben. Meine Alma mater hat es mir nicht gedankt: So wurde die von mir aufgebaute Abteilung nach meinem Ausscheiden rigoros demontiert und trotz gegenteiliger Beteuerung auch nach 2½ Jahren noch kein Nachfolger bestellt.

Noch während Ableistung der Pflichtassistenz wurde ich als „einäugiger König unter lauter Blinden" mit der Etablierung der 17-Ketosteroidbestimmung im Harn an der 2. Inneren Klinik des Westendkrankenhauses betraut. Die Ernte der mit dieser daraus in ihrem Aussagewert weit überschätzten Hormonbestimmungsmethode gewonnenen Daten haben dann überwiegend andere in ihre Scheuer einfahren können.

Während der 2 Jahre am Physiologisch-Chemischen Institut der FU Berlin unter E. Schütte hatte ich zu meinem Leidwesen ein nichtendokrinologisches Arbeitsgebiet übertragen bekommen. Die Beschäftigung mit Hormonbestimmungen geschah mehr oder weniger im Verborgenen. Erst bei einem Besuch des allseits bekannten Endokrinologen L. T. Samuels aus Utah erschien es dem Institutsdirektor opportun, mich als angehenden Endokrinologen herauszustellen.

Meine Kenntnisse in der Klinischen Chemie ebneten mir 1955 den Weg in die Facharztausbildung an der Universitäts-Frauenklinik Charlottenburg.

Gleichzeitg wurde mir die Leitung des Klinischen Labors und der Aufbau eines Hormonlabors übertragen. Als man mir nach wenigen Monaten auch noch die Kollegassistenz aufbürden wollte, war ich drauf und dran, an die Innere Kilink von H. Barteiheimer im Westendkrankenhaus überzuwechseln, hätte die Leitung der Frauenklinik nicht im letzten Moment eingelenkt.

Auf Wunsch des Direktors der Frauenklinik, Felix v. Mikulicz-Radecki, befaßte ich mich zunächst mit den endokrinen Ursachen von Androgenisierungserscheinungen der Frau und intersexuellen Zwischenstufen, damals wie heute beliebte Forschungsthemen, die mich im Laufe der Jahre immer wieder in ihren Bann gezogen haben. Obwohl es noch nicht viel mehr als die 17-Ketosteroide zu analysieren gab, gelang mir mit Hilfe ihrer säulenchromotographischen Auftrennung bei 2 männlichen Pseudohermaphroditen der Nachweis eines ungewöhnlichen Steroidmusters mit einem deutlichen Überwiegen von Ätiocholanolon über Androsteron. Das war das erste Indiz überhaupt für die Existenz einer auf 5α-Reduktasemangel beruhenden Zwitterbildung; nur hat sich diese Enzymstörung damals mangels adäquater Bestimmungsmethoden noch nicht näher eingrenzen lassen.

Aus derselben Zeit stammen umfangreiche hormonanalytische Untersuchungen über die endokrinen Korrelationen im normalen und gestörten Zyklus der Frau. Sie bildeten auch die Basis für meine Habilitationsschrift. Anhand der Östrogenausscheidungsmuster im Harn haben sich 3 verschiedene Typen des anovulatorischen Zyklus herausarbeiten lassen, ohne daß es bis zum heutigen Tag Anschlußuntersuchungen zu diesem Thema gegeben hätte. Gemeinsam mit J. Nevinny-Stickel durchgeführte Langzeitstudien über die Entstehungsmechanismen dysfunktioneller Blutungen deckten überraschenderweise keine Gesetzmäßigkeiten zwischen Endometriummorphologie und vorangegangenen hormonalen Einflüssen auf. Auch mit Hilfe der Steroidrezeptoren hat sich später kein Licht in dieses pathophysiologische Dunkel bringen lassen. Eine plausible Erklärung für diese Diskrepanz zwischen hormonalem Signal und morphologischer Reaktion steht immer noch aus.

Während eines 10monatigen Aufenthaltes in Miami im Jahre 1963 lernte ich neben der Vervollkommnung meiner Englischkenntnisse, den Umgang mit Radioisotopen kennen und sammelte Erfahrungen mit modernen In-vitro-Techniken zum Studium der Steroidbiosynthese in den Ovarien unter dem Einfluß verschiedener Gonadotropine. Daß die Gnoadotropine in diesem Modell nur im Falle intakter Gelbkörperzellen wirksam waren, fand nur wenig später mit der Entdeckung der Membranrezeptoren und des Second-messenger-Prinzips eine plausible Erklärung. Die wissenschaftlich außerordentlich fruchtbare Zeit in dem unter Leitung von Kenneth Savard stehenden Endocrine Laboratory der Universität von Miami fand in 3 damals viel beachteten Publikationen ihren Niederschlag.

Das Konzept des „second messenger" wurde von E. W. Sutherland entwickelt. Earl W. Sutherland (1915–1974) erhielt 1972 den Nobelpreis für seine Entdeckungen über die Wirkungsmechanismen von Hormonen.

Nach Berlin zurückgekehrt, wurde mir vom Direktor der Frauenklinik Charlottenburg, Herbert Lax, eine eigene Abteilung für Gynäkologische Endokrinologie angetragen. Bezeichnend für die damalige Zeit war indessen, daß die Medizinische Fakultät davon zwar zustimmend Kenntnis nahm, sich jedoch nicht auf die Einrichtung selbständiger Abteilungen auf Fakultätsebene angesichts grundsätzlicher Widerstände der Ordinarien verstehen wollte! Nur 4 Jahre später wurden mir selbständige Abteilungsleiterstellen sowohl in St. Louis als auch an dem kurz vor der Eröffnung stehenden Klinikum Steglitz der Freien Universität Berlin angeboten. Angesichts des Vietnamkrieges entschied ich mich mit Rücksicht auf meine heranwachsenden Söhne für das Verbleiben im Lande.

Aus den letzten 4 Jahren an der Charlottenburger Frauenklinik stammt die Beobachtung, daß die Östrogenausscheidung unter dem Einfluß der Minipille im Falle anovulatorischer Zyklen auf das 4fache der physiologischen Maximalwerte ansteigen kann. Die klinische Konsequenz aus dieser später mehrfach bestätigten Beobachtung, nämlich niedrigdosierte Gestagene bei Kontraindikationen gegen Östrogene möglichst zu vermeiden, ist aber nur selten beherzigt worden.

Wiederholte gutachterliche und klinische Beschäftigung mit dem Problem der Transsexualität waren die Veranlassung zu einer zusammen mit J. Nevinny-Stickel verfaßten Stellungnahme in der *Neuen Juristischen Wochenschrift* zu den biologischen und medizinischen Grundlagen dieser Extremvariante menschlichen Sexualverhaltens. auf diesen Artikel hat sich der Gesetzgeber bei den vorbereitenden Beratungen zum Transsexuellengesetz von 1981 gestützt.

Mit dem Einsatz des antiandrogen wirksamen Cyproteronacetats in der Behandlung von Androgenisierungs- und Virilisierungszuständen bei der Frau wurden neue Möglichkeiten auf einem bis dahin nahezu therapieresistenten Gebiet erschlossen. Zuvor hatten jedoch erhebliche Widerstände beim Hersteller überwunden werden müssen, bis dieser das zunächst nur zur Anwendung bei Männern vorgesehene Präparat auch für Behandlungsversuche an Frauen freigab. Die daraufhin in den Jahren 1968/69 entwickelte „umgekehrte Zweiphasentherapie" hat sich weltweit schnell durchgesetzt und ist auch nach einem Vierteljahrhundert noch ohne Konkurrenz.

Mit der Übersiedlung an das Universitätsklinikum Steglitz begannen unruhige hochschulpolitische Zeiten. Die Arbeit in Akademischem Senat und anderen Gremien wie auch der Aufbau der eigenen Abteilung kostete viel Kraft und ließ in den ersten Jahren nur wenig Spielraum für eigene Forschungsarbeiten. Schnell hatte sich jedoch mit F. Zielske, A. Römmler, U. Koch, U. Schwartz, L. Moltz und H. Lübbert ein engagiertes Team zusammengefunden, das die Arbeiten auf dem Gebiet der Zyklusregulation und Androgenisierung erfolgreich weiterführte und verschiedene andere Fragestellungen, wie z.B. die Spermienwanderung durch den Genitaltrakt der Frau, die Regulation der endometrialen Hormonrezeptoren, die laparoskopische Sterilisierung, die orale und intrauterine Kontrazeption u.a.m., in Angriff nahm. Als einziges „Collaborating Centre for Clinical Research in Human Reproduction" der WHO in Deutschland war meine Abteilung in den 70er Jahren an multizentrischen weltweiten Studien über empfängnisverhütende Methoden beteiligt.

Nicht zuletzt durch die Berufung zum Vorsitzenden der Ständigen Kommission Steroidtoxikologie der Deutschen Gesellschaft für Endokrinologie im Jahre 1976 sowie durch die Mitgliedschaft in der Arzneimittelkommission der Deutschen Ärzteschaft und im Zulassungsausschuß A des Bundesgesundheitsamtes konzentrierte sich das eigene Interesse mehr und mehr auf Fragen der Klinischen Pharmakologie, der hormonalen Kontrazeption und zuletzt auch der Substitutionstherapie in der Postmenopause. Die intensive Beschäftigung mit diesen Themen hat während der letzten Jahre zu zahlreichen Veröffentlichungen in Handbüchern, Fachzeitschriften und Verhandlungsberichten sowie zur Mitwirkung an verschiedenen wissenschaftlichen Stellungnahmen geführt. Meine Publikationsliste umfaßt insgesamt mehr als 200 Titel.

Auch nach dem Ausscheiden aus dem aktiven Universitätsdienst ist die Beschäftigung mit endokrinologischen Fragen und Forschungen dank der Mitgliedschaft in verschiedenen nationalen und internationalen Gremien sowie meiner weitergeführten Tätigkeit als praktizierender Frauenarzt nicht zum Erliegen gekommen. Als Geschäftsführer der Kaiserin-Friedrich-Stiftung für das ärztliche Fortbildungswesen habe ich mich am Ende meiner Berufstätigkeit darüber hinaus auch wieder zunehmend mit den Problemen anderer medizinischer Disizplinen auseinandersetzen müssen, so daß der Kreis, der mit dem Studium der Medizin in seiner ganzen Breite begann, sich zu schließen beginnt. Nach dem Fall der Mauer gehört die Wiederinbesitznahme und Nutzbarmachung des im Charité-Bereich gelegenen repräsentativen Kaiser-Friedrich-Hauses zu den größten und zugleich beglückendsten Herausforderungen, denen ich mich in meinem Berufsleben ausgesetzt gesehen habe.

Quellen und Literatur

Persönlicher Bericht Juli, 1993
Hammerstein J (1962) Hormonanalytische Untersuchungen zur Frage der endokrinen Korrelationen im biphysischen Menstruationszyklus der Frau. Arch Gynäkol 196:504
Hammerstein J (1968) Niedrig dosierte Gestagendauerapplikation – eine neue Form der hormonalen Kontraception. Eigene Erfahrungen und Untersuchungen zum Wirkungsmechanismus. Geburtshilfe Frauenheilkd 29:83
Hammerstein J, Cupceancu B (1969) Die Behandlung des Hirsutismus mit Cyproteron acetat. Dtsch Med Wochenschr 94:829–834
Hammerstein J (1969) Mode of action of clomiphene. I. Inhibitory effec to clomiphene citrate on the formation of progesterone from acetate-1-14C by human corpus luteum slices in vitro. Acta endocrinol 60:635–644
Hammerstein J, Zielske F, Kratsch E, Koch UJ (1977) Sperm migration throughout the female genital tract in relation to the time of ovulation. In: Insler V, Bettendorf G (eds) The uterine cervix in reproduction. Thieme, Stuttgart, pp 238–242
Hammerstein J, Schmidt B (1981) Role of epimestrol in induction of ovulation with special reference to 126 pregnancies. In: Insler V, Bettendorf G (eds) Advances in diagnosis and treatment of infertility. Elsevier, North Holland, New York Amsterdam Oxford, pp 131–136
Hammerstein J (Hrsg) (1986) 25 Jahre hormonale Kontrazeptiva aus Berlin. Excerpta Medica, Amsterdam
Sutherland EW, Rall TW (1960) The relation of adenosine-3',5'-phosphate and phosphorylase to the action of catecholamines and other hormones. Pharmacol Rev 12:265–299

Harris, Geoffrey Wingfield

(5. 6. 1913 Acton/London – 29. 11. 1971 Oxford)

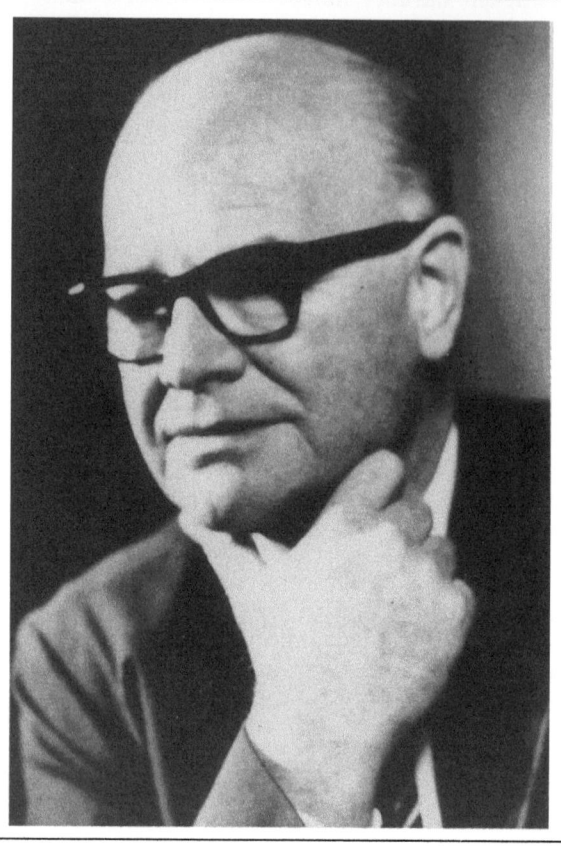

Bereits als Student in Cambridge interessierte Harris sich für die Beziehung zwischen Umwelt und endokrinen Funktionen. Er wurde beeinflußt von den Arbeiten F. H. Marshalls über die Rolle exterozeptiver Faktoren in der Kontrolle reproduktiver Funktionen. Harris wandte viel Zeit auf, um eine Methode zur elektrischen Stimulation des Hypothalamus zu entwickeln. Damit konnte er zeigen, daß die Stimulation des Infundibulum eine Ausschüttung von Vasopressin und Oxytocin mit deren Folgewirkungen hervorruft. Harris sollte auf Veranlassung von Arthur Marshall den Mechanismus der Reflexovulation untersuchen. Er fand nach einer Elektrostimulation des Hypothalamus eine hypophysäre LH-Ausschüttung. Weitere Untersuchungen befaßten sich mit der Analyse hypothalamischer Mechanismen in ihrer Bedeutung für die Kontrolle der Gonadotropinsekretion, der streßinduzierten Freigabe von ACTH und der Regulation der TSH-Sekretion.

Francis Hugh Adam Marshall (1878–1949) wurde 1919 Reader in Agricultural Physiology, zeitweilig war er Director des Institute of Animal Nutrition in Cambridge. Er untersuche den Zyklus bei Schafen, beim Hund und beim Frettchen. 1910 publizierte er *The Physiology of Reproduction*. In einem Nachruf schreibt Sir Alan S. Parkes:

The appearance of this book, immidiately hailed as a masterpiece, was an event in the history of biological literature, and it placed Marshall on the front rank of British biologists and gave him world-wide reputation at the age of 32.

Von besonderer Bedeutung sind Harris' Experimente, die die Rolle der hypophysären Portalgefäße aufklärte. Durch elegante, mit großem chirurgischen Geschick durchgeführte Experimente konnte er die essentielle Funktion der Portalgefäße für die Kontrolle der Hypophysenvorderlappensekretion nachweisen. Die Transplantation von Hypophysengewebe an entfernter Stelle ergab den Hinweis, daß im Portalblut eine Substanz vorhanden sein mußte, die im peripheren Blut nicht zu finden war. Bis zum Nachweis der Releasinghormone vergingen noch einige Jahre.

In seiner Dale Lecture 1971 *Humours and Hormones* bezieht sich Harris auf Galen (130–200), der bereits eine Verbindung zwischen Gehirn und Hypophyse beschrieben hat.

Galen, second century, put forward the view that blood ebbed to and for in the carrying "vital spirit" to the various organs of the body. "Animal spirit" was to be formed from "vital spirit" in the brain, with the waste products of this chemical reaction flowing to the base of the brain, down the pituitary stalk and so to the pituitary gland ... This view of the function of the pituitary gland was held for fifteen hundred years, until the time of Conrad Victor Schneider (1614-1680) of Wittenburg, and Richard Lower (1631-1691) of Oxford.

Beide widerlegten die Existenz einer entsprechenden Verbindung. (Simmer 1974)

G. T. Popa und U. Fielding beschrieben 1930 Gefäße zwischen den Kapillargebieten im Hypothalamus und im Hypophysenvorderlappen, die ein Pfortadersystem bilden ähnlich, dem der Portalgefäße der Leber (Porta hepatis). Sie nahmen einen zentralwärts gerichteten Blutstrom an. Bereits 1759 hatte J. Lieutaud (1703-1780), Anatom in Aix-en-Provence, eine Gefäßverbindung zwischen Hypophysenstiel und Hypophyse vermutet.

Weitere Untersuchungen von Harris befaßten sich mit der Wirkung von Hormonen auf das Gehirn, vor allem im Hinblick auf das Sexualverhalten. Er konnte zeigen, daß männliche Ratten, die bei der Geburt kastriert wurden, später den weiblichen Typ der zyklischen Gonadotropinausschüttung zeigten, und daß im Gegensatz dazu weibliche Ratten, die bei der Geburt Androgene bekamen, ein azyklisches Gonadotropinmuster und männliches Verhalten aufwiesen.

Harris besuchte das Dulwich College und das Emmanuel College in Cambridge 1932. Während des klinischen Studiums war er am St. Mary's Hospital in London. Von 1940-1948 war er Lecturer in Anatomie in Cambridge und dann University Lecturer in Physiology von 1948-1952 und bis 1962 Fitzmary-Professor of Physiology at the Institute of Psychiatry in London, um dann 1962 als Head of the Department of Human Anatomy, Neuroendocrinology Research Unit nach Oxford zu gehen.

Zusammen mit J. D. Green postulierte Harris 1947 eine hormonale Verbindung zwischen Hypothalamus und Hypophysenvorderlappen. Sie entwickelten eine Releasingfaktorhypothese, wonach Hormone des Hypothalamus über die portale Zirkulation den Hypophysenvorderlappen steuern, indem sie die Ausschüttung hypophysärer Hormone auslösen. Die Hypothese eines hypothalamischen Hormons wurde erstmals 1960 bestätigt. Sowohl Harris als auch McCann konnten mit Extrakten aus hypothalmischem Gewebe experimentell die Ausschüttung von LH erzielen. Daß tatsächlich Hormone des Hypothalamus auf die Hypophyse einwirken, wurde erstmals 1955 durch M. Saffran, A. V. Schally und B. G. Benfay sowie durch R. Guillemin gezeigt.

Von besonderer Bedeutung sind Harris' Monographie *The neural control of the pituitary gland* von 1955 und das zusammen mit D. T. Donovan herausgegebene 3bändige Werk *The pituitary gland* (1966).

In den biographical memoirs of Harris (1972) schreibt Marthe Vogt

A review of Haris work reads like a chapter in the history of endocrinology. The control of the multiple activities of the pituitary gland, and the study of the reciprocal interactions of brain and endocrine glands are the topics he had made his own. Step by step Harris contributed building stones to our present knowlege, always making sure that his ground was unshakeable before proceeding to the next step. He was one of the founders of the subject neuroendocrinology.

Marthe Vogt (s. Bild) wurde 1903 in Berlin geboren, studierte Medizin, arbeitete 1928 am Kaiser-Wilhelm-Institut für Biochemie, war 1929-1930 Assi-

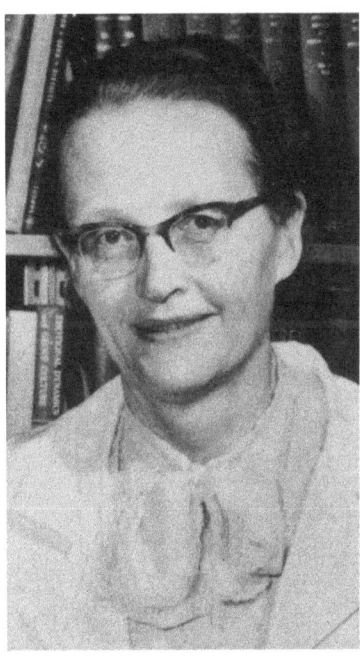

stentin bei P. Trendelenburg in der Pharmakologie und danach im Kaiser-Wilhelm-Institut für Hirnforschung in Berlin-Buch. Als Rockefeller Travelling Fellow ging sie zu Sir Henry Dale am National Institute for Medical Research in Hampstead und zu E. B. Verney am Department of Pharmacology in Cambridge. 1937-1940 arbeitete sie als Alfred Yarrow Research Fellow am Girton College. 1941-1946 gehörte sie zum Staff of the Pharmacological Department of the Pharmaceutical Society of Great Britain. 1947 bis 1960 war sie zunächst Lecturer dann Reader in der Pharmakologie in Edinburgh bei Sir John Henry Gaddum (1900-1965), 1960 wurde sie Head of the Pharmacology Unit, Agricultural

Research Council Institute of Animal Physiology, Babraham, Cambridge. 1968 wurde Marthe Vogt emeritiert. Sie lebt jetzt bei ihrer Schwester in San Francisco. M. Vogt untersuchte die Interaktion zwischen Kortex und Medulla der Nebenniere und die Wirkung von Noradrenalin im Gehirn.

Literatur

Green JD, Harris GW (1947) The neurovascular link between the neurohypophysis and adenohypophysis. J Endocrinol 5:136

Harris GW (1955) Neural control of the pituitary gland. Arnold, London

Harris GW (1961) The pituitaries stalk and ovulation. In: Villee CA (ed) Control of ovulation. Pergamon, Oxford

Harris GW, Donovan BT (ed) (1966) The pituitary gland. Butterworth, London

Harris GW (1972) The Sir Henry Dale Lecture for 1971: Humours and hormones. J Endocrinol 53:II–XXIII

Lieutaud J (1759) Précise de la médecine prat. Paris

McCann SM (1988) Saga of the discovery of hypothalamic releasing and inhibiting hormones. In: McCann SM (ed) Endocrinology people and ideas. Am Physiol Society, Bethesda/MD, pp 23–40

Popa GT, Fielding U (1930) Portal circulations and their relations to countercurrent systems. Lancet II:238–240

Simmer HH (1974) The beginnings of endocrinology in medicine in 7th century England. Univ of California Press, Berkeley

Vogt M (1975) Nervous influences in endocrine activity. In: Meites J, Donovan BT, McCann SM (eds) Pioneers in neuroendocrinology. Plenum, New York, pp 314–321

Hauser, Georges André

(geb. 2. 5. 1921 in Schaffhausen)

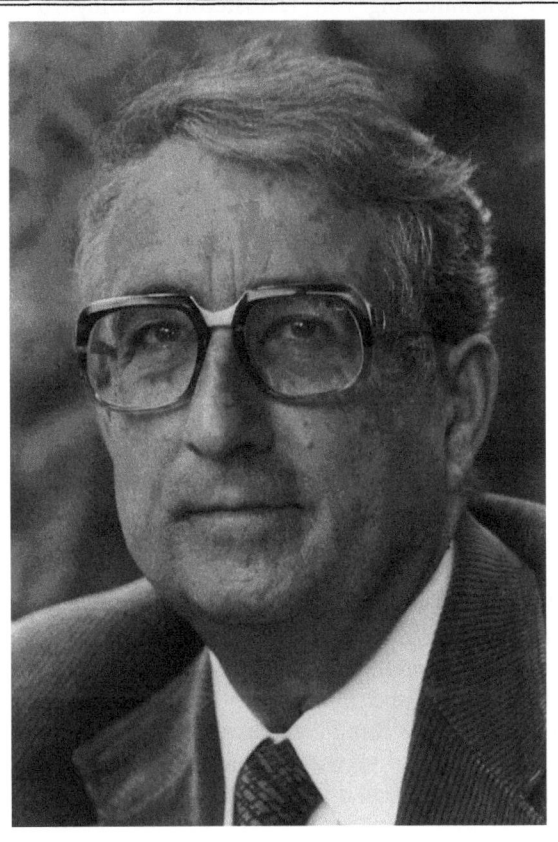

Hauser wuchs zweisprachig auf, da seine Mutter Westschweizerin war. Er studierte in Zürich, Lausanne und Basel Medizin. Seine Dissertation hat den Titel *Biphasische Hormontherapie in Verbindung mit physikalischer Therapie (Diathermie oder Solesitzbäder)* (1950).

1940–1942 mußte er zum Militärdienst und wurde zum Infanterieoffizier, zuletzt als Hauptmann, ausgebildet. Seine Spezialisierung (1952–1961) erfolgte an der Universitäts-Frauenklinik in Basel bei T. Koller. Als Oberarzt richtete er die erste Hormonsprechstunde in der Schweiz bereits 1954 zusammen mit R. Wenner ein. 1961 wurde Hauser Chefarzt der Frauenklinik des Kantonsspitals Luzern. Daneben erhielt er einen Lehrauftrag für Geburtshilfe und Gynäkologie der Universität Basel, später der Universität Zürich und einen Lehrauftrag für spezielle Pastoralmedizin an der Katholischen Theologischen Fakultät Luzern.

Schwerpunkt der wissenschaftlichen Tätigkeit Hausers war die gynäkologische Endokrinologie. 1961 erschien die Publikation über *Das Mayer-Rokitansky-Küster-Syndrom*: Vaginalaplasie in Kombination mit Uterus bicornis solidus bei normalen xx-Chromosomen und normalen Ovarien und Tuben. Die Namensgebung erfolgte aufgrund einer Beschreibung der Pathologen Mayer, Rokitansky und Küster von je einem Fall und der Publikation von 21 eigenen Fällen. 1976 konnte Hauser bereits über 50 Fälle berichten. Seither wird das Syndrom als Mayer-Rokitansky-Küster-Hauser-Syndrom bezeichnet.

Hauser machte weitere Beobachtungen vor allem zur testikulären Feminisierung und zur Gonadendysgenesie. Bei der testikulären Feminisierung konnte er den Nachweis des Zusammenhangs vom histologischen Grad der Testesinsuffizienz mit der Länge oder dem Fehlen der Vagina erbringen. Je reifer die Spermienhistologie der Testes ist, um so kürzer ist die Vagina und um so geringer das Fehlen der Behaarung.

J. D. Wilson und Mitarbeitern verdanken wir die Aufklärung der Rolle des Testosteronstoffwechsels bei der Virilisierung des männlichen Embryos. Testosteron ist verantwortlich für die Virilisierung des Wolff-Ganges und Dihydrotestosteron für die Entwicklung von Prostata und männlichem äußerem Genitale. Wilson folgerte daraus 2 Ursachen für die Androgenresistenz: Mutation des Androgenrezeptors oder 5-α-Reduktase Mangel und damit fehlende Umwandlung von Testosteron in Dihydrotestosteron (Wilson 1969).

R. B. Greenblatt vermutete, daß die Jungfrau von Orleans eine komplette testikuläre Feminisierung hatte. Als Beweis führt er an: die fehlende Menstruation, der weibliche Habitus, ihre Asexualität, die fehlende Schambehaarung (Sex and Circumstances 1987).

(s. Beitrag Greenblatt)

Durch sorgfältige klinische Beobachtungen konnte Hauser auf folgenden Gebieten neue Erkenntnisse gewinnen: Primäre Amenorrhö (bis 1980 199 eigene Fälle), die Erstbeschreibung von Zyklusstörungen unter Psychopharmaka, eine Monographie über die Postpubertätsmagersucht, die Inaugurierung der Therapie des Syndrome de l'ovaire restant mit Depotgestagenen, Arbeiten über das Klimakterium der Frauen und Studien zur oralen Kontrazeption.

Hauser hat sich auch hervorgetan im Grenzgebiet zwischen Gynäkologie, Geburtshilfe und Theologie sowie Sexualkunde. Er schrieb das Buch *Von Liebe und Ehe* und *Einfluß der Geschlechtlichkeit der Eltern auf die Familie und das Kind*.

Hauser hat seine wissenschaftlichen Arbeiten neben seiner Tätigkeit als Chefarzt und Leiter der Hebammen- und Pflegerinnenschule in Luzern intensiv weiterbetrieben.

Literatur

Hauser GA, Schreiner WE (1961) Das Mayer-Rokitansky-Küster-Syndrom. Schweiz Med Wochenschr 91:381–384

Hauser GA (1961) Testikuläre Feminisierung und Gonadendysgenesis. In: Overzier VC (Hrsg) Thieme, Stuttgart

Hauser GA, Tamm JH (1961) Geistesgeschichtliche und medizinische Aspekte der Hermaphroditen. Schweiz Rundsch Med Prax 50:86–91

Hauser GA (1970) Das Buch der Liebe und Ehe. Walter, Olten

Hauser GA, Fey M (1970) Die Pubertätsmagersucht. Huber, Bern Stuttgart Wien

Hauser GA (1973) Deutung und Bedeutung der Menstruationsblutung im Wandel der Zeit. Ther Umsch 30:471–478

Wilson JD, Walker JD (1969) The conversion of testosterone to 5α-androstan-17β-ol-3on (dihydrotestosterone) by skin slices of man. J Clin Invest 48:371–379

Wilson et al. (1983) The androgen resistance syndromes. In: Stanbury JP (ed) The metabolic basis of inherited disease. McGraw-Hill, New York, pp 1001–1026

Hegar, Alfred

(6. 1. 1830 Darmstadt – 5. 8. 1914 Freiburg)

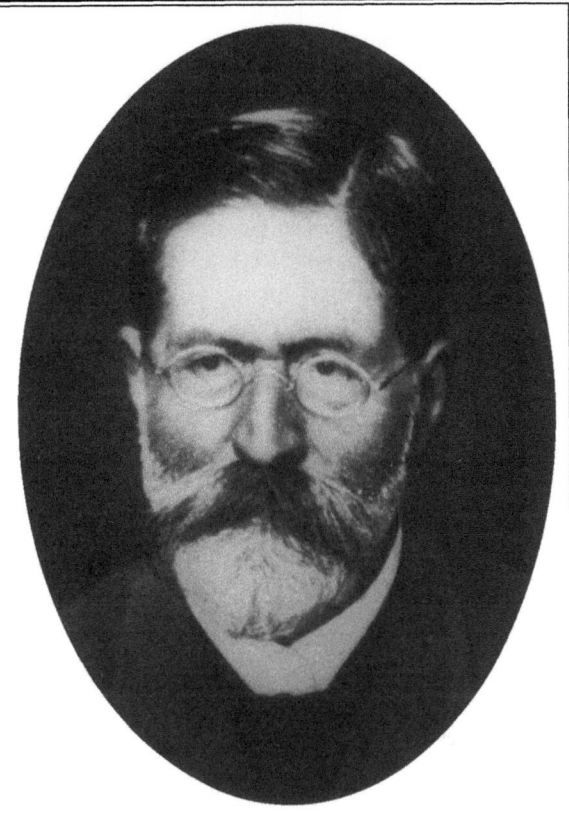

Hegar studierte in Gießen, Heidelberg, Berlin und Wien. Nachdem er als praktischer Arzt in Darmstadt tätig war, wurde er 1864 nach Freiburg zum Nachfolger Otto Spiegelbergs (1830–1881) als Professor der Geburtshilfe und Gynäkologie berufen.

Hegar war im wesentlichen Autodidakt, als er nach 12jähriger Tätigkeit als praktischer Arzt nach Freiburg berufen wurde. Sein Vorgänger Otto Spiegelberg hatte sich ausschließlich auf die Geburtshilfe konzentriert. Hegar schaffte in Freiburg die Voraussetzungen zur Aufnahme gynäkologisch erkrankter Frauen. Er befaßte sich mit Untersuchungs- und Operationstechniken. Zusammen mit seinem Mitarbeiter Rudolph Kaltenbach (1842–1893) schrieb er ein Lehrbuch der operativen Gynäkologie. In seiner Amtszeit wurde Freiburg zum Ausgangspunkt eines Gestaltwandels in der Frauenheilkunde, von der Geburtshilfe hin zum operativen Fach. In späteren Jahren interessierte sich Hegar für die klinische Konstitutionslehre. Er entwickelte hierbei äußerst problematische, sozialdarwinistisch beeinflußte Erwägungen zur Rassenverbesserung durch eugenischen Maßnahmen (1911).

In Freiburg begann Hegar 1872, aus medizinischen Gründen Frauen normale Eierstöcke zu entfernen. 1878 faßte er das damalige Wissen über die Kastration bei weiblichen Tieren und bei Frauen zusammen. Die Kastration führte zur Atrophie von Tuben, Uterus und Vagina. Ähnliche Operationen führten etwa zur gleichen Zeit R. Battey (1828–1895), praktischer Arzt in Rome/Georgia durch und in Birmingham/England der Gynäkologe L. Tait (1845–1899). Die wichtigsten Indikationen für die Entfernung der Ovarien waren Nerven- und Geisteskrankheiten, Fibromyome mit Menorrhagien. Hermann J. K. Fehling (1841–1901), Gynäkologe in Stuttgart, meinte, daß eine Heilung der Osteomalazie nach einer Kastration zu erreichen ist. Er hatte aus operationstechnischen Gründen bei der Schnittentbindung nach Porro, d.h. der suprazervikalen Uterusamputation, die Ovarien mitentfernt. Eduardo Porro (1842–1902), Gynäkologe in Padua und Mailand, hatte 1876 seine *Monografia sull'amputazione utero-ovarica cesarea* publiziert. Albert S. Schinzinger (1827–1911), Chirurg am St. Josefs-Krankenhaus in Freiburg/Br., schlug 1889 die Oophorektomie beim Mammakarzinom vor. George Thomas Beatson führte die Operation 1895 im Glasgow Cancer Hospital beim metastasierenden Mammakarzinom aus.

Offensichtlich basierten diese Operationen nicht auf endokrinologischen Überlegungen. Hegar hat die Wirkung der Ovarien wohl als nerval aufgefaßt. Der erste Bericht über eine operative Entfernung gesunder Ovarien stammt von Percival Pott (1713-1788), der beide in Hernien prolabierte Ovarien entfernte und ohne weitere Diskussion die nachfolgende Amenorrhö und Atrophie der Brust beschrieb. Pott postulierte 1775 einen Zusammenhang zwischen dem Auftreten von Hodenkrebs bei Schornsteinfegern und dem Ruß, als Malum Potti ist die tuberkulöse Wirbelentzündung in die Literatur eingegangen.

Nach Hegar wird das Hegar-Schwangerschaftszeichen genannt, das auf den Konsistenzverschiedenheiten von Zervix und Corpus uteri in der Frühschwangerschaft beruht. Die Dilatatoren für den Zervikalkanal tragen ebenfalls seinen Namen. Fehling-Röhrchen werden zum Offenhalten des Zervikalkanals, z.B. bei Pyometra, benutzt.

Literatur

Hegar A (1877) Zur Exstirpation normaler Eierstöcke bei Fibromyomen des Uterus. Centralbl Gynäkol 1:73-75

Hegar A (1878) Die Castration der Frauen. In: Richard-Volkmann (Hrsg) Sammlung klinischer Vorträge in Verbindung mit deutschen Klinikern. Leipzig, S 136-138

Hegar A (1911) Die Wiederkehr des Gleichen und die Vervollkommnung des Menschengeschlechts. Arch Rassen Gesellschaftsbiol 8:72-85

Battey R (1872) Normal ovariotomy-case. Atlante Med Surg J 10:321-329

Fehling H (1891) Über Wesen und Behandlung der puerperalen Osteomalakie. Arch Gynäkol 39:171-196

Funk TG (1984) Uterine Fibromyome und Blutungen als Indikation für eine bilaterale Oophorektomie im späten 19. Jahrhundert. Med. Dissertation, Universität Erlangen-Nürnberg

Podach EF (1964) Alfred Hegar – Mensch und Werk. Dtsch Ärztebl 30:1665-1668

Pott P (1775) An ovarian hernia. In: Haws W, Clark R (eds) The chirurgical works. Collins, London, p 791

Schinzinger AS (1889) Über Carninoma mammae. Beilage zum Zentralbl Chir 16:55

Seidler E (1993) Die Medizinische Fakultät der Albert-Ludwig-Universität Freiburg im Breisgau. Grundlagen und Entwicklungen. Springer, Berlin Heidelberg New York Tokyo

Simmer HH (1969) Oophorectomy for breast cancer patients: Its proposal, first performance, and first explanation as an endocrine ablation. Clio Med 4:227-249

Simmer HH (1983) Bilaterale Oophorektomie der Frau im späten 19. Jahrhundert. Zum methodologischen Wert der Kastration für die Entdeckung ovarieller Hormone. Geburtshilfe Frauenheilkd 43:54-59

Simmer HH, Süss J (1991) Östrogenforschung 1844-1948. Gynäkol Geburtshilfe 4:225-229

Tait L (1879) Removal of normal ovaries. Br Med J 813-814

Hellinga, Gerhardus

(26. 8. 1906 Haarlem – 11. 1. 1991 Amstelveen)

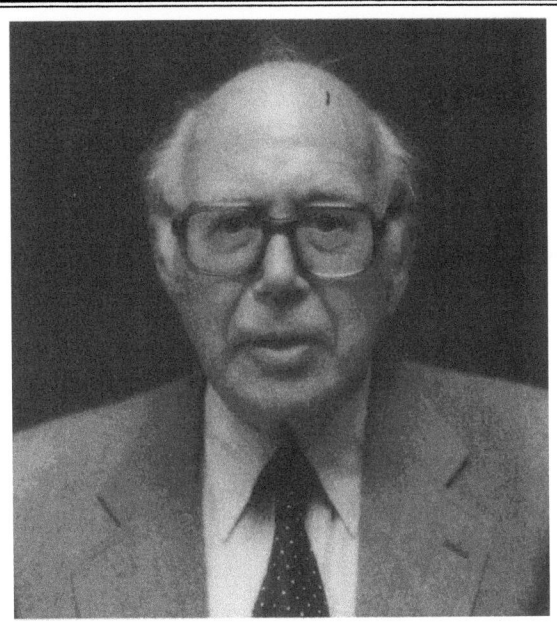

Hellinga studierte Medizin in Amsterdam. Von 1935–1945 war er Hausarzt in Zaltbommel und von 1945–1949 Assistent in der Inneren Medizin im Wilhelmina Gasthuis in Amsterdam bei Prof. Borst. Sein Interesse galt der Endokrinologie. 1949 erschien seine „proefschrift" *Het onderzoek bij stoornissen in de mannelijke vruchtbaarheid*, das jahrelang das Standardwerk der Andrologie in Holland war. Hellinga gründete eine Arbeitsgruppe für männliche Fertilitätsstörungen, was später zum European Club of Andrologists führte. Dies wiederum war der Ausgangspunkt für die Gründung des Comité International de Andrologia (CIDA) in Barcelona und dann der International Society of Andrology (ISA).

Zusammen mit P. Rümke erkannte Hellinga als erster die Bedeutung der Autoagglutination als klinische Entität der Autoimmunisation gegen Spermatozoen. 1976 erschien das Buch *Clinical Andrology*. Nach seiner Emeritierung mit 65 Jahren schrieb er Detektivromane.

Literatur

Hellinga G (1953) Analysis of the semen pattern as a guide for treatment. Gynaecologiea 136:74–86

Hellinga G (1957) Classification of male hypogonydism. Acta Endocrinol Suppl 31:148–180

Rümke P, Hellinga G (1959) Autoantibodies against spermatozoa in sterile men. Am J Clin Pathol 32:357–366

Hellinga G (1976) Clinical andrology. Heinemann, London

Kremer J (1991) In Memoriam Dr. G. Hellinga, Ned Tijdschr Geneeskd 135:1105

Hertwig, Oskar

(21. 4. 1849 Friedberg/Hessen – 25.10. 1922 Berlin)

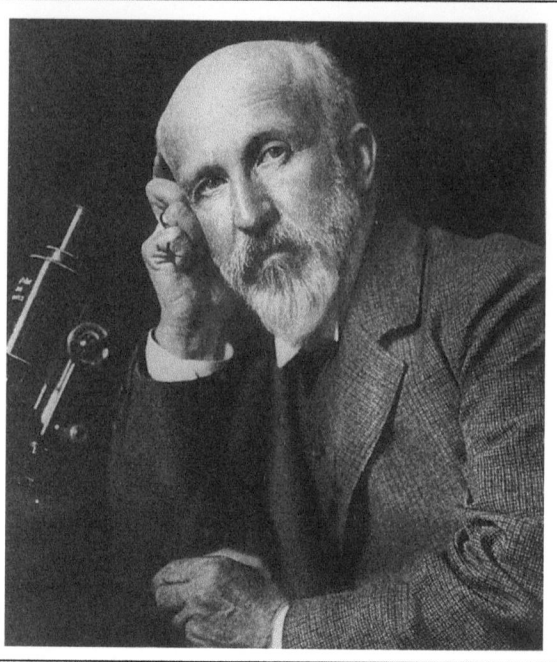

Nach seiner Promotion 1872 in Bonn wirkte Hertwig als Dozent, seit 1881 als Professor der Anatomie in Jena; Ernst Haeckel war sein Lehrer. 1888 wurde er ordentlicher Professor für Allgemeine Anatomie und Entwicklungslehre und Direktor des Anatomisch-biologischen Instituts in Berlin bis 1921. Einen Teil seiner Unterschungen machte er zusammen mit seinem Bruder Richard Hertwig (1850–1937).

Studien an der Nordsee und am Mittelmeer führten zu einer Entdeckung von grundlegender Bedeutung. Er stellte fest, daß die Befruchtung durch Vereinigung von Ei- und Samenzelle, insbesondere von Ei und Samenkern, zustandekommt. Auch die Vorgänge der Reifeteilung klärte er auf: beim Pferdespulwurm wies er als erster nach, daß die männlichen Keimzellen ihre Chromosomen auf die Hälfte reduzieren. Seine Habilitation erfolgte 1875 *Beiträge zur Kenntis der Bildung und Befruchtung des tierischen Eies*. Er stellte die Lehre auf, daß der Zellkern Träger der Vererbung ist: Die Befruchtung beruht auf der Verschmelzung von geschlechtlich differenzierten Zellkernen.

Mit seinem Bruder Richard arbeitete er über die Keimblätter der Wirbeltiere. Richard Hertwig, am 23.9.1850 ebenfalls in Friedberg/Hessen geboren, war Zoologe, arbeitete in Jena auch bei Haeckel und war von 1885–1924 Professor in München. Ihm gelang die künstliche Befruchtung von Seeigeleiern. Er unternahm Versuche zur Geschlechtsbestimmung bei Fröschen. Am 3.10.1937 starb er in Schlederloh/Bad Toelz.

O. Hertwig hat sich scharf gegen den Darwinismus gewandt, wobei er nicht die Deszendenztheorie als solche ablehnte, sondern den „Kampf ums Dasein" als eine Zufallstheorie. 1898 begründete er in dem Buch *Das Werden des Organismus* ausführlich seine Biogenesistheorie: Alle Zellen eines Organismus sind durch den Besitz des gleichen Idioplasmas Träger der Arteigenschaften. Sie werden nur dadurch in Gewebs- und Organzellen differenziert, daß sie während der Entwicklungsphase verschiedenen Bedingungen ausgesetzt sind und nach dem Gesetz der Arbeitsteilung spezielle Funktionen besser als andere ausbilden.

Ernst Heinrich Haeckel, am 16.2.1834 in Potsdam geboren, ließ sich nach dem medizinischen und naturwissenschaftlichen Studium in Berlin dort als praktischer Arzt nieder, widmete sich aber bald ganz naturwissenschaftlichen Studien. 1885 wurde er Ordinarius für Zoologie in Jena. Hier gründete er auch das Phyletische Museum. Haeckel's biogenetisches Grundgesetz besagt, die Ontogenese wird als eine kurze Rekapitulation der Phylogenese angesehen. Seine „Deszendenztheorie" beruht auf der Aussage, daß sich die durch Anpassung erworbenen Veränderungen vererben. Haeckel war überzeugter Anhänger von Darwin, den er 1866 in London kennenlernte. Charles Darwin (1809–1882) der Arzt und Zoologe war, veröffentlichte 1859 sein

Werk: *On the Origin of Species by Means of Natural Selections.* Haeckel starb am 9. August 1919 in Jena. Sein „*Die Welträthsel. Gemeinverständliche Studien über monistische Philosophie*" erschien 1899.

Literatur

Hertwig O (1875/76) Beiträge zur Kenntnis der Bildung, Befruchtung und Teilung des tierischen Eies. Morph Jahrb Leipzig 347–434

Hertwig O (1886) Lehrbuch der Entwicklungsgeschichte des Menschen und der Wirbeltiere.

Haeckel EH (1866) Generelle Morphologie der Organismen. Berlin

Haeckel EH (1874) Anthropogenie der Entwicklungsgeschichte des Menschen. Leipzig

Haeckel EH (1899) Die Welträtsel. Gemeinverständliche Studien über monistische Philosophie. Bonn

Harms W (1934) Handwörterbuch der Naturwissenschaften. Fischer, Jena

Keibel F (1923) O. Hertwig, ein Nachruf. Anat Anz 56:372–383

Lattin G de (1958) Charles Darwin und sein Werk. Wissen und Praxis der Medizin und ihrer Nachbargebiete. Lüttke, Berlin

Hertz, Roy

(born 19. 6. 1909 in Cleveland)

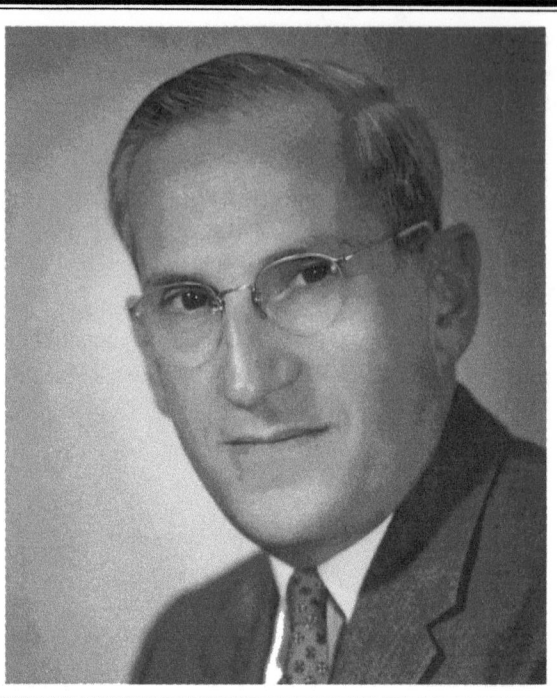

Roy Hertz was the fifth of a family of seven sons born to Orthodox Jewish parents. His mother had emigrated from Germany and his father from Poland around 1890 and both became naturalized American citizens a few years later. The family's life centered around Jewish religious and cultural practices. Major emphasis was placed on moral and intellectual development combined with an active community interest.

Dr. Hertz progressed through the Cleveland public school system with a sustained scholastic record. His favored studies were Latin, French, German, and mathematics. Continuation at the University of Wisconsin followed as a matter of course, since four older brothers had previously been university-trained in their respective professions of law, medicine, and social work.

Dr. Hertz was attracted to graduate study of reproductive physiology through the influence of an eminent teacher, Dr. F. L. Hisaw. Dr. Hisaw had recently discovered the first identified ovarian hormone, relaxin. Dr. Hisaw initially became interested in Dr. Hertz as a student because of the young man's ready ability to translate the German and French endocrine literature which was at that time playing such a vital role in the field with the great contribution of such scientists as zondek, Born, Fraenkel, and Courier.

Dr. Hertz completed the work for a doctorate in the field of reproductive physiology, but since Dr. Hisaw was a professor of zoology, the degree was granted with honors in zoology, thus providing a broad biological background.

However, Dr. Hertz's major work related to his participation in Dr. Hisaw's eminent and original work in the discovery of "corporin," which later was termed "progesterone," and on Hisaw's pioneering work leading to the first preparation of anterior pituitary tissue extracts proving the distinct existence of both follicle-stimulating hormone (FSH) and luteinizing hormones (LH).

Accordingly, Dr. Hertz's doctoral thesis showed the first experimental induction of ovulation in the juvenile rabbit by the administration of FSH followed by LH described as follows:

The occurrence of ovulation only after a combined treatment with FSH and LH throws some light upon the physiology of ovulation, indicating that this process may depend on a synergistic balance between the two gonadotropic hormones (American Journal of Physiology, vol. 108, p. 11, 1934).

The worldwide economic depression of the 1930s rendered the pursuit of an academic career impractical and Dr. Hertz undertook the study of medicine, which he completed in 1939.

The probable avenue for the presumably impending socialization of medicine was widely considered to be the then existing government agencies of public health. This led Dr. Hertz to complete the work for a Master of Public Health degree at Johns Hopkins in 1941.

This additional training qualified Dr. Hertz for assignment to the research arm of the US Public Health Service, namely the National Institutes of Health (NIH) at Bethesda, Maryland. That institution had recently seen the demonstration by Dr. Joseph Goldberger that the then pandemic disease in Southern USA, pellagra, was not an infectious disease but resulted from nutritional deprivation. Hence, further nutritional research became an important addition to infectious disease for public health authorities.

Dr. Hertz was initially assigned to the laboratory of Dr. W. H. Sefrell, who had succeeded Dr. Goldberger in the direction of nutrition research. The possible role of biotin, a newly identified element of the B-complex, became of interest because of the earlier demonstration that a factor in egg white, termed avidin, had been shown to produce a lethal biotin deficiency in rats by virtue of its intraintestinal combination with dietary biotin, leading to the loss of biotin in the feces. Although to a nutritionist the hen's egg is a food, Dr. Hertz regarded the hen's egg as an element of reproduction. From this there ensued the demonstration that avidin is produced in the avian genital tract under the stimulus of estrogen followed by progesterone. Kögl had isolated biotin from egg yolk and found this to be an extremely rich source of biotin. Extended efforts to further elucidate the role of the avidin–biotin complex in reproduction proved unrewarding. However, Dr. Hertz's students Dr. S. Korenman and Dr. Bert O'Malley have effectively used the avian hormonal system of induction of avidin in their brilliant studies of steroid hormone action.

Analogous experience with the then emerging knowledge of another nutritional element, folic acid, led Dr. Hertz to ascertain that in the absence of folic acid in the diet the genital tract of the female chick, rat, or monkey would not respond to even massive doses of exogenous estrogen. Moreover, the then newly developed antagonists to folic acid were shown to inhibit completely the expected trophic response to exogenous estrogen in these species.

The ultimate clinical application of these findings, together with a prior observation by Dr. Olaf Pearson and Dr. M. C. Li that the folic acid antagonist methotrexate reduced the urinary excretion of the pregnancy hormone human chorionic gonadotrophin (hCG) in a woman with malignant melanoma led to the successful treatment with methotrexate of women with gesttional trophoblastic tumors such as hydatidiform mole and choriocarcinoma. Moreover, the earlier practice of hysterectomy in such cases could be avoided by methotrexate treatment, thus permitting continued normal child-bearing in such women.

Space does not permit further details of Dr. Hertz's other studies, which may be listed as follows: (a) the initial demonstration of the effectiveness by oral administration of the norprogestins in the rabbit, monkey, and women, thus providing the hormonal basis for the later development of the oral contraceptive pill by Pincus and others; (b) the laboratory and clinical development of the first inhibitor of adrenal corticoid synthesis, amphenone, the prototype compound of the subsequently marketed drug metapyrone; and (c) the initial emphasis on the basis of extended animal studies on the potential of prolonged, high-dose, exogenous estrogen to induce an increased frequency of endometrial cancer in women. This led to the formulation of pertinent epidemiological studies which ultimately proved the necessity for appropriate limitations in such usage.

It has always been emphasized by Dr. Hertz that his many colleagues and associates, have provided a quintessential participation in the origination and conduct of these studies. He alsoderives continuing pride in their sustained contributions to the health of women throughout the world. Sadly, three of Dr. Hertz's major colleagues, Dr. Griff T. Ross, Dr. Mortimer B. Lipsett, and Dr. M. C. Li, are deceased and cannot share in Dr. Hertz's repeated acknowledgement of his enduring indebtedness to them.

References and Other Sources

Hertz R (1992) Biographical account

Hisaw FL, Hertz R, Fevold HL, Hellbaum A (1932) Luteinization of the ovary of the immature monkey. Proc Soc Exp Biol Med 30:39

Fevold HL, Hisaw FL, Hellbaum A, Hertz R (1933) Sex hormones of the anterior lobe of the hypophysis. Am J Physiol 104:710

Hertz R, Hisaw FL (1934) Effects of follicle-stimulating and luteinizing pituitary extracts on ovaries of infantile and juvenile rabbits. Am J Physiol 108:1

Hertz R, Sebrell WH (1942) Occurrence of avidin in the oviduct and secretions of the genital tract of several species. Science 96:257

Hertz R (1946) Biotin and the avidin-biotin complex. Physiol Rev 26:479

Hertz R, Tullner WW (1949) Quantitative interference with estrogen-induced tissue growth by folic acid antagonists. Endocrinology 44:278

Tullner WW, Hertz R (1953) High progestational activity of 19-norprogesterone. Endocrinology 52:359

Hertz R (1955) Antimetabolite principle as applied to hormone-induced tissue growth and to hormonal control of neoplasms. Antimetabol Cancer 253–269

Hertz R, Renold AE, Reddy WJ, Pittman JA, Graff MM, Thorn GW (1956) Pharmacological alteration of adrenalcortical function in man: Amphenone and related compounds. Trans Assoc Am Physicians 69:239

Li MD, Hertz R, Spencer DB (1956) Effect of methotrexate therapy, upon choriocarcinoma and chorioadenoma. Proc Soc Exp Biol Med 93:361

Ehrenstein M, Barber GW, Hertz R (1957) Progestational activity of various steroisomers of 19-norprogesterone. Endocrinology 60:680

Hertz F, Bergenstal DM, Lipsett MB, Price EB, Hilbish TF (1958) Chemotherapy of choriocarcinoma and related trophoblastic tumors in women. JAMA 168:845

Hertz R (1968) Eigenschaften und Behandlung des Choriokarzinoms und verwandter Trophoblast-Tumoren bei Frauen. Geburtshilfe Frauenheilkd 28:810–823

Kohler PO (1992) Reminiscences of the 12th floor of the clinical center of NIH (circa 1965). Endocrinology 130:1088–1089

Hinselmann, Hans

(6. 8. 1884 Neumünster/Holstein –
18. 4. 1959 Hamburg)

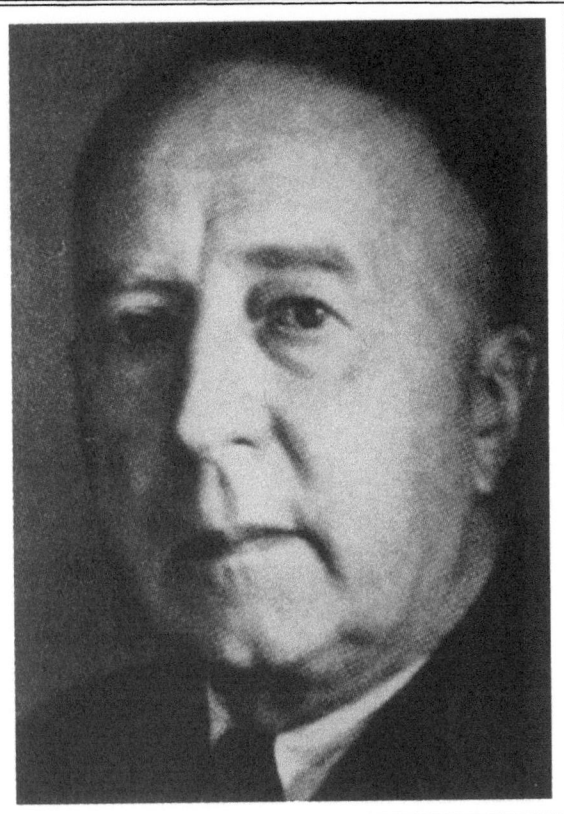

Hinselmann studierte in Kiel. Seine Fachausbildung erhielt er in Jena bei Henkel und in Gießen und Bonn bei O. von Franque jun. 1912 habilitierte er sich bei von Franque an der Universitäts-Frauenklinik in Bonn. Er war ein fanatischer Arbeiter, der, einmal von der Richtigkeit seiner Ideen überzeugt, sie mit größter Konsequenz vertrat. 1925 übernahm er die gynäkologische Abteilung im Krankenhaus Hamburg-Altona. Er entwickelte ab 1925 die Methode der Kolposkopie in Altona und publizierte über 300 Arbeiten zu diesem Thema.

In seiner Wissenschaft kannte er keinen Kompromiß, wenn auch gelegentliche Überspitzungen den Zugang zu seinen Arbeiten erschwerten. Er hat aber erreicht, daß die Kolposkopie ihren Platz in der Karzinomdiagnostik erhalten hat. Nach 1945 hatte er eine Privatpraxis in Hamburg.

Literatur

Hinselmann H (1925) Inspektionsmöglichkeiten der Vulva, Vagina und Portio. MMW 72:1733

Hinselmann H (1933) Einführung in die Kolposkopie. Hartung, Hamburg

Dietl Hanns (1984) 75 Jahre Nordwestdeutsche Gesellschaft für Gynäkologie und Geburtshilfe, 1909–1984.

Hisaw, Frederick Lee

(23. 8. 1891 in Jolly/Missouri –
3. 12. 1972 Cambridge/
Massachussetts)

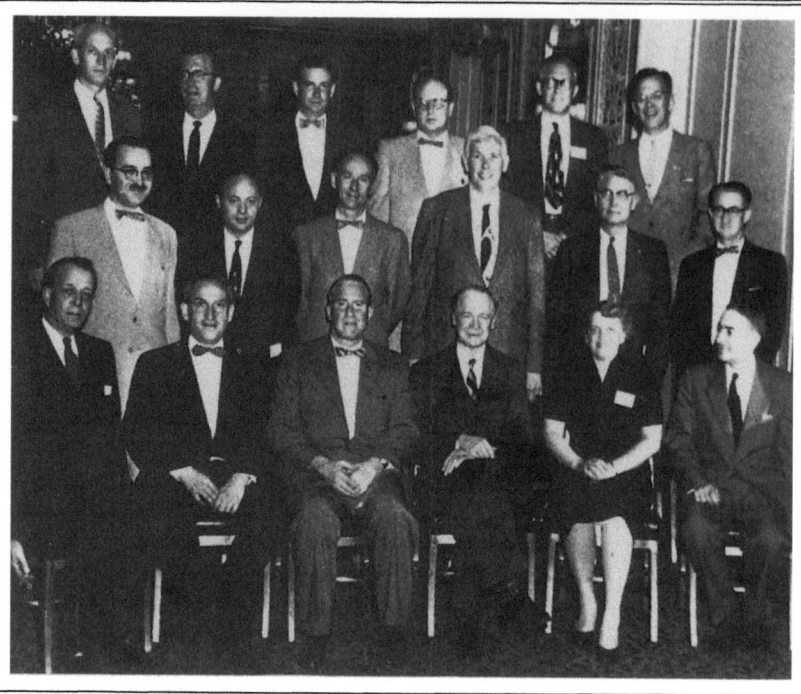

Seine Jugend verbrachte Hisaw in der ländlichen Umgebung von Jolly im Ozark Country. Mit 18 Jahren ging er an die University of Missouri. Bei dem Zoologen W. C. Curtis und dem Embryologen G. S. Dodds erlernte er die biologischen Wissenschaften. 1916 machte er sein Masters Degree. Nach dem Militärdienst im 1. Weltkrieg, zunächst im Sanitätscorps, später bei der Polizei, bekam er eine Anstellung an der Kansas State Aggricultural Experimental Station. 1924 machte er sein Ph.D. an der University of Wisconsin. 1935 wurde er Professor der Zoologie an der Harvard University. Nach seiner Emeritierung 1962 arbeitete er noch mit seinem Sohn, Frederick L. Hisaw jr., weiter, zog dann 1970 nach Atlanta/Georgia, wo er im Alter von 81 Jahren starb.

Bereits zu Anfang seiner Studien interessierten Hisaw die unterschiedliche Entwicklung der Beckenknochen bei männlichen und weiblichen Tieren sowie die Beobachtung, daß mit Erreichung der sexuellen Reife bei weiblichen Tieren die Schambeinknochen weitgehend resorbiert werden, bei männlichen jedoch erhalten bleiben. Er konnte zeigen, daß eine ovarielle Substanz für die Resorption der „symphysis pubes" verantwortlich ist. Bei anderen Tierarten ergab sich eine Relaxation der Symphyse unter dem Einfluß von Ovarialextrakten. Er gab der Substanz den Namen Relaxin. Erst nach seinem Tod wurde die Chemie dieser Substanz aufgeklärt, es handelt sich um ein Polypeptidhormon, das im Corpus luteum der Schwangerschaft und Plazenta nachweisbar ist. Es besteht aus einer A-Kette mit 22 Aminosäuren und einer β-Kette mit 26 Aminosäuren, die durch 2 Disulfidbrücken verbunden sind. Relaxin bewirkt Veränderungen im Bindegewebe der Symphyse, es wirkt auf die Cervix uteri, das Endometrium sowie die uterinen Gefäße und hemmt die Kontraktion des Myometriums. Die Bedeutung von Relaxin für die frühe Schwangerschaft ist jedoch immer noch nicht voll aufgeklärt.

Zusammen mit H. Fevold gelang Hisaw eine teilweise Trennung zweier ovarstimulierender Substanzen, die später FSH und LH genannt wurden. Sie begründeten damit das sog. Zwei-Hormon-Konzept (Fevold et al. 1931). Ein Jahr später erschien die Arbeit *Purification of corporin*; so benannten sie den neuen Wirkstoff.

Als Professor der Zoologie bei der Harvard University befaßte Hisaw sich vor allem mit der vergleichenden Endokrinologie. Er entwickelte einen

---

Dr. Hisaw und einige ehemalige Studenten bei der Verleihung der Medaille der Endocrine Society an Hisaw (1956). 1. Reihe: Christopher Hamre, Roy Hertz, Roland K. Meyer, Frederick L. Hisaw, Virginia Mayo Fiske, Edwin B. Astwood. 2. Reihe: M. X. Zarrow, Alexander Albert, Mark A. Foster, Ralph J. Bailey, Walter H. Schaefer, Arthur A. Hellbaum. 3. Reihe: Roy O. Greep, Carl A. Bunde, C. T. G. King, Hilton A. Salhanick, Roy V. Talmage, Robert L. Kroc.

großen Überblick über die endokrinen Aspekte der Reproduktion im gesamten Tierreich und Gedanken zur Evolution der Fortpflanzungshormone. So kommentiert er in *The Evolution of Endocrine Adaptations of the Ovarian Follicle* (1961).

The general features of oogenesis, activity of the follicle cells and vitellogenesis, in the invertebrates and vertebrates are quite comparable. Also, the steroids, estradiol 17β-estrone and progesterone, among others seem to be ubiquitous, and closely related substances are present even in plants. So, the basic components essential for ovarian function were established in the invertebrates, and the chief differences between pre-existing conditions and those found in vertebrates are the results of various morphological and physiological adaptations. The most important innovation appearing in the vertebrates is the endocrine control of ovarian function by the pituitary.

Literatur

Hisaw FL, Meyer RK, Weichert CK (1928) Inhibition of ovulation and associated histological changes. Proc Soc Exp Biol Med (New York) 25:754–756

Hsaw FL (1929) The corpus luteum hormone. Experimental relaxation of the pelvic ligaments of the guinea pig. Physiol Zool 2:59–79

Hisaw FL, Leonard SL (1930) Relation of the follicular and corpus luteum hormones in the production of progestational proliferation of the rabbit's uterus. Am J Physiol (Boston) 92:574, 582

Hisaw FL, Meyer RK, Fevold HL (1930) Production of a premenstrual endometrium in castrated monkeys by ovarian hormones. Proc Soc Exp Biol Med (New York) 27:400–403

Fewold HL, Hisaw FL, Leonard SL (1931) The gonad stimulating and the luteinizing hormones of the anterior lobe of the hypophysis. Am J Physiol 97:291–301

Fewold HL, Hisaw FL (1932) Purification of corporin. Proc Soc Exp Biol-Med 29:620–621

Hisaw FL (1947) Development of the Graafian follicle and ovulation. Physiol Rev

Greep RO (1979) Reflections on the life and works of F. L. Hisaw and H. B. van Dyke: Two pioneers in research on the reproductive hormones. Horm Proteins Pept VII:199–224

Schwabe et al. (1978) Relaxin, Recent Prog Horm Res 34:123–199

Süß J (1986) Die Ein-Hormon-Hypothese des Ovariums. Med Dissertation, Universität Erlangen-Nürnberg

Hitschmann, Fritz

(19. 2. 1870 Divischau/Böhmen – 18. 11. 1926 Wien)

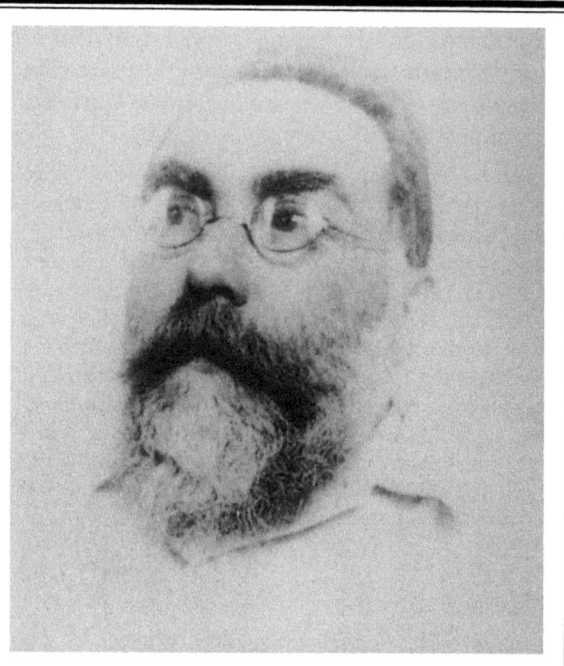

Fritz Hitschmann besuchte in Prag das Gymnasium und schrieb sich nach der Reifeprüfung an der Medizinischen Fakultät der Universität Wien ein. Am 7. 7. 1894 wurde er zum Doktor der Medizin promoviert.

Am Anfang seiner beruflichen Laufbahn beschäftigte sich Hitschmann an der Klinik von H. Nothnagel mit innerer Medizin und wurde bald Sekundararzt im Allgemeinen Krankenhaus. Gleichzeitig arbeitete er – wie später auch L. Adler – am Pathologisch-Anatomischen Institut der Universität Wien, das schon damals von A. Weichselbaum geleitet wurde. Bei Weichselbaum beschäftigte man sich auch mit bakteriologischen Studien.

Mit Blick auf Hitschmanns spätere Arbeiten zum Endometrium erscheint noch der Hinweis interessant, daß sein Lehrer Weichselbaum der direkte Nachfolger H. Kundrats war, dessen Arbeiten mit G. J. Engelmann wichtige Voraussetzungen für die Aufklärung des Endometriumzyklus schufen.

Am 1. Januar 1898 trat der nun knapp 28jährige Hitschmann als Operationszögling in die I. Universitäts-Frauenklinik ein. Neben seiner praktischen Arbeit widmete er sich dort in dem kleinen mikroskopischen Laboratorium sogleich der histologischen Forschung. Im Jahr 1900 wurde Hitschmann zum wissenschaftlichen Assistenten und Leiter des Laboratoriums der I. Frauenklinik ernannt. Adler schrieb in einem Nachruf, Hitschmann habe damit eine Stellung erlangt, die es an österreichischen Kliniken bis dahin nicht gab. Der begeisterte Histopathologe verdankte dies der Förderung durch seinen Chef Schauta, der die spezielle Begabung seines Schülers bald erkannt hatte.

Seine bahnbrechenden Untersuchungen führte Hitschmann zusammen mit Adler in dem kleinen Laboratorium bis 1908 durch. Neben den Studien zur Uterusmukosa entstand vor allem bis 1905 eine Reihe weiterer Publikationen, deren Thematik sehr unterschiedliche Bereiche des Fachgebietes berührte. 1907 konnte sich Hitschmann habilitieren. Seine Probevorlesung vom 15. Dezember 1906 hatte das Thema *Über Menstruation und Endometritis*.

Im Jahre 1908, als die I. Universitäts-Frauenklinik aus den unzulänglichen Räumen innerhalb des Allgemeinen Krankenhauses in einen Neubau umzog, gab Hitschmann seine Arbeitsstelle auf, obwohl Schauta ihn gedrängt hatte, die Leitung des großzügig angelegten neuen Laboratoriums zu übernehmen. Hitschmann zog es vor, sich der privaten Praxis zuzuwenden. Die Motive, die ihn veranlaßten, seine Laufbahn an der Universitätsklinik so abrupt und auf dem Höhepunkt seines Ruhmes zu beenden, sind nicht ganz klar: Für Adler war im wesentlichen Hitschmanns Wunsch nach praktischer Bestätigung ausschlaggebend, Frankl dagegen meinte, die gesundheitliche Situation des damals 38jährigen habe eine wichtige Rolle gespielt. Oskar Frankl (1873–1938) arbeitete zunächst am Anatomischen Institut in Wien und durchlief dann eine gynäkologische Fachausbildung an den Universitäts-Frauenkliniken in München und Wien.

1908 trat er die Nachfolge von Hitschmann als Leiter des Laboratoriums bei Schauta an.

Nach den Schilderungen Adlers wollte Schauta Hitschmanns Wünsche nach mehr Möglichkeiten zu klinischer Arbeit nicht nachkommen. Der Hofrat fürchtete, das Talent seines Laboratoriumsleiters werde sonst vergeudet. Auch war es offensichtlich schwierig, fähige Kräfte für das Laboratorium zu finden. Adler zitierte Schauta in diesem Zusammenhang mit folgendem Satz: „Klinische Assistenten kann ich haben so viel ich will, aber für das Laboratorium finde ich niemanden". Er selbst, so Adler, habe Schauta mehrfach vergebens bedrängt, Hitschmanns Wünschen nachzukommen. Ebenso wirkungslos seien seine Bemühungen geblieben, Hitschmann unter den alten Bedingungen zum Bleiben an der Universitätsklinik zu bewegen. Der Hinweis Frankls auf gesundheitliche Probleme Hitschmanns gründet sich darauf, daß dieser an Diabetes mellitus litt.

Wenn der Schritt Hitschmanns in die private Praxis letztlich auch seinem eigenen Wunsch entsprach, so vollzog er ihn offensichtlich doch nicht ohne Enttäuschung darüber, daß man seinen Vorstellungen von einer stärkeren praktischen Betätigung in der Klinik so wenig entgegengekommen war.

Auch in der privaten Praxis fand Hitschmann nicht die Wirkungsmöglichkeiten, die er gesucht hatte. Aus den Nekrologen für ihn geht hervor, daß er sich im Laufe der Zeit immer mehr zurückzog. Den Umfang seiner Privatpraxis bezeichnete Frankl als bescheiden. Er hob jedoch gleichzeitig die Beliebtheit des Arztes bei seinen Patientinnen hervor. „Es war der tragische Konflikt seines Lebens, daß ihm sein Forscherruhm nicht genügte. Ein guter Mensch, ein gewissenhafter Arzt, litt er darunter, die Ergebnisse seines wissenschaftlichen Forschens nicht in die Tat umsetzen zu können? Dies ist der Grund, warum er schließlich einsam lebte und einsam starb", schrieb Adler. Hitschmann erlag seiner chronischen Erkrankung am 18. November 1926 (s. auch Beitrag Adler).

Literatur

Hitschmann F (1904) Zur mikroskopischen Diagnose des Abortus. Centralbl Gynäkol 128:961–971

Hitschmann F, Adler L (1907) Die Lehre von der Endometritis. Z Geburtshilfe Gynäkol 62:63–86

Hitschmann F, Adler L (1908) Der Bau der Uterusschleimhaut des geschlechtsreifen Weibes mit besonderer Berücksichtigung der Menstruation. Monatschr Geburtshilfe Gynäkol 27:1–82

Hitschmann F, Adler L (1913) Ein weiterer Beitrag zur Kenntnis der normalen und entzündeten Uterusmucosa. Die Klinik der Endometritis mit besonderer Berücksichtigung der unregelmäßigen Gebärmutterblutungen. Arch Gynäkol 100:233–304

Adler L (1926) Fritz Hitschmann (Nachruf). Wien Klin Wochenschr 52:1525f

Adler L (1927) Fritz Hitschmann. Monatsschr Geburtshilfe Gynäkol 76:478–478

Frobenius W (1988) Fehldiagnose Endometritis. Olms, Hildesheim

Hodge, Hugh Lenox

(27. 6. 1796 Philadelphia – 23. 2. 1873 Philadelphia)

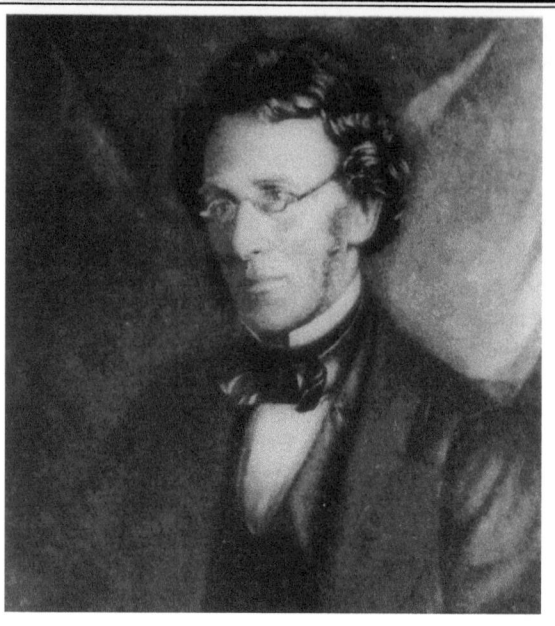

Das S-förmige Scheidenpessar trägt auch heute noch Hodges Namen. Nach dem Medizinstudium in Philadelphia war Hodge Schiffsarzt und praktizierender Arzt. 1823 wurde er Lecturer in Surgery in der Nathaniel Chapman's Summer School. Er begann, sich mit der Geburtshilfe zu befassen und wurde 1835 Professor of obstetrics and diseases of women and children an der Universität von Pennsylvania. 1860 erschien *On Diseases Peculiar to Women*, worin er die Lageveränderungen des Uterus und ihre Behandlung mit Pessaren beschrieb. „The double-curved closed lever is equally advantageous, and is preferable, as being less liable to press injuriously on the bladder or urethra. When the instrument is viewed laterally its curves resemble somewhat those of the letter S."

Literatur

Hodge HL (1860) On diseases peculiar in women, including displacements of the uterus. Blanchard & Lea, Philadelphia

Speert H (1958) Obstetric and gynecologic milestones. Macmillan, New York, pp 542–549

Hohlweg, Walter

(10. 10. 1902 Wien – 12. 2. 1992 Graz)

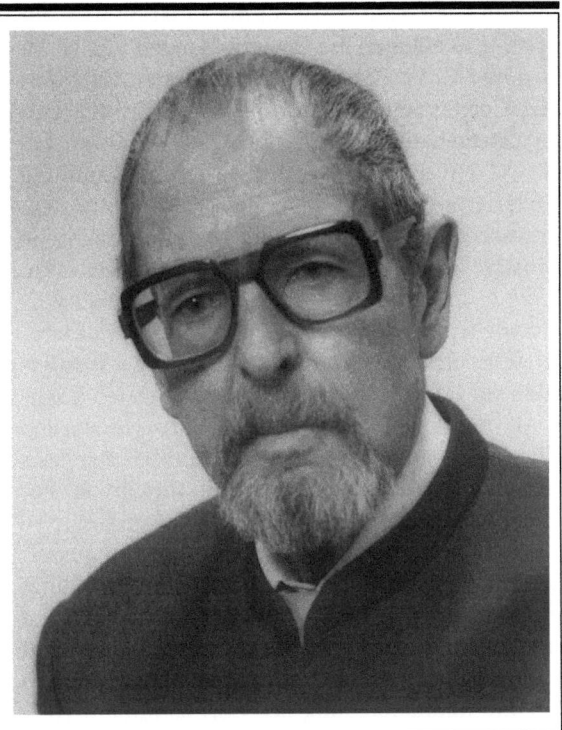

Hohlweg studierte Chemie an der Technischen Hochschule in Wien von 1920–1925. Anschließend arbeitete er zunächst 3 Jahre bei Eugen Steinach, dem Pionier der Sexualendokrinologie, in der Biologischen Versuchsanstalt der Akademie der Wissenschaft in Wien.

Eugen Steinach (1861–1944) war Professor für Physiologie an der Universität Prag und Wien und wurde 1912 Leiter der Physiologischen Abteilung der Biologischen Versuchsanstalt der Akademie der Wissenschaften in Wien. Er begründete die Lehre vom Antagonismus der Pubertätsdrüsen, wie er die innersekretorischen Gonadenanteile nannte. Seine Versuche zur Verjüngung durch Unterbindung des Samenleiters gingen als „Steinach-Operation" in die Geriatrie ein. Schon vor der Ära der chemischen Hormonforschung hat er die Geschlechtsspezifität der Sexualhormone nachgewiesen. Als Jude mußte er 1938 emigrieren und verbrachte seine letzten Lebensjahre im Schweizer Exil.

Hohlwegs Aufgabe im Labor von Steinach bestand darin, das Follikelhormon aus Rinderplazenta und aus dem Harn schwangerer Frauen zu isolieren. Außer den chemischen Arbeiten führte er auch die Testierung der Extrakte an kastrierten Rattenweibchen mit dem Allen-Doisy-Test durch. Die Arbeiten von Steinach wurden von Schering in Berlin unterstützt; so kam es, daß Hohlweg 1928 dorthin in das Hauptlabor ging. Bereits 1931 wurde ihm die Leitung der Abteilung für Hormonforschung übertragen. Sein Arbeitsgebiet umfaßte die Isolierung und Testierung der Östrogene und die Entwicklung oral wirksamer Östrogenpräparate. Es stellte sich bald heraus, daß das Follikelhormon ein Steroid ist, also verwandt mit dem Cholesterin. Der Direktor des Hauptlabors, W. Schoeller, bat daher A. Windaus in Göttingen, der 1928 für die Aufklärung der Cholesterinformel den Nobelpreis erhalten hatte, um seine Mitarbeit. Windaus schlug seinen jungen Assistenten Butenandt vor, und zwar unter folgenden Bedingungen: Bei allen Steroidhormonen, an deren Isolierung Schering arbeitete, mußte die Endphase der Arbeit Butenandt überlassen werden und in Publikationen mußte sein Name immer an erster Stelle stehen. Das wurde nach Hohlwegs Aussage vertraglich festgelegt. Hohlweg stellte die hochkonzentrierten Extrakte aus schwangeren Ratten zur Verfügung, aus denen Butenandt das Follikelhormon in kristallisierter Form gewinnen konnte. Es handelte sich um Östron. Der Brite G. F. Marrian isolierte – ebenfalls aus Schwangerenharn – 1930 Östrol. Östradiol wurde bei den Arbeiten von Hohlweg zur Entwicklung eines oral wirksamen Östrogens 1933 in den Labors von Schering von F. Hildebrandt synthetisiert.

Die Existenz eines 2. Ovarialhormons war bereits 1898 von Auguste Prenant (1861–1927) geäußert worden. Fraenkel zeigte 1903, daß die Gelbkörperfunktion beim Kaninchen für die Nidation notwendig ist. 1928 ergaben die Untersuchungen von W. M. Allen und G. W. Corner einwandfrei den Nachweis eines Corpus-luteum-Hormons. Das von den beiden Letztgenannten entwickelte Testverfahren beruht auf den Nachweis einer drüsigen Umwandlung proliferierter Uterusschleimhaut bei Kaninchen. Voraussetzung für diesen Test waren erwachsene brünstige Tiere. Hohlweg modifizierte diesen Test, indem er infantile Kaninchen mit Östrogenen vorbehandelte, hierdurch eine Proliferation des Endometriums erzielte und dann die Wirkung seiner Extrakte auf Gelbkörperhormonaktivität testen konnte. Als Ausgangsmaterial für die Extrakte wurden Schweine benutzt, die von Schlachthöfen aus ganz Deutschland, aber auch Österreich, Rumänien, Polen und der Tschechoslowaei bezogen wurden.

1932 standen hochwirksame Extrakte in ausreichender Menge zur Verfügung. Zur Reindarstellung des Hormons wurden Konzentrate an U. Westphal im Organisch-Chemischen Institut von Butenandt in Danzig-Langfuhr geschickt. Bereits 1934 konnte über die Reindarstellung des Corpus-luteum-Hormons berichtet werden. Über die Art dieser Zusamenarbeit heißt es in der Publikation:

Der eine von uns (W. Hohlweg) stellte im Hauptlabor der Schering AG Berlin gereinigte Extrakte aus Corpora lutea dar und prüft alle während der Untersuchung anfallenden Chargen auf ihre physiologische Wirksamkeit. Die chemischen Untersuchungen der wirksamen Auszüge und die Isolierung der kristallisierten Stoffe erfolgte im Organisch-chemischen Institut, Danzig Langfuhr (Butenandt 1934).
Westphal war dann für 1 Woche nach Berlin gekommen, und in meinem Zimmer im Hauptlabor von Schering haben wir die ausführliche Publikation angefertigt und dem Verlag übersandt. Aufgrund des Vertrages von Schering mit Butenandt mußten als Autoren Butenandt, Westphal und Hohlweg genannt werden. Da Butenandt in Göttingen mit der Reindarstellung des weiblichen Sexualhormons begann, kam eine medizinisch-technische Assistentin für 4 Wochen nach Berlin, um in meiner Abteilung die tierexperimentelle Testierung von Östrogenen zu lernen (Hohlweg 1991).

Mit den Corpus-luteum-Extrakten konnte Hohlweg bei Pavianweibchen eine Menstruationsblutung auslösen. Diese Beobachtung regte C. Kaufmann an der Universitäts-Frauenklinik der Charité an, die Extrakte zur Therapie bei der Frau anzuwenden. Nach Vorbehandlung mit Östronbenzoat führten bei einer jungen, ovarektomierten Patientin Corpus-luteum-Extrakte ebenfalls zu einer Menstruationsblutung. Dieses war die Grundlage für das Kaufmann-Schema. Als erstes standardisiertes Corpus-luteum-Präparat wurde von der Schering Proluton in den Handel gebracht.

1938 gelang Hohlweg und H. H. Inhoffen die Herstellung des oral wirksamen Ethinylöstradiols. Gleichzeitig wurde auch das Ethinyltestosteron synthetisiert, bei dem sich wider Erwarten keine androgene Wirkung fand, dafür aber eine Gelbkörperhormonwirkung. Ethinyltestosteron wurde als erstes orales Corpus-luteum-Hormonpräparat unter dem Namen Proluton C herausgebracht. Die Entwicklung und Synthese der ersten Depotöstrogene gehen auch auf Hohlweg zurück.

Mit seinen grundlegenden Arbeiten und Entdeckungen auf dem Gebiet der Sexualhormone hat Hohlweg die Voraussetzungen für die Entwicklung einer Steroidhormontherapie einschließlich der oraler Kontrazeptiva mitgeschaffen. Seine Untersuchungen zur neuroendokrinen Regulation des Hypothalamus - Hypophysenvorderlappen - Gonaden-Systems sind Grundlagen für die Erkenntnis der Steuerung endokriner Drüsen geworden. Aus der Literatur war bekannt, daß nach Kastration im Hypophysenvorderlappen histologisch nachweisbare Veränderungen auftreten. Hohlweg konnte in Implantationsversuchen zeigen, daß ein Hypophysenvorderlappen mit Kastrationszellen mehr gonadotropes Hormon enthält als ein normaler Vorderlappen. Durch Östrogenzufuhr konnten die histologischen Veränderungen des Hypophysenvorderlappens nach der Kastration verhindert bzw. rückgängig gemacht werden, und gleichzeitig eine Normalisierung des Gonadotropingehaltes. Die Untersuchungen deckten einen Feedback-Mechanismus Hypophyse/Gonade auf, den Hohlweg folgendermaßen formuliete: „Die gonadotrope Funktion des Hypophysenvorderlappens wird durch die hemmende Rückwirkung der Gonadenhormone in physiologischen Grenzen gehalten."

Der Vortrag über die „Beziehungen zwischen Hypophysenvorderlappen und Keimdrüsen" erfolgte am 7. August 1930 auf dem „2. International Congress for Sex Research" in London. Die Publikation, zusammen mit M. Dohrn, erfolgte in den Proceedings 1931 und im *Wiener Archiv für Innere Medizin*. Auf dem gleichen Kongreß trug C. R. Moore 3 Tage vorher zusammen mit D. Price ähnliche Befunde vor *The question of sex hormone antagonism*, publiziert in den Proceedings des Kongresses und schon vorher in den Proc. Soc. exp. Biol. Med. 1930. Moore und Price fanden, daß Östrogenextrakte bei männlichen Ratten die Gonadotropinsekretion unterdrücken. Das „testis hormone" bewirkt eine Unterbrechung des Östruszyklus. Die Verabreichung von Gonadotropinextrakten führt zur Aufhebung dieser Effekte. Weder nahm Hohlweg bezug auf die Untersuchungen von Moore, noch wurden von Moore die Befunde Hohlwegs erwähnt. Da beide ih-

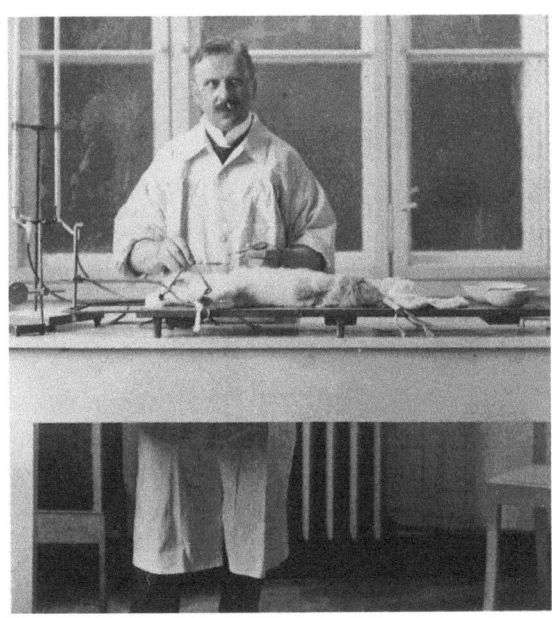

re Ergebnisse auf dem gleichen Kongreß vortrugen, ist anzunehmen, daß beide die Untersuchungen des anderen kannten. Die Angabe, daß Moore davon erst 1955 durch die Publikation von Harris' *The Neural Control of the pituitary gland* erfahren hat, muß daher angezweifelt werden. Eine ausführliche Darstellung der zeitlichen Zusammenhänge der Ergebnisse Hohlwegs mit denen von Moore erfolgte durch Simmer und Süß 1993.

Max Dohrn (1874–1943) (s. Bild) studierte Chemie in Berlin, Leipzig und Heidelberg. 1902 begann er bei Schering und übernahm 1904 das physiologische Laboratorium. Schon in den 20er Jahren hat Dohrn darauf bestanden, daß alle bei Synthesen anfallenden Substanzen auf ihre hormonale Wirksamkeit getestet werden sollten.

Carl R. Moore wurde 1892 auf einer Farm in Missouri geboren. Er besuchte das Drury College in Springfield und studierte in Chicago. Am Department of Zoology machte er seinen Ph.D. bei Frank R. Lillie. Später wurde er Chairman des Departments. Hier wirkte er bis zu seinem Tode 1955. Dorothy Price schreibt

He himself, in retrospect, divided his studies into three periods – an early one dealing with sex gland transplantation, castration, vasoligation, cryptorchidism and scrotal function; a second in which bioassay methods for male hormone were developed and hormone effects and interrelationships were studied, and a third, when synthetic hormones were available, in which he approached the problem of sex differentation by treating the pregnant rats and pouch young oposums with sex hormones and by gonadectomy of young opossums. (Price 1956)

Dorothy Price, (s. Bild) geboren am 12. November 1899 in Aurora/IL, studierte Zoologie in Chicago.

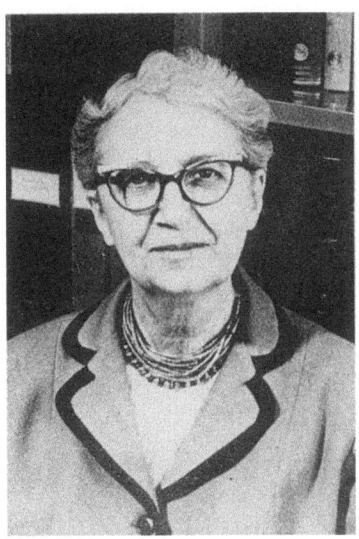

Sie wurde Assistent und Professor of Zoology an der University of Chicago. Nach ihrer Emeritierung 1965 war sie von 1967–1968 „Boerhaave Professor" an der Universität von Leiden. Sie beschreibt 1975 rückblickend ihre Zusammenarbeit mit Moore. „Thus was born the Moore-Price-theory of a reciprocal influence between the gonads and hypophysis." Auch hier findet sich kein Hinweis auf die Untersuchungen von Hohlweg. Sie starb am 17. November 1980 in Leiden.

Hermann Boerhaave (1668–1738) (s. Bild), Professor in Leiden, etablierte die Medizin als Erfahrungswissenschaft, akzeptierte die methodische Trennung von Leib und Seele, ohne deren Zusammenhang zu leugnen, und begründete das nach Inhalt und Ablauf bis heute im Grundriß gültige Curriculum der ärztlichen Ausbildung. Er machte die Klinik zur Lehr- und Forschungsstätte des Arztes.

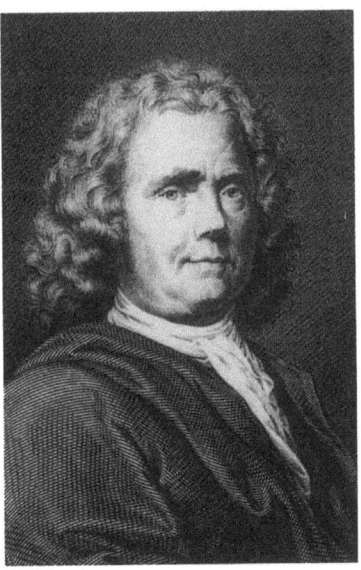

Die weiteren Untersuchungen waren für Hohlweg ein Beweis, daß außerhalb von Hypophyse und Gonaden ein Regulationszentrum bestehen müsse, das aufgrund des Sexualhormonspiegels im Blut die Funktion von Hypophyse und Gonade steuert. Zusammen mit Karl Junkmann hatte er die Idee, die Funktionsfähigkeit von in die Niere implantierten Hypophysen zu untersuchen, um die Frage einer zentral nervösen Steuerung zu erklären. Die Schlußfolgerungen aus diesen Versuchsergebnissen lauteten:

Die innere Sekretion der Keimdrüsen und des Hypophysenvorderlappens wird durch ein nervöses Zentrum beherrscht. Das auf einen bestimmten Sexualhormonspiegel reagierende Sexualzentrum regelt die Tätigkeit der Hypophyse in dem Sinne, daß bei eintretendem Mangel an Sexualhormonen auf nervösem Wege eine verstärkte gonadotrope Vorderlappensekretion zustandekommt, die ihrerseits rein hormonal zur vermehrten Produktion von Keimdrüsenhormon führt. Letztere wirkt dann wieder hemmend auf das Zentrum zurück. Von der jeweiligen Einstellung des Zentrums wird der Grad der sexuellen Aktivität bestimmt. Es gelingt so, die Vorgänge bei der Pubertät und im Senium sowie bestimmte Erfahrungen der Pathologie dem Verständnis näherzubringen (Hohlweg u. Junkmann 1932).

Auch für die Regulation der Hypophysen-Schilddrüsen-Funktion wurde die Steuerung durch ein übergeordnetes Zentrum nachgewiesen (1934).

Der Hohlweg-Effekt wurde 1934 entdeckt. Hohlweg hatte versucht, durch Vorbehandlung der Ratten mit Östrogenen eine Atrophie der Ovarien zu erzeugen. Statt einer Atrophie fanden sich aber große funktionsfähige Gelbkörper in den Ovarien. Bei weiteren Untersuchungen konnte bei juvenilen Ratten durch eine Östrogeninjektion die Corpus-luteum-Bildung ausgelöst werden. Hohlweg nahm an, daß ein Östrogenstoß direkt auf den Hypophysenvorderlappen einwirkt und eine Ausschüttung von LH bewirkt, die zur Luteinisierung führt. Diese Hypothese Hohlwegs wurde 1936 von H. L. Fevold, F. L. Hisaw und R. O. Greep durch Versuche an hypophysektomierten Ratten bestätigt. G. Dörner und F. Döcke wiesen 1964 nach, daß der Hohlweg-Effekt geschlechtsspezifisch weiblich ist.

1931 erhielt Hohlweg den Grad eines Dipl.-Ing. chem. an der Technischen Universität in Berlin und 1937 von der Technischen Universität in Wien summa cum laude den Doktorgrad für die These *Die Isolierung eines Östrogens aus Butea superba und seine biologischen Wirkungen*.

Nach Kriegsende konnte C. Kaufmann, der zum kommissarischen Direktor der Charité-Frauenklinik ernannt worden war, Hohlweg für das Hormonlabor gewinnen. Am 1. Oktober 1945 übernahm Hohlweg die berühmte Aschheim-Abteilung an der Charité, das spätere Institut für Experimentelle Endokrinologie, dessen Leiter und Direktor er bis 1961 war. Nach dem Bau der Mauer in Berlin konnte er als Österreicher die DDR verlassen und ging in seine Heimat zurück. Dort war er bis 1973 Leiter des Hormonlabors der Universitäts-Frauenklinik in Graz. Hohlweg war ein begeisterter Sportler, vor allem Bergsteiger. Er ist Ehrenmitglied der Deutschen Gesellschaft für Endokrinologie.

Quellen und Literatur

Hohlweg W: persönliche Mitteilungen, 11. März 1991

Hohlweg W, Dohrn M (1939) Beziehungen zwischen Hypophysenvorderlappen und Keimdrüsen. Wien Arch Inn Med 21:337–350 (Vortrag 2. Int. Congr. f. Sex Research London, 3.–9. 8. 1930)

Hohlweg W, Junkmann (1932) Die hormonal-nervöse Regulierung der Funktion des Hypophysenvorderlappens. Klin Wochenschr 11:321–323

Hohlweg W (1934) Veränderungen des Hypophysenvorderlappens und des Ovariums nach Behandlung mit großen Dosen von Follikelhormonen. Klin Wochenschr 13:92–95

Butenandt A, Westphal U, Hohlweg W (1934) Über das Hormon des Corpus luteum. Hoppe Seylers Z Physiol Chem 227:84

Inhoffen HH, Hohlweg W (1938) Neue per os wirksame weibliche Keimdrüsenhormonderivate: 17-Ethinylöstradiol und Pregnen-in-on-ol-17. Naturwissenschaften 26:96

Hohlweg W, Inhoffen HH (1939) Pregneninolon, ein neues per os wirksames Corpus luteum Präparat. Klin Wochenschr 18:77

Hohlweg W (1953) Die Hormone der Keimdrüsen in Biologie und Pathologie des Weibes. (Hrs. Ludwig Seitz). Urban & Schwarzenberg, München, S 525

Hohlweg W (1954) Über die potrahierte Wirkung von Fettsäureestern des Follikelhormons. Witt Horm 6:129–133

Hohlweg W (1974) Rückblick auf 60 Jahre Forschung zur neuroendokrinen Regulation im Hypothalamus-Hypophysenvorderlappen-Keimdrüsensystem. In: Dörner G (ed) Endocrinology of sex. Barth, Leipzig, S 159–165

Hohlweg W (1975) The regulatory centres of endocrine glands in the hypothalamus. In: Donovan J, McCann SM (eds) Pioneers in neuroendocrinology. Plenum, New York, pp 161–172

Hohlweg W (1979) Die Erforschung des Corpus luteum und seines Hormons. Endokrinologie-Information 4:165–168

Hohlweg W (1982) Die Entdeckung des Sexualzentrums im Hypothalamus. Endokrinologie-Information 3:138–144

Foremann D (1992) The concept of negative feedback – Moore and Price. Endicrinology 131:543–545

Moore CR, Price D (1930) The question of sex hormone antagonism. Proc Soc Exp Biol Med 28:38–40 (Vortrag 2. Int. Congr. f. Sex Res. London, 3.–90.8.1930)

Neumann F (1992) In memoriam, Walter Hohlweg. Endokrinologie-Informationen 16:230–236

Price D (1956) Carl R. Moore (1892–1955). Endocrinology 58:529–530

Price D (1975) Feedback control of gonadal and hypophyseal hormones: Evolution of the concept. In: Meites, Donovan J, McCann SM (eds) Pioneers in neuroendocrinology. Plenum, New York

Simmer HH, Süß J (1993) Zur Frühgeschichte des negativen Feedbacks der Organe auf die Gonadotropine des Hypophysenvorderlappens. Der Prioritätsstreit zwischen Dorothy Price und Walter Hohlweg. Ein Beitrag zur Frage der Selbsttäuschung bei wissenschaftlichen Prioritätsansprüchen. Geburtshilfe Frauenheilkd 53: 425–432

Houssay, Bernardo Alberto

(April 1887 Buenos Aires – 1971 Buenos Aires)

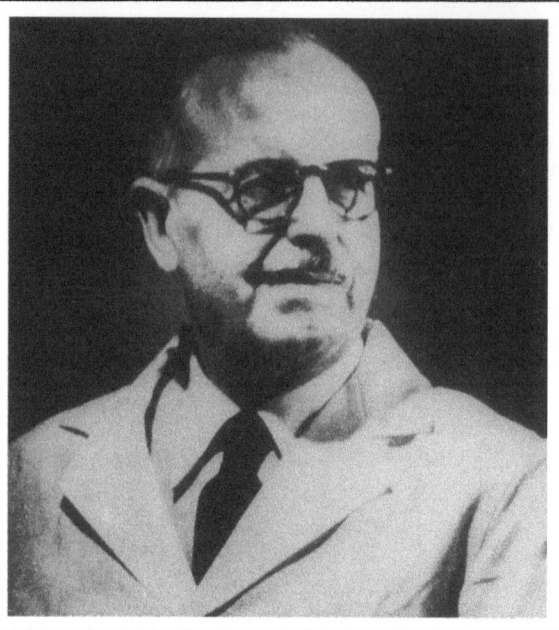

Houssay wurde als 4. von 8 Kindern geboren. Seine Eltern stammten aus Frankreich. Von 1901–1904 studierte er Pharmazie und 1904 begann er mit dem Medizinstudium. Er wurde Assistent bei dem Physiologen H. G. Pienero. Seine Doktorthese war *Studies on the physiological action of pituitary extracts* (1911). 1909 wurde er Professor der Physiologie in der Fakultät der Veterinärwissenschaften und 1912 Full Professor im Alter von 25 Jahren. Nach dem Medizinexamen arbeitete er zunächst in einer Privatpraxis und wurde bald Appointed Chief of the Unit of Clinical Medicine des Alvea Hospital.

1910 beschrieb Houssay eine Methode zur Entfernung der Hypophyse bei Fröschen, später auch beim Hund. Dies ermöglichte ihm, die Wirkung von Hypophysenextrakten zu studieren. Bei Untersuchungen an Amphibien fand Houssay, daß Hypothalamusläsionen das Sexualverhalten beeinflußten. Infundibulo hypophysäre Läsionen bewirken eine Verschluß der adenohypophysären Zirkulation mit dem Resultat einer Polyurie und einer Beeinflussung der Gonaden; Schilddrüsen- und Pankreasfunktion. Mit einer transtemporalen Hypophysektomie erzielte er bei Hunden ein adiposogenitales Syndrom.

1915 wurde Houssay Leiter der Sektion für experimentelle Pathologie am Institut für Bakteriologie. Er befaßte sich mit der Herstellung von Seren und Vakzinen. Mit 32 Jahren wurde er Professor der Physiologie an der Medizinischen Fakultät der Universität in Buenos Aires. 1943, nach dem Sturz der Regierung durch das Militär, unterzeichnete Houssay ein Manifest zur Wiederherstellung einer konstitutionellen Regierung. Er wurde entlassen, die Universitäten wurden geschlossen. Obgleich er 1945 wieder eingesetzt wurde, erfolgte aus Altersgründen im Alter von 59 Jahren seine Emeritierung. Durch argentinische Geschäftsleute wurde für ihn das Institut für Biologische und Experimentelle Medizin in Buenos Aires geschaffen, an dem er bis zu seinem Tod 1971 gearbeitet hat.

Literatur

Houssay BA (1936) What we have learned from the toad concerning hypophysial function, and the hypophysis and metabolism. N Engl J Med 214:913–926, 961–986

Sawyer CH (1988) Anterior pituitary neural control concepts. In: McCann SM (ed) Endocrinology people and ideas. Am Phys Soc, Bethesda

Sawyer CH (1991) Remembrance of contributions of Philip Smith and Bernardo Houssay to the development of neuroendocrinology. Endocrinology 129:577–578

Hühner, Max

(30. 6. 1883 Berlin – 8. 11. 1947 New York)

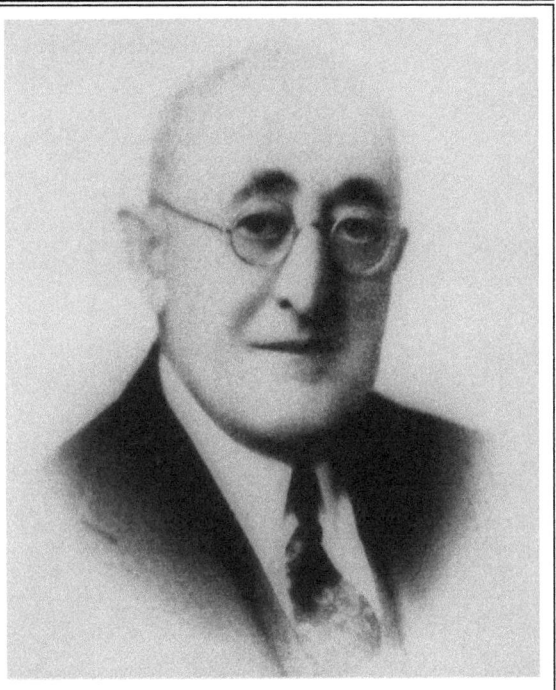

In Berlin geboren, studierte Hühner an der Columbia University in New York, machte 1893 sein Examen, gehörte danach zum Staff des Bellevue Hospitals und war von 1923–1925 Assistant Surgeon in der Genitourinary Clinic des Mount Sinai Hospital.

Hühners wesentliche Publikation ist das Buch *Sterility in the male and female and its treatment*. Hierin berichtet er über Resultate einer großen Zahl postkoitaler Untersuchungen und wies auf deren Bedeutung bei der Diagnostik der Sterilität hin. Er schreibt:

All that is necessary is for the women to come after coitus, the sooner the better ... and (she) is placed in the regular gynecological position; a bivalve speculum is inserted, the cervix is seen, and with an ordinary platinum loop on a glass rod a particle of mucus from within the cervical os is placed on the glass slide and examined under the microscope. In normal cases we will at once see many live spermatozoa. This is all there is to it; yet what a wealth of information is obtained from this few minutes examination! If live spermatozoa are found in the cervical mucus we can at once absolve the husband from all responsibility. If dead spermatozoa are found in the cervical mucus it is safer to get a condom specimen to see whether the spermatozoa came out dead, or whether they were killed after they had entered the female by the secretions of the latter's genitals.

Literatur

Hühner M (1913) Sterility in the male and female and its treatment. Rebman, New York
Hühner M (1936) Postcoital test. JAMA 107:1581
Hühner M (1936) Neurospermia and viability of spermatozoa in the cervical canal. JAMA 107:1581
Speert H (1958) Essays in eponymy. Obstetric and gynecologic milestones. Macmillan, New York

Igarashi, Masao

(born 3. 07. 1925 in Tokyo)

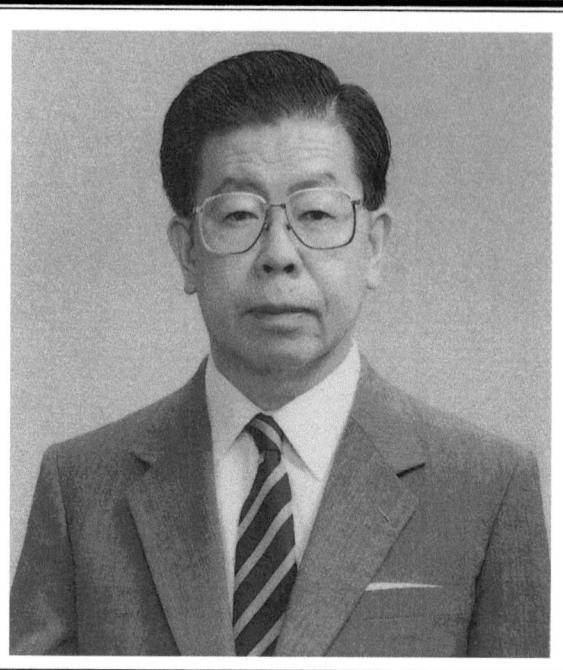

Igarashi has described his life as follows:
I was born in Tokyo in 1925. My father was a dentist. I was a junior high school student when Japan began the unhappy war to USA in 1941, and it was during the dark days of the Second World War that I passed the difficult entrance examination for the "Dai-ichi Koto Gakko," the most elite senior high school in Japan. During my time at this senior high school, the food situation and the economy in Tokyo were getting worse. I was greatly influenced by the philosophy of Kant, Goethe, Nietzsche, and others and my weltanschauung, my view of life and the world, had been established. When I was a student at the School of Medicine, University of Tokyo, my house in Tokyo was burned out by bombing by American Air Force, and I lost everything except for my life and family. When I was a second-grade medical student, the Emperor fortunately accepted the Potsdam Declaration and the dreadful war ended in 1945. Until this time, German medicine had been a model for Japanese medicine, but after the Second World War, new American medicine was imported, crushing and overwhelming us.

In 1949, I graduated from the School of Medicine, University of Tokyo. I decided to become a gynecologist in the Department of Obstetrics and Gynecology, University of Tokyo, because I had a great interest in both endocrinology and cancer chemotherapy. The research theme which Prof. Toshio Hasegawa, Chairman of the Department, gave me was cyclic changes of uterine cervical mucosa and mucus. In order to carry out this research, I treated infertile patients and was very interested in the diagnosis and treatment of infertility and reproductive endocrinology. In the department I had been greatly influenced by Dr. Takashi Kobayashi, an expert not only on reproductive endocrinology, but also on gynecologic operations. He was a pioneer researcher in Japan on hypothalamic control of pituitary function and revised Wertheim-Latzko-Okabayashi's extended radical hysterectomy, establishing the unique and perfect Kobayashi method of extended radical hysterectomy for uterine cervical carcinoma.

From 1950 to 1956 I worked as a gynecologist at the Kanto Teishin Hospital in Tokyo. The director of the Department of Obstetrics and Gynecology was Dr. Seiichi Matsumoto, who was an authority on BBT and menstrual disorders in Japan. During that time I published a few research papers, among which my main area of research concentrated on cyclic changes of cervical mucus, especially the content of Na, K, Cl, H_2O, and other chemical substances during the normal menstrual cycle. I was awarded the degree of MSc from the University of Tokyo in 1957 for my article on this subject.

In order to induce human ovulation in anovulatory infertile women, I injected of PMS and human chorionic gonadotrophin (HCG), kindly supplied by the Schering Company, Berlin. This report was the first report on the induction of human ovulation by PMS–HCG therapy in Japan. At that time, the injection schedule of PMS–HCG was fixed. Hamblen's method at Duke University used daily

PMS injections for 10 days, while Rydberg's method in Copenhagen used daily injections for 5 days. These fixed PMS administration schedules often induced ovarian hyperstimulation and sometimes no ovulation. I observed that the injection of PMS induced on increase in cervical mucus according to the maturation of the ovarian follicle, and the amount of cervical mucus reached arround 400 mm³ at the stage of ovarian follicle maturation. Consequently, my idea was that the administration of PMS should be individualized acccording to the response of uterine cervical mucus, in order to prevent ovarian hyperstimulation or no ovulation. This paper, published in the *American Journal of Obstetrics and Gynecology* was the first report demonstrating that administration of gonadotropin for the induction of human ovulation should be individualized based on the ovarian response.

After reading literature on urology showing that androgen rebound therapy is effective for the treatment of oligozoospermy in infertile men, I tried estrogen rebound therapy for infertile women. The administration of estrogen for 10–20 days from day 5 of the menstrual cycle induced inhibition of ovulation, but successful conception often occurred at the following ovulation time. This ovarian rebound phenomenon was confirmed by Dr. Alan Grant, in Sidney, Australia, and Prof. E. Tscherne in Graz, Austria. Tscherne kindly named this ovarian rebound phenomenon Igarashi's phenomenon.

In 1958, when I was Director of the Department of Obstetrics and Gynecology, National Sagamihara Hospital in Kanagawa Prefecture, Dr. Seiichi Matsumoto, elected Professor and Chairman of the Department of Obstetrics and Gynecology, Gunma University, invited me to teach in his department. At Gunma University, I started follicle-stimulating hormone (FSH) bioassay using immature female mice, together with Dr. Hosaka, in order to elucidate the mechanism of ovarian rebound phenomenon. First we injected bovine FSH (NIH, USA), but disappointingly the mouse uterine weight did not increase. At first I did not understand why, but these results reminded me of Greep's research, published in *Recent Progress in Hormone Research*, demonstrating that estrogen secretion from the ovary requires the combined action of FSH and lateinizing hormone (LH). So a small amount of hCG was injected with FSH into the mice. Suprisingly, very small amounts of FSH significantly increased mouse uterine weight when 0.05 IU hCG was injected simultaneously. Using this very sensitive FSH bioassay method, we were able to measure urinary gonadotropin levels extracted from 24-h urine and demonstrate that the ovarian rebound phenomenon observed after estrogen administration results from the pituitary rebound phenomenon of FSH secretion.

Kallikrein is a hormone secreted from the pancreas and salivary gland. After reading literature reporting that kallikrein increased cerebral circulation, I considered the possibility that kallikrein might increase hypothalamopituitary function. In rat experiments, I demonstrated that injection of kallikrein increased the weight of ovarian, uterine, prostatic, and seminal vesicles and pituitary gonadotropin content. I then reported that injection of depot kallikrein induced ovulation and conception in infertile anovulatory women. This first report on kallikrein in reproduction was confirmed by Professor Tanaka, Okayama University, Japan, and Dr. Morlunghi and Dr. Seta, Pisa University, Italy. Kallikrein is now clinically used in the treatment of oligozoospermy.

The definition of dysfunctional uterine bleeding at that time was vague and equivocal. In 1962 I presented a clear-cut definition, i.e., atypical endometrial bleeding, independent of menstruation, pregnancy, neoplasm, inflammation, and trauma. Moreover, I advocated a new classification, named CAP classification, based on the endocrinological status at the beginning of this bleeding. All dysfunctional uterine bleeding can be classified into four types: cyclic, acyclic, paracyclic, and postmenopausal. This classification is still the most reasonable even today.

From September 1962, I had the chance to study in the United States as research fellow of the Population Council New York on the recommendation of Professor Matsumoto and Dr. Minoru Muramatsu, National Institute of Public Health, Tokyo. The research theme I presented to the Population Council was hypothalamic gonadotropin-releasing factors. Dr. W. O. Nelson, Director of the Biomedical Division of the Population Council, recommended me to Dr. Samual M. McCann, Associate Professor of the Department of Physiology, University of Pennsylvania. Dr. McCann was the same age as me, but already a world-famous neuroendocrinologist who had succeeded in being the first to demonstrate the existence of hypothalamic LH-releasing factor and corticotrophin (ACTH)-releasing factor (CRF) activity of vasopressin. He is not only a man of genius and an excellent researcher and a deserving Nobel prize winner, but also a man of character and justice, like a hero of Western movies. He himself had been doing skillful and precise experiments every week and I was able to learn a lot from him. First I began an experiment on the precise conditions which made my sensitive gonadotropin bioassay specific in FSH. After that, FSH bioactivity in only 2.0 ml serum of castrated rats was assayed using our new Igarashi–McCann's FSH bioassay method, although the Steelman-Pohley FSH bioassay method, the most standardized FSH bioassay method, could not assay the serum FSH levels in castrated rats. The injection of estradiol and progesterone significantly reduced serum FSH levels assayed by our method 72 h later. The i.v. injection of crude rat hypothalamic extract induced a significant increase in serum FSH levels. This was the first demonstration of the existence of hypothalamic FSH-releasing factor. When these results were obtained, Dr. McCann shouted for joy. After reconfirming the same results by repeated experiments, they were presented at the annual meeting of the Endocrine Society USA in Atlantic City in Spring 1963 and published in *Endocrinology*.

After returning to Gunma University in 1964, I studied reproduction in Albino Swiss mice imported from Philadelphia and devoted all may time to this when I was not teaching or doing clinical work. Every week we performed FSH bioassays using the Igarashi–McCann's method with about 200 immature female mice and LH bioassays using the rat ovarian ascorbic acid depletion method with 50 immature Holtzman rats. These expensive bioassays were fortunately supported by the grant kindly awarded by the Population Council, New York.

At the nineteenth annual meeting of the Japanese Obstetrical and Gynecological Society, Nagoya, Japan, in 1967, I presented a lecture on "Studies on Secretion of Pituitary Gonadotropins." Simultaneously, a 216-page booklet showing our research results on this theme were distributed to the more than 1000 attending members of the society without charge.

In this short summary, all the detailed research results cannot be mentioned, but in brief they included the following:

1. The existence of hypothalamic FSH-releasing factor distinct from LH-RH
2. Different feedback actions of estrogen, progesterone, and androgen
3. The effect of ACTH, cortisol, thyroxin, kallikrein, reserpine, and serotonine on FSH and LH secretion
4. The mode and site of action of clomiphene
5. Cyclic changes of urinary and serum bioactive FSH and LH during the normal menstrual cycle and in menstrual disorders
6. A new classification of anovulatory amenorrhea: (a) FSH-resistant ovary syndrome, (b) transient hyper-FSH syndrome, (c) hyper-LH syndrome, (d) hypo-FSH-LH syndrome, (e) hypo-FSH syndrome, (f) hypo-LH syndrome, and (g) absent trigger-LH syndrome.

In addition, we discovered that dysfunctional uterine bleeding, especially C type, was mainly induced by a disorder of FSH secretion and that A type was mainly induced by a disorder of LH secretion, hyper-ACTH and hypo-LH were observed in psychogenic amenorrhea, and the planimetric luteal index was used. Most results were completely new, never reported before 1967, but all unfortunately had been written in Japanese. Only a small part of these results were published in English: first demonstration of action of clomiphene upon the hypothalamus; first induction of human ovulation by the partially purified hypothalamic FSH-releasing factor; direct action of hCG upon the hypothalamus; changes in human bioassayable FSH in serum during the normal menstrual cycle; and short and autofeedback control of FSH secretion.

When I first had the chance to go to Europe, I visited Professor G. Bettendorf, Professor J. Zander, Professor H. D. Taubert, Professor J. Hammerstein, Professor Carl A. Gemzell, Professor E. Tscherne, Professor W. Hohlweg, Professor emeritus Erik Rydberg and Professor Crook, Birmingham, England. Then I flew to the United States and visited Dr. Janet W. McArthur, Massachusetts General Hospital, Boston, and Dr. Segal and Dr. Koide, Population Council, New York. After attending a symposium on the "Control of Mammalian Reproduction," I visited Professor S. M. McCann, University of Texas, Dallas.

In 1967 I began to collect porcine hypothalami, and 280 000 hypothalami were collected in 2 years from a slaughter house in the Gunma Prefecture in order to purify and determine the chemical structure of hypothalamic FSH-releasing factor and LH-releasing factor, supported by grants from the Population Council, the Ford Foundation, and the Japanese Government. In 1971, the Matsuo, Arimura, and Schally group succeeded in determining the chemical structure of LH-RH/FSH-RH, and Schally received the Nobel Prize in 1977. However, I had evidence demonstrating the existence of FSH-releasing factor distinct from LH-RH/FSH-RH, so I continued research on purification of FSH-RF.

In 1973 I was appointed Professor and Chairman of the Department of Obstetrics and Gynecology, School of Medicine, Gunma University.

Dr. H. Matsuo, former coworker of Dr. Schally, and Dr. K. Kangawa, my coworkers since 1976 at Miyazaki Medical College, succeeded in isolating and determining the chemical structure of alphaneo-endorphin, Try-Gly-Gly-Phe-Leu-Arg-Lys-Tyr-Pro-Lys, a world-first precursor of leucine-encephaline from the hypothalamic extract collected and partially purified by me in Gunma university.

In 1983, Dr. K. Miyamoto and Dr. Y. Hasegawa, both postdoctoral researchers in my department, and I suceeded in isolating and determining the chemical structure of chicken LH-RH (pyro-Glu-His-Trp-Ser-Tyr-Gly-Leu-Gln-Pro-Gly-NH) and second chicken GnRH (pyro-Glu-His-Trp-Ser-His-Gly-Trp-Tyr-Pro-Gly-NH) from 2000 chicken brain extracts.

In order to apply an assay for hypothalamic FSH-RF distinct from LH-RH, in 1980 we began purifying testicular and ovarian inhibin, which had been detected in 1923 but the chemical structure of which remained obscure until 1985. In 1984, my colleague Dr. Miyamoto found that urea induced degeneration of most proteins, but did not influence inhibin; we were able to purify inhibin from 1 l porcine ovarian follicular fluid. Our results showed that the molecular mass of inhibin is 32 kDa, made up of the S–S connected 20-kDa alpha-subunit and the 13-kDa beta-subunit.

On the other hand, Professor Henry Burger's group at Monash University, Melbourne, Australia, published their results on the purification of bovine inhibin a few months earlier than our report; the molecular mass of their inhibin was 58 kDa and the N-terminal amino acid sequence was quite different from ours. Only 3 months later, after the annual meeting of the Endocrine Society, Dr. Nicholas Ling and Dr. Guillemin reported that the molecular mass of porcine inhibin is 32 kDa and the N-terminal amino is just the same as our report. Then we reported on the regulatory mechanism of inhibin secretion at the granulosa cell level, the mode of action of inhibin at the pituitary level, and the cyclic changes in serum inhibin levels during the menstrual cycle and the sexual cycle of the rat, pig, cow, and sheep (*Serono Symposia* 1987, 1991).

In 1986, a new ovarian hormone, activin, was detected in ovarian follicular fluid by two groups in the Salk Institute, USA, and in 1987 EDF (erythroid differentiation factor) was reported by Eto et al., Japan to have the same chemical structure as activin. Activin, a homodimer of the beta-subunit of inhibin, has reverse, antagonistic action to inhibin. From my department, five important reports on activin have been published. Activin receptor is present in granulosa cells. Activin increases both FSH receptor in the ovary and production of inhibin. After FSH stimulation, the LH receptor and progesterone secretion are increased by activin. Activin stimulates GVBD (germinal vesicle breakdown), representing oocyte maturation.

Beside basic research and in clinical research on reproduction and endocrinology, I have published many papers. Here I refer to only three of them. I demonstrated that Vitamin C has ovulation-inducing activity when administered with clomiphene or alone. The reason why I planned this clinical experiment is that LH dose-dependently decreases ascorbic acid content in the ovary and that the serum ascorbic acid levels in women decrease significantly at the time of ovulation. I also demonstrated that when human ovulation is induced by administration of human menopausal gonadotrophin (hMG), estrogen priming is not only effective in increasing ovarian sensitivity to hMG, but also informative in indicating the time of ovarian follicle maturation.

In the treatment of pelvic endometriosis, I found that local danazol therapy is much more effective than oral therapy.

Recent progress in medicine has resulted in the prolongation of the human life span. In Japanese women, the mean life span is more than 80 years. As the number of elderly women increases, postmenopausal osteoporosis also increases. In Japan, active vitamin D_3 is administered much more than estrogen for the prevention and treatment of osteoporosis; however, together with coworkers I demonstrated that the increase in vertebral bone minerals measured with dual energy X-ray absorption was significantly higher in the estrogen group than in the control and the vitamin D groups.

Long-term high-dose estrogen therapy is known to induce endometrial carcinoma in some women. We demonstrated that 78% of endometrial carcinoma cases occur in women with a congenital disposition. Consequently, if we do not administer estrogen to women with such a disposition, we can prevent the occurrence of endometrial carcinoma due to estrogen therapy.

In conclusion, I have summarized here my main basic and clinical research work from 1950 to 1992. I retired from Gunma University in 1991, but I would like to continue my research and clinical work as long as I can. Without the guidance, support, and kindness of my many teachers, professors, doctors, coworkers, patients, and my wife and grants from the Population Council, New York, the Ford Foundation, and the Japanese Government, I could not have completed the above-mentioned research work. I would like to express my sincere and hearty thanks to all of them.

References and Other Sources

Igarashi, M (1992) My life story.

Igarashi M (1954, 1956) Studies on cyclic changes of cervical mucus and its crystallization phenomenon. J Jpn Gynecol Obstet Soc 6:1167 (1954), 8:1395 (1956)

Igarashi M, Matsumoto S (1957) Induction of human ovulation by individualized gonadotrophin therapy in two phases. Am J Obstet Gynecol 73:1294

Igarashi M, Matsumoto S (1957) Ovarian rebound phenomenon and its clinical application. Fertil Steril 8:362

Igarashi M, Sato S, Kubo H (1962) Ovulationsauslösung bei der Frau mit Kallikrein. Zentralbl Gynäkol 84:161

Igarashi M, McCann SM (1964) A new sensitive bioassay for follicle stimulating hormone (FSH). Endocrinology 74:440

Igarashi M, McCann SM (1964) A hypothalamic follicle stimulating hormone – releasing factor. Endocrinology 74:446

Igarashi M, Kamoika J, Ehara Y, Matsumoto S (1967) Changes in human serum FSH levels during the normal menstrual cycle. Fertil Steril 18:672

Hironi M, Igarashi M, Matsumoto S (1970) Short and auto feedback control of pituitary FSH secretion. Neuroendocrinology 6:274

Igarashi M (1977) Augmentative effect of ascorbic acid upon induction of human ovulation in clomiphene – Ineffective anovulatory women. Int J Fertil 22:168

Miyamoto K, Hasegawa Y, Minegishi T, Nomura M, Takahashi Y, Igarashi M, Kangawa K, Matsuo H (1985) Isolation of porcine follicular inhibin of 32 K daltons. Biochem Biophys Res Commun 129:2, 396

Miyamoto K, Hasegawa Y, Fukuda M, Igarashi M (1986) Demonstration of high molecular weight forms of inhibin in bovine follicular fluid (bFF) by using monoclonal antibodies to bFF 32K inhibin. Biochem Biophys Res Commun 136:3, 1103

Igel, Hans

(geb. 7. 05. 1918 in Rudelsdorf/Schlesien)

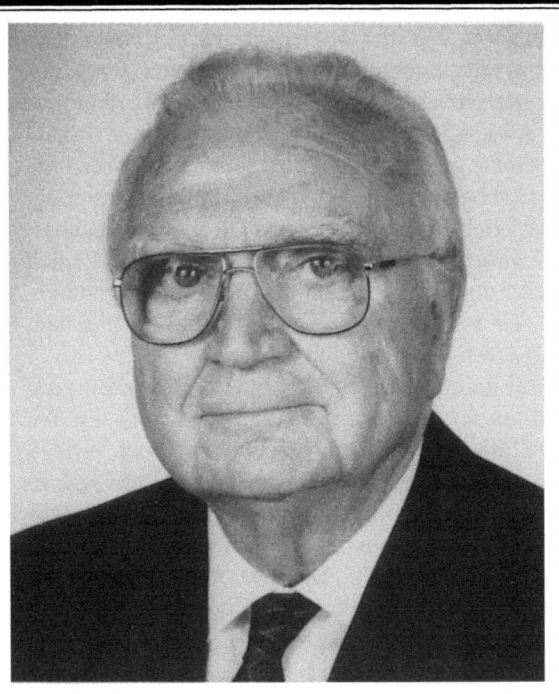

Igel schreibt über sich:
Mein Vater war Landwirt. 1924 wurde ich in die Evangelische Volksschule in Rudelsdorf eingeschult. 1930 kam ich auf das Zwinger-Gymnasium Breslau. Nachdem ich zunächst bei weitläufigen Verwandten gelebt hatte, kam ich in eine andere Pension, die meine Entwicklung in jeder Weise positiv beeinflußte, obwohl ich sehr oft Ärger bereitete und keineswegs – wie ich es heute sehe – ein einfach zu erziehendes Kind war. So mußte ich z.B. das Zwinger-Gymnasium verlassen, weil ich die Schule oft schwänzte, um z.B. mit einem Freund bei schönem Wetter baden oder bei schlechtem Wetter ins Gericht zuhören zu gehen. Der Rausschmiß war für mich ein erheblicher Schock, besonders deshalb, weil keine andere Schule bereit war, mich wieder aufzunehmen. Schließlich gelang es meiner Pensionsmutter doch, eine probeweise Aufnahme im Elisabeth-Gymnasium Breslau zu erreichen mit dem Hinweis: Sollte jedoch innerhalb von einem halben Jahr die geringste Kleinigkeit sich ereignen, müßte ich die Schule ohne jegliche Diskussion verlassen. Diese Frage stand aber nicht mehr zur Debatte, da ich von da an ein braver Schüler war.

An dieser Schule machte ich dann 1939 mein Abitur. Nach Ableistung des Arbeitsdienstes begann ich 1939 das Studium der Medizin, obwohl dies zunächst keineswegs sicher war. Ich hatte ursprünglich vor, Germanistik zu studieren und Bibliothekar zu werden. Mein Lateinlehrer brachte mich aber von diesem Vorhaben ab. Ich hatte in Biologie gute Noten und für biologische Fragen immer schon großes Interesse, so bestand auch eine entsprechende Neigung zur Medizin. Da ich vom Land stamme und stets sehr enge Beziehungen zu Tieren hatte, meinten meine Angehörigen, es wäre wohl angebrachter, Veterinärmedizin zu studieren. Aber ein Erlebnis beeinflußte die Fachfrage. Ich war einmal dabei, wie der Tierarzt bei einer kalbenden Kuh das Kalb zerstückelte, weil dieses zu groß war. Ich fand diesen Vorgang schrecklich, und dieses Ereignis wirkte noch viele Jahre nach, so daß ich eine gewisse Abneigung gegen die Veterinärmedizin empfand. Ich entschloß mich deshalb zur Humanmedizin und begann das Studium an der Universität Breslau.

Doch bereits nach 3 Trimestern wurde ich zur Wehrmacht eingezogen. Nach der Grundausbildung kam ich zu einer Infanterieeinheit nach Ostpolen. Ich marschierte dann auch am 22. Juni 1941 in Rußland ein. Es wurde mir bald bewußt, daß dieser Feldzug nicht so schnell zu Ende gehen würde wie die bisherigen, daß er kein „Spaziergang" war.

Von den vielen schrecklichen Dingen des Krieges ist mir ein Ereignis besonders in Erinnerung: Nach der Kesselschlacht von Kiew wurden wir nach erheblichen Verlusten herausgezogen. Zur Auffüllung kamen wir in einen kleinen Ort namens Ostrog. Eines Morgens hörten wir im Ort eine Schießerei, wir selbst waren in einem Gymnasium, das sich auf einem Berg befand, untergebracht. Wir glaubten zunächst, es seien wieder Partisanen, die den Ort angriffen – wie dies öfter passierte. Es stellte sich aber heraus, daß die Juden des Ortes von der SS zusammengetrieben wurden. Insgesamt wurden von den etwa 7000 Juden 2500 erschossen. Als es dunkel war, hörte man mit dem Massaker auf und schickte die Verbliebenen nach Hause. Hätte ich es nicht selbst erlebt, hätte ich es nicht für glaubhaft gehalten. Dieses schreckliche Erlebnis bedrückte mich außerordentlich; ich konnte nicht mehr glauben, daß wir bei so viel Unrecht, wie es hier geschah, noch den Krieg gewinnen würden.

1943 kam ich aus der Gegend von Charkow zum Studium nach Breslau zurück. 1944 wurde ein Teil der Studentenkompanie nach Düsseldorf verlegt, ich gehörte dazu. Ein geordnetes Studium war in Düsseldorf aufgrund der ständigen Flugzeugangriffe nicht mehr möglich, und wir wurden auf andere Universitäten verteilt. Dann wurde ich sofort als Truppenarzt bei einer Panzerdivision im Westen eingesetzt, d.h. ich erlebte nur noch einen ständigen Rückzug. Schließlich kam ich in der Gegend von Pilsen in amerikanische Kriegsgefangenschaft.

In meine Heimat in Schlesien konnte ich nicht mehr zurück. Daher ließ ich mich im Dezember 1945 zu einem meiner Sanitäter nach Düsseldorf entlassen. Ich arbeitete bei ihm zunächst als Hilfsschlosser – er hatte eine größere Schlosserwerkstatt –, um Lebensmittelkarten zu erhalten. Schließlich bekam ich eine unbezahlte Stelle an der Medizinischen Klinik der Medizinischen Akademie Düsseldorf. Da ich nur die Notapprobation hatte, legte ich dann im Juni 1946 das Staatsexamen an der Medizinischen Akademie ab.

Ich besuchte zunächst meine Angehörigen, die aus Schlesien in die Gegend von Berlin geflüchtet waren. In der sowjetischen Besatzungszone bestand ein erheblicher Ärztemangel und so sah ich mich dort nach einer Beschäftigung um. Ich wollte nach Möglichkeit meine Ausbildung an einem renommierten Krankenhaus durchführen. Von allen Berliner Krankenhäusern war mir nur die Charité ein Begriff. Ich versuchte es deshalb zunächst dort und überraschenderweise bekam ich sofort eine Assistentenstelle an der Universitäts-Frauenklinik der Charité, d.h. der Wagner-Klinik. G. A. Wagner (1873–1947) war aus Garmisch-Partenkirchen nicht mehr zurückgekehrt, und C. Kaufmann leitete die Klinik kommissarisch. Jedoch einen Monat, bevor ich an die Klinik kam, hatte Kaufmann sie verlassen und Friedrich Schopohl war sein Nachfolger, ein ehemaliger Oberarzt der Klinik, der Chefarzt am Krankenhaus Berlin-Wannsee geworden war. Schopohl (1907–1983) war ein exzellenter Operateur und ein hervorragender Kliniker. Wissenschaftlich war er zwar interessiert, aber er konnte in dieser Hinsicht nur wenige Impulse an seine Mitarbeiter weitergeben. Ich bin ihm aber sehr dankbar, da ich mein gynäkologisch-geburtshelferisches Handwerk bei ihm sehr gut gelernt habe.

In dieser Zeit waren die Wege nach Westberlin noch offen und das Verlangen, sich wissenschaftlich zu informieren, war nach dem Krieg sehr groß. Ich fuhr mindestens einmal in der Woche in die Bibliothek des American Center, die eine medizinische Abteilung hatte, um mich dort zu informieren.

Eines Tages fand ich dort eine Arbeit von Papanicolaou über *Cervix-Ca-Diagnostik durch Vaginalabstrich*. Ich berichtete meinem Chef davon, und er gab mir den Konsens, derartige Untersuchungen durchzuführen. Als ich mit Hilfe dieser Methode einige Mikrokarzinome entdeckt hatte, wurde durch Schopohl ein Vortrag zu diesem Thema zum 1. Deutschen Gynäkologenkongreß nach dem Krieg unter Geheimrat Stöckel angemeldet. Die Mitteilung, die ich dort machte, blieb nicht ohne Widerspruch, aber die Zytodiagnostik hat sich schließlich durchgesetzt.

Durch die Nachkriegssituation hatte ich noch gewisse Probleme mit meiner Dissertation. Ich hatte die Arbeit bereits in Breslau fertiggestellt. Da Breslau aber polnisch geworden war, konnte ich zur Promotion nicht dorthin. Schließlich fand ich meinen Doktorvater, den Chirurgen Prof. Hans Kilian, in Halle wieder und konnte dort endlich promovieren.

In der Charité-Frauenklinik hatte die Endokrinologie Tradition, denn es waren dort S. Ascheim und B. Zondek sowie C. Kaufmann tätig gewesen. Als ich an die Klinik kam, war W. Hohlweg Leiter des Endokrinologischen Labors. Hohlweg war früher bei Schering tätig gewesen. Hohlweg und Junkmann hatten bereits im Jahre 1932 ein Sexualzentrum angenommen, das die Funktion des Gonadotropenhormons der Hypophyse steuert. 1938 stellten Inhoffen und Hohlweg durch Einführung einer Äthinylgruppe in das Östradiol das oral sehr wirksame Äthinylöstradiol her. Sie konnten damals nicht voraussehen, welchen bedeutenden praktischen Wert dieser chemische Schritt 20 Jahre später haben würde, als die perorale Kontrazeption entsprechende Bedeutung bekam.

1951 erhielt ich die Anerkennung als Facharzt für Frauenheilkunde. Um aber eine breitere fachliche Basis zu bekommen, vor allen Dingen aber, um für meine spätere operative Tätigkeit bessere Einblicke in die operativen Möglichkeiten zu erhalten, war ich 2 Jahre Assistent am Pathologischen Institut des Rudolf-Virchow-Hauses, ein sehr renommiertes Institut; hier waren Virchow und O. Lubarsch tätig gewesen. Als ich dort begann, war Rössle Chef, der zu meiner Zeit emeritiert wurde. Ihm folgte Prof. Hans Anders.

In der Zeit, in der ich in der Pathologie arbeitete, wurde 1951 die Universitäts-Frauenklinik der Charité aufgelöst. Es entstand in diesen Räumen die Geschwulstklinik; das Hormonlabor der Frauenklinik im vorherigen Gebärhaus wurde zum Institut für experimentelle Endokrinologie unter Leitung von W. Hohlweg. Er bot mir an, zu ihm zu kommen, da er einen endokrinologisch interessierten Kliniker brauche.

Ich hatte zu ihm ein sehr persönliches Verhältnis und schon immer bewundert, wie klar er komplizierte endokrinologische Fragen darzustellen verstand, außerdem wissenschaftliche Anregungen und Impulse zu geben wußte, und ich war gerne bereit, bei ihm zu arbeiten.

Es wurden in der DDR Stilböstrol und Dienöstrol hergestellt. Beide Östrogensubstanzen wurden jeweils am Vaginalepitel infantiler Ratten getestet. Außerdem wurde an hypophysektomierten Ratten die Wirksamkeit von Gonadotropinen geprüft. In einer Versuchsserie habe ich im Lipschütz-Versuch Hormonwirkungen getestet, d.h. Ratten wurden kastriert und ein Ovar oder ein Teil des Ovars wurde in die Milz implantiert, wobei durch die Inaktivierung der im implantierten Ovar gebildeten Hormone durch die Leber die Gonadotropinausschüttung bzw. durch die äußere Zufuhr von Östrogenen oder Gestagenen die Beeinflussung der Gonadotropinausschüttung beurteilt werden konnte.

Die Versuchsanordnung von Lipschütz beinhaltet die Transplantation eines Ovars in die Milz kastrierter Tiere. Nach erfolgter Vaskularisation steht das Implantat unter hypophysärem Einfluß. Da aber die Ovarialhormone über die V. lienalis dem Pfortaderkreislauf zugeleitet und in der Leber inaktiviert werden, unterbleibt die regulative Rückwirkung auf das ZNS. Es kommt zu einer ungehemmten, übersteigerten Abgabe von Gonadotropinen, die eine Überstimulation des Milzovars mit Bildung von großen hämorrhagischen Follikeln verursacht.

Die Tätigkeit im Institut unter Hohlweg war sehr angenehm; er ließ jedem Mitarbeiter sehr viel Freiheit, dennoch verlor er aber nie die Kontrolle. Es war eigentlich eine familiäre Atmosphäre. Außerdem konnten wir, da es an diesem kleinen Institut keine Gewerkschaft und keine Parteileitung gab, unbeeinflußt von politischem Druck arbeiten.

Ich war etwa 3 Jahre dort tätig, wollte aber gerne wieder zur Gynäkologie zurück. Hohlweg hatte mir schon vorher mitgeteilt, daß Kraatz ein Hormonlabor aufbauen wollte und einen endokrinologisch interessierten Gynäkologen mit gewissen Erfahrungen in der Labortätigkeit suche. Ich bewarb mich bei ihm und konnte am 1. 1. 1956 in der Charité-Frauenklinik die Tätigkeit aufnehmen. Helmut Kraatz (1902–1982) war Ordinarius in Halle und wurde Nachfolger von W. Stoeckel.

Der Anfang war keineswegs einfach, da in den Räumen, die als künftiges Hormonlabor gedacht waren, noch eine Tischlerwerkstatt untergebracht war. Mit großer Mühe gelang es, die Tischler aus den Räumen herauszubekommen und in verhältnismäßig kurzer Zeit mit dem Chemiker G. Ittrich ein funktionsfähiges Labor aufzubauen. Zunächst konnten 17-Ketosteroide bestimmt werden.

Da die biologische Östrogenbestimmung sehr umständlich und aufwendig war, legte ich Ittrich den Gedanken nahe, ob es nicht möglich wäre, eine chemische Östrogenbestimmungsmethode zu entwickeln, die routinemäßig eingesetzt werden könnte. J. B. Brown in Edingburgh hatte bereits 1955 eine Bestimmungsmethode publiziert, die aber umständlich und für Routineuntersuchungen kaum verwendbar war. 1958 veröffentliche Ittrich dann eine Methode, mit der routinemäßig Östrogenbestimmungen im Harn durchgeführt werden konnten. In der Diagnostik von Zyklusstörungen war dies ohne Zweifel ein Fortschritt.

Besondere Bedeutung jedoch besaß die Östriolbestimmung im letzten Drittel der Schwangerschaft. Starkes Absinken der Östriolwerte waren ein Hinweis dafür, daß die Plazentafunktion gestört ist. Bei ständigen Werten unter 5 mg mußte mit dem Fruchttod gerechnet werden. Diese chemische Östrogenbestimmungsmethode fand internationale Anerkennung. So suchten uns G. F. Marrian und J. A. Loraine aus Edingburgh auf und ließen sich den Ablauf der Untersuchungsmethode vorführen. Daraufhin luden sie uns zu einem Symposium in Edinburgh ein, wo dann Ittrich über die Durchführung und die Ergebnisse berichtete. 1963 fand ein internationales Symposium in Jena statt, bei dem die verschiedenen Östrogenbestimmungsmethoden diskutiert wurden.

Obwohl ich als Oberarzt an die Klinik kam, wurde ich keineswegs entsprechend akzeptiert. Der Geist Stoeckels, der ein sehr strenger Chef war, lebte auch bei Kraatz als seinem Schüler weiter. Geheimrat Prof. W. Stoeckel war Ordinarius, zunächst 1907 in Greifswald, im gleichen Jahr in Marburg bis 1910, bis 1922 in Kiel, bis 1926 in Leipzig und von 1926–1950 an der Charité-Frauenklinik. Es war ein sehr hierarchisches System; nichts geschah ohne Kraatzs Wissen und seine Akzeptanz. Er war ein ausgezeichneter Kliniker, ein hervorragender vaginaler Operateur und ein exzellenter Hochschullehrer. Alle seine Mitarbeiter traten ihm mit großem Respekt entgegen. Wenn wir auch an der Klinik eine

Partei und eine Gewerkschaftsorganisation hatten, so konnten sich diese nur wenig entfalten. Wir waren eigentlich durch ihn in dieser Hinsicht geschützt, wenn auch seine politische Haltung nach außen für mich nicht immer verständlich war.

Den politischen Schutz durch Kraatz konnte ich in einem persönlichen Ereignis erfahren: Ich hatte im Jahre 1959 eine Monographie *Gynäkologische Cytodiagnostik*, die bei de Gruyter in Westberlin verlegt wurde, herausgegeben. Man bestellte mich eines Tages in das Ministerium für Hochschulwesen und wollte von mir eine Erklärung, warum ich bei einem Westverlag das Buch herausgegeben hätte. Ich verteidigte mich damit, der Verlag Volk und Gesundheit sei nicht in der Lage, Farbabbildungen herzustellen. Man meinte, man hätte das möglich machen können und wies mich darauf hin, daß grundsätzlich Veröffentlichungen in Westverlagen die Genehmigung des Ministeriums für Hochschulwesen erforderten. Ich fürchtete Konsequenzen und berichtete Kraatz davon. Aber ich hörte nichts mehr von dieser Angelegenheit und nehme an, daß Kraatz die Dinge geregelt hatte.

Als ich an die Frauenklinik kam, gab es eine Hormonsprechstunde, die P. Pots leitete. Er hatte später ein schreckliches Schicksal: Bei dem Versuch, die DDR zu verlassen, ist er nicht nur einmal, sondern auch ein 2. Mal verhaftet worden. Später war er dann an der Universitäts-Frauenklinik in Marburg tätig. Er beschäftigte sich vor allen Dingen mit synthetischen Gestagenen.

Es war die Zeit, in der man begann, synthetische Gestagene zur Unterdrückung der Ovulation anzuwenden, d.h. diese Substanzen zur Geburtenregelung einzusetzen. Da eine besonders wirksame Gruppe die Nortestosteronverbindungen waren, ergab sich die Frage, inwieweit eine androgene Wirkung bei der Frau hervorgerufen werden kann. Der Anlaß hierzu war folgender Vorfall: Eine Sängerin hatte über einen längeren Zeitraum die „Pille" genommen. Sie behauptete, daß ihre Stimme dadurch gelitten hätte und sie nicht mehr in der Lage wäre, höhere Passagen zu singen. Sie verklagte die Klinik auf Schadensersatz. Da man zu dieser Zeit über die Nebenwirkungen der Ovulationshemmer noch verhältnismäßig wenig wußte, gab mir Kraatz den Auftrag, Untersuchungen in dieser Richtung durchzuführen.

Ich habe dann im Tierexperiment bei Ratten Testosteron, Äthyltestosteron und 17-Alpha-19-Nortestosteron-Acetat in unterschiedlichen Dosen verabreicht. Das wesentliche Ergebnis dieser Untersuchungen war die Entwicklung von polyzystischen Ovarien bei Direktimplantation in das Ovar, besonders ausgeprägt bei Testosteron, weniger stark bei Äthyltestosteron und nur bei sehr hoher Dosierung mit Nortestosteron. Schon immer bestanden gute Beziehungen zur Schering AG; die entsprechenden Substanzen wurden mir von ihr zur Verfügung gestellt, und ich erhielt auch von Mitarbeitern der Schering AG die entsprechende wissenschaftliche Beratung. Diese Untersuchungen waren dann 1961 Grundlage meiner Habilitation.

Es war auch das Jahr, in dem die Mauer gebaut wurde. Das war für die meisten von uns ein Schock. Die plötzliche Unterbrechung jeglichen Kontaktes mit dem Westen bedeutete einen erheblichen Knick im bisherigen Leben. Sehr viele Kollegen hatten noch im letzten Moment den Weg in den Westen gefunden. Von 49 ärztlichen Mitarbeitern waren noch 16 übrig geblieben. Ich muß gestehen, daß ich auch die Absicht hatte zu gehen. Es wäre möglich gewesen, denn ich hatte ja noch den „Propusk", d.h. eine Genehmigung, Westberlin zu betreten, und dies galt noch bis zum 15. August.

Nachdem am 13. August viele Kollegen fehlten, ließ mich Kraatz kommen. Ich mußte ihm damals in die Hand versprechen, die Klinik und ihn nicht im Stich zu lassen. Ich muß gestehen, daß zu dieser Zeit Kraatz einen großen Einfluß auf mich ausübte, eine „Vaterfigur" war. Es war mir unmöglich, wortbrüchig zu werden.

Mit der Zeit installierte man sich aber, es gab eine Gruppe von Mitarbeitern, mit denen ein besonders enges Verhältnis bestand, besonders weil sie zur damaligen Zeit die gleiche politische Einstellung hatten. Bei einigen hat sich das dann aber sehr geändert.

In der Folgezeit bekamen wir eine Reihe neuer Kollegen, die zum großen Teil „linientreu" waren. Von diesen wurde eine stramme Parteiorganisation aufgebaut, und wir bekamen den entsprechenden politischen Einfluß bald zu spüren. Wir merkten deutlich, daß die politischen Verhältnisse sich geändert hatten. Es konnte keiner mehr den politischen Verhältnissen entgehen; das Schlupfloch Westberlin war zu.

Ich war nun 1. Oberarzt geworden und damit vor allem klinisch eingesetzt. Die Hormonsprechstunde hatte nach P. Pots, K. Groot-Wassink übernommen, der sich besonders mit den Fragen der Ovarialinsuffizienz und Beeinflussung durch den Einsatz von tierischen bzw. menschlichen FSH beschäftigte.

Es war die Zeit, in der sich die DDR von westlichen Medikamenten weitestgehend unabhängig machen wollte. Die vor allem von der Firma Jenapharm hergestellten Medikamente wurden uns zur Prüfung und Testung zur Verfügung gestellt. 1964 fand der 1. Gynäkologische Kongreß in der DDR unter Leitung von Kraatz in Berlin statt, bei dem wir unsere Ergebnisse vortrugen. Erstaunlich viele westdeutsche und westeuropäische Wissenschaftler hatte man hierzu einreisen lassen. Wir waren darüber sehr glücklich, ergaben sich doch damit entsprechende Kontakte und wissenschaftliche Informationen. Wir glaubten, daß diese internationale Offenheit bestehen bleiben würde, mußten aber feststellen, daß man zunehmend die Abgrenzung gegen den Westen betrieb. Wir sollten nach Möglichkeit nur noch mit den sozialistischen Ländern Kontakte pflegen und diejenigen, die westliche Kongresse und Tagungen besuchen durften, gehörten zu den sog. Reisekadern, d.h. sie waren politisch besonders zuverlässige Kollegen. Außerdem wurde die Liste der Fachzeitschriften immer stärker eingeschränkt. Die Kliniken erhielten nur noch einige Zeitschriften, alles andere sollte in der Universitätsbibliothek, die jeweils ein Exemplar besaß, nachgelesen oder ausgeliehen werden. Im allgemeinen war es schwer, an gewünschte Zeitschriften oder Bücher heranzukommen, da die Nachfrage zu groß war. Die wissenschaftliche Arbeit wurde dadurch natürlich sehr erschwert.

1965 wurde ich Professor mit Lehrauftrag. 1966 wurde mir die Stelle des Chefarztes der Frauenklinik im Bezirkskrankenhaus Schwerin angeboten. Ich konnte mich nicht sogleich hierzu entschließen, da ich nur ungern aus Berlin weggehen wollte. Kraatz riet mir dringend dazu; es wäre sicher gut, wenn ich mir „draußen" die Luft um die Nase wehen ließe. Für eine Berufung wäre dies auch von Vorteil.

Ich war dann von 1966–1970 in Schwerin. Retrospektiv kann ich nur sagen, daß es für mich eine sehr wichtige Zeit war. Ich habe viel klinische Erfahrung gewonnen und in der Leitung und Führung einer Klinik viel gelernt. Außerdem herrschte in diesem Klinikum ein sehr kollegiales Klima. Aber auch dort erfuhr ich politischen Druck: Ich mußte Leiter des Kulturbundes werden, und der Bezirksparteisekretär nahm sich meiner besonders an. Dem Eintritt in die Partei konnte ich nur unter Schwierigkeiten entgehen.

1970 erhielt ich dann den Ruf auf den Lehrstuhl für Frauenheilkunde an der Charité als Nachfolger von Kraatz. Ich ging sehr gerne an meine alte Klinik zurück, dennoch hatte sich die Situation nach Kraatz erheblich geändert. Man hatte 3 Lehrstühle geschaffen, d.h. einen Lehrstuhl für Gynäkologie und Geburtshilfe, einen Lehrstuhl für Perinatologie und einen für soziale Frauenheilkunde. Dies konnte nur gut gehen, wenn unter den 3 Lehrstuhlinhabern die entsprechende Harmonie bestand. Leider war dies aber nicht der Fall. Es gab viele Differenzen und öffentliche Auseinandersetzungen. Außerdem war die Position einer Lehrstuhlinhaberin aufgrund ihrer parteipolitischen Tätigkeit besonders einflußreich.

Die Struktur eines Klinikdirektors in der DDR entsprach der eines staatlichen Leiters, d.h. wenn jemand eine derartige Position vom Staat erhielt, erforderte dies eine entsprechende Vertrauensbezeugung dem Staat gegenüber. Ich mußte also immer wieder gegen meine Überzeugung öffentliche Bekenntnisse und Erklärungen zu Partei und Staat abgeben. Dies belastete mich seelisch außerordentlich, d.h., ich war immer wieder in Gewissenskonflikten.

Ein Vorfall in dieser Zeit war für mich besonders erschreckend und belastend. Kurz vor Weihnachten 1972 wurde ich ins Gesundheitsministerium bestellt. Es waren alle Ordinarien für Gynäkologie versammelt. Der Gesundheitsminister erklärte uns, ab sofort sei die Unterbrechung der Schwangerschaft freigegeben, was bisher nur unter Mitwirkung einer Kommission möglich war; dem Wunsch der Frauen müsse entsprochen werden. Auch von der Kommission abgelehnte Fälle müßten noch unterbrochen werden. Als der Einwand kam, daß man sich erst mit diesem Gedanken vertraut machen müsse, daß wir anders erzogen seien, daß unsere ärztliche Aufgabe doch im Erhalten des Lebens bestehe, wurde uns vom Gesundheitsminister erwidert: Wer sich mit dem Gedanken nicht vertraut machen kann, den werden wir auf einen Posten setzen, wo er mit dieser Frage nicht konfrontiert wird. Mir wurde erneut bewußt, wie rücksichtslos das System ist, wenn gewisse politische Ziele durchgesetzt werden sollen.

In dieser Zeit habe ich dennoch versucht, den Mitarbeitern wissenschaftliche Anleitungen zu geben. So habe ich in Zusammenarbeit mit Hagen bei Kaninchen befruchtete Eier aus dem Uterus abgesaugt und auf ein anderes weibliches Tier, das mit Gestagen vorbehandelt worden war, übertragen. Die Jungen wurden von den Empfängerkaninchen ausgetragen. In der Berliner Gesellschaft hat dann Hagen darüber berichtet. Diese Untersuchungen waren die Grundlage, um später bei Frauen einen Embryotransfer vornehmen zu können, was dann auch 1984 erfolgreich in der Klinik gelang.

Besonders schwierig wurde für mich die Situation in der Klinik, als nach den zwischen der Bundesrepublik und der DDR 1972 abgeschlossenen Verträgen des freien Transitverkehrs zwischen Westberlin und der BRD einige Mitarbeiter diese Gelegenheit nutzten und sich nach Westberlin oder Westdeutschland ausschleusen ließen. Unter denen, die die DDR auf diesem Wege verlassen hatten, befanden sich 2 habilitierte Oberärzte und 3 ältere Assistenten, darunter auch der Parteigruppeninstrukteur. Man machte mir deshalb heftige Vorwürfe und warf mir mangelnde „Leitungstätigkeit" vor. Man war nämlich der Meinung, daß jeder schließlich Marxist werden würde, wenn er die entsprechende Erziehung und Beeinflussung erhalten hätte. Das bedeutete also, ich hatte in dieser Hinsicht völlig versagt. Ein Prorektor machte mir Vorwürfe, ungefähr in der Weise: ich wäre ein Versager und diese Angelegenheit hätte Konsequenzen für mich. Ich merkte auch allmählich, wie man mich auszuschalten versuchte. Alle Verhandlungen liefen über die Partei. Dies war ein für mich unerträglicher Zustand. Deshalb versuchte ich den Weg in den Westen, d.h. in die Freiheit zu finden. Ich muß gestehen, daß mir dieser Schritt sehr schwer fiel in Anbetracht der Tatsache, daß ich 26 Jahre an der Charité und davon 22 Jahre in der Frauenklinik tätig war.

Leider führte aber dieser Weg nicht in die Freiheit, sondern 4½ Jahre hinter Gefängnismauern. Ich war in verschiedenen Zuchthäusern der DDR untergebracht, zunächst in den Stasigefängnissen Berlin-Hohenschönhausen und Halle, dann in den Zuchthäusern Cottbus, Leipzig und Karl-Marx-Stadt. Am 14. September 1977 wurde ich in den Westen, in das Auffanglager Gießen, entlassen und, nachdem die entsprechenden Formalitäten erledigt waren, nach Westberlin geflogen, wo sich meine Frau befand. Aufgrund meines angeschlagenen körperlichen und seelischen Zustandes war ich zunächst 1 Jahr krankgeschrieben. Nach einer gewissen Zeit der Erholung bemühte ich mich um eine Tätigkeit. Ich versuchte zunächst, wieder an die Universität zu kommen. Professor Herbert Lax, der Oberarzt bei Kraatz gewesen und 1955 nach Westberlin gegangen war, sicherte mir jegliche Unterstützung zu. Der Wissenschaftssenator wollte eine persönliche Stelle für mich schaffen. Die Dinge zogen sich aber außerordentlich lange hin. Da ich unter einem gewissen Verdienstzwang stand, bemühte ich mich um eine andere Position. Ich kam dann als Chefarzt in eine Krebsnachsorgeklinik nach Bad Soden-Allendorf. Die Verwaltung dieses Hauses war außerordentlich entgegenkommend und gewährte mir jegliche Unterstützung. Jedoch verkraftete ich die ausschließliche Beschäftigung nur mit Krebskranken psychisch nicht. Aufgrund der Tatsache, daß ich keine Hochschulversorgung in der BRD erhalten konnte, war ich gezwungen, mich nach einer anderen Beschäftigung umzusehen. Es bot sich dann in Bad Laasphe eine Praxistätigkeit an, die ich bis vor 2 Jahren ausgeübt habe.

All dies habe ich aus dem Gedächtnis heraus zusammengeschrieben, da mir bei der Stasi alle Unterlagen abgenommen wurden. Belastend wirkte in diesem Zusammenhang, daß ich bei meinem Fluchtversuch ein nicht veröffentlichtes Manuskript bei mir hatte. Wir hatten für Upjohn Prostaglandine getestet im Hinblick auf die Auslösung von Wehen. Da wir täglich fast 10 Interruptiones hatten, konnten wir bei einer großen Anzahl von Schwangeren die Wirkung überprüfen. Ich hatte vor, die Ergebnisse im Westen zu publizieren. Das war dann der Anlaß, daß man mir noch einen Paragraphen über wissenschaftliche Spionage anhängen wollte. Es ist sicher Rechtsanwalt Vogel zu verdanken, der mich aus dieser Angelegenheit herausbekommen hat, daß ich nicht noch mehr Jahre hinter Gittern verbringen mußte.

Am 1. 12. 1992 fand in feierlicher Form meine Rehabilitation in der Charité der Frauenklinik statt.

Quellen und Literatur

Persönlicher Bericht, Januar 1994
Igel H, Ittrich G (1959) Östrogenausscheidung und Klimax. Arch Gynecol 193:72
Ittrich G, Igel H (1959) Bestimmung der Harnöstrogene in der Schwangerschaft. Zentralbl Gynäkol 81:255
Igel H (1959) Gynäkologische Cytodiagnostik. De Gruyter, Berlin
Ittrich G, Jacobovits A, Igel H (1960) Untersuchungen über den Blutöstrogenspiegel in der Gravidität. Zentralbl Gynäkol 82:1772
Igel H, Groot-Wassink K, Enold P (1960) Tierexperimentelle Untersuchungen über die Beeinflussung der Ovarialfunktion durch Androgene. Periodica Copenhagen, 1 Int Congr Endocrinology 282
Igel H, Bergmann KH, Ittrich G (1961) Klinische Bedeutung der Östrogenbestimmung in der Gynäkologie und Geburtshilfe. Zentralbl Gynäkol 83:518
Ittrich G, Igel H, Bergmann KH, Klietz H (1962) Östrogenausscheidung unter der Geburt. Zentralbl Gynäkol 84:1928
Ittrich G, Neumann H, Igel H (1963) Einfluß physiologischer Faktoren auf die präpartale Östrogenausscheidung. Zentralbl Gynäkol 85:361
Groot-Wassink K, Igel H (1965) Klinische Ergebnisse einer kombinierten FSH/HCG Therapie. Int. Symp. gynäk. Endokrinologie, Berlin 1963. Dtsch Akad Wiss Berlin 1:171–173
Hinz G (1992) Zur Geschichte des Instituts für experimentelle Endokrinologie (1951–1989) – Zugleich ein Beitrag zur Geschichte der Charité-Frauenklinik. Berlin
Stein R (1992) Die Charité, 1945–1992 – Ein Mythos von Innen. Argon, Berlin

Inhoffen, Hans Herloff

(geb. 9. 03. 1906 in Döhren/Hannover)

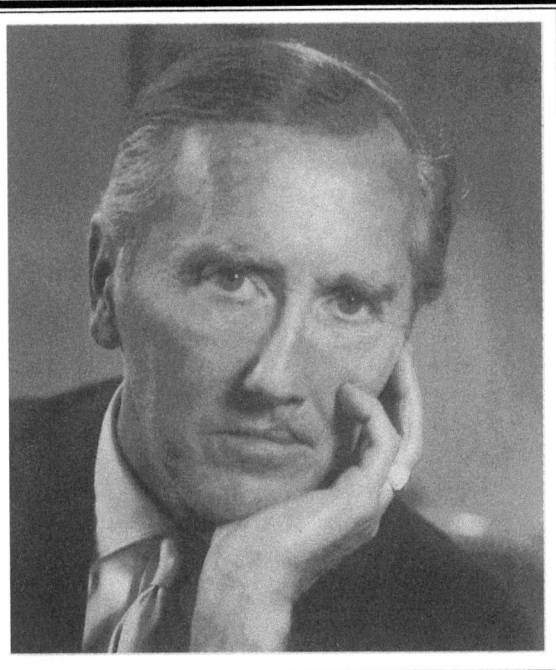

Inhoffen wurde als Sohn des Kaufmanns Dr. Walter Inhoffen geboren. Er ging in Berlin-Schmargendorf zur Schule und legte 1926 am Kleist-Realgymnasium die Reifeprüfung ab. Danach begann er das Studium der Chemie an der Philosophischen Fakultät der Friedrich-Wilhelm-Universität Berlin. Nach einem Jahr ging er für 2 Semester nach Bonn, für 1/2 Jahr nach England und machte 1930 in Berlin das Examen. 1931 wurde Inhoffen mit seiner Arbeit über Oxykarbonsäuren der Zyklohexanreihe promoviert. Sein Lehrer war Hermann Fischer, Sohn des Chemikers und Nobelpreisträgers Emil Fischer. Nach der Promotion ging Inhoffen zu A. O. R. Windaus (1876–1956) nach Göttingen. Windaus war ebenfalls Schüler E. Fischers und hatte 1928 für seine Arbeiten zur Konstitution der Sterine den Nobelpreis erhalten. Er entdeckte das Histamin und trug zur Synthese von Vitamin B_1 bei. Bis 1935 war Inhoffen Assistent bei Windaus. 1935 entschloß sich Inhoffen, zu Schering nach Berlin zu gehen. Hier wurde er Mitarbeiter von W. Schoeller. 1936 war Inhoffen am Courtould-Institute of Biochemistry in London bei Charles Dodds. Zu der Zeit befaßte sich Dodds mit Untersuchungen zu nichtsteroidalen östrogenwirksamen Substanzen, 1938 gelang ihm dann die Darstellung von Stilbestrol. (s. bei Dodds und bei Schoeller)

Von 1936–1945 war Inhoffen Abteilungsleiter im Schering-Hauptlaboratorium. Es entstanden zahlreiche Arbeiten zur Chemie der Steroide, die Darstellung der Ethinylverbindungen, Untersuchungen zur Aromatisierung von Ring A der Steroide. Letzteres führte 1941 zur Darstellung von Östradiol aus Cholesterin. Das Prinzip des von Inhoffen entwickelten Verfahrens zur Aromatisierung von Ring A machte es möglich, zur Herstellung von Östrogenpräparaten auf Urinextraktionen zu verzichten.

1943 erfolgte auf Vorschlag von Windaus die Habilitation an der Mathematischen-Naturwissenschaftlichen Fakultät der Universität Göttingen. Nach Kriegsende erhielt Inhoffen dann einen Ruf zum Dozenten und Direktor des Institutes für Physiologische Chemie der Universität Marburg. 1946 nahm er den Ruf als Professor und Direktor des Institutes für Organische Chemie an die Technische Hochschule in Braunschweig an. Hier wirkte er über seine Emeritierung im Alter von 68 Jahren hinaus bis zur Berufung des Nachfolgers im Jahre 1970.

Von den zahlreichen Arbeiten, die in dieser Zeit entstanden, sind zu nennen die Untersuchungen zur Totalsynthese des β-Karotins und des Vitamins D 3, sowie Untersuchungen des Chlorophylls und des Hämins. Zusammen mit H. Lettré und H. Tschesche publizierte er *Über Sterine, Gallensäure und verwandte Naturstoffe*. Mit seinem Namen ist die Gründung des Instituts der Gesellschaft für Molekularbiologische Forschung in Stöckheim bei Braunschweig verbunden. Nach seiner Emeritierung lebte Inhoffen in Konstanz am Bodensee.

Literatur

Inhoffen HH, Hohlweg W (1938) Neue per os wirksame weibliche Keimdrüsenhormonderivate:17-Äthinyl-östradiol und Pregnen-in-on-ol-17. Naturwissenschaften 26:96

Hohlweg W, Inhoffen JH (1939) Pregneninolon, ein neues per os wirksames Corpus-luteum-Hormonpräparat. Klin Wochenschr 18:77

Inhoffen HH, Zülsdorff G (1941) Übergang von Steroiden in aromatische Verbindungen, VI. Mitt: Die Darstellung des Follikelhormons Östradiols aus Cholesterin. Berichte Dtsch Chem Ges 74:1911

Inhoffen HH, Bohlmann F, Bartram K, Pommer H (1950) Synthesen in der Carotinoidreihe, XI. Totalsynthese des beta-Karotins. Chem Z 74:285

Frobenius W (1989) Ein Siegeszug mit Hindernissen. (Schriftenreihe des Scheringianums) Schering

Insler, Vaclav

(born 10. 07. 1929 in Stanislawow)

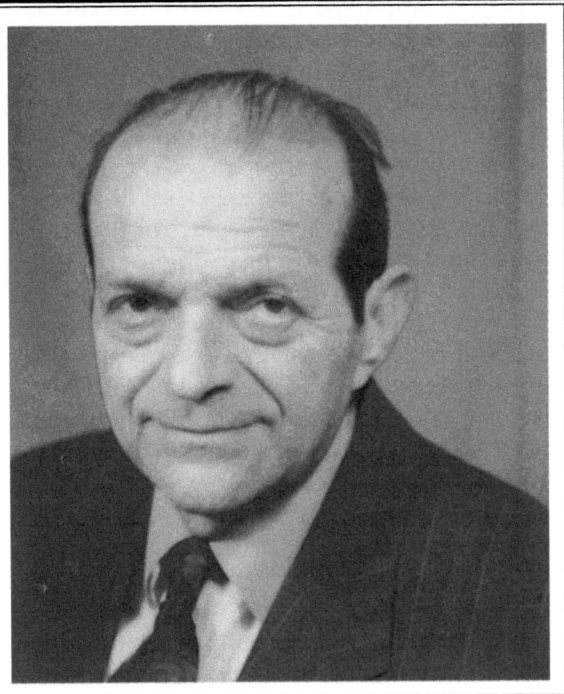

Insler has described his life as follows:
I was born on July 10, 1929, in Stanislawow, then part of Poland. In 1941 this region was occupied by the Soviet Army and incorporated into the Ukrainian Soviet Republic. During the war I was in Stanislawow, then in Krakow and then in Hungary. In 1945 I returned to Poland and lived in Krakow until 1957, when I left for Israel.

I completed my secondary education between 1945 and 1949 (6 years at grammar school packed into a shortened course of 4 years' duration). My school studies were humanistic, and I started my medical studies in 1949 at the Faculty of Medicine, University of Jagellonica, Krakow. This faculty was changed into a Medical Academy in about 1951. I received my medical Diploma in 1955. My interest in obstetrics and gynecology started relatively early, when I was in the fourth year of my studies. I liked the combination of surgical and "thinking" medicine, and the fact that the majority of the clinical subjects were actually healthy women. My interest in gynecological endocrinology started during my second year of work as a young clinical assistant at the Second Gynecological Clinic in Krakow. I was flabbergasted by the fact that we had no possibility of directly measuring any hormones, but had to accept indirect methods such as vaginal smears. I then started to perform bioassays for urinary estrogen using the mouse uterine weight and for gonadotropins using the mouse ovarian weight method.

Since then, during my whole medical career I have almost always been busy with some projects connected with endocrinology or infertility. It is true that I spent some time on different research projects in perinatology, but this was usually done in parallel with my work on endocrinology.

Even after so many years in this profession, I am still enthusiastic and not objectiv about it.

My boss at the Tel-Hashomer Hospital was *Professor Erwin Rabau* (see photo). Born in 1899, Rabau grew up in Berlin, a proud Jew and German civilian.

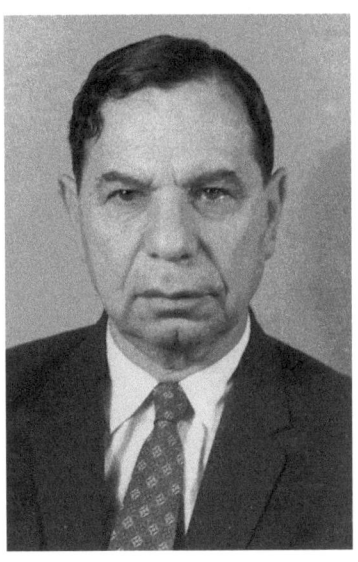

A veteran of World War I, he studied medicine in Heidelberg, and started practicing at Moabit Municipal Hospital in Berlin in 1923, specializing in gynecology. When Hitler came to power, Rabau, by then a senior doctor, was quick to diagnose the situation and make the operation: He left Germany on May 1, 1933, and settled in Israel, then Palestine.

In Tel-Aviv he joined the founders of Beilinson Hospital, most of them of German origin, and dedicated his life to the creation of a high-standard medical service.

As Head of the Gynecology Department at the hospital, it was not by accident, at a time when Jews were being exterminated in Europe, that he started a fertility clinic and devoted his research efforts to increasing fertility and life.

In 1949 Rabau was invited to work at Tel-Hashomer, now Sheba Hospital, one of the largest governmental hospitals in Israel; there he established the Gynecology and Obstetrics Department. Under his direction this emerged as a center of excellence where four generations of gynecologists and obstetricians have received their education and training, inspired by his vast clinical experience, scientific research (during his long career he published about 100 scientific papers), and teaching skills. Rabau fought all his life to bring gynecology in Israel up to the most advanced standards in the world. Last but not least, his charisma as a physician and human being complements his contribution to gynecology and in supporting his students, but his very personal impact was his work with the thousands of women who remember him dearly and whom he helped tirelessly. He was indeed a fine physician and human-being. He died in 1983 in Tel-Aviv.

Insler is best known for his studies in infertility treatment. He first described the cervical-index (Insler-score) for monitoring ovarian reaction. He built up the Dep. of Gynecology in Beysheba, in the middle of the dessert. He is a "workaholik", discussion with him always is exciting and fruitful. His wife Sarah produces colorful, expressive paintings.

References and Other Sources

Insler V: Persönliche Information, Mai 1991

Bettendorf G, Insler V (1970) Clinical application of human gonadotropins. Thieme, Stuttgart

Insler V, Melmed I, Eden E (1972) The cervical score – A simple semiquantitative method for monitoring of the menstrual cycle. Int J Gynecol Obstet 10:223

Insler V, Lunenfeld B (1977) Diagnose und Therapie endokriner Fertilitätsstörungen der Frau. Grosse, Berlin

Insler V, Bettendorf G (1977) The uterine cervix in reproduction. Thieme, Stuttgart

Insler V, Homburg R (1979) Practical obstetrics and gynecology. Karger, Basel

Insler V, Bettendorf G (Associate Editor K. H. Geissler) (1981) Advances in diagnosis and treatment of infertility. Elsevier Excerpta Medica, New York

Insler V, Lunenfeld B (1986) Infertily: male and female. Churchill-Livingstone, London

Ittrich, Gerd Ernst August

(geb. 14. 05. 1928 in Wismar)

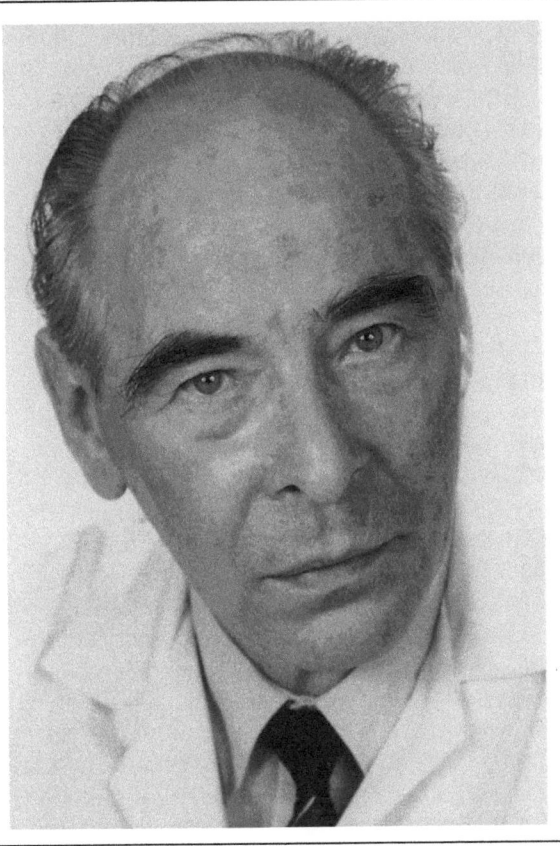

Schon als Kind wollte Ittrich Erfinder werden. Er erlebte bis 1944 den Krieg in Wismar, wurde dann eingezogen, zunächst zum Reichsarbeitsdienst, später zur Wehrmacht. Nach amerikanischer, dann französischer Kriegsgefangenschaft kehrte der 18jährige in die russisch besetzte Zone nach Wismar zurück. Er ging erneut zur Schule und bewarb sich nach der Reifeprüfung zum Studium der Physik und Chemie; hier wurde er aber abgelehnt, da er bürgerlicher Herkunft war. Er begann eine Fotografenlehre. 1950 gelang es ihm endlich, zum Studium der Lebensmittelchemie in Rostock zugelassen zu werden. In seiner Diplomarbeit löste er die Aufgabe, optimale Reaktionsbedingungen zur Bromierung von essentiellen Fettsäuren, Linol- und Linolensäure zu finden und deren Bromadditionsprodukte Tetra- bzw. Hexabromstearinsäure getrennt zu isolieren. Seine Methode gehörte jahrzehntelang zu den Praktikumsaufgaben am Institut für Lebensmittelchemie der Universität Berlin.

Nach der Diplomprüfung 1955 ging Ittrich im März 1956 an die Frauenklinik der Charité. Hier sollte er das Hormonlabor speziell für die Belange der Frauenklinik in Gang bringen. Chef der Frauenklinik war H. Kraatz und der klinische Ansprechpartner für Ittrich Hans Igel. Zunächst wurden biologische Verfahren eingeführt, später die Bestimmung der 17-Ketosteroide, die Pregnandiolbestimmung und die Östrogenbestimmung nach Brown. Letztere machte jedoch Probleme, weil kein Spektralfotometer zur Verfügung stand. Ittrich versuchte, ähnlich wie bei den 17-Ketosteroiden, das Problem durch eine Farbstoffextraktion *nach* der Reaktion zu lösen. Nach intensiven Versuchen zeigte sich in einer Probe eine rosafarbene Farbschicht zwischen der dunkelbraunen Säurephase der Kober-Reaktion und der unteren farblosen Chloroformphase. Nach systematischen Untersuchungen gelang es ihm – was von vielen anderen Analytikern vergeblich versucht worden war –, den rosafarbenen Kober-Farbkomplex in nahezu reiner Form aus verunreinigten Reaktionsgemischen zu extrahieren. Da dieser noch zusätzlich fluoreszierte, wurde die Reaktion um mehrere Größenordnungen empfindlicher und auch spezifischer.

Diese später als Kober-Ittrich-Reaktion international bezeichnete Nachweisreaktion wurde Basis einer Reihe eigener, einfacher Nachweismethoden für Östrogene in Blut und Urin. Sie war dann auch Grundlage von Ittrichs Dissertation 1962. Die Publikation erfolgte 1958 in *Hoppe Seylers Zeitschrift für Physiologische Chemie*. Die Östrogenbestimmungsmethode machte Ittrich schnell bekannt, und viele Wissenschaftler kamen, um diese Methode bei ihm zu erlernen.

1960 konnte Ittrich eine Zeit in der Stazione Zoologica in Neapel verbringen. Hier untersuchte er den Östrogenstoffwechsel bei weiblichen Fischen.

In Berlin begann er mit Untersuchungen über den Östrogenstoffwechsel in der fetoplazentaren Einheit. Eine direkte Reaktion mit unbehandeltem Urin wurde durch Östrogenbestimmungen in seiner Klinik und in zahlreichen anderen Kliniken in der Routineüberwachung von Risikoschwangerschaften eingesetzt.

1963 fand in der Charité ein internationales Symposium der gynäkologischen Endokrinologie statt, und zahlreiche in- und ausländische Wissenschaftler berichteten u.a. über ihre Erfahrungen mit Ittrichs Methoden. Der Organisator war Hans Igel. Im folgenden Jahr wurde von Ittrich in Jena ein internationales Round-table-Gespräch über Analytik von Östrogenen und Testosteron organisiert. Ittrich wurde schließlich 1965 mit der Leitung aller Laboratorien der Frauenklinik beauftragt. Im gleichen Jahr durfte er zum letzten Mal in den Westen fahren, und zwar zum Acta-Endocrinologica-Kongreß in Hamburg. Hier stellte er eine neue Nachweisreaktion für Testosteron vor. Dies war für viele Jahre seine letzte Reise in den Westen. Die Bestimmungsmethode für Testosteron wurde zum Inhalt seiner Habilitationsschrift (1967).

1970 wurde Igel Nachfolger von Kraatz. Zu dieser Zeit wurde der politische Druck größer. Als Igel versuchte, im Sommer 1973 in den Westen zu gelangen, wurde er jedoch verraten und für $4^{1}/_{4}$ Jahre eingesperrt. Bald erhöhte sich der politische Druck durch die neue SED-Klinikleitung auch auf Ittrich.

Ittrich fand eine neue Fluoreszenznachweisreaktion für Equilin-Dihydroequilin und baute mit einfachen Mitteln einen RIA für Steroide auf. Obgleich ihm der Rudolf-Virchow-Preis und der Titel „verdienter Erfinder" verliehen wurde, gestaltete sich für ihn im Labor die Situation durch die neue Klinikleitung immer schwieriger. Nachdem Ittrich die Absichten der Klinikleitung, Oberarzt Groot-Wassink wegen dessen kritischer politischer Einstellung nahezulegen, die Klinik zu verlassen, durch seinen Einspruch als Forschungsbeauftragter erfolgreich vereitelt hatte, wurde er 1980 kurzfristig aller leitenden Funktionen enthoben, blieb jedoch Leiter des ursprünglichen Hormonlabors. Mit einem halbquantitativ meßbaren Red-cell-Test für hCG in Kapillaren, den er zuvor entwickelt hatte, untersuchte er die hCG-Ausscheidung in der frühen Schwangerschaft und fand eine Faustregel für die Beziehung zwischen der hCG-Ausscheidung und den Tagen nach der Nidation. Dies war später im September 1989 auch die offizielle Begründung für eine nach intensiven Bemühungen erlangte Reiseerlaubnis zu Prof. D. Taubert und Frau Dr. Dericks-Tan nach Frankfurt a. M. Beide hatten an der gleichen Thematik gearbeitet. Dies war nach 24 Jahren Isolation die erste Dienstreise Ittrichs in den Westen.

Bereits 1987, mit der Einführung der In-vitro-Fertilisation in die klinische Routine wurde Ittrich bzw. dessen Improvisationstalent wieder gebraucht, und ihm wurde wieder die Leitung der Abteilung für Gynäkologische Labordiagnostik übertragen. Mit dem Fall der Mauer konnte er dann „das Hormonlabor der Frauenklinik", für dessen Zugehörigkeit zur Frauenklinik er jahrelang eingetreten war, mit Hilfe seines immer noch bekannten Namens und der Möglichkeit, auf Kongressen alte Kontakte aufzufrischen, in kurzer Zeit wieder auf den jetzt geforderten Qualitätsstandard bringen.

Eine lebensbedrohliche Erkrankung kostete ihn dann (1993) 4 Monate der ihm noch verbliebenen Arbeitszeit, in der er eigentlich noch neue Forschungsarbeit hatte beginnen wollen, um diese dann als unbezahlter Gastwissenschaftler orientierend fortzusetzen. Dies wurde ihm jedoch von der Charité verwehrt. Mit Ablauf seines Vertrags Ende September 1993 teilte ihm sein Klinikdirektor kategorisch mit, er habe sein Dienstzimmer unverzüglich freizumachen.

So kam auch für ihn, wie für viele, die politische Veränderung für einen Neuanfang zu spät, und er verließ die Klinik ohne offiziellen Abschied und mit Verbitterung gegenüber den neuen (teils alten) Leitungsgremien.

(Exzerpt aus einem langen persönlichen Bericht, Berlin 1993).

Literatur

Ittrich G, Busch W (1967) Untersuchungen über die testikuläre Hormonproduktion des Ebers. Fortpflanz Haustiere 3:147

Ittrich G (1969) Eine Reaktion zur Bestimmung von Testosteron in Extrakten von Körperflüssigkeiten. Hoppe Seylers Z Physiol Chem 350:513

Ittrich G (1978) A simple and rapid technic for radioimmunoassay and calculation of plasma steroid concentrations. Endokrinologie 72:339

Ittrich G (1980) A simple technic for quantitative measurement of erythrocyte settling patterns in hemagglutination inhibition tests for immunologic hormone assay. Endokrinologie 75:13—19

Ittrich G (1982) Zur Diagnostik der Vitalität des Trophoblasten und zur Tragzeitbestimmung in der Frühschwangerschaft durch Bestimmung der hCG-Ausscheidung. Zentralbl Gynäkol 104:52

Jacobsohn, Dora Elizabeth

(1. 03. 1908 Berlin – 3. 10. 1983)

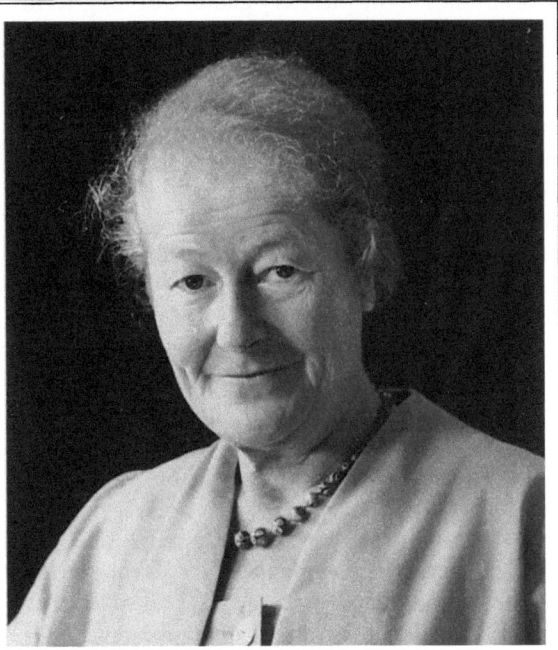

Dora Jacobsohn war die Tochter des Rechtsanwalts und Notars Dr. jur. Ernst Jacobsohn und Emma Jaff'e. Nach dem Abitur an der Goethe-Schule in Berlin Lichterfelde 1927 studierte sie Medizin in Berlin.

Jacobsohn wrote about her life as follows:

In January 1934 I had concluded my medical training in Berlin, when Germany was ruled by the Nazis. The authorities gave me a document which confirmed that I had fulfilled the requirements for obtaining the medical licence. Because of the *Arier Paragraph* (Arian clause), I was not to receive it, however, since I am a Jew. I emigrated to Sweden, where my mother had relatives, and I was supported by a private fund for intellectual refugees. As I hoped to become a practitioner in some other country, I went to Uppsala, a small university town near Stockholm, where I spent most of my time at the University Hospital, mostly at the Department for Obstetrics and Gynecology, which was headed by the late professor Axel Westman. Attached to the clinic was a small hormone laboratory for pregnancy tests and hormonal assays on mice, rats, and rabbits, which at that time was unusual and evidence of a progressive spirit.

As I was a foreigner, my activities were restricted to watching, listening, and reading. Westman was a vivid research worker, and I studied his papers, especially his most recent "Untersuchungen über die Abhängigkeit der Funktion des Corpus luteum von den Ovarfollikeln und über die Bildungsstätte der Hormone im Ovarium" (Westman 1934). The paper, which icidentally is quoted extensively by G. W. Corner (1938), reports on experiments on rabbits. With a fine diathermy needle the ovarian cortex was destroyed, except for a single follicle. The fate of the remaining follicle and its hormonal function, as indicated by the reaction of the endometrium, were studied microscopically. The clearly presented problem and the well-designed and skillfully performed experiments of this work aroused my interest in research and animal experimentation. I also remember myself suggesting further work on hypophysectomized rabbits. At the time, Westman, who in contrast to myself was an experienced researcher, though it impossible to remove the pituitary gland in rabbits, but he agreed to try.

With this began our joint work that lasted about 10 years. That it was joint work from the outset is due to Westman's generosity. He certainly had to carry the bulk of the responsibility connected with at least the first half of the 22 papers published by us between 1936 and 1945. Apart from this he made it possible that I, a foreigner of German birth but without a passport, got permission from the authorities to stay and work in Sweden.

Out papers of 1936 and 1937 report that P. E. Smith's method of hypophysectomy in the rat was applied successfully to the rabbit and that the above-mentioned investigation by Westman was extended by studies on hypophysectomized rabbits. Estrogens prolonged the life of corpora lutea even in the absence of the pituitary gland. Our long-term experiments showed, as did those on other species, that ovarian growth, differentiation, and hormonal activities are to a major extent controlled by the pituitary gland, even in the rabbit. On this basis, experimental enquiries into the control exerted by the midbrain on the pituitary gland could be and were made on rabbits as well as on rats.

During the time this work was performed, Westman, who had been offered an appointment as University Professor and Head of the University Clinic for Obstetrics and Gynecology in Lund, moved southward, and I followed. All procedures required for our experiments, even the histological work, were done at a small hospital laboratory, formerly used for routine examinations of urine, blood, and other patients samples.

As indicated before, we attempted to and did provide experimental evidence of a control exerted by the brain on the pituitary gland. This holds true especially for the observations on ovulation in rabbits in which the hypophysis was removed or the pituitary stalk cut at various times shortly after mating. Hypophysectomy within 40–50 min prevented rupture of ovarian follicles, but sectioning the pituitary stalk even at 25 min postcoitum did not inferfere with follicle maturation. For ovulation to occur normally, the presence of the hypophysis was required during a longer time after mating than an intact pituitary stalk.

The observations made by us (1937–1943) clearly and consistently indicated that the anterior pituitary gland was not only intimately connected with, but also controlled by the midbrain, a conclusion which agreed with the results of other workers who had approached the problem in a different way, e.g., by nervous stimulation. How the control was transmitted from the brain to the anterior hypophysis remained unclarified, however. When, for instance, the pituitary gland had been separated entirely from the brain without inadvertent trauma, it was still not possible to decide whether the effects were due to an elimination of nerves or to disturbances of the blood flow through the hypophyseal portal vessels, or to both. The questions of how and where the nervous signal was transformed into a hormonal message remained open.

Westman accepted an invitation to become Professor and Head of the Department of Women's Diseases at the Karolinska Hospital in Stockholm. He left Lund. I remained in the town and started working at the Physiological Institute, which was headed by Professor Georg Kahlson. As I was still a foreigner without a passport and a Swedish degree, I could not obtain any post at the university. In order to earn my living and to be able to pay the expenses for research (which I did in my spare time, mainly on mammary gland growth and lactation), I performed, among other things, hormonal assays and standardizations for a pharmaceutical firm. In retrospect, I think that the period of work for an industrial body involved a sound reminder of economic responsibilites too often disregarded by those who have never lived outside the sheltered conditions provided by a university. The renewal of my interest and efforts to clarify the neural control of the pituitary gland had to wait until I had obtained Swedish citizenship (in 1944) and the degree of a Swedish doctor of medicine (in 1948), which required the presentation of a thesis. My thesis was concerned with mammary growth.

The observations reported by G. W. Harris were among the very few in agreement with our own; I also thought that his view of the role of the hypophyseal portal system as mediator of the hypothalamic control of the anterior pituitary gland was worth serious consideration.

Small wonder, then, that I was delighted when I was introduced to Harris in 1947 at the International Physiological Congress in Oxford. We talked about the pituitary gland and its control, as well as about methods of study. It was tempting to think of joint work, but I remember a conversation from which I concluded that Harris' economic situation was approximately the same as mine: Harris asked about getting to Sweden and the possibility of work there. I answered that I was sorry I could tell him only the cheapest way of travel, and, as concerns research, that I used to go into the country on my bicycle to buy rabbits and that I myself collected the greens for the rabbits and the food (table scraps from a restaurant) for the rats. Upon this, he told me that he did the same. It was clear that neither of us had the means necessary for working together in 1947.

In 1949, having obtained the status of a Swedish dozent, I was able to return to the study of problems left for 6 years. Thanks to the kind efforts to Professor Kahlson, I obtained a grant from the Medical Faculty of the University of Lund. The door to studies abroad opened, and I wrote to G. W. Harris and asked whether I might work with him in Cambridge. His answer was affirmative, and I arrived at his laboratory at the Physiological Institute on a June morning in 1949. Harris and another visiting worker were just perfusing the head of a rabbit with india ink, and I soon found myself included in the activities at the laboratory.

The story began with a disagreement: Harris had just (1949) concluded an investigation on rats in which he correlated the effects of sectioning the pituitary stalk with regeneration of hypophyseal portal vessels. To sum up briefly: When regeneration failed, the reproductive organs atrophied. When it occurred, a restoration to normal was seen (Harris 1950). I had, in Lund, performed similar, but not as ingeniously designed experiments, which I never published, because I thought I could not be sure that I had transected the entire pituitary stalk in the rats that appeared normal after operation. I maintained that the result of the operation was necessarily uncertain, because the method does not permit a clear view of the whole pituitary stalk. Harris was confident that he had cut the portal vessels, which then regenerated.

The controversies concerning out views of the value of the method, the transection of the pituitary stalk, created a distressing dilemma which lasted until we agreed that a new avenue of approach to the problem was desirable. We needed a technique which permitted the study of anterior pituitary tissues that had not previously been vascularized by the hypophyseal portal vessels to be examined. Harris suggested hypophyseal transplants placed near the pituitary stalk of hypophsectomized rats and, needless to say, I was all for it.

Although we soon started preparing for the experiments planned, it took some time before the necessary equipment was at hand and we had learned to adapt the operative procedures to the special demands of the study. The results obtained when my stay in England was coming to its end clearly showed that a hypophyseal transplant near the pituitary stalk became vascularized by portal vessels. Harris's view of the regenerative capacity of these vessels was confirmed (Harris 1949), but further work concerning the activity of such grafts was left to be done.

Fortunately at the time, the head of my department, Professor Georg Kahlson, happened to visit Professor (later Lord) Adrian, who was Head of the Physiological Laboratory in Cambridge, and we had the opportunity for a demonstration and discussion of our work. The result was that we obtained the support necessary to continue the investigation in Lund. Professor Kahlson's attempts to obtain a grant from the Swedish Medical Research Council for G. W. Harris to stay in Lund für 3 months were successful.

In August 1950, Harris arrived at my laboratory in Sweden. With excellent working facilities and the unfailing support most kindly given by Professor Kahlson, it was possible to realize our plans within the brief period available. The plans we had, and the observations we made, are described in our paper (Harris and Jacobsohn 1952). We wrote the manuscript in December 1950 in Cambridge, but well aware of the consequences of our findings we presented them for the first time on November 6, 1950, in Copenhagen at a meeting of the Danish Endocrinological Society. Before publication, the work was to be presented to the Royal Society and Harris invited me to read the paper. The event took place on November 1, 1951. Unaware of the possibility of being delayed by fog, I went to London by plane. Nothing of the kind happened, but Harris, who was conscious of the weather conditions at that time of the year, had, as he told me afterward, also prepared himself to meet the demands of the occasion. (s. bei Harris)

To see, among other things, whether the mechanism of the neural control of the hypophysis differed in reflex ovulators, I studied the problem in rabbits. The design of the experiments was similar to that used in the previous work by Harris and myself on rats, but the procedurs differed in several respects. Nevertheless, the observations made on rabbits agreed with those obtained previously on rats.

The role played by the hypophyseal portal vessels in the neural control of the anterior pituitary gland is now common knowledge. Fortunate are those who, like myself, were able to participate in the search of the secret of this important and beautiful device (modified from Jacobsohn 1975, with permission of Plenum Publishing Corporation, New York).

References and Other Sources

Registry of the University of Lund, provided by Prof. Per Hellstrand

Westman A, Jacobsohn D (1943) Über die Wiederherstellung der normalen Vorderlappenstruktur hypophysenstieldurchtrennter Kaninchen durch Oestronzufuhr. Acta Obstet Gynecol Scand 12:24

Harris GW, Jacobsohn D (1952) Functional grafts of the anterior pituitary gland. Proc R Soc London Biol 139:263

Jacobsohn D (1954) Regeneration of hypophyseal portal vessels and grafts of anterior pituitary glands in rabbits. Acta Endocrinol 17:187

Jacobsohn D (1966) The techniques and effects of hypophysectomy, pituitary stalk section and pituitary transplantation in experimental animals. In: Harris GW, Donovan BT (eds) The pituitary gland, vol 2. Butterworth, London, pp 1–21

Jacobsohn D (1975) My way from hypophysectomy to hypophyseal portal vessels. In: Meites J, Donovan BT, McCann SM (eds) Pioneers in Neuroendocrinology. Plenum, New York, pp 195–202

Corner GW (1938) The sites of formation of estrogenic substances in animal body. Physiol Rev 18:154

Harris GW (1949) Regeneration of the hypophyseal portal vessels. Nature 163:70

Harris GW (1950) Oestrus rhythm. Pseudopregnancy and the pituitary stalk in the rat. J Physiol 111:347

Westman A (1934) Untersuchungen über die Abhängigkeit der Funktion des Corpus luteum von den Ovarialfollikeln und über die Bildungsstätte der Hormone im Ovarium. Arch Gynäkol 158:476

Jensen, Elwood

(geb. 13. 01. 1920 Fargo/North Dakota)

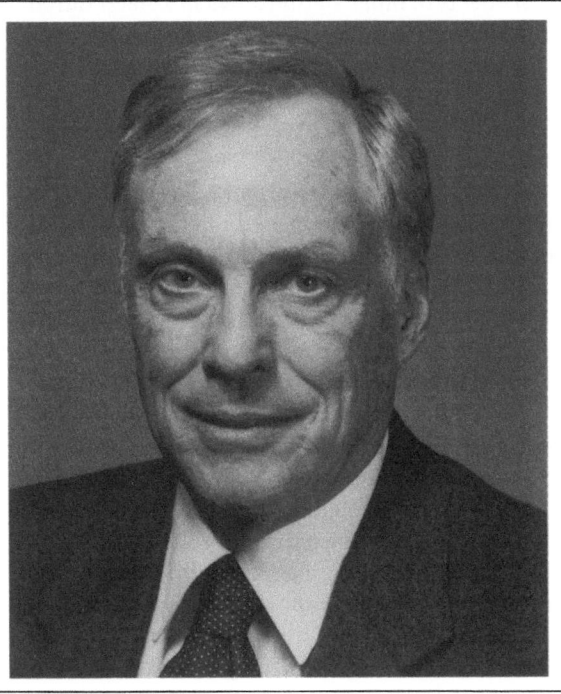

Jensens Großeltern stammten aus Dänemark. Er besuchte das Wittenberg College bis 1940 und machte sein Ph.D. in Organischer Chemie 1944 an der Universität von Chicago. 1951 wurde er zunächst Assistant Professor am Ben May Laboratory and Department of Biochemistry, University of Chicago, wo er dann zeit seines Lebens gearbeitet hat und von 1969–1982 Direktor des Ben May Laboratory for Cancer Research war. An Auslandsaufenthalten sind zu erwähnen: 1946–1947 als John Simon Guggenheim Fellow an der Eidgenössischen Technischen Hochschule Zürich, 1958 am Max-Planck-Institut für Biochemie in München bei Butenandt, 1983–1987 Research Director des Ludwig Institute for Cancer Research in Zürich.

Die Untersuchungen von Elwood Jensen begründeten die fundamentalen Konzepte der biochemischen Mechanismen der Steroidhormonwirkung. Er machte 3 wesentliche Entdeckungen, die Grundlage wurden für die nachfolgenden Fortschritte zum Verständnis der Hormonwirkung auf molekularer Ebene.

Ende der 50er Jahre begannen Untersuchungen zum Mechanismus der Östrogenwirkung. Zusammen mit H. Jacobson wurde tritiummarkiertes Östradiol synthetisiert und verfolgt, was mit dem Steroid passiert, wenn es das Uteruswachstum induziert. Sie fanden, daß das Gewebe des Erfolgsorgans hormonbindende Komponenten enthält und daß nicht das Hormon selbst, sondern ein Steroidrezeptorkomplex das regulierende Agens in Erfolgszellen ist. Das Steroid entfaltet auf diese Weise seine uterotrophe Wirkung, ohne selbst eine chemische Veränderung zu erfahren. Es konnte ebenfalls gezeigt werden, daß die Hemmung der uterotrophen Wirkung durch Antiöstrogene proportional ist zur Hemmung der Hormonbindung.

Auf dem 4. Internationalen Kongreß für Biochemie im September 1958 trug Jensen die Ergebnisse in einem Kurzvortrag vor „*Studies of growth phenomena using tritium labeled steroids*". Im Auditorium waren 5 Zuhörer, von denen 3 weitere Sprecher derselben Sitzung waren. In einer Parallelsitzung fand ein Symposium über Hormonwirkungen statt, wo eine große Zuhörerschaft erfahren wollte, wie Östrogene wirken: G. F. Marrian sprach über „The biochemistry of the estrogen hormone"; W. Dirscherl über „Einwirkung von Steroidhormonen auf Enzyme und Enzymsysteme"; C. Djerassi über „Plant steroids and related substances"; G. Pinkus über „Recent developments in the study of adrenal cortical steroid biogenesis"; Albert Wettstein über die „Biochemie der Kortikoide"; Roy Hertz über „Some biological and clinical effects of steroids". Der Metabolismus der Steroide stand im Vordergrund. In dem Summarizing report on Symposion *Biochemistry of Steroids*" schreibt Erich Mosetting: „In the next decade or two we are bound to gain more insight into the mechanism of steroid hormone action and into the physiological and pharmacological effects of other steroids". Nicht zuletzt durch Jensens Vortrag auf der Laurentian Hormone Conference 1961 wurden die Steroidhormonrezeptoren bekannt.

Jensen's major findings are described in brief below:

"Discovery of Steroid Hormone Receptors. The conceptual advance that opened the modern era of steroid hormone endocrinology was Jensen's demonstration of estrogen receptors and his finding that it is not the hormone itself, but a steroid-receptor complex that is the regulatory agent in responsive cells. He synthesized estradiol labeled with carrier-free tritium, which he used to establish: (a) that target tissues for estrogenic hormones contain steroid-binding components; (b) that these estrophilic substances are true receptors in that inhibition of estradiol binding parallels reduction in uterine growth; and (c) that estradiol exerts its uterotrophic action without itself undergoing chemical change.

Discovery of Receptor Transformation. Jensen demonstrated that interaction of estrogen with the receptor protein induces its conversion to a form that binds in the nucleus to enhance gene expression. He distinguished two types of receptor in target cells, cytosolic and nuclear, and showed that only the latter can react with isolated target cell nuclei to increase RNA synthesis. He proved that the nuclear receptor is derived from the cytosol protein by a two-step process in which the steroid acts to convert the native form of the receptor into an active modulator of transcription. This phenomenon of hormone-induced receptor transformation has proved to be a key step in the actions of all classes of steroid hormones, and it identified, for the first time, a biochemical role for the steroid. The glucocorticoid receptor was found by Gerald Litwack.

Receptor Antibodies. By recognizing that antibodies to estrogen receptors from nonprecipitating immune complexes, Jensen's group prepared the first polyclonal and monoclonal antibodies to receptor proteins. Publication of his technique was followed by reports by others of antibodies to all classes of steroid hormone receptors. These played an important role in the cloning of cDNA for receptor proteins, leading to an elucidation of their molecular structures and functional domains. With these antibodies Jensen demonstrated, along with others, that much of the untransformed receptor found in cytosol fractions of tissue homogenates actually resides within the nuclear compartment, loosely held until exposure to the hormone converts it to a DNA-binding state.

Hormone Dependency of Mammary Cancers. In addition to providing underlying concepts that guided steroid hormone research during three decades, Jensen's work has had important clinical applications. He showed that the estrogen receptor content of excised breast cancer tissue provides an indication of whether or not the tumor is of a hormone-dependent type, responsive to endocrine manipulation. Such a predictive test had been a goal in the breast cancer field even since the value of hormone therapy was first established. Measurements of estrogen receptors in breast cancers are now routinely used as a guide to prognosis and therapy. Recently, Jensen's monoclonal antibodies have provided commercially available immunoassay procedures that have greatly improved the accuracy and clinical utility of estrogen receptor determinations."

P. W. Jungblut hat Maass bei der Etablierung der Rezeptormethode intensiv geholfen. Maass wurde damit der erste in Europa, der an menschlichem Mammakarzinomgewebe die später sog. Rezeptormethode eingeführt hat, damit war er neben dem Ben May Laboratory der Erste, der über die klinische Korrelation zu endokriner Therapie berichten konnte. Diese Ergebnisse wurden erstmals dargestellt auf einer Consus-Konferenz im NIH in Behesda (1969). Die Kooperation mit Jungblut wurde besonders eng, nachdem dieser Direktor des Max-Planck-Instituts in Wilhelmshafen geworden war.

Es ist der große Verdienst von **Heinrich Maass**, den praktischen Wert der Rezeptortheorie für die Therapie des Mammakarzinoms frühzeitig erkannt zu haben. Die Einführung in die klinische Routine im deutschsprachigen Raum ist auf seine Initiative zurückzuführen. H. Maass, geboren 1927 in Flensburg, erhielt seine Ausbildung an der Universitäts-Frauenklinik Hamburg-Eppendorf bei G. Schubert. Von 1976–1984 war er Chefarzt am St. Jürgens-Krankenhaus in Bremen. 1985 wurde er auf den Lehrstuhl für Geburtshilfe und Gynäkologie in Hamburg als Nachfolger von Klaus Thomsen (1915–1992) berufen.

Jungblut war einige Jahre im Ben May Laboratory in Chicago in der Arbeitsgruppe von Elwood Jensen. Er hat die ersten Untersuchungen zur spezifischen Östrogenbindung in Gewebe aus DNBA-Tumoren der Ratte und Mammakarzinom-Gewebe beim Menschen durchgeführt. Die damalige Technik bestand in einer Inkubation von Tumorschnitten mit einer sehr geringen Konzentration von triziiertem 17β-Östradiol mit sehr hoher spezifischer Aktivität. Damit ließ sich eine unspezifische Bindung an Proteine ausschließen. Im Parallelansatz wurde eine antiöstrogene Substanz zugesetzt, die im Falle einer spezifischen Bindung diese reduzierte.

Quellen und Literatur

Jensen EV: Persönlicher Bericht, April 1991

Jensen EV, Jacobson HI (1962) Basic guides to the mechanism of estrogen action. Recent Prog Horm Res 18:387–414

Jensen EV, Suzuki T, Kawashima T, Stumpf W, Jungblut PW, DeSombre ER (1968) A two-step mechanism for the interaction of estradiol with rat uterus. Proc Natl Acad Sci USA 59:632–638

Jensen EV, Mohla S, Gorell T, Tanaka S, DeSombre ER (1972) Estrophile to nucleophile in two easy steps. J Steroid Biochem 3:445–456

Jensen EV, DeSombre ER (1973) Estrogen receptor interaction. Science 182:126–134

Jensen EV, Smith S, Moran EM, DeSombre ER (1975) Estrogen receptors and hormone dependency in human breast cancers. In: Namer M, Lalanne CM (eds) Hormones and breast cancer. INSERM, Paris, pp 29–37

Jensen EV (1980) Historical perspective. Cancer 46:2759–2761

Jensen EV, Greene GL, Closs LE, DeSombre ER, Nadji M (1982) Receptors reconsidered: A twenty-year perspective. Recent Prog Horm Res 38:1–34

Gorski J (1992) Remembrance: The introduction of molecular biology and receptors in the study of hormone action. Endocrinology 131:1583–1584

Gorski J, Toft D, Shyamala G, Smith D, Notides A (1968) Hormone receptors: studies on the interaction of estrogen with the uterus. Recent Prog Horm Res 24:45–80

Roy AK (1991) Remembrances of the Meadowbrook Conference: When steroids came to DNA. Endocrinology 129:575–576

Jores, Arthur

(10. 02. 1901 Bonn – 14. 09. 1982 Hamburg)

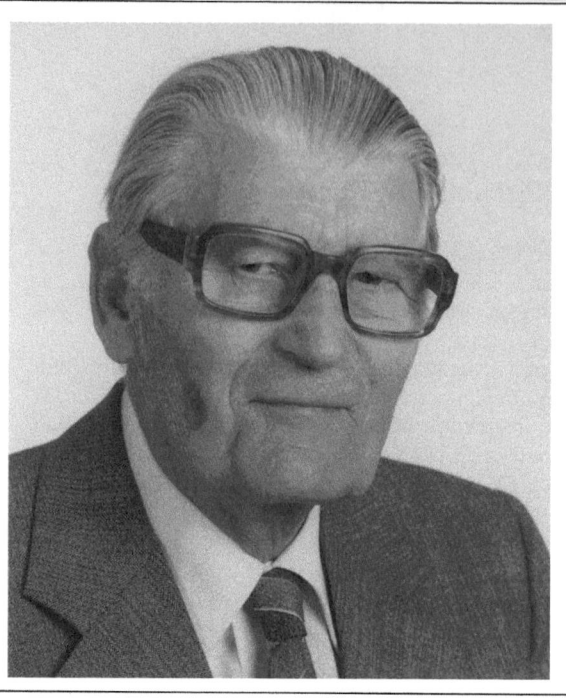

Arthur Jores wurde geboren als Sohn von Leonard Jores, Professor für Pathologische Anatomie. Wie er selbst berichtete, war die Geburt um Punkt 12 Uhr, und Jores hatte die Glückshaube auf dem Haupt. Der Vater wurde später in Kiel Rektor. Er stammte aus einer vielköpfigen großen Kleinbürgerfamilie und durfte als erster aus der Familie studieren. In der Familie seiner Mutter, einer geborenen Christian, finden sich – wie Jores berichtet – 5 akademische Talarträger, davon 4 mit Lehrstühlen biologisch-medizinischer Natur. Jores studierte in Kiel und München und absolvierte seine Medizinalpraktikantenzeit in Hamburg-Eppendorf bei Brauer. Es schloß sich eine Tätigkeit im Allgemeinen Krankenhaus Altona bei Prof. L. Lichtwitz an. In dieser Zeit machte er als Schiffsarzt eine Reise um die Welt. In Rostock absolvierte er eine Ausbildung in innerer Medizin unter H. Curschmann, dem Sohn des Gründers des Eppendorfer Krankenhauses. Seine Habilitationsschrift betraf das Melanophorenhormon. Jores führte den Nachweis, daß dieses als selbständiges Hormon in der Hypophyse gebildet wird.

1935 mußte Jores die Universität verlassen, weil er die Beziehung zu seinem aus rassischen Gründen in die USA emigrierten Lehrers Lichtwitz aufrecht erhielt. Jores hatte Sonderdrucke mit Grüßen und persönlicher Widmung an Lichtwitz geschickt. Ein Mitassistent zeigte ihn an, und Jores wurde fristlos entlassen. Durch Vermittlung von Ernst Oppenheimer, der ebenfalls als Jude Deutschland verlassen mußte, konnte er dessen Nachfolger als Leiter der pharmakologischen Abteilung der Pharmazeutischen Fabrik Promonta in Hamburg werden. Hier konnte er seine experimentellen wissenschaftlichen Arbeiten auf dem Hormongebiet fortsetzen und verfaßte sein Buch *Klinische Endokrinologie*. 1941 wurde er Soldat und als Truppenarzt eingesetzt. Im September 1943 wurde er verhaftet, da er kritische Äußerungen über den Nationalsozialismus gemacht hatte. Nach seinem Freispruch im Sommer 1944 trat er zusammen mit seiner Frau zum katholischen Glauben über.

Nach dem Krieg wurde Jores mit der Leitung der Inneren Abteilung des Allgemeinen Krankenhauses Ochsenzoll beauftragt, gleichzeitig war er Direktor dieser großen Psychiatrischen Anstalt. Er folgte im November 1945 dem Ruf auf den Lehrstuhl für Innere Medizin im Universitäts-Krankenhaus Hamburg-Eppendorf.

1953 war Jores Mitbegründer der Deutschen Gesellschaft für Endokrinologie und deren erster Präsident von 1953–1963. Seinem persönlichen Einsatz ist es zu verdanken, daß sich diese Gesellschaft sehr früh den Acta-Ländern, Dänemark, Finnland, Schweden, Holland und Schweiz, anschloß und deren Zeitschrift „Acta Endocrinologica" zu ihrem Publikationsorgan wählte. Das erste Symposium fand vom 28. Februar bis 1. März 1953 in Hamburg statt „Zentrale Steuerung der Sexualfunktion. Die Keimdrüsen des Mannes". Im Vorwort zum Symposiumsband schreibt Jores:

Die fortschreitende Spezialisierung der medizinischen Wissenschaften ist ein Prozeß, der sich nicht aufhalten läßt und dessen Gefahren vermieden werden, wenn man sie sieht. Fruchtbare wissenschaftliche Diskussion ist nur noch auf kleinen Tagungen der Spezialisten möglich. Das Spezialgebiet der Endokrinologie macht nicht nur Spezialisierung, sondern auch Zusammenarbeit der verschiedensten Disziplinen erforderlich. So fanden sich bereits auf der Tagung in Hamburg Anatomen, Pathologen, Physiologen, Biochemiker, Internisten, Gynäkologen, Pädiater und Zoologen zusammen. Allein die Notwendigkeit der Zusammenarbeit solch verschiedener Disziplinen macht den Zusammenschluß in einer Gesellschaft erforderlich. Der deutsche Sprachraum ist die Geburtsstätte der Endokrinologie gewesen. Von Biedl stammte das erste Lehrbuch dieses Faches, und Hirsch gab im Jahre 1929 das erste Handbuch heraus mit fast nur deutschen Autoren als Mitarbeitern. Das Schwergewicht endokrinologischer Forschung liegt heute in Amerika. In Deutschland gibt es nur wenige, die sich dieses so wichtigen Sondergebietes noch annehmen. So hoffen die Gründer der Gesellschaft, daß neue Impulse von dieser Gesellschaft ausgehen mögen, die endokrinologische Forschung auch in Deutschland wieder zu beleben.

Die Liste der Referenten und der Diskussionsredner bei diesem Symposium nennt 41 Personen.

Das primäre wissenschaftliche Interesse Jores galt der „Meisterdrüse". Noch nach der Habilitation befaßte er sich mit dem Melanophorenhormon und entwickelte einen Bioassay für ACTH, basierend auf der Gewichtszunahme der Nebenniere infantiler Mäuse. Mit diesem Test konnte er erhöhte ACTH-Spiegel im Blut bei Patienten mit basophilem Adenom und essentieller Hypertonie nachweisen. Er stellte Untersuchungen über die tagesperiodischen Rhythmen des Menschen an. Im 1. Symposium der DGE betonte Jores bereits, wie sehr der Mensch die Fähigkeit hat, sich von der körperlichen Sexualität zu befreien. Seine Ausführungen schloß er: „Das Wort von den Hormonen, die unser Schicksal sein sollen, ist sicher falsch und für das Tier nur bedingt richtig". Dieses letzte Referat auf dem Symposium hatte den Titel „Psyche und Sexualhormone".

Der Titel seiner Rektoratsrede 1951 war „Vom Sinn der Krankheit". Jores wandte sich der psychosomatischen Medizin zu. Er schrieb, daß ihn seine Patienten dazu gezwungen hätten. Die psychosomatische Medizin blieb zwar sein zentrales Anliegen, er hat jedoch in Eppendorf und darüber hinaus stets die Endokrinologie mit großem Interesse verfolgt und gefördert. Zu seinen Schülern gehören u.a. H. Nowakowski, K. D. Voigt, J. Tamm, H. Frahm. Auch die Entwicklung der Endokrinologie in der Pädiatrie und Gynäkologie im Universitäts-Krankenhaus Eppendorf (UKE) wurden durch Jores wesentlich beeinflußt.

In seinem Einleitungsvortrag auf dem 5. Symposium der DGE in Freiburg 1957 mit dem Hauptthema „Hormone und Psyche" sagte Jores:

Der heutige Tag würde seinen Zweck erfüllen, wenn er Ihnen zeigt, daß die psychologische Betrachtung auch in der Endokrinologie eine sehr wichtige und wertvolle Ergänzung der bisherigen somatisch-biochemischen Betrachtung darstellt und wir erst mit ihr wirklich etwas erfahren, wonach wir doch immer streben, nämlich vom ganzen Menschen in seiner leib-seelischen Einheit."

Das nachfolgende Referat von Manfred Bleuler, Psychiater in Zürich, hatte den Titel *Das endokrine Psychosyndrom*. Dessen Vater Eugen Bleuler (1857-1939) hatte sich mit der Frage befaßt, ob Geisteskrankheiten psychischen oder organischen Ursprungs seien. Er gab der Dementia praecox den Namen Schizophrenie. Von Manfred Bleuler erschien 1954 die *Endokrinologische Psychiatrie*".

Jores mußte am Ende seines Lebens ein längeres trauriges Krankenlager erdulden. Er starb am 11. September 1982 an den Folgen eines Schlaganfalls.

Quellen und Literatur

Nowakoski H (Hrsg) (1955) Zentrale Steuerung der Sexualfunktion – Die Keimdrüsen des Mannes. 1. Symposium der Deutschen Gesellschaft für Endokrinologie. Vorwort von Prof. Dr. A. Jores, Hamburg-Eppendorf März 1953. Springer, Berlin Göttingen Heidelberg

Jores A (1956) Magie und Zauber in der modernen Medizin. In: Vom ärztlichen Denken und Handeln, Deutsche Kliniker über die Medizin unserer Zeit. Thieme, Stuttgart, S 37-57

Nowakowski H (Hrsg) (1958) Hormone und Psyche – Die Endokrinologie des Alterns. 5. Symp. d. Deutschen Ges. f. Endokrinologie. Springer, Berlin Göttingen Heidelberg

Jores A (1962) Praktische Endokrinologie, 1. Aufl. Thieme, Stuttgart New York

Jores A (1973) In: Pongratz LJ (Hrsg) Psychotherapie in Selbstdarstellungen. Huber, Bern Stuttgart Wien, S 228-258

Jores A (1979) Biographie: Mein Leben in bewegter Zeit an deutschen Universitäten (Prof. Nowakowski danke ich für die Einsicht in dieses unveröffentlichte Manuskript).

Frahm H (1993) Prof. Dr. med. Arthur Jores (1901-1982), Gründer der Deutschen Gesellschaft für Endokrinologie. Endokrinologie-Informationen 17:182-184

Jost, Alfred

(27. 7. 1917 Straßburg – 3. 2. 1991 Paris)

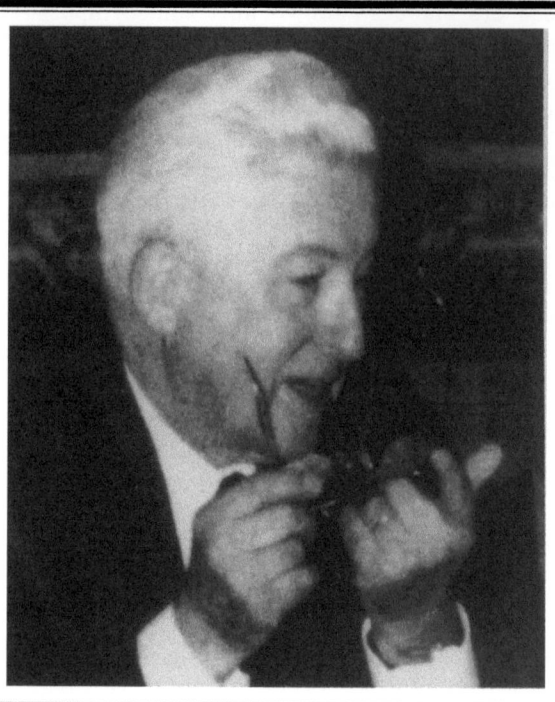

Jost kann als Vater der modernen Fetalendokrinologie bezeichnet werden. Bis 1950 dienten vorwiegend Vögel als embryologisches Modell, wegen der leichteren technischen Zugängigkeit der Vogeleier. Jost hat als erster chirurgische Techniken bei intrauterinen Säugetierfeten angewandt.

Durch die Kastration fetaler Kaninchen zu einem frühen ambivalenten Zeitpunkt konnte er männliche Differenzierungen verhindern. Die genetischen männlichen Tiere wurden mit persistierenden Müller-Gängen und ohne Wolff-Derivate geboren. Durch den Vergleich der Wirkung von implantierten Testosteronkristallen mit der überpflanzter Testikelfragmente konnte er die Dualität fetaler Testikelsekretion beweisen. Im Gegensatz zum Hodengewebe war Testosteron alleine nicht in der Lage, eine Regression der Müller-Gänge zu bewirken. Jost schloß daraus, daß ein anderes Hormon vorhanden sein müßte und nannte diesen mutmaßlichen Faktor „l'hormone inhibitrice", englisch „Mullerian Inhibitor" oder auch „Factor X".

1949 konnte Jost seine Ergebnisse auf dem 1. Internationalen Kongreß für Geburtshilfe und Gynäkologie in Mexico City vortragen. Auf der Rückreise besuchte er das Carnegie Institute in Washington und traf am Johns Hopkins Hospital mit Lawson Wilkins, dem Gründer der pädiatrischen Endokrinologie, zusammen. Viele der klinischen Bilder abnormaler Geschlechtsdifferenzierung ließen sich mit der Theorie von Jost erklären.

Jost befaßte sich ausgiebig mit dem Studium von Freemartins, unfruchtbaren Rinderzwillingen. Diese sterilen Kühe werden als Zwillingsschwestern zu einem Bullen geboren und auch „Zwicken" genannt. Jost vermutete, daß die Ovarialaplasie und Maskulinisierung bei weiblichen Feten, die mit dem männlichen Zwilling durch Plazentaanastomosen verbunden sind, hervorgerufen werden durch den Faktor, der verantwortlich ist für die Regression der Müller-Gänge. Der „inhibiting factor" konnte isoliert werden, es handelt sich um ein Glykoprotein Dimer.

Jost beschreibt seine Entdeckung wie folgt

From a biological point of view, it was a challenge that androgens ... produced only a very partial masculinization of the fetus. They did not duplicate the freemartin condition known in cattle. It was specially intriguing that one did not obtain the disappearance of the Muellerian (female) ducts in treated animals. I decided to try the unorthodox way, and to directly investigate the endocrine activity – if any – of the fetal gonads, using surgery on the intrauterine fetus. ... It was found that whatever the genetic sex of the fetus, the genital tract becomes feminine in the absence of gonads. The fetal testis is the sex differentiator: it imposes masculinity against a female inherent program of the body. The testis produces a factor which inhibits the Muellerian (female) ducts and androgens that masculinize the genital tract (Jost 1988).

Josts Vater starb, als der Knabe 13 Jahre alt war. Durch die Großmutter kam er in die Lehre eines Krämers. Eine Nachbarin, Madame Oguse, nahm sich des Jungen an und zog ihn zusammen mit ihren eigenen Kindern auf. André Oguse war Professor für Altgriechisch an der Universität von Straßburg. Durch ihn wurde Josts Erziehung wesentlich beeinflußt. Gleichzeitig warf er aber auch ein Auge auf die junge Tochter des Hauses und heiratete 1940 Christiane, als sie 16 Jahre alt war. Alfred Jost starb am 3. 2. 1991 an einer Herzattacke im Alter von 74 Jahren.

Quellen und Literatur

Jost A (1953) Problems of fetal endocrinology: the gonadal and hypophysal hormones. Recent Prog Horm Res 8:379-418

Jost A (1956) L'analyse experimentale de l'endocrinologie foetale. In: Probleme der fetalen Endokrinologie. (3. Symp. d. DGE, März 1955, Freiburg). Springer, Berlin Göttingen Heidelberg

Jost A (1970) General outline about reproductive physiology and its developmental background. Gibian H, Plotz EJ (eds) Mammalian reproduction. Springer, Berlin Heidelberg New York, pp 4-32

Jost A, Vigier B, Brepen J (1972) Freemartins in cattle: the first steps of sexual organogenesis. J Reprod Fertil 29:349-379

Anonym (1991) Remembrance of Dr. Alfred Jost. Endocrinology 129:2274-2276

Josso N et al. (1993) Anti-Muellerian Hormone, The Jost Factor. Recent Prog Horm Res 48:1-60

Junkmann, Karl

(27. 5. 1897 Leitmeritz – 31. 3. 1976 Berlin)

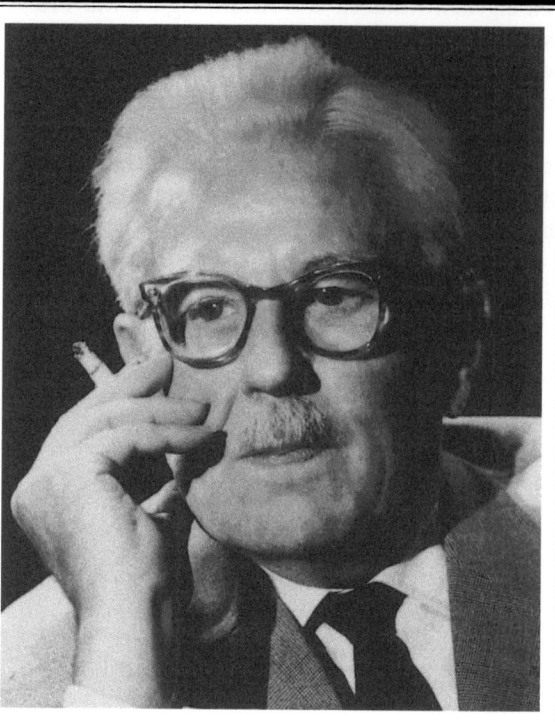

Junkmann wurde als Sohn des Oberlandesgerichtsrates Karl Junkmann und seiner Frau Albertine, geb. Schönbach, geboren. Er ging in Graslitz, Teplitz-Schönau und Komotau, wo er 1915 die Reifeprüfung ablegte, zur Schule. Von 1915–1918 war er im Kriegsdienst in der österreichisch-ungarischen Armee, bis Mai 1919 in Italien in Kriegsgefangenschaft. Er studierte Medizin an der deutschen Karls-Universität in Prag und schloß 1923 sein Studium mit der Promotion zum Dr. med. ab.

Von 1921–1925 war er wissenschaftlicher Mitarbeiter im Pharmakologischen Institut der Karls Universität in Prag unter Professor W. Wiechowski. 1925 erweiterte Junkmann nach seinem Eintritt in die Schering-Werke die unter Professor W. Schoeller bestehende Arbeitsgemeinschaft durch Ausbau einer Pharmakologischen Abteilung. Nach dem Ausscheiden Schoellers Ende des 2. Weltkrieges wurde ihm die Leitung des Hauptlaboratoriums übertragen. 1938 wurde Junkmann deutscher Staatsbürger. Im 2. Weltkrieg war er von 1942–1946 Truppenarzt.

Nach dem Krieg prägte er wesentlich den Ausbau der Abteilung bei Schering. Es war immer sein Bestreben, Zweckforschung mit Grundlagenforschung zu verbinden. Sein Hauptinteresse galt stets der Endokrinologie. Die Wirkungsweise der Hormone stand für ihn im Vordergrund, verbunden mit dem Ziel, eine rationale Form der Therapie mit Hormonen zu finden. Von den zahlreichen unter Leitung von Junkmann bei Schering geschaffenen neuen Hormonpräparaten sind vor allem zu erwähnen das Testovirondepot, das Progynondepot sowie das Prolutundepot und das Anabolikum Primobolan. Zusammen mit Hohlweg postulierte Junkmann bereits 1932 eine nervöse Kontrolle der Hypophysevorderlappenfunktion für Gonadotropine und für das schilddrüsenstimulierende Hormon. (s. bei Hohlweg und bei Schoeller)

Karl Junkmann gehört zu den Mitbegründern der Deutschen Gesellschaft für Endokrinologie und er war Ehrenmitglied der Gesellschaft. 1967 wurde der auch nach ihm benannte Schoeller-Junkmann-Preis von der Schering AG gestiftet. Dieser Preis wird jährlich bei den Tagungen der Deutschen Gesellschaft zur Förderung wertvoller wissenschaftlicher Arbeiten auf dem Gebiet der Endokrinologie verliehen.

Junkmann hatte vielseitige und ausgesprochen liebenswerte Hobbies. Er spielte auf der Gitarre klassische Kompositionen, liebte die Sportfischerei, fotografierte und filmte gerne und liebte die Gartenarbeit.

Literatur

Hohlweg W, Junkmann K (1932) Die hormonal-nervöse Regulation der Funktion des Hypophysenvorderlappens. Klin Wochenschr 8:321

Junkmann W (1953) Über protrahiert wirksame Östrogene. Naunyn Schmiedebergs Arch ExpPathol 220:195-206

Junkmann W (1954) Über protrahiert wirksame Gestagene. Naunyn Schmiedebergs Arch Exp Pathol 223:584-590

Junkmann W (1957) Long-acting steroids in reproduction. Recent Prog Horm Res 13:389-428

Frobenius W (1989) Ein Siegeszug mit Hindernissen. Schriftenreihe des Scheringianums

Langecker H (1967) Prof. Dr. med. Dr. rer. nat. h.c. Karl Junkmann: 70 Jahre Forschung. Praxis Fortbildung 18:360-264

Neumann S (1976) Prof. Dr. med. Dr. rer. nat. H.C. Karl Junkmann. Dtsch Med Wochenschr 101:1625-1626

Raspe G (ed) (1967) Advances in biosciences 1. Schering Symposium on Endocrinology. Pergamon, Oxford London, Vieweg, Braunschweig

Jutisz, Marian

(born 13. 4. 1920 in Porohy/Poland)

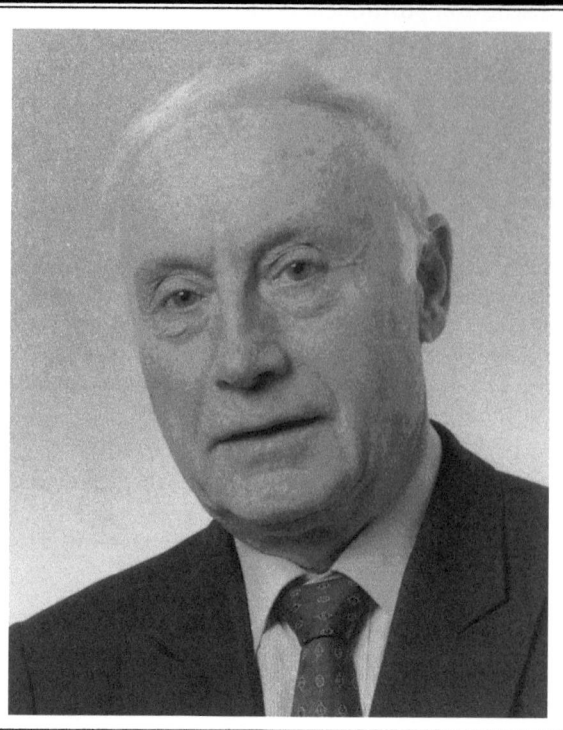

Jutisz has described his life as follows:
Upheavals due to the Second World War in Europe had a major influence on my destiny. I would not say that I became a scientist by a chance, but I certainly became a chemist by accident. I was born in a village in the Carpathian Mountains in south-east Poland, close to the former Czechoslovakian frontier, as it was before 1939. Before 1919 this part of Poland was occupied by Austria and my father served in the Austrian state police force (*gendarmerie*). After the establishment of Polish sovereign power over this part of the country, my father was responsible for establishing a Polish frontier police post in the village. At the head of a dozen policemen, some of them on horseback, he was charged to keep a close eye on a vast mountainous territory near to the frontier. His job was exhausting and dangerous. As is often the case in troublesome periods, the area was infested with traffickers and bandits. My father had a great responsibility to keep the whole area as peaceful and safe as possible. He was not hard enough for this kind of service, and he did not like his job. He retired in 1929 at the age of 45, after which my parents opened a shop.

I was the first child of my parents; my sister was born 2 years later. Following my birth, my parents started to build a house. It was a comfortable wooden house, covered with wooden tiles, but it had no electricity and water was drawn from a well in courtyard with a wooden balance crane. The house was on the main street of the village, between the police station and the local administration building.

I had a very happy childhood. From the age of about 6, I used to scour the forests and mountains with small peasant companions, tracking wild animals, catching crayfishes in mountain streams, stealing potatoes in the fields and baking them in a wood fire. At the same time I attended a primary school in the village. As almost all peasants in this village used the Ukrainian language at home, the teaching in this Polish state school was in Ukrainian. Polish was taught for 2 h a week. I attended this school for 4 years. The teaching standard in the school was rather low, and my parents took me for private lessons in Polish, history and mathematics in order to train me for an examination for entrance into a high school. In any case, at the age of 10, I was able to speak and to write better in Ukrainian than in Polish, though Ukrainian is written in cyrillic characters which resemble, but are not really similar, to Russian characters.

The teaching standard in different primary schools was uneven and was certainly lower in the countryside than in the towns. The selection of candidates for high schools was made by an examination which at the same time permitted the adjustment of the number of admitted pupils to the number of available places. I still remember what an important event this examination was to me. I learned for the first time in my life what it meant to get stage fright. I also remember being asked what the result of a division is called in mathematics. I tried to remember the Polish term but in vain, the Ukrainian word was engrained in my mind. Fortunately, I did not get confused, I simply answered "I am sorry, but as I attended a Ukrainian school, I learned it in Ukrainian." "Well," said the teacher, "you are allowed to say it in that language." And I passed the examination.

High schools were all in the country town of Stanislawow (now Ivano-Frankowsk), about 50 km from my village. There were three kinds of high schools for boys: classical, with Greek and Latin and one foreign language; humanities, with only Latin (throughout the 8 years of the school), Polish and world literature, one foreign language and some mathematics, physics and natural sciences; and finally, a college of technology with no Greek, no Latin, but a lot of mathematics, physics, natural sciences and two foreign languages.

I do not remember why I chose the humanities; probably my previous teachers had not got me interested enough in mathematics. When I started studying chemistry later at a school of engineering in France, and even before in Poland when I tried to enter a School for mining engineers, I felt that my knowledge of mathematics was lacking. However, I do not now regret having chosen to study the humanities. My knowledge of Latin helped me to learn French when I arrived in France at the age of 20, and my fairly good knowledge of Polish and foreign literature encouraged me to also read subjects other than science.

At the time when I started high school, education in secondary schools in Poland lasted for 8 years. At the end of this period, each pupil was obliged to pass an examination to get a General Certificate of Education (*Matura*), a prerequisite for university entrance. In my high school I had the choice between German and French as a foreign language. I first chose French, but after a year, as I had some difficulties following the teaching time table and programme, I changed to German. My parents both spoke German fluently and I already had a smattering of this language. After the first year in high school, during which I could hardly follow the programme due to the low standard of the primary school in my village and also because of problems adopting to the new living conditions, I overcame the difficulties and passed the General Certificate with distinction.

As my parents lived far away, I had to go to a boarding school. I left my parent's house at the age of 10 and the first year was very hard for me. Not only did I miss my mother's affection, but I missed everything from my early childhood: mountains, forests, streams, but most of all, I missed freedom. In addition, in this boarding school, a pernicious tradition of initiation allowed older residents to use the younger ones as a sort of slave. I truly suffered during the first year in this boarding school and at night, in my bed, I used to silently cry my eyes out. Very frequently I was tempted to ask my parents to take me back home, but each time I recalled my father's voice giving me advice the last day before I left home. He said: "Remember that you will have to work hard and probably suffer to become a man. We make every sacrifice we can to give you an education. Don't spoil this chance. My parents could not do it for me. I hope you will have a job that you like better than I do mine." I have never forgotten this advice. Nevertheless, I don't think that this advice made me become a scientist.

The second year of high school was for me a welcome release. My parents put me in another newly established boarding school which had no tradition of persecution of younger pupils by the older ones. This boarding school was situated out of town, surrounded by fields, close to a river. I lost the feeling I had of having been put into a prison with bars, recovered my self-confidence and brightened up. Later, at the age of 16, as a prefect I was given the responsibility of maintaining discipline in the boarding school. My first duty was to protect the young residents against the excesses of the older ones. I also became a scout and this gave me the opportunity to escape each Sunday for long walking tours in the countryside.

At high school I became interested in physics and, later, in natural sciences, but also in literature and philosophy. At boarding school I was very soon entrusted with the responsibility for a well-stocked library containing several hundred volumes; I think that I read almost all of them. I was mainly interested in books relating to travelling and discoveries; my favourite authors were Jules Verne and Carol May. Undoubtedly, influenced by travelling stories, I thought that I would become a sailor when I turned 16. Although it was rather expensive, my parents sent me to a yachting school on the Baltic Sea during summer vacations. After a month of such a hard and rigorous life, I lost all desire to become a sailor. During the last year at high school, I decided I would enter a school for engineers.

At the age of 17 I was invited by one of my school friends to spend a week of the vacations at his parents' home. His father was a mining engineer and the director of an oil extraction centre situated about 60 km from Stanislawow. I found his job very interesting and considered the possibility of entering a school for mining engineers in Krakow. The entrance examination for this school was very difficult and usually required an 1-year preparatory course. I decided to try my luck. My friend's father agreed to take both of us, his son and myself, for a 2-month preparatory course in mathematics. In spite of all the efforts we made, our knowledge of mathematics was too limited and both of us failed. A recent law in Poland made it mandatory for all students not entering university to perform 1 year of military service in a school for reserve officers. I started my service in September 1938, and 1 year later, just before I was going to be discharged, the Second World War broke out with the German invasion of Poland. On the 18 September 1939, the Soviet Army invaded Poland from the east. As I was detached to a unit in south-east Poland, I was fortunate enough to escape to Hungary with the rescued soldiers of my battalion. In less than 1 year, the Soviets deported 2 million Poles. My father was arrested by the Soviets in April 1940 and put in a prison in Kiev, where he was probably executed; I never saw him again. Two days later, my younger sister, mother and grandmother (who was 89 years old) were deported in cattle trucks to Kazakstan (a 3-week trip), where they had to work very hard to survive. My grandmother died there after 1 year; my sister and mother were released 6 long years later and returned to Krakow in Poland at the end of May 1946.

As an officer I was interned in Hungary in a camp for military refugees. In March 1940, helped by a clandestine Polish organization, I escaped and joined the reconstituted Polish army in France. I was assigned during the first few months to train new recruits in a military camp in Western Brittany; thereafter I was sent with the first Polish Division to the front line in Lorraine. Military operations in this blitzkrieg in France did not last much longer than in Poland, and the effects were even more disastrous for me. I was almost killed by shrapnel and was taken prisoner. I did not wait to be deported to Germany with other prisoners and, together with two of my friends, escaped 3 days later. Following the Vosges Mountains and keeping away from roads, we crossed the Swiss border 3 weeks later after many adventures. I was again put in a camp for 6 months. During this period of time, one of my companions in the camp was a French conscientious objector who was professor of French in his civil life. Thanks to his help, I started an intense training in the French language. When I was released in January 1941 to the French authorities of unoccupied France (Vichy), I was able to express myself very correctly in French. I was sent to Lyon to comply with demobilizing formalities and I decided to settle down in this town situated in the unoccupied zone. Thanks to a grant from the French army, I was able to matriculate as student of chemistry at the University of Lyon in October 1941. I was again helped by a stroke of luck. I met a young Polish refugee who had arrived with his mother in France at the end of 1939, but was too young to be called up. He had completed his last 2 years in a French high school and matriculated with me in chemistry at the University. His knowledge of the French language was much better than mine and he was able not only to follow courses of lectures, but also to take notes. For almost a year I used to copy his notes at night.

Though my marks were hardly adequate at the end of this first undergraduate year of chemistry, I passed the examination. The second year of college included physical chemistry and biochemistry. Biochemistry was taught by Professor Claude Fromageot, a well-known French biochemist. His lectures were impassioning and I got very excited about biochemistry. I got excellent marks in biochemistry at the end of the second year and I went to see Professor Fromageot to ask him whether, once I had obtained my bachelor's degree, I could expect to enter his laboratory for the preparation of a doctoral degree under his direction. He said: "If you wish to perform research in biochemistry, you must first be well trained in experimental chemistry. The best way to achieve this would be to enter the School for Chemical Engineers. Come to see me again once you have a diploma as a chemical engineer in your pocket." The School for Chemical Engineers was in the same building; the duration of study was 3 years, but with my undergraduate certificates I was admitted to the second year. Four hours of laboratory work, 6 days a week, allowed me to get an excellent grounding in experimental chemistry. The knowledge of experimental chemistry I acquired in this school was very useful during my entire scientific career. During the first year at the school. I was able to fulfill the conditions for a bachelor's degree at the University and in July 1944 I got my Master's degree in science (Msc).

In 1943 German troops occupied all of France, but public administration remained French. Thanks to the complicity of the school administration and of some of the professors, my Polish origin did not appear in the registration books: for almost the whole duration of study, I was not troubled by the occupying authority. However, in May 1945, I was called up, like many of my young colleagues, to accomplish obligatory labour service in Germany. Instead, I left clandestinely to a small village in the Central Massif Mountains, not far from the source of the river Loire, where I knew a farmer. The village was situated at over 1000 m altitude and German troops never came there. There I helped with the farming, and for my leisure I made long excursions in the mountains and fished for river trout. I enjoyed my time at this place which reminded me of my childhood. I am somewhat ashamed to recall this happy vacation period at the very time when the Allied Forces disembarked in Normandy in June 1945 and the war was raging all over Europe, but this was the pure and simple truth. On the other hand, I thought that I had largely paid my dues to this collective folly called war.

In September 1945, back in liberated Lyon, I passed the final examination at a special session in October and received my diploma in chemical engineering. Then I went to see Professor Fromageot, who told me that he was about to leave Lyon for Paris to take up a position as Professor of Biochemistry at the University of Paris. He introduced me to Dr. Edgar Lederer, who was at that time working in Fromageot's laboratory, telling me that he would take care of me. Dr. Lederer was born in Vienna and received his PhD at the University of Vienna in 1930. Then, for his post-doctoral training, he joined Professor Richard Kuhn's laboratory in Heidelberg. Kuhn asked him to work on the purification of carotenoids, a difficult task at that time, because of the instability of these natural pigments and the similarity of their structure. Looking at a bibliography of different purification methods, he found a paper published by Tswett in 1903 and since forgotten or overlooked. Tswett succeded in the separation of pigments contained in green leaves by filtering a petroleum ether extract of leaves on a column of calcium carbonate. He called this method "chromatography". Kuhn and Lederer "rediscovered" chromatography 28 years later and applied it to the separation of carotenoids. Thanks to their publications, chromatography became widely employed by several authors to separate coloured substances. For the resolution of colourless substances, chromatography was used for the first time by Reichstein and co-workers in Switzerland in 1937.

Lederer proposed the following subject for my doctoral thesis: chromatographic separation of amino acids and peptides.

Recounting now (in 1993) the story of amino acid separation appears to be banal. However, it should be remembered that in 1945, the amino acid composition of no protein was known and that the complete amino acid sequence of the first small protein, insulin, was not elucidated by Sanger and his collaborators until between 1949 and 1953. In a review article "The Arrangement of Amino Acids in Proteins" published in 1952, Sanger noted:

The great problem in peptide chemistry has always been to find methods of fractionating the extremely complex mixtures produced by the partial degradation of a protein ... As an initial working hypothesis it will be assumed that the peptide theory is valid, in other words, that a protein molecule is built up of chains of alpha-amino (or alpha-imino) acids bound together by peptide bonds between their alpha-amino and alpha-carboxyl groups.

Thus, in 1945, 7 years earlier, not only was the amino acid composition and sequence of proteins unknown, but even the way in which amino acids were bound together was uncertain. In any case, I was very excited by this subject and started my laboratory work immediately. The first purpose was to separate amino acids and peptides resulting from the total or partial hydrolysis of a protein into three or four grops and then to identify each individual amino acid or peptide in each of the groups. As carrier for column chromatography we first chose acid alumina, silica gel and charcoal and subsequently paper for paper chromatography. I presented my first oral communication at the session of the French Biochemical Society, Lyon Section, on 21 March 1947. This communication was entitled: "Relationship Between Adsorption Capacity and Surface of Alumina" and was even not cosigned by Lederer, but by one of my friends, S. Teichner, a physico-chemist preparing a doctorate in a laboratory next door. Lederer undoubtedly considered that my results were of some importance, since he sent a paper entitled "Quantitative Chromatographic Separation of Synthetic Peptides" to *Nature* and this paper, co-signed by both of us also appeared in March 1947. Thus, we were probably the first to introduce chromatography in France. We were in any case the first in France to use it for amino acid and peptide separation.

Financially, the first year was rather difficult for me, as I received only a small private grant, but in 1946 I got a grant from the French National Centre for Scientific Research (CNRS) and 43 years later, I retired as Research Director at the CNRS. In autumn 1946, Lederer moved to Paris to the Institute for Physico-chemical Biology (Rothschild Foundation) and Fromageot, who had received a completely renewed building at Boulevard Raspail in Paris, offered me a position in his laboratory. As Lederer did not have enough space for me in his laboratory, I accepted this offer and moved from Lyon to Paris in autumn 1947. During the course of almost 1 year (1946–1947) while still in Lyon, Lederer advised me on my research work by mail. Once in Paris, I worked under the double supervision of Fromageot and Lederer, until defending my PhD thesis in November 1949. In addition to my own research work, Fromageot asked me to supervise the laboratory work of some young fellows even before I had my PhD. When I finally got my doctorate, I already had a group of three collaborators working with me

Between 1949 and 1956, with my small group in Fromageot's laboratory, I continued my research on the amino acid sequence of different proteins, such as insulin, lysozyme, ovomucoid and salmin. With Fromageot and others I set up a new method for the identification of carboxyl free amino acids in proteins by the specific reduction of free (or esterified) carboxyl groups with a lithium aluminum hydride; with Professor J. Roche and his co-workers from the Collège de France in Paris, I initiated quantitative paper chromatography of radiolabelled iodinated amino acids of thyroglobulin. The presence of monoiodotyrosine, among other iodinated tyrosines, in this protein was thus established. Fromageot asked me to take care of some foreign postdoctoral fellows from the United States, Canada, Switzerland and Italy. I also started at that period of time to work on protein hormones, on insulin, which served as a model protein for testing some of our new chemical methods used for structural studies, but also on growth hormone and on prolactin (with C. H. Li). With two of my colleagues from the laboratory and in collaboration with a Dutch pharmaceutical firm, Organon, we set up a new method of purification of pregnant mare serum gonadotropin (PMSG). I even spent a few weeks in Scotland working on the serum of Scottish pony mares containing a higher concentration of PMSG than the serum of horse mares. I wrote several review articles and chapters in specialized books. Fromageot and I wrote a chapter for the *Annual Review of Biochemistry* and I also worte three chapters for a two-volume book edited by Lederer entitled *Chromatography in Organic and Biological Chemistry.*

I worked for 9 years in Fromageot's institute in Paris, the Laboratoire de Chimie Biologique de l'Université de Paris. I have very pleasant recollections of this period of time. Fromageot was a severe, but sensitive boss. He was a highly cultivated man with a wide knowledge of literature and the arts, in addition to his scientific learning. He was a "real gentleman" in the British sense of the term. He helped me every time I needed his assistance, even in my private life. We were in the habit of having lunch together with Fromageot. Each of us used to bring his meal in a mess kettle and warm it up in a water bath in the laboratory kitchen. Sometimes one of us brought an already-cooked dish, a speciality or a dessert for everybody. I remember that Polish dishes prepared by my mother were much appreciated by my colleagues, until the day when I brought a sweetened plum soup, which is usually served cold in Poland in the summer time at the beginning of a meal. I did not inform my colleagues that the soup was sweet and they did not like it, because in France people are used to always have sweet dishes at the end of a meal. At the dining table we talked about everything other than science, although this sometimes happened when one of us was excited about some recent remarkable results. Usually Fromageot asked: "How many times did you repeat your experiment?" Fromageot knew a lot of scientists all over the world and he spoke German and English fluently. When a foreign scientist visited the laboratory, Fromageot used to invite the visitor to share a meal with all of us. In that case, Madame Fromageot was asked to provide a double ration. This was a good opportunity for me to become aquainted with many famous contemporary biochemists, chemists and biologists, some of them Nobel prize-winners. Thus I met Dr. C. H. Li, with whom I started collaborating and later on he accepted me in his laboratory for post-doctoral training. Sometimes, Fromageot told us after lunch: "Next Friday afternoon, for those of you who wish, we will visit an exhibition of paintings or a historical district of Paris." I never missed such a visit, as they were always extremely interesting and instructive. Fromageot usually served as our guide. He knew Paris fairly well and had a good historical background. I learned to appreciate old buildings and also sculpture and painting. I still keep Fromageot's portrait in a place of honour in my office.

In 1956 I applied for a Rockefeller post-doctoral fellowship and asked Dr. C. H. Li to admit me to his laboratory for 1 year of training. A few months later I was offered the position of associate director by Professor Robert Courrier from the Collége de France in Paris. Robert Courrier was at that time a professor at the Collège and at the same time Perpetual Secretary of the French Academy of Sciences. He was an important scientific personality in France and a well-known endocrinologist. The Collège de France is not an university. At that time each professor had to deliver 18 original lectures a year; half on them could be substituted by seminars given on a subject treated by an expert scientist. The Collège de France does not award any diploma; it is a scientific institute of the greatest prestige and many university professors aspire to a professorship in the Collège de France, The position proposed was interesting; it was equivalent to that of an associate professor without any teaching duties, only research and the task of organizing or giving a few seminars a year. The laboratory was large enough for at least eight to ten research workers, with a lot of equipment and an important annual grant for the equipment and for laboratory work. All in all an ideal situation. Almost at the same time; I was informed that I had been awarded a Rockefeller fellowship and recieved a letter from C. H. Li, who accepted me to train in his laboratory at the University of California at Berkeley for 1 year.

I went to see Robert Courrier, who told me: "It would be an excellent idea to work for a year on gonadotropins under the supervision of an expert like C. H. Li. I am interested in this subject. Take your job here, start to set up your laboratory, bring your collaborators with you and then I will let you leave vor the USA." At the beginning of 1957 I moved, with two of my graduate collaborators preparing their theses and a technician, to the Collége de France. After having started the organization of my new laboratory, I left in June or July 1957 on a liner to California. When I arrived in Berkeley, C. H. Li was on leave for 6 months and I found a letter from him telling me that his collaborator, Dr. P. G. Squire, would take care of me. The Hormone Research Laboratory was located at that time at the Berkeley Campus in the Life Sciences Building. Phil Squire had just received his PhD under C. H. Li's supervision; he was almost the same age as me and we soon became friends. He invited me to his home and I had lunch with his family. The Squires were Mormons. When they asked me what I would like to drink, I answered "beer or wine." Phil apologized, explaining that as they are Mormons they did not drink alcohol and that I could have root beer if I wished. I took a glass of root beer, but I could not finish my glass. At the end of the meal I asked whether I could have a cup of coffee. "I am sorry," said Phil again, "but as it contains caffeine, which as you know is a stimulant, we do not drink coffee. You could have herbal tea if you wish." I courteously declined. The next morning when I arrived in the laboratory I saw Phil with a cup in the hand. With a broad smile he asked me if I would like a cup of coffee. "But you told me yesterday that you don't drink coffee," I answered, to which he replied that it was because children were present. Later on, when we attended together a symposium, I noted that Phil was not so strictly against alcohol as he had seemed to be . . .

Before I left France, Courrier asked me to give his regards to his friend Professor Herbert M. Evans. I am afraid that only a few endocrinologists of the new generation know that Herbert Evans, with his collaborators, Miriam E. Simpson, H. Fraenkel-Conrat, C. H. Li, W. R. Lyons, H. Becks and others, characterized and partially purified all the anterior pituitary hormones. In my opinion he is really the father of anterior pituitary hormones. He was known to have a rather difficult personality and in the opinion of many this was the main reason why he did not get the Nobel Prize. C. H. Li was Evans' student and worked with him for at least 11 years. As so often occurs in the relationship between a supervisor and his student, they came into conflict; C. H. Li left Evans' laboratory and in 1950 organized his own laboratory. When I arrived in Berkeley, Evans was 75 and was teaching History of Science and had his office in the same wing of the Life Sciences Building in which the Hormone Research Laboratory was located. I did not go to see him immediately and it happened that about a week after my arrival, Phil and I met Evans in the elevator. Phil introduced me to him and as Evans realized that I came from Paris, he said: "You know, I have a very good friend in Paris, Professor Currier, perhaps you know him?" "Yes, Dr. Evens," I said, "Im working in his lab and he asked me to give you his best regards." "That's nice," said Evans, "why don't you come to my office for a moment." Once I was in his office, he asked me which laboratory I was working in. I said that I was working with Dr. Li. He looked at me sadly and said: "I had a very dear student of the same name but unfortunately he dies." I shivered, but asked naively how that was possible, since I am working in his laboratory. "It's not the same one," Evans anwered coldly. Later, I was often invited to his home and he showed me his splendid collection of Japanese prints. I was also given a book *Essays in Biology* written by his friends and dedicated to him in 1943 for his 60th birthday. I correspond for years with his wife Dorothy. He died in his eighties.

For his PhD work, Phil Squire, purified ovine luteinizing hormone (LH) to the extent that it appeared to be homogenous according to several physico-chemical criteria. When I arrived in Berkeley, Phil asked me whether I could help him by confirming the homogeneity of his LH preparation using zone electrophoresis on a cellulose column that I had previously used for the purification of ovomucoid. In this method two steps were difficult to get right: preparation of the cellulose powder by ethanolyzis of a good-quality filter paper and packing of the column. I had a lot of experience in this kind of zone electrophoresis and in a few weeks, after all the equipment was ready, we started the experiment. Phil was rather disappointed when the presence of several components was suggested by the elution pattern of the column. Rerunning each of the components on the column confirmed that their mobility was different. In addition, they were all biologically active. Without any doubt, we had shown the presence of at least five equally active components in a highly purified LH preparation. These results were confirmed many times by column electrophoresis and later on using hydroxylapatite column chromatography. Thus, the concept of gonadotropin polymorphism was born, and our observation has been largely confirmed by many authors. However, it is only recently that we really got credit for this finding. It should be noted that it is still not clear whether the existence of gonadotropin isohormones is important in the regulation of gonadal function.

As C. H. Li returned to his laboratory at the end of 1957, I went to see him with my results. Looking at the electrophoresis pattern of LH, Li only said: "Very interesting, very interesting, how horrible!", and he gave me back the diagram. Later, as we considered publishing these results, I proposed that Li co-sign our paper. He refused courteously, saying that I had done this work while he was away and there was no question of him signing it. I suspect that Li refused to sign this paper, because he was not sure of the correctness of our results. Fromageot died accidentally at the end of 1957 and I was asked to contribute to a special issue of the *Bulletin de la Société de Chimie Biologique* dedicated to his memory. I send our paper to this special issue. The second part of our results appeared in 1961, after my return to France, in *Acta Endocrinologica*.

My stay in Li's laboratory was advantageous for me for many reasons; I visited the country and improved my English and I became acquainted with many interesting colleagues from the laboratory, as well as with many visitors, some of whom became my friends. I would like to mention in particular an Italian gynecologist, the late Dr. Renzo Grattarola, and his wife Antonietta. After their return to Milan we collaborated for some years. I extended my stay in California by 2 months and returned to France at the end of autumn 1958. I made a reservation on a British ship, the "Queen Mary", leaving from New York. I think that it was her last voyage as a liner. I drove from Berkeley to New York, visiting several laboratories on my way and giving seminars. Travelling through the Rocky Mountains, I was caught in a snow storm and my car overturned on a slippery road. I was fortunate enough not to have been even injured in this accident.

Once back in Paris, I started to organize my new laboratory (Laboratory of Experimental Morphology and Endocrinology) in the Collège de France. I already had two collaborators and a technician. I accepted two more graduate students and continued with the subject I had started on in Li's laboratory on the purification and physico-chemical characterization of gonadotropins in relation to their biological activity. In addition, Courrier, who had previously studied gonadal steroids or their analogues, as well as thyroid hormones, was interested in studying the effect of highly purified gonadotropins on the rat gonad. He proposed carrying out biological assays for us with his technician and this was of invaluable help in the project. We started to purify sheep LH and follicle-stimulating hormone (FSH) and by January 1960 we had already published the first paper on extraction and partial purification of ovine FSH.

In his lectures, delivered as a professor in the first semester of 1959, Courrier dealt with the neuro-humoral theory of Green and Harris and its experimental demonstration in the duck accomplished by Benoit and Assenmacher in France. He also discussed the controversy between Harris and Zuckerman concerning this theory as well as reports by Guillemin and by Safran and Schally on the characterization and isolation of CRF (corticotrophin-releasing factor). He said that there were many arguments in favour of the hypothalamic regulation of all anterior pituitary hormones and particularly gonadotropins. After his lecture, Courrier asked me to come with him to his office and said that he would like to persuade Guillemin to come back to France and to join our laboratory. He wanted to try to get a position for him either in the Collège de France or elsewhere. Thus, I would be able to collaborate with him on the characterization and isolation of LH-releasing factor (LRF). I had never met Guillemin before, but I was acquainted with his research and the possibility of working with an experienced biologist on that subject was very exciting for me.

Roger Guillemin was born in France in 1924 and obtained his MD at the Faculty of Medicine in Dijon (France); he then spent 4 years in the laboratory of Hans Selye at Montreal, where he worked with Claude Fortier. In 1953 he got a position as associate professor at the Baylor University in Houston, where he was joined in 1957 by a biochemist, Andrew Schally. They worked together on the purification of CRF. Guillemin was married and already had five children. The fact that Mme Guillemin wished to have her children educated in French school was, among other things, an important argument in Guillemin's decision to accept Courrier's proposal. Furthermore, Courrier proposed that Guillemin live with his family in a chateau belonging to the French Academy of Sciences and located in Louveciennes, close to Paris. The rent was rather a symbolic one and, in addition, he was allowed to use a park surrounding the chateau which was maintained in repair by gardeners paid by the Academy.

In June 1960 Gullemin arrived with his family in France and in September we started to collaborate on the isolation of LRF (gonadotrophin-releasing hormone, GnRH) and later on the isolation of tyreatrophin-releasing factor (TRF; Thyreotrophin-releasing hormone, TRH). This collaboration turned out to be very promising. In 1961 the first publication on the characterization of LRF in an extract of sheep hypothalamus appeared in the *Comptes Rendus de l'Academie des Sciences*, signed by Courrier as first author. This was followed by seven other publications, also on TRH, after Eiichi Yamazaki joined our group at the end of 1961. Courrier thereafter refused to sign further publications on the purification of LRF and TRF. With my collaborators I proceeded with the extraction and all purification steps of LRF and TRF; Guillemin was in charge of bioassays. Thus, the very first steps in the purification of GnRH and TRH were achieved in the Collège de France.

Meanwhile relations between Courrier and Guillemin began to deteriorate progressively. It is not my purpose to discuss here the reasons for their disagreement, not to discuss the difficulties I encountered in my collaboration with Guillemin. For those who are interested in learning more about Guillemin and his personality, I would recommend Nicholas Wade's book *The Nobel Duel*. Certainly, it was not easy to collaborate with him, as he always considered that a biochemist was a biologist's technician and was only good enough to help him, Guillemin, to achieve the goals of his research programme. Thus, in almost all our common publications (except two) he did not let me sign the papers as first author even when a paper was dealing mainly with purification steps which had been fully achieved by me. In one of the two publications that I signed as first author, using enzymatic and chemical hydrolysis as a test, we obtained evidence that GnRH and TRH are both peptides. Furthermore, we reported that pepsin destroys the activity of both peptides, whereas trypsin does not act on TRH and only partly inactivates GnRH. Thus, the peptidic nature of GnRH and TRH and some information on their amino acid content was already known by 1963. However, I should say that during all our collaboration period, I never came into open conflict with him. As I am rather good-natured, I considered that no progress in the purification of hypothalamic hormones would be possible without the assistance of a biologist carrying out proper bioassays. At that time, Guillemin was probably the only one capable of properly carrying out bioassays of GnRH and TRH but, on the other hand, he lacked an appropriate grounding in chemistry and biochemistry. I remember that a few days after our collaboration started he asked me: "Could you give me a proper and understandable definition of pH. Nobody has yet been able to do so for me."

I always thought that once GnRH and TRH were purified, Guillemin would not be able to continue research on their structure. However, in summer 1963 an incident occurred between us. Guillemin was invited to a symposium in Holland and presented a paper there in which he reported many of my original, not yet published results, including some slides of chromatographic paterns. He had signed this paper alone. I do not know how Courrier got hold of the proceedings of this symposium. He called me one day and showed me Guillemin's paper saying: "I thought that you were working together. How is it that Guillemin published this paper without you as co-worker?" Guillemin was not in the laboratory that day. When he came back, I called him at home. He seemed annoyed for a while, then he said "I am not obliged to report back to you on what I am doing. I presented the paper, so I signed it. Anyhow, I mentioned in the text that you did all the chromatograms." I simply answered: "It is really nice of you not to forget to mention it." Guillemin left the laboratory and France for Houston in November 1963. I do not think that this incident prompted him to leave. In reality, he got into difficulties in his relationship with Courrier. He almost openly critized Courrier's behaviour as that of a mandarin, and Courrier did not like this. Before leaving Guillemin came to my office and said: "I am leaving. I have set up the entire research programme on hypothalamic factors in this laboratory. It is my property and you are no longer allowed to work on this subject."

After Guillemin left, Courrier, my collaborators and I met to evaluate the situation. Guillemin, who was in charge of bioassays in our common programme, took with him to America one of his collaborators, his technician and all the methodologies, all the reagents and a computer programme for statistical evaluation of the results of bioassays. He had literally cleaned out the place. If we decided to continue with the programme on the isolation of hypothalamic factors, we would have had to set up all the bioassays and their statistical evaluation. I decided to abandon the programme on TRH and to continue, at least in part, on GnRH. As the majority of my co-workers were involved in research on gonadotropins in any case, Guillemin's departure did not upset our working plans considerably. Since we could probably not afford to buy enough hypothalami for isolation work, I chose rather to concentrate on the cellular mechanism of action of GnRH using highly purified preparations of the hypothalamic factor obtained in the laboratory. We published several papers on this subject. Using inhibitors of protein synthesis, such as puromycin and actinomycin D, in 1966 we were the first to show that GnRH acts not only on the release but also on the synthesis of LH. We also reported in 1970 that Ca^{2+} and Mg^{2+} ions are required for the in vitro release of FSH and for its subsequent biosynthesis. We also developed assay methods to specifically assay in vivo and in vitro the LH- and FSH-releasing activities in hypothalamic extracts. In 1967 we succeeded in raising antibodies against ovine LH prepared in the laboratory and we set up a radioimmunoassay for ovine LH and were the first to use radioimmunoassays for the assay of pituitary hormones in France. during this period we obtained highly purified or homogenous preparations of gonadotropic hormones: ovine and bovine LH, ovine and human pituitary FSH, PMSG and hMG (Human menopausal gonadotropin) and determined the amino acid content of ovine FSH. We showed that it was possible to separate LH and FSH activities starting from a crude preparation of hMG. We also did some research on the polymorphism of ovine and bovine LH and their subunits. However, the most interesting accomplishment was probably the demonstration of the dimeric nature of LH in January 1967. With P. de la Llosa and C. Courte, we showed that treatment of ovine LH by urea or guanidine or at pH 4 led to a dissociation of the hormone into two subunits and to loss of its biological activity. Removal of the denaturing agent and concentration of the subunit solution allowed us to recover the originally sized hormone and biological activity. Our publication preceded that of H. Papkoff on the same subject by several months. Further, we had also shown the dimeric nature of FSH.

In 1965 the Physiology Committee of the CNRS asked me to establish a unit for the production of ovine and bovine pituitary hormones (mainly LH, FSH and prolactin) for distribution to research laboratories. A technician's post was also assigned to this project. In 1 year we were able to produce enough ovine LH and FSH for distribution to other laboratories. This unit worked for about 11 years, first in the Collège de France and then in my laboratory in Gif-sur-Yvette. We distributed highly purified preparations of ovine and bovine gonadotropins to more than 30 laboratories in France and to about 15 laboratories abroad. In 1976, due to financial problems, the CNRS decided to close down the unit.

Professor Courrier retired in 1966 and his successor, Professor F. Morel, asked me to look for somewhere else for my laboratory. As his own research group was rather small, he told me that our moving was not urgent and that we could stay on for 2 or 3 more years. In 1964, as I knew that Courrier was due to retire in 2 years, I applied for the post of Research Director at the CNRS. I got my appointment in atumn 1964. It was a permanent position equivalent to that of a university professor. It was only in 1970 that the Scientific Director of the CNRS decided to establish a laboratory for me and suggested an already existing building on the CNRS campus at Gif-sur-Yvette near Paris. The building was a large one, but required a lot of repair. My team and I moved into the renovated building in spring 1972. My research team comprised myself, eight post-doctoral researchers, one foreign scientist, two graduate students, 11 technicians and a secretary. I called the laboratory the Polypeptide Hormone Laboratory and the General Director of the CNRS appointed me Director of the laboratory. It existed under this name until the end of 1989, when I retired from my position at the CNRS.

It would be rather difficult to summarize the whole evolution and activity of my laboratory during the 17 years of its existence at Gif-sur-Yvette. During some years the laboratory accommodated up to 32 people with technicians and four different research teams. About 28 PhD theses and other university diplomas were prepared, and over 300 papers were published. We permanently had two or three foreign scientists or students. I will try to summarize below only the research projects in which I was directly involved.

As early as 1972, thanks to collaboration with the Hoffmann-La Roche Laboratories in Basel, antibodies against synthetic GnRH were being raised by B. Kerdelhue in our laboratory, and a radioimmunoassay of the neurohormone had been established and utilized to assay GnRH in the hypothalamus and other tissues from different species including the rat, sheep and duck. We also studied the delayed effects of in vivo immunoneutralization of GnRH in female rats on gonadotropins and prolactin secretion and showed that, following a rapid blockade of the LH and FSH surge, a late hyperprolactinemia appears after a single injection of anti-GnRH antiserum. On the other hand, this antiserum was also utilized to determine the localization of GnRH in cell bodies, axons and nerve terminals of the rat median eminence and hypothalamus by immunocytochemical means. Different aspects of the cellular mechanism of GnRH action on the gonadotropic cell of the pituitary was investigated with R. Counis, using techniques of molecular biology; we confirmed our previous observation of 1966, demonstrating that GnRH also stimulated the synthesis of the polypeptide chains of LH and that cyclic adenosine monophosphate (AMP) and diacylglycerols are intracellular mediators of this action. With A. Berault and M. Theoleyre I studied different parameters of GnRH binding to its membrane receptor sites of the pituitary gland in relation to the response of gonadotrophs.

In the field of gonadotropins, we raised antibodies against subunits of LH and FSH, and using immunocytochemical methods, in collaboration with A. Tixier-Vidal and C. Tougard, we studied the kinetics of release of LH and FSH by primary cultures of rat pituitary cells. Light and electron microscope localization of bindings sites of antibodies in rat anterior pituitary was also accomplished. Starting from 1977 we introduced molecular biological techniques in order to study mechanisms of gonadotropin release and synthesis. The laboratory was among the first to achieve an acellular synthesis of LH and FSH subunits and to show that gonadotropin subunits are synthesized as precursors. With R. Counis and A. Starzec we established that the synthesis of pituitary gonadotropin subunits is under opposite hormonal control by gonadal steroids, estradiol and progesterone, which exert an inhibitory effect, and GnRH, which has stimulatory action. Our data strongly suggested that gonadal steroids acted at the transcriptional level via changes in the expression of genes coding for gonadotropin subunit precursors. Furthermore, we showed that GnRH stimulates gene expression and the synthesis of gonadotropin subunits and that these effects can be reproduced by direct activation of protein kinase A and C in a manner which suggests a co-ordinate mediation of intracellular signalling pathways (cyclic AMP and phosphatidylinositol hydrolysis). These data supported our previously proposed model of a cascade reaction initiated by GnRH stimulation of gonadotrophs and consisting of a sequential activation of protein kinase C and protein kinase A, the latter being responsible for activation of gonadotropin synthesis and thereby for sustained release and replenishment of gonadotropin stores.

With Y. A. Fontaine and B. Querat (Museum National d'Histoire Naturelle), we established that estradiol has inverse effects on pituitary glycoprotein hormone alpha-subunit mRNA in immature eel as compared to its action in the rat: it exerts an inhibitory effect in the rat and a stimulatory one in the teleost fish. Thus, depending on the vertebrate group and probably on sexual status, estradiol may exert either positive or negative control on gonadotropin synthesis. Furthermore, in collaboration with the same laboratory, we cloned and sequenced the cDNA for the pituitary glycoprotein hormone alspha- and beta-subunits of the European eel. Cloning and sequence analysis of the cDNA for the precursor of ovine LH-β was also accomplished in our laboratory.

Finally, in collaboration with the Jackson Laboratory in the United States (E. H. Leiter), we established a novel rat pituitary tumour cell line containing gonadotropic cells. This cell line has been characterized (in collaboration with A. Berault, N. Noel, I. Hurbain-Kosmath, J. Polkowska and A. Bohin) using immunocytochemical methods and radioligand GnRH receptor assay. We showed that the cell line contained all cell types present in the anterior pituitary bland, but that its LH and FSH content was rather low. This cell line presents an interesting model for the study of the induction of gonadotropic function and its regulation.

Before ending these memoirs I would like to mention a few of my foreign scientific friends who collaborated with me for many years, especially the late Professor E. Domanski, with whom I established a close collaboraton between my laboratory and his institute in Jablonna near Warsaw. It was thanks to him that I was elected a foreign member of the Polish Academy of Sciences in May 1985. Many scientists from this Polish Institute worked in my laboratory including K. Kochman, J. Polkowska and E. Wolinska-Witord. We also collaborated with M. Pawlikowski and J. Kunert-Radek from Lodz. J. Craicer from Canada spent his sabbatical year in my laboratory and beame my friend, as well as Michel Chretien from Montreal (Canada), H. Steiner from Basel and E. H. Leiter from Bar Harbor (Maine). With K. W. McKerns we edited the proceedings of an international conference on the synthesis and release of adenohypophyseal hormones. Derek Gupta from Tübingen (Germany) invited me to the symposia he organized on different aspects of endocrinology many times.

Looking back on my scientific activity, I think that my stay at the Collège de France was the most productive period in my scientific life. I had a well-equipped laboratory and excellent collaborators that I turned out myself. Furthermore, I did not have to apply for grants as I had an allowance from the Collège de France through Courrier. Once I became director of a laboratory, I had to obtain grants for people and for our research programmes and write applications and reports. After 3-4 years of that activity, I could no longer find any time for laboratory work. Now that I have retired, I have gone back to the laboratory bench. I am working with my previous student and now permanent collaborator Annette Berault. We decide together about our research programme and we are realizing it ourselves, something that makes me very happy.

Acknowledgements. I would like to acknowledge Elisabeth Gaillard and Marie-Claude Chenut for their efficient secretarial help and Alexis Harrington for his editorial assistance.

References and Other Sources

Jutisz M, Lederer E (1947) Quantitative chromatographic separations of synthetic peptides. Nature 159:445

Jutisz M, Squire PG (1958) Occurrence of several activie components in sheep pituitary interstitial cell-stimulating hormone as evidenced by column electrophoresis. Bull Soc Chim Biol 40:1875–1883

Courrier R, Guillemin R, Jutisz M, Sakiz E, Aschheim P (1961) Presence dans un extrait d'hypothalamus d'une substance qui stimule la secretion de l'hormone antehypophysaire de luteinisation (LH). CR Acad Sci 253:922–927

Jutisz M, Yamazaki E, Berault A, Sakiz E, Guillemin R (1963) Purification par chromatographie sur carboxymethylcelulose d'un facteur hypothalamique (TRF) stimulant la secretion de l'hormone thyreotrope (TRH). CR Acad Sci 256:2925–2927

Jutisz M, De la Llosa MP (1967) Studies on the release of follicle-stimulating hormone in vitro from rat pituitaries stimulated by hypothalamic follicle-stimulating hormone-releasing factor. Endocrinology 81:1193–1202

De la Llosa P, Courte C, Jutisz M (1967) On the mechanism of reversible inactivation of luteinizing hormone by urea. Biochem Biophys Res Commun 26:411–416

Jutisz M, Tertrin-Clary C (1974) Luteinizing hormone and human chorionic gonadotropin: structure and activity. In: James VHT et al. (eds) Current topics in experimental endocrinology, vol 2. Academic Press, New York, pp 195–246

Khar A, Debeljuk L, Jutisz M (1978) Biosynthesis of gonadotropins by rat pituitary cells in culture and in pituitary homogenates: effect of gonadotropin-releasing hormone. Mol Cell Endocrinol 12:53–65

Jutisz M, Berault A, Debeljuk L, Kerdelhue B, Theolyre M (1979) Gonadoliberin. In: Li CH (ed) Hormonal proteins and peptides, vol 7. Academic Press, New York, pp 55–122

Starzec A, Counis R, Jutisz M (1986) Gonadotropin-releasing hormone stimulates the synthesis of the polypeptide chains of luteinizing hormone. Endocrinology 119:561–565

Counis R, Jutisz M (1991) Regulation of pituitary gonadotropin gene expression. Outline of intracellular signaling pathways. Trends Endocrinol Metab 2:181–187

Kaiser, Rolf

(1. 4. 1920 Calw – 17. 4. 1994 Ulm)

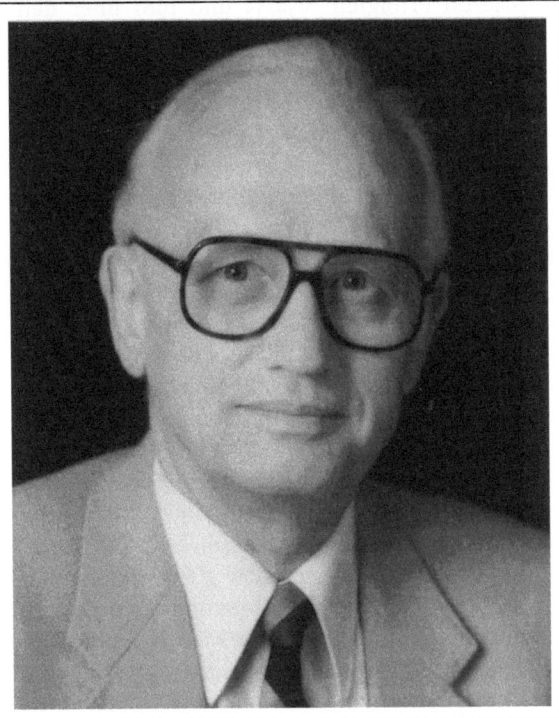

Rolf Kaiser schreibt:
Nach dem Besuch des Realgymnasiums in Ulm von 1931–1938 folgten Arbeitsdienst und Rekrutenzeit. Anschließend begann das Medizinstudium in Berlin, Tübingen und Danzig, zweimal unterbrochen durch Wehrmachtseinsätze.

Gynäkologie hörte ich in Berlin bei W. Stoeckel und G. Döderlein. Im Rahmen des Staatsexamens hatte ich in der Charité im Oktober 1944 eine erste Begegnung mit C. Kaufmann, ohne natürlich zu ahnen, daß dieser mir 26 Jahre später die Stafette in der Kölner Klinik in die Hand geben würde. Die Promotion erfolgte im November 1944 in Tübingen. Nach dem Krieg absolvierte ich ab Ende 1945 meine Medizinalassistentenzeit in Ulm, Stuttgart und Esslingen. Ich hatte zu diesem Zeitpunkt bereits die feste Absicht, mich in Gynäkologie weiterzubilden und es gelang mir schließlich auch, im Mai 1947 an der I. Universitäts-Frauenklinik und Hebammenschule München anzukommen.

Ich wurde der letzte Privatassistent von H. Eymer und der erste Privatassistent seines Nachfolgers W. Bickenbach. Beide Chefs haben mich nach Kräften gefördert, beide ließen mich eigenständig wachsen. Eymer war ein universal gebildeter Mann mit hoher Intelligenz, geistvollem, spontanem und trockenem Humor, klinisch ein hervorragender Diagnostiker und Operateur. In Bickenbach lernte ich einen besonders engagierten Kliniker und Lehrer kennen, der immer ein Gespür für neue wissenschaftliche Entwicklungen hatte und die jüngere Generation stets zu besonderen Leistungen animieren konnte. 1958 erfolgte die Habilitation in Gegenwart von A. Butenandt mit dem Thema: *Klinische und endokrinologische Untersuchungen über die Physiologie und Pathologie der Corpus-luteum-Funktion*. Mir war die Leitung der Hormon- und Sterilitätssprechstunde übertragen worden. Seit 1966 war ich leitender Oberarzt und wurde 1969 nach dem Ausscheiden von Bickenbach kommissarischer Direktor der Klinik.

Nach Berufungslistenplätzen am Klinikum der TH München und der Universitäts-Frauenklinik Kiel wurde ich nach Köln berufen und hatte dort von 1971 bis 1985 das Direktorat an der Universitäts-Frauenklinik und den Lehrstuhl für Gynäkologie und Geburtshilfe inne.

1948 begann ich mich für die weiblichen Sexualhormone zu interessieren. Nahezu parallel führte ich hormonanalytische und hormontherapeutische Untersuchungen durch. Im Hormonlabor erfolgten zunächst Bestimmungen des Pregnandiols in der normalen Schwangerschaft sowie beim Abortus, bei der Übertragung und im Zyklus. 1953 wurde die Hormonanalytik durch Östrogenbestimmungen erweitert, u.a. über das Ausscheidungsverhältnis von Östrogenen: Pregnandiol in Zyklus und Schwangerschaft. Injektionsversuche über den Abbau von

Progesteron erfolgten 1954/55 und 1961 über den Abbau von Östrogenen. Weitere Untersuchungen betrafen das Hormonspektrum bei Anwendung von Ovulationshemmern, im Klimakterium (zusammen mit E. Daume), in der Pubertät sowie nach Hysterektomie. 1971 führte W. Geier in den Kölner Laboratorien den Radioimmunoassay im Plasma für die gemeinsam bearbeiteten Fragestellungen ein.

Mein besonderes Interesse galt der therapeutischen Anwendung von Gestagenen und Östrogenen. So publizierte ich 1952 bereits über die Normalisierung verkürzter Zyklen und über die Menstruationsverschiebung mit einem parenteralen Kombinationspräparat. Nachdem Depotpräparate zur Verfügung standen, führte ich ab 1956 hormonale Pseudograviditäten bei hochgradiger Östrogenmangelamenorrhö durch, insbesondere vor Gonadotropinbehandlungen. Berichte zur Wirkung oraler Gestagen-Östrogen-Kombinationen bei dysfunktionellen Blutungen und im Menstruationsverschiebungstest erfolgten zwischen 1957 und 1964, zur Menstruationsvorverlegung 1962. Über klinische Untersuchungen zur hormonalen Ovulationshemmung publizierte ich ab 1963, und zwar einerseits mit der Pincus-Methode und andererseits mit der von mir 1963 gleichzeitig mit Goldzieher inaugurierten „Zweiphasenmethode".

Auf dem Gebiet der Fertilität erfolgten zusammen mit E. Daume Untersuchungen zur Dosierung bei hMG-/hCG-Behandlungen (1965). In Köln wurde zusammen mit K. H. Broer die Verteilung y-chromatin-positiver Spermatozoen unter den verschiedensten Bedingungen im weiblichen Genitaltrakt untersucht.

Auf onkologischem Gebiet gelang, teilweise zusammen mit E. Schneider, der erste experimentelle Nachweis der Proliferationshemmung von Gestagenen bei insgesamt 40 Endometriumkarzinomen der Frau anhand der Bestimmung der Zellteilungsrate (1958–1972). Publikationen erschienen außerdem noch über Ovulationshemmer als Proliferationshemmer am Endometrium und bei Ovarialzysten, über Gestagene als antiöstrogenen Schutzfaktor, sowie über Ätiologie, Prophylaxe und hormonale Therapie beim Endometriumkarzinom. In Köln wurden zusammen mit K. D. Schulz und der Biochemikerin Dr. Hannelore Würz vielfache Untersuchungen über den Rezeptorstatus bei Genital- und Mammatumoren durchgeführt.

Literatur

Persönliche Mitteilungen, Februar 1992

Kaiser R (1952) Ergebnisse der klinischen Auswertung von Pregnandiolbestimmungen im Zyklus und ihre Bedeutung für die Hormontherapie. Geburtshilfe Frauenheilkd 2:1009

Kaiser R (1956) Versuche zur klinischen Anwendung einer „Pseudogravidität". Dtsch Med Wochenschr 81:744

Kaiser R (1958) Hormonbehandlung in der gynäkologischen Praxis, 1. Aufl. Thieme, Stuttgart (2. Aufl: zus. mit F. Leidenberger, 1991; span. Aufl. 1969; ital. Aufl. 1973)

Kaiser R (1962) Zur Frage der Menstruationsvorverlegung durch Beeinflussung der Ovulation. Geburtshilfe Frauenheilkd 22:122

Kaiser R (1973) Hormonale Behandlung von Genital- und Mammatumoren bei der Frau, 1. Aufl. Thieme, Stuttgart (3. Aufl: zus. mit K. D. Schulz, H. Maas, 1991; span. Aufl: 1986)

Kaiser R (1981) Sequential steroid/gonadotropin therapy. In: Insler V, Bettendorf G (eds) Advances in diagnosis and treatment of infertility. Elsevier North Holland, Amsterdam New York, p 53

Kaiser R (1981) Menschliche Fortpflanzung. Fertilität – Sterilität – Kontrazeption. Kaiser R, Schummacher GFB (Hrsg) Thieme, Stuttgart (span. Aufl: 1986)

Kaiser R (1993) Gestagen-Östrogen-Kombinationen in der Gynäkologie. Zur Geschichte, Dosierung und Anwendung eines Hormonprinzips. Geburtshilfe Frauenheilkd 53:503–513

Kallmann, Franz Josef

(24. 7. 1897 Neumarkt/Schlesien –
12. 5. 1965 New York)

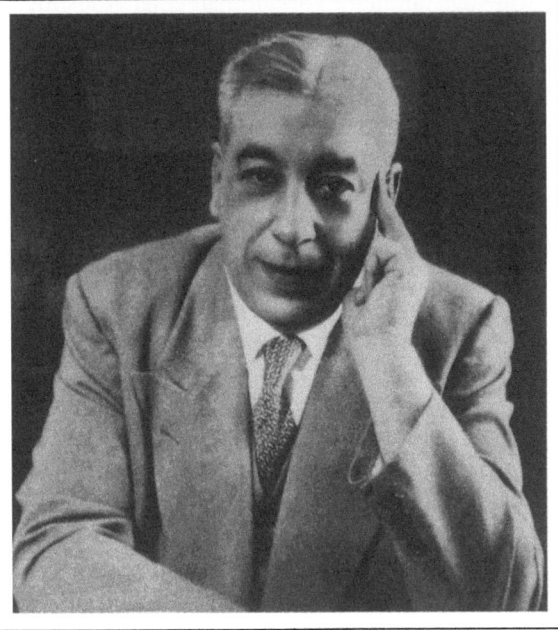

Kallmann war der Sohn eines jüdischen Arztes, der zum Christentum konvertiert war. Er besuchte in Breslau das Kaiser-Wilhelm-Gymnasium. Im 1. Weltkrieg war er Soldat und wurde zweimal schwer verwundet. Er studierte Medizin an der Universität von Breslau. Nach dem Examen 1919 folgte er bald seiner Neigung zur Psychiatrie und arbeitete im Sanatorium Friedrichshöhe in Breslau und dann an der psychiatrischen Anstalt Plagwitz am Bober. Seine weitere Ausbildung erhielt er bei K. Bonhoeffer in der psychiatrischen Klinik und bei Creutzfeld in der Neuropathologie in Berlin. 1928 wurde er Abteilungsarzt und Prosektor an der Berliner Heil- und Pflegeanstalt Herzberge und gleichzeitig an der Anstalt Berlin-Wuhlgarten mit ihrem großen Krankengut an Krampfkranken. Kallmann wandte sich bald der psychiatrischen Genetik zu. Er konzipierte den Plan einer groß angelegten Studie zum Schizophrenieproblem. Zwischen 1931 und 1935 war er mehrfach an der demographisch-genetischen Abteilung der Forschungsanstalt für Psychiatrie in München bei Ernst Rüdin. Aus dieser Abteilung ging später das Max-Planck-Institut für Psychiatrie hervor. Kallmann trug ein großes Material von Familienmitgliedern Schizophrener zusammen. Die gewonnenen Ergebnisse konnte er jedoch weder vortragen noch publizieren, „considered a Jew by the Nazis although not by himself". Das Verbot des Goebbel'schen Propaganda-Ministeriums beendete seine wissenschaftliche Laufbahn in Deutschland. Zusammen mit seiner Frau ging er 1936 in die USA. Zunächst arbeitete er in der psychologischen Abteilung des New York State Psychiatric Institute. Später gründete er das erste Research Department in Psychiatric Genetics in den USA.

Sein Manuskript, das er aus Deutschland mitgebracht hatte, erschien 1938 in englisch unter dem Titel: The Genetics of Schizophrenia. Es war eine Familienstudie an 13851 Verwandten von 1087 Schizophrenie-Patienten, die er über 10 Jahre in Berlin zusammengetragen hatte. 1939 begann Kallmann eine Zwillingsstudie bei Schizophrenie und manischer Depression.

Although his work was well received among medical geneticists, he did not find widespread acceptance in American psychiatry. Particularly during the years immediately following the Second World War, the idea of genetic differences in human behavior was considered repulsive, in part as a reaction to the pseudoscientific claims of the Nazis. The tide of opinion against genetic research and applications in psychiatry lasted for an entire generation, and a generation of research progress may thus have been lost (E. S. Gershon 1981).

Kallmanns Haltung zur rassenhygienischen Psychiatrie ist eingehend von M. M. Weber (1993) beschrieben worden.

It was interesting for me to see how Kallmann transplanted his concepts of genetic determinism from the German Rassenhygiene scene of the 1930s into American scene of eugenics the 1950s. (Prof. Raphael Falk, Univ. of Jerusalem, Dept. of Genetics, Brief Dez. 93)

Aus den vorliegenden Unterlagen geht nicht hervor, wieso Kallmann sich mit einer endokrinen Störung befaßte, die noch heute seinen Namen trägt. Er untersuchte das familiäre Vorkommen einer Anosmie in Verbindung mit einem Hypogonadismus. Das Syndrom findet sich bei 1 von 10 000 männlichen Geburten. Beim weiblichen Geschlecht ist es seltener. Der Erbgang ist rezessiv X-chromosomal. Die Patienten haben einen isolierten FSH- und LH-Mangel, der zum hypogonadotropen Hypogonadismus führt. Es besteht eine Aplasie des Bulbus olfactorius. Bereits 1856 hatte San Juan die Symptomenkombination beschrieben. In jüngster Zeit wurde das Fehlen von LH-RH-bildenden Zellen im Hypothalamus entdeckt. LH-RH-exprimierende Neurone haben ihren Ursprung in der medialen Riechplakode und wandern entlang den terminalen und vomeronasalen Nerven in den medialen Hypothalamus. Beim Kallmann-Syndrom ist diese Entwicklung gestört (m. Schanzel-Fukuda et al. 1989).

Beim Pasqualini-Syndrom besteht ein isolierter LH-Mangel mit normaler FSH-Sekretion; fertile Eunuchen, die Folge ist ein Androgenmangel. Die intratestikuläre Testosteron-Konzentration reicht jedoch für eine Spermatogenese aus.

Eine vollständige Liste von Kallmanns Publikationen findet sich bei J. R. Rainer. Mein besonderer Dank bei der Suche nach Unterlagen über Kallmann gilt Prof. John M. Oldham/Psychiatric Institute New York, Dr. Matthias M. Weber/MPI für Psychiatrie München und Prof. Jan Gross/Psychiatrische Klinik Hamburg.

Literatur

Kallmann FJ (1938) The genetics of schizophrenia. Augustin, New York
Kallmann FJ (1938) Eugenic birth control in schizophrenic families. J Contrac 3:195
Kallmann FJ, Schönfeld WA (1943) Psychiatric problems in the treatment of eunuchoidism. Am J Ment Defic 47:386
Kallmann FJ, Schönfeld WA, Barrera SE (1944) The genetic aspects of primary eunuchoidism. Am J Ment Defic 48:203
Kallmann FJ (1952) Twin and sibship study of overt male homosexuality. Am J Hum Genet 4:136
Bouloux PM, Munroe P, Kirk J, Besser GM (1992) Sex and smell – an enigma resolved. J Endocrinol 133:323–326
Gershon ES (1981) The historical context of Franz Kallmann and psychiatric genetics. Arch Psychiatr Nervenkr 229:273–276
Nowakowski H (1959) Der hypogonadismus im Knaben- und Mannesalter. Ergeb Inn Med Kinderheilkd 12:219–301
Panse F (1966) Zur Erinnerung an Franz Kallmann. Arch Psychiatry Z Gesamte Neurol 208:I–IV
Pasqualini RQ, Bur G (1950) Syndrome hipoandrogenico con gametogenesis conservada. Classificacion de la insuffiencia testicular. Rev Asoc Med Argent 64:6
Prager D, Braunstein GD (1993) Editorial: X-Chromosome-Linked Kallmann's Syndrome: Pathology at the molecular level. J Clin Endocrinol Metab 76:824–826
Reiner JD (1966) The contributions of Franz Josef Kallmann to the genetics of schizophrenia. Talk given University of Michigan May 24, 1966, when The Stanley R. Dean Research Award was posthumously given to Dr. Franz Josef Kallmann and received by Mrs. Kallmann. Behav Sci 11:413–437
San Juan AM de (1856) Falta total de los nervios olfatorios con anosmia en un individuo en quien ecista una atrofia congenita de los testiculos y miembro viril. Siglomedico (Madrid) 211
Schanzel-Fukuda M, Bick D, Pfaff DW (1989): Luteinizing hormone-releasing hormone (LHRH) – expressing cells do not migrate normally in an inherited hypogonadal (Kallmann) syndrome. Mol Brain Res 6:311–326
Weber MM (1993) Ernst Rüdin – Eine kritische Biographie. Springer, Berlin Heidelberg New York

Karg, Heinrich

(geb. 31. 5. 1928 in München)

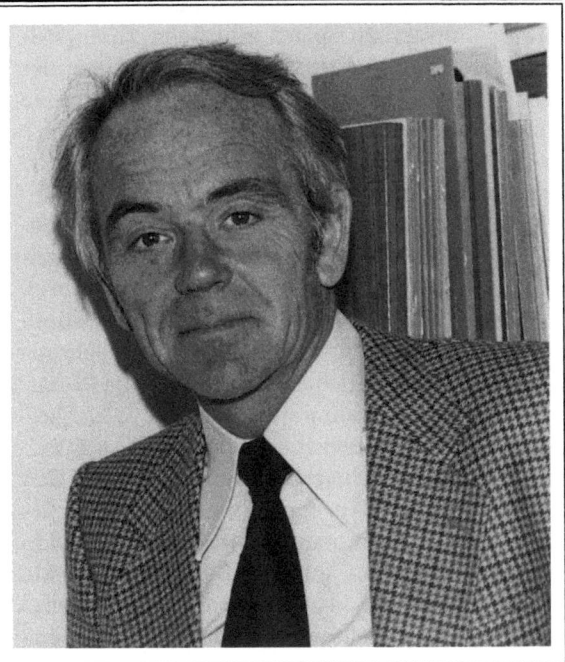

Nach dem Abitur am Theresiengymnasium studierte Karg von 1948–1952 Tiermedizin an der Universität München. Beginnend im Herbst 1953–1961 war er persönlich Nutznießer einer Folge von DFG-Forschungsaufträgen bzw. Stipendien. So konnte er bis 1966 am Institut für Physiologie und Ernährung der Tiere bei J. Brüggemann arbeiten. In dieser Zeit hatte er Gelegenheit zu mehreren Fortbildungsaufenthalten im Hauptlaboratorium der Firma Schering, bei K. Junkmann und H. Langecker (1894–1989), sowie in der Endokrinologischen Abteilung der Charité bei W. Hohlweg. 1958 habilitierte Karg sich für Physiologie, Physiologische Chemie und Ernährungsphysiologie. 1960–1961 war er an der Endocrine Section der Colorado State University, Fort Collins, bei F. X. Gassner und in der University of Montreal, bei H. Selye, 1966 Gastprofessor für Biochemie an der Veterinärischen Fakultät in Nairobi. Zur gleichen Zeit besuchte er zur Erlernung des Radioimmunoassays R. Yalow und S. Berson sowie R. Midgley. 1967 wurde Karg Direktor des Instituts für Physiologie der Süddeutschen Versuchs- und Forschungsanstalt für Milchwirtschaft der Technischen Universität München in Freising-Weihenstephan. 1969 lehnte er einen Ruf auf den Lehrstuhl für Physiologie in Gießen ab und 1970 einen Ruf der Max-Planck-Gesellschaft für das Institut in Mariensee. Im gleichen Jahr erhielt er den Lehrstuhl für Physiologie der Fortpflanzung und Laktation der Technischen Universität München. 1974/1975 war Karg Präsident der Deutschen Gesellschaft für Endokrinologie, 1976/1977 Präsident der Deutschen Gesellschaft für Milchwissenschaft. 1984 erfolgte die Ehrenpromotion zum Dr. med. vet. h.c. der Tierärztlichen Hochschule Hannover. 1985 erhielt er den Martin-Lerche-Forschungspreis der Deutschen Veterinärmedizinischen Gesellschaft, wurde 1987 korrespondierendes Mitglied der Königlich-Belgischen Akademie für Medizin und erhielt 1988 die Bayerische Staatsmedaille in Silber für besondere Verdienste um die bayerische Land- und Ernährungswirtschaft.

Karg beschrieb 1957 das Prinzip des OAAD-Tests (Ovarian-Ascorbic-Acid-Depletion Test). LH und entsprechend biologisch wirksame Gonadotropine, wie hCG, erzeugen nach Verabreichung an Ratten in den Ovarien einen temporären Abfall der Ascorbinsäurekonzentration, der in quantitativer Beziehung zur Dosis steht. Bei seinen Versuchen standen Karg noch keine FSH- bzw. LH-Reinsubstanzen zur Verfügung. Obgleich der biologische Test zum LH-Nachweis meist als Parlow-Test bekannt ist, gebührt Karg das Verdienst, das Prinzip als erster beschrieben zu haben. Parlow hatte 2 Vorteile: es standen ihm bereits gereinigte Präparate zur Verfügung und er benutzte pseudogravide „geprimte" Tiere anstalle von zykluskontrollierten. Eine Potenzierung des LH-Effektes durch sehr hohe Dosen von FSH wurde später von Karg bei Versuchen an Hypophysen von Rehböcken und Hirschen beschrieben.

Albert Parlow erhielt seinen Ph.D. in Zoologie an der Princeton Universität bei W. W. Swingle. Als

„post-doctoral fellow" arbeitete er bei Hisaw an der Harvard-Universität. Später gehörte er zum „Wilhemi's Hormone distribution program" an der Emory University und danach zur „endocrine group at the Harbor General Hospital" in Torrance bei B. Odell. Hier wurde er „director of a peptide hormon isolation and purification program".

Kargs Entdeckung des später als Akrosin bezeichneten Enzyms geht auf Untersuchungen zurück, die zusammen mit M. Waldschmidt und B. Hoffmann durchgeführt wurden. Das Enzym wurde korrekterweise als tripsinähnliches, an die Spermien gebundenes Enzym bezeichnet und seine Bedeutung für die Fertilisation herausgestellt. Gleichzeitig wurde auch der Tripsininhibitor in den akzessorischen Drüsen beschrieben, etwa zur gleichen Zeit wie von der Arbeitsgruppe um H. Fritz. Die Bezeichnung „Akrosin" stammt von L. J. D. Zanefeld.

In Weihenstephan konnte schon 1968 der erste RIA im deutschsprachigen Raum für ein Hypophysenhormon vorgestellt werden. Karg hatte das neue Testprinzip bei Frau Yalow kennengelernt. Zusammen mit D. Schams erfolgten radioimmunologische LH-Bestimmungen im Blutserum vom Rind. Der RIA mit seiner besonderen Empfindlichkeit und Effizienz ist heute längst Routineverfahren in Biologie und Medizin geworden. Der Durchbruch, der mit dieser neuen Methodik gelang, zeigte vielfältige Wirkung, u.ä. Kooperation mit humanmedizinischen Instituten, verstärkte interdisziplinäre Forschungsförderung mit Langzeitprogrammen für die vergleichende Fortpflanzungsendokrinologie. Karg wurde Sprecher des Schwerpunktprogrammes der DFG „Biologie und Klinik der Reproduktion".

1969 konnte der RIA für das bovine Prolaktin etabliert werden. Da zu der Zeit ein entsprechendes Verfahren für die Humanmedizin noch nicht zur Verfügung stand, wurde in Weihenstephan erstmals in einem spezifischen Meßsystem die prolaktinhemmende Wirkung eines Ergotalkaloids nachgewiesen. In Anerkennung der Pionierarbeit in der Prolaktinforschung erhielt D. Schams 1973 den Schoeller-Junkmann-Preis der DGE.

Eine androgenähnliche Verbindung, die im Hoden des männlichen Schweins gebildet wird und den vom Verbraucher abgelehnten Geruch ausmacht, erlangte mit der Frage „Kastrationsgebot, wie auf dem Kontinent üblich – oder nicht?" Bedeutung bei den Agrarauseinandersetzungen in der EG. Es konnten 1974 ein RIA zur Bestimmung dieser Substanz (5α-Androst-16en-3on) zusammen mit R. Claus etabliert und damit systematische Untersuchungen angestellt werden. Beim Eber macht dies Pheromon brünstige Sauen deckbereit. Als Nebenprodukt dieser Forschung kann die Entdeckung gelten, daß dieses Ebersteroid auch in Trüffeln und Sellerie vorkommt. (Damit hatte das Weihenstephaner Team auch eine Erklärung dafür gefunden, warum Schweine Trüffel erschnüffeln können.)

Bereits Anfang der 70er Jahre wurden RIAs zur Bestimmung von Sexualsteroiden etabliert. Die Leitung des Steroidlabors hatten bis 1978 B. Hoffmann, dann R. Claus und seit 1981 H. Meyer. Die Rolle der Sexualsteroide der Keimdrüsen und der Plazenta mit ihren tierartlichen Unterschieden für Pubertät, Zyklus, Gravidität, Geburt und Laktation konnten charakterisiert und der Erfolg biotechnischer Eingriffe, wie Zyklussynchronisation, Superovulation, Geburtsinduktion, transparenter gemacht werden. Dieter Schams gelang später der erste Nachweis, daß das Peptidhormon Oxytocin, das bis dahin ausschließlich als Hormon des Hypophysenhinterlappens bekannt war, eine dem Progesteron ähnliche zyklische Freisetzung bei Schaf und Rind aufweist.

Aufgrund der Entdeckung, daß sich der Gelbkörperstatus ebenso gut durch Progesteronbestimmung in der Milch wie im Blut nachweisen läßt, wurde 1973 mittels RIA der sog. Milchprogesterontest erarbeitet. Es wurde ein Diagnoseverfahren etabliert, womit nicht nur die Nichtträchtigkeit 3 Wochen nach Belegen, sondern auch im zeitlichen Zusammenhang mit der instrumentellen Samenübertragung die Konzeptionschance (z.B. erfolgter Eisprung) festgestellt werden konnte. Dieses Verfahren erlaubt bei einfachster Probenentnahme wichtige physiologisch-klinische Faktoren und Analysen bei unbefriedigender Fruchtbarkeit und eine Differenzierung biologischer Ursachen gegenüber fehlerhaftem Management. Der Test wurde inzwischen durch einen wesentlich praktikableren Enzymimmuntest (EIA) ersetzt.

Beim Rehwild gelang dem Weihenstephaner Team eine exotische Entdeckung. Nach der monöstrischen Brunft Anfang August bleiben die von den Gelbkörpern stammenden Progesteronwerte bis zum Ausgang des Winters erhöht, gleichgültig, ob die Tiere nun „beschlagen" worden waren oder nicht. Hiervon wurde abgeleitet, daß sich bei den weiblichen Tieren spontan nach der Brunftzeit ein Hormonstatus zum Schwangerschaftsschutz einstellt, wie er sich sonst nur bei einem wachsenden Embryo entfaltet. Für das Rehwild ist diese Einrichtung der spontanen Pseudogravidität sehr sinnvoll, da sich im Falle der Trächtigkeit bis Dezember eine Keimruhe einstellt, in der sich der kaum wachsende Embryo passiv verhalten kann.

Ein weiterer Schwerpunkt aus dem Arbeitskreis um Karg sind das Wachstumshormon und die Wachstumsfaktoren. Es wurden interessante Unterschiede in den die Laktationskurve begleitenden körpereigenen Hormonausschüttungen festgestellt, je nachdem, ob es sich um Hochleistungstiere einer Milchrasse oder um Kühe einer Zweinutzungsrasse, d.h. Milch und Fleisch, handelte. Bei den Hochleistungskühen kommt es zu einer weit stärkeren Mobilisierung von Wachstumshormen. Ein analoges Phänomen ist auch in der Sportmedizin bekannt. Während der Höchstleistung wird ein Anstieg des Wachstumshormons gemessen. Das Institut wurde vielfach mit der Entwicklung analytischer Kontrollverfahren zur Dopingkontrolle bei Tieren befaßt.

Bereits Anfang der 70er Jahre wurden in seinem Arbeitskreis RIAs zum Anabolikanachweis entwickelt. Sie haben ihre Bewährungsprobe anläßlich der sog. Kälbermastskandale 1980 (Diethylstilbestrol) und 1985 („Anabolikacocktail") bestanden. Später konnten für die wichtigsten Verbindungen praxisnah handhabbare EIAs auf Mikrotitrationsplatten und zur Spezifitätsabsicherung für forensische Zwecke eine Kombination von HPLC und RIA oder EIA erarbeitet werden.

Heinrich Karg hat vielfältige Anstöße gegeben. Er hat einen Arbeitskreis geformt, in dem sich eigenständige Wissenschaftler entwickeln konnten. Zahlreiche Fragen endokrinologisch-reproduktionsmedizinischer Bedeutung wurden erforscht und eine Vielzahl von Methoden mit großer Bedeutung für deren praktische Anwendung entwickelt. Durch eine Tätigkeit in DFG und DGE und in internationalen Organisationen hat Karg konstruktiv wissenschaftspolitische Entscheidungen beeinflußt.

Literatur

Karg H: Persönliche Mitteilung, März 1991

Karg H (1957) Ascorbinsäuredynamik im Ovar als Gonadotropinnachweis. Klin Wochenschr 35:643

Karg H, Waldschmidt M, Hoffmann W (1964) Desoxyribonuklease und eiweißspaltende Enzyme in Geschlechtssekreten von Bullen. V. Congresso Internazionale per la riproducione animale e la fecondazione artificiale

Brüggemann J, Adam A, Karg H (1965) ICSH-Bestimmungen in Hypophysen von Rehböcken (Capreolus capreolus) und Hirschen (Cervus elaphus) unter Berücksichtigung des Saisoneinflusses. Acta Endocrinol 48:569

Waldschmidt M, Hoffmann B, Karg H (1966) Untersuchungen über die tryptische Enzymaktivität im Geschlechtssekret von Bullen. Zuchthygiene I:15-21

Schams D, Karg H (1969) Radioimmunologische LH-Bestimmung im Blutserum vom Rind unter besonderer Berücksichtigung des Brunstzyklus. Acta Endocrinol 61:96

Schams D, Karg H (1969) Radioimmunologische Bestimmung von Prolaktin im Blutserum vom Rind. Milchwissenschaft 24:263-265

Hoffmann B, Barth D, Karg H (1978) Progesterone and estrogen levels in peripheral plasma of the pregnant and non-pregnant roe deer (Capreolus carpeolus). Biol Reprod 19:931-935

Schams D, Barth D, Karg H (1980) LH, FSH and progesterone concentration sin peripheral plasma of the female roe deer (Capreolus capreolus) during the rutting season. J Reprod Fertil 60:109-114

Claus R, Hoppen HO, Karg H (1981) The secret of truffles: A steroidal pheromone? Experientia 37:1178-1179

Karg H, Rapp M (1988) Die Entwicklung von Radioimmuntests für die Rückstandsbestimmung sexualhormonwirksamer anabolika (Literaturübersicht). Arch Lebensmittelhyg 39:114-120

Karg H, Hoffmann B, Meyer HHD (1989) Hormonale Leistungsförderer bei lebensmittelliefernden Tieren. Endokrinologie-Informationen 13:60-66

Karg H (1989) Coordinating research programs on reproduction, sponsored by the Deutsche Forschungsgemeinschaft. In: Holstein AF, Voigt KD, Graesslin D (eds) Reproductive biology and medicine. Diesbach, Berlin

Fritz H, Schiessler H, Schleuning W (1972) Proteinases and proteinase inhibitors in the fertilization process: new concepts of control? In: Raspe G (ed) Advances in biosciences 10. (Schering-Workshop on contraception: the masculine gender). Pergamon, Oxford; Vieweg, Braunschweig

NN (1987) Hormonanalytik in Weihenstephan, 20 Jahre im Dienst von Tierproduktion, Tiergesundheit, vergleichende Endokrinologie und Verbraucherschutz. TUM-Mitteilungen 7:13-16

Parlow AF (1958) A rapid bioassay method for LH and factors stimulating LH secretion. Fed Proc 17:402

Karlson, Peter

(geb. 11. 10. 1918 in Berlin)

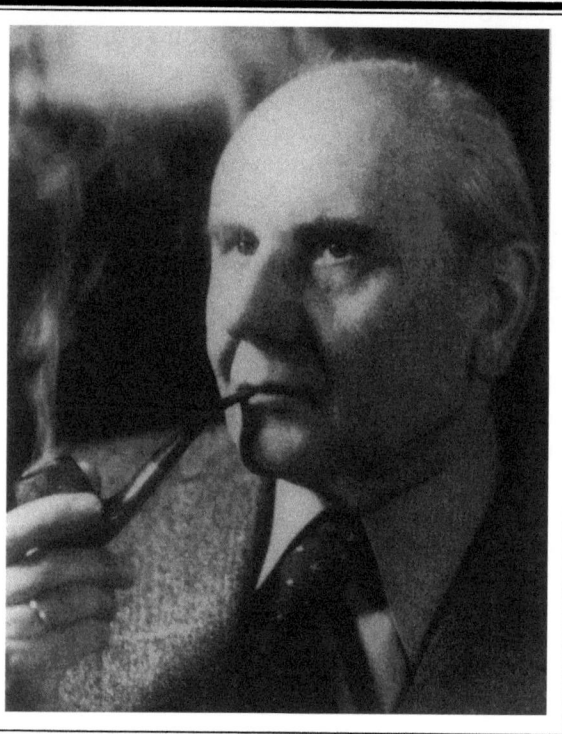

Peter Karlson wuchs in einem preußisch-protestantischen Elternhaus der 20er und 30er Jahre auf, was seine Persönlichkeit prägte. Seine Eltern stammten aus dem Baltikum. Nach dem Besuch einer Privatschule und danach einer Oberrealschule machte Karlson 1934 sein Abitur. Schon früh war er an allem, was in der Natur vor sich ging, interessiert. Er führte chemische Experimente durch, beim Mischen von Kaliumpermanganat mit konzentrierter Schwefelsäure kam es zur Explosion. Obgleich sein Vater wollte, daß er Medizin studierte, begann er 1937 mit dem Studium der Chemie in Berlin. In Vorlesungen lernte er hier O. Hahn und A. Butenandt kennen. Im April 1940 ging er als Doktorand zu Butenandt an das Kaiser-Wilhelm-Institut. Er sollte die Struktur von Lumiöstron aufklären. Die Experimente zeigten, daß Lumiöstron nicht ein 9-epi-östron, sondern ein 13-epi-östron ist. 1942 wurde Karlson Dr. rer. nat., sein Mentor war Dr. Lieselotte Poschmann, die er 1945 heiratete.

1943 begann Karlson mit der Isolierung des Verpuppungshormons von Insekten. Die Arbeit war jedoch durch die Luftangriffe 1942/43 erschwert und schließlich unmöglich. Das Institut wurde nach Tübingen verlagert. Karlson erhielt einen Raum in der Chirurgie, den er jedoch wieder räumen mußte, als die französischen Besatzungstruppen die Klinik beanspruchten. Erst 1948 wurden die Verhältnisse wieder einigermaßen normal. Für seine Habilitation stellte Karlson seine Untersuchungen zur Reinigung der Metamorphosenhormone zusammen. In Tübingen war das bevorzugte Versuchstier der Seidenspinner Bombyx mori. Die Seidenspinnerpuppen lieferten das Material für die Isolierung des metamorphosen Hormons Ecdyson und des Sexuallockstoffs. Calliphora wurde für den Bioassay benutzt. Mit Hilfe vieler Studenten wurden die Falter aufgearbeitet. Schon nach der 1. Kampagne, die 500 kg männlicher Puppen einbrachte, gelang es, aus diesem Material 25 mg des reinen Insektenhormons Ecdyson zu isolieren. Im März 1954 hatte Karlson die ersten Kristalle in der Hand.

Eine Entdeckung mit weitreichender Bedeutung machte Karlson zusammen mit U. Clever. 1959 fanden sie, daß Ecdyson die Aktivität bestimmter Gene reguliert, und später zeigte sich, daß das Prinzip „Hormonwirkung durch Genaktivierung" für alle Steroidhormone gilt.

Durch Bertha Scharrer wurde Karlson darauf hingewiesen, daß das Häutungsgeschehen bei Krebsen ähnlich verläuft wie bei den Insekten. Er konnte aus Krebsen Extrakte gewinnen, die im biologischen Test eine eindeutige Hormonwirkung bei der Schmeißfliege aufwiesen. Damit war gezeigt, daß die Hormone der Krebse und Insekten austauschbar und – wie sich später herausstellte – auch chemisch identisch sind.

1956 ging Karlson zusammen mit Butenandt nach München. Er wurde Abteilungsleiter im Max-Planck-Institut und 1958 Konservator am Physiologisch-Chemischen Institut der Universität. Letzteres entsprach sehr seiner Neigung, da er ein begeisterter Lehrer war. Zu dieser Zeit begannen Karlsons Überlegungen zu einem Lehrbuch. 1960 war das Manuskript fertig. Die Auflage von 3000 war bald verkauft, die 2. Auflage erschien bereits im April 1961. Es wurde das Standardwerk der Biochemie, welches viele, nicht zuletzt auch Mediziner und Endokrinologen, in dieses Fach eingeführt hat.

1959 konnte Karlson zusammen mit U. Clever die Puffbildung nach Ecdyson beschreiben, die Puffreaktion als ein Mechanismus der Hormonwirkung. Der Wirkungsmechanismus von Hormonen wurde zusammen mit C. E. Sekeris und M. Beato in den folgenden Jahren weiter verfolgt. 1963 wurde die Struktur von Ecdyson in einer Arbeit zu Butenandts 60. Geburtstag publiziert. 1963 erhielt Karlson den Ruf auf den Lehrstuhl für Physiologische Chemie an der Phillips-Universität in Marburg. Der Mechanismus der Hormonwirkung blieb das Hauptinteresse. Hier ist vor allem die Mit- und Weiterarbeit von Sekeris und Beato zu erwähnen.

Karlsons Verdienst liegt in der Isolierung des Ecdysons und in der Aufklärung des Wirkungsmechanismus der Steroidhormone. Weit über diese wissenschaftlichen Erkenntnisse hinaus ist jedoch seine Wirkung durch sein Lehrbuch zu sehen.

Karlsons Nachfolger in Marburg wurde sein Schüler Miguel Beato. Der Name des Institutes wurde geändert in „Molekularbiologie und Tumorforschung".

Quellen und Literatur

Karlson P: Brief, März 1991

Butenandt A, Karlson P (1954) Über die Isolierung eines Metamorphose-Hormons der Insekten in kristallisierter Form. Z Naturforsch 9b:389–391

Karlson P, Lüscher M (1959) "Pheromones": A new term for a class of biologically active substances. Nature 183:55–56

Clever U, Karlson P (1960) Induction von Puff-Veränderungen in den Speicheldrüsenchromosomen von Chironomus Tentans durch Ecdyson. Exp Cell 20:623–626

Karlson P (1960) Kurzes Lehrbuch der Biochemie für Mediziner und Naturwissenschaftler, 1. Aufl. Thieme, Stuttgart New York (11. Aufl 1980)

Karlson P (1963) New concepts on the mode of action of hormones. Perspect Biol Med 6:203–214

Karlson P (1982) Was sind Hormone? Der Hormonbegriff in Geschichte und Gegenwart. Naturwissenschaften 69:3–14

Karlson P (1982) Through the back door to molecular biology. In: Semenza G (ed) Of oxygen, fuels and living matter, part 2. Wiley & Sons, New York, pp 447–500

Karlson P (1983) Why are so many hormones steroids? Hoppe Seylers Z Physiol Chem 364:1067–1087

Karlson P (1990) Adolf Butenandt. Wissenschaftliche Verlagsgesellschaft, Stuttgart

Kartagener, Manes

(7. 1. 1897 Galizien/Czechoslowaki –
5. 8. 1975 Zürich)

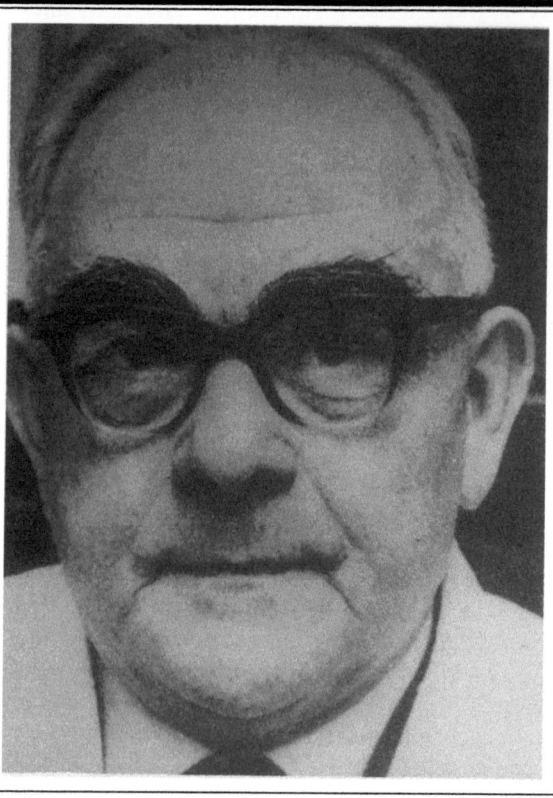

Sein Vater war Rabbi, die Familie emigrierte 1916 in die Schweiz. 1924 machte Kartagener sein medizinisches Examen. Sein Studium finanzierte er durch die Erlöse aus Privatunterricht. 1928 erhielt er den Dr. med. mit einer Arbeit über die Schilddrüse. Er wurde ein enger Freund seines Chefs Professor Loffler. 1935 folgte die Habilitation mit einer Beschreibung der Ätiologie von Bronchiektasen. Er arbeitete in Basel und in Zürich in der Medizinischen Klinik der Universität.

Kartagener erkannte das häufige Zusammentreffen von Bronchiektasen mit einem situs inversus. „Kartagener-Syndrom" ist eine autosomal rezessive Erkrankung mit immobilen Spermien, Sinusitis, Bronchiektasen, viszeralem Situs inversus; synonym „immotile cilia syndrome".

Anfang des Jahrhunderts hatte A. K. Siewert bereits den Symptomenkomplex beschrieben. Es entstand ein Streit um die Genese der Erkrankung. F. Sauerbruch in Berlin meinte, daß diese angeboren und L. Brauer in Hamburg, daß sie erworben sei. Kartagener vertrat die kongenitale Theorie und publizierte zahlreiche Beobachtungen, durch die diese Annahme gestützt wurde.

Literatur

Kartagener M (1933) Zur Pathogenese der Bronchiektasien. Bronchiektasen bei Situs viscerum inversus. Beitr Klin Tuberk 83:489

Kartagener M, Stucke P (1962) Bronchiectasis with situs inversus. Arch Pediatr 79:193–207

Beighton P, beighton G (1986) The man behind the syndrom. Springer, Berlin Heidelberg New York

Siewert AK (1904) Über einen Fall von Bronchiectasie bei einem Patienten mit Situs inversus viscerum. Berl Klin Wochenschr 41:139

Kaufmann, Carl

(21. 8. 1900 Malmedy – 18. 8. 1980 Köln)

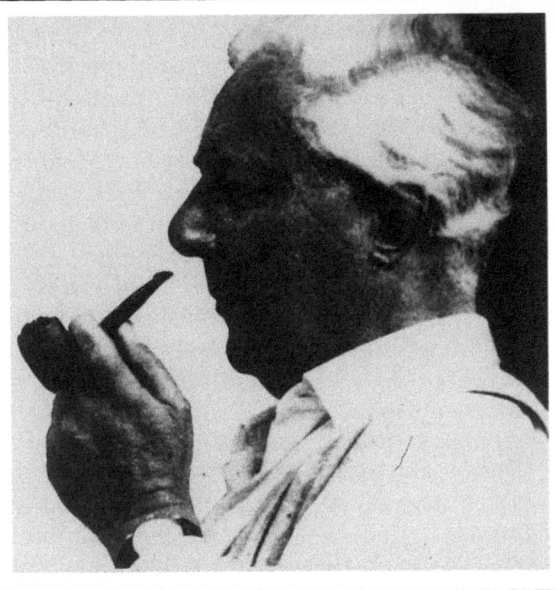

Kaufmann entstammte einer alteingesessenen rheinischen Familie. Er besuchte das humanistische Gymnasium und studierte Medizin in Göttingen. Nach dem Staatsexamen 1923 folgte eine halbjährige Tätigkeit im Pathologischen Institut der Universität Hamburg bei E. Fraenkel. Er promovierte 1925 in Göttingen mit der Dissertation *Zur Frage der Kapillarangiofibrome der Plazenta*. Unmittelbar danach übernahm er eine Assistentenstelle am Pathologischen Institut der Universitäts-Frauenklinik in Berlin bei R. Meyer. 1926 wechselte er an die Frauenklinik der Charité über, zunächst unter der Leitung von Geheimrat K. Franz und ab 1928 unter der Leitung von G. A Wagner. 1931 habilitierte sich Carl Kaufmann mit der Arbeit *Der menstruelle Zyklus*. 1935 erfolgte die Ernennung zum Oberarzt und 1936 zum außerordentlichen Professor. Im Frühjahr 1945 übernahm Kaufmann vertretungsweise die Leitung der Frauenklinik der Charité, Wagner blieb in den turbulenten Tagen des Kriegsendes in Garmisch.

Kaufmann erlebte 2 Jahrzehnte Berlin als ein Zentrum weltoffener Kultur und Wissenschaft, danach jedoch die Nazizeit und Zerstörung Berlins. Sein Lebensweg war in besonderer Weise durch die Begegnung mit R. Meyer, G. A. Wagner und A. Butenandt geprägt. Robert Meyer ist der Begründer der gynäkologischen Histologie; er wurde sein wissenschaftlicher Lehrer und geistiger Mentor. Im Semptember 1939 emigrierte er, 75jährig, in die USA. (s. Beitrag Meyer) Georg August Wagner war Kaufmanns klinischer Lehrer. Er war Ordinarius an der Deutschen Universität in Prag, bevor er 1928 nach Berlin kam und Repräsentant der berühmten Wiener operativen Schule. Mit Adolf Butenandt verband Kaufmann neben der engen wissenschaftlichen Verbindung eine persönliche Freundschaft. Kaufmann lernte Butenandt durch die Vermittlung von W. Schoeller, dem Leiter des Hauptlaboratoriums der Schering Kahlbaum AG, kennen. Schon in der Danziger Zeit Butenandts fanden regelmäßige Gespräche zwischen den 3 Wissenschaftlern statt, in denen der Fortgang in der Isolierung, Strukturermittlung und Synthese der Sexualhormone und die mögliche Anwendung dieser Substanzen beim Menschen diskutiert wurde. Nach der Übersiedlung Butenandts nach Berlin wurden die persönlichen Kontakte noch viel enger. Butenandt, Kaufmann und Schoeller trafen sich allwöchentlich am Donnerstagmittag zum traditionellen Rinderbrustessen im Hotel Bristol.

Die wissenschaftliche Tätigkeit Kaufmanns begann 1925 am Institut von Robert Meyer. Sie veröffentlichten eine gemeinsame Arbeit *Über den Wert der Stückchendiagnose*. Weiter untersuchte Kaufmann systematisch den Fettstoffwechsel des Corpus luteum. In der Frauenklinik der Charitè entstand eine Kooperation mit O. Mühlbock, der in den 30er Jahren nach Amsterdam auswanderte und bekannt wurde durch seine Experimente über den Einfluß von Hormonen auf die Karzinogenese. Die Kontakte zu Schoeller und Butenandt waren Voraussetzungen dafür, daß Kaufmann deren gewonnene Reinsubstanzen als erster für seine Versuche erhielt. Im August 1932 veröffentlichte er die Arbeit *Umwandlung der Uterusschleimhaut einer kastrier-*

ten *Frau aus dem atrophischen Stadium in das der sekretorischen Funktion durch Ovarialhormone.* Schon vorher hatte Kaufmann versucht, mit Hormonpräparaten die atrophische Uterusschleimhaut einer wegen doppelseitiger Dermoiden kastrierten Patientin in das Stadium der Sekretionsphase umzuwandeln. Die ersten Versuche schlugen fehl, wahrscheinlich waren die verabreichten Dosen zu niedrig. Als Östrogen diente Östronbenzoat von Butenandt und als Gestagen ein Gelbkörperextrakt von Hohlweg. Die Patientin erhielt zunächst über 10 Tage das Brunsthormon in Form des Progynonbenzoats, es kam zur geringen Proliferation des Endometriums. Als Kaufmann die Östrogendosis über 21 Tage verdoppelte und im Anschluß daran täglich einen Gelbkörperextrakt verabreichte, zeigte das Endometrium das charakteristische Bild einer funktionierenden Schleimhaut. Die sekretorische Umwandlung war nicht gleichmäßig erfolgt.

Es ist nicht bekannt, ob Kaufmann die Befunde von E. Nowaks kannte. Dieser hatte bereits 1922 eine Sequentialtherapie mit Follikeln und Corpus-luteum-Extrakten empfohlen. Voraus gingen auch die Untersuchungen von P. E. Smith und E. T. Engle, die mit Theelin (der von E. E. Doisy eingeführte Name für Östron) und einem Gelbkörperextrakt bei Rhesusaffen eine Menstruation auslösen konnten.

Anfang 1933 veröffentlichte Kaufmann seinen Bericht über die hormonale Auslösung einer echten Menstruation. Robert Meyer hatte die Endometriumpräparate als typische menstruelle Abstoßung der Uterusschleimhaut bezeichnet. Kaufmann nahm jetzt auch ausführlich Stellung zu den Tierversuchen der Amerikaner.

Zur gleichen Zeit war in Berlin **Alfred Löser** (geb. 1887) als niedergelassener Gynäkologe mit ähnlichen Fragen beschäftigt. Er erhielt von der Organotherapeutischen Abteilung der Schering AG ein Präparat und konnte Blutungen auslösen, erbrachte aber zunächst nicht den Nachweis einer sekretorischen Umwandlung. Bei weiteren Versuchen konnte dies dann jedoch auch wieder durch R. Meyer bestätigt werden. Es ist hervorzuheben, daß Löser niedergelassener Gynäkologe war, dem die akademische Laufbahn versagt geblieben war. Zudem publizierte er als Jude ab 1933 nur noch in ausländischen Zeitschriften und emigrierte bald nach London.

Kaufmanns Beobachtungen waren eine wissenschaftliche Sensation. Es folgten zahlreiche Einladungsvorträge. Besonders stolz war er auf eine Einladung zu einem Vortrag an der Royal Society of Medicine am 15. 2. 1934 in London. Unmittelbar nach ihm sprachen A. S. Parkes und E. C. Dodds, ebenfalls 2 Pioniere der Endokrinologie. Weltbekannt wurde Dodds (1899–1973) durch die Synthese des Diäthylstilböstrol (s. 106). Das Behandlungsschema zum zyklischen Aufbau des Endometriums ging als „Kaufmann-Schema" in die Weltliteratur ein.

In den Kriegsjahren wurde die wissenschaftliche Arbeit durch die außerordentlichen politischen und kriegerischen Belastungen bei der gleichzeitig großen klinischen Verantwortung unterbrochen. Kaufmann hatte ein distanziertes Verhältnis zu der Nationalsozialistischen Partei, woraus er keinen Hehl machte. Ein Kollege denunzierte ihn; auf Weisung der sog. Reichsdozentenführung wurde ihm die Eignung zur Übernahme einer selbständigen akademischen Tätigkeit abgesprochen. 1940 wurde ihm mitgeteilt, daß ein Antrag auf eine weitere Verlängerung seiner Beschäftigung als Oberarzt über den Zeitpunkt des Ausscheidens des Klinikdirektors hinaus keine Aussicht auf Erfolg habe. Die Entlassung wurde durch den Gang der Ereignisse überholt.

1944 trafen ihn zwei persönliche Schicksalsschläge. Sein Bruder fiel an der Ostfront, und seine Eltern und seine Schwester kamen in Bonn im elterlichen Haus durch einen Bombenangriff ums Leben.

1946 wurde Carl Kaufmann Direktor der Universitäts-Frauenklinik in Marburg/Lahn. 1 Jahr später lehnte er den Ruf nach Freiburg, später nach Hamburg und München ab. Erst 1954 folgte er dem Ruf an die Universität Köln, wo er bis zur Emeritierung im September 1968 tätig war. Der Neubau der Kölner Klinik erfolgte nach seinem Konzept.

In Marburg richtete Kaufmann mit Hilfe des Biochemikers U. Westphal ein Hormonlaboratorium ein. Die Pregnandiolbestimmung wurde eingeführt und fand Anwendung zur Untersuchung der Corpus-luteum-Funktion unter physiologischen und pathologischen Bedingungen. Es ist heute kaum noch vorstellbar, daß dieses aufwendige Verfahren einschließlich der Isolierung von Pregnandiolglukoronat durch Schmelzpunktbestimmung und die quantitative Messung des Endproduktes durch Wägung als Routinemethode eingesetzt wurde.

Nach dem Krieg sah Kaufmann eine vordringliche Aufgabe darin, nach der langjährigen Isolierung der deutschen Wissenschaft wieder internationale Kontakte herzustellen. Dies gelang ihm bei einem längeren USA-Aufenthalt 1949. Gleichzeitig war die Arbeit in der Marburger Frauenklinik für viele jüngere Forscher attraktiv, so z.B. für R. Borth aus Genf, E. Diczfalusy aus Stockholm und J. Sommervelle aus London.

In Boston begegnete Carl Kaufmann dem Ehepaar Smith, das hormonelle Stoffwechselunterchungen bei der Behandlung der Schwangerschaftstoxämie mit Diäthylstilböstrol durchgeführt hatten. Die damals ziemlich kritiklos durchgeführten hormonalen Behandlungen drohender Fehlgeburten wurden von Kaufmann einer sehr eingehenden Kritik unterzogen. Auf Kaufmann ist es auch zurückzuführen, daß uns die Anwendung des Diäthylstilböstrols in der Schwangerschaft und damit die später bekannt gewordenen Folgen bei den Kindern erspart geblieben sind.

1949 veröffentlichte Kaufmann zusammen mit H. A. Müller, A. Butenandt und H. Friedrich-Freksa die Ergebnisse eines Langzeitversuchs zur Bedeutung des Follikelhormons für die Karzinomentstehung. In den Kellerräumen des ehemaligen Pockenhauses der Charité wurde in 33 Versuchsreihen an 5770 Mäusen gezeigt, daß Östrogene keine unmittelbare kanzerogene Wirkung haben. Sie haben lediglich eine unspezifische (bedingt krebsauslösende) Wirkung.

Zusammen mit dem Pathologen H. Hamperl wandte sich Kaufmann vermehrt histologischen und zytologischen Untersuchungen, vor allem zum Problem des Zervixkarzinoms, zu.

Einen bedeutenden Einfluß auf die Entwicklung der Gynäkologie und Geburtshilfe hatte Kaufmann durch seine Tätigkeit in der Schriftleitung der Zeitschrift *Geburtshilfe und Frauenheilkunde*, deren Mitbegründer er war; gleichzeitig war er auch Mitherausgeber des *Archivs für Gynäkologie*. Sein Leben wurde erschwert durch einen schweren Unfall im Frühjahr 1964, der seine Beweglichkeit danach erheblich einschränkte. Kaufmann hat zahlreiche, bedeutende Schüler gehabt und viel zur Entwicklung der gynäkologischen Endokrinologie beigetragen. In der Kölner Zeit wurde an seiner Klinik ein Lehrstuhl für gynäkologische Endokrinologie gegründet.

Literatur

Kaufmann C (1932) Umwandlung der Uterusschleimhaut einer kastrierten Frau aus dem atrophischen Stadium in das der sekretorischen Funktion durch Ovarialhormone. Zentralbl Gynäkol 56:2058-2061

Kaufmann C (1933) Echte Menstruation bei einer kastrierten Frau durch Zufuhr von Ovarialhormonen. Zentralbl Gynäkol 57:42-46

Kaufmann C, Mueller HA, Butenandt A, Friedrich-Freksa H (1949) Experimentelle Beiträge zur Bedeutung des Follikelhormons für die Carcinomentstehung. Z Krebsforsch 482-543

Hinz G (1986) Vom Aschheimschen Laboratorium der Charite Frauenklinik zum Institut für Experimentelle Endokrinologie. Charité-Annalen 6:317-320

Loeser A (1933) Künstliche Menstruation durch Zuführung von Ovarialhormonen bei einem Fall von hypoplastischem Genitale mit primärer Amenorrhoe. Geburtshilfe Gynäkol 104:516-519

Loeser A (1934) Artifical production of menstruation with ovarian hormones in cases of primary and secondary amenorrhoea. J Obstet Gynecol Br Emp 41:86-88

Loeser A (1934) Le traitement de l'insuffisance ovarienne primaire et secondaire par la provocation de menstruations artificielles au moyen de doses determinées d'hormones ovariennes. Rev Fr Gynecol 29:788-793

Nowak E (1928) The present status fo ovarian therapy. JAMA 91:607-613

Simmer HH (1983) Zur Geschichte der hormonalen Auslösung einer echten Menstruation. In: Göpfert W, Otten HH (Hrsg) Triltsch Verlag, Düsseldorf, S 161-171

Smith PE, Engle ET (1932) Prevention of experimental uterine bleeding in macacus monkey by corpus luteum extract (progestin). Proc Soc Exp Biol Med 29:1225-1227

Schukies S (1984) Hormonentzug als auslösender Faktor der Menstruation. Med Dissertation, Universität Erlangen-Nürnberg

Zander J (1981) Carl Kaufmann. Geburtshilfe Frauenheilkd 41:81-86

Klinefelter, Harry Fitch

(born 20. 3. 1912 in Baltimore/ML)

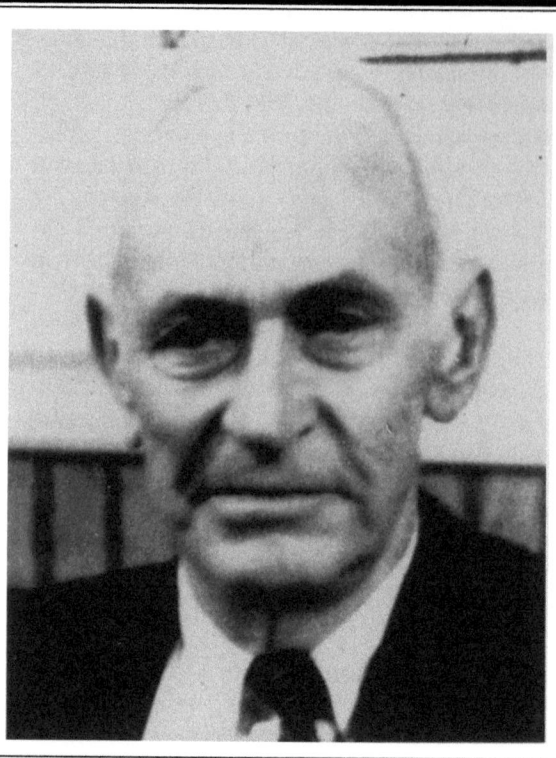

Klinefelter studied at the University of Virginia, Charlottesville, before entering the Johns Hopkins Medical School. He qualified in 1937 and trained in internal medicine at the Johns Hopkins Hospital. He worked as a graduate assistent with Albright at the Massachusetts General Hospital, Harvard. From 1943 to 1946 he served in the armed forces and thereafter returned to Baltimore, becoming Associate Professor of Medicine in 1966.

Together with E. C. Reifenstein and Fuller Albright he described nine men with small testes, azoospremia, normal external genitalia, gynecomastia, lack of puberal virilization, and often increased excretion of urinary gonadotropin:

"... The first patient I saw was a 19-year-old black man with gynaecomastia and small testes. Dr. Albright had no clear ideas about this disorder and suggested that I work on it. During the remaining six months of my fellowship we found eight other patients with the condition and worked hard to try to fit together the different pieces of the puzzle. ... This is really another of Dr Albright's diseases: he unselfishly allowed my name to come first on the list of authors."

In 1956 several groups reported that patients with the syndrome were often X-chromatin positive. In 1959 Jacobs and Strong showed that an X-chromatin-positive patient had the complement 47,XXY.

References and Other Sources

Klinefelter HF, Reifenstein EC, Albright F (1942) Syndrome characterized by gynaecomastia, aspermatogenesis without A-Leydigism, and increased excretion of follicle-stimulating-hormone. J Clin Endocrinol 2:615–527

Firkin BG, Whitworth JA (1987) Dictinary of medical eponyms. Parthenon, Casterton Hall

Jacobs PA, Strong JA (1959) A case of human intersexuality having a possible XXY sex-determining mechanism. Nature 183:302

Klopper, Arnoldus Ilardus

(born 8. 2. 1922 in Bloemfontein/South Africa)

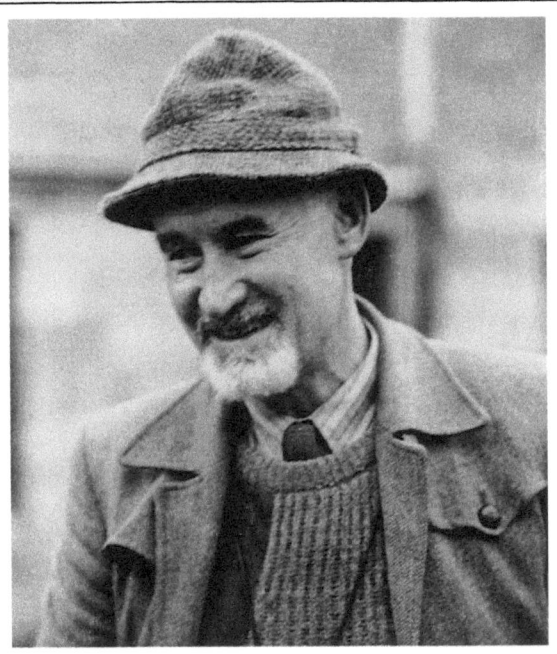

Klopper has described his life as follows:
I was bron in South Africa of Afrikaans stock; Afrikaans is my mother tongue. I went to school at Brebner College in Bloemfontein and then to the University of the Witwatersrand in Johannesburg with a scholarship. I deviated from the medical course to take a BSc in biochemistry. In my last 2 years at University I beame the President of the National Union of South African Students. My first 2 years as a resident were spent in the African hospitals in the slums of Johannesburg. When the present Nationalist Government in South Africa was first elected in 1948, I found it expedient to emigrate to Britain and have lived here ever since.

In the post-war years in London the road to specialisation in gynaecology was beset with many difficulties, especially for an impecunious foreigner. I had to work my way through peripheral non-teaching hospitals, but eventually obtained posts in Hammersmith Hospital and Guy's Hospital. During my years as a resident and a registrar, I became interested in research and succeded in getting several works published in prestigious journals. I was fortunate in being appointed to a Clnical Research Fellowship of the Medical Research Council and moved to Edinburgh to work under Professor Guy Marrian, a towering figure in steroid biochemistry. Here I had the good fortune to become a member of a productive research team which, inter alia, developed the first successful methods for assaying oestrogens and pregnandiol in urine.

It was certainly no great trick, although it took me 3 years to work it out and fed me for a good many more in one form or another; the various parts of the technique had been worked out either for pregnanediol or for other steroids and it was just a case of fitting all the ideas together. Probably the most original idea was to make the derivative of pregnandiol and that was Jim Brown's sole contribution to the work, a notion produced over beer in the pub round the corner from the Medical Research Council laboratory where we worked. He was much too busy with his own classic work on estrogen estimation to do more.

Although the pregnanediol method was really the centrepiece of my PhD thesis, Guy Marrian brought in Eileen Michie at the last stages to give bench expertise and biochemical respectability to the work. He had suffered some rude shocks by letting young medicals work unsupervised. In the end I got just the right amount of supervision from Marrian himself. He was a towering figure in the world of steroid chemistry,having himself been the first to isolate estriol and pregnandiol. With the perspective of time I can see how difficult it must have been not to simply take over and tell us what to do. Happily he was too busy isolating and identifying half a dozen new estrogens himself indeed; if there is any single reason for the creativity of the laboratory at that time it was because everybody had their own thing to do. Marrian did do one thing for me. He had a passion for brief and factual writing. My first draft of the pregnanediol method contained everything that I had learned in 3 years and much besides. Marrian tore it up after a glance and told me to start again. The shock of seeing my brainchild destroyed before my eyes comes back tome every time I put pen to paper. The experience may not have put much into my writing, but it certainly took a lot out.

The pregnanediol method was to be a tool to elucidate the physiology of progsterone. In the end it took us only a little way down the road. We were analysing exhaust fumes and trying to deduce the nature of the internal combustion engine. The estimation of pregnanediol in urine has now largely been superseded by the measurement of the original active hormone, progesterone, in blood.

This established my lifelong interest in reproductive endocrinology and led to Sir Dugald Baird inviting me to join his Obstetric Medicine Research Unit (MRU) in Aberdeen. The contributions of this group to the study of social influences on human reproduction are well known in the obstetric field and I am particularly attracted by the community orientation of the Medical School in Newcastle.

When the MRC Unit was dissolved on the retirement of Sir Dugald Baird in 1965, I was left in charge of a research group which was gradually assimilated by the University Department. I became Senior Lecturer in Obstetrics and Gynaecology, then Reader and in 1973 was appointed to a Personal Chair of Reproductive Endocrinology by the University of Aberdeen. I have taken an active part in University government, serving on many commitees of the Faculty, Senate and Court.

I am a founder member and serve on the Secretariat of the International Study Group for Steroid Hormones and have been co-editor of all the ten volumes published by this organisation. I have organised three-yearly international meetings in Aberdeen on the endocrinology of pregnancy. Five of these have been held, the transactions of the last four having been published under my editorship. I have done a number of consultancies for the World Health Organisation and inspected medical schools and examined curricula in Indonesia, Thailand and India. I have made several journeys to Egypt on behalf of WHO to advise on national research programmes. In collaboration with Professor Fritz Fuchs of Cornell Univesity Medical College, I have organised five international symposia in New York, San Francisco and Puerto Rico. Three volumes on the endocrinology of pregnancy resulted from these symposia and were published under the editorship of Professor Fuchs and myself.

During the course of my travels I have made academic contacts which I value greatly. Organisations such as the British Council, the Royal Society, WHO, the Ford Foundation, the Population Council and various universities have sent young scientists to work with me.

At first my research was entirely laboratory based and concerned with the evolution of methods of measuring steroid hormones in urine and blood. I then became involved with the application of these techniques in clinical practice. As I became more senior, I became more concerned with training young scientists, managing a large laboratory in parallel with my clinical work and leading a research team. In recent years my time has been more devoted to writing, travel and lecturing. I have started a new line of investigation in placentology and immunology which I find very stimulating and which I believe will make some contribution to the understanding of human reproduction.

Finally a photograph: a recent picture taken at a Gundog Trial. It may be a bit too informal, but is a fair reflection of my present life in Scotland: much taken up with guns and dogs.

References and Other Sources

Klopper A, Michie EA, Borwn JB (1955) A method for the determination of urinary pregnanediol. J Endocrinol 12:209–219

Cassano C, Finkelstein M, Klopper A, Conti C (eds) (1968–1981) Research on steroids, vol 1–10. North-Holland, Amsterdam

Fuchs F, Klopper A (eds) (1971, 1976) The endocrinology of pregnancy. Harper & Row, New York

Klopper A (1981) This weeks citation classics. Curr Contents 22:39

Knauer, Emil

(27. 2. 1867 Preßburg – 14. 5. 1935 Graz)

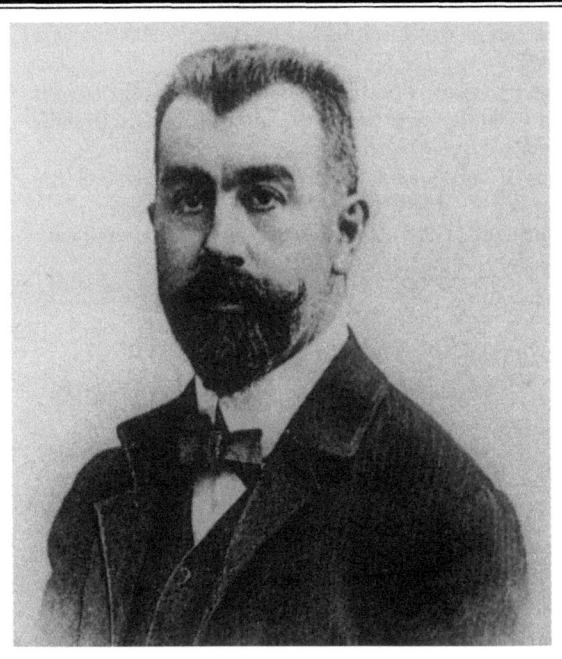

Knauer besuchte in dem damals zu Ungarn gehörigen Preßburg, dem jetzigen Bratislava, die Schule und studierte dann Medizin in Wien. Er erhielt eine chirurgische Ausbildung bei Th. Billroth und wurde dann Assistent bei dem Gynäkologen R. Chrobak.

1895 begann er Experimente mit der Transplantation von Ovarien bei Kaninchen. 1903 erhielt er einen Ruf auf den Lehrstuhl für Gynäkologie und Geburtshilfe in Graz.

Knauer führt auf Anregung von Chrobak systematisch Ovarialtransplantationen bei kastrierten Tieren durch. Er kontrollierte das Anwachsen der Transplantate durch erneute Operationen oder Sectio und konnte zeigen, da ein Transplantat Follikel bildet und danach auch eine Funktion hat. 1898 wiederholte er die 1 Jahr zuvor publizierten Ergebnisse von W. Grigorieff, der durch Autotransplantation von Ovarien bei Kaninchen Schwangerschaften erzielte, die aber in Aborten endeten. In Knauers Experimenten kam es zu einer normalen Geburt. H. R. Rubinstein am Pathologischen Institut in Dorpat im Estland postulierte unabhängig von J. Halban, daß es sich bei der Verhinderung der Kastrationsatrophie des geschlechtsreifen Uterus um die Wirkung einer inneren Sekretion der Ovarien handele. Halban schloß dies aufgrund der beobachteten Wachstumsanregung des infantilen Uterus (s. bei Halban). Die klassischen Arbeiten über Ovarialtransplantationen von Knauer und von Halban erschienen 1900. Durch seine Studien widerlegte Knauer Pflügers Lehre von der nervösen Steuerung der Veränderungen in der Gebärmutter während des Zyklus und schuf damit die Grundlage für alle weiteren Untersuchungen über die Funktion der Ovarien als innersekretorisches Organ.

1895 hatte bereits R. T. Morris (1857–1945) in New York über die erfolgeiche Transplantation menschlicher Ovarien bei 2 Patientinnen berichtet. Eine Patientin menstruierte 2 Monate nach der Transplantation, die andere mit einem Autotransplantat in die Tube wurde 1 Monat nach der Operation schwanger, abortierte dann aber.

Hofrat Knauer war in der seine Persönlichkeit charakterisierenden Verschlossenheit den Äußerlichkeiten des akademischen Lebens abhold und lehnte so wiederholte Male die Wahl zum Dekan der medizinischen Fakultät und zum Rektor der Grazer Universität dankend ab. Er erkrankte an einer tief sitzenden Thrombophlebitis des Beines und starb an einer Embolie.

Literatur

Knauer E (1896) Einige Versuche über Ovarialtransplantation bei Kaninchen. Zentralbl Gynäkol 20:524–528

Knauer E (1898) Zur Ovarialtransplantation (Geburt am normalen Ende der Schwangerschaft nch Ovarialtransplantation beim Kaninchen). Zentralbl Gynäkol 22:201–202

Knauer E (1900) Die Ovarialtransplantation. Experimentelle Studien. Arch Gynäkol 60:322–375

Grigorieff W (1897) Die Schwangerschaft bei der Transplantation der Eierstöcke. Zentralbl Gynäkol 21:633-668

Halban J (1900) Über den Einfluß der Ovarien auf die Entwicklung des Genitales. Monatschr Geburtshilfe Gynäk 12:496-506

Knaus H (1935) Emil Knauer, Graz. Arch Gynäkol 159:429-431

Rubinstein H (1899) Über das Verhalten des Uterus nach der Exstirpation beider Ovarien und nach ihrer Transplantation an eine andere Stelle der Bauchhöhle. St. Petersburg Med Wochenschr 16:281-283

Simmer HH (1970) Robert Tuttle Morris: A pioneer in ovarian transplants. Obstet Gynecol 35:314-328

Simmer HH (1981) Innere Sekretion der Ovarien als Ursache der Menstruation. Halbans Falsifiktion der Pflügerschen Hypothese. Festschrift für Erna Lesky zum 70. Geburtstag. Hollinek, Wien

Knaus, Hermann Hubert

(19. 10. 1892 St. Veit/Glan – 23. 8. 1970 Graz)

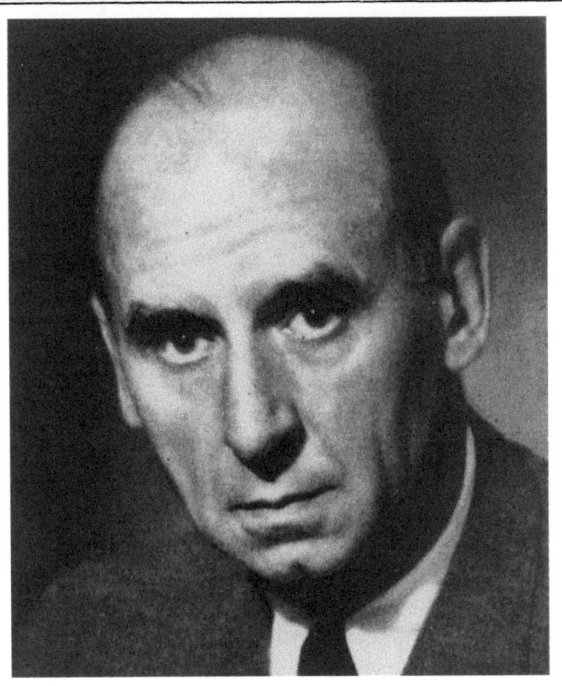

Das Medizinstudium absolvierte Knaus an der Universität Graz, unterbrochen durch 4 Jahre Kriegsdienst, wobei er, wie in seinem späteren ärztlichen und wissenschaftlichen Wirken, durch letzten Einsatz und höchste Pflichterfüllung neben anderen Auszeichnungen einen der höchsten Kriegsorden der österreichisch-ungarischen Armee erhielt.

Nach seiner Promotion 1920 trat er nach 6 Monaten Pathologie unter H. Albrecht und 1 1/2 Jahren Gegenfach Chirurgie unter V. von Hacker 1932 an die Universitäts-Frauenklinik Graz unter E. Knauer ein, dessen fundamentale tierexperimentelle Untersuchungen betreffend die hormonelle Steuerung der Eierstockfunktion seine späteren endokrinen Forschungen maßgeblich beeinflußt haben. (s. S. 301)

Vom 1. 10. 1924–31. 12. 1925 arbeitete Knaus als Rockefeller Fellow an den pharmakologischen Instituten bei A. J. Clark und W. Dixon in London sowie am fortpflanzungsbiologischen Institut bei F. H. A. Marshall in Cambridge. Nach seiner Rückkehr habilitierte er sich 1927 und wurde im Oktober 1930 zum außerordentlichen Professor ernannt. Im Oktober 1934 wurde er an die deutsche Universität nach Prag berufen und zum Vorstand der Universitäts-Frauenklinik ernannt. 1935 wurde er primo loco zum Nachfolger seines verstorbenen ehemaligen Chefs Prof. Knauer in Graz vorgeschlagen.

1939 erhielt er einen Ruf nach Istanbul und 1943 nach Innsbruck. Am 8.5.1945 mußte er, nach Auflösung der Deutschen Universität in Prag, seine Klinik verlassen und kehrte nach Graz zurück. Mehrfache weitere Berufungen (Berlin, Halle, Gießen, Erlangen, Bern) lehnte er ab und übernahm nach einer halbjährigen Gastprofessur an der Universität London (1948) die Position eines Vorstandes der geburtshilflich-gynäkologischen Abteilung des Krankenhauses Wien-Lainz, die er bis zur Erreichung der Altersgrenze innehatte.

Das wissenschaftliche Werk von H. Knaus umfaßt 200 Publikationen, fast ausschließliche Einzelarbeiten, 4 Bücher und Handbuchartikel. *Die Physiologie der Zeugung des Menschen* ist in spanischer und englischer Übersetzung, *Die fruchtbaren und unfruchtbaren Tage der Frau und deren richtige Berechnung* ist ebenfalls in zahlreichen Auflagen sowie in englischer, italienischer, französischer, spanischer, norwegischer, dänischer, arabischer, griechischer und holländischer Sprache erschienen. *Die klinische Verwendung der weiblichen Sexualhormone* im Handbuch des praktischen Arztes von T. Gordonoff (1848) und *Die Physiologie des Eies und der Samenzelle, Periodizität des menstruellen Zyklus, Ovulations- und Konzeptionstermin* in Biologie und Pathologie des Weibes (1952) enthalten die Grundthesen seiner Lehre.

Knaus bezeichnete selbst den 31.1.1927 als den Geburtstag seiner fundamentalen Forschertätigkeit, als er nämlich erstmals am sterilisierten Horn des schwangeren Kaninchenuterus den kompletten

Verlust der Pituitrinempfindlichkeit der Uterusmuskulatur beobachtete. Damit entdeckte er den Antagonismus zwischen Progesteron und Pituitrin (Oxytocin) bezüglich ihrer Myometriumwirksamkeit. Weitere, teils experimentelle, teils klinische Untersuchungen am Kaninchen und Menschen führten zur Aufklärung der Gelbkörperhormonwirkung und schließlich zur Lehre von der Konstanz der Gelbkörperphase unter physiologischen Bedingungen. Damit kam Knaus zu der Feststellung, daß die Ovulation spontan am 15. Tag vor Beginn der folgenden Regelblutung stattfinden muß. Mit seinen weiteren Forschungen über die Lebensdauer der weiblichen und männlichen Keimzellen ergab sich die Berechenbarkeit des Konzeptionsoptimums und damit die damals sehr umstrittene Lehre von den fruchtbaren und unfruchtbaren Tagen der Frau. Seine messerscharfen Argumentationen zur Verteidigung seiner Lehre im *Zentralblatt für Gynäkologie* im Jahre 142 zählen zur interessantesten Lektüre bezüglich fundierter Diskussion überhaupt. Die scharfe Klinge, die Knaus zu führen verstand, schränkte den Kreis seiner Freunde ein, konnte aber die Anerkennung durch die internationale Wissenschaft nicht mindern oder gar verhindern.

Daß Ogino in Japan zu gleichen Zeit aufgrund seiner Forschungen zu nahezu identischen Ergebnissen kam, signalisierte, daß die Zeit für neue Erkenntnisse reif war. Trotz der theoretischen Richtigkeit seiner Lehre sind ihrer praktischen Anwendung in der Familienplanung doch Grenzen gesetzt. Die Basisforderung nach der Führung eines einjährigen genau protokollierten Menstruationskalenders ist für die Mehrzahl der Frauen nicht realisierbar.

Der Unterschied zwischen den Angaben von Knaus und denen Oginos liegt in der Begrenzung: während Knaus einen nur 5tägigen Konzeptionszeitraum fand, fordert Ogino hierfür 8 Tage, also den 19.–12. Tag vor der zu erwartenden Menstruation. Das bedeutet einerseits, daß die Berechnung nach Knaus eher als zumutbar akzeptiert wird, andererseits folgt aus der Verkürzung der Zeit der Abstinenz eine Verminderung der Zuverlässigkeit der Knaus- gegenüber der Ogino-Regel (s. b. Ogino).

In der Monographie von 1934 beschreibt Knaus ausführlich seine Studien, gibt einen Überblick über die geschichtliche Entwicklung der Lehre von der Fruchtbarkeit des Weibes und setzt sich mit den Arbeiten von Ogino auseinander.

Obwohl nicht dem Grundtenor dieses Werkes gehorchend, sei doch am Ende noch erwähnt, daß Knaus sich auf zahlreichen nicht endokrinen und reproduktiven Pfaden bewegte, wovon nur 2 erwähnt seien: seine onkologisch-operative Technik war weit über die Grenze des deutschen Sprachraumes bekannt und spiegelte sich in ausgezeichneten Fünfjahresheilungen, insbesondere beim Kollumkarzinom, bei gleichzeitig minimaler Komplikationsrate wider. Sein Interesse für die entzündlichen Erkrankungen des kleinen Beckens haben ihn auch mit der Problematik der Genitaltuberkulose konfrontiert, die er gründlich erforschte und für die er, der damaligen Zeit gemäß, richtungsweisende Therapiemöglichkeiten aufzeigte.

Knaus verband einen unglaublichen Spürsinn für das Wichtige und auch für die Praxis Bedeutende mit der Gabe, das einmal aufgeworfene Problem mit der Akribie des exakten und fanatischen Forschers auch einer Lösung zuzuführen. Dieser glücklichen Synthese verdanken wir Pioniererkenntnisse, die zu den Marksteinen unseres Faches zählen und immer zählen werden (E. Gitsch).

Quellen und Literatur

Knaus H (1933) Die periodische Frucht- und Unfruchtbarkeit des Weibes. Zentralbl Gynäkol 57:1393–1408

Knaus H (1934) Die periodische Fruchtbarkeit und Unfruchtbarkeit des Weibes. Der Weg zur natürlichen Geburtenregelung. Maudrich, Wien (3. Aufl 1950: Die Physiologie der Zeugung des Menschen)

Knaus H (1941) Zu den Arbeiten von P. Besold über „Ovulation und Orgasmus". Zentralbl Gynäkol 48

Knaus H (1942) Grundsätzliches zur Frage der Ovulation. Zentralbl Gynäkol 1650–1665

Gesenius H (1959) Empfängnisverhütung. Urban & Schwarzenberg, München Berlin

Gitsch E (1993) HH Knaus

Knobil, Ernst

(born 20. 9. 1926 in Berlin)

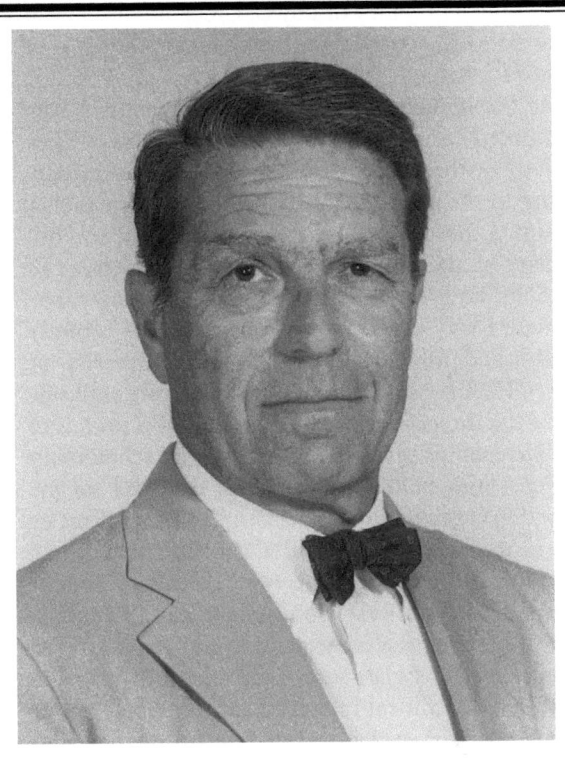

Knobil has described his life in the following way:

I was born in Berlin but both my parents were Viennese and had moved to Berlin for business reasons several years before. In fact, my father's employer was an American trading corporation with offices in various parts of the world. In 1932, my father was transferred to Paris, where I began my primary education, my schooling in Germany having been limited to a year in a Montessori school in Dalem. I continued my education in France and progressed through the second year of the lycée. Following the beginning of the war my father was called back to the headquarters of his company in New York. It may be of interst that in Paris I attended the Lycée Claude Bernard, but never learned who this person was until many years later when I became a professional physiologist.

Understandably, my growing-up years in France were pivotal in my early cultural development and I retain a great fondness for that country in whose language I am reasonably fluent. Unfortunately, I cannot say the same of my mother tongue.

Because of my European secondary education, which is more advanced than that in the United States, I went to Cornell University at a younger age than usual. This and the fact of my upbringing caused me great difficulty in adjusting to this new environment. The problem was resolved, however, by my service in the US Army for 2 years beginning at the end of my second year. I returned from military service suitably matured and fully americanized, ready to get down to work, and managed to graduate with the class of 1948 with some distinction.

A love and admiration of all living things was imparted to me by my mother from the time that I was a small child. Flowers, for example, were not to be plucked but admired in situ. In any case, I had wanted to become a biologist as far back as I can remember. To my own surprise, in retrospect, I never had an interest in medicine but became enamored of reproductive endocrinology during an undergraduate course offered by Sidney Asdell, who was a student of F. H. A. Marshall. There was never any doubt in my mind that I would continue my education in science. For practical reasons I decided to remain at Cornell, having acquired a wife and child as well as a place to live (Housing on university campuses was difficult to obtain after the war because of the hordes of returning veterans), and I joined the laboratory of Professor S. L. Leonard, an endocrinologist and student of Frederick Hisaw.

I received a PhD degree in zoology 3 years later. I was then accepted as a post-doctoral research fellow in the laboratory of Roy O. Greep at Harvard, a classmate of Leonard's and also a former student of Hisaw's.

At the completion of this 2-year period, I was appointed an instructor in the Department of Physiology at the Harvard Medical School, eventually rising to the rank of Assistant Professor. In 1961, I assumed the chair of the new Department of Physiology at the University of Pittsburgh School of Medcine and remained in that position for 20 years. In 1981, I was lured to the Deanship of the recently established Medical School at the University of Texas Health Science Center in Houston and suffered the indignities of that position for a period of 3 years before reverting to the life of scholarship which I now enjoy. My work has centered on the functions of the pituitary gland and their control by the central nervous system. A collaborator of long standing in this endeavor is my wife, Julane Hotchkiss, who holds a PhD in physiology from Harvard.

I think of myself principally as a physiologist (or integrative biologist) who by chance has resolved problems of clinical interest. I am proudest of our model of the neuroendocrine control of the menstrual cycle as summarized in my 1974 and 1980 papers in *Recent Progress in Hormone Research*.

I suppose that, in the realm of reproductive endocrinology, my most significant contributions are the delineation of the rhesus monkey menstrual cycle and its neuroendocrine control. Part of this larger picture, of course, was the discovery of the pulsatile nature of gonadotropin secretion and its physiological significance, findings that had immediate application to the treatment of hypothalamic hypogonadism in women (and men). This story is outlined in considerable detail in three review articles. More recently, we have investigated the electrophysiological basis of the hypothalamic gonadotrophin-releasing hormone (GnRH) pulse generator and I am becoming a neurophysiologist in consequence.

I find autobiographical exercises painfully difficult for reasons that are not entirely clear to me.

References and Other Sources

Knobil E (1973) On the regulation of the primate courpus luteum. Biol Reprod 8:246

Knobil E (1974) On the control of gonadotropin secretion in the rhesus monkey. Recent Prog Horm Res 30:1

Knobil E (1980) The neuroendocrine control of the menstrual cycle. Recent Prog Horm Res 36:53

Knörr, Karl

(geb. 12. 11. 1915 in Zeltingen/Mosel)

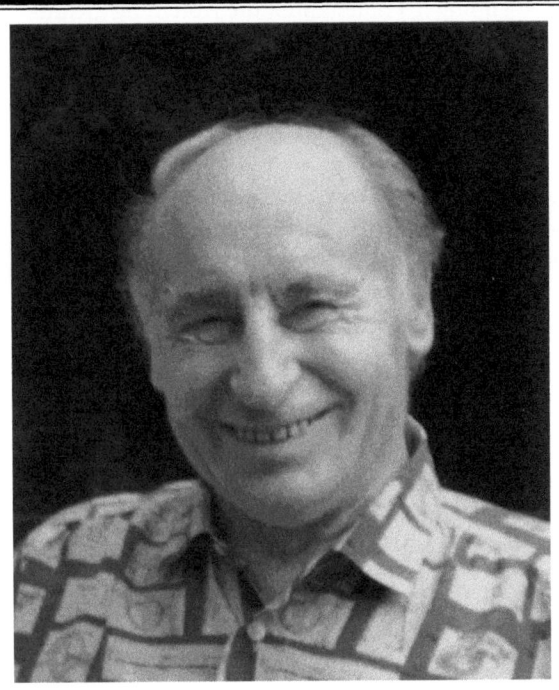

Karl Knörr schreibt autobiographisch:
Nach dem Besuch des humanistischen Gymnasiums in Rheinbach bei Bonn legte ich dort 1935 die Reifeprüfung ab. Im Wintersemester 1935/36 begann ich in Bonn mit dem Studium der Medizin, nachdem ich zuvor meiner Arbeitsdienstpflicht genügt hatte. Die klinischen Semester, die ich wegen des Rufes der dortigen Hochschullehrer zunächst in Berlin verbrachte, wurden wiederholt durch Einberufungen zum Wehr- und Kriegsdienst unterbrochen. Der Abschluß des Studiums erfolgte danach wieder in Bonn und endete im Frühjahr 1941 mit dem medizinischen Staatsexamen und der Promotion. Für meine Disseration über *Die substernale Struma im Mittelrheingebiet* erhielt ich von der Universität Bonn den für das Jahr 1941/42 ausgesetzten Preis der Medizinischen Fakultät.

Im Anschluß an das Staatsexamen und nach erfolgter Promotion wurde ich wiederum eingezogen und bei der Panzertruppe als Truppenarzt eingesetzt. Nach einem über einjährigen Lazarettaufenthalt (1943/44) infolge eines Lungen- und Oberschenkelschusses war ich bis zum Kriegsende Chef einer Studentenkompanie in Leipzig.

Nach amerikanischer, dann russischer Gefangenschaft und der Flucht konnte ich schließlich am 15. August 1945 meine Ausbildung an der Universitäts-Frauenklinik Münster/Westfalen unter dem Direktorat von Prof. Dr. W. Bickenbach beginnen. Mein Ziel war eigentlich, mir Grundkenntnisse in der Gynäkologie und Geburtshilfe anzueignen, um später die Allgemeinpraxis unseres Hausarztes in meinem Geburtsort Zeltingen übernehmen zu können. Aber die Tätigkeit in der Frauenklinik bereitete mir viel Freude, und da mir Bickenbach zum Verbleib riet, entschloß ich mich, meinen ärztlichen und auch wissenschaftlichen Weg in der Gynäkologie und Geburtshilfe zu versuchen. Neben der fachlichen klinischen Ausbildung und Tätigkeit war ich in Münster – wie damals unumgänglich notwendig – mit der Organisation des Wiederaufbaues der durch die Kriegsereignisse zum Teil zerstörten Klinik beauftragt. Im nachhinein kann ich sagen, daß mir diese „Arbeit am Bau" viel Gewinn gebracht hat, da ich während meiner klinischen Tätigkeit sowohl in Tübingen als auch in der Ulmer Frauenklinik bis zu meiner Emeritierung mit Baumaßnahmen zu tun hatte – ein Los, das den meisten Ordinarien wohl bekannt ist.

Mit der Berufung von Bickenbach zum Direktor der Universitäts-Frauenklinik Tübingen übersiedelte ich am 1.8.1950 auf seinen Wunsch hin ebenfalls dorthin und übernahm die Stelle eines Funktionsoberarztes. Im Jahre 1955 nahm Bickenbach den Ruf als Direktor der I. Universitäts-Frauenklinik München an. Unter seinem Nachfolger Prof. Dr. H. Roemer habilitierte ich mich 1956 in Tübingen und wurde zum Dozenten und planmäßigen Oberarzt ernannt. Meine Ernennung zum außerordentlichen Professor erfolgte 1962. Im Jahre 1965 wurde in der Tübinger Frauenklinik die Abteilung „Klinische Endokrinologie und Teratologie" eingerichtet und mir übertragen. Sie wurde für mich ad personam geschaffen, um zum einen meine seit 1960 intensiv betriebene teratologische Forschung zu fördern. Zum anderen hatte ich seit Jahren die Betreuung der Patientinnen mit endokrinen Störungen übernommen und dementsprechend in jedem Semester – neben den üblichen Vorlesungen und Kursen unseres Fachgebietes – als Sonderkolleg die „Gynäkologische Endokrinologie" gelesen.

Zum 1.1.1967 erhielt ich den Ruf an die neu gegründete Universität Ulm auf den Lehrstuhl für Gynäkologie und Geburtshilfe mit Übernahme der bis dahin Städtischen Frauenklinik, gehöre also zu den Gründungsprofessoren.

Diese Berufung bedeutete insofern eine besondere Herausforderung, als die Gründungsväter unter dem Gründungsrektor Prof. Dr. L. Heilmeyer in einer Denkschrift – unserer späteren „Bibel" – eine Reformuniversität konzipiert hatten, die es sowohl in der Struktur als auch in Forschung und Lehre zu verwirklichen galt. Für die Frauenklinik bedeutete dies die Schaffung einer Departmentstruktur, die bereits – trotz der beengten räumlichen Verhältnisse in der Klinik – am 1.6.1968 durch die Besetzung des zweiten Lehrstuhles mit dem Schwerpunkt „Endokrinologie" und die Berufung con C. Lauritzen verwirklicht werden konnte.

In meinen wissenschaftlichen Arbeiten habe ich mich zunächst praxisnahen und klinisch orientierten Problemstellungen zugewandt. So waren es in Münster in der 2. Hälfte der 40er Jahre, als wir noch nicht über Penizillin verfügten, die schweren genitalen Infektionen, insbesondere im Zusammenhang mit illegitimen Schwangerschaftsabbrüchen, die mich veranlaßten, die therapeutischen Möglichkeiten neuer Sulfonamidverbindungen klinisch-experimentell (auch im Eigenversuch) zu prüfen. In den 50er Jahren habe ich mich in Tübingen mit den fatalen Auswirkungen des Staphylokokkienhospitalismus beschäftigt, konnte die Ätiologie der Mastitis puerperalis und der Neugeboreneninfektionen aufklären, Möglichkeiten zu deren Bekämpfung erarbeiten sowie Beiträge zum Resistenzproblem und zu den Nebenwirkungen der Antibiotika liefern.

Ende der 50er und Anfang der 60er Jahre wandte ich mich aktuellen endokrinologischen Fragen zu, prüfte u.a. die Wirkung der neuen Nortestosteronderivate und pflanzlicher Östrogene. Aus dieser Zeit ist als Besonderheit über die Behandlung einer Patientin zu berichten, bei der im Alter von 26 Jahren ein Hypophysentumor (chromophobes Adenom) exstirpiert worden war. Aufgrund der postoperativ anhaltenden Funktionsausfälle mußte angenommen werden, daß entweder kein Gonadotropine produzierendes Restgewebe zurückgeblieben oder der verbliebene Drüsenrest infolge der Tumorkompression irreparabel geschädigt war. Angesichts des dringenden Kinderwunsches habe ich mich damals mit G. Bettendorf in Hamburg in Verbindung gesetzt, der als erster in Deutschland über Erfahrungen mit dem von ihm aus menschlichen Hypophysen extrahierten Gonadotropin zur Ovulationsauslösung verfügte. Nach 3 Fehlschlägen infolge Über- oder Unterdosierung wurde auf Drängen der Patientin nach Rücksprache mit Bettendorf und von ihm ein 4. Behandlungsversuch unternommen, der zur Ovulation und Konzeption führte. Der Partus erfolgte 2½ Wochen ante terminum wegen einer Präeklampsie durch Sectio caesarea. Der Knabe war lebensfrisch und seine Entwicklung verlief ungestört. Meines Wissens nach war dieses das erste lebende Kind, das von einer Frau bei Zustand nach Hypophysektomie geboren wurde. Der Kontakt mit der Familie besteht noch heute. Aus dem Knaben ist inzwischen ein hochmotivierter junger Arzt geworden, an dessen Berufswahl ich nicht ganz unbeteiligt gewesen bin. (s. auch b. Bettendorf)

Meine eigentliche wissenschaftliche Neigung galt schon in der Münsteraner Zeit bevorzugt genetischen Fragestellungen, nachdem mein Lehrer W. Bickenbach mich angeregt hatte, den von K. Kühne inaugurierten „Genetischen Wirbelsäulenvergleich" auf seine Aussagekraft in Alimentationsfragen hin zu prüfen. Nach jahrelanger Beschäftigung mit diesem Problem mußte ich jedoch feststellen, daß das Verfahren nicht mit der erforderlichen Zuverlässigkeit in Fragen der Abstammung anwendbar war. Wenn ich auch damals einen zeitaufwendigen Irrweg gegangen bin, so hat er doch mein Interesse an der Genetik begründet. Bald galt meine Aufmerksamkeit zusätzlich Fragen der Teratologie, insbesondere den Auswirkungen exogener Noxen auf die embryofetale Entwicklung. Denn ab Anfang der 60er Jahre rückten – als Folge der Aufdeckung des Thalidomids als teratogene Substanz durch W. Lenz – Umweltfaktoren als potentielle Teratogene in den Vordergrund.

Ich gehörte damals als Mitglied der „Kommission für teratologische Fragen" der Deutschen Forschungsgemeinschaft zu den Initiatoren einer multizentrischen Studie, die sich die Aufgabe gestellt hatte, als Konsequenz aus der Thalidomidkatastrophe mehr sicheres Wissen über mögliche Einflußnahmen verschiedener endogener und exogener Faktoren auf den Schwangerschaftsverlauf und die Entwicklung des Kindes zu erlangen. Das Projekt lief ab 1964 als Schwerpunktprogramm „Schwangerschaftsverlauf und Kindesentwicklung" und wurde von mir verantwortlich in den geburtshilflichen Fragen betreut. An den Erhebungen beteiligten sich 21 Frauen- und Kinderkliniken sowie theoretische Institute. Wenn auch – glücklicherweise – keine Substanz mit teratogener Wirkung aufgedeckt wurde, so ließen sich doch zahlreiche und bedeutsame Einflußfaktoren nachweisen, die sich nachteilig auf den Schwangerschaftsausgang und die Kindesentwicklung auswirken können. Insbesondere zeigte sich, daß – neben den schädlichen Auswirkungen des Rauchens in der Schwangerschaft – Früh- und Mangelgeburten zu einem großen Teil die Folgen ungünstiger sozioökonomischer und psychosozialer Umgebungsbedingungen sind. Die Ergebnisse habe ich 1976 unter dem Titel *Environment and reproduction. Epidemiological studies in man: German study* auf Einladung auf dem 8. Weltkongreß für Gynäkologie und Geburtshilfe in Mexico City vorgetragen. Der steigenden Bedeutung dieser Problemkreise im Rahmen der Reproduktionsmedizin wurden wir mit dem Beitrag *Umwelteinflüsse auf die Kindesentwicklung* in dem *Handbuch der Gynäkologie und Geburtshilfe* gerecht und räumten in unserem Lehrbuch auch den Studenten ein entsprechendes Kapitel mit dieser Thematik ein.

Inzwischen hatte die Zytogenetik für unser Fachgebiet die ersten aufsehenerregenden Ergebnisse erbracht. Die Entdeckung der chromosomalen Anomalien ist ein eindrucksvolles Beispiel dafür, wie sich allein durch die Verbesserung einer Methode schlagartig ein neues Forschungsgebiet erschließt, das innerhalb kürzester Zeit zu wichtigen Erkenntnissen und zur Lösung von Problemen zu führen vermag, um die man sich lange vergeblich bemüht hat.

Aufgrund meiner klinischen und wissenschaftlichen Interessen an teratologischen Fragen waren diese grundlegenden Befunde für mich die Veranlassung, bereits im Jahre 1960, damals noch in der Universitäts-Frauenklinik Tübingen, ein Laboratorium zur Chromosomendiagnostik einzurichten – es war dies das erste in einer Frauenklinik und eines der damals wenigen mit dieser Ausrichtung in der Bundesrepublik –, denn die bisherigen Mitteilungen verwiesen eindeutig auf die Bedeutung der Chromosomenpathologie für die Abklärung angeborener Anomalien. Einen Motivationsschub verlieh mir damals die Teilnahme an den beiden ersten „Internationalen Konferenzen über angeborene Fehlbildungen". Die erste dieser Veranstaltungen fand 1960 in London statt. Der Kreis beschränkte sich auf ca. 60 Teilnehmer – darunter 4 Deutsche (als einer der Referenten der angesehene Genetiker Nachtsheim, ein Kinderarzt aus der DDR sowie meine Frau und ich). Auf der 2. Veranstaltung dieser Art 1963 in New York fanden sich bereits über 1000 Interessierte ein – ein Zeichen für die Aktualität der Thematik.

Bei der Einrichtung des zytogenetischen Laboratoriums gelang es mir, in der Biologin Dr. rer. nat. B. Uebele-Kallhardt eine Mitarbeiterin zu gewinnen, die sich auf der Grundlage ihrer naturwissenschaftlich-biologischen Kenntnisse ganz der angewandten klinischen Zytogenetik widmete. Zusammen mit ihr begann ich zunächst mit chromosomenanalytischen Untersuchungen u.a. bei fehlentwickelten Neugeborenen, bei Patientinnen mit endokrinen Störungen sowie mit Zeichen von Intersexualität. Es wurde bald offensichtlich, daß die Zytogenetik einen festen Platz in unserem Fachgebiet einnehmen und mit ihren Methoden in der Lage sein würde, entscheidende diagnostische Hinweise zu vermitteln. Vor allem konnte sie in vielen Fällen die Grundlage für eine genetische und/oder Infertilitätsberatung abgeben.

Da diese Mitarbeiterin sich bereit erklärt hatte, mit nach Ulm zu wechseln, konnte ich dort meine bereits begonnenen zytogenetischen Arbeiten fortsetzen und neue Projekte in Angriff nehmen. Das Spektrum umfaßte u.a. Chromosomenanalysen bei Stein-Leventhal-Syndrom (als Beitrag zu dessen Ätiologie), die Prüfung der Auswirkungen alkylierender Substanzen auf die Entwicklung der Frucht und Familienuntersuchungen nach Geburt von Kindern mit angeborenen Fehlentwicklungen.

Von der Erkenntnis ausgehend, daß eine Reihe von Fehlbildungen beim Menschen auf Chromosomenaberrationen beruhen, deren Ursprung in der Meiose der elterlichen Gameten zu suchen ist, lag es für mich nahe, die Chromosomenstudien auf die menschlichen Keimzellen auszudehnen. Zur Meiose der Spermatogenese existierten schon zahlreiche Einzelbeobachtungen und zusammenfassende Darstellungen. Dagegen war es zunächst nicht gelungen, Eizellen des Menschen für Meiosestudien zu gewinnen. Diese Situation hat sich erst nach den grundlegenden Experimenten von R. G. Edwards gewandelt.

Ich hatte nicht die Absicht, an der schon damals von R. G. Edwards (gemeinsam mit Dr. Steptoe) angestrebten Lösung des Problems der In-vitro-Fertilisation mitzuwirken. Mir ging es vielmehr darum, die endogenen und exogenen Faktoren zu studieren, die den Vorgang der Meiose beim Menschen – wie aus unseren Abortstudien zu schließen – so störanfällig machen.

In Ulm war ich von Anfang an bestrebt, die räumlichen und organisatorischen Voraussetzungen für dieses Projekt zu schaffen. Mit der Fertigstellung eines Laborgebäudes gewann ich 1968 ein komplett eingerichtetes zytogenetisches Laboratorium, das vom Operationssaal aus zugänglich war. Als Training begannen wir zunächst mit der Gewinnung und Züchtung tierischer Eizellen aus Mäuse- und Kuhovarien. Zur Vervollkommnung der Technik der Kultivierung menschlicher Eizellen hatte auf meine Bitte hin Dr. R. G. Edwards im September/Oktober 1969 meiner Mitarbeiterin einen Gastaufenthalt in seinem Laboratorium in Cambridge/England gestattet.

Für das angestrebte Ziel mußten zunächst die Grundlagen erarbeitet werden. Es gelang bald, analysierbare Meiosefiguren aus menschlichen Eizellen darzustellen. Keimzellen des fetalen menschlichen Ovars konnten über alle Stadien, angefangen von Oogonien bis zu den Oozyten der Primärfollikel, kultiviert und analysiert werden. Oozyten adulter Ovarien ließen sich nach Follikelpunktion in vitro in die einzelnen Reifestadien überführen und konnten in der meiotischen Metaphse I und II karyotypiert werden. Ferner glückte der Nachweis einer Chromosomenmutation aus Eizellen bei der Trägerin einer balancierten (4/18) Translokation. An diesem Fall zeigte sich, daß es möglich ist, durch Analyse meiotischer Metaphsen die Frequenz genetisch unbalancierter Gameten abzuklären – ein für die Zwecke der genetischen Beratung wesentliches Ergebnis.

Der Einfluß endogener Störungen zeigte sich eindrucksvoll an Eizellen aus Ovarien mit kleinzystischer Degeneration: Die Eizellen waren zum großen Teil atretisch; die wenigen übrigen kamen über die erste Reifeteilung nicht hinaus und gingen zugrunde. Eine ähnliche Aussage erlaubten auch die Eizellen bei PCO-Syndrom.

Nach Einwirkung exogener Noxen wiesen die Oozyten unterschiedliche Schädigungsmuster auf. So führten therapeutische Strahlenbelastungen erwartungsgemäß zu starken Degenerationserscheinungen. Eine Röntgenovarialbestrahlung wegen eines Mammakarzinoms mit 400 r hatte vereinzelt eine Aktivierung von Furchungsteilungen zur Folge, ein Befund, bei dem wir nicht wagten, von einer Parthenogenese zu sprechen, wenngleich eine ähnliche Beobachtung bei einer Patientin nach Tuberkulostatikabehandlung wegen einer Peritonealtuberkulose den gleichen Verdacht nahelegte.

Außer gemeinsamen Originalmitteilungen hat Frau Uebele-Kallhardt ihre Ergebnisse in einer Monographie *Human Ocytes and Their Chromosomes – An Atlas* niedergelegt (1978). Mit diesem Werk hat sie gewiß den Kollegen, die sich in der Folgezeit der In-vitro-Fertilisation zuwandten, wertvolles Grundwissen vermittelt.

Parallel zu diesen Meiosestudien widmeten sich meine Frau und ich der klinisch orientierten Chromosomenpathologie, u.a. den zytogenetischen Befunden von spontanen Fehlgeburten nach In-vitro-Kultivierung von Abortmaterial (s. auch H. Knörr-Gärtner). Es zeigte sich, daß ca. die Hälfte aller Frühaborte durch Chromosomenaberrationen bedingt ist, deren Ursache in Störungen bei oder unmittelbar nach der Vereinigung von Ei- und Samenzelle zu suchen ist. Aufgrund dieser Tatsache mußte man die bis dahin übliche Aborttherapie überdenken. Nach den zytogenetischen Ergebnissen sind Spontanaborte in hohem Maß als ein Regulativ der Natur anzusehen: Nur dadurch ist gewährleistet, daß die Geburt eines fehlentwickelten Kindes ein relativ seltenes Ereignis darstellt.

Ein weiteres Kapitel auf dem Gebiet der Zytogenetik im Rahmen der Reproduktionsmedizin wurde aufgeschlagen, als Valenti et al. 1968 die Diagnose eines Morbus Down aus dem Fruchtwasser gelang und im gleichen Jahr Nadler et al. der vorgeburtliche Nachweis einer angeborenen Stoffwechselkrankheit, der Galaktosämie, glückte.

Bei meiner ganzen wissenschaftlichen Ausrichtung und als Geburtshelfer, der immer wieder mit der Geburt eines fehlentwickelten Kindes und dem Leid der Eltern konfrontiert wird, ist es wohl verständlich, daß ich diese neuen Möglichkeiten der pränatalen Diagnose angeborener Anomalien sofort und überzeugt aufgriff. Im Rahmen der Vorbereitungen zur Einführung dieses Verfahrens vermittelten uns – meiner Frau und mir – wesentliche, vor allem technische Hinweise die im April 1970 auf dem 5. Weltkongreß für Gynäkologie und Geburtshilfe in New York zu dieser Thematik gehaltenen Referate und Demonstrationen sowie ein Besuch im Johns Hopkins Hospital in Baltimore.

Noch im selben Jahr begannen wir in der Frauenklinik zunächst mit einem Übungsprogramm zur Gewinnung von Fruchtwasser, während sich meine Frau in ihrer Abteilung mit der Kultivierung der Amnionzellen befaßte. Bald waren wir in der Lage, die ersten diagnostischen Amiozentesen vorzunehmen. Damit begann die Ära der pränatalen Diagnostik angeborener Anomalien in Deutschland.

In der Frauenklinik hat mit großem Engagement mein Mitarbeiter W. Jonatha maßgebend an diesem Projekt mitgewirkt. Von ihm wurde die Fruchtwasserpunktion unter Ultraschallsicht für die Zwecke der pränatalen Diagnostik entwickelt. Eine einmalige Konstellation war dadurch gegeben, daß meine Frau in ihrer Abteilung gleichzeitig die Kultivierung und diagnostische Analyse der Fruchtwasserzellen in Angriff nehmen konnte. Da zu erwarten war, daß bald mehr und mehr Schwangere mit genetischem

Risiko diese diagnostische Maßnahme in Anspruch nehmen würden, kam es nunmehr darauf an, eine zufriedenstellende Versorgung dieser Betroffenen sicherzustellen. Dazu war es notwendig, auf breiter Basis in den Frauenkliniken Amniozenteseteams zu etablieren und in den Abteilungen für Humangenetik leistungsfähige zytogenetische Laboratorien sowie genetische Beratungsstellen einzurichten.

Auf der Basis detaillierter Planungen, an denen die Ulmer Gruppe maßgebend beteiligt war, und in Anerkennung der Bedeutung und der Notwendigkeit des Aufbaues der vorgeburtlichen Diagnostik in der BRD hat dann die DFG im November 1972 das Schwerpunktprogramm „Pränatale Diagnose genetisch bedingter Defekte" unter Beteiligung von 20 Arbeitsgruppen aus Frauenkliniken und genetischen Instituten eingerichtet.

Da in Ulm aufgrund unserer bereits vorhandenen Erfahrungen die Anlaufschwierigkeiten bald behoben waren, konnten wir uns zur Ausbildung der Teilnehmer des Projektes zur Verfügung stellen.

Auch war es uns ein Anliegen, auf Kongressen, Tagungen und Fortbildungsveranstaltungen bundesweit sowie in vielen Publikationen die Fachkollegen und die gesamte Ärzteschaft auf die nunmehr vorhandenen Möglichkeiten hinzuweisen, in einem frühen Stadium der intrauterinen Entwicklung chromosomal und biochemisch bedingte Defekte aufzudecken oder auszuschließen. Auch lag uns sehr daran, die Gynäkologen und Geburtshelfer mit den vielfältigen Problemen der genetischen Risikoschwangerschaft vertraut zu machen und zu betonen, daß die vorgeburtliche Diagnostik künftig nicht mehr aus der Schwangerenvorsorge wegzudenken sein würde. Alsbald wurde auch die Aufnahme dieser diagnostischen Maßnahme in die Mutterschaftsrichtlinien festgelegt.

Die positiven Auswirkungen dieser Initiativen gehen aus der Tatsache hervor, daß sich heute mehr als 50% der Frauen im erhöhten Gebäralter einem der pränatal-diagnostischen Eingriffe unterziehen. Diese Akzeptanz wird von keiner anderen Vorsorgemaßnahme erreicht und wir wissen, daß z.B. die gynäkologische Krebsvorsorge nur von ca. 30% der Berechtigten in Anspruch genommen wird.

Als effektive Maßnahme im Sinne der Schwangerschaftserhaltung kann man auch die Einrichtung der Beratungsstelle „Medikamente in der Schwangerschaft" bezeichnen, die ich auf Anregung des Vorstandes der Deutschen Gesellschaft für Gynäkologie und Geburtshilfe im Jahre 1979 in der Universitäts-Frauenklinik Ulm begründet habe. Den Frauenärzten in der Praxis sollte die Möglichkeit geboten werden, in schwierigen Beratungssituationen ad hoc fundierte Informationen einzuholen. Es hatte sich nämlich nach der Novellierung des § 218 im Jahre 1976 herausgestellt, daß immer häufiger Frauen nach Einnahme von Medikamenten in der Frühschwangerschaft in der Sorge um eine Schädigung der Frucht auf einen Schwangerschaftsabbruch drängten, und daß die Indikationsstellung auffallend großzügig gehandhabt wurde. Die Wissensvermittlung – nicht nur über Medikamente, sondern über alle derzeit bekannten exogenen Noxen einschließlich Strahlenbelastung und Virusinfektionen – hat zu einer Absicherung der Ärzte und nachweislich zu einer eindeutigen Senkung der Rate an Schwangerschaftsabbrüchen aus der genannten Indikation geführt.

Auch nach meiner Emeritierung habe ich auf Fortbildungsveranstaltungen und in praxisnahen Publikationen die Fachkollegen laufend bundesweit über den Stand der Forschung hinsichtlich der Umwelteinflüsse auf die embryofetale Entwicklung informiert. Es ist für mich beruhigend zu hören, daß die Beratungsstelle auch heute noch von der Ärzteschaft in Anspruch genommen wird.

Darüber hinaus habe ich die Zeit nach meiner Emeritierung im Jahre 1981 gemeinsam mit meiner Frau zur Herausgabe weiterer Auflagen unseres Lehrbuches der *Geburtshilfe und Gynäkologie – Physiologie und Pathologie der Reproduktion* und einer *Schwangerenvorsorge – Prävention für Mutter und Kind* genutzt.

Abschließend kann ich sagen, daß ich noch immer mit unveränderter Freude an unserem schönen Fach hänge und mit ungebrochenem Interesse die aktuellen Probleme und Fortschritte verfolge.

Quellen und Literatur

Knörr K. Biographie, 19. Juni 1993

Knörr K (1964) Chromosomal bedingte Entwicklungsstörungen. Z Menschl Vererb Konstitutionslehre 37:455–466

Bettendorf G, Breckwoldt M, Knörr K, Stegner HE (1964) Gravidität nach Hypophysektomie und Behandlung mit hypophysärem Humangonadotropin. Dtsch Med Wochenschr 89:1952–1957

Knörr K (1967) Erfolgreiche Sterilitätsbehandlung mit Humangonadotropinen nach Hypophysektomie. Med Welt 18:3128–3132

Knörr K, Knörr-Gärtner H, Uebele-Kallhardt B (1969) Chromosomenanalytische Befunde bei Stein-Leventhal-Syndrom (Beitrag zur Ätiologie des Stein-Leventhal-Syndroms). Endokrinologie 54:364–373

Knörr K, Knörr-Gärtner H, Uebele-Kallhardt B (1969) Zur Frage der Wirkung alkylierender Substanzen auf die Entwicklung der Frucht. Geburtshilfe Frauenheilkd 29:601–611

Uebele-Kallhardt B, Knörr K (1971) Meiotische Chromosomen der Frau. Humangenetik 12:182–187

Knörr K, Uebele-Kallhardt B (1971) Meiosestörungen menschlicher Eizellen nach Einwirkung endogener und exogener Noxen. Fortschr Fertilitätsforsch 2:28–33

Knörr K (1971) Möglichkeiten und Konsequenzen der pränatalen Diagnostik kongenitaler Anomalien. Geburtshilfe Frauenheilkd 31:614–622

Knörr K, Knörr-Gärtner H (1977) Das Abortgeschehen unter genetischen Aspekten. Gynäkologe 10:3–8

Knörr K, Knörr-Gärtner H (1981) Umwelteinflüsse auf die Kindesentwicklung. In: Käser O, Friedberg V, Ober KG, Thomen K, Zander J (Hrsg) Gynäkologie und Geburtshilfe, 2. Aufl, Bd II1. Thieme, Stuttgart New York

Uebele-Kallhardt B (1978) Human oocytes and their chromosomes. An atlas. Springer, Berlin Heidelberg New York

Knörr-Gärtner, Henriette

(geb. 1. 8. 1916 in Witzenhausen)

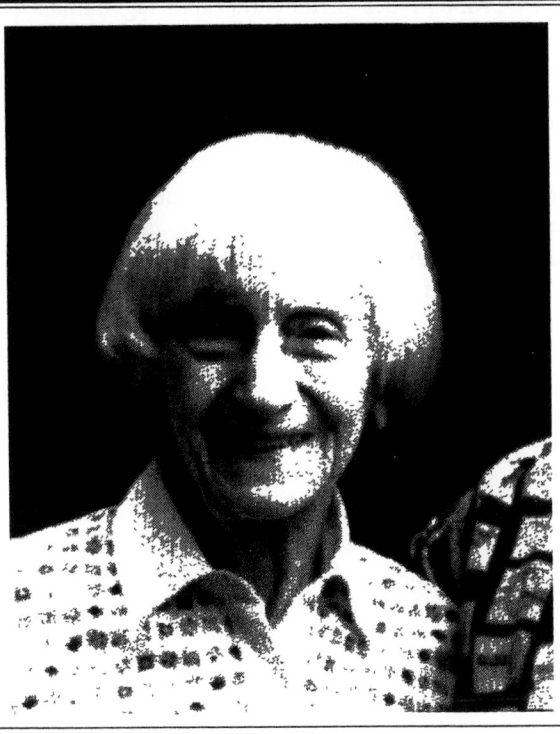

Nach regulärem Schulbesuch legte ich Ostern 1936 in Kassel an der Malwida-von-Meysenbug-Schule (Reform-Real-Gymnasium) die Reifeprüfung ab. Nach einem zwischenzeitlichen Besuch der Hauswirtschaftsschule des Raiffensteiner Verbandes in Miesbach/Obb. und der Ausbildung zur Medizinisch-Technischen Assistentin in Leipzig 1937/39 mit abschließendem Staatsexamen begann ich nach kurzer Labortätigkeit in der psychiatrischen Klinik in Marburg bei Kretschmer – es ging um die Aussagekraft der Abderhalden-Reaktion – noch im gleichen Jahr mit dem Studium der Medizin in Göttingen. Nach dem Physikum folgten 2 klinische Semester in Freiburg, dann die Fortsetzung und Beendigung des Studiums wiederum in meiner Heimatuniversität Göttingen. Hier und in dieser Zeit faßte ich bereits den Entschluß, mich dem Fach der Gynäkologie und Geburtshilfe, auch auf wissenschaftlicher Basis, zuzuwenden und nutzte jede zwischen Kriegsdiensteinsätzen verbleibende Zeit der Semesterferien zur Famulatur in der Universitäts-Frauenklinik (Direktor Prof. Dr. H. Martius). Von W. Bickenbach, dem damaligen 1. Oberarzt der Frauenklinik Göttingen, erhielt ich meine Dissertationsarbeit. Es handelte sich um die Entwicklung eines statistischen Verfahrens zur Berechnung der Tragzeit aus den Reifemerkmalen von insgesamt 5075 Neugeborenen – damals noch „handverlesen" aus den Journalen – und die Prüfung der Anwendbarkeit der Methode bei gutachtlichen Entscheidungen in Tragzeitgutachten, eine heute überholte, damals aber oft einzige Beurteilungshilfe bei Alimentationsprozessen.

1944 beendete ich mein Studium mit dem Staatsexamen und der unmittelbar anschließenden Promotion („summa cum laude" und Universitätspreis der Georgia Augusta).

Bereits am nächsten Tag mußte ich meiner Notdienstverpflichtung an die Innere Abteilung des Städtischen Krankenhauses Hildesheim Folge leisten, die abrupt durch den großen Bombenangriff auf die Stadt mit Zerstörung des Hospitals beendet wurde. So konnte ich bereits am 1. 8. 1945 vereinbarungsgemäß meinem „Doktorvater" W. Bickenbach folgen, der inzwischen einen Ruf auf das Ordinariat der Universitäts-Frauenklinik Münster erhalten hatte. Damit begann meine fachliche und wissenschaftliche Ausbildung unter diesem hervorragenden Lehrer und Kliniker in Münster.

Neben einigen klinischen Publikationen unterschiedlicher Thematik – von denen die *Über Eklampsie nach Nierenerkrankungen* deshalb erwähnt sei, weil sie den Begriff *Propfgestose"* einführte –, konzentrierte sich meine wissenschaftliche Tätigkeit schon früh auf strahlenbiologische Untersuchungen unter klinischen Aspekten der damaligen gynäkologischen Strahlentherapie in Fortführung der Tradition der „Göttinger Schule".

Das Problem der Strahlentherapie lag damals mehr noch als heute in der Tatsache, daß der therapeutische Nutzen, nämlich die Vernichtung oder zumindest die Wachstumsbegrenzung des Tumors, nicht ohne gleichzeitige Schädigung des gesunden Gewebes der unmittelbaren Umgebung erkauft werden konnte. Die klinische Radiologie dieser Zeit war daher von dem Bestreben geleitet, auf physikalischem Wege eine bessere Schonung des den Tumor umgebenden und zur Heilung so wichtigen gesunden Gewebes zu erreichen und in Zusammenwirken mit der klinischen Grundlagenforschung biologische Kenntnisse und Erfahrungen über die Strahlenreaktion gesunder und erkrankter Gewebe und Organe, vor allem über ihre Strahlenempfindlichkeit, zu erlangen.

Diese doppelte Zielsetzung hatte durch die Strahlenphysik mit der Erzeugung energiereicher Strahlen unterschiedlicher Ionisationsdichte neue Impulse erfahren. Über deren physikalisch-technische Vorteile bestanden sehr bald keine Zweifel mehr. Dagegen konnte die biologische Wirksamkeit der Strahlungen höherer Energien nicht ohne weiteres derjenigen der konventionellen Röntgenstrahlen gleichgesetzt werden. Eine Neuorientierung über die biologische Wirkung verschiedener Strahlenarten und Strahlungen unterschiedlicher Energiebereiche erwies sich als zwingend notwendig.

Im Rahmen dieser Neuorientierung erschien die experimentelle Forschung an Gewebekulturen geeignet und erfolgversprechend. Als Experimentiermodell dienten mir in-vitro-kultivierte lebende Zellen. Die Zellzüchtungsmethode hatte ich anläßlich eines Gastaufenthaltes bei Prof. Lettre in Göttingen erlernt. Die zytologische Auswertung der Strahlenreaktionen anhand multipler Kriterien im Kern und Zytoplasma während der Zellteilungsvorgänge und in der Interphase wurde zunächst an Zellkulturen von normalen Hühnerherzfibroblasten, später an Karzinomzellen vom Stamm HeLa nach Einwirkung verschiedener Dosen konventioneller Röntgenstrahlen, schneller Elektronen und ultraharter Röntgenstrahlen vergleichend in Test und Gegentest untersucht. Die Auswertung erfolgte zunächst statistisch an fixierten und gefärbten Präparaten und erlaubte erste wichtige orientierende Aussagen. Bald wurde dann vergleichend die Strahlenreaktion an lebenden Zellen, unmittelbar in vitro, im Phasenkontrastverfahren analysiert. Die Erweiterung auf dieses Verfahren eröffnete die damals einmalige Möglichkeit zur kinematographischen Erfassung der Strahlenreaktionen vor, während und nach der Bestrahlung. Die Ergebnisse erlaubten quantitative und qualitative Aussagen über die relative biologische Wirksamkeit (RBW) verschiedener Strahlenarten unterschiedlicher Applikationsformen (Fraktionierung, Protrahierung), variierender Strahlendosen und Dosisleistungen. Vor allem aber zeigten sich Unterschiede in der Strahlensensibilität zwischen Zellen normaler und maligner Herkunft. Die Resultate fanden in zahlreichen Originalpublikationen, Buchbeiträgen und Vorträgen ihren Niederschlag, darunter vor allem in 10 wissenschaftlichen Filmen mit der Phasenkontrastdokumentation der Zellschädigungen. Der gleichen Thematik waren weitere Untersuchungen gewidmet, die in meiner Habilitationsarbeit zusammengefaßt wurden und 1953 zur Verleihung der Venia legendi für das Fachgebiet Gynäkologie und Geburtshilfe führten.

Während dieser Etappe meiner wissenschaftlichen Tätigkeit war ich am 1. 8. 1950 meinem Lehrer Bickenbach anläßlich seiner Berufung auf den Lehrstuhl für Gynäkologie und Geburtshilfe an die Universitäts-Frauenklinik Tübingen auf dessen Wunsch dorthin gefolgt. 1950 habe ich die Facharztanerkennung für Gynäkologie und Geburtshilfe erhalten. Ich war bis zum 31.12.1955 an der Tübinger Universitäts-Frauenklinik als wissenschaftliche Assistentin tätig, und von 1952–1954 mit der oberärztlichen Leitung der Strahlenabteilung und der gynäkologisch-konservativen Abteilung sowie der Wahrnehmung der Krebsnachsorge beauftragt. Die Ernennung zur außerplanmäßigen Professorin erfolgte 1959.

Nach der Berufung meines Lehrers an die I. Universitäts-Frauenklinik München schied ich am 31. 12. 1955 auf eigenen Wunsch aus der klinischen Tätigkeit aus und ließ mich in Tübingen als Fachärztin für Gynäkologie und Geburtshilfe in eigener Privatpraxis unter Aufrechterhaltung meiner Lehrverpflichtung nieder. Durch Überführung meines strahlenbiologischen Laboratoriums an das Strahleninstitut der Universität Tübingen unter dem Direktorat von Prof. Bauer war die Basis meiner wissenschaftlichen Tätigkeit in vollem Umfang gesichert. Dieser Institutswechsel brachte es jedoch mit sich, daß mein Bekanntheitsgrad und meine Reputation bei den Radiologen des In- und Auslandes bald größer war als bei den Kollegen meines eigentlichen Fachgebietes.

Inzwischen hatte sich der Bereich der Strahlenbiologie entscheidend erweitert: Die Erschließung neuer Strahlenquellen, die Entwicklung atomarer Energie, vor allem aber der kriegerische Einsatz der Atombombe in Hiroshima und Nagasaki hatten die Frage nach den Folgen, nämlich der Schädigung des menschlichen Erbgutes, in den Vordergrund gerückt gegenüber der individuellen Strahlenbelastung durch Diagnostik und Therapie. Aus dem im

Rahmen der Strahlentherapie des einzelnen Kranken zunächst irrelevanten Problem der genetischen Strahlenbelastung war im Atomzeitalter ein überindividuelles weltweites Anliegen geworden, dem sich die klinisch-ärztlich orientierte Strahlenbiologie ebenso wie die Grundlagenforschung stellen mußte. Für mich bedeuteten diese Erkenntnisse den Einstieg in die Humangenetik. Ich gehörte dem Arbeitskreis „Strahlenbiologie" der Deutschen Atomkommission im Atomministerium von seiner Gründung und bis seiner Auflösung 1966 an. In erster Linie ging es um die aktuell gewordene Konfrontation mit dem genetischen Risiko, und zwar sowohl um die potentielle Strahlenschädigung als auch um Fragen des Strahlenschutzes von Bevölkerungen.

In den frühen 70er Jahren wurde ich in die Mutagenitätskommission, das beratende Gremium des von der DFG getragenen Institutes für Mutagenitätsforschung in Freiburg, gewählt. Die regelmäßigen Zusammenkünfte mit den Experten brachten mir viel Wissensgewinn auf den verschiedenen Gebieten der Genetik.

Für meinen engeren Arbeits- und Forschungsbereich hatte die Aufdeckung des menschlichen Karyotyps (1956) mit der Darstellungsmöglichkeit der menschlichen Chromosomen ganz neue Perspektiven einer Strahlen- und Tumorzytogenetik eröffnet. Dieses faszinierende Konzept konnte ich erstmalig unter strahlenbiologischen Aspekten 1965 in einem Referat auf Einladung auf dem XI. Internationalen Kongreß für Radiologie in Rom vortragen und anschließend in Hamburg vor der Strahlenschutzkommission und den Strahlenschutzärzten interpretieren.

An diesem, für weitere Forschungen für mich entscheidenden Punkt, eröffnete die Übersiedlung nach Ulm anläßlich der Berufung meines Mannes an die Frauenklinik der neu gegründeten Universität 1967 auch für mich eine Vielzahl neuer Möglichkeiten. Im Jahre 1968 wurde mir die Leitung der neu etablierten Sektion Zytogenetik übertragen, die 1972 zur Abteilung Klinische Genetik angehoben wurde. Die Umhabilitierung nach Ulm erfolgte im gleichen Jahr für Gynäkologie und Geburtshilfe mit Erweiterung auf das Fach der experimentellen Strahlenbiologie.

In Fortsetzung einer klinisch orientierten Strahlenbiologie beabsichtigte ich damals zunächst, in Ulm chromosomenanalytische Untersuchungen an explantierten und in-vitro-kultivierten bösartigen Tumoren vor, während und nach Abschluß der Therapie zur Prüfung ihrer Strahlenempfindlichkeit durchzuführen. Bei der Planung dieses Projektes zeigte sich jedoch, daß zu diesem Zeitpunkt nur vereinzelt chromosomenanalytische Untersuchungen an menschlichen bösartigen Neoplasien, insbesondere keine an deren Vor- und Frühstadien vorlagen, die als Basis für die Bearbeitung einer so spezifischen Fragestellung hätten dienen können. Vor allem der Entartungsprozeß gynäkologischer Tumoren war in seinen einzelnen Etappen mit Ausnahme gewisser Frühveränderungen am Gebärmutterhalskanal noch keineswegs chromosomal erfaßt.

So wurde aus dem Nahziel der Prüfung der Strahlenreaktion der Chromosomen maligner Tumoren ein Fernziel. Mein Interesse konzentrierte sich zunächst auf die Erfassung des Chromosomenstatus von Zellen und Geweben, die klinisch als potentiell bösartig bzw. als Krebsvor- und -frühstadien eingestuft werden müssen. Nur auf diese Weise schien es möglich, den Weg der krebsigen Entartung vom Beginn bis zum manifesten Karzinom auf zytogenetischer Ebene zu verfolgen.

Für derartige Untersuchungen bestanden in Ulm einmalig günstige Voraussetzungen durch eine intensive Kooperation mit der Frauenklinik, speziell mit der zu ihr gehörenden Sektion für Gynäkologische Zytologie und Histologie. Diese Konstellation schuf überhaupt erst die Voraussetzungen für die diagnostische Zuordnung der zytogenetischen Befunde im Vergleich zur Dignität der histo- und zytologischen Referenzpräparate.

Am Anfang standen Untersuchungen zur Zytogenetik der Vor- und Frühstadien des Zervixkarzinoms, die bemerkenswerte Ergebnisse erbrachten und ihren Niederschlag u.a. in der Habilitationsschrift von F. Dehnhard fanden.

Zur weiteren Klärung der malignen Entartung auf chromosomaler Ebene wandte ich mich sodann entsprechenden zytogenetischen Untersuchungen an in-vitro-kultivierten Tumorabschnitten von per laparotomiam gewonnenen Ovarialtumoren zu. Dabei war die vergleichende Parallelhistologie der beteiligten Kliniker von unschätzbarem Wert für die erreichte Aussage. Im gleichen Team konnten auch erste Ergebnisse zur Chromosomenpathologie des Korpuskarzinoms erzielt werden.

Nachdem das sog. Jet-wash-Verfahren zur Gewinnung von Zellen aus dem Endometrium uteri klinisch eingesetzt war, hatte ich die Möglichkeit, jeweils aus der Hälfte des Materials Endometriumzellen zu kultivieren und zytogenetisch auf Frühveränderungen einer malignen Entartung zu analysieren, während die übrige Hälfte des Materials zyto- und histomorphologischen Vergleichsuntersuchungen zugeführt wurde. Es konnte nachgewiesen werden, daß die einfache zystisch-glanduläre Hyperplasie übereinstimmend einen normalen weiblichen Karyotyp besitzt. Dagegen zeigten sich bei den Formen der adenomatösen Hyperplasie Abweichungen – meist Chromosomengewinne oder Markerchromosomen, also gravierende Umstrukturierungen des Karyotypus, die auf eine beginnende maligne Entartung deuten. Die Befunde wurden jeweils histologisch durch den Nachweis örtlicher begrenzter maligner Bezirke bestätigt.

In Ulm ergab sich darüber hinaus für mich ein unverhofft reiches Tätigkeitsfeld. Man muß bedenken, daß sich in den 70er Jahren die Aufmerksamkeit praktisch aller klinischer Disziplinen auf die neuen Erkenntnisse der Zytogenetik richtete, vor allem auf ihre Bedeutung im Rahmen der Reproduktionsmedizin. In erster Linie waren die Pädiatrie und die mit der Infertilität befaßten Fachgebiete auf diesen neuen diagnostischen Bereich zur chromosomenanalytischen Aufdeckung angewiesen, z.B. bei Individuen mit Verdacht auf ein Turner- oder Klinefelter-Syndrom. Die Intersexualität, besonders die testikuläre Feminisierung, erschienen in neuem Licht. In enger Zusammenarbeit mit der Frauenklinik wurde auf dem Gebiet der Reproduktionspathologie eine Studie über die Zytogenetik von Spontanaborten durchgeführt, die auf der In-vitro-Kultivierung von Gewebe aus Abortmaterial und nachfolgender Chromosomenanalyse basierte. Neben der Aufdeckung der hohen Anomalierate spontan abortierter Früchte konnten außerdem spezielle Erkenntnisse über die Formen und die Genese der mola hydatiformis gewonnen werden. In einer weiteren Studie ließ sich der Verdacht widerlegen, daß die Einnahme von oralen Kontrazeptiva Veränderungen des genetischen Materials verursachen würde; eine passagere Imbalance mit vorübergehender Störung im zeitlichen Ablauf der Gametogenese konnte jedoch nicht ausgeschlossen werden. Wir konnten auch nicht ganz die Vermutung ausräumen, daß eine medikamentöse Ovulationsinduktion eine Störung in der Chronologie der Gametogenese auslösen könnte.

Mit der pränatalen Diagnostik kam eine ganz neue Herausforderung auf mich zu, deren Inangriffnahme für mich und meine Abteilung zum Schwerpunkt unserer Arbeiten in den folgenden Jahren wurde. Ich habe die neue Aufgabe mit Überzeugung und Freude aufgegriffen. Sie hat mich bis zum Ende meiner beruflichen Tätigkeit voll ausgefüllt. Zunächst gelang es, für die Züchtung der aus dem Fruchtwasser nach Amniozentese gewonnenen fetalen Zellen eine geeignete Modifikation zu entwickeln.

Die methodischen Anforderungen der pränatalen Diagnostik bildeten aber nur einen Teil der Aufgabe. Ein ganz wichtiger neuer ärztlicher Bereich kam mit der genetischen Beratung auf mich zu. Wie die Indikationsstellung vor dem Eingriff, so erforderte der Nachweis einer Anomalie eine intensive, von Empathie getragene, individuelle genetische Beratung über die Tragweite und Konsequenz, die u.U. die weitere Familie miteinbeziehen mußte. Entschlossen sich die Eheleute zu einem Schwangerschaftsabbruch, mußte häufig eine nachgehende Betreuung zur Bewältigung dieses schweren Schicksals angeschlossen werden, um individuelle Belastungsfaktoren, etwaige Schuldgefühle bzw. Schuldzuweisungen abzubauen.

Außerdem oblag meiner Abteilung die stete Qualitätskontrolle der gestellten Diagnose auskultivierter Gewebeproben der abortierten Feten und im Rahmen des DFG-Programmes die Weiterleitung der Frucht zur pathologisch-anatomischen Untersuchung in der in Lübeck eingerichteten Zentralstelle (Frau Prof. Dr. H. Rehder).

Besondere technische Anforderungen stellten sich, wenn es um den Nachweis oder Ausschluß metabolischer Erbkrankheiten ging. Denn in der Anfangsära waren die Nachweismöglichkeiten der einzelnen an sich seltenen monogenen rezessiven Erbleiden weltweit auf einige Speziallaboratorien verstreut; die kultivierten Zellen mußten dann jeweils in ausreichender Menge termingerecht, während des Transportes unter konstanten Temperaturbedingungen und zeitlich limitiert bis nach Übersee versandt werden. Demgegenüber stellte uns der Transfer in innereuropäische Spezialinstitute, z.B. nach Rotterdam oder Basel – jeweils im IC –, vor geringere Probleme.

Daß wir in Ulm eine gewisse Pionierarbeit auf dem Gebiet der pränatalen Diagnostik leisteten, zeigte sich sehr bald an der zunehmenden Zahl von interessierten Besuchern, insbesondere nachdem das Schwerpunktprogramm der DFG „Pränatale Diagnose genetisch bedingter Defekte" eingerichtet war. Zu den von meiner Abteilung übernommenen Aufgaben gehörte die Ausbildung von Mitarbeitern der beteiligten genetischen Institute der Bundesrepublik in den Methoden der Züchtung von Amnionzellen und der Erstellung der Diagnose.

Wenn ich auch nur während des ersten Jahrzehntes an ihrer Einführung beteiligt war, so bin ich doch dankbar, daß ich diese ersten Schritte in der pränatalen Diagnostik miterleben und -gestalten durfte und mithelfen konnte, manches Leid in den betroffenen Familien zu verhindern.

Der anschließende Ruhestand verlief und verläuft nicht untätig. Die ersten Jahre der Muße waren mit der Neuauflage unseres Lehrbuches ausgefüllt, und nunmehr widme ich mich Fragen einer Kultur- und Sozialgeschichte der Geburt.

Mein Mann und ich haben uns viele Gedanken gemacht und hin und her erwogen, ob wir beide einen gemeinsamen Beitrag abfassen sollten oder jeder getrennt seine biographischen Daten zusammenstellen sollte. Wir kamen schließlich zu dem Schluß, daß getrennte Texte vorzuziehen seien, weil sonst rund 20 Jahre meiner Tätigkeit unerwähnt bleiben müßten. Als „das Ehepaar Knörr" oder die „Knörrs" wurden wir ja erst in der reichen Schaffensperiode der Ulmer Jahre bekannt.

Quellen und Literatur

Knörr-Gärtner H: Biographie, 3. Juni 1993

Gärtner H (1952) Über Eklampsie nach Nierenerkrankungen (Aufpropfgestosen). Gynaecologia 133:4, 210

Gärtner H (1955) Die biologische Wirksamkeit schneller Elektronen und ultraharter Röntgenstrahlen einer 15 MeV-Elektronenschleuder im Vergleich zu Röntgenstrahlen üblicher Härte (untersucht an Gewebekulturen). Tl I: Strahlentherapie 96/2:20-227; Tl II: Strahlentherapie 96/3:378-395

Gärtner H (1957) Die Gewebezüchtung als strahlenbiologische Arbeitsmethode. Strahlentherapie 102/4:620-627

Knörr-Gärtner H (1965) Chromosomenveränderungen bei bestrahlten Menschen. Referat auf Einladung auf dem XI. Internationalen Radiologenkongreß in Rom

Knörr-Gärtner H (1965) Gegenwärtige Schwerpunkte in der Mißbildungsforschung und ihre Bedeutung für die Radiologie. In: Strahlenschutz in Forschung und Praxis, Bd 5, Rombach, Freiburg/br

Dehnhard F, Breinl H, Knörr-Gärtner H (1970) Chromosomenveränderungen bei Krebsvorstadien der Cervix uteri. Geburtshilfe Frauenheilkd 30/7:602-612

Knörr-Gärtner H, Härle I (1972) A modified method of culturing human anmiotic fluid cells for prenatal detection of genetic disorders. Humangenetik 14:333

Dehnhard F, Knörr-Gärtner H, Breinl H (1973) Zur Chromosomenpathologie des Korpus-Karzinoms. Geburtshilfe Frauenheilkd 23/2:98-106

Knörr-Gärtner H (175) Methodische Grundlagen der Amnionzellkultur. Monatsschr Kinderheilkd 123:199-200

Knörr-Gärtner H, Schuhmann R, Kraus H, Uebele-Knallhardt B (1977) Comparative cytogenetic and histologic studies on early malignant transformation in mesothelial tumors of the ovary. Hum Genet 35:281-297

Knorr, Dietrich Wilhelm Rudolf

(geb. 19. 9. 1923 in München)

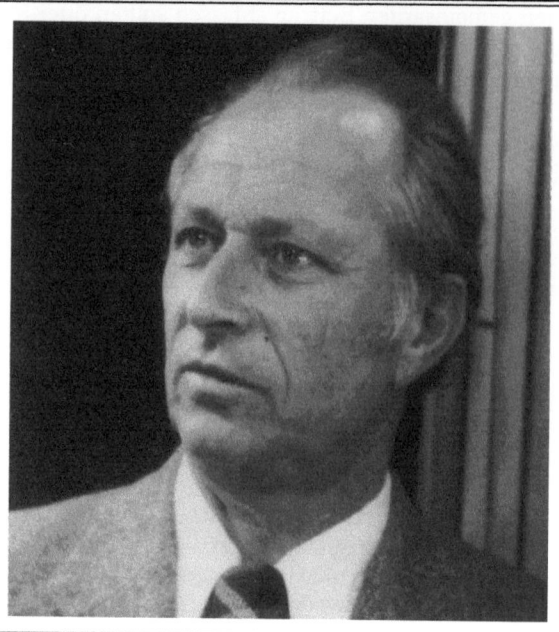

Der Ururgroßvater von Knorr, Carl August Steinheil, war Optiker und Physiker, sein Urgroßvater, Carl Voit, Physiologe, seine Eltern Dr. Hedwig Knorr, geb. Steinheil, und Herbert Knorr, Archivrat der kriegsgeschichtlichen Abteilung des Bayerischen Staatsarchives.

Knorr besuchte das humanistische Theresien-Gymnasium in München, wo er 1942 das Abitur machte. Bis 1945 war er Soldat. Danach studierte er Medizin in München und promovierte 1951 mit dem Thema *Über das Verhalten der Phosphorsäure in fluoridvergifteter Hefe*. Nach der Volontärassistentszeit in innerer Medizin und Chirurgie wurde er 1953 Assistent der Universitäts-Kinderklinik in München. Er habilitierte sich 1963 bei A. Wiskott mit dem Thema *Die Wirkung von Choriongonadotropin auf den Steroidstoffwechsel des Kindes*. 1969 erhielt er ein Stipendiat in der endokrinologischen Abteilung des National Cancer Institutes in Bethesda. 1974 wurde Knorr Abteilungsvorsteher der Abteilung für Pädiatrische Endokrinologie der Universitäts-Kinderklinik in München.

Knorr hat sich auf dem Gebiet der Endokrinologie des Kindesalters schwerpunktmäßig mit dem Steroidhormonstoffwechsel des Kindes und Jugendalters befaßt. Er war Leiter des Forschungsprojektes Biochemie der genetisch bedingten Formen somatischer Intersexualität im Kindesalter, sowie des Projektes Pathogenese, Diagnostik und Therapie des kongenitalen adrenogenitalen Syndroms (AGS) sowie der Hypospadie im Schwerpunkt „Das chronisch kranke Kind" der Stiftung Volkswagenwerk. Im Schwerpunkt Biologie und Klinik der Reproduktion der DFG arbeitete er am Forschungsprojekt „Störungen der somatischen sexuellen Differenzierung und Reifung und ihre Bedeutung für die Reproduktion" mit.

1986 war Knorr Tagungspräsident der Deutschen Gesellschaft für Endokrinologie. 1991 wurde ihm die A.A.-Berthold-Medaille der DGE verliehen.

Dietrich Knorr war mit Hildegard Knorr, geb. Kreuter, verheiratet und hat 5 Kinder. Seine Frau verlor er 1975 durch einen tragischen Bergunfall. Seit 1976 ist er mit Dr. Gertrud Mürset aus Zürich verheiratet. Sein Nachfolger in München ist H. P. Schwarz.

Quellen und Literatur

Knorr D: Lebenslauf und Brief vom 17. 8. 1992

Knorr D (1963) Die Wirkung von Choriongonadotropin auf den Steroidhormon-Stoffwechsel des Kindes. Acta Endocrinol Suppl 84

Frances JM, Knorr D, Martinez R, Neuhäuser G (1966) Hyophysärer Zwergwuchs bei Lippen-Kieferspalte. Helv Paediatr Acta

Knorr D, Kirschner MA, Taylor JP (1970) Estimation of esterone and estradiol in low level urines using electron-capture gas-liquid chromatography. J Clin Endocrinol Metab 31:409

Bidlingmaier F, Knorr D (1973) Plasma testosterone and estrogens in pubertal gynaecomastia. Z Kinderheilkd 115:89

Knorr D, Bidlingmaier F, Butenandt O, Fendel H, Ehrt-Wehle (1974) Plasma testosterone in male puberty. Acta Endocrinol 75:181

Knorr D, Beckmann D, Bidlingmaier F, Helmig F-J, Sippell WG (1979) Plasma testosterone in male puberty. II. HCG Stimulation test in boys with hypospadia. Acta Endocrinol 90:365–371

Höller W, Scholz S, Knorr D, Bidlingmaier F, Keller S, Albert ED (1985) Genetic differences between the salt-wasting, simple virilizing and nonclassical types of congenital adrenal hyperplasia. J Clin Endocrinol Metab 60/40:757–763

Knorr D, Bidlingmaier F, Höller W, Kuhnle U, Meiler B, Nachmann A (1986) Is heterozygosity for the steroid 21-hydroxylase deficiency responsible for hisutism, premature pubarche, early puberty and precocious puberty in children? Acta Andocrinol [Suppl 279] 112:284–289

Knorr D, Dörr HG (1988) Intrauterine Therapie des 21-Hydroxylase-Defektes (Congenitales Adrenogenitales Syndrom). Gynäkologe 21:148–151

Kober, Salomon

(18. 2. 1903 Breslau – 1944 [verschollen])

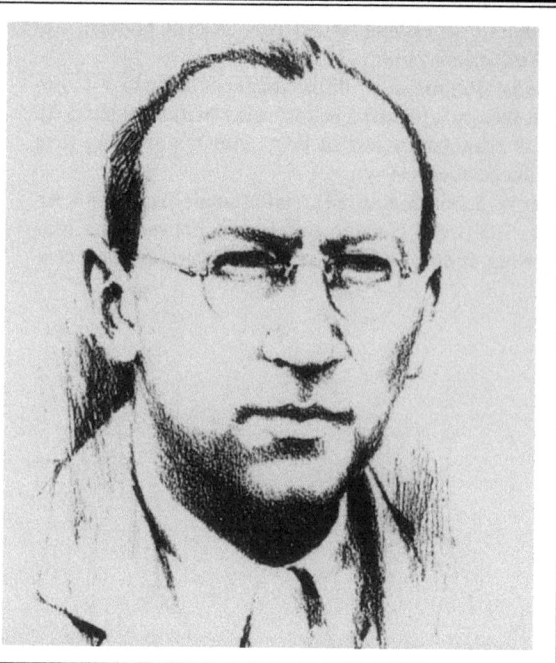

Kober wurde als Sohn des Kaufmanns Wilhelm Kober geboren. 1922 machte er das Abitur am Realgymnasium am Zwinger. Danach studierte er Chemie an der Technischen Hochschule in Breslau und Naturwissenschaften an der Universität Frankfurt a.M. Mit 25 Jahren promovierte Kober mit einer anorganisch-chemischen Arbeit. Sein Lehrer war B. Neumann am Institut für chemische Technologie. Die gemeinsamen Studien befaßten sich mit Tonsubstanzen und Bleicherden.

1928 bewarb er sich bei E. Laqueur, Professor der Pharmakologie und Direktor des Pharmakotherapeutischen Laboratoriums der Universität von Amsterdam, und begann seine Arbeit dort am 1. Juni 1928. Am „Polderweg" war er mit bedeutenden Wissenschaftlern zusammen: E. Dingemanse, J. Freud, E. Laqueur, S. Elzevier de Jongh. Dieser Arbeitskreis konnte im November 1929 über die Isolierung von Östron berichten, nur kurze Zeit nach E. A. Doisy in St. Louis und A. Butenandt in Göttingen.

In dieser Zeit standen nur biologische Methoden zum Hormonnachweis zur Verfügung. Es wurde daher nach einer chemischen Reaktion des Hormons gesucht, die dann physikalsich, d.h. kolorimetrisch gemessen werden kann; Kober schreibt: „Es wurde nun gefunden, daß durch Verdünnen des schwach erwärmten grüngefärbten Reaktionsgemischs (Hormon + H_2SO_4) mit Wasser eine in der Durchsicht klare rote Lösung mit grünlicher Fluoreszenz entsteht." (Kober 1931)

Marius Tausk schreibt über Kober:
Every chemist who deals with oestrogens uses the well-known colour reaction which Kober discovered here, in this laboratory in the Polderweg, and which consists in bringing together microgramme quantities of an oestrogen with sulphuric acid. This produces a green colour which turns red when diluted with water. The history of this discovery was told by Marrian in 1937:

„*In view of the importance of the Kober test, it may be of interest to you to hear exactly how Kober came to discover it. Like so many important discoveries it was entirely an accident. This is the story which Kober himself told me two years ago: Several workers had reported that the pure oestrogenic hormones gave colours in the Liebermann-Burchardt and Salkowski sterol tests. Kober tried these tests one day, satisfied himself that they were positive and then ran water into the test tubes from the tap in order to wash them out. Before he had time to empty the test tubes down the sink he was called away to the telephone. Ten minutes later he came back and found the test tubes full of clear pink solution. If the telephone had not called him away he undoubtedly would have finished washing out his test tubes and we might have had to wait for years for the discovery of the specific oestrin test.*"

To this I might add that the telephone call (ten to one from Oss!) would not have been enough for the discovery of the Kober test without Kober's keen observant eye, his quick reaction and the extraordinarily thorough follow up of his observation.

Kober was a chemist and, just like Laqueur, came from Breslau. From there he wrote a letter, asking Laqueur whether he perhaps knew of a job for him. As a result Kober came to this country and became an employee of

Organon on June 1st 1928. By training, he was an inorganic chemist but he acquainted himself very rapidly with the biochemical subjects he was to deal with here. When Organon started large-scale manufacture of oestrone from the urine of pregnant mares, he became the manager of that production – from the collection of the raw material to the quality control of the final product. He did so well that he made it possible for his employer to become the world's largest producer of oestrone in a very short time. The German custodians of Organon (considered as enemy property during the war) who wanted to keep the enterprise going had an understandable interest in keeping this very able chemist – an orthodox Jew – at his work for as long as possible.

Kober had a phenomenal knowledge of music. During concerts he would be seen reading the score. When the Jews were no longer permitted to go to concerts, he started – at the age of almost 40 – to learn to play violin. Together with his wife and three children, he was deported in November 1943. the family was sent from Theresienstadt to Auschwitz on October 19th 1944 and, according to information from the Red Cross, in all probability they were sent to the gas-chamber immediately on arrival. Kober was not with them. He had in fact been sent to Auschwitz on Semptember 28th but not to a gas-chamber.

When and where this talented and faithful man with his strong character lost his life, we do not know. Oestrogens are still Kober-chromogens. (Tausk 173)

Literatur

Kober S (1931) Eine kolorimetrische Bestimmung des Brunsthormons (Menformon). Biochem Z 239:209–212

Simmer HH (1982) Salomon Kober (1903–?): Chemiker, Endokrinologe, Erfinder und Organisator. Endokrinologie-Informationen 6:187–203

Tausk M (1973) Arma virosque. The 1973 Ernst Laqueur Memorial Lecture. Acta Endocrinol 74:417–433

Tausk M (1984) Organon. Ein kurzer Abriß der Geschichte der ersten 50 Jahre des Unternehmens. Vortrag 13. Dezember 1979 in Oberschleißheim. Wolf & Sohn, München

Kracht, Joachim

(geb. 19. 3. 1924 in Berlin)

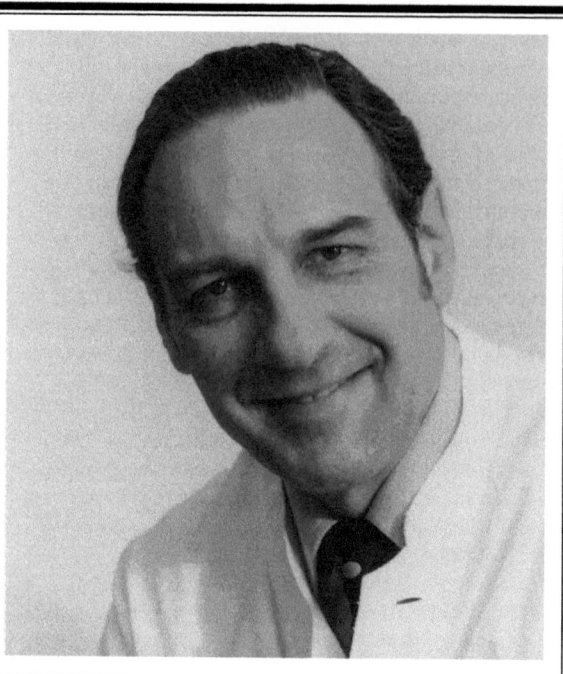

Nach dem Medizinstudium an der Christian-Albrecht-Universität Kiel wurde Kracht Assistent am dortigen Pathologischen Institut. 1953 habilitierte er sich mit der Arbeit *Die Schilddrüse und ihre Beziehung zum Hypophysenvorderlappen und zur Nebennierenrinde*. Von 1949–1954 war er wissenschaftlicher Mitarbeiter am Tuberkuloseforschungsinstitut Borstel, von 1955–1968 Oberarzt am Pathologischen Institut der Universität Hamburg-Eppendorf. Im August 1968 bekam er den Ruf an den ordentlichen Lehrstuhl für Pathologie der Medizinischen Fakultät der Justus-Liebig-Universität Gießen. Er wurde am 1. April 1989 emeritiert.

Krachts wissenschaftlicher Schwerpunkt war die Pathologie der inneren Sekretion. Von 1969–1974 hat er als Sekretär der Deutschen Gesellschaft für Endokrinologie diese sehr geprägt. Da in dieser Zeit der Präsident der DGE jährlich wechselte, war er, der Sekretär, für Kontinuität verantwortlich. Seine Vorgänger in diesem Amt waren Nowakowski und Klein.

Der Hamburger Internist H. W. Bansi regte Kracht zur Untersuchung der Schilddrüse an. Durch E. Tonutti wurde in ihm das Interesse an der experimentellen Pathologie endokriner Drüsen und überhaupt das Verständnis für endokrine Zusammenhänge geweckt. Besonders die Arbeiten über Nebennierenpathologie gehen auf diese Verbindungen zurück. Mit der Einführung immunhistologischer Methoden wandte sich Kracht der Hypophyse und wiederum der Schilddrüse zu. Mit fluoreszierenden Antikörpern konnte er in Eppendorf die ACTH-Prolaktin- und Gonadotropinbildungsstätten im Hypophysenvorderlappen lokalisieren. Für diese Untersuchungen brauchte Kraft natürlich Hypophysen, die in der Frauenklinik zur gleichen Zeit aber auch zur Extraktion von Gonadotropinen benötigt wurden. Im Sektionssaal teilten Kracht u. Bettendorf die Drüsen dann freundschaftlich auf, so daß beide Gruppen ihre Untersuchungen machen konnten.

Neben seiner Tätigkeit in der Deutschen Gesellschaft für Endokrinologie war Kracht im Vorstand der Gesellschaft für Pathologie, der Deutschen Abteilung der Internationalen Akademie für Pathologie, des Deutsch-Türkischen Ärztevereins und im Berufsverband der Pathologen aktiv involviert. Während seiner Zeit als Sekretär der DGE hat Joachim Kracht die Symposionbände der jeweiligen Jahrestagungen im Springer-Verlag editiert. 1989 wurde Kracht die Ernst-von-Bergmann-Plakette der Bundesärztekammer verliehen.

Literatur

Kracht J (1950/51) Histopathologie und Therapie der experimentellen Thyreotoxikose. Jahresbericht Borstel 1:324

Kracht J, Holt C von, Holt L von (1957) Morphologische Befunde zur Wirkungsweise oraler Antidiabetika. Endokrinologie 34:129

Kracht J, Tamm J (1960) Bilaterale kleinknotige Adenomatose der Nebennierenrinde bei Cushing-Syndrom. Virchows Arch 333:1

Kracht J, Zimmermann HD, Hachmeister U (1966) Immunhistologischer Nachweis von ACTH in einem R-Zellen-Adenom des Hypophysenvorderlappens bei M. Cushing. Virchows Arch Pathol Anat 340:270

Kracht J, Hachmeister U (1966) Crooke-Zellen in der Rachendachhypophyse. Pathol Eur 1:149

Kraft J (1967) Pathologie der ektopisch hormonbildenden Tumoren. Verh Dtsch Ges Pathol 51:330

Kracht J, Hachmeister U, Breustedt HJ, Bönicke J (1968) Histopthological investigation on C cells. In: Calcitonin 1967. Heinemann, Oxford, p 143

Kracht J, Hachmeister U, Kruse H, Matthaes P (1968) C-Zellen in der Schilddrüse des Menschen. Verh Dtsch Ges Pathol 52:485

Kracht J, Hachmeister U (1969) Hormonbildungsstätten im Hypophysenvorderlappen des Menschen. 15. Symp. Dtsch. Ges. Endokrin. Springer, Berlin Heidelberg New York, S 402

Kracht J (1977) C-zellen und C-Zellengeschwülste. Verh Dtsch Ges Pathol 61:235

Kremer, Jan

(born 27. 7. 1924 in Wildervank/Holland)

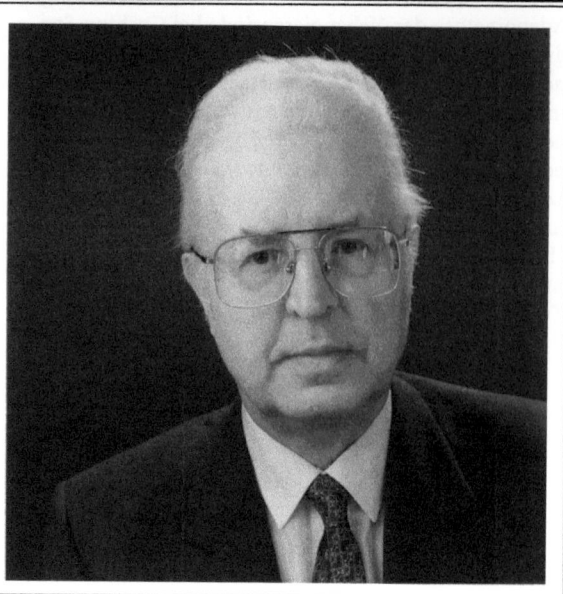

Wildervank is a small city in the north-eastern part of the Netherlands. Kremer spent his youth in a rural area of the province of Groningen. He studied medicine at the University of Groningen from 1945 to 1952 and tropical medicine at the University of Leiden. He worked in the centre of Java (Indonesia) for a Dutch Protestant Mission as a general hospital doctor from 1953 to 1959. His interest in fertility problems began during this period, mainly due to the demands of many childless women to be treated for their infertility. From 1959 to 1960 he worked for a British–Dutch Oil Company as a general practitioner. After his repatriation 1961, he became a resident at the Department of Obstetrics and Gynaecology at the University Hospital of Groningen, and he was a member of the gynaecological staff in this Hospital from 1965 to 1969.

Kremer started his research work on the interaction between spermatozoa and cervical mucus in 1964. This research resulted in his thesis "The In Vitro Spermatozoal Penetration Test in Fertility Investigations". The publications were based on the results of investigations which he performed with the apparatus Sperm Penetration Meter (SPM), which he designed in 1964.

The SPM test was accepted and used by many other investigators as a simple but useful method to study the behaviour of spermatozoa in pre-ovulatory cervical mucus under more or less physiological circumstances.

He acquired his spermatological knowledge by reading handbooks and articles. One of his guides in this field was the late Dr. G. Hellinga (1908–1992), the founder of modern spermatology in the Netherlands. A second highlight in Kremer's work as a fertility scientist was the develoment of the Sperm-cervical-mucus-contact (SCMC) test to detect anti-spermatozoal antibodies in semen and in cervical mucus. This work was done in co-operation with the biologist Dr. S. Jager and was published in 1975. The SCMC test was also accepted by other investigators as a useful screening method for the detection of sperm antibodies. The SPM test and the SCMC test were included in the WHO laboratory manual for the examination of human semen and semen–cervical mucus interaction.

In 1986 Kremer developed a new method for cryopreservation of spermatozoa. This method was used and evaluated in the Fertility Laboratory of the University Hospitals in Utrecht und Groningen. This method has been used and appreciated by a number of AID (artificial insemination by donor) centres because of its simplicity, shortness of performance and good effectivity.

Professor Kremer has performed AID in the Netherlands since 1969 and has published a number of papers about this topic. From 1972 to 1989 he worked as Professor at the Universities of Utrecht and Groningen; during this period he was supervisor or member of examination boards for 34 PhD students.

He retired in 1989 and continues to work in a small private practice at home. His wife was and is of great support to him in his scientific work as well as in patient care.

References and Other Sources

Kremer J (1965) A simple sperm penetration test. Int J Fertil 10:209–215

Kremer J, Jager S (1976) The sperm-cervical-mucus-contact-test: Fertility and sterility. 27:335–340

Kremer J, Jager S, Kuiken J (1977) The meaning of cervical mucus in couples with antisperm antibodies. In: Insler V, Bettendorf G (eds) The uterine cervix in reproduction. Thieme, Stuttgart New York, pp 181–186

WHO-Handbuch zur Laboruntersuchung des menschlichen Ejakulates und der Spermatozoen-Cervikalschleiminteraktion (1988) Schattauer, Stuttgart

Kretser, David M. de

(born 27. 4. 1939 Colombo/Ceylon)

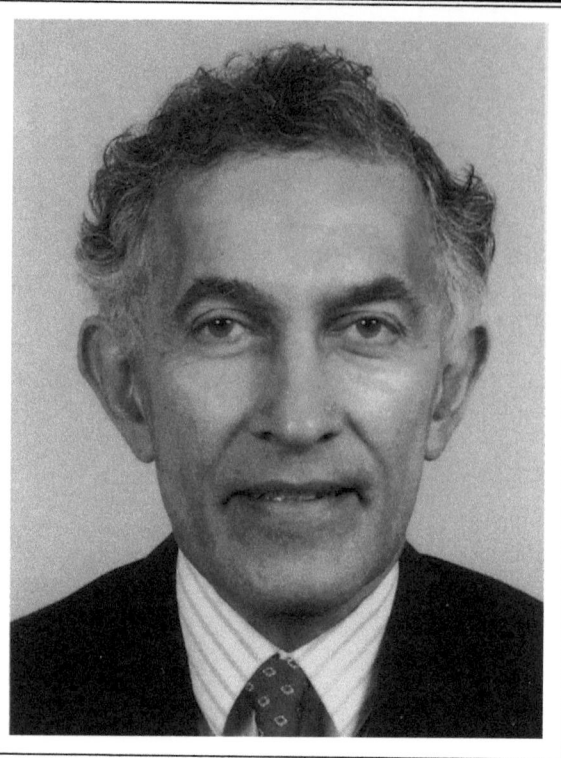

De Kretser obtained Bachelor of Medicine and Surgery degree at the University of Melbourne in 1962, and his Doctor of Medicine degree at Monash University in 1969. From 1963 to 1964 he was a resident physician at Prince Henry's Hospital and from 1965 to 1968 he was at the Department of Anatomy. From 1969 to 1971 he was a Senior Fellow in Endocrinology at the Department of Medicine, University of Washington, Seattle. In the period 1971–1975 he worked as a senior lecturer in the Department of Anatomy and Medicine, Monash University and in 1971 was an endocrinologist at Prince Henry's Hospital. In 1978 he became Chairman of the Department of Anatomy and in 1985 moved to the Infertility Clinic at the Queen Victoria Memorial Hospital, Monash Medical Centre.

De Kretser has described his work as follows:

I find it difficult to describe myself but a few comments may be helpful. I have always had a fascination for the biological sciences and had difficulty during my medical course in deciding upon a postgraduate programme. I entered a training programme in surgery and, as part of that, spent a 12-month period in the Department of Anatomy preparing for my part 1 post-graduate examinations in surgery. Having passed these and having enjoyed my year in the University, I was convinced by the then Professor of Anatomy to undertake a period of research, subsequent to which I had planned to return to surgery. In exploring a suitable research project, I entered the field of reproductive biology at the suggestion of a close friend who is an endocrinologist and who was about to commence treating infertile men with human gonadotrophins. My project was to study the structure of the testis prior to and after tretment with gonadotrophins. In exploring the literature available at that time, I noted that little was known about the normal structure of the human testis at the electron microscopic level and hence a large part of my thesis consisted of descriptions of that process.

My subsequent career led me to further training in endocrinology and the development of a research career which was characterized by a continuing effort to link structure and function. The strong structural basis which underpins my knowledge of male and female reproductive tracts has been invaluable in designing and interpreting the results of numerous experimental protocols. I particulrly enjoy entering difficult and controversial areas with a view to designing studies that might provide the basis for understanding these fields. The absolute minutia of knowledge to not hold the same degree of fascination.

My difficulty in deciding which specific branch of medicine to enter, led after my training in endocrinology to joint appointments in medicine and anatomy, which I have continued to the present time. Rather than continue a general career in medicine, I have specifically focused on endocrinology and more recently purely on reproductive endocrinology and infertility.

References and Other Sources

de Kretser DM (1967) The fine structure of the testicular interstitial cells in men of normal androgen status. Z Zellforsch 80:594–609

de Kretser DM (1967) Changes in the fine structure of the human testicular interstitial cells after treatment with human gonadotrophins. Z Zellforsch 83:344–358

Hudson B, Burger HG, de Kretser DM, Coghian JP, Taft HP (1970) Testosterone plasma level in normal and pthological conditions. In: Rosenberg E, Paulsen CA (eds) The human testis. Plenum, New York London, pp 423–436

de Kretser DM, Burger HG, Hudson B, Paulsen CA (173) Correlations between hormonal and histological parameters in male infertility. Excerpta Med Int Cngr Ser 273:963–969

Burger HG, de Kretser DM, Hudson B, Franchimont P (1974) Gonadotrophins in spermatogenesis control. In: Crosignani PG, James VHT (eds) Progress in reproductive encocrinology. Academic Press, London New York, pp 605–631

de Kretser DM (1974) The management of the infertile male. Clin Gynaecol 1:409–427

de Kretser DM, Bremner WJ, Dumpys R, Paulsen CA, Burger HG (1976) Pituitary and gonadal responses to constant infusions of LH-RH in normal men and women. In: Kumar A (ed) Proceedings of neuroendocrine regulation of fertility. Karger, Basel, pp 194–301

Baker HWG, Bremner WJ, Burger HG et al. (1976) Testicular control of follicle stimulating hormone secretion. Proc. 1975 Laurentian Hormone Conference, Mont Tramblant, Quebec. Recent Prog Horm Res 32:429–475

de Kretser DM, Burger HG, Bremner WJ (1983) Control of FSH and LH secretion. In: de Kretser DM, Burger HG, Hudson B (eds) The pituitary and testis. Clinical and experimental studies. Springer, Berlin Heidelberg New York Tokyo (Monographs of endocrinology, vol 25, pp 133–154)

Rich KA, de Kretser DM (1983) Spermatogenesis and the Sertoli cell. In: de Kretser DM, Burger HG, Hudson B (eds) The pituitary and testis. Clinical and experimental studies. Springer, Berlin Heidelberg New York Tokyo (Monographs of endocrinol-ogy, vol 25, pp 84–105)

de Kretser DM (1984) The testis. In: Austin B, Short RV (eds) Reproduction in mammals: Hormonal control of reproduction, 2nd edn, book 3. Cambridge Univ Press, New York, pp 76–90

de Kretser DM, Au CL, Robertson DM (1967) Physiology of inhibin in the male. Proceedings of Serono Symposium on Inhibin. Raven, New York, pp 149–161

de Kretser DM, Kerr JB (1988) The cytology of the testis. In: Knobil E, Neill J (eds) The physiology of reproduction, vol 1. Raven, New York, pp 837–932

Burger HG, McLachian RI, Robertson DM, Bremner WJ, de Kretser DM (1989) Inhibin and the regulation of testicular function – historical and clinical aspects. In: Ewing L, Robaire B (eds) Regul-ation of testicular function. Ann NY Acad Sci 564:1–9

de Kretser DM (1989) Inhibin. In: Holstein AF, Voigt KD, Graesslin D (eds) Reproductive biology and medicine. Diesbach, Berlin, pp 6–20

de Kretser DM, Robertson DM, Risbridger GP (1990) Recent advances in the human physiology of inhibin secretion. J Endocrinol Invest 13:611–624

Langecker, Hedwig

(29. 1. 1894 Schluckenau/Böhmen –
31. 1. 1989 Berlin)

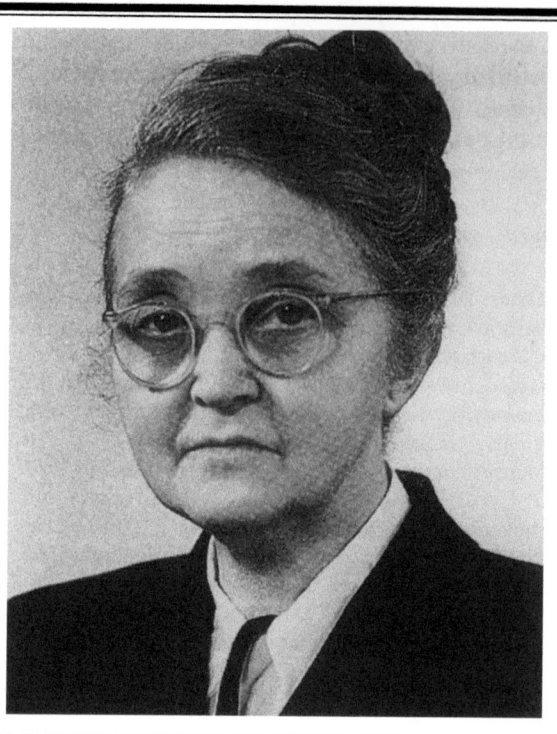

Nach dem Besuch des humanistischen Gymnasiums in Tetschen studierte Hedwig Langecker ab 1914 an der deutschen Karls-Universität in Prag Medizin und promovierte dort 1920 zum Doktor der Medizin.

Physiologisch-chemisches Denken beherrschte das von W. Wiechowski geführte Institut, in das Hedwig Langecker als promovierte Medizinerin 1921 eintrat, nachdem sie zuvor 1 Jahr im Physiologisch-chemischen Institut gearbeitet hatte. Die betont chemische Ausrichtung ihres Lehrers Wiechowski mag dazu beigetragen haben, daß sie sich während ihrer Assistentenzeit in einem Zweitstudium intensiv der Chemie widmete und 1923 auch zum Dr. rer. nat. promovierte. Bereits 1926 habilitierte sie sich mit Arbeiten über *Die Pharmakologie des Froschherzens* für das Fach Pharmakologie. In Österreich mußte der Pharmakologe um die Jahrhundertwende auch für Pharmakognosie habilitiert sein und den Unterricht der Pharmazeuten in diesem Fach übernehmen. Diese Regel galt auch für das Pharmakologische Institut der deutschen Universität in Prag. Dies ist der Grund dafür, daß sich Hedwig Langecker nach ihrer Habilitation für Pharmakologie 1930 auch für das Fach Pharmakognosie habilitierte. 1934 wurde sie zum außerordentlichen Professor für Pharmakologie und Pharmakognosie ernannt und hauptamtlich mit den Vorlesungen für Toxikologie, Arzneiverordnungslehre und Pharmakognosie betraut.

In diese Zeit fällt die Begegnung mit K. Junkmann, der von 1920–1925 unter Wiechowski arbeitete, eine Begegnung, die ihren beruflichen Weg nach dem Ende des Krieges bestimmen sollte. 1929 übernahm Prof. Dr. med. E. Starkenstein als ältester Schüler Wiechowskis die Leitung des Instituts, bis er nach der Annexion der Tschechoslowakei 1939 aus seinem Amt vertrieben wurde.

Nachfolger von E. Starkenstein wurde 1939 Prof. Dr. med. G. Kuschinsky, der das Institut bis 1945 leitete. Erst Ende April 1945, kurz vor dem Zusammenbruch in Prag, verließ H. Langecker ihre Wirkungsstätte und Heimat und gelangte als Ärztin mit einem Krankentransport nach Berlin. Anfang 1946 folgte sie dem Angebot ihres ehemaligen Kollegen aus Prag, K. Junkmann und übernahm die Leitung der Pharmakologischen Abteilung des Hauptlaboratoriums der Schering AG in Berlin, der K. Junkmann bis Anfang 1960 vorstand. Als Leiterin der Pharmakologischen Abteilung war sie bis zu ihrer Pensionierung Ende 1961 ohne großen akademischen Mitarbeiterstab in ständigem und direktem Kontakt mit ihren begabten technischen Mitarbeitern an der Auffindung und Charakterisierung fast aller in den Nachkriegsjahren bei Schering entwickelten Präparate wesentlich beteiligt. Auch als

„Industriepharmakologin" machte sie keine Abstriche an ihrer universitär geprägten Denkweise. Frau Langecker wurde 1959 als emeritierte Extraordinaria für Pharmakologie und Pharmakognosie Mitglied der Medizinischen Fakultät der Freien Universität Berlin. 1959–1961 hielt sie Vorlesungen in Pharmakologie an der Veterinärmedizinischen Fakultät der Freien Universität. Die Fakultät hat die großen wissenschaftlichen Verdienste 1964 durch die Promotion zum Dr. med. vet. h.c. gewürdigt.

Es ist kaum *ein* spezielles Thema zu erkennen, das ihre Arbeiten durchzöge. Der rote Faden ist vielmehr die Art und Weise, *wie* sie die Themen bearbeitete, die sich meist aus dem beruflichen Alltag ergaben.

Nach dem Kriege konnte sie sich im Rahmen der Schering-Forschung wieder intensiv der Endokrinologie zuwenden, der sie sich schon in Prag unter Wiechowski mit Vorliebe gewidmet hatte. In Berlin galt ihr Interesse hauptsächlich der Biochemie und Endokrinologie der Steroide. Besonders erwähnenswert sind die Arbeiten, in denen sie – noch ohne die heute zur Routine gewordenen modernen biochemischen Analysemethoden – mit großer Akribie den Stoffwechsel von Steroiden beim Menschen bearbeitete. Ihre ausgeprägt intellektuelle, geistige und kulturelle Ausrichtung und Neugier paarte sich mit spartanischer Bedürfnislosigkeit im Materiellen und bescheidenster Lebensweise. Dabei hatte sie viel von der österreichischen Grazie, sie liebte das geistreiche Gespräch und hatte viel Sinn für Hintergründiges, nicht nur im Humor.

Literatur

Langecker H (1954) Wirkung der Steroidhormone auf Wasser und Mineralhaushalt. 2. Symp. DGE, Springer, Berlin Göttingen Heidelberg

Langecker H (1968) Biochemie des Progesterons. In: Damrosch L, Gibian H, Haller J et al. (eds) Die Gestagene. Springer, Berlin Heidelberg New York (Handbuch der experimentellen Pharmakologie, Bd 22/1)

Gerhards E (1989) Nekrolog Hedwig Langecker 29. 1. 1894–31. 1. 1989. Endokrinologie-Informationen 13:122–124

Laqueur, Ernst

(8. 8. 1880 Breslau – 19. 8. 1947 Furkapaß/Schweiz)

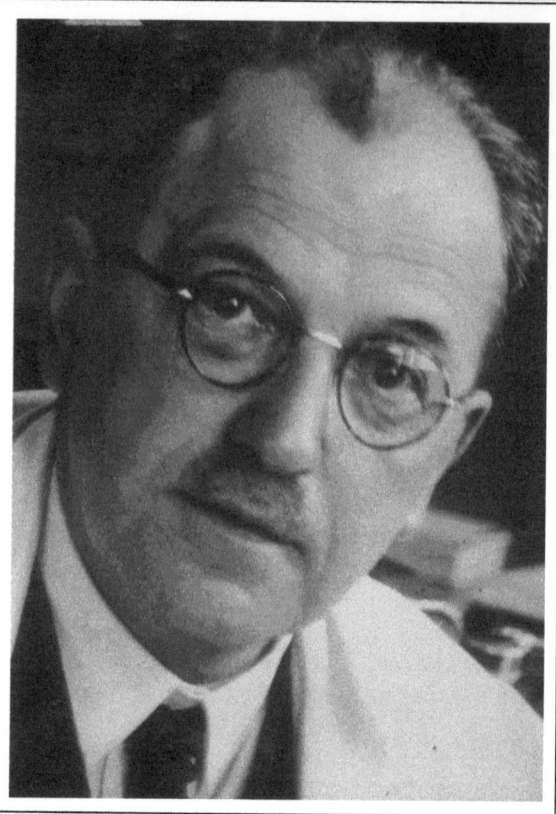

Laqueur war der Sohn eines Kaufmanns. Er studierte in Breslau und Heidelberg Medizin. 1905 heiratete er Margarethe Löwenthal, Tochter eines Fabrikanten in Brieg. Er arbeitete in Königsberg, Halle und Braunschweig. In Halle gehörte er zum Arbeitskreis um E. Abderhalden (1877–1950), der gemeinsam mit W. Roux (1850–1924) die Bezeichnung „Inkret" prägte.

1912 wurde Laqueur Assistent am Physiologischen Institut in Groningen bei Prof. Hamburger, und 1913 wurde für ihn eine Dozentenstelle für Biologie eingerichtet. Laqueur war im 1. Weltkrieg Sanitätsoffizier in Flandern und wirkte mit bei der Gründung der Reichsuniversität in Genth. Nach dem 1. Weltkrieg wurde er von einem belgischen Gericht in Abwesenheit zum Tode verurteilt, was ihn nicht daran hinderte, 1920 den neu gegründeten Lehrstuhl für Pharmakologie an der Universität Amsterdam zu übernehmen. 1923 gründete der Deutsche E. Laqueur zusammen mit dem niederländischen Unternehmer S. van Swanenberg die Firma Organon.

Why my father was condemned in Belgium after World War I is very nebulous and I only remember that when we traveled to Switzerland in the summer my father could not take the train through Belgium but took the one along the Rhine. It may have had something to do with the fact that in 1916 he was ordered to the Heeresgasschule in Berlin where he worked on research dealing with protection against chemical weaponry. In 1917 he was invited to become professor at the University of Ghent (Renata Laqueur 1993).

Zu seinen wissenschaftlichen Leistungen gehört die Reinigung der Östrogene bis zur reinen Kristallisation, die Entdeckung der Kober-Reaktion für Östrogene und die Isolierung des Testosteron in seinem Institut durch K. G. David. Zusammen mit T. Reichstein isolierte er 1937 Kortikosteron.

Der Name „Testosteron" wurde in der Arbeitsgruppe um Laqueur geprägt. Während des 2. Weltkrieges durfte der ehemalige Sanitätsoffizier jüdischer Abstammung des 1. Weltkriegs und Träger des Eisernen Kreuzes I. Klasse sein Institut nicht mehr betreten.

He was dismissed from his university of Amsterdam University teaching and his laboratory research under their auspices. He had to wear a "star" because he had filled in the demanded form – 1940 or 41 – that he thought he had four Jewish grandparents. Later on he figured out that this was a mistake and he made sure that my middle brother (Henric) was free of persecution by stating – along with my mother – that he was not his son and thus only half Jewish. His status with the German authorities because of his international fame and because they always thought they could "negotiate" something, like forcing him to transfer US dollars or British pounds of which he had some abroad. The Germans never succeeded to gain anything from Ernst Laqueur, but meanwhile he seemed to be protected against persecution and deportation and he could also include my unmarried sister (Lilo) who remained with my parents in their home in Amsterdam till liberation. Only my oldest sister (Gerda) and family and I were – because we had married "Jews" (though my husband was baptized!) – eventually forced into appearing at a collection center and then were transported first to Westerbork in Holland, but March 15. 1944 put on a train into KZ Bergen-Belsen (R. Laqueur 1993).

Laqueur starb nach dem Krieg in einem Hotel am Furkapaß.

Wie Ihnen bekannt ist, weilte Prof. Laqueur diesen Sommer zur Erholung in der Schweiz. Bei dieser Gelegenheit traf er sich mit einer ganzen Anzahl von persönlichen, beruflichen und Geschäftsfreunden in Zürich und Basel. Ende Juli hielt er sich in Flims auf und begab sich von dort am 5. August nach Ascona auf Besuch zu seinem Freund Dr. Emil Ludwig. Dort befand er sich offenbar trotz seiner kürzlichen schweren Krankheit in ganz befriedigendem Zustand. Am 18. August ließ er sich von Frau Ludwig nach Andermatt fahren, wo er im Hotel Krone abstieg und von wo aus er am 19. vormittags einen Ausflug machte nach dem benachbarten, über 2000 Meter hoch gelegenen Gletscher, der ihm von einem früheren Besuch her in glücklicher Erinnerung war. Er saß dort im Foyer des Hotel Belvedere, als sich vor diesem Hause ein Autounfall ereignete. Ein belgischer Tourist kam im Auto den Furka-Paß heruntergefahren, als die Bremsen seines Wagens plötzlich versagten. Um bei der Kurve nicht über den steilen Bergabhang hinaus fahren zu müssen, steuerte er sein Auto auf die Treppe des Hotel Belvedere, um sich und seine Begleiterin durch den Anprall zu retten.... Als Professor Laqueur von dem Ereignis hörte, erhob er sich rasch mit der Bemerkung, daß er als Arzt seine Dienste anbieten müsse. Auf dem Weg zur Unfallstelle brach er an einem Herzschlag zusammen und verschied sogleich (H. Raths 1947).

Die Trauerfeier fand am 26. August in Zürich statt, Emil Ludwig und Leopold Ruczicka würdigten den Verstorbenen. Die Beisetzung erfolgte in Holland.

Laqueur hatte 4 Kinder: Gerda, geboren 1906, studierte Deutsch in Groningen und heiratete einen Arzt; Hans Peter, geboren 1909, studierte Medizin und Biochemie in Amsterdam. Er emigrierte über Südafrika in die USA, wo er in New York und Vermont als Psychiater praktizierte. Heinz Joachim, geboren 1914, beendete das Medizinstudium nicht und wurde Kaufmann. Renata L. wurde 1919 geboren, von März 1944–April 1945 war sie im KZ von Bergen-Belsen. Hier gelang es ihr, ein Tagebuch zu führen, das 1965 in Amsterdam publiziert wurde. Im Fackelträger-Verlag erschienen 1983 und 1989 eine deutsche Übersetzung *Bergen-Belsen Tagebuch*. Nach dem Literaturstudium in New York verfaßte sie eine Dissertation mit dem Titel *Writing in Defiance: Concentration Camp Diaries written in Dutch, French and German, 1940–1945*. Eine Kurzfassung in Deutsch erschien unter dem Titel *Schreiben im KZ; Tagebücher 1940–1945* im Donat Verlag 1991. Frau Laqueur lebt in New York. Das fünfte Kind, Lilo, wurde 1922 in Amsterdam geboren, wanderte 1947 nach Amerika aus und lebt in der Nähe von New York.

Renata Laqueur schreibt über ihren Vater

His interest went beyond medicine and pharmacology as he was active in concert and chambermusic organizations and performances. His and my mother's home in Amsterdam was open to literary, artists and performers from many different countries. He travelled and lectured all over the world. However, right after the second World War he sufferend from a heart condition and he never considered emigrating from Holland (R. Laqueur1993).

1975 wurde zum erstenmal die Laqueur-Medaille bei der VII. Akademischen Tagung deutschsprechender Hochschullehrer verliehen. Die Stiftung erfolgte durch die Firma Oganon, nach der Stiftungsurkunde wird die Medaille für hervorragende und systematisch-klinisch-wissenschaftliche Untersuchungen auf dem Gebiet der Physiologie und Pathologie der menschlichen Fortpflanzung an einen in Europa ansässigen Hochschullehrer verliehen. Die bisherigen Preisträger sind J. Hammerstein, P. Keller, G. Bettendorf und J. Zander.

Quellen und Literatur

Laqueur E, Hart PC, DeJongh SE, Wissenbeck JA (1926) Dtsch Med Wochenschr 52:1247, 1331

Laqueur E, Dingemanse E, Hart PC, Jongh SE de (1927) Über das Vorkommen weiblichen Sexualhormons (Menformon) im Harn von Männern. Klin Wochenschr 6:1859–1860

David K, Dingemanse E, Freud J, Laqueur E (1935) Über krystallinisches männliches Hormon aus Hoden (Testosteron), wirksamer als aus Harn oder aus Cholesterin bereitetes Androsteron. Hoppe-Seylers Z Physiol Chem 233:281–282

Jongh SE de (1968) Recollection of the Heyday of experimental endocrinology under Laqueur at the Amsterdam Polderweg. Acta Endocrinol 57:1–15

Laqueur R (1993) Brief und Unterlagen vom 24. Mai und 22. July

Raths H (1947) Brief an die Firma. N.V. Organon, Oss.

Tait JF, Tait SAS (1979) Recent perspectives on the history of the adrenal cortex. J Endocrinol 83:3P–24P

Tausk M (1973) Arma Virosque. Acta Endocrinol 74:417–433

Tausk M (1984) Ein kurzer Abriß der Geschichte der ersten 50 Jahre des Unternehmen. Zur Geschichte der ORGANON. Wolf & Sohn, München

Weiland G (1983) Erinnerungen. Geburtshilfe Frauenheilkd 43:60–62

Lauritzen, Christian

(geb. 6. 12. 1923 in Rendsburg)

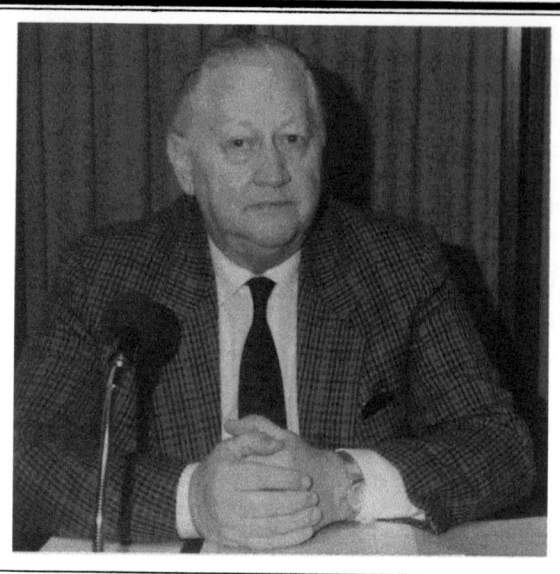

Christian Lauritzen berichtet über sich:
Ich wuchs in Kiel auf und besuchte die dortige „Gelehrtenschule". Medizin studierte ich vorklinisch in Berlin (Akademie der Luftwaffe) von 1942–1945, nach Verwundung und Gefangenschaft klinisch bis 1948 in Kiel. Meine Dissertation befaßte sich mit einem orthopädischen Thema. Ab 1950 war ich Assistent der Universitäts-Frauenklinik in Kiel, zwischenzeitlich Oberarzt der gynäkologisch-geburtshilflichen Abteilung in Bad Segeberg. 1954 habe ich geheiratet und bin Vater zweier Mädchen. Ab 1954 war ich wieder in der Universitäts-Frauenklinik Kiel tätig. Ihr Direktor war Prof. E. Philipp, mit Schwerpunkt Endokrinologie. Wissenschaftlich besonders gefördert hat mich Oberarzt Prof. H. J. Staemmler. Eine Ausbildung in experimenteller Endokrinologie erhielt ich im Karolinska Hormonlaboratorium in Stockholm (Prof. A. Westman, Prof. E. Diczfalusy). 1961 wurde ich Dozent und Oberarzt. Die Habilitationsschrift befaßte sich mit dem Thema *Biologische Wirkungen von Östrogen- und Gestagenmetaboliten*. Ich überprüfte die Wirkungen von Östriol, 16-Epiöstriol, 17-Epiöstriol, 16, 17-Epiöstriol, 16-Ketoöstradiol und 16-Ketoöstron in ihren biologischen Wirkungen in Tierversuchen und beim Menschen, dort auf Gonadotropine, Endometrium, Vaginalepithel, klimakterische Ausfallserscheinungen. Ferner erfolgte eine Untersuchung der biologischen Effekte von Progesteron, 20α- und 20β-Dihydroprogesteron, Pregnanolon, Pregnandion und Pregnandiol in ihrer Beeinflussung von Endometrium, Vaginalepithel, Gonadotropinen und Basaltemperatur. Aus den Ergebnissen wurde die Theorie der kompetitiven Verdrängung, der gehemmten Östrogenwirkung und der peripheren metabolischen Rückkopplung entwickelt. 1965 folgte meine weitere experimentell endokrinologische Ausbildung bei A. Klopper in Aberdeen. 1967 wurde ich außerplanmäßiger Professor und wissenschaftlicher Rat. Drei Semester hielt ich Gastvorlesungen über gynäkologische Endokrinologie in Würzburg. 1968 erhielt ich einen Ruf auf den Lehrstuhl für Gynäkologie und Geburtshilfe der Universität Ulm und wurde gleichzeitig Chefarzt der Städtischen und Universitäts-Frauenklinik. Im Jahre 1992 wurde ich emeritiert.

Forschungsschwerpunkte: Endokrinologie der Lebensalter: Kinder- und Jugendgynäkologie, Endokrinologie der Schwangerschaft und des Fetus, Sterilität, Klimakterium, Osteoporoseprävention, Hormone und Genitalmammakarzinom. Altersgynäkologie, Hormontherapie.

Aktivitäten: 1970 World Health Organization Genf, Mitglied der Scientific Group „Endocrine Regulation of Human Gestation".

Quellen und Literatur

Lauritzen C: Bericht, September 1992
Lauritzen C (1960) die hormonale Regelung der Körpertemperatur bei der Frau. Z Geburtshilfe 357:46–51
Lauritzen C, Diczfalusy E (1961) Östrogene beim Menschen. Springer, Berlin Göttingen Heidelberg
Lauritzen C (1965) Untersuchungen zur synergistischen Wirksamkeit von Wachstumshormon und Sexualsteroiden. Z Geburtshilfe 362:250
Lauritzen C (1966) Die Bedeutung der Steroidhormone für die Entstehung von Hyperbilirubinämie und Ikte-

rus neonatorum. Z Kinderheilkd 95:1–7
Lauritzen C (1966) Choriongonadotropin in Blut und Harn von Neugeborenen. Arch Gynäkol 200:578–582
Lauritzen C (1975) Investigations of hCG, prolactin, oestrogens and testosterone in maternal blood after intraamnial and intrafetal injections of DHEAS, hCG and ACTH. Acta Endocrinol (Copenh) 179:297
Lauritzen C (1978) Klinische und biochemische Untersuchungen bei graviden Patientinnen mit placentarem Sulfatasemangel. Arch Gynäkol 275:43–50
Lauritzen C (1978) The clinical value of dehydroepiandrosterone loading in normal and pathologic pregnancies. Am J Obstet Gynecol 131:239–249
Lauritzen C (1994) Vierzig Jahre Frauenarzt u Rückblick auf ein Berufsleben. Seminar Frauenarztes 4:3–9

Belletristik:
1990: Jetzt da ich älter bin; 1992: Und hat ein Kind geboren; 1992: Hätt ich ein Kind (alle im Universitäts-Verlag Ulm); 1991: Ehe in reifen Jahren. Quell, Stuttgart

Leeuwenhoek, Anton van

(24. 10. 1632 Delft – 27. 8. 1723 Delft)

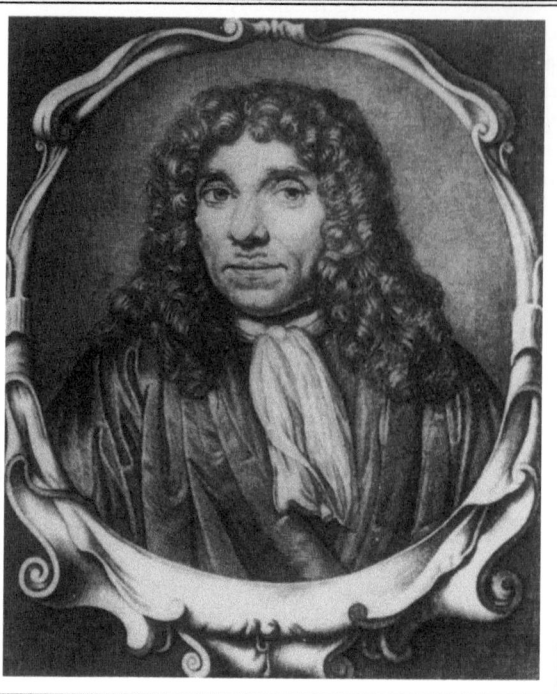

Der Tuchhändler Leeuwenhoek hat sich zeit seines Lebens für die Naturwissenschaften interessiert. Sein wichtigstes Instrument war das Mikroskop, das Anfang des Jahrhunderts von seinem Landsmann Zacharias Jansen entwickelt wurde. Leeuwenhoek schickte Briefe mit seinen Beobachtungen an die Royal Society in London, die meisten wurden ins Englische übersetzt. In seinem Brief vom 18. März 1678 beschreibt er die mikroskopisch kleinen Tierchen mit einem Schwanz. Sie waren kleiner als die Blutkörperchen, vorne abgerundet und stumpf, hinten spitz mit einem Schwanz, der 5- oder 6mal länger war als der Körper. Er verwendet die Ausdrücke „animalculi e semini", „vermiculi minutissimi" und „semen masculorum".

Leeuwenhoek beobachtete die Lebensdauer von Spermien. Bei einer Hündin und bei Kaninchen fand er Spermien zu verschiedenen Zeiten postkoital im Uterus und später in den Tuben.

Etwa 100 Jahre später führte Abbate Lazzaro **Spallanzani** (1729–1799) in Pavia Befruchtungsversuche an Hunden durch. 1785 erbrachte er den Nachweis, daß die Befruchtung der Eizelle bei niederen Tieren durch die Spermien erfolgt. Er untersuchte den Einfluß der Temperatur auf die Überlebenszeit von Spermien und führte artifizielle Befruchtungen bei Amphibien, Insekten und Hunden durch.

Rudolph Albert von Kölliker (1817–1905) entdeckte 1841 bei Wirbellosen, daß die Spermatozoen sich in den Tubuli seminiferi bilden. Kölliker war Professor der Physiologie und vergleichenden Anatomie in Zürich und von 1847 an in Würzburg.

Quellen und Literatur

Leeuwenhoek A van (1677) Collected letters, vol II, letter no 35 to the Royal Society of London in nov. 1677. Amsterdam 1941; published as „Observations de natis e semini genitali animalculis". Philos Trans R Soc 12:1040

Spallanzani L (1776) Osservazioni e speriene intorno ai vermicelli spermatici in opuscoli di fisica animale e vegetabile. Modena

Spallanzani L (1779) Fecondazione arteficiale. In: prodromo della nuova Encyclopedia italiana, Siena, pp 129–134

Kölliker RA von (1841) Beiträge zur Kenntnis der Geschlechtsverhältnisse aus der Samenflüssigkeit wirbelloser Thiere und die Bedeutung der sogenannten Samenthiere. Berlin

Medvei VC (1982) A history of endocrinology. MTP, Lancaster

Lehmann, Frank

(28. 10. 1940 Hamburg – 4. 6. 1992 Hamburg)

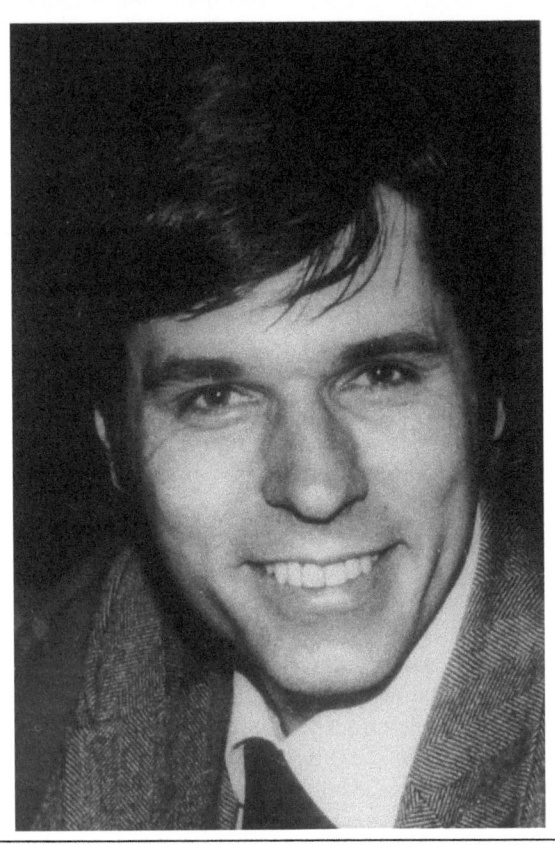

Frank Lehmann wurde als zweites Kind geboren. Sein Vater war 4 Monate vor seiner Geburt in Frankreich gefallen. Nach der Schulzeit studierte er in Hamburg Medizin; seine Promotionsarbeit hatte den Titel *Untersuchungen über die antigene Spezifität der Gonadotropine*. Nach der Medizinalassistentenzeit wurde Frank Lehmann Anfang 1970 Assistent der Universitäts-Frauenklinik Hamburg. Nicht alle waren mit seiner praktischen und sozialen Einstellung einverstanden. Wenige Tage nach seinem Amtseintritt ging er mit einem Stipendium der DFG zu einem Forschungsaufenthalt nach New York, wo er an der Columbia University bei R. van de Wiele und an der Cornell University bei B. Saxena vor allem die radioimmunologischen Methoden kennenlernte. Nach seiner Rückkehr wurden die RIAs, zunächst für Steroidhormone, später für die Proteohormone, in kürzester Zeit im Hormonlabor etabliert.

Während seiner Facharztausbildung in Geburtshilfe und Gynäkologie hat Lehmann seine klinischen und klinisch-experimentellen Forschungsarbeiten konsequent fortgesetzt. Für die RIAs wurden größtenteils eigene Antiseren eingesetzt. Die Hormonprofile von 92 Normalzyklen, von 18 Zyklen mit einer Corpus-luteum-Insuffizienz und 13 anovulatorischen Zyklen wurden mit Hilfe täglicher Bestimmungen erstellt. Die Wirkung exogener Steroide auf die Gelbkörperfunktion wurde unter 2 Aspekten überprüft, einmal der fertilitätshemmende Effekt der postkoitalen Therapie sowie der fertilitätsfördernde Einfluß in insuffizienten Zyklen durch eine Steroidsubstitution sowie unter einer Stimulationstherapie mit Clomiphen und mit Gonadotropinen.

Die umfangreichen Daten faßte Lehmann in seiner Habilitationsarbeit zusammen. 5 verschiedene Entstehungsformen der Corpus-luteum-Insuffizienz wurden definiert: eine insuffiziente Follikelreifung durch niedrige Plasma-FSH-Konzentrationen der frühen Follikelphase, extrem niedrige Plasma-LH-Werte, erhöhte Androgen- und Prolaktinkonzentrationen sowie andere endokrine Abweichungen, wie z.B. die Hypothyreose.

Mit welcher Sorgfalt Lehmann arbeitete, demonstriert das Literaturverzeichnis mit 570 Referenzen. In gekürzter Form erschien seine Arbeit *Untersuchungen zur menschlichen Corpus-luteum-Funktion* (1978). Ein weiterer Schwerpunkt seiner Arbeit waren immunologische Aspekte der Infertilität und als einer der ersten überprüfte Lehmann den Einsatz von Prostaglandinen zur Abortinduktion.

1978 ging Lehmann mit D. Krebs an die Klinik für Frauenheilkunde und Geburtshilfe der Medizinischen Hochschule in Lübeck. Zusammen mit Krebs und K. Diedrich wurden die In-vitro-Fertilisation und der Embryotransfer eingeführt. Lehmanns jahrelangen Erfahrungen mit der ovariellen Stimulationstherapie führten zu umfangreichen und guten Resultaten.

Im September 1984 wurde Frank Lehmann Chefarzt der Frauenklinik der Städtischen Krankenanstalten Bielefeld. Er ließ sich nicht von der klinischen Routine vereinnahmen. Auch hier wurden die Techniken der assistierten Reproduktion eingeführt und verfeinert. Lehman blieb aktiv wissenschaftlich tätig. Er organisierte die zentrale Erfassung der IVF-Resultate der deutschen Arbeitsgruppen, er setzte sich intensiv für die Gründung einer Arbeitsgemeinschaft für gynäkologische Endokrinologie und Reproduktionsmedizin ein und organisierte wissenschaftliche Tagungen.

Frank Lehmann war in vieler Hinsicht ein außergewöhnlicher Mensch. Die Wissenschaft faszinierte ihn, aber ebenso die klinische Arbeit. Mit ungewöhnlich großer Zuwendung und Verantwortung betreute er seine Patienten. Er war gradlinig, oft direkt, nicht diplomatisch, aber immer ehrlich und für manchen unbequem.

Der scheinbar so nüchterne Stadtmensch schaffte sich in dem kleinen Dorf Göldenitz/Schleswig-Holstein in einem alten Bauernhaus ein Refugium. Die Wochenenden gehörten seiner Familie, seiner Frau Katrin und seinen Töchtern Anne-Holle und Friederike. In Göldenitz schöpfte er immer wieder neue Kraft für seine aufreibende, immer mit vollem Einsatz geleistete Arbeit. Hier durfte er seine letzten Tage verbringen, bis zuletzt umsorgt von seiner Familie.

Von der schweren Erkrankung gezeichnet, war Frank Lehmann am 29. Mai 1992 auf dem Symposion „30 Jahre Abteilung für klinische und experimentelle Endokrinologie" im Hörsaal der Universitäts-Frauenklinik in Hamburg-Eppendorf zum letztenmal dabei. Der Titel seines Vortrages lautete *Follikelreifung und Corpus-luteum-Funktion*. Trotz seiner Erkrankung hatte er sein Manuskript sorgfältig vorbereitet, halten konnte er den Vortrag jedoch nicht mehr. Aber sein größter Wunsch, dabei zu sein, wurde ihm erfüllt. Es war für ihn eine Höhepunkt menschlicher und fachlicher Zuwendung und Anerkennung. 5 Tage später wurde er von seinem am Ende noch qualvollen Leiden erlöst.

Literatur

Lehmann F, Neale C, Bettendorf G (1970) Ovarian response during gonadotropin therapy measured by plasma progesterone, 17-hydroxy-progesterone and plasma estrogens. In: Bettendorf G, Insler V (eds) Clinical applications of human gondotropins. Thieme, Stuttgart, p 113

Lehmann F, Masson D, Krebs D, Budel B (1973) Zur diagnostischen Situation bei immunologisch bedingter Sterilität. Fortschr Med 91:1053–1054

Lehmann F, Breckwoldt M, Bettendorf G (1973) The assay of plasma steroids in the evaluation of follicular and luteal function. In: Denamur R, Netter A (eds) Le corps jaune. Masson, Paris, p 81

Lehmann F, Bettendorf G, Peters F, Czygan PJ (1973) Effects of high dosages of 17-ethinyl-estradiol-3-methylether (mestranol) given immediately after ovulation on the corpus luteum function. Acta Endocrinol Suppl (Copenh) 177:136

Lehmann F, Behrendt B, Berle P, Bettendorf G (1974) Changes in the plasmaporgestin and plasma-HPL-levels during PGF 2alpha-induced therapeutic abortions. Prostaglandins 5:313

Lehmann F, Just-Nastansky I, Behrendt B, Czygan PJ, Bettendorf G (1975) Effect of postovulatory administered oestrogens on corpus luteum function. Acta Endocrinol (Copenh) 79:329

Lehmann F (1978) Untersuchungen zur menschlichen Corpus-Luteum Funktion. In: Fortschritte der Fertilitätsforschung, Bd VI. Grosse, Berlin

Lehmann F, Breckwoldt M (1991) Gonadotropine, hMG-Behandlung in der Praxis. Bücherei des Frauenarztes 39

Lenz, Widukind

(geb. 4. 2. 1919 in Eichenau/Oberbayern)

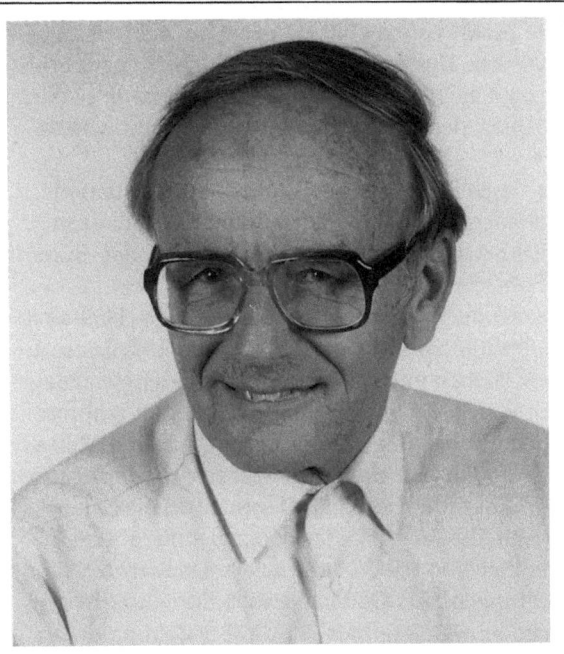

Widukind Lenz wurde als Sohn des Humangenetikers Prof. Fritz Lenz geboren. Dieser verfaßte ein Lehrbuch der Genetik des Menschen. Er starb 1976 im hohen Alter von 89 Jahren. Lenz schreibt über seinen Vater, daß er die genetischen Faktoren höher einschätzte als die Wirkung der Erziehung: Wachsen lassen sei das Beste; sein Bruder soll nach einem begangenen Fehler gesagt haben: „. . . das hat sich bei mir eben so vermendelt".

Lenz studierte Medizin in Tübingen, Berlin, Prag und Greifswald. Es war die Zeit der Nazi-Herrschaft. In seinen Tagebuchnotizen beschreibt er eindrucksvoll die sich daraus ergebende Problematik. „Für mich das Resultat: das Gute muß getan werden, damit es in die Welt kommt. Unser Idealismus steht über der Erkenntnis der Tatsache. Er ist nicht der Erfahrung unterworfen, sondern der Ausdruck der Hoffnung. Es ist uns nur gegeben, treu an unserem Platz zu arbeiten und zu beten und wirken unter unseren Freunden für das Reich, das in falschen Händen ist".

Seine Dissertation hat den Titel *Über die Wandlungen des menschlichen Wachstums in der Gegenwart*.

Nach dem Staatsexamen wurde Lenz Truppenarzt und kam im Oktober 1944 in Frankreich in amerikanische Kriegsgefangenschaft. Erst nach 3½ Jahren wurde er entlassen. Als Lagerarzt hatte er in dieser Zeit Gelegenheit, englische Zeitschriften zu lesen. Dieses nutzte er eifrig aus und exzerptierte alles, was mit Ernährung und Konstitution zu tun hatte. Aus den Notizen entstand das 1949 veröffentlichte Buch *Ernährung und Konstitution*.

Die Ergebnisse seiner Dissertationsarbeit wurden in dem sog. „Fiat-Review of German Science", einer Übersicht über Naturwissenschaft und Medizin in Deutschland zwischen 1939 und 1946, veröffentlicht und von der amerikanischen Besatzungsmacht referiert. Lenz wurde aufgefordert, das Kapitel „Wachstum" in dem von Brock herausgegebenen Buch *Biologische Daten für den Kinderarzt* zu schreiben.

Von 1948–1950 arbeitete Lenz am Institut für Physiologische Chemie in Göttingen, 1951 in der Medizinischen Klinik der Universität Kiel bei H. Reinwein und ging dann an die Universitäts-Kinderklinik Hamburg-Eppendorf zu K. Schäfer. Seine Habilitationsarbeit hat den Titel *Der Einfluß des Alters der Eltern und der Geburtennummer auf angeborene pathologische Zustände beim Kind*. 1961 wurde er auf den neu geschaffenen Lehrstuhl für Humangenetik in Hamburg berufen.

Wie es hierzu kam, beschreibt Lenz wie folgt: Die Assistenten der Kinderklinik wurden von den Herausgebern des *Zentralblattes für Kinderheilkunde* gefragt, ob sie Manuskripte referieren würden und in welcher Sprache. Lenz gab als Interessengebiet an „Wachstum und Konstitution". Der Springer-Verlag interpretierte Konstitution als Erbkrankheiten, und da Lenz als Sprachen Englisch, Französisch, Spanisch, Italienisch, Holländisch und Russisch angegeben hatte, wurde er mit Manuskripten überschüttet. Die verfaßten Reviews führten zu seiner Anerkennung als Experte in Genetik zunächst im Universitäts-Krankenhaus Eppendorf, aber bald auch darüber hinaus. Erlernt hatte er die Prinzipien der menschlichen Genetik von seinem Vater.

Er beschrieb die X-gebundene Mikrophthalmie, die seitdem als Lenz-Mikrophthalmia (Syndrom) bezeichnet wird. 1961 veröffentlichte er das Buch *Medizinische Genetik*.

Sensationell war Lenz' Beobachtung der Thalidomid-Embryopathie (1961). Er sah ein Kind, das mit kurzen Armen und nur 3 Fingern an jeder Hand geboren wurde. Er erfuhr, daß in Westfalen mehrere ähnliche Fälle aufgetreten waren. Auf der Reise nach Minden besuchte er in Münster die Professoren W. Kosenow und K. H. Degenhardt, die sich bereits mit diesen Veränderungen befaßten. Am 11. November 1961 schloß Lenz aus den gemachten Beobachtungen, daß die Thalidomid-Einnahme in der frühen Schwangerschaft für die Entstehung dieser Fehlbildungen verantwortlich zu machen sei. Am 14. November wurde der Hersteller informiert und am 27. November 1961 das Präparat Contergan zurückgezogen. Weltweit wurden etwa 5800 Thalidomid-Kinder geboren. Die genaue Analyse ergab, daß die Mütter, deren Kinder die Extremitätenfehlbildungen aufwiesen, Thalidomid nicht vor dem 27. und nicht nach dem 40. Tag eingenommen hatten. Hieraus entwickelte sich das wichtige Konzept der kritischen Phasen teratogener Effekte.

Im April 1965 wurde Lenz auf den Lehrstuhl für Humangenetik der Universität Münster berufen, wo er 1986 ermeritiert wurde. 1963 wurde ihm der Titel Dr. rer. nat. hc der Universität Tübingen verliehen. 1971 erhielt er den Albert-Einstein-Preis der Internationalen Gesellschaft für soziale Verantwortung in der Wissenschaft, 1972 das Bundesverdienstkreuz I. Klasse und 1989 die Goldmedaille der Haackert-Stiftung zur Förderung der pränatalen Medizin.

Quellen und Literatur

Lenz W: Pers. Mitteilung, April 1991

Lenz W (1943) Über die Wandlungen des menschlichen Wachstums in der Gegenwart. Z Menschl Vererbungs Konstitutionslehre 27:543–578

Lenz W (1949) Ernährung und Konstitution. Urban & Schwarzenberg, Berlin München

Lenz W (1954) Wachstum, Körpergewicht und Körperlänge. Proportion, Habitus und das Skelettsystem. In: Brock (Hrsg) Biologische Daten für den Kinderarzt, Bd 1. Springer, Berlin Göttingen Heidelberg, S 1–132

Lenz W (1961) Medizinische Genetik. Eine Einführung in ihre Grundlagen und Probleme. Thieme, Stuttgart

Lenz W (1987) The thalidomide hypothesis: How it was found a test. In: Kewitz H, Roots I, Voigt K (eds) Epidemiological concepts in clinical pharmacology. Springer, Berlin Heidelberg New York Tokyo, pp 3–70

Lenz W (1990) Living history – biography: Nature and nurture. Am J Med Genet 37:356–361

Leventhal, Michael Leo

(16. 11. 1901 Chicago – 8. 7. 1971 Chicago)

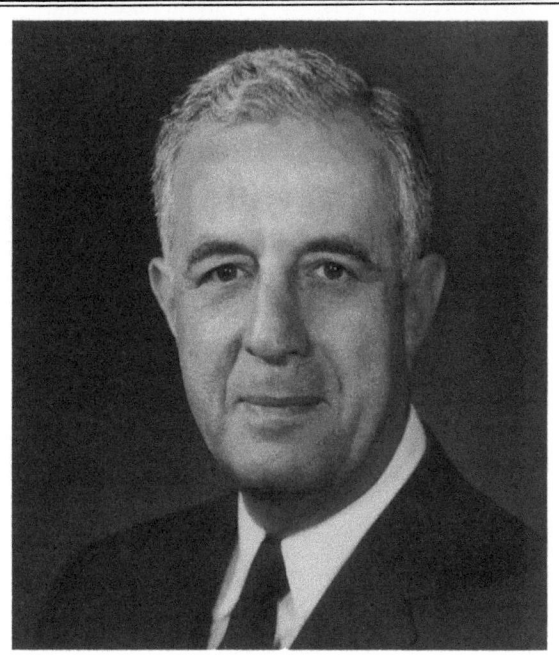

Leventhal studierte an der Universität von Chicago und erhielt sein Medical degree 1924 vom Rush Medical College. Danach war er „attending obstetrician and gynecologist" am Michael Reese Hospital in Chicago.

Zusammen mit I. Stein beschrieb Leventhal 1935 7 Patienten mit dem Syndrom, das seither mit ihren Namen benannt wird.

In the series of patients which we observed with bilateral polycystic ovaries and amenorrhea the ovaries were found to be from two to four times the normal size and while they often maintained their original shape, they were sometimes distinctly globular. The ovarian cortex was found to be hypertrophied in all of the cases and the tunica thickened, tough and fibrotic. The cysts were follicle cysts near the surface, and almost entirely confined to the cortex, and they contained fluid. . . . Corpora lutea were sometimes absent and when found, they were very small and deeply placed. The uteri in these patients were either normal in size or smaller and firmer than normal. The remaining changes observed were those involving the secondary sex characteristics. The breasts presented no characteristic changes except in cases of long-standing amenorrhea when they were small, firm and pale. In some patients, there was observed a distinct tendency toward masculinizing changes. . .

Bereits B. Zondek und S. Aschheim hatten diskutiert, daß die multizystischen Ovarien auf eine Hypersekretion von Hypophysenvorderlappenhormon zurückzuführen sei. Stein und Leventhal spekulierten, „that ovulation was subsequently inhibited because of a mechanical crowding effect of these multiple small follicles". Sie beschrieben den Effekt einer Keilexzision („wedge resection") in späteren Publikationen: Wiederkehr von zyklischen Blutungen und Schwangerschaften.

Schon 1882 hatte A. Martin auf der Tagung der Deutschen Gesellschaft für Gynäkologie über Teilresektionen der Ovarien berichtet und nachfolgend Schwangerschaften beobachtet. H. Thaler (1878–1926) hat 1923 auf der Tagung der Deutschen Gesellschaft für Gynäkologie in Heidelberg vorgetragen, daß er eine Patientin mit „metropathischen Blutungen" durch beidseitige „Keilresektion" der vergrößerten polyzystischen Ovarien geheilt habe.

1945 formulierte Stein das Syndrom „as consisting of irregular menses, particularly amenorrhea, sterility, hirsutism, and the sine qua non, the presence of enlarged polycystic ovaries".

Spätere Untersuchungen ergaben bei diesem klinischen Symptomenkomplex erhöhte Androgene und eine erhöhte LH-FSH-Relation. Die Literatur zum PCOD ist immens, die Pathophysiologie bis heute nicht geklärt. Es ist fraglich, ob der Symptomenkomplex überhaupt eine einheitliche pathophysiologische Ursache hat.

Literatur

Stein IF, Leventhal ML (1935) Amenorrhea associated with bilateral polycystic ovaries. Am J Obstet Gynecol 29:181–191

Cooke ID, Lunenfeld B (eds) (1989) Current understanding of polycystic ovarian disease. Res Clin Forums 11:4

Givens JR (1984) Polycystic ovaries – A sign, not a diagnosis. Semin Reprod Endocrinol 2:263–270

Martin A (1882) Ergebnisse der Ovarien- und Tubenresektion. Verh Dtsch Ges Gynäkol 4:242–245

Stein IF (1945) Bilateral polycystic ovaries. Am J Obstet Gynecol 50:385–396

Thaler H (1923) Über Fernresultate konservierende Eingriffe an den Ovarien bei ovariellen Blutungen. Verh Dtsch Ges Gynäkol 18:248–250

Leydig, Franz von

(21. 3. 1821 Rothenburg o.T. – 13. 4. 1908 Rothenburg)

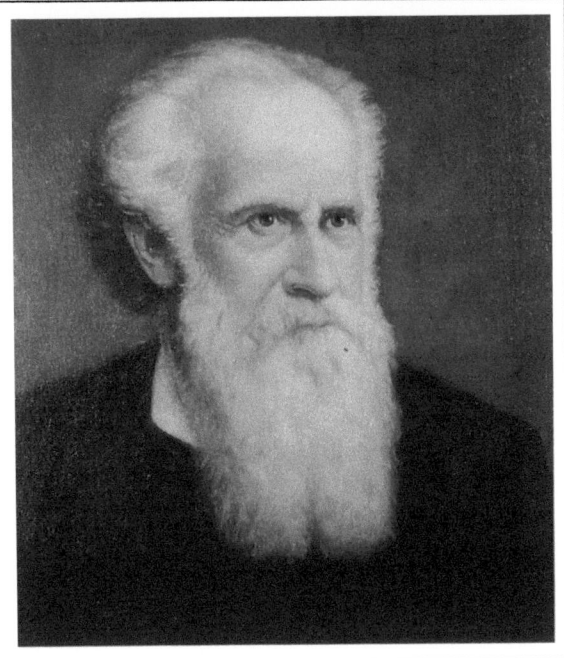

Leydig studierte in Würzburg und München, wo er 1847 promovierte. 1848 wurde er Prorektor in Würzburg, 1849 habilitierte er sich. 1857 ging er als ordentlicher Professor für Zoologie nach Tübingen und 1875 nach Bonn als Direktor des anatomischen Instituts und des zoologischen Museums. Leydig hat sich vorwiegend mit der Anatomie niederer Tiere befaßt. Er beschrieb die nach ihm benannten Zwischenzellen im Hoden, die Leydig-Zwischenzellen, in denen die Androgene gebildet werden.

Literatur

Leydig F von (1850) Zur Anatomie der männlichen Geschlechtsorgane und Analdrüsen der Säugetiere. Z Wiss Zool 2:1–57

Pagel JL (1901) Biographisches Lexikon hervorragender Ärzte des 19. Jahrhunderts. Urban & Schwarzenberg, Berlin (1989: Reprint der Originalausgabe ZA-Reprint, Leipzig)

Li, Cho Hao

(21. 4. 1913, Canton/China –
28. 11. 1987, Berkeley/CA)

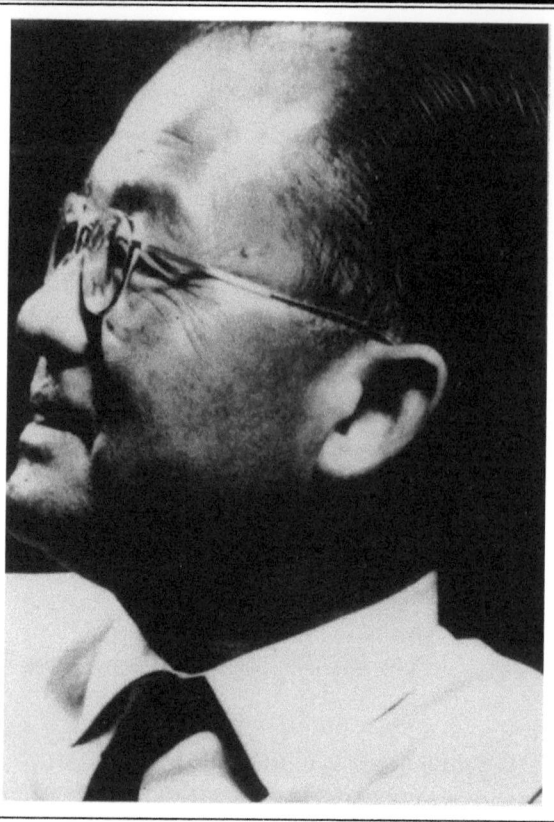

Cho Hao Li had his early schooling in Canton, graduating from Pui Ying High School in 1929 and receiving his BS in chemistry from the University of Nanking in 1933. He then obtained a visa to study in the United States and planned to go to the University of Michigan. However, on his way he stopped at the University of California, Berkeley, to visit a brother and decided to apply for admission there. After some discussion he was granted provisional admission and went on to do his docorate there in 1938 in physical–organic chemistry. He taught and worked at Berkeley and at the University of California, San Francisco, until his death.

Initially he obtained a postdoctoral Research Associate position in the laboratory of Herbert Evans; in this laboratory Dr. Li began to develop the techniques that would eventually lead to the isolation and structure determination of the natural brain hormones. He concentrated most of his efforts on the anterior lobe of the pituitary gland. His first major success came in 1940, when he succeeded in isolating luteinizing hormone (LH). He first isolated the pituitary growth hormone from the cow pituitary in 1944.

As a result of this and related work he was given his own laboratory at Berkeley, the Hormone Research Laboratory, in 1950, and headed this laboratory as Professor of Biochemistry and Professor of Experimental Endocrinology, first at Berkely and then at San Francisco.

During the 1950s and 1960s, Professor Li and his group continued their work on the isolation of the peptide and protein hormones of the anterior pituitary and isolated ovine corticotropin (ACTH) melanotropin (alpha-MSH and beta-MSH), lipotropin, human growth hormone, and prolactin. At the same time rapid developments were also occurring in methods for determining the primary structure of polypeptides and for their synthesis. Dr. Li and his colleagues contributed greatly in these areas as well and were responsible for the determination of the primary sequence of most of the hormones which he isolated. In addition Dr. Li and his colleagues and collaborators were most interested in the endocrinological and other biological activities of these compounds. This latter work, for example, was instrumental in advancing the use of human growth hormone from cadavers to stimulate growth in children deficient in the hormone.

In the 1970s and 1980s further advances were made in sequence determination, and much more emphasis was placed in his laboratory on the chemical synthesis of these hormones. Successes in this area included the total synthesis of beta-MSH, human ACTH, corticotropin-inhibiting peptide, human beta-lipotropin, insulin-like growth factor I, alpha-inhibin-92, gonadotropin-releasing peptide, and beta-endorphin. These latter compounds, especially beta-endorphin, which Dr. Li isolated and determined the structure of in 1976, were the major focus of Dr. Li's research during the last decade or so of his remarkable career. His work continued to expand in an ever wider area, involving the physical, chemical, and biological properties of the many peptide and protein hormones which he had isolated.

The productivity of the Hormone Research Laboratory, often referred to as "The Golden Pagoda" at the University, has been prodigious over the years. There have been many students, postdoctoral fellows, and visiting scientists from every corner of the globe who have participated in and contributed to these studies. These scientists have gone on to become professors and heads of departments and institutes and often have become friendly competitors. Three of Dr. Li's former students, Dr. Thomas A. Bewley, Dr. Harold Papkoff, and Dr. J. Ramachandran have remained with the laboratory, each developing his own independent research program that has added to the breadth of the laboratory's interests.

Despite the enormous energy that Dr. Li applied to his science, he also found time for a number of less demanding interests. He was a lifelong student and collector of art, a lover of music, and a collector of stamps and coins. He also relaxed most weekends at his retreat on Bodga Bay north of San Francisco, although it was rumored that he read and reviewed scientific papers there.

References and Other Sources

Li CH, Simpson ME, Evans HM (1940) Purification of the pituitary interstitial cell stimulating hormone. Science 92:355

Li CH, Evans HM; Simpson ME (1945) Isolation and properties of the anterior hypophyseal growth hormone. J Niol Chem 159:353-366

Li CH, Evans HM (1948) Chemistry of anterior pituitary hormones. In: Pincus G, Thiemann KV (eds) The hormones. Academic Press, New York

Li CH, Simpson ME, Evans HM (1949) Isolation of pituitary follicle stimulating hormone (FSH). Science 109:445

Li CH (ed) (1973-1983) Hormonal proteins and peptides, vol I-XI. Academic Press, New York London (1977: vol IV, Growth hormone and related proteins; 1979: vol VII, Hypothalamic hormones; 1980: vol VIII, Prolactin; 1981: vol IX, Techniques in protein chemistry; 1982: vol X, Beta-endorphin; 1983: vol XI, Gonadotropic hormones)

Hruby VJ (1988) In memoriam Choh Hao Li. Int J Pept Protein Chem 253-254

Lieberman, Seymour

(born 1. 12. 1916 in New York City)

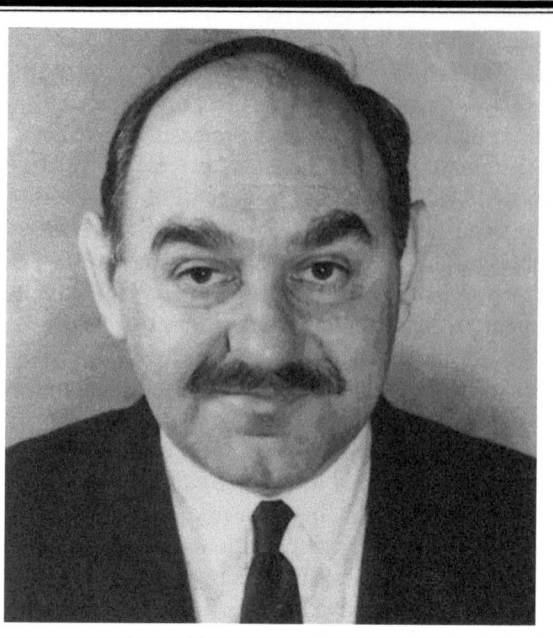

Lieberman writes as follows:
I have arranged for a good friend of mine, Dr. Nicholas P. Christy, Professor Emeritus of Medicine, Writer in Residence, and Senior Lecturer in Medicine at the Columbia University College of Physicians and Surgeons, to write a few hundred words about me. I trust him to do a good job, revealing warts and all.

Lieberman was educated in New York public schools and graduated from Brooklyn College in 1936. His interest in chemistry led him to the University of Illinois, where he received a Master's degree in organic chemistry in 1937. What was to be his lifelong interest in the steroids was sparked in that same year during a stint in the laboratory of Oskar Wintersteiner, one of the co-discoverers of progesterone. This laboratory was situated in the College of Physicians and Surgeons of Columbia University, where, except for the years between 1938 and 1950, Lieberman was to stay the rest of his professional life. There followed an 8-month interval in the pharmaceutical laboratories of the Schering Corp., Bloomfield, NJ, where under the tutelage of the renowned industrial chemist Dr. Erwin Schwenk Lieberman's experience with the commercial production of then known steroid hormones was tellingly enriched. At Stanford University he obtained his PhD in 1941 under the mentorship of Carl R. Noller. His dissertation research on the chemistry of the steroid sapogenins was carried out at the very time that some of these plants compounds were shown to be the precursors of choice for the commercial preparation of the steroid hormones. At Harvard University he took up a postdoctoral position with Louis F. Fieser. this post entailed a collaborative effort with Konrad Dobriner of the Memorial Hospital in New York City, who had begun an investigation of the relationship between human cancers and steroid hormone metabolism. From 1946 to 1947 Lieberman was fortunate to be able to spend the better part of a year in the laboratories of Reichstein, Ruzicka, and Prelog in Switzerland. In 1950 he joined the Columbia University faculty as Assistent Professor of Biochemistry, assigned to the Department of Obstetrics and Gynecology. In 1981, he took on another responsibility, that of President of the Institute for Health Sciences of the St. Luke's Roosevelt Hospital Center.

Over the past 40 years, the scientific contributions of Professor Lieberman have advanced our knowledge of most aspects of steroid hormone biochemistry. These include: the identification of numerous steroids from natural sources; the elucidation of steroidogenic processes by which the steroid hormones are biosynthesized; the determination of the catabolic fates of the known steroid hormones; the synthesis of antigenic steroid–protein conjugates; the disclosure of the biochemical roles of the sulfates of cholesterol, dehydroisoandrosterone, and other steroids; and finally, the discovery of the naturally occurring lipoidal derivatives (fatty acid esters and other, still more complex entities) of steroids, whose functions are still to be determined. Most recently, Dr. Lieberman and his colleagues have detected hitherto unrecognized lipophilic complexes of the sulfate esters of several sterols (cholesterols, sitoserol, and stigmosterol) in various mammalian tissues including the brain.

What is Seymour Lieberman like in real life? This is a simple, informal account of Seymour Lieberman as a colleague and teacher. My knowledge of Professor Lieberman began with our first acquaintance when I was a fourth-year medical student, he a member of the Obstetrics and Gynecology and Biochemistry Departments at Columbia University's College of Physicians and Surgeons in New York City. That was in 1950; Doctor Lieberman came uptown fresh from several years with Konrad Dobriner at the Memorial-Sloan Kettering Cancer Center, also located in Manhattam. My only memory of him then is that he seemed cheerful and wore his laboratory coat sleeves rolled half way up his bare arms: these two characteristics set him apart from the rest of the Faculty of Medicine.

We began to know each other better when I went to work in 1954 as a Research Fellow with Joseph Jailer, a student of P. E. Smith's, a physician and internist, and a colleague of Dr. Lieberman's in obstetrics. They had just jointly founded an Endocrine Journal Club – which still exists and still functions, having instructed two or three genertions of research and clinical fellows, postgraduate students, and faculty members of all kinds for 40 years. The Club's sessions were characterized by a great diversity of topics, a steady insistence on discussion of peripheral and arcane topics as well as on conventional or notorious ones, and the forceful play of intense critique, this last feature supplied mostly by Lieberman himself. Anyone in training who attended those meetings had to have gained wide knowlede of steroid chemistry and biochemistry in particular and of current advances in endocrinology generally; to the extent that a critical habit of mind is teachable, Seymour Lieberman showed exceptional ability to impart that rare skill.

After I joined the Physicians and Surgeons Faculty in 1956, I grew still better acquainted with him. We were coauthors of two papers (1958, 1959); starting out, I asked for advice on how best to prepare myself. Among many other practical and useful suggestions,he got me to carry out personally some melting-point determinations on samples of steroids so that I could fix these compounds firmly in my mind as realities, not mere two-dimensional abstractions on paper. This instruction is typical of him as a teacher: unexpected, imaginative, exacting, mind-stretching, active.

My most vivid recollections of Dr. Lieberman, his laboratory, and his students and postdoctorals date from the 1950s and 1960s. He had attracted an outstanding group: lively, briliant, and challenging. He managed to control this very heterogenous gang of people and channel their best talents into productive pathways. He suppplied ideas. They supplied ideas. There was a vigorous interchange between master and student. Enormous activity was palpable and dozens of first-rate scientific papers emerged. Good careers were forged, good friendships were solidified, and everybody involved had a wonderful time. The atmosphere was certainly not relaxed, but it was good-humored and immensely stimulating. The air was electric and the mood one of contained euphoria.

Dr. Lieberman's salient quality, I think is that he is creatively interested in everything: endocrinology, public policy, current events, politics, literature, even poetry, psychiatry, tennis, and being a grandfather. But his eclecticism does not prevent him from focusing upon the problem at hand. This is why all kinds of people consult him all the time about all sorts of problems: technology, the adrenal cortex, biochemistry in general, how to design a career, and how to buy a used car. He is a superb example of Linus Pauling's dictum: "The way to have good ideas is to have lots of ideas."

Seymour Lieberman's mind is always active and never still; what comes out of that mind continues to sparkle, not only with intellectual brilliance but with genuine affection for his fellows human creatures.

References and Other Sources

Christy NP (1991) Descriptive piece about Professor Seymour Lieberman, September 25

Dobriner K, Gordon E, Rhoads CP, Lieberman S, Fieser LF (1942) Steroid hormone excretion by normal and pathological individuals. Science 95:534–536

Dobriner K, Lieberman S, Rhoads CP (1948) Studies in steroid metabolism. I. Methods for the isolation and quantitative estimation of neutral steroids present in human urine. J Biol Chem 172:241

Lieberman S, Dobriner K, Hill BR, Fieser LF, Rhoads CP (1948) Studies in steroid metabolism. II. Identification and characterization of ketosteroids isolated from the urines of healthy and diseased persons. J Biol Chem 172:263

Dobriner K, Lieberman S, Rhoads CP, Jones RN, Williams VZU (1948) Studies in steroid metabolism. III. The application of infrared spectrometry to the fractionation of urinary ketosteroids. J Biol Chem 172:297

Lieberman S, Praetz B, Humphries PB, Dobriner K (1953) Studies in steroid metabolism. XVIII. Isolation of three new steroid triols from human urine. J Biol Chem 204:491

Erlanger BF, Borek F, Beiser SM, Lieberman S (1957) Steroid-protein conjugates. I. Preparation and characterization of conjugates of bovine serum albumin with testosterone and with cortisone. J Biol Chem 228:713

Erlanger BF, Borek F, Beiser SM, Lieberman S (1959) Steroid-protein conjugates. II. Preparation and characterization of conjugates of bovine serum albumin with progesterone, desoxy-corticosterone and estrone. J Biol Chem 234:1090

Neri RO, Tolksdorf S, Beiser SM, Erlanger BF, Agate FJ, Lieberman S (1964) Further studies on the biological effects of passive immunization with antibodies to steroid-protein conjugates. Endocrinology 74:593

Gurpide E, MacDonald PC, Chapdelaine A, Vande Wiele RL, Lieberman S (1965) Studies on the secretion and interconversion of the androgens. II. Methods of estimation of rates of secretion and metabolism from specific activities of urinary metabolites. J Clin Endocrinol Metab 25:1537

MacDonald PC, Chapdelaine A, Gonzalez O, Gurpide E, Vande Wiele RL, Lieberman S (1965) Studies on the secretion and interconversion of the androgens. III. Results obtained after injection of several radioactive C-19 steroids, singly or as mixtures. J Clin Endocrinol Metab 25:1557

Chapdelaine A, MacDonald PC, Gonzalez O, Gurpide E, Vande Wiele RL, Lieberman S (1965) Studies on the secretion and interconversion of the androgens. IV. Quantitative studies in a normal man whose gonadal and adrenal function was latered experimentally. J Clin Endocrinol Metab 25:1569

Lieberman S, Grennfield NJ, Wolfson AJ (1984) A heuristic proposal for understanding steroidogenic processes. Endocr Rev :128–148

Lieberman S (1986) Pictorial endocrinology and empirical hormonology. The Sir Henry Dale Lecture. J Endocrinol 111:519–529

Lindemann, Hans-Joachim

(geb. 11. 6. 1920 in Berlin)

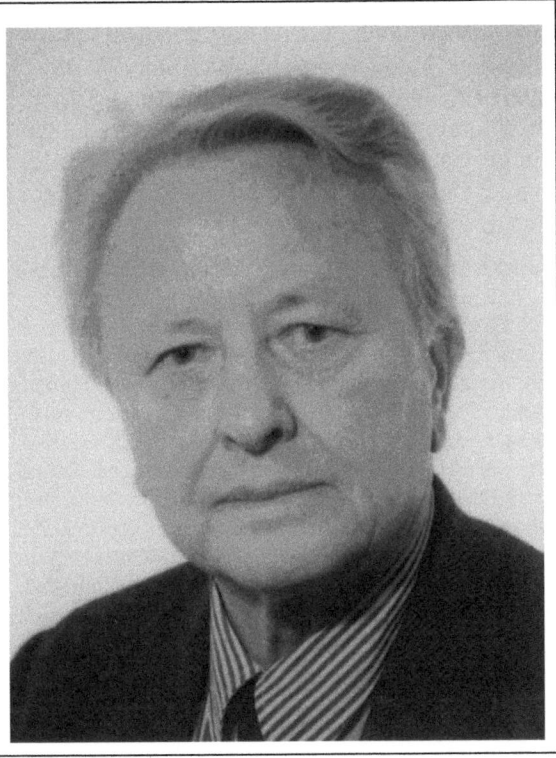

Lindemann wuchs in Berlin auf, machte sein Abitur 1939 und begann mit dem Studium der Medizin an der Humboldt-Universität. Von 1940–1945 war er im Rußlandfeldzug im Fronteinsatz. Zwischenzeitlich setzte er das Studium in Greifwald und Rostock fort und beendete es 1945 mit dem Staatsexamen und der Promotion.

Von 1952–1962 war Lindemann Chefarzt der geburtshilflich-gynäkologischen Abteilung des Diakonissen-Krankenhauses Anschar in Hamburg, dann 1962–1965 Ärztlicher Direktor des Belegarzt-Krankenhauses Michaelis, 1965–1985 Chefarzt und Ärztlicher Direktor des Elisabeth-Deutsches Rotes Kreuz- und Freimaurer-Krankenhauses in Hamburg. Seit 1985 ist Lindemann ärztlicher Dircktor des Michaelis-Krankenhauses in Hamburg.

Das besondere Interesse für die weibliche Sterilität und Infertilität begann bei Lindemann 1969 auf einem Fertilitätskongreß in Dubrovnik durch eine Diskussion über Möglichkeiten der endoskopischen Untersuchung des Cavum uteri. Beim Lesen der Literatur stellte er fest, daß schon 1805 der Frankfurter Arzt Philipp Bozzini (1773–1809), der Urvater aller endoskopischen Methoden überhaupt, die Methode empfohlen hatte: „Man solle nach dem Foetus gucken, wenn die Geburt nicht voran gehe, man schaue bei weiblicher Sterilität in die Gebärmutterhöhle". Die praktische Anwendung der Methode wurde jedoch durch Intrigen der damals sehr einflußreichen Akademie in Wien verhindert. „Es sei nicht schicklich, in den vorborgensten Winkel des menschlichen Körpers zu schauen". Im Jahre 1869 führte dann D. C. Pantaleoni in London die erste Hysteroskopie durch. In Deutschland berichtete F. von Mikulicz-Radecki an der Stoeckel-Klinik in Berlin über erste Erfahrungen mit dieser Methode zur Diagnose von im Cavum uteri gelegenen Tumoren.

Die ersten Hysteroskopien führte Lindemann an exstirpierten Uteri durch, später an sterilen Patientinnen und solchen mit unklaren Blutungen. Zur Aufdehnung der nur spaltförmigen Gebärmutterhöhle wurde zunächst physiologische Kochsalz- und Glukoselösungen verwandt. Der Einblick in das Cavum uteri wurde jedoch von Blutungen aus dem Endometrium behindert oder ganz unmöglich. Um eine Verbesserung herbeizuführen, wurden die Erfahrungen mit der Laparoskopie genutzt. Es wurde CO_2-Gas in exstirpierte Uteri insuffliert. Nach zahlreichen experimentellen und klinischen Studien wurden die Insufflationswerte zur komplikationslosen Dilatation des Cavums gefunden. Mit großem Enthusiasmus führte Lindemann diese klinisch-experimentelle Studie neben seiner praktisch-klinischen Tätigkeit als Chefarzt und Ärztlicher Direktor aus. Mit den Ergebnissen konnte er sich 1975 an der Universität Hamburg habilitieren und wurde 1980 zum Professor ernannt. Seit 1982 ist Lindemann Honorary Member der American Association of Gynecologic Laparoscopists. Er gehört zu den Gründungsmitgliedern der 1982 gegründeten European Society of Hysteroscopy, deren Präsident er bis 1986 war und dann zum Honorary President auf Lebenszeit ernannt wurde.

„Warum erlebte die Hysteroskopie im Vergleich zur Zystoskopie, die etwa zur gleichen Zeit in die Medizin im vorigen Jahrhundert eingeführt wurde, nicht den gleichen Siegeszug. Beide Organe lassen sich nicht vergleichen. Die Blase, ein Hohlraum mit nur einem einfachen Epithel ausgekleidet, das nicht bei Berührung sofort mit einer Blutung reagiert, ist letztlich nur ein Aufbewahrungsbeutel für den Urin. Die Gebärmutterschleimhaut, das Endometrium dagegen, ist ein hochempfindliches Organ mit vielen Funktionen für die Reproduktion beauftragt. Zu bluten entspricht seiner Physiologie. Wir sehen es bei der Menstruation, bei endokrinen Störungen und anderem. Schon bei leichter Berührung können Mukusbildung und Blutungen provoziert werden, die die Sicht behindern. Der Hysteroskopist muß das wissen und darf nicht enttäuscht sein, vor allem, wenn er das Endoskop zu grob in die Gebärmutterhöhle einführt wie gewohnt bei einer Kürettage" (Lindemann 1992).

Literatur

Lindemann HJ: persönliche Mitteilung, Februar 1992

Lindemann HJ (1971) Eine neue Untersuchungsmethode für die Hysteroskopie. Endoscopy 4:194

Doccini P (1807) Der Lichtleiter oder Beschreibung einer einfachen Vorrichtung und ihrer Anwendung zur Erleuchtung innerer Höhlen und Zwischenräumen des lebenden, animalischen Körpers. Verlag des Landes, Industrie Comptoires, Weimar

Mikulicz-Radecki F von (1930) Zur Diagnose der im Cavum uterin gelegenen Tumoren mittels Hyteroskopie. Zentralbl Gynäkol 54:962–967

Pataleoni DC (1869) An endoscopic examination of the cavity of the womb. The Medical Press and Circular, London, pp 8, 26

Lindner, Hans Rudolph

(21. 4. 1922 Stettin – 19. 11. 1982 Rehovot)

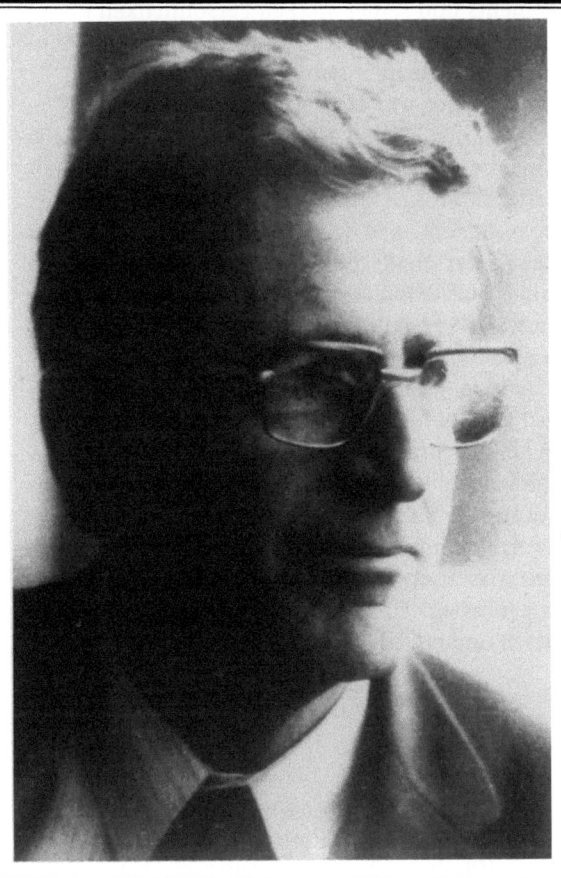

Hans Rudolph Lindner wurde als Sohn des Landwirts Fritz Lindner geboren. Er besuchte 1932–1936 die Vereinigte Bismarck- und Friedrich-Wilhelm Oberrealschule. Als er 14 Jahre alt war, wurde seine Familie gezwungen, Deutschland zu verlassen und nach Palästina zu emigrieren. Lindner besuchte die Landwirtschaftsschule. Bei seiner Tätigkeit als „the school's herdsmaters" in der Mikve Israel Agricultural School in Jaffa 1944–1947 führte er die artifizielle Insemination ein. Von 1940 an war er aktiv in der Haganah zur Verteidigung des werdenden Staates. Erst als Israel seine Unabhängigkeit erlangte, beschloß Hans Lindner, seine akademische Laufbahn im Ausland fortzusetzen. Er ging 1950 nach Sidney in das St. Andrews College, wo er 1954 als Bachelor in veterinary science graduierte. Danach arbeitete er zusammen mit K. A. Ferguson in der Sheep Biology Laboratory of the Commonwealth Scientific and INdustrial Research Organization (CSIRO) an der Frage, welche Beziehung zwischen der Stärke der Schafswolle und der Blutkonzentration adrenaler Steroide besteht. 1957 ging er mit einem Commonwealth fellowship nach Cambridge, wo er mit T. Mann über die endokrine Funktion bei Haustieren arbeitete. Er konnte zeigen, daß lange vor der Pubertät die Testes bereits das schwache Androgen Androstendion produzieren. In der Pubertät werden dann 2 Wasserstoffatome hinzugefügt, so bildet sich Testosteron. 1960 erhielt er in Cambridge seinen Ph.D. und ging nach Australien zurück, wo er in der o.g. Research Organization in der Devision of Animal Physiology das Labor für Steroidhormone aufbaute.

1964 erhielt Lindner ein Population Council Fellowship und konnte 1 Jahr im Department of Biodynamics des Weizmann Instituts zubringen. Dort wurde er 1965 Associate Professor und 1967 Nachfolger von Prof. M. C. Shelesnyak als Head of the Department of Biodynamics, später Department of Hormone Research.

Die wissenschaftlichen Aktivitäten lagen auf dem Gebiet der endokrinen Kontrolle der Ovarialfunktion einschließlich der hormonellen Regulation der Follikelreifung und Regression, der Eireifung und Ovulation sowie der Differenzierung der Lutealzellen und Luteolyse. Die wissenschaftlichen Erkenntnisse fanden weltweit Beachtung und Anerkennung. Aufgrund seines wissenschaftlichen Engagements und seiner starken Persönlichkeit konnte sich eines der besten endokrinologischen Zentren im Weizmann-Institut entwickeln.

Dr. Lindner war ein gefragter Berater, so z.B. in der WHO, im Institut National de la Santé et de la Recherche Medicale und der Max-Planck-Gesellschaft. Zahlreiche Preise und Ehrungen wurden ihm verliehen. 1978 wurde er korrespondierendes Mitglied der Deutschen Gesellschaft für Endokrinologie auf deren Tagung in Travemünde. Trotz schwerer Erkrankung bereitete er den 6. Internationalen Kongreß on Hormonal Steroids im September 1982 in Jerusalem mit großer Sorgfalt vor. Er selbst konnte nicht mehr teilnehmen. In dieser bedrückenden Situation gab seine Frau Karin einen unvergeßlichen Empfang im Garten des Weizmann-Institutes. Trotz vieler bitterer Erfahrungen und Erschwernisse auf seinem Lebensweg ist er der deutschen Wissenschaft, der Kultur und der Kunst verbunden geblieben. Hans Lindner war ein großartiger Mensch und ein hervorragender Wissenschaftler.

Literatur

Lindner HR (1959) Androgens in the bovine testis and spermatic vein blood. Nature 183:1606

Lindner HR, Mann T (1960) Relationship between the content of androgenic steroids in the testis and the secretory activity of the seminal vesicles in the bull. J Endocrinol 21:341

Ferguson KA, Wallace ALC, Lindner HR (1965) Hormonal regulation of wool growth. In: Lyne AG, Short BF (eds) Biology of the skin and hair growth. Angus & Robertson, Sidney, p 655

Shelesnyak MC, Marcus GJ, Lindner HR (1970) Determinants of the decidual reaction. in: Ovo-implantation, human gonadotropins and prolactin. Proc. 2nd Int. Seminar on Reproductive physiology and sexual endocrinology, Brussels, May 1968. Karger, New York, p 118

Lindner HR (1971) Comparative physiology of the testis. In: McGraw-Hill Encyclopedia of sciences and technology. McGraw-Hill, Nw York, p 537

Zmigrod A, Lindner HR (1972) Oestrogen biosynthesis by the rat ovary during early pregnancy. Acta Endocrinol 69:127

Zmigrod A, Lindner HR, Lamprecht SA (1972) Reductive pathways of progesterone metabolism in the rat ovary. Acta Endocrinol 69:141

Cox RI, Wong MSF, Braden AN, Trikojus VN, Lindner HR (1972) The formation and specificity of antibodies to phytooestrogens in the sheep. J Reprod Fertil 28:157

Tsafriri A, Lieberman ME, Bauminger S, Barnea A, Lindner HR (1973) Induction by luteinizing hormone of ovum maturation and of steroidogenesis in isolated Graafian follicles of the rat: role of RNA and of protein synthesis. Endocrinology 93:1378

Koch Y, Zor U, Pomerantz S, Chobsieng P, Lindner HR (1973) Intrinsic stimulatory action of FSH on ovarian adenylate cyclase. J Endocrinol 58:677

Lindner HR (1973) Kinetics of steroid metabolism. In: Pierrepoint CG (ed) Endocrinology of pregnancy and parturition. Alpha, Omega Alha, p 103

Lindner HR, Bauminger S (1974) Production and characterization of antisera to steroid hormones. In. Crosignani PG, James VHT (eds) Recent progress in reproductive endocrinology. Academic Press, New York, pp 193–227

Lindner HR, Tsafriri A, Lieberman ME, Zor U, Koch Y, Bauminger S, Barnea A (1974) Gonadotropin action on cultured Graafian follicles: induction of maturation division of the mammalian oocyte and differentiation of the luteal cell. Recent Prog Horm Res 30:79–138

Tsafriri A, Bar-Ami S, Lindner HR (1981) Follicular regulation of oocyte development and maturation. In: Cumming IA, Funder JW, Mendelsohn FAO (eds) Endocrinology 1980. Australian Academy of Science, Australia

Baier HM, Lindner HR (1983) Fertilization of the human egg in vitro. Springer, Berlin Heidelberg New York Tokyo

Ahren K (1983) Obituary. Mol Cell Endocrinol 29:241–242

Weiland G (183) Erinnerungen. Geburtshilfe Frauenheilkd 43:60–62

Lippes, Jack

(born 19. 2. 1924 in Buffalo)

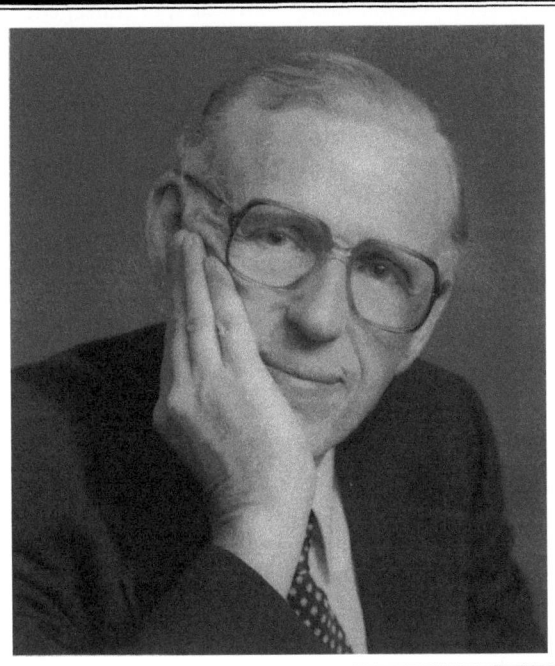

Jack Lippes received a medical degree from the State University of New York at Buffalo, School of Medicine, in 1947. Postgraduate training in gynecology and obstetrics was completed in 1952 and he joined the faculty of the Gynecological Department of his alma mater, where he became Professor. In his private practise in Buffalo, NY (1952–1984), he began inserting handmade Oppenheimer rings.

Lippes has described his work as follows:

In the summer of 1960 a collegue questioned whether it was wise to do this type of clinical research in a private office. It was an intelligent question. A planned parenthood clinic was the right place to evaluate a new contraceptive. When approached, both the Medical Committee and the Governing Board of the Buffalo Planned Parenthood Clinic considered intrauterine devices (IUD) outside the realm of standard medical practice and were reluctant to grant permission for textbooks, proclaiming that IUD should be mentioned only to be condemned. I wrote a letter to Alan Guttmacher, then President of the Planned Parenthood Federation of America, asking for his advice and help. The letter was referred to Christopher Tietze (1909–1984), who encouraged me to continue IUD evaluation and offered help. He came to Buffalo and persuaded the Bufalo Planned Parenthood Clinic to grant permission to investigate intrauterine contraception. Tietze provided credibility and encouragement for continuing these studies. The letter was also referred to Hans Lehfeldt (1899), who had worked with Gräfenberg in Berlin, and in 1960 was Chairman of the Research Subcommittee of the National Medical Advisory Committee for the Planned Parenthood Federation of America. Lehfeldt wrote to me explaining that the use of an IUD in the United States could be considered malpractice. This reply reflected the attitute of the medical profession of that day. Shortly thereafter, I visited Hans Lehfeldt and, while driving around New York City, he told me that IUD were much better than most physicans believed and that my investigations with new designs should be vigorously pursued: „Forget about the letter I wrote on behalf of the Planned Parenthood Medical Advisory Committee." Late that afternoon, he took me to the office of Herbert Hall. Hall had been an associate of Gräfenberg in his Manhattan office. He dismissed his secretary for the day and the three of us retreated to his consultation room. When Herbert Hall carefully closed the door behind him, I felt as though I was entering some kind of subversive conspiracy. Furtively, Hall described how he and Gräfenberg had inserted a stainless-steel modification of the Gräfenberg ring into a number of celebrities from New York and Hollywood. Patients were sworn to secrecy and Hall was on call 24 h a day.He was reluctant to publish his excellent results for fear that his colleagues might disgrace him for what they considered a repudiated medical practice. A few months later, he did publish his long experience with the stainless-steel ring, which was then named the „Hall-Stone ring." I returned to Buffalo, refreshed, encouraged, and with a newly found enthusiasm for the task before me.

My attention was focused on how to prevent rotation of the IUD with disappearance of the useful removal thread. The double "S" was designed to reduce expulsions. The advent of thermoplastics permitted the development of new IUD. To convey the idea of the loop from paper to plastic, thin sheets of PE were cut into strips with a paper cutter. Such strips were wound on wooden jig to form a double "S" or loop. The plastic was tied to the jig with string. These forms were baked in an oven at 300°F. When cooled to room temperature, they hardened in the designed shape. After obtaining favorable data with handmade loops of the dimensions described above, steel molds were cut for mass production. Money for this was provided by a grant from the Population Council.

Twenty years ago, my interests focused on the physiology of the fallopian tube. This organ is worthwhile studying because within the oviduct gametes mature, fertilization transpires, and the early embryo is nurtured for 3 days before being discharged into the uterus. Some of my early data on low molecular weight compounds of human oviductal fluid were useful in creating synthetic fluids for human embryo cultures. Human oviductal fluid proteins may have important immunologic activity included among their reproductive physiologic functions.

Hans Lehfeldt, geboren am 28. Oktober 1899 in Berlin, erhielt seine Ausbildung am Westend-Krankenhaus in Berlin und an der Frauenklinik in Dresden unter Kehrer. In Berlin arbeitete er mit Gräfenberg. 1934 verließ er Deutschland und wurde später Chairman des Research Subcommittee of the National Medical Advisory Committee for the Planned Parenthood Federation of America.

References and Other Sources

Lippes J (1965) Contraception with intrauterine plastic loops. Am J Obstet Gynecol 93:1024

Lippes J, Zielezny M (1975) The loop decade. Mt Sinai J Med (NY) XLII:353–363

Lippes J, Krasner J, Alfonso LA, Dacalos ED, Lucero R (1981) Human ovituctal fluid proteins. Fertil Steril 36:623–629

Lippes J, van Oss CJ, Bronson PM, Alfonso LA, Dacalos EA, Lucero R (1983) Human oviductal fluid proteins. II. Preparation of an antiserum to a human oviductal fluid protein: existence of autoantibodies against it in some sera. Fertil Steril 30:824–828

Lippes J (1989) Human oviductal fluid proteins. III. Identification and partial purification. Fertil Steril 51:81–88

Lippes J (1989) Human oviductal fluid (hOF) proteins. IV. Evidence for hOF proteins binding to human sperm. Fertil Steril 51:89–94

Lipsett, Mortimer Broadwin

(20. 2. 1921 New York – 10. 11. 1985 Bethesda)

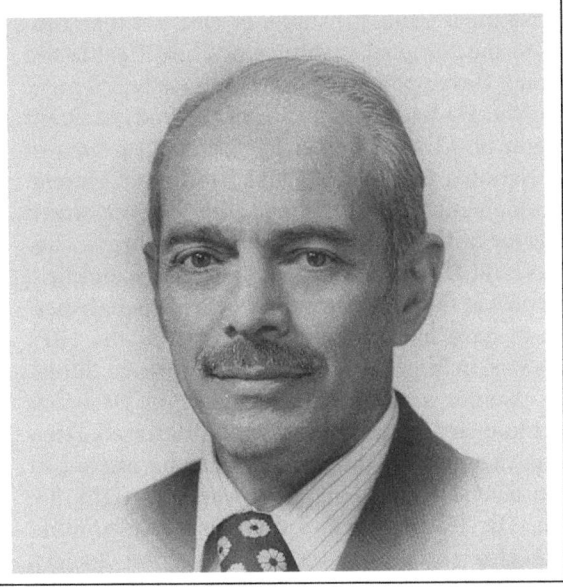

Lipsett was born in the Bronx of Jewish immigrant parents. His father was a pharmacist on 180th street. Mortimer Lipsett was a gifted student, destined for advanced study, and had been accepted into the Bronx High School for Science when his family moved to San Francisco in 1943. He completed high school there and graduated from the University of California (Berkeley) with a major in chemistry. His education was interrupted by the Second World War, during which he served as a medic with the 10th Mountain Devision. In the Italian campaign he was twice decorated for valor in combat. His wartime experiences confirmed his intention to become a physician and, with the cessation of hostilities, he entered the University of Southern California School of Medicine. After an internship at the Los Angeles Country Hospital and residency training in internal medicine at the Sawtelle VA Hospital, he returned to new York as an endocrine fellow with Olof Pearson at the Sloan-Kettering Institute. It was during these years that his lifelong interest in the role of the endocrine system in neoplasia began. Lipsett moved to the National Institutes of Health (NIH) in 1957 to pursue this research interest with Roy Hertz. Except for a 2-year period as Director of the Northeast Ohio Cancer Center and a sabbatical year at the Karolinska Institute, he spent the rest of his life at the NIH. He initiated his tenure there with a notable achievement. Together with Roy Hertz and Griff Ross, chemotherapy for choriocarcinoma was conceived, refined, and made the standard of practice. This was the first cancer to be cured by chemotherapy alone. This auspicious beginning was followed by a remarkable record of achievement as a scientist, educator, and science administrator.

Lipsett characterized himself as a clinical investigator. There was, to him, no substantive difference between clinical and basic science; only the venue and the models were different. He worked with many techniques and systems, ranging fron the organic chemistry of steroid hormones to the clinical trial. He held that techniques were easily mastered, but the ability to develop and examine a fruitful hypothesis was a hard-earned skill. Techniques should follow from the problem, not the reverse, He gravitated by instinct to clinical problems, in part because of the difficulty of this kind of research, and he viewed it as the highest aspiration of the medical scientist.He found challenging the complex ethical issues, intractable variables, and difficulties associated with the effective use of the research hospital. These were heady views that infused enthusiasm into a generation of young scientists having the good fortune to work under his tutelage.

Lipsett wrote or coauthored about 300 papers. They sort out along three general lines; endocrine and endocrine-responsive tumors, the dynamics of steroid metabolism, and syndromes and models of steroid hormone resistance. His papers are models of clarity, economy, and scholarly discussion. Their contribution is substantive and often seminal.

Lipsett served as mentor for an extraordinary number of the current leaders in endocrinology.

Administrative responsibility came early for him. He was good at it and clearly like the process.

He became Chief of the Endocrinology Branch of the National Cancer Institute in 1962. He then moved to the National Institutes of Child Health and Human Development in 1970 as Associate Scientific Director. He became Director of the Warren Grant Magnuson Clinical Center in 1976 and Director of the National Institute of Child Health and Human Development in 1980. In 1984 he was appointed Director of the National Institute of Arthritis, Diabetes, and Digestive and Kidney Diseases and held this post at the time of his death. He is the only person to have held three directorships at the NIH. This was, in large part, because he improved things. The changes were measurable and rapid. Decisions were knowledgeable, fair, and never deferred. Decisions that proved untenable would be altered or even reversed. He cared about what was right, not who. His leadership and administrative abilities were also recognized by the Endocrine Society, which he served as Secretary-Treasurer, Editor-in-Chief of the *Journal of Clinical Endocrinology and Metabolism*, and in 1979–1980 as the 59th President of the Society.

Lipsett's personal characteristics were equally remarkable. The first impression of him was invariably that of an overpowering intellect. He understood your train of thought before you were fairly into an exposition. He seemingly had read everything, forgotten nothing, and could bring all of this to bear on the point at issue. The gift found its way into Lipsett's recreation. He was a Life Master bridge player, could conduct and win several simultaneous games of chess, and delighted in completing the New York Times crossword puzzle in a few minutes. His intellect was clean, hard, and unencumbered. The aversion to embellishment also found its way into his taste in art, furniture, clothes, and life-style.

Candor came next. He never misrepresented his position. He was generous with neither compliment nor criticism, but if you pushed the point, you could get his view of you. You could not get his view of another. Gossip, backroom politics, and hidden agendas were simply foreign to his nature. Flattery was anathema, to the extent that it was difficult to thank him, even in circumstances where the appropriateness of this simple gesture was apparent to all.

He was physically fit. He was an expert squash player and a strong and dedicated tennis player. He did not smoke, drank sparingly, and then of wines, and was aerobically sound. He used to enjoy racing new physicians, many years his junior, up ten flights of stairs and then counting everybody's pulse. He was obviously competive and enjoyed the keen edge of a match, even if it was against himself. He loved winning and hated losing. In fact,I believe that one of the few flaws in his character was occasional disproportionate petulance after a loss. With time, however, this would resolve and find its proper perspective.

He was a robust man, intellectually and physically. That he should die of a malignancy over a protracted time was a wretched fate. (Reprinted from Loriaux 1987, with permission).

References and Other Sources

Loriaux DL (1987) In memoriam Mortimer B. Lipsett. Endocrinology 120:841–843

Loewe, Walter Siegfried

(19. 8. 1884 Fürth/Bayern –
25. 8. 1963 Salt Lake City)

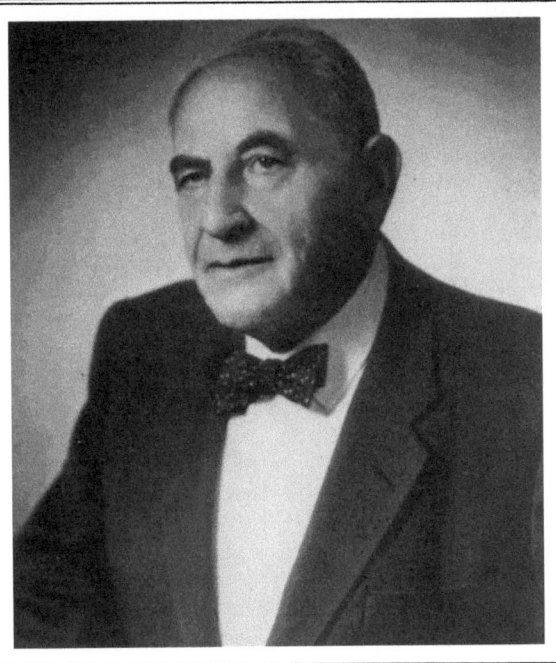

Nach der Umsiedlung der Familie von Bayern nach Frankfurt/Main ging Loewe von 1893–1902 auf das humanistische Lessing-Gymnasium. Danach studierte er Medizin in Freiburg, Berlin, Straßburg und München. Er arbeitete bei Hofmeister am Physiologisch-Chemischen Institut der Universität Straßburg, wo er auch 1908 mit der Arbeit über die peptische Verdauung des Kaseins und Serumglobulins promovierte. 1910–1912 leitete Loewe das Chemische Laboratorium der Psychiatrischen Universitätsklinik in Leipzig. 1912 ging er nach Göttingen zu Heubner ans Pharmakologische Institut. 1913 folgte die Habilitation, 1918 die Ernennung zum außerordentlichen Professor und 1921 wurde er als Professor der Pharmakologie nach Dorpat in Estland berufen. Die Universität Dorpat, estnisch Tartu, russisch Jurgew, wurde 1632 von Gustav Adolf gegründet. Während des 19. Jahrhunderts war sie bis zur Russifizierung 1889 geistiger Mittelpunkt des baltischen Deutschtums. Hier wirke er bis 1928, als er einen Ruf als Nachfolger von E. J. Lesser als Leiter des Hauptlaboratoriums der Städtischen Krankenanstalten in Mannheim bekam. 1933 mußte er Deutschland verlassen und arbeitete von 1935 als Pharmakologe an der Cornell Universität in New York und ab 1946 am Department of Pharmacology an der Universität von Utah. 1960 wurde Loewe Ehrenmitglied der Deutschen Gesellschaft für Endokrinologie.

In Dorpat begann Loewe seine Untersuchungen über die Dosis-Wirkungs-Beziehungen von Ovarialextrakten. Hierbei benutzte er den Allan-Doisy-Test. Es gelang ihm, Östrogen im menschlichen Blut und Urin und auch in der Plazenta nachzuweisen und zu messen. Es wurde ein sog. Zellverfahren entwickelt, das den Anteil der verhornenden Epithelien im Vaginalabstrich als quantitatives Maß der Hormonwirkung zugrundelegt. Auf diese Weise konnte Loewe zeigen, daß das Maximum der Östrogenausscheidung mit dem Follikelsprung zusammenfällt und mehrere Tage vor der folgenden Menstruation abgesunken ist. Der Nachweis von Östrogenen im Harn war auch die Voraussetzung für die Gewinnung von Ovarialhormonen aus Urin.

Zur gleichen Zeit begann Loewe Untersuchungen zum Nachweis und zur Bestimmung des männlichen Sexualhormons. Zusammen mit H. E. Voss wurde der erste spezifische Nachweis für das männliche Keimdrüsenhormon entwickelt. Als Testobjekt für den Nachweis und die Quantität des Androkinins wurde die Vesikulardrüse der Maus benutzt. In dem sog. zytologischen Regenerationstest wurden die histozytologischen Wirkungen unter dem Einfluß einer Kastration oder unter der Zufuhr von Androkinin zugrundegelegt. Als Fortentwicklung dieses Verfahrens wurde ein Schnelltest der Mitogenesetest, entwickelt. Mit Hilfe dieses Testverfahrens konnte erstmals das Vorkommen von Androkinin im Urin, später auch im Blut, von Männern beschrieben werden. (s. auch bei Voss)

Nach seiner Emigration betrieb Loewe Forschungen im Bereich der Kannabiswirkstoffe.

Literatur

Loewe WS (1925) Über weibliche Sexualhormone. II. Mitt.: Über einige Wirkungskennzeichen und Wirkungsbedingungen eines Ovarialhormons. Zentralbl Gynäkol 49:1735–1758

Loewe WS, Lange F, Faure W (1926) Über weibliche Sexualhormone, III. Mitt.: Die Wirksamkeit des Zyklushormons bei peroraler Zuführung. Dtsch Med Wochenschr 52:310–313

Loewe WS, Lange F (1926) Über weibliche Sexualhormone. VI. Mitt.: Ermittlungen über die Grundlagen einer Verwertbarkeit der Brunstreaktion der Maus zur biologischen Wertbestimmung des Zyklushormons. Z Gesamte Exp Med 51:284–329

Loewe WS, Lange F (1926) Über weibliche Sexualhormone, VII. Mitt.: Der Gehalt des Frauenharns an brunsterzeugenden Stoffen in Abhängigkeit vom ovariellen Zyklus. Klin Wochenschr 5:1038–1039

Loewe WS, Voss HE (1926) Über weibliche Sexualhormone, VIII. Mitt.: Eine placentare Inkretdrüse-Spenderin örtlich wirksamen Hormons? Klin Wochenschr 5:1083–1085

Loewe WS, Lange F (1927) Über weibliche Sexualhormone, XI. Mitt.: Prüfung des Hormongehaltes von Corpus luteum-Präparaten. Arch Exp Pathol Pharmakol 120:48–64

Loewe WS, Voss HE (1930) Der Stand der Erfassung des männlichen Sexualhormons (Androkinins). Klin Wochenschr 9:481–487

Voss HE, Loewe WS (1930) Schnelltest auf männliches Sexualhormon (Mitogenesetest). Dtsch Med Wochenschr 56:1256–1258

Loewe WS, Rotschild F, Rautenbusch W, Voss HE (1930) Androkinin (männliches Sexualhormon) im männlichen Blut. Klin Wochenschr 9:1407

Voss HE, Loewe WS (1931) Zur Wertbestimmung männlichen Sexualhormons an den Vesikulardrüsen des Nagermännchens. Arch Exp Pathol Pharmakol 159:532–544

Kattermann R (1984) Walter Siegfried Loewe. Sein Beitrag zur Analytik, Biologie und Pharmakologie der Sexualhormone. J Clin Biochem 22:505–514

Kattermann R (Hrsg) (1985) Naturwissenschaft und Medizin, 75 Jahre Klinische Chemie, Pathochemie und Endokrinologie in Mannheim, 1910–1985. Klin.-Chem. Institut Klinikum, Mannheim

Loewi, Otto

(3. 6. 1873 Frankfurt/Main – 25. 12. 1961 New York)

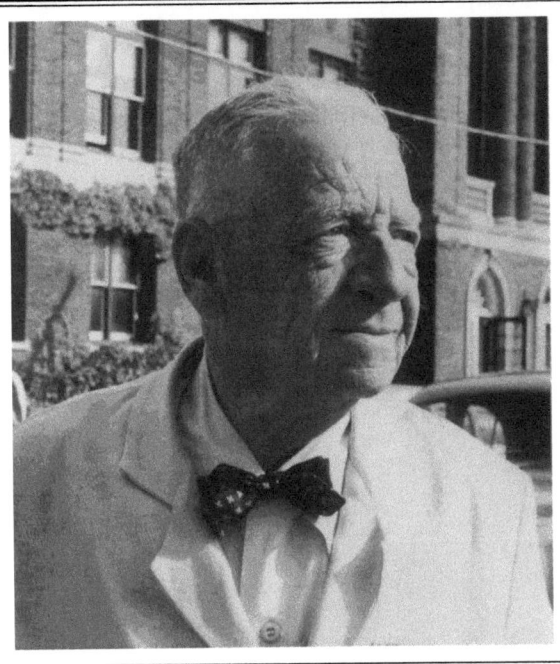

Der Sohn des Weinhändlers Jakob Loewi ging in Frankfurt aufs humanistische Gymnasium. 1891 begann er das Medizinstudium in Straßburg, war 2 Semester in München und machte sein Examen 1896 in Straßburg. Er promovierte bei O. Schmiedeberg (1838-1921) über die Wirkung verschiedener Stoffe auf das isolierte Froschherz. Danach war er Assistent im physiologisch-chemischen Institut bei F. Hofmeister, kurze Zeit klinisch tätig in Frankfurt, um dann 1898-1904 am pharmakologischen Institut bei H. H. Meyer (1853-1939) zu arbeiten. Nach der Habilitation verbrachte er einige Monate in Starling's Labor in London und in Cambridge bei H. Dale. 1905 ging er mit Meyer als Extraordinarius nach Wien. 1909 wurde er Professor der Pharmakologie in Graz. 1938 vertrieben ihn die Nazis; von 1940 bis zu seinem Tod 1961 war er Research professor of Pharmacology at the College of Medicine an der New York University.

1938 erhielt Loewi zusammen mit Sir Henry Dale den Medizin-Nobelpreis für den experimentellen Beweis der chemischen Signalübertragung nervöser Impulse. Er konnte zeigen, daß die Nerven das Herz nicht direkt beeinflussen, sondern daß an den Nervenendigungen spezifische chemische Substanzen freigesetzt werden, durch die die Information weitergegeben wird. Zusammen mit E. Navratil wurde der „Vagusstoff" als Cholinester identifiziert. 1936 konnte er dann auch den „Sympathikusstoff" als Adrenalin nachweisen.

Die blutdrucksteigernde Wirkung von Nebennierenmark wurde 1894 von G. Oliver (1841-1915) und E. A. Schäfer (1850-1935) entdeckt. Bereits 1901 war das Adrenalin in reiner Form von Y. Takamine (1834-1922) und T. Bell Aldrich (1861-?) isoliert worden.

Sir Henry Hallett Dale (1875-1968) beschrieb das auf Loewi's Befunden basierende Konzept „The nerve impulse travels along the nerve fibres as a wave of electrical excitation; when the impulse reaches the nerve-endings it changes to a chemical process and discharges pharmacologically-active agents, such as acetylcholine and noradrenaline, which in turn activated the next excitable structure". (s. bei Dale)

Literatur

Loewi O (1922) Über die humorale Übertragbarkeit der Herznervenwirkung. Pfluegers Arch 189

Loewi O (1960) An autobiographical sketch. Perspect Biol Med 4:1-25

Aldrich TB (1901) A preliminary report on the active principle of the suprarenal gland. Am J Physiol 5:457

Bacq ZM (1975) Chemical transmission of nerve impulses. A historical sketch. Pergamon, Oxford New York Toronto

Feldberg W (1977) The early history of synaptic and neuromuscular transmission by acetylcholine: reminiscences of an eye witness. In: The Pursuit of Nature. Informal essays on the history of physiology. Cambridge Univ Press, Cambridge, pp 65–83

Medvei VS (1984) A history of endocrinology. MTP Press, Lancaster

Oliver G, Schaefer EA (1895) The physiological action of extracts of the suprarenal capsules. J Physiol 18: 230

Takamine J (1901) The isolation of the active principle of the suprarenal gland. J Physiol 27:XXIX

Weiser U (1981) Die erste Isolierung eines Hormons – Die Reindarstellung des Adrenalins im Jahre 1901. Endokrinologie-Informationen 5:27–39

Weisser U (1980) Künstliches Adrenalin. Der mühevolle Weg zur ersten Hormonsynthese. Med Welt 31:40–44

Lunenfeld, Bruno

(17. 2. 1927 in Wien)

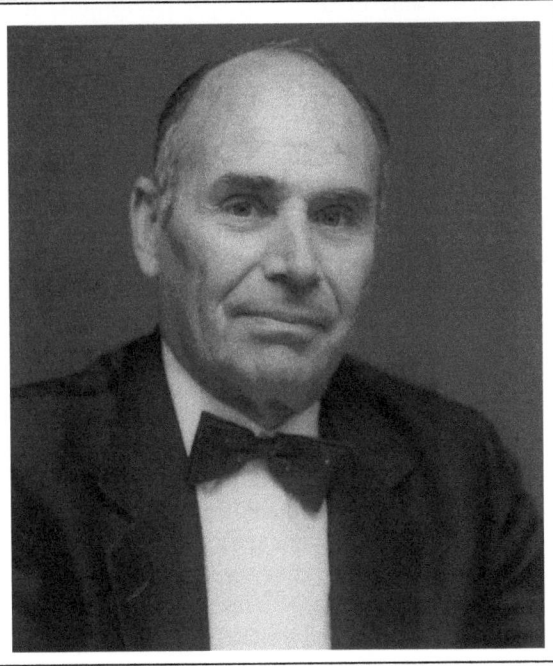

Bis zu seinem 10. Lebensjahr lebte Lunenfeld in Wien. 1937 nach dem Einmarsch der Nazis wurde sein Vater verhaftet, und zwar nicht weil er Jude war, sondern als Sekretär der Monarchistischen Partei. Er war zunächst in Dachau, dann in Buchenwald inhaftiert, dort zusammen mit dem Theologen M. Niemöller. Durch Vermittlung von Zita von Habsburg kam Bruno Lunenfeld 1938 nach England auf die Pre-Kadettenschule in Seafield Park. Er lernte den Sohn eines Seniorbeamten des britischen Geheimdienstes kennen, der erreichte, daß sein Vater entlassen wurde. Lunenfelds Vater ging über Triest in das damalige Palästina, M. Niemöller in die Schweiz.

Im Alter von 12 Jahren verließ Bruno Lunenfeld England über Paris. Von Marseille aus gelangte er mit einem Truppentransporter im März 1940 nach Haifa. Für den 13jährigen war es ein Schock zu erfahren, daß das Schiff auf der Weiterfahrt versenkt wurde. Wegen Verdacht auf terroristische Aktivitäten gegen die Engländer mußte Bruno Lunenfeld 1945 sein Chemiestudium unterbrechen und Palästina verlassen. Er ging nach Genf, wo er ein Medizinstudium absolvierte. Seine Doktorarbeit verfaßte er 1954 bei H. de Watteville mit dem Titel *L'Action Isolée ou Combinée des Androgènes et Östrogènes chez la Femme Menopausée*. Zu der Zeit lernte er auch R. Borth kennen. De Watteville hatte die Idee, daß die klimakterische Symptomatik durch ein Protein hervorgerufen würde. Er veranlaßte Lunenfeld und Borth, nach einer entsprechenden Substanz im Urin klimakterischer Frauen zu suchen. Die Proteinaufarbeitung ergab einen Extrakt, der im Tierversuch eine ovarstimulierende Wirkung zeigte. Damit war das menschliche postmenopausale Gonadotropin gefunden. P. Donini hatte bereits vorher ähnliche Extraktionen durchgeführt. Es kam zum Kontakt zwischen beiden. Die therapeutischen Möglichkeiten wurden erkannt, es ergab sich nur die Schwierigkeit, das Ausgangsmaterial, nämlich Urin von Frauen in der Menopause, zu bekommen. Durch einen glücklichen Umstand lernte Bruno Lunenfeld den Neffen des damaligen Papstes Prinz Pacelli, Mitglied des Board of Directors von Serono kennen. Durch dessen Vermittlung wurde es dann ermöglicht, daß Urin in Klöstern gesammelt werden konnte, das Ausgangsmaterial zur Herstellung von Pergonal. Der Vatikan hatte zu dieser Zeit etwa 20% der Anteile von der Firma Serono, was auch der Grund dafür ist, daß Serono nie Kontrazeptiva herstellte.

Lunenfeld selbst schreibt:

Find the description of my role in the discovery of menopausal gonadotropins as I gave it in a lecture at Organon in Oss this year: With this background in 1950, working as a medical student, at the university of Geneva, Medical School with Rudi Borth PhD. under the supervision of Prof. H. De Watteville, we attempted to obtain human gonadotropins hoping to avoid the formation of "antihormones". Using the Kaolin adsorbtion technique we found in 1952 that these extracts were biologically active, capable of inducing spermatogenesis in hypophysectomized peripubertal rats. We started at this point that it (the human menopausal gonadotrphin, hMG, extract) contains therefore follicle-stimulating hormone (FSH) and interstitial-stimulating hormone (ICSH; luteinizing hormone, LH) in comparable amounts, a fact which opens up interresting therapeutic possibilities. Continuing our experiments in hypophysectomized peri-pubertal female rats we demonstrated that it was possible to obtain ovarian stimulation and multiple follicular growth with multiple ovulations. In the summer of 1953, in order to exchange informaton an coordinate research on gonadotrphins, Rudi Borth and myself, with the help of Prof. de Watteville, invited a number of scientists to Geneva, among them Egon Diczfalusy, Jim Brown, John Loraine, A. C. Crook, and W. B. Butt. During this meeting the G Club was founded and basic and clinical goals of gonadotropic research were defined. These included development of specific assay procedure, bioassay standards, and purification methods to develop a gonadotropic preparation usable for therapeutic purposes. During this meeting the term hMG, coined by us previously, was officially designated to define gonadotropic extracts derived from post-menopausal urine and containing both FSH and LH activities. The second meeting of the G Club was in Birmingham in 1955. At the meeting Dr. Dekansky was asked to prepare a large batch of kaolin extract of menopausal urine to serve as a laboratory standard. Loraine and Brown showed that urinary gonadotrophins from men and from normally menstruating and postmenopausal women could be assayed in terms of this first standard preparation, hMG 20, prepared by Dr. Dekansky of Organon Newhouse in Scotland. In one of the first multicenter collaborations, the possibility of using such standard, was confirmed by the G Club. However, unfortunately Dr. Dekansky could not continue to produce urinary extracts of hMG and we were again left without material for standardization and research. Shortly after this happened, in 1958, I came across a paper by Donini et al. describing the preparation of a gonadotropic extract from menopausal urine. This paper exited me to the extent that I picked up the phone and made an appointment with Dr. Donini, who at that time was Chief of Research and Development at Serono in Rome. Pierro Donini fetched me at the airport – it was love and friendship at the first sight. We discussed three issues: (1) collaboration with the G Club and the preparation of a batch of hMG to be offered to the G Club and later to WHO as a reference material and possible standard; (2) the commitment of Serono to go ahead with the preparation of a clinical useful therapeutic preparation in large scale; and (3) the commitment of Serono to gonadotropin research. (s. Donini)

However, the board of directors of Serono, although accepting points 1 and 3, was reluctant to go into the large venture of massive urine collection, large-scale industrialization of the extraction procedure, and initiation of clinical trials. It was due to the strong intervention by Mr. Pietro Bertarelli senior and Prince Pacelli, a relative of the pope and member of the board of directors of Serono, that a positive decision was taken, but only after an arrangement for urine collection in homes for elderly nuns had been obtained.

Together with Dr. Donini, we were instrumental in the preparation of a reference material to determine the potency of human menopausal gonadotropin (hMG). This was fully recognized by the international community as reflected by WHO establishing the first internatinal reference preparation for hMG using this material. However, it was not until during the Expert Committee meeting in 1974, which I chaired, that the first international standard for human FSH and LH was established (World Health Organization, technical Report Series TRS 565, 1975).

In 1957, in collaboration with Dr. Donini, purified hMG (Pergonal) became available, which could be administered to women. However, these first batches were highly pyrogenic, and I personally had protein reaction with a temperature above 40°C, when the extract was injected into my buttocks by collegues at the Tel-Hashomer hospital. However, by 1958 we had a material which provoked neither allergic nor pyrogenic reactions, and we decided to go ahead with our first clinical experiment. A patient of mine, a 19-year-old primary amenorheic girl with undetectable levels of gonadotrophins and estrogens volunteered to travel with me to Geneva and serve as a volunteer for ovulation induction with hMG. She recieved daily injections of 10.4 mg hMG and collected her urine for hormone determinations continously for 23 days. At that time we needed the total 48-h urine to be able to determine estrone, etradiol, and estradiol fluorometrically and pregnanediol by obtaining crystals and weighing them. Within 5 days estrogen levels started to rise from 8 µg estriol/24-h urine within 12 days. However, no pregnanediol could be detected, even though we continued to administer hMG for another 8 days and laparoscopy on day 12 showed two enlarged hyperemic ovaries with many preovulatory follicles. We were thus the first to demonstrate that hMG could be used to produce ovulation in an amenorrheic hypopituitary hypogonadotrophic patient. In December 1959, I traveled with Rudi Borth to Gatlinburg, Tennessee, to present our clinical and pharmacological data on hMG to a workshop conference organized by the Endocrinology Study Section of NIH. Unfortunately, the data I presented on the phrmacological and clinical effects of hMG in men and women at that meeting in December 1959 were not published until 1961 in the proceedings of that meeting. One year later we showed that hMG, in conjunction with human chorionic gonadotropin (hCG), can induce ovulation (proven by ensuing pregnancy) in hypopituitary – hypogonadotrophic amenorrheic women. The first baby was delivered in 1961, following ovulation induction with hMG (Perganol) by Prof. E. Rabau, the former head of the Department of Obstetrics and Gynecology at the Tel-hashomer Hospital (now the Chaim Sheba Medical Center) in Israel.

Our results were confirmed by R. Palmer and Dorangeon in Europe and by Eugenia Rosenberg and M. Taymor in the United States.

Carl Gemzell had already shown in 1958 that it was possible to extract gonadotropins from human pituitaries, and he reported his first clinical trials 3 months before we reported our results with hMG in Gatlinburg. C. L. Buxton and W. Herman in the United States and Bettendorf in Germany confirmed Gemzell's results.

The pharmacological industry thought it may be easier and less cumbersome to produce clinical-grade gonadotropins from human pituitaries. To start a pituitary collection instead of collecting and storing tons of urine would be more cost effective. My arguments gainst replacing urine with pituitary glands were published in the first volume of the official publication of FIGO. I quote: "The scarcity of post-mortem human pituitary glands (required for the production of this preparation) eliminates the possibilities of its wide scale use."

These arguments were accepted by most organizations except the Australian pituitary agency. This was a very wise decision, since we would never have been able to collect enough pituitaries to satisfy the increasing market, and it is difficult to imagine what would have happened to pituitary gonadotropins after the appearance of the Creutzfeld-Jacob disease.

Während des Unabhängigkeitskrieges 1948/49 unterbrach Lunenfeld sein Studium „to serve Israel mostly on missions in East Europe". 1949 ging er wieder nach Genf, spezialisierte sich in Gynäkologie bei de Watteville und kehrte 1954 nach Israel zurück. Seine Assistenzzeit absolvierte er im Tel Hashomer Hospital in der Gynäkologie bei E. Rabau und in der Inneren Medizin sowie im Weizmann Institut. 1962 wurde er Chief of the Endocrine Research and Development Unit at the Chaim Sheba Medical Center, von 1964–1992 Direktor des Institute of Endocrinology.

Die zahlreichen Ehrenämter sind Ausdruck der ungeheuren Aktivität Lunenfelds. Er ist Gründungsmitglied der israelischen Fertility Association, der israelischen Endocrine Society und Mitglied zahlreicher in- und ausländischer Gesellschaften. Seine wissenschaftlichen Aktivitäten begannen in Genf mit der Extraktion von Gonadotropinen aus Postmenopausenurin. Die Gonadotropine sollten ihn auch in den folgenden Jahren nicht verlassen. Verdienstvoll sind seine Arbeiten über den klinischen Einsatz zur Stimulation der Gonadenfunktion beim Mann und bei der Frau, die Beschreibung des Hyperstimulationssyndroms und der Klassifikation anovulatorischer Störungen. Gleichzeitig wurden immunologische Aspekte der Gonadotropine sowie Bindungsstudien, letztere zusammen mit A. Eshkol, durchgeführt. Sie konnten zeigen, daß biologisch reines FSH bei völliger Abwesenheit von LH nicht in der Lage ist, eine Steroidogenese zu induzieren. Er befaßte sich mit den Gonadotropinreleasinghormonen und deren Analoga. In seiner Arbeitsgruppe konnte der potenzierende Effekt von Wachstumsfaktoren auf die Wirkung der Gonadotropine bei der Ovarialstimulation demonstriert werden.

Frühzeitig galt sein Interesse Algorhythmen und Computern in der Medizin. Hierbei entwickelte er ein Computerlehrprogramm zur Diagnostik und Behandlung der Infertilität. Großen Einfluß hatte Lunenfeld international in der Bereitstellung biologischer Standards. Auf eine seiner Anregungen geht zurück, daß die Referenzpräparationen für Hormone benannt werden nach der Tierspezies, von der sie stammen. In vielen WHO Expect Comitees hat er die Entwicklung zahlreicher Standards und Assaysysteme sowie deren Qualitätskontrolle wesentlich beeinflußt.

Bruno Lunenfeld fehlt auf keinem Kongreß, auf dem Fragen der Reproduktion besprochen werden. Durch seine zahlreichen internationalen Beziehungen ist er immer bestens informiert. Seit 1951 ist er mit Susanne, geb. Aaron, verheiratet, die aus Stolp im damaligen Pommern stammt. Sein Sohn Eitan David folgt den Fußstapfen seines Vaters und ist Senior Lecturer in Gynecology and Obstetrics an der Ben Gurion Universität in Ber Sheva. Der zweite Sohn Joram Michael befaßt sich mit Ökonomie und Soziologie und ist Finanzdirektor einer Hotelgesellschaft.

Quellen und Literatur

Lunenfeld B: Persönlicher mündlicher und schriftlicher Bericht, 1992

Borth R, Lunenfeld B, Watteville H de (1954) Activity gonadotrope d'un extrait d'urines de femmes en menopause. Experientia 10:266

Borth R, Lunenfeld B, Riotton G, Watteville H de (1957) Activite gonadotrope d'un extrait d'urines de femmes en menopause (2ième communication). Experientia 13:115–121

Albert A, Borth R, Diczfalusy JA, Loraine JA, Lunenfeld B, McArthur JW, Rosenberg E (1958) Collaborative assays of two urinary preparations of human pituitary gonadotropin. J Clin Endocrinol 18:117

Lunenfeld B, Insler V (1977) Sterilität. Grosse, Berlin

Lunenfeld B, Insler V (1986) Infertility, male and female. Churchill Livingstone, Edinburgh

Blankstein J, Mashiach S, Lunenfeld B (1986) Ovulation induction and in vitro fertilization. Year book Medical Publishers, Chicago London

Blumenfeld Z, Lunenfeld B (1989) The potentiating effects of growth hormone on follicle stimulation with human menopausal gonadotropin in a panhypopituitary patient. Fertil Steril 52:328–331

Cochius JI et al. (1990) Creutzfeld-Jacob disease in a recipient of human pituitary-derived gonadotrophin. Aust NZ J Med 20:592–593

Donini P, Montezemolo M (1949) Gonadotropina preipofisaria. Rass Clin Ter Sc Aff 48:143–152

Magnus, Villem

(13. 2. 1871 Arendal/Minnesota – 27. 6. 1929 Oslo)

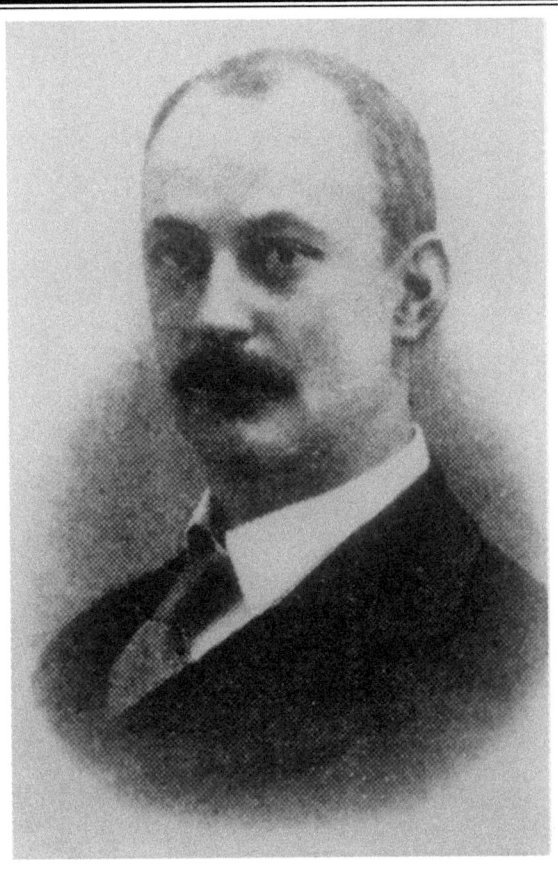

Magnus wurde als Sohn eines norwegischen Pastors geboren. Er erhielt seine Ausbildung in Oslo, wo er 1897 das medizinische Examen bestand. Nach kurzer Zeit in der Neurologie in Kristiania war er 1898 in Paris, danach in der Pathologischen Anatomie in Frankfurt und 1900 bei dem Anatomen und Embryologen G. Born in Breslau tätig. 1901 ging er wieder an die Neurologische Universitätsklinik Oslo, später wurde er Neurochirurg, der erste und lange Zeit der einzige in Norwegen.

Während seiner Ausbildung führte er fast dieselben Untersuchungen wie L. Fraenkel und T. Cohn in Breslau durch. Magnus ovariektomierte schwangere Kaninchen, danach wurde die Schwangerschaft unterbrochen. Derselbe Effekt wurde erzielt, wenn die Corpora lutea kauterisiert wurden. Er nannte den Stoff des Corpus luteum, der die Veränderungen im Uterus bewirkt, Differenzierungsstoff. Bei der Untersuchung des Zeitfaktors zeigte sich, daß die Funktion des Gelbkörpers etwa bis zum 15. Tag für die Erhaltung der Schwangerschaft notwendig ist.

Literatur

Magnus V (1901) Ovariets betydning for svangerskabet med saerlig hensyn til corpus luteum. Norsk Mag Loegevidensk 62:1138–1145

Magnus V (1907) Transplantation af ovarier med saerlig hensyn til afkommet. Norsk Mag Loegevidensk 670–683

Kicer FC (1908–1912, 1915) Norges Laeger 1800–1908, vol 1–2. Ashehoug (Nygaard), Kristiania (Larsen O: Inst. f. History of Medicine, Oslo)

Simmer HH (1971) The first experiments to demonstrate an endocrine function of the Corpus luteum. On the occasion of the 100. birthday of Ludwig Fraenkel. Sudhoffs Arch 55:392–417

Simmer HH (1972) The first experiments to demonstrate an endocrine function of the Corpus luteum. Sudhoffs Arch 56:76–99

Marrian, Guy Frederic

(3. 3. 1904 London – 24. 7. 1981 London)

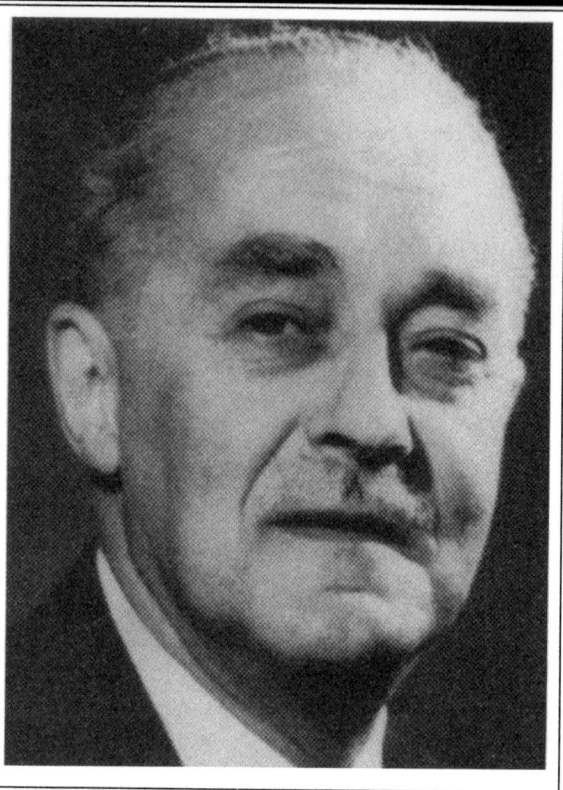

Guy Marrian was educated at Tollington School and University College, London, where he was awarded the BSc. in 1924 and the DSc. in 1930. He was lecturer in the Department of Biochemistry at University College under Sir Jack Drummond. Here he began his work on oestrin. In 1929 he isolated pregnandiol and in 1930 crystalline oestriol from human pregnancy urine. In 1933 Marrian became Professor of Biochemistry at the University of Toronto and in 1939 Professor of Chemistry in relation to Medicine at the University of Edinburgh. In the early 1950s he established together with John Gaddum and Dunlop the Medical Research Council's Endocrinology Unit in Edinburgh. From 1959 until his retirement 1969 he was Director of Research of the Imperial Cancer Research Fund in London.

Together with Gaddum, Marrian first drew attention to the need of ensuring the quality of accuracy, precision and specificity of hormone assays.

Professor Marrian describes his career as follos:

"Most of the important work on the isolation and determination of the structures of the naturally occurring oestrogens was carried out during the period 1923–1935, and for the few groups of workers who were actively concerned in this work this period was a very exciting one indeed. At the beginning of this period few of the modern techniques of organic chemistry were available; the steroids as a group had yet to be recognised, and the structures of the sterols and bile acids were far from being fully elucidated. Chemical endocrinology, as we know it today, had only just begun.

During the first 20 years of this century several groups of workers had shown that extracts of ovarian tissue contained a principle which on injection into female animals would induce the characteristic oestrous changes in the accessory sex organs. For two reasons, however, little progess was made during this period towards isolating and characterising this principle. Firstly, there was no satisfactory method for the quantitative bioassay of the principle, and, secondly, ovarian tissue contained very little of it. The first important advance was made in 1923 when Allen and Doisy in the United States developed a good quantitative bioassay method for the hormone, using ovariectomised rodents as test objects and vaginal smears for the determination the oestrous response.

The next important advance was made in 1927 when Aschheim and Zondek in Germany showed that the urine of pregnant women contained relatively enormous concentrations of the oestrous-inducing principle which could be extracted by fat solvents. The stage was thus set for an intensive attack on the isolation and identification of the hormone. There was a readily available and rich source of the principle, and there was a good method for its bioassay.

Several different groups of workers became involved in this attack: Doisy and his co-workers at St. Louis in the United States, Adolf Butenandt and his co-workers in Göttingen in Germany, Laqueur and his group in Amsterdam in Holland, and Alan Parkes and myself in London. The isolation of the first crystalline oestrogenic compound from the urine of pregnant women was reported independently from three different laboratories towards the end of 1929 and early in 1930. The laboratories concerned were those of Doisy, Butenandt, and Laqueur, and the compound isolated was the one subsequently to be named as oestrone. However, at that time it was by no means certain that the three isolated compounds were identical with one another, and there was no agreement about the molecular formula or about the nature of the reactive substituent groups. Bearing in mind the very small quantities of material available in these laboratories for chemical analysis, this confusion is quite understandable in retrospect. Later in 1930 I succeeded in making this confused situation even more confused by isolating from human pregnancy urine a crystalline oestrogen with a considerably higher melting point than those of the previously isolated substances, and which gave an analysis corresponding to that of the trihydroxy compound of the formula $C_{18}H_{21}(OH)_3$, and I reported that the compound had the properties of a phenol.

To me this was all very puzzling. I was reluctant to believe at the time that the same kind of physiological activity could be possessed by more than one kind of molecule, and very foolishly I said so. In fact I suggested that the triol, later to be known as oestriol, might be an artefact produced from the Doisy-Butenandt-Laqueur compound during the isolation process. In the following year, 1931, Butenandt and Hildebrandt resolved the puzzle. By following my isolation procedure exactly they were able to isolate the triol, and they confirmed its molecular formula. They then showed that by dehydrogenation with potassium hydrogen sulphate the triol could be converted to the first isolated oestrogen, which by then had been characterised as a hydroxyketone of the formula $C_{18}H_{22}O_2$.

At this point let me digress to tell you how Adolf Butenandt and I came to know each other. Butenandt's work at that time was supported by the Schering Company of Berlin, and the London representative of the company, Mr. A. W. Edwards, was asked to contact me and to suggest that I visit Göttingen to meet Butenandt, and that I should then go on to Berlin to meet the Schering group. I gladly accepted this invitation, and without being able to speak a word of German I set our for Göttingen. I was met at the Göttinger train station by Butenandt who recognised me by the initials G. F. M. on my suitcase. I spent a very enjoyable few days in Göttingen with Butenandt, seeing much of his work, meeting his director, the distinguished Professor Windaus, and spending a very pleasant day walking in the hills around Göttingen with Butenandt and his future wife. I remember that on this walk Butenandt tried without much success to teach me a few simple German phrases.

Later in 1931 Butenandt and I became slightly annoyed by some papers from Doisy's laboratory in which he reported the isolation of the oestrogenic triol, but in which, in our opinion, he did not recognise my priority in the isolation or the subsequent clarification of the situation by Butenandt and Hildebrandt. Butenandt and I reacted rather sharply, and we jointly published two rather polemical short papers in which we tried to explain the sequence of events as we then saw them. In retrospect it seems possible to me that in doing this we may have been unjust to Doisy. It may be that he isolated oestriol quite independently, and that when he submitted his papers for publication he was unaware of our prior work.

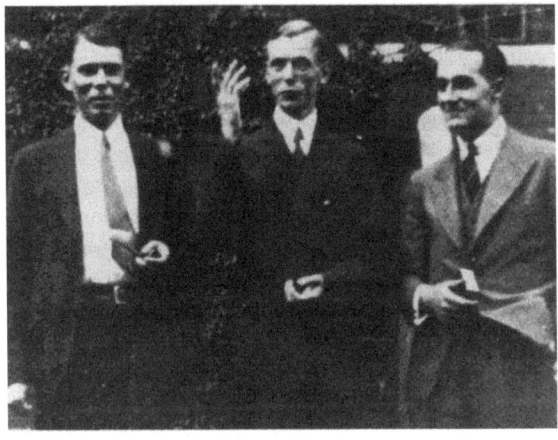

A year later, in the summer of 1932, Doisy, Butenandt and myself (see photo) all met in London for a conference held under the auspices of the League of Nations to set up an international standard for the oestrogenic hormone, and I am happy to be able to say that as a result of this meeting the three of us became good friends and have remained so.

Just before this time Butenandt's group, Doisy's group, and Haslewood and myself had concluded that oestrone and oestriol, on the basis of elementary analyses, must have condensed carbon ring structures, but there was a difference of opinion between us concerning the number of these rings. Butenandt had evidence from hydrogenation experiments that the molecules have only three carbon–carbon double bonds, but Doisy's group, on the basis of iodine value determinations, concluded that the molecules might have a fourth double bond in addition to the three in the aromatic ring. The British X-ray crystallographer J. D. Bernal, who had been examining specimens prepared by Haslewood and myself, had stated that the dimensions of the oestrogen molecules indicate that they probably have three-ringed structures. Misled by this statement of Bernal, Butenandt accepted Doisy's evidence favouring four carbon–carbon double bonds and advanced a tricyclic structure. At this point Haslewood and I showed by experiments on the methyl ethers of oestrone and oestriol that in iodine value determinations the apparent uptake of two halogen atoms per molecule is in fact due to the substitution of one halogen atom – a fact which we proved by the analysis of the purified products of the iodine value determination. We concluded, therefore, that oestrone and oestriol have only three carbon–carbon double bonds, and that they must therefore have tetracyclic structures.

Andre Girard caused some excitement during the conference, and to explain about this I need to go back a few years. In 1930 Zondek had shown that the urine of pregnant mares was an even richer source of the oestrogenic hormone that the urin of pregnant women, and soon afterwards it was shown by Laqueur's group that much of the oestrogen in this source was oestrone. Girard and his co-workers had developed certain new reagents which would readily react with water-insoluble ketones to yield water-soluble derivatives from which the parent ketones could be easily regenerated. By means of these reagents Girard was able to separate from the urine of pregnant mares the crude mare's urine ketonic oestrogens, and he was able to prepare from this with ease highly purified oestrone in large amounts, and also smaller amounts of two other ketonic oestrogens, equilin and equilenin, which differ from oestrone by containing one and two additional double bonds, respectively.

At the conference it was decided to establish an international standard for the oestrogenic hormone in the form of crystalline oestrone. Sir Henry Dale than asked the active workers in the field about how much each could contribute to this standard. Doisy offered 20 mg, Butenandt said he could provide 50 mg, Laqueur said 20 mg, while I shook my head and said I had none to offer. Then Girard was asked. To our utter astonishment he replied, 'It does not matter, I can give you 20 g, 50 g, 100 g if you wish.' To us at this time it was almost incredible that anyone would have such vast amounts of crystalline oestrone to give away! In the end the international standard consisted of 50 g of beautifully pure oestrone supplied by Girard, contaminated with the much smaller amounts of the less pure products supplied by Doisy, Butenandt and Laqueur. It fell to my lot to grind all the contributions with a pestle and mortar preparatory to putting a few milligrams in each of a large number of ampoules ready for distribution.

Let me now return to the work on the structure of the oestrogens. These, as we have seen, had been shown to be C_{18} tetracyclic phenolic compounds. A key compound in the elucidation of the structures was the C_{18} phenolic dicarboxyclic acid which Haslewood and I obtained in 1932 by the fusion of oestriol with potassium hydroxide. Shortly afterwards Doisy's group obtained the same acid quite independently from oestriol by the same method. Subsequently, and somewhat to my embarassment, and to the amusement of my friends, this acid was termed „marrianolic acid" by Miescher in Switzerland.

Just before these discoveries in 1932 a most exciting and revolutionary new development had occurred in the sterol and bile acid field. A few years earlier those two great German chemists, Windaus and Wieland, after many years of most painstaking research, had arrived at tentative partial structural formulae for these compounds. Bernal in 1932 examined ergosterol by X-ray crystallography and showed conclusively that the dimensions of the molecule could not be reconciled with the Windaus–Wieland formulae for the sterols and bile acids. This finding led Rosenheim and King in London to reassess all the Windaus–Wieland evidence, and they brilliantly deduced that all this evidence was compatible with a different type of structure – the cyclopentanophenanthrene one which we now recognize as being correct. Final proof of the structures of oestrone and oestriol, apart from their sterochemistry, was obtained in 1934 by the outstanding work of J. W. Cook and his coworkers in London.

So far I have not mentioned oestradiol-17β, which of course is the true ovarian oestrogenic hormone. In 1933 Schwenk and Hildebrandt in the Schering laboratories obtained a product by the reduction of the ketonic group of oestrone which was significantly more active as an oestrogen than oestrone and oestriol – the compound subsequently named oestradiol-17β. Two years later Doisy and his co-workers brought to a successful conclusion a research which had been started 12 years earlier: the isolation of the oestrogenic principle in ovarian tissue. This work involved the processing of the liquor folliculi from 4 tons of sow's ovaries, and when they eventually isolated the product, it was found to be identical with the substance obtained by Schwenk and Hildebrandt by the reduction of oestrone. In my opinion this work of Doisy's group was the outstanding achievement of the period. The amount of oestradiol in sow's ovaries is as little as 6 mg per ton. In view of this I think the isolation called for much more hard work, skill and patience than had been involved in the isolation of oestrone and oestriol from pregnancy urine, which in retrospect appears comparatively simple.

I want to mention briefly something about the conjugated oestrogens in urine and their identification. From the early days it had been recognised that in order to obtain good yields of fat-solvent extractable oestrogens from the urine of pregnant women or from the urine of pregnant mares, some kind of preliminary pretreatment with acid was necessary. It was concluded, therefore, that the oestrogens in urine ware present as water-soluble, fat-solvent-insoluble derivatives which could be hydrolysed by acid. I became interested in trying to isolate and identify these oestrogen conjugates as early as 1932, but at first I could make little progress because the only method available for following possible fractionation procedures involved time-consuming and very laborious bioassays on ovariectomised rodents.

Just before this in 1931, Kober in Amsterdam described a colour reaction for oestrone which involved heating with sulphuric acid and phenol, diluting with water and reheating, when a bright pink colour was produced. I became interested in this colour reaction, and in the course of preliminary studies on its specificity I found that it is given by oestriol as well as oestrone. After I moved to Canado in 1933 I had the idea that if Kober's colour reaction could be made quantitative, we might have a rapid method for following the fractionation of the conugated oestrogens in pregnancy urine. In 1934 S. L. Cohen and I succeeded in obtaining a roughly quantitative method, based on the Kober reaction, for determining the oestrone and oestriol in the urine of pregnant women. Using this method we devised fractionation methods for the purification of the combined form of oestriol in the urine of pregnant women, and in the end we obtained a pure product which we identified as an oestriol glucuronide in which the phenolic hydroxyl group was free. A few years later Schachter and I used the Kober reaction to follow the fractionation of the conjugated form of oestrone in the urine of pregnant mares. After overcoming many difficulties we eventually isolated oestrone-3-sulphate as its potassium salt.

This is a brief and very imcomplete history of the exciting times during which the oestrogens were isolated and their structures determined. These times were even more exciting that I have been able to tell you about in my limited time." (Marrian 1972)

References and Other Sources

Marrian GF (1930) Chemistry of oestrin. Improved method of preparation and isolation of active crystalline material. Biochem J 24:435–445

Marrian GF (1930) The chemistry of oestrin. IV. The chemical nature of crystalline preparations. Biochem J 24:1021–1030

Marrian GF (1966) Early work on the chemistry of pregnanediol and the oestrogenic hormones. Sir Henry Dale Lecture for 1966. J Endocrinol 35:vi–xvi

Marrian GF (1972) The history of the discovery of the oestrogenic hormones. Scientific relations department. Schering, Berlin, pp 5–16

Grant JK (1989) Chairman's introductory remarks. J Endocrinol 89:1P–2P

Martini, Luciano

(born 14. 5. 1927 in Milano)

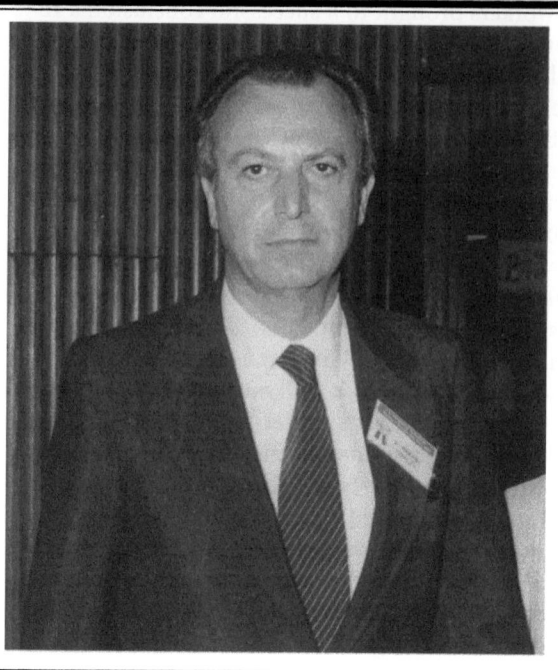

Luciano Martini studied at the School of Medicine of the University of Milano, where he obtained the degree of Medical Doctor „summa cum laude". After graduating Dr. Martini accepted the position of Assistant Professor of Pharmacology at the Department of Pharmacology of the University of Milano. As Prof. Martini describes his early interests, „I went into pharmacology at the beginning of my career, I had did my thesis with Prof. Emilio Trabucchi and was fascinated by his approach to science and to life. The mood towards endocrinology was almost 'physiological'. How could I resist that temptation at a time in which cortisone was discovered and the term 'hypothalamus' was beginning to appear in the literature?"

He became Associate Professor of Pharmacology at the University of Milan in 1956, a position which he held until 1968, when he became Professor of Pharmacology and Chairman of the Department of Pharmacology at the University of Perugia. In 1970 he moved to the Chair of Pharmacology at the University of Pavia, and in 1972 he became Professor of Endocrinology and Chairman of the Department of Endocrinology at the University of Milano. From 1967 to 1973 he was Director of the Training and Research Program 'Physiology of Reproduction' at the University of Milano, supported by a grant from the Ford Foundation, New York, USA.

Professor Martini is the recipient of several honorary degrees, scientific awards and medals, author of more than 400 scientific publications in the general fields of neuroendocrinology, endocrinology and pharmacology. His particular research interests have been directed to the physiology of reproduction, to neuropeptides and to the biochemistry of natural and synthetic steroid hormones. Prof. Martini is the member of several scientific academies and is also an honorary member of several scientific societies. During the years of his scientific activity Prof. Martini has been the president of several scientific societies, including the International Society of Neuroendocrinology (1980–1984), the Italian Society of Endocrinology (1982–1986) and the International Society of Endocrinology (1988). He is a member of almost all endocrine societies around the world.

The research interests of Prof. Martini have encompassed several areas of endocrinology. As early as in 1953 he realized that vasopressin stimulates ACTH release, a fact subsequently confirmed by many authors; also now, after the isolation from the hypothalamus of the 41 amino acid peptide CRH, vasopressin is still recognised as a physiological activator of ACTH secretion in animals and in human corticoid, more effective than the natural corticoids (cortisol, corticosterone) in inhibiting the pituitary-adrenal axis, and that its administration does not interfere with the evaluation of physiological corticoids. This has opened the pathway for the utilisation of dexamethasone in the differential diagnosis of Cushing's disease and syndrome.

The biological method developed in the 1960s by Prof. Martini for the evaluation of hypothalamic hormones (the so-called 'pituitary depletion method') was largely used by Dr. Schally and Dr. Guillemin for the purification of hypothalamic-releasing hormones.

When the late Dr. Gregory Goodwin Pincus introduced contraceptive steroids, Prof. Martini was among the first to show that these may block ovulation through a central action which involves the depletion of the hypothalamic stores of the releasing factors which control gonadotrophin secretion (1965).

In later years Prof. Martini has elucidated the physiological significance of the 'short feedback mechanisms' controlling ACTH, LH, FSH and TSH secretion (1965–1970). Prof. Martini has also demonstrated the existence and explained the physiological significance of the 'ultrashort feedback' mechanisms (i.e. of those mechanisms through which the hypothalamic hormones may regulate their own secretion in a direct way and without the participation of any pituitary or peripheral hormones; 1972–1990).

In more recent years Prof. Martini's work has been directed towards the analysing the significance of testosterone metabolism in the brain, pituitary and prostate. He was among the first to show that testosterone and other androgens are metabolized, in the hypothalamus and the anterior pituitary, into 5α-androstane-17β-ol-3-one (dihydrotestosterone, DHT) and into 5α-androstane-$3\alpha,17\beta$-diol(3α-diol) by a 5α-reductase and a 3α-hydroxysteroid dehydrogenase. He was also able to show that DHT and 3α-diol are more effective than testosterone in inhibiting LH secretion. These results have led to the hypothesis that testosterone influences LH release only after having been transformed, in the pituitary and in the brain, into these 5α-reduced metabolites. A recent development of this research suggests that testosterone, DHT and 3α-diol participates in the control of the process of myelinisation of the central and peripheral nervous systems.

Progesterone is converted, in the brain and in the anterior pituitary of female animals, into 5α-pregnane-3,20-dione (dihydroprogesterone, DHP) and into 5α-pregnance-3α-ol-20-one(3α-ol). These steroids are more effective than progesterone in facilitating LH release in estrogen-primed female rats. These results suggest that progesterone might exert its positive feedback effect on LH secretion following conversion into these 5α-reduced metabolites.

It is well known that the prostate (normal or pathological) is able to metabolize testosterone and other androgens into DHT and 3α-diol. DHT is presently considered the androgen responsible for the occurrence of benign prostatic hypertrophy. Prof. Martini was a pioneer in showing that steroids poessessing the 3keto-δ-4 configuration are able to prevent these transformations by blocking the enzyme 5α-reductase. This observation has opened the way for development of different types of steroidal and nonsteroidal derivatives useful for the treatment of benign prostatic hyperplasia and prostatic cancer in humans.

Music has always been one of the major interests of Prof. Martini. He is a well-trained pianist (his teacher in the 1950, maestro Carlo Vidusso, was in later years the discoverer and teacher of Mauri cio Pollini. Unfortunately he has very little time to devote to the keyboard. His greatest pleasure would be that of playing Mozart's piano concerts, accompanied by the so-called "Minus one records" (special records in which only the orchestra parts are recorded): this pleasure is not shared by his family. In spite of this he has been married 35 years, probably thanks to the tolerance of his wife, Lisa!

Prof. Martini has owned season tickets to La Scala (always the same seats) since 1946, when the theater was opened again (with a famous concert of the late maestro Toscanini) after the destruction of the war. This long-lasting presence in the theater was permitted him to listen to all the major conductors and singers performing in La Scala. In particular, he has been a fan of Toscanini and an admiror of von Karajan, Sawallisch and Celibidachi. He finds the two younger Italian lions Abbado and Muti too devoted to money-making, even though he recognizes their splendid musical gifts. Prof. Martini is one of the closest friend of the tenor Guiseppe Di Stefano, and used to be very close to Maria Callas until her premature death. Actually, when time permitted, he used to follow these singers when they were engaged in special performances abroad.

The musical interests of Prof. Martini also encompasses symphonic and chamber music. His favourite authors are Mozart, Schubert and Schumann but has a special inclination to Gustav Mahler – he recalls being in La Scala with only another 100 persons for a performance of his Second Symphony in the early 1950s. He rediscovers Beethoven every time he listens to the performance of one of his compositions, and what he discovers is that Beethoven is the most "modern" among all the composers. He follows the music of our time with deep attention. Frequently he is the only one to applaude new compositions of Messiaen, Stockhausen or Nono, but he feels that the composers who have really changed the world of music in our century were Stravinsky and Bartok.

References and Other Sources

Martini L: Personal biography and letter, July 1992

Martini L, Morpurgo C (1955) Neurohumoral control of the release of adrenocorticotrophic hormone. Nature 175:127

Motta M, Mangili G, Martini L (1965) A "short" feedback loop in the control of ACTH secretion. Endocrinology 77:392

Martini L (1966) Neurohypophysis and anterior pituitary activity. In: Harris GW, Donovan BT (eds) The pituitary gland, vol 3. Butterworths, London, pp 535–577

Martini L, Fraschini F, Motta M (1968) Neural control of anterior pituitary function. Recent Prog Horm Res 24:429

Martini L (1969) Action of hormones of the central nervous system. Gen Comp Endocrinol Suppl 2: 214

Motta M, Fraschini F, Martini L (1969) "Short" feedback mechanisms in the control of anterior pituitary function. In: Ganong WF, Martini L (eds) Frontiers in neuroendocrinology. Pergamon, New York, pp 211–253

Motta M, Piva F, Fraschini F, Martini L (1970) Pituitary depletion methods for the bioassay of hypothalamic releasing factors. In: Meites J (ed) Hypophysiotropic hormones of the hypothalamus: Assay and chemistry. Williams & Wilkins, Baltimore, pp 44–59

Martini L (1978) A retrospect with nostalgia. In: Meites J, Donovan BT, McCann SM (eds) Pioneers in neuroendocrinology, vol II. Plenum, New York, pp 255–265

Mastroianni, Luigi

(born 8. 11. 1925 in New Haven/Connecticut)

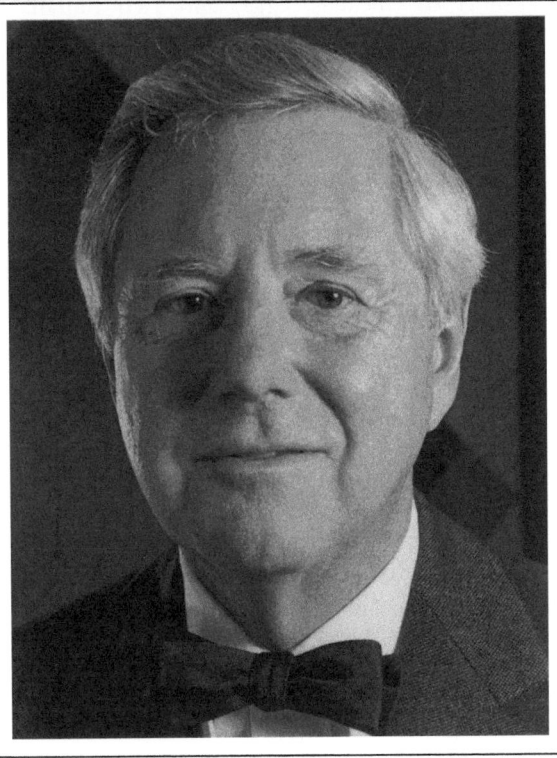

Luigi Mastroianni writes of himself:
"The lives of each of us are influced by complex personal interactions. My decision to seek out a career in medicine and eventually to settle on the specialty of obstetrics and gynecology was influenced at an early age by my mother and father, both physicians. Luigi Mastroianni Sr. received his M.D. degree from the University of Padua just before the First World War. During the war he served as Captain in the Medical Corps of the Italian Cavalry. While on the Austrian front he left his ambulance to stretch his legs and at that very moment the ambulance was demolished by a shell. The noise of the explosion left him with impaired hearing, and he came away from his war experience, a confirmed pacifist. We never had even a toy gun in our home when I was growing up.

Following the war the elder Mastroianni enrolled in post-graduate courses in obstetrics at the University of Rome and was then sent by his father to the United States to spend a year or two in New Haven. One of the interns at Grace Hospital, later the Yale–New Haven Medical Center, was Marion Dalles, who had graduated from Boston University School of Medicine in the class of 1922. Boston University was among only a handful of medical schools accepting women. Earlier she had worked at the Henry Street Settlement House in New York City's lower east side helping recent immigrants to adjust to the new world, but she was convinced that she could have a much greater impact as a physician. Because his English was a little shaky, and Marion Dallas' Italian was nonexistent, the young couple communicated in French. They were married and decided to settle in New Haven, Connecticut, rather than return to Italy.

Matroianni continues: "My image of my father was that of a happy man who especially enjoyed obstetrics. He and mother practiced together, with their office on the first floor of our home on Bradley Street, a short distance from the Yale campus. As I was growing up, I was also influenced by my grandfather, James Dallas. James Dallas was a wordly person who had traveled extensively and, in fact, had been around the world at least once. He lived on Bradley Street, practically next door and I was with him daily. He regaled me with tales of strange lands projecting a sense of tolerance and appreciation for the differences among cultures."

Drs. Dallas and Mastroianni developed a large following in the Italian-American community. At the height of the great depression few people had money to pay a physician. There was no health insurance or government-sponsored health program and more often than not no fees were demanded. In return the Mastroianni household was never short of chickens, eggs, and rich Italian cheese. During holiday seasons the kitchen was replete with every imaginable Italian delicacy prepared by grateful patients.

When it came to Dr. Dallas' attention that the women immates of the county jail had little if any medical care and certainly no gynecological attention, she volunteered to serve as the jail physician for woman, a position which she occupied for many years. Near the end of her life she reminisced that she was proudest of this service as it brought her into contact with a wide range of people who really needed her help.

Of his further education career, Mastroianni says: "When it was time for college, the Second World War was underway. I was accepted at Yale University where I majored in zoology. A significant heart murmur, thought to be evidence of rheumatic heart disease, made me ineligible for the medical school programs sponsored by both the Navy and the Army. I was also rejected by the draft. At the end of the War a large number of veterans were competing for places in medical school, but, fortunately, I was accepted by Boston University School of Medicine in the class of 1950. Years later Boston University was to award me an honorary Doctor of Science degree for work in infertility.

I went on to residency in obstetrics and gynecology at Metropolitan Hospital in New York City. At that time Metropolitan Hospital was a general municipal hospital located on Welfare Island, a strip of land in the middle of the East River, largely unoccupied, except for four hospitals. The hospital catered to the medically indigent Puerto Rican population of East Harlem. It was hardly a prestigious academic center, although it was affiliated with the New York Medical College. The New York Medical College faculty served as supervising physicians. They were a dedicated group who volunteered their time without monetary compensation. I recall with fondness the direct interaction the residents had with this group. Dr. Beryl Silberblatt, who in his other life had a rather exclusive private gynecological practice on Park Avenue, hosted the monthly journal clubs, and one looked forward to the comradery as well as the sumptuous post-journal repast in his home.

Two attending physicians of Metropolitan Hospital sparked my interest in infertility and its treatment. Abner I. Weisman had written one of the early treatises on infertility and had even established an infertility clinic at "the Met" as it was affectionately called. Weisman was an inspiring teacher whose enthusiasm was readily transmitted. He collected around him experts from abroad and brought them to the island for rounds and discussions. One such person was Professor Compos da Paz, a Brazilian, who with Dr. Weisman helped to found the International Fertility Society, later the International Federation of Fertility Societies. New York City hosted one of its early meetings, and I was asked to participate by organizing a seminar at, of all places, the Met. When Weisman was invited as the guest speaker at the inaugural meeting of the Mexican Fertility Society, I went along with him. This early exposure to international medicine resulted in long-lasting friendships and fostered an abiding interest in international exchange. Another stimulating attending physician was Albert Decker, who was interested in endoscopy. He had developed culdoscopy, which involved visualization of the pelvic structure through an incision in the cul-de-sac with the patient in the knee-chest position. Culdoscopy could be carried out under local anesthesia. The illumination was supplied by incandescent bulb, which frequently burned out in the middle of the procedure. The system was later replaced with fiber-optics and eventually superseded by laparoscopy.

At Metropolitan, Herbert Winston served as Chief Resident. He emphasized the importance of documenting clinical findings and of publishing observations when they were salient and could genuinely contribute to the body of knowledge. This effort was encouraged further after the arrival of Cr. Claire Folsome as Professor and Chairman of Obstetrics and Gynecology at New York Medical College. Dr. Folsome interjected into the daily activities at the Met a sense of academic purpose. Winston's enthusiasm for his work was infectious, and his dedication set the tone for the "ob/gyn" service. One of the residents in the immediately preceding year was John V. Kelly who became a life-long friend. I recall making the ferry trip across the East River to the outpatient clinic in New York's East Side. Kelly and I would stand on the deck surrounded by the Manhattan skyline, and review some difficult clinical dilemma or, more likely, some moral or ethical issue. Metropolitan had no family planning clinic. Accidental, undesired pregnancy was the rule, not the exception. Abortion was illegal, and each day would witness the arrival of at least one deathly ill woman, severely infected as the result of a back-alley abortion. We learned to manage septic shock and to act expediently to remove infected retained products of conception. There were occasional maternal deaths, events to which one can never be come reconciled.

As the residency was nearing an end, I sought the advice of Abner Weisman who, realizing that I was to practice eventually in New Haven with some affiliation with Yale, suggested I contact Dr. John Rock in Boston. Dr. Rock, a Professor of Gynecology at Harvard Medical School, offered one of the few fellowships in infertility available at the time. A meeting was arranged in New York where he was scheduled to attend the annual gathering of the American Gynecologic Club, a group of distinguished gynecologists, who came together in various centers to exchange ideas and witness operative procedures. Years later I was elected to membership, and in 1988 I was to serve as its president. The Club was meeting at Columbia University under the auspices of Prof. Howard Taylor. I arrived a bit on edge, awed by the reputation of the Columbia-Presbyterian Hospital. The difference between the Presbyterian Hospital and the Met was startling: no beds in the hallway, no long benches in the waiting areas, and there were works of art on the walls. Dr. Rock took me aside, and we conversed for nearly an hour, after which he asked, "Well, when would you like to start? I can only commit for six months and it doesn't pay very much." This was the beginning of a wonderfully warm relationship with a truly inspiring person.

The experience in Boston at the Free Hospital for Women (later combined to form the Brigham and Women's Hospital) had a lasting impact and brought me into association with many leaders in the field, but especially with Dr. Arthur Hertig, Chairman of Pathology. Hertig made it his practice to take lunch in the cafeteria and would always join a table of young fellows and residents. Hertig, along with Rock, had identified some of the earliest specimens of the implanted human embryo. The Rock/Hertig specimens stand to this day as monuments to the importance of interdisciplinary research. As the fellowship was nearing completion, John Rock suggested I remain in Boston, and when he learned I was really committed to return to New Haven, he contacted Dr. C. Lee Buxton, the newly arrived Chairman of Obstetrics and Gynecology at Yale. I was promptly offered a full-time position at Yale, which I accepted with enthusiasm. John Kelly came from Metropolitan Hospital to succeed me as Fellow with John Rock.

The year with Rock was one of rapid growth. At the time he was working with Gregory Pincus to evaluate the effect of progestational agents on human ovulation. Clearly the intent was to establish a pharmacologically induced temporary infertility. Placing this in context, prescribing contraception was then illegal in the state of Massachusetts. Rock recognized world population to be one of the most serious of problems. He had also witnessed the frustrations of his individual patients as they coped with cumbersome methods of pregnancy prevention. I was assigned the task of monitoring the patients, who were treated with what was then referred to as SC4642, later marketed as Enovid. It clearly inhibited ovulation. Rock and Pincus were determined to carry their clinical studies further and established a relationship with Celso-Ramon Garcia, a young Assistant Professor at the University of Puerto Rico. Garcia supervised the first clinical trials of Enovid and later moved to Boston to work directly with the Rock. It was at that time that Celso-Ramon and I established a fraternal relationship which has endured to the present time. In her biography of John Rock entitled *The Pill, John Rock and the Church*, Loretta McLaughlin referred to Garcia and Mastroianni as Rock's "surrogate sons." Rock was never able to reconcile himself with the Catholic Church's official position on contraception. In 1963 he published a scholarly treatise entitled "The Time Has Come; A Catholic Doctor's Proposals To End the Battle over Birth Control." He inscribed a copy for my young son: "For John (gift of God) Mastroianni, son of my dear and distinguished friend, Luigi, with my prayers for his good which I gladly join with those of Celso Garcia."

The days at Yale were exciting and challenging. I soon became known as the obstetrician to the Anatomy Department and was asked to care for the wives of young faculty persons, who shortly became good friends. I worked closely with Dr. William Winternitz in the Department of Physiology, and jointly we explored the metabolic properties of the human fallopian tube. Dr. Winternitz's chief technician, Winifred J. Forrest was an Oxford graduate, and it was a delight to work with. When she retired from Yale she moved with the Mastroianni family to California where she set up and supervised the new laboratories in reproductive biology at Harbor General Hospital.

I was allowed to work in laboratory space belonging to the Department of Anatomy. Thomas Clewe, a young assistant professor, and I explored the mechanisms of ovum pick-up and, somewhat later, developed systems for continuous collection of oviductal fluid in the rabbit. This work provided some of the early observations on tubal function and the environment of the fallopian tube which supports the fertilization process and early cleavage.

In the Department of Obstetrics and Gynecology, Dr. Gertrude van Wagenen had established one of the early primate research facilities. Using rhesus monkeys, she had made important observations on migration of the germ cells and gonadal development. With guidance from her team I was able to extend the observations on fallopian tube function to the rhesus monkey and documented consistent changes in the rate of production of tubal fluid in relation to ovulation. This early research on monkeys was carried out with Raja Abdul Karim, a young Lebanese who had come to Yale for fellowship training. Later, Raya my "first fellow," returned to the American University in Beirut, eventually leaving for a faculty position at the Medical School in Syracuse, New York, where he is now a professor. Dr. Buxton encouraged these efforts and as they progressed assigned me my own laboratory space. Buxton had an extraordinarily developed social consience and to this day is known as the person who challenged the constitutionality of the Connecticut law against contraception, an activity for which he was briefly jailed.

While at Yale I met Elaine Pierson, M.D., Ph.D. shortly after her arrival in New Haven as a Resident in Obstetrics and Gynecology. She had studied at the University of Michigan and after an internship at Case Western Reserve decided on a career in obstetrics and gynecology. Lee Buxton with his typical aplomb, had enrolled two women in the program that year. Elaine Pierson and I knew each other but six weeks before we were quietly wed in a small chapel on one side of St. Patrick's Cathedral in New York. John Rock served as best man. In addition to my mother, father, and sister, in attendance was Dr. Abraham Stone, the founder of the Margaret Sanger Research Bureau in New York and one of the early proponents of family planning. He presented the bride and groom with a book, contained in a plain brown paper bag, that he had wirtten with his wife, Dr. Hannah Stone, entitled *A Marriage Manual*, with the note "For Elaine and Luige, I hope that at the rigt time you will write one of your own." We have not yet done so, but in 1970 Elaine Pierson published the first edition of *Sex, Never an Emergency, Straight Forward Answers to the Questions About Sex that Trouble Most Young Adults*. College students were the target population. It went through three editions, with over 200 000 copies in print. The Mastroiannis have three children: John James, an environmental geologist in Houston; Anna Catherine, an attorney in Washington, and Robert Luigi, now enrolled in the School of Public Health at Columbia University.

Lee Baxton along with Alla L. Southam, his colleague at Columbia University, wrote one of the early modern treatises on infertility management. When it was published, he presented me with a copy with the inscription, "To Luigi Mastroianni. Hope this will suffice 'til the time comes when you start working on yours."

The work on the oviduct was supported by a small grant from the Macy Foundation. Macy had made a commitment to faculty development in ob/gyn, impelled by a pessimistic report on the status of academic ob/gyn by Dr. Georg W. Corner, the codiscoverer of progesterone. Warren O. Nelson, Medical Director of the Biomedical Division of the Population Council in New York, encouraged me to apply for NIH support and shepherded me through the process. The assistant director of the biomedical division at that time was Sheldon J. Segal, a young reproductive biologist who had trained with Professor Emil Witchi at the University of Iowa. Our mutual interests served as the initial basis for a friendship and an association which continues to the present time. In 1992 the World Academy of Art and Science established a Mastroianni–Segal Award, given triannually in recognition of significant work in the fields of population, family planning, and reproductive biology.

In 1961 I was offered the position of Professor at the University of California, Los Angeles, and the directorship of the Department of Obstetrics and Gynecology at Harbor General Hospital in Torrance, California. At that time Dr. John Kelly was on the UCLA faculty and was partly responsible for my recruitment to Harbor Hospital. Harbor General Hospital was a large municipal hospital in Torrance, a community south of Los Angeles. At the time it was located in barracks buildings dating from the Second World War. The hospital was scheduled to move into a new modern facility and the barracks buildings were slated for conversion to laboratory space. This allowed rapid development of research programs in all of the clinical departments each of which was headed by a relatively young professor.

Dean Moyer was the Chief of Pathology. Moyer and I jointly established a Division of Reproductive Biology. The Division competed successfully for NIH support, as well as a training grant from the Ford Foundation designed to bring investigators from abroad to the United States for further training in reproduction. The Ford Foundation had at that point initiated an ambitious program in reproductive research with an eye to contraceptive development. As the laboratories were established, a monkey colony was built with support from the Rockefeller Foundation. The work on the fallopian tube continued. In order to time ovulation and recover mature oocytes we controlled ovula with human menopausal gonadotropin supplied in powdered form Professor Donini in Rome. We were able to superovulate the normally ovulating rhesus monkey and thus to time ovulation and to monitor ovum transport. At about the same time we serendipitously discovered a method for efficient electroejaculation of the rhesus monkey. This made specimens available for artificial insemination. The first successful insemination of a subhuman primate was carried out using this approach. These systems also allowed us to study fertilization and to evaluate the influence of the intrauterine device on reproductive processes. Interestingly, the combination of superovulation and the presence of a device resulted in an increased rate of ovum transport along the fallopian tube. The influence of tubal fluid on the oocyte and its specific effect on the corona radiata cells was intensively explored. Eventually the factor in the tubal fluid responsible for the separation of corona cells from the zone and from each other was identified as the bicarbonate iron, much to everyone's suprise.

While at Harbor, I collaborated with Dr. Luciano Zamboni, a pathologist with expertise in electron microscopy whom Dean Moyer had recruited to the Department of Pathology. This collaboration provided some of the early morphologic observations on the preovulatory and immediately postovulatory mammalian oocyte and on the functional relationship between granulosa cells and corona radiata and zona pellucida.

In 1965, with some reluctance (it was not easy to leave California) but with a sense of purpose, I accepted the Chair in Obstetrics and Gynecology at the University of Pennsylvania School of Medicine. Penn is the oldest medical school in the United States. It reflects a long tradition of excellence in the basic sciences. It was reasoned that the arrangements at Penn would allow rapid development of the field of reproductive biology, with interaction between the clinical department of ob/gyn and the basic sciences. Such interaction was particularly emphasized by Samual Gurin, the Dean of the Medical School. Gurin was a biochemist with a keen sense of direction. He was a sort of "pied piper" to whom one could never say no, and he convinced me that at Penn I would be able to develop programs in reproductive medicine most expeditiously. Principally with Ford Foundation support, a Division of Reproductive Biology was constructed in renovated space in the attic of the old Medical School building. It included a monkey colony and a facility for electron microscopy. The basic scientists who were recruited to this unit were offered joint appointments in the department of their discipline, creating a sense of belonging even though they were housed in a clinical department. These kinds of relationships have endured and matured. In 1991 the Division celebrated its 25th anniversary, and alumni from all over the globe returned for this occasion. The Division has trained more than 150 investigators in reproductive biology, many of whom have gone on to positions of distinction both in the United States and abroad."

Mastroianni enticed Celso-Ramon Garcia to leave Boston for a Professorship at Penn. Dr. Garcia developed the clinical program in reproductive medicine, and shortly after his arrival a Division of Human Reproduction was established, which he headed with distinction. Cordelia Scarfe May provided founds for an endowed professorship named for William Shippen, the first professor of obstetrics in the United States. In recognition of his efforts in family planning, Celso Garcia was named the first William Shippen Jr. Professor of Human Reproduction. The programs of that Division have been responsible for the training of numbers of specialists who themselves have continued to make important contributions to reproductive medicine. Arriving at Penn with Celso Garcia was Edward Wallach, a promising clinician/investigator who had recently completed a public health assignment with the Indian Service in Arizona. Wallach had been slated to join Garcia in practive at the Massachusetts General Hospital in Boston. Dr. Wallach found a warm and nurturing environment at Penn and after several years at the Hospital of the University of Pennsylvania was named the Director of the Department of Obstetrics and Gynecology at Pennsylvania Hospital. Currently he is Chairman of the Obstetrics and Gynecology at the Johns Hopkins Medical School.

John Kelly had left UCLA to serve as a medical missionary in Nigeria. Mastroianni, recognizing his prowess as an inspiring teacher, wrote to advise him that he was much needed at Penn. The Kellys left Nigeria to a waiting position at the University of Pennsylvania, where John Kelly served as coordinator of student teaching until his appointment as Chairman of Obstetrics and Gynecology at Maricopa County Hospital in Phoenix and Professor at the University of Arizona.

A Division of Gynecologic Oncology was established. John Mikuta, M.D., an Assistant Professor at Penn whose talents in gynecology were quite obvious, was named its first director. John Mikuta soon developed a leading training center for gynecologic oncology. Already present in Philadelphia at the Philadelphia General Hospital was Richard Schwartz. Philadelphia General Hospital was a venerable city-supported charity hospital. The newly arrived faculty members at Penn agreed that they would make weekly Saturday rounds at Philadelphia General and participate in the patient care and educational programs there. Eventually Philadelphia General Hospital was phased out by the city, and Richard Schwartz moved all of his activities to the Hospital of the University of Pennsylvania, where he was named the first Director of the Division of Fetal Maternal Medicine. He later accepted the Chair at the Downstate Medical Center where presently he serves as Provost. He also went on to become President of the American College of Obstetricians and Gynecologists. He was succeeded at Penn by Dr. Steven Gabbe, who was recruited from Colorado. Gabbe further developed the research and clinical program in fetal maternal medicine. He was recruited from Penn in 1988 as Chairman of Obstetrics and Gynecology at the University of Ohio. In 1985 a Division of Reproductive Genetics was established. Michael T. Mennuti, a young faculty member who, uniquely, was boarded both in Clinical and Laboratory Genetics, as well as Obstetrics and Gynecology and the subspecialty of Fetal Maternal Medicine. In 1987 Mennuti was named Chairman of Obstetrics and Gynecology, succeeding Mastroianni.

Encouraged by Sheldon Segal, the Department arranged a summer research laboratory at the Marine Biological Laboratory (MBL) in Woods Hole, Massachusetts. The MBL reflects a long tradition of research on fertilization using marine models. Much of this work was performed with sea urchin eggs. The MBL also houses some of the great minds in the sciences, providing unique opportunities for interchange in one of the most compellingly beautiful seashore communities on Cape Cod. The tradition, of course, is to utilize marine forms in this research. When Don P. Wolf arrived from Penn for the summer, he felt compelled to continue some avenues he was exploring in the murine species. He transported his mice to the MBL and housed them in a fume cubbard. The director of the laboratory spotted the mice, and when Don Wolf was aksed what he was doing with them in a marine laboratory, he sheepishly replied, "Well Sir, we are teaching them how to swim." Mastroianni's association with the laboratories in Woods Hole has continued to the present time and has represented a broadening educational experience as well as a pleasant respite from the year-round routines.

In 1984 Jeroe Strauss III M.D., Ph.D. was recruited as Director of the Division of Reproductive Biology. In 1993 Strauss was named the first Luigi Mastroianni Jr. Professor of Reproductive Biology in Obstetrics and Gynecology and Director of the newly created Center for Research on Women's Health and Reproduction. The traditions of the division have continued, and its international flavor is maintained and expanded under Strauss' direction.

Undergraduate teaching at the University of Pennsylvania offered a special challenge. Early on, Obstetrics and Gynecology was not generally looked upon as academically exciting. To address what was perceived as an image problem, a course was established for first-year students entitled "Introduction to Reproduction." This covered various aspects of reproductive biology but also focused on some of the practical issues of infertility management and family planning. It covered aspects of human sexuality and interpersonal relationships. This effort had been sparked by Dr. Emily Mudd, founder of the Marriage Council of Philadelphia and Professor of Psychiatry at Penn. Programs which addressed the interface between reproductive health and the behavioral and social sciences were expanded under Emily Mudd's direction. In 1977 the Stuart and Emily B. H. Mudd Professorship in Human Behavior was endowed, and a division which focuses on the social and behavioral aspects of reproduction was established with the Mudd Professor and its director. Karl Rickels, a renowned psychiatrist, was named the first Mudd Professor.

Although "Introduction to Reproduction" is offered as an elective, almost all of the students enroll. The course serves as an efficient way to introduce Penn students to the broad field of obstetrics and gynecology and has resulted in an enhanced ability to attract some of the best and the brightest. In recognition of these efforts, Mastroianni was awarded the Christian and Mary Lindbach Award for Distinguished Teaching in 1969. The course continues and is now in its 28th year.

Mastroianni describes his further career as follows: "The program at Penn has allowed interaction with talented members of the faculty who have developed their careers here. Many have gone on to distinguished careers in other institutions. A formal Fellowship in Gynecologic Endocrinology and Infertility was established well before the subspecialties were recognized by the American Board. The Board required that everyone, regardless of past experience, take the board in order to be certified. I sat for the subspecialty board the first time it was given in 1974.

In 1987, after 22 years as Chairman, I relinquished that post and moved to the Directorship of the Division of Human Reproduction. This has allowed me to focus on infertility management and to continue to have an impact on the training of clinician investigators in the broad fields of infertility and family planning. Infertility has been the main thrust, but in the past several years I have turned my attention again to some of the societal aspects of family planning. In 1988 I was asked to chair a committee of the National Research Council and the Institute of Medicine to explore the impediments and opportunities in contraceptive development. Out of this came a report, published in 1989, which called attention to some of salient difficulties in contraceptive development. The report addresses a field with continues to be neglected and which, in academic circle is frequently passed over. As a member of the Institute of Medicine I hope to be able to focus as much attention as possible on this important area. The unbridled increase in the world population and the impact of unrestricted reproduction on the health of women, taken together, make this one of the most critical issures in today's time.

Over the years I have been the recipient of a number of awards and have been named to honorary membership in a variety of societies abroad. This would not have occurred had I not had the good fortune to be associated with teachers and colleagues who shared their talents with me. Perhaps the most satisfying of these associations has been with the American Fertility Society. This has endured since I was introduced to that society early on by Dr. Abner I. Weisman, one of its first officers when the society was in it infancy. I served as Editor of its journal *Fertility and Sterility* from 1970 to 1975 and as President from 1976 to 1977. I was fortunate enough to serve as President of the 9th World Congress of Fertility and Sterility when the meeting was combined with that of the International Federation of Fertility Societies.

For the acceptance speech in Riyadh, Saudi Arabia, as a corecipient with Dr. R. G. Edwards of Cambridge of the 1989 King Faisal International Prize in Medicine, I included the following statement: "I can only look upon this award as an acknowledgement of the contributions of the colleagues with whom I have been associated over more than three decades. I was fortunate to have worked under the tutelage of some extraordinary pioneers and, along with way, to have had interaction with younger colleagues at the University of Pennsylvania's Division of Reproductive Biology. They have come from all continents, and they have reflected diverse cultural and religious backgrounds. They have taught me the importance of mutual respect, and that basic human values are not different, really, from one land to the next. As the fields of reproductive biology and human reproduction are explored further, it is hoped that procreative function will be sufficiently understood such that all persons will have genuine options; we look forward to the time when pregnancy can be almost always achieved when it is desired, and when every child born in the world is a wanted child."

References and Other Sources

Mastroianni L Jr: Interwining lives, reminiscences of an Academic Gynecologist, October 1993

Mastroianni L Jr, Laberge L, Rock J (1957) Appraisal of the efficacy of artificial insemination using husband's sperm and evaluation of insemination techniques. Fertil Steril 8:260

Clewe TH, Mastroianni L Jr (1958) Mechanisms of ovum pickup. I. Functional capacity of rabbit oviducts ligated near the fimbria. Fertil Steril 9:13

Mastroianni L Jr, Winternitz WW, Lowi NP (1958) The in vitro metabolism of the human endosalpinx. Fertil Steril 9:500

Clewe TH, Mastroianni L Jr (1960) A method for continuous volumetric collection of oviduct secretions. J Reprod Fertil 1:146

Mastroianni L Jr, Beer F, Shah U, Clewe TH (1961) Endocrine regulation of oviduct secretions in the rabbit. Endocrinology 68:92

Mastroianni L Jr, Wallach RC (1961) Effect of ovulation and early gestation on oviduct secretions in the rabbit. Am J Physiol 200:815

Mastroianni L Jr, Shah U, Abdul-Karim R (1961) Prolonged volumetric collection of oviduct fluid in the rhesus monkey. Fertil Steril 12:417

Mastroianni L Jr, Manson W (1963) Collection of monkey semen by electroejaculation. Proc Exp Biol Med 112:1025

Suzuki S, Mastroianni L Jr (1965) In vitro fertilization of rabbit ova in tubal fluid. Am J Obstet Gynecol 93:465

Suzuki S, Mastroianni L Jr (1966) Maturation of monkey ovarian follicular oocytes in vitro. Am J Obstet Gynecol 96:723

Mroueh A, Mastroianni L Jr (1966) Insemination via the intraperitoneal route in rabbits. Fertil Steril 17:76

Zamboni L, Mastroianni L Jr (1966) Electron microscopic studies on rabbit ova. I. Follicular oocyte. II. The penetrated tubal ovum. J Ultrastruct Res 4:118

Suzuki S, Mastroianni L Jr (1968) The fertilizability of in vitro cultured monkey ovarian follicular oocytes. Fertil Steril 19:500

Stambaugh R, Noriega C, Mastroianni L Jr (1969) Bicarbonate ion: The corona cell dispersion factor of rabbit tubal fluid. Reprod Fertil 18:51

Seitz HM Jr, Rocha G, Brackett BG, Mastroianni L Jr (1971) Cleavage of human ova in vitro. Fertil Steril 22:255

Mastroianni L Jr, Brackett BG (1972) Ovum maturation, gamete transport, capacitation and fertilization in the monkey. Acta Endocrinol Suppl 166:48

Mastroianni L Jr (1974) Rhythm: Systematized chance-taking. Fam Plann Perspect 6:309–312

Wolf DP, Mastroianni L Jr (1975) Protein composition of human uterine fluid. Fertil Steril 26:240–247

Maas DHA, Storey BT, Mastroianni L Jr (1977) Hydrogen ion and carbon dioxide content of oviductal fluid in the rhesus monkey. Fertil Steril 28:981–985

Mastroianni L Jr, Tureck RW, Blasco L, Bossi A (1983) Intrauterine pregnancy following ovum recovery at laparotomy and subsequent in vitro fertilization. Fertil Steril 40:536–538

Ben-Rafael Z, Kopf GS, Blasco L, Tureck RW, Mastroianni L Jr (1986) Fertilization and cleavage following reinsemination of human oocytes in vitro. Fertil Steril 45:58–62

Ben-Rafael Z, Benadiva CA, Ausmanas M, Barber B, Blasco L, Flickinger GL, Mastroianni L Jr (1987) Dose of human menopausal gonadotropin influences the outcome of an in vitro fertilization program. Fertil Steril 48:964–968

Tureck RW, Ben-Rafael Z, Blasco L, Sondheimer S, Mastroianni L Jr (1988) Follicular aspiration and in vitro fertilization associated with pelvic reconstructive surgery. Fertil Steril 50:447–450

Mastroianni L Jr, Donaldson PJ, Kane TT (1990) Development of contraceptives – obstacles and opportunities. N Engl J Med 322:482–484

Leiva MC, Hasty LA, Pfeifer S, Mastroianni L Jr, Lyttle CR (1991) Increased chemotactic activity of peritoneal fluid in patients with endometriosis. Am J Obstet Gynecol 168:592–598

Tureck RW, Garcia C-R, Blasco L, Mastroianni L Jr (1993) Perioperative complications arising after transvaginal oocyte retrieval. Obstet Gynecol 81:590–593

McArthur, Janet W.

(born 25. 6. 1914 in Bellingham/Washington)

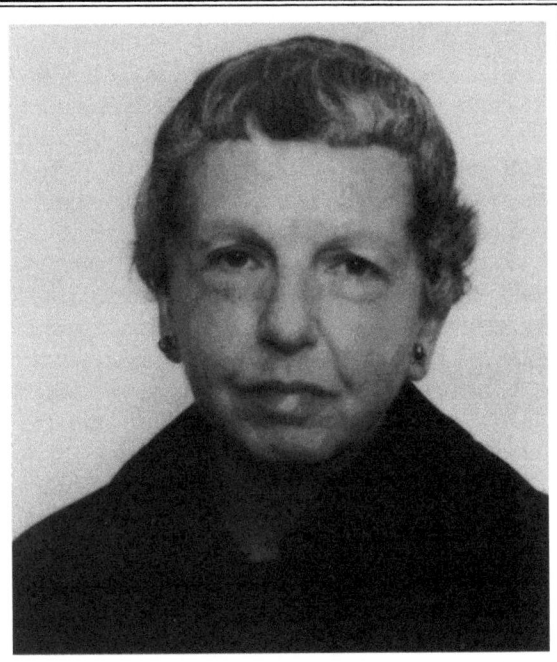

I grew up in Bellingham, a college town of 35 000 and a port situatedd on Puget Sound in the northwest corner of Washington State, near the Canadian border. I attented the public schools of Bellingham, and by the time I had reached the age of 12 was seriously considering a career in medicine, possibly in psychiatry. My mother's sister, Bertha, was what today would be called a role model. She was a pioneer women physician who had graduated from the University of Minnesota Medical School in 1895. She then spent two years acquiring the rudiments of medical practice in the state insane asylum at Fergus Falls (the only internship available to her at that time) and practiced in Bellingham for the remainder of her life. On principle, she never encouraged anyone, male or female, to enter the medical profession. However, she gave me a first-aid kit to accompany a pair of roller skates that I received on my 9th birthday. I was soon bandaging my own and other's skinned knees, and increased in proficiency while qualifying for a Girl Scout merit badge in first aid.

I graduated from the University of Washington in Seattle with majors in pre-medics and psychology. For two years I served as a teaching fellow in the experimental psychology laboratory and as a research assistant to Prof. Erwin A. Esper, for whom I operated an electrical maze which he had constructed to study human learning. I then went on to Northwwestern University Medical School in Chicago, where I was one of three women in a class of 150. At Northwestern I was strongly influenced by Dr. Paul Starr, a general endocrinologist with a particular interest in the thyroid. He was a generous as well as an inspiring teacher, and out of his own pocket subsidized pilot research projects devised by students in his laboratory. An interest in research, begun in the Department of Psychology, was thus fostered and has continued throughout my life.

After completing a rotating internship and an assistant residency in medicine at the Cincinnati General Hospital, I moved to Boston for further training in medicine at the Massachusetts General Hospital. At that time endocrinology was subdivided among a number of separate clinics, and after completing the second assistant residency I sought speciality training in this field, beginning with the Thyroid Clinic, under Dr. J. H. Means. His life-long interest in thyroid disease was reflected in a large population of patients. The management of new cases was determined after vigorous debate in weekly conferences attended by physicians, surgeons and ophtalmologists. Fellows maintained a close liaison with ward services, administered radioactive iodine, and engaged in research.

The World War II period was an exciting time for thyroidologists, who were beginning to explore the diagnostic and therapeutic possibilities of radioactive iodine and the thiourea drugs. I was assigned the evaluation of urinary radioactive iodine excretion as an aid in the diagnosis of hyperthyroidism, and found considerable overlapping between thyrotoxic and nonthyrotoxic individuals. However, a search for external gamma radiation with the Geiger-Müller counter following a tracer dose of radioactive iodine was shown to have potential value in the recognition of such conditions as thyrotoxicosis factitia and struma ovarii. Six cases of thyrotoxic crisis or "storm" occurred during these years in the wives of soldiers serving overseas. The epidemic led me to a search through the MGH records where I found a total of 36 instances of storm among 2000 cases of thyrotoxicosis during the previous 25 years. Virtually all of these patients had been examined by Dr. Means, whose case notes provided a uniquely valuable description of the clinical features of the syndrome.

To broaden my experience with endocrine disorders, I then left Boston for a year and served as first assistant to Dr. Edwin J. Kepler, a keen clinican who was in charge of the Mayo Clinic's 60-bed metabolic unit in St. Mary's Hospital. This service was rich in endocrinopathies of all types, particularly in diabetes, Cushing's syndrome and pheochromocytoma. According to the general adaptation syndrome of Selye, the aggravation of diabetes by acute infections, fractures and incidental stress was traceable to a temporary defensive overproduction of corticosteroids. I therefore took the opportunity to study corticosteroid excretion in patients with diabetic ketoacidosis and found that the excretion rate was two to eight times as great during the period of acidosis as after recovery. In addition, there was a direct correlation between the CO_2 combining power on admission and the rate of corticosteroid excretion. Sadly, Dr. Kepler died of a myocardial infarction during the fall of that year. This left a 3-month gap, which I filled by attending the Gynecology Division of the Clinic, and learning to hypophysectomize rats in the laboratory of Dr. Alexander Albert. On returning to Boston I began a fellowship in adolescent endocrinology in the Pediatrics Department of the MGH. I continued the studies of adrenal activity that had been begun in Rochester in a diabetic patient with Down's syndrome and in depancreatized and depancreatized-adrenalectomized dogs. In the patient the administration of doses of insulin that barely prevented ketonuria exerted no detectable effect on the rate of corticosteroid excretion, although a heavy glycosuria ensued. Temporary deprivation of insulin left adrenal activity unaffected until mild ketosis and acidosis became manifest [3]. On the other hand, the administration of larger doses of insulin in attempts to insure reactions and in measurable increases in the rate of corticosteroid excretion [4]. In depancreatized dogs ACTH effected a worsening of the diabetic state [5]. In the depancreatized-adrenalectomized dog maintained on a fixed dose of adrenal cortical hormones there was a diminution or suppression of a number of components of pure insulin-deprivation acidosis [6]. These included: (a) hematologic changes comprising increased neutrophil and total white blood cell counts and markedly decreased eosinophil and lympocyte counts, (b) increased catabolism of protoplasm, (c) loss of potassium in excess of nitrogen, and (d) decreased sensitivity to injected insulin. It appeared that the increase in adrenal cortical activity that occurs in response to the stress of insulin deprivation, by conditioning or sustraining a number of the other constituents of the alarm reaction to this stress, contributed significantly to the pathologic physiology of diabetic acidosis. These findings complemented the demonstration by Long and Lukens (1936) than an intact pituitary-adrenal axis is essential for the full manifestation of pancreatic diabetes [7].

I noted that the time available for patients in my small consulting practice was consumed increas-ingly by women seeking the care of a women physician for disorders of the reproductive system – middle-aged individuals with symptoms of menopause, younger women with premenstrual tension, menstrual disturbances and infertility, adolescents with dysmenorrhea and sexual retardation, and infants with sexual precocity. Fortunately, I found these patients fascinating and was keen to learn as much as possible about their disorders.

In the laboratory I adapted the Greep assay of pituitary interstitial cell stimulating hormone (ICSH) or luteinizing hormone (LH) to the measurement of human urinary ICSH, based upon the repair of ventral prostatic atrophy in the hypophysectomized immature male rat [8]. The major obstacle to the clinical application of the assay was the toxicity of the 3-to 8-h urinary concentrate required to elicit a biological response. A marked reduction in the toxicity of urine extracts was eventually achieved by kaolin adsorption, permitting LH measurements to be made in many categories of subjects [9].

In postmenopausal women, LH and FSH proved to be elevated [10], and in women with the polycystic ovary syndrome of Stein and Leventhal there likewise tended to be somewhat increased levels of LH, with multiple peaks [11, 12]. The cause of the LH abnormality in this latter category of subjects is not yet fully understood, but the elevation is often helpful diagnostically. In adult women the mid-cyle peak of total gonadotropins previously determined by such response metameters as rat ovarian histology, rat uterine and ovarian weight and mouse uterine weight proved to be attributable, in fact, to a surge of LH [13]. This point was addressed directly be Buchholz in Germany [14], who combined urine specimens collected by normal women throughout the menstrual cycle into 40-h pools and assayed them against a laboratory standard using rats prostate and mouse uterine weight methods to measure LH and total gonadotropins, respectively. In the timing and duration of the mid-cycle peak the two biologically summed curves were strikingly similar to one another and to the mathematically summed curves derived in our studies.

Other uses to which I put the biological assay for LH included: (a) An early exploration of the positive feedback action of administered estrogen on the secretion of LH [15]. (b) Characterization of the urinary excretion patterns of gonadotropins in a variety of nonhuman primates (stump-tail and rhesus monkeys and the cycling female hamadryas baboon and chimpanzee). The absolute levels of urinary LH and FSH in the latter (FSH measured by the HCG-augmented ovarian weight method) equaled or exceeded those observed during the human cycle, and the patterns of excretion bore a qualitative resemblance to those in the human [16]. Maximal swelling of the sex skin occurred several days before the preovulatory estrone peak, which in turn preceded or accompanied that of LH. Pregnanediol rose after the LH surge, but to a lesser extent than in the human [17]. (c) Detection of LH and FSH activity in whole menopausal plasma and in subfractions prepared by the Cohn cold ethanol and zinc methods [18]. Following qualitative testing in hypophysectomized male and female rats, specific assays for LH and FSH were employed to locate these hormones among subfractions of menopausal plasma prepared by Cohn's methods 6 and 9. Both hormones were detectable in all of the Cohn fractions. However, FSH was concentrated in fractions V and VI (albumin and supernatant) and LH in fractions II and III (a 2 and β-globulins), indicating that Cohn's methods had effected a partial separation of the two hormones [19].

From the mid-1950s on there was increasing pressure, particularly in Europe, to supplant animal units for hormones with a unitage based on comparative assays against international standards. A human menopausal urinary gonadotropin preparation, hMG 20, was adapted as a provisional standard by the Europeans, one unit being defined as the activity of 1 mg of the dry powder. Americans were stung by the dismissal of important findings as being "of no quantitative significance" because they were expressed in animal units, and were slow to follow the new trend.

A half-day symposium on the mathematical analysis of data in experimental endocrinology held in 1964 in connection with the 2nd International Endocrinology Congress in London, which a few American experimenters were privileged to attend, complemented the use of standards. On returning home, some of us began to explore means whereby we could share this experience with a wider circle of investigators. It seemed that a longer meeting, with a greater opportunity for interchange between experimenter and statistician, was needed.

We obtained NIH support and convened a 3-day Workshop Conference on Statistics in Endocrinology in Dedham in 1967. The faculty consisted of leading statisticians, and the examples selected for teaching were drawn from endocrine rather than the agricultural sources traditionally used for statistical exposition. The workshop proceedings, *Statistics in Endocrinology* [20], was published by the Massachusetts Institute of Technology Press in 1970 and was rapidly sold out. Many forces, among the most powerful of which was the preparation and distribution of a growing list of standards under NIH auspices, gradually overcame American resistance.

The induction of ovulation in primates had been pioneered by Van Wagenen and Simpson in 1957 and 1958 [21, 22] in the rhesus monkey and was invariably multiple except in the prepuberal animal. Clinical experience with the use of gonadotropins to induce ovulation in women confirmed the hazards of multiple ovulation with fetal wastage, the susceptibility of the ovary to a dangerous degree of overstimulation, and the narrowness of the margin between under- and overtreatment. There appeared to be a need to return to the nonhuman primates for the development of an animal model in which the technique of ovulating a single follicle could be refined and the process monitored by simple clinical indices.

Accordingly, Dr. Arthur Herbst and I established a small primate colony in the Vincent Memorial Laboratory with the help of Dr. Gertrude Van Wagenen. We initially selected a juvenile baboon as the subject, anticipating that sex skin swelling could be used as a visible index of estrogen effect and that immaturity would constitute a first approximation to hypophysectomy. To our disappointment, vaginal cytology and the majority of other possible indices could not be utilized without Sernylan anesthesia. Moreover, the cervix of our babbon proved to be too immature to respond to estrogen stimulation with mucus secretion.

We therefore turned to a more tractable specis, the South Indian bonnet monkey, *Macaca radiata*.

Being a arboreal animal, this monkey is less aggressive than such ground-dwellers as the baboon and the rhesus monkey. In addition, the bonnet macaque has a complex cervix, which was rumored to rival that of the cow (the classic animal for mucus research) in the volume of mucus that it was capable of secreting. We began by describing [23] the daily changes throughout ovulatory cycles in a variety of indices that included vaginal cytology, urinary estrogen excretion, and cervical mucus weight, spinnbarkeit and arborization. We alo studied the gross anatomy and histology of the cervix, and the chemical constituents of the cervical mucus [24]. The cervix of the bonnet monkey proved capable of secreting ten times the volume of mucus secreted by that of the human female.

Equipped with this information, we proceeded to attempts at ovulation induction with hMG and hCG. A considerable proportion of the animals were amenorrheic initially, having been procured from a variety of dealers and primate centers. In this respect they resembledd the clinical population of infertile patients, in whom there is great variation in the degree of goadotropin deficiency. Fixed-dose regimens of hMG and HCG were found to induce polycystic ovary formation, but the "staircase" program of J. B. Brown et al. [25] monitored by a combination of chemical and clinical indices adjusted to the requirements of the individual animal, dependably induced single ovulation [26, 27].

Since studies of human cervical mucus are hampered by the small volume secreted, it seemed that the bonnet monkey might constitute a valuable primate model. Accordingly, I initiated a collaborative project with Dr. Roger Jeanloz and his collaborators in the Laboratory for Carbohydrate Research of the MGH. They purified the major molecular component of pooled monkey mucus collected during the period of maximum secretion. This proved to be a glycoprotein that was shown to be homogeneous by electrophoresis, sedimentation equilibrium and N-terminal group determination. It contained 19% protein, 19% D-galactose, 18% N-acetyl-D-galactose, 15% fucose, 10% sialic acid, and 1% sulfate groups, corresponding to 1800 amino acid residues and 400 carbohydrate side chains of nine to ten monosaccharides. The carbohydrate chains are linked to the peptide backbone through N-acetyl-D-galactose and serine (or threonine) residues. A molecular weight of 100 kDa was calculated from the sedimentation equilibrium data [28]. Further particulars are contained in a series of papers by Hatcher, Nasir-ud-Din and Jeanloz.

In 1973 I was joined by Dr. Inese Beitins, a talented pediatric endocrinologist and immunoassayist, who conducted a vigorous research program in my laboratory during the next 10 years. Among projects of joint interest were the previously mentioned studies of urinary LH and sex steroid excretion by cycling chimpanzees [17] and investigations of nutritional influences on gonadotropin secretion and metabolism. Dr. Beitins' expertise attracted bids for collaboration from many investigators.

In recent years my interests have become focussed on the syndrome of amenorrhea in women athletes and its possible causes. Over the past quarter century a surge of enthusiasm has occurred among men and women for improving their physical fitness. The effects of an "exercise revolution" can be seen worldwide, with millions of participants in every nation engaged on a regular basis in jogging, running, or a variety of sports. In 1979 seven patients with amenorrhea ran into my office within the space of two months. By exclusion, a diagnosis of "athletic amenorrhea" was made in all seven.

A detailed study of three of the group revealed normal body composition, low baseline levels of LH, low normal FSH, low estradiol, and either a normal or an exaggerated gonadotropic response to GnRH testing [29]. The failure of the gonadotropins to rise in these women despite reduced estrogen levels plus the characteristics of the GnRH response suggested that pituitary synthesis and storage of the gonadotropins was intact and pointed to the hypothalamus as the possible locus of inhibition.

A team to study sports endocrinology was soon formed, and comprised Dr. Gary Skrinar (exercise physiologist) and Dr. Beverly Bullen (nutritionist) of Boston University, plus a group of MGH endocrinologists (Drs. Inese Beitins, Daniel Carr, Steven Reppert and myself). We begann by examining the hormonal effects of a moderately vigorous exercise protocol in seven untrained women. Following a normal control cycle, the protocol called for running and bicycling on alternate days at an exercise intensity eliciting 85% of the maximum heart rate. An 8-week training period commenced with 20 min of high-intensity activity which was gradually increased to 45 min by the last 4 weeks of training. We measured an array of circulating hormones during periodic cycle ergometer tests and the urinary excretion of gonadotropins and sex steroid hormone metabolites in overnight urine specimens collected throughout the study. During the bicycle ergometer tests the plasma concentrations of β-endorphin + β-lipotropin, cortisol, growth hormone, prolactin, melatonin, epinephrine, and norepinephrine increased. While menstruation continued uninterrupted throughout the study, ovarian function was subtly disturbed in some subjects as evidenced by a decreased excretion of estriol, free progesterone, or both [30].

A second study of 28 untrained women, randomly divided into weight-maintenance and weight-loss groups, was conducted at Boston University's Sargent Camp, near Peterborough, New Hampshire. After a normal control, the subjects ran 4 miles per day at 70-80% of maximum aerobic capacity during the first week and increased the distance by 1.5 miles in successive weeks, attaining a distance of 10 miles by the fifth week and held constant thereafter. They also engaged for 3.5 h daily in sports activities of moderate intensity, such as swimming, tennis or bicycling. Overnight urine collections were analyzed for gonadotropins and sex steroid metabolites, as before. This exercise protocol disrupted cyclicity at an early stage, only 5 of the 53 cycles being normal during the 2 months of training. Short and inadequate luteal phases predominated during the first exercise month, and delayed menses with a loss of the mid-cycle LH surge during the second. Weight loss proved to compound the effect of exercise on menstrual cyclicity [31].

We are currently analyzing the nutritional concomitants of this study by comparing the mean daily energy intake, total weight change and total distance run associated with the menstrual disturbances occurring in each of the two exercise cycles. It appears that the significantly greater kilojoule intake of subjects experiencing abnormal bleeding without detectable hormonal disturbances may have protected them against luteal-phase defects and anovulation. Also, the greater weight loss of the group experiencing anovulation than the group with luteal-phase defects suggests that anovulation, the most severe disorder, is associated with a greater "energy drain."

We are also analyzing the effects of an exercise protocol limited to the follicular phase on ultrasonically determined rates of follicle growth.

My life in endocrinology has been rich in friendships with patients, research fellows, basic scientists and fellow clinicians. It has also afforded opportunities for travel, of which I have taken full advantage. Finally, the growth of endocrinology itself (and particularly of reproductive endocrinology) in my lifetime has been phenomenal. To have played a part, however small, in this growth has been a high privilege."

References and Other Sources

McArthur J: Some aspects of my life in endocrinology, July 1993

1. McArthur JW, Rawson RW, Fluharty RG, Means JH (1948) The urinary excretion of radioactive iodine as an aid in the diagnosis of hyperthroidism. Ann Int Med 29:229-237
2. McArthur JW, Rawson RW, Means JH, Cope O (1947) Thyrotoxic crisis. An analysis of the thrity-six cases seen at the Massachusetts General Hospital during the past twenty-five years. JAMA 134:868-874
3. McArthur JW, Sprague RG, Maon HL (1950) The urinary excretion of corticosteroids in diabetic acidosis. J Clin Endocrinol 10:307-312
4. McArthur JW, Chao DHC, MacLachlan EA et al. (1952) A metabolic study of a diabetic patient: the effect of variations in the dosage of insulin upon adrenal cortical activity and upon water, electrolyte and nitrogen excretion. J Clin Invest 31:592-597
5. McArthur JW, Smart GA, MacLachlan EA et al. (1954) Studies concerning the role of the adrenal cortex in the pathologic physiology of diabetic acidosis. I. Temporal relations between the metabolic events of experimental diabetic acidosis and the level of adrenal cortical function. J Clin Invest 33:420-436
6. McArthur JW, Gautier E, Swallow KA et al. (1954) Studies concerning the role of the adrenal cortex in the pathologic physiology of diabetic acidosis. II. The identification of adrenal-conditioned factors in the physiologic reaction to the stress of insulin deprivation. J Clin Invest 33:437-451
7. Long CNH, Lukens FDW (1936) The effects of adrenalectomy and hypophysectomy upon experimental diabetes in the cat. J Exp Med 63:465-490
8. McArthur JW (1952) The identification of pituitary interstitial cell stimulating hormone in human urine. Endocrinology 50:304-310
9. McArthur JW, Ingersoll FM, Worcester J (1955) Urinary excretion of interstitial cell stimulating hormone (ICSH) by women with normal and abnormal menstrual function. J Clin Endocrinol Metab 15:845-846
10. McArthur JW, Ingersoll FM, Worcester J (1958) The urinary excretion of interstitial-cell stimulating hormone by normal males and females of various ages. J Clin Endocrinol Metab 18:460-469
11. McArthur JW, Ingersoll FM, Worcester J (1958) The urinary excretion of interstitial-cell and follicle-stimulating hormone activity by women with diseases of the reproductive system. J Clin Endocrinol Metab 18:1202-1215
12. Ingersoll FM, McArthur JW (1959) Longitudinal studies of gonadotropin excretion in the Stein-Leventhal syndrome. Am J Obstet Gynecol 77:795-805
13. McArthur JW, Worcester J, Ingersoll FM (1958) The urinary excretion of interstitial-cell and follicle-stimulating hormone activity during the normal menstrual cycle. J Clin Endocrinol Metab 18:1186-1201
14. Buchholz R (1957) Untersuchungen über die Ausscheidungsverhältnisse der gonadotropen Hypophysenhormone FSH und ICSH im menstruellen Cyclus. Z Gesamte Exp Med 128:219-242
15. McArthur JW, Worcester J, Ingersoll FM (1961) Effect of single dose of estrogen administered at different ti-

mes during the follicular phase of the menstrual cycle upon urinary ICSH excretion and cycle length. In: Albert A (ed) Human pituitary gonadotropins. Thomas, Springfield/Ill, pp 210–214
16. McArthur JW, Perley R (1969) Urinary gonadotropin excretion by infra-human primates. Endocrinology 84:508–513
17. McArthur JW, Beitins IZ, Gorman A, Collings DC, Preedly JRK, Graham CE (1981) the interrelationship between sex skin swelling and the urinary excretion of LH, estrone, and pregnanediol by the cycling female chimpanzee. Am J Primatol 1:265–270
18. McArthur JW, Pennell RB, Antoniades HN, Ingersoll FM, Ulfelder H (1957) The distribution of pituitary gonadotropin in fractions of human plasma. Proc. 39th Meeting of the Endocrine Society, abstract no 151, p 100
19. McArthur JW, Antoniades HN, Larson LH, Pennell RB, Ingersoll FM, Ulfelder H (1964) Follicle-stimulating hormone and luteinizing hormone content of pooled human menopausal plasma and of subfractions prepared by Cohn methods 6 and 9. J Clin Endocrinol Metab 24:425–431
20. McArthur JW, Colton T (ed) (1970) Statistics in endocrinology. Massachusetts Institute of Endocrinology Press, Cambridge/MA, p 476
21. Van Wagenen G, Simpson ME (1957) Induction of multiple ovulation in the rhesus monkey (Macaca mulatta). Endocrinology 61:316–318
22. Simpson ME, van Wagenen G (1958) Experimental induction of ovulation in the macaque monkey. Fertil Steril 9:386–399
23. McArthur JW, Ovadia J, Smith OW, Bashir-Farahmand J (1972) The menstrual cycle of the bonnet monkey (Macaca radiata): changes in cervical mucus secretion, vaginal cytology, sex skin and urinary estrogen excretion. Folia Primatol 17:107–121
24. Ovadia J, McArthur JW, Kopito L, Ulfelder H (1971) The cervical mucus secretion of the bonnet monkey (M. radiata), anatomical basic and physiological regulation. Biol Reprod 5:127–145
25. Brown JB, Evans JH, Adey FD, Taft HP, Townsend L (1969) Factors involved in the induction of fertile ovulation with human gonadotropins. J Obstet Br Commonw 76:289–307
26. Ovadia J, McArthur JW, Smith OW, Bashir-Farahmand J (1971) An individualized technique for inducing ovulation in the bonnet monkey, Macaca radiata. J Reprod Fertil 27:13–23
27. McArthur JW (1973) An animal model for the induction of ovulation by means of gonadotropin treatment. In: Rosemberg E (ed) Gonadotropins in female infertility. Excerpta Med Int Congr Ser 266:77–83
28. Hatcher VB, Schwarzmann GOH, Jeanloz R, McArthur JW (1977) Purification, properties, and partial structure elucidation of a high-molecular-weight glycoprotein from cervical mucus of the bonnet monkey. (Macaca radiata). Biochemistry 16:1518–1524
29. McArthur JE, Bullen BA, Beitins IZ, Pagano M, Badger TM, Klibanski A (1980) Hypothalamic amenorrhea in runners of normal body composition. Endocr Res Commun 7:13–25
30. Bullen BA, Skrinar GS, Beitins IZ et al. (1984) Endurance training effects on plasma hormonal responsiveness and sex hormone excretion. J Appl Physiol 56:1453–1463
31. Bullen BA, Skrinar GS, Beitins IZ, Mering G von, Turnbull BA, McArthur JW (1985) Induction of menstrual disorders by strenous exercise in untrained women. N Engl J Med 312:1349–1353

McCann, Samuel McDonald

(born 8. 9. 1925 in Houston/Texas)

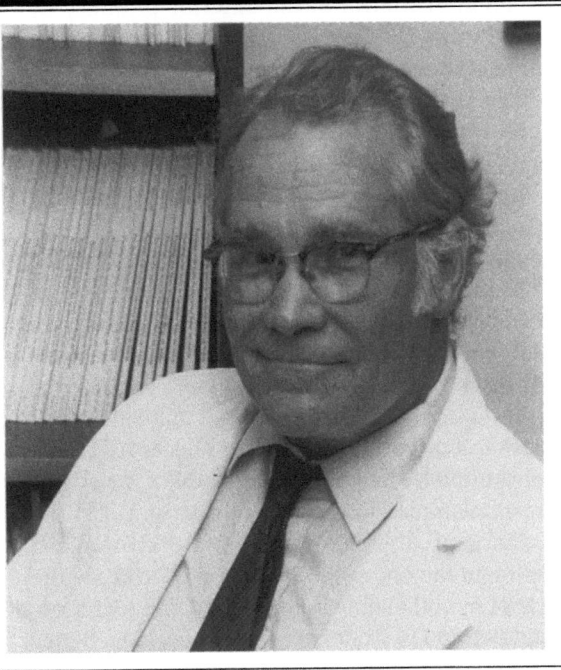

After finishing premedical studies at Rice University in 1944 Samuel McCann entered medical school and received his M.D. in 1948 from the University of Pennsylvania School of Medicine. After an internship and residency in medicine at the Massachusetts General Hospital in Boston there followed a period of military service during which he was assigned to the Walter Reed Medical Center in Washington and carried out neuroendocrine research. Returning to academia at his alma mater, in 14 years he rose from Instructor to Professor and served 1 year as Acting Chairman of the Department of Physiology. This period included a year spent in the laboratories of Dr. Bengt Andersson in Sweden. These were the years when Don was a major force in weaning neuroendocrinology from the world of the anatomist to the laboratories of the physiologist. In 1965 he moved to his present position at Southwestern Medical School in the University of Texas at Dallas to become Chairman of Physiology.

Professor McCann describes his career as follows:

"I was fortunate to be born into an intellectual family since my father was on the faculty at Rice Institute and my mother had taken graduate work in French. Furthermore, my grandfather, although not formally trained, took a lively interest in natural phenomena. For whatever reason, I early developed an interest in science and did a great deal of reading, first in astronomy and later in paleontology and ichthyology. I was particularly fascinated by the book entitled *Backyard Exploration* and used an old microscope to study organisms in pond water. I also chased butterflies and kept tropical fish. At various stages I was interested in a career in mathematics, physics, and chemistry, but by the time I had reached college I had more or less settled on biochemistry as my major interst.

My interest in endocrinology actually began while I was a college student, and I was fortunate enough to be able to write my principal paper in freshman English at Rice on the pituitary growth hormone. I began to do research while a freshman in medical school at the University of Pennsylvania working in the laboratory of acetylcholine reported to exist by Abdon and Hammarskjiold, the Swedish editors of *Acta Physiologica Scandinavia*. Suffice it to say that this effort ended in failure since acetylcholine is sequestered in vesicles rather than being in the bound form, as was subsequently discovered. This early work was never published. While a sophomore I began a project with Al Rothballer, one of my roommates (currently Professor of Neurosurgery at New York Medical College), and two staff persons at Penn, Drs. Eleanor Yeakel and Henry Shenkin. We attempted to induce hypertension in Norway rats by subjecting them to the sound of an air jet. We were successful in this, and, influenced by the stress concept of Selye, we adrenalectomized the animals to demonstrate that the hypertension disappeared. In 1948 I read with great interest the article in *Physiological Reviews* on neurohumoral control of the anterior pituitary by the late Prof. G. W. Harris. This paper was a major factor in stimulating my later work in this area.

After 2 years on the house staff at Massachusetts General Hospital in Boston I returned to the Physiology Department at Penn only to find that I would be drafted. Consequently I volunteered and was fortunate to be sent to Walter Reed in 1951 (through the efforts of Dr. I. S. Radvin), where I worked in the groups of Drs. Evelyn Anderson at NIH and Dr. M. Rioch at Walter Reed. With Gordon Farrell we demonstrated that intravenous epinephrine elevates ACTH titers in blood. At this time C. N. H. Long's group had proposed that epinephrine acts directly on the pituitary to release ACTH. In the meantime we had begun the study of the effects of hypothalamic lesions on the release of ACTH.

Because of difficulties with indices of ACTH secretion in the cat, which we first used to study the effects of hypothalamic lesions on ACTH secretion, I suggested to Dr. Anderson that it would be better to use the rat and to employ adrenal ascorbic acid depletion, which we were already using, as the index for ACTH secretion. Fortunately, we had an endocrine club which met weekly to discuss the literature, and I found out that Monte Greer had a sterotaxic instrument for the rat which he had developed himself. In this connection it is of interest that buildung 3 contained quite an assortment of persons at that time. Sharing our secretary was Dr. Arther Kornberg, an obscure, young, medically trained biochemist without P.D., who subsequently won a Nobel Prize, and some of his coworkers, such as B. L. Horecker. In the basement was Chris Anfinsen, who later won a Nobel Prize. On the second floor was a technician named Julius Axelrod, who alo later won a Nobel Prize. There were other of note, such as Dr. Robert W. Berliner and Dr. James O. Davis, who established himself as the world's authority on aldosterone control.

As a result of finding that median eminence lesions block ACTH release in the rat, we quickly adjusted our coordinates in the cat and were able to find similar results using more indirect indices of ACTH secretion (Laqueur et al. 1955). The lesions prevented the release of ACTH induced by epinephrine, which indicated that epinephrine did not stimulate the pituitary directly, as postulated by Long's group. This was the first demonstration of the importance of the median eminence for ACTH release and fitted with the earlier work of Dey in Ranson's laboratory in which median eminence lesions had been found to inhibit gonadotropin secretion. We also noted the impairment in gonadotropin release.

When I returned to Pennsylvania I received a very hospitable welcome. I had my laboratory with Dr. Lukens in the Cox Institute (for study of diabetes) and my faculty appointment in Physiology. Even though Dr. Brobeck, my boss, did not believe in hypothalamic control of the pituitary except for a partial control exercised by epinephrine, he was willing for me to go on with our studies with hypothalamic lesions which had shown that these lesions blocked the pituitary's response to epinephrine. Similarly, Dr. Lukens supported my studies on hypothalamic control of ACTH even though he indicated that I was simply trying to add another pituitary on top of the pituitary gland. Twenty years later it is clear that we have in fact done just what Dr. Lukens had suggested.

The work on hypothalamic lesions begun while I was in the Army was the beginning of a major effort which has continued up to the present day in which we have studied effects of hypothalamic lesions on secretion of all pituitary hormones with the exception of TSH (I made an agreement with Greer to leave TSH to him) and MSH. Initially we made observations based on organ weights and histology and adrenal ascorbic acid depletion as an index of ACTH secretion. This was then extended to measurement of bioassayable adrenocortical hormone in the adrenal vein in the cat (Laqueur et al. 1955), to measurement of bioassayable ACTH in blood of the rat to bioassay of LH and FSH in the blood of ovariectomized rats, and, with the advent or radioimmunoassay, to measurement of immunoassayable plasma LH, FSH and prolactin. It has become abundantly clear from these studies that median eminence lesions result in inhibition of the secretion of all pituitary hormones with the exception of prolactin and probably MSH.

We demonstrated the increase in prolactin release following such lesions and showed that the increase occurs in males as well as females, but this demonstration was antedated by the reports from Everett's labortory that pituitaries grafted under the kidney capsule in hypophysectomized animals probably secrete increased amounts of prolactin as judged by their ability to maintain corpus luteum function.

In other experiments we showed that suprachiasmatic lesions induce constant vaginal estrus, in agreement with earlier work of Dey and Hillarp, and we further showed that these lesions permit at least a partial maintenance of the release of LH following castration but a blockade of the LH release induced by progesterone in estrogen-primed animals. FSH release induced by progesterone is not blocked by the lesions. These findings indicated that the stimulatory of positive feedback of progesterone on LH release is blocked by the lesions, whereas the stimulatory effect on FSH release is not blocked, presumably because the region concerned with FSH release is located more caudally than that concerned with LH release, which is destroyed by the lesions. The negative feedback of steroids on FSH and LH release is still at least partially intact and might act on basal hypothalamic structures. These results supported the concept of Barraclough and Gorski that positive feedback of gonadal steroids is mediated rostrally on the preoptic region, and that negative feedback is mediated in the basal tuberal region.

Our studies with lesions indicated that hypothalamic control is mediated by a final common pathway through the median eminence.

The fact that the anterior pituitaries in these animals with lesions appeared to be well vascularized in spite of some damage to the primary plexus of the hypophysial portal system indicated that the effects are not mediated by vascular insult and are probably brought about by interruption of a neurohumoral pathway.

At that time I left for Sweden to work with Bengt Andersson for 1 year. While I was there, Saffran and Schally reported that neurohypophyseal extracts release ACTH from pituitaries in vitro (but only in the presence of norepinephrine), in confirmation of our in vivo results, and they quickly reported that they could separate a factor from neurohypophysial extracts different from vasopressin, which releases ACTH.

With the realization that there is indeed a corticotropin-releasing factor distinct from vasopressin, we quickly turned our attention to the search for other postulated releasing factors to alter secretion of other pituitary hormones and in 1959 discovered that median eminence extracts from the rat deplete ovarian ascorbic acid in the immature PMS-HCG-primed rat, the most sensitive bioassay for LH. We continued this work with the arrival of Samual Taleisnik in the laboratory and published our initial report on LH-releasing factor in 1960. Since the initial work was based on ovarian ascorbic acid depletion in specially prepared test rats, an assay developed by Parlow, we quickly turned our attention to the evaluation of the effect of these extracts on plasma LH and were able to show that they elevate plasma LH in ovariectomized, estrogen-primed rats. At that time we made the first attempt to localize a hypothalamic factor and showed that LHRH is contained largely in the median eminence-arcuate region, but that a small amount of activity is also found over the optic chiasm.

Further experiments followed to look for other factors in hypothalamic extracts which release anterior pituitary hormones. Matsuo Igarashi arrived in the laboratory in 1963 with a mouse uterine weight assay for FSH. After initial work to improve the assay we were able to demonstrate the presence of an FSH-releasing factor in hypothalamic extracts of rat and beef origin.

In the meantime we had begun attempts to purify the factors, and with the arrival of Lad Krulich from Czechoslovakia we evaluated the possible growth hormone releasing activity of the extract. This was found to be present using an in vivo assay of pituitary growth hormone depletion. GH was measured by the tibial epiphysial cartilage assay.

During this time of examination for possible activites we collaborated with Clark Grosvenor to show that median eminence extracts can block the suckling-induced depletion of pituitary prolactin in the rat, which was the first in vivo demonstration of prolactin-inhibiting factor, a factor previously demonstrated on the basis of in vitro experiments by Pasteels and by Meites and coworkers. Subsequently we showed that the inhibitor also suppresses milk secretion and most recently have shown that it also lowers blood prolactin as measured by radioimmunoassay, and in particular that it can suppress the suckling-induced release of prolactin.

Joseph Meites was born in Kishinev, Russia in 1913 and arrived in St. Joseph, Missouri, at the age of 6 in time to begin the first year of grade school. He received B.S., M.A. and Ph.D. degrees at the University of Missouri. In 1942–1946 he served in the Army. Since 1947 he has been in the Department of Physiology at Michigan Sate University and became full Professor in 1953. From this phase of our work we were responsible for the discovery of the LH-releasing factor (although there is no doubt that Harris's group was working on this point at the same time and published their work in papers which appeared from 1961 on; e.g., Campbell et al. 1964) the FSH-releasing activity of hypothalamic extracts, and the growth hormone inhibiting factor, and we provided the first in vivo evidence for the prolactin-inhibiting factor. (s. Chapter Meites)

As I indicated earlier, we began attempts to purify these factors, and initially Dr. Ramirez and I were able to show that it is possible to purify the LH- and FSH-releasing factors by chromatography on Sephadex G-25, but in these early experiments we could not separate the LH- and FSH-releasing activities. With the arrival of Anand Dhariwal in 1964, who had been trained in purification methods in several laboratories, including those of Guillemin and Schally, we increased our efforts along this line and were able for the first time to purify the growth hormone releasing factor, to separate the FSH-releasing factor from the LH-releasing factor, and also to purify the hypothalamic CRF, MSH-releasing factor, and PIF. All of these could be separated from vasopressin and from each other.

During this time I had acquired more and more teaching and administrative responsibilities at Pennsylvania, and so when an offer came to chair the Department of Physiology at the University of Texas Southwestern Medical School in Dallas in 1965, I accepted it with the hope that we would still be able to move ahead with the research in spite of the obvious increase in administrative responsibilities. The move did slow our research somewhat, but we were able to proceed without too much delay after moving all of our fractions down from Philadelphia. It has been a source of great satisfaction to see the enormous growth in the quality and size of the Department and of this Medical School in Dallas in the intervening 11 years.

When Peter Fawcett, who had previously worked with Harris on purification of LH-releasing factor, joined us in 1967, we increased our activities with the aim of isolating and eventually determining structure of the factor. There is no doubt that at this point we made an error in judgment in thinking that we could obtain sufficient amounts for determination of structure by collecting at the slaughterhouse only approximately 75000 hypothalamic fragments per year. Our competitors, namely Schally and Guillemin, were utilizing approximately ten times this rate of collection. Nonetheless, on the basis of various tests applied to highly purified fractions. Fawcett came to the conclusion that the molecule might contain histidine and tryptophan. We reasoned, on the basis of the previous finding that the TRF contained pyroglutamic acid as the N-terminal of the tripeptide, that LHRH might be a tripeptide composed of pyro-Glu-His-Trp-NH$_2$ or pyro-Glu-Trp-His-NH$_2$ and obtained these two tripeptides through the courtesy of Dr. Karl Folkers. Unfortunately, neither proved active. This was the year before the announcement of the structure of the molecule by the Schally group at the Endocrine Society Meeting in 1971. It was with considerable chagrin that we noted that the decapeptide contained at the amino-terminal end the tripeptide pyro-Glu-His-Trp-NH$_2$. (We were further chagrined to note a report by Guillemin claiming that his tripeptide had biological activity. This turned out later to be erroneous).

Since that time we have continued purification studies aimed at isolation of the FSHRF, which has proved difficult to separate from the LHRH, and have conducted further purification of PIF in an effort to settle the question as to whether or not PIF is a peptide or whether the prolactin-inhibiting activity of hypothalamic extracts can be accounted for by dopamine, as postulated by some. Our belief at the present time is that dopamine is not the sole PIF since we have not been able to block the actions of crude or partially purified hypothalamic extracts with dopamine receptor blockers.

Additionally, we have carried out first by bioassay (1961–1966) and later by radioimmunoassay (1970 to present) a whole series of studies on feedback actions of gonadal steroids which point to both hypothalamic and pituitary sites for the feedback. The most recent work of this type concentrated on demonstrating that injection of estrogen in ovariectomized animals has a biphasic effect, first suppressing the response of the pituitary to LHRH and then augmenting it. At the time of the inhibitory pituitary response there also appeared to be a suppression of LHRH release since intraventricular estrogen could supress LH release even though pituitary responsiveness did not change. We further studied this by evaluating in detail changes in responsiveness to the releasing hormone both in vivo and in vitro during the various stages the estrus cycle. These studies indicate that there is an increase in responsiveness to LHRH during proestrus in the rat, probably brought on by ovarian estrogens, that the responsiveness reaches a peak at the time of the preovulaory discharge, and that this further enhancement is probably brought on by a self-priming action of LHRH. Responsiveness then declines with respect to both FSH and LH release by the morning of estrus. Since FSH release is still augmented at this time in the face of diminished responsiveness to LHRH, these findings suggest that another factor, perhaps FSHRF, is driving FSH secretion at this time in the cycle.

In the course of these studies, we carried out early bioassay experiments in which we demonstrated the preovulatory surge of LH by bioassay of plasma LH (with Ramirez) and the ability of progesterone to elevate plasma LH (with Nallar) as predicated by early studies of Everett. We also demonstrated the ability of estrogen to lower plasma LH within an hour in the ovariectomized animal and the ability of relatively small doses of progesterone to inhibit if the animal is also treated with low doses of estrogen. Furthermore, at that time Ramirez and I showed in both the male and female that castration results in elevation of plasma LH in immature as well as adult rat, and that much smaller doses of steroids are required to hold LH secretion in check in the immature than in the adult animal. We postulated that puberty is brought about by a resetting of a hypothalamic gonadostat: declining hypothalamic sensitivity to negative feedback of gonadal steroids would bring about the enhanced gonadotropin release responsible for puberty. This concept had previously been espoused by Hohlweg and by Donovan and van der Werff ten Bosch. With the advent of radioimmunoassay we confirmed the observations on plasma LH changes previously made by bioassay. We carried out pioneering experiments on the role of dopamine in stimulating LHRH release. Since this is now controversial, we have found that all three of these catecholamines can release LHRH in the animal under the influence of estrogen. We performed many pharmacological studies (with Donoso, the Kalras, and Ojeda) which have rather well established a role for norepinephrine in the LH control system, but the role of dopamine remains controversial since Fuxe and some others claim that it has an inhibitory rather than a stimulatory effect.

At the same time we carried out experiments which clearly established that dopamine is an inhibitory transmitter to suppress prolactin release either by inducing the release of prolactin-inhibiting factor or by acting directly on the pituitary to suppress prolactin release after its uptake by portal vessels and delivery to the gland or by both mechanisms.

Lastly, when in 1971 we were successful in recruiting Bob Moss, who was trained in the study of sex behavior and electrophysiology with Barra Cross, we began studies to determine whether LHRH has any role in inducing mating behavior. I had developed the hypothesis that it might be involved since LHRH is localized to regions known to be involved in sex behavior, and since mating behavior commences shortly after the presumed preovulatory discharge of LHRH. We were able to show that subcutaneous administration of LHRH induces mating in ovariectomized, estrogen-primed rats which begins fairly shortly after the injection, and that LHRH mimics the action of progesterone in such animals but with a shorter time course. The action was shown not to be due to pituitary or steroid hormones which might be released by LHRH and not to be shared by TRF. In subsequent experiments Foreman and Moss showed that one can obtain the effect by microinjection of the neurohormone into hypothalamic sites. This was probably the most impressive demonstration of a behavioral effect of a releasing hormone. Others have shown that massive doses of TRF and GIF can have an alerting and depressive action, respectively. With the widespread distribution of the releasing hormones to sites in the brain outside the hypothalamus, it now appears that the releasing hormones may play important roles as either synaptic transmitters or modulators of synaptic function. This could open up completely new vistas in terms of our understanding of central synaptic transmission and might pave the way also to important new drugs active in mental illness.

It is important to point out that most of the actual experimental work which we have performed has been carried out by pre- and postdoctoral fellows in our laboratory. We have had the good fortune to have some 50 postdoctoral fellows who have come from all over the world. We have also been fortunate that almost all of these have continued in research after returning to their home countries, and a number of them have made important contributions to neuroendocrinology."

References and Other Sources

McCann SM: Letter, nov. 1991 and may 1992

McCann SM (1978) In the search of hormones. In: Meites J, Donovan BT, McCann SM (eds) Pioneers in neuroendocrinology, vol II. Plenum, New York, pp 268–285

McCann SM (1988) Saga of the discovery of hypothalamic releasing and inhibiting hormones. Endocrinology: people and ideas. Am Physiol Soc 41–62

McCann SM (1990) Neuroendocrinology: past, present and future. In: Gupta, Wollmann, Ranke (eds) Neuroendocrinology: New frontiers. Brain Research Promotion, Tübingen

McCann SM (1992) The early history of the releasing factors. Endocrinology 131:8–9

McCann SM (1992) Remembrance: The discovery of growth hormone(GH)-Releasing hormone and GH release-inhibiting hormone. Endocrinology 131:2042–2044

Meites J (1978) Studies on neuroendocrine control of prolaction and other anterior pituitary hormones. In: Meites J, Donovan BT, McCann SM (eds) Pioneers in neuroendocrinology. Plenum, New York London

Meigs, Joe Vincent

(24. 10. 1892 Lowell/Massachusetts –
24. 10. 1963 Syracuse/New York)

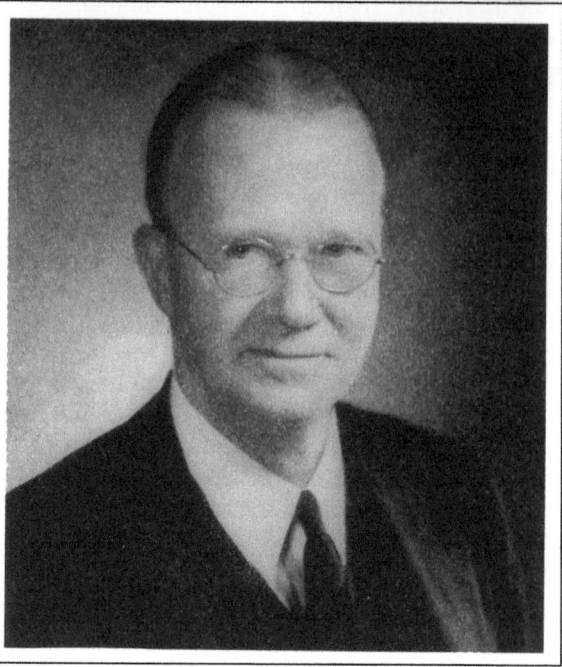

Zahlreiche berühmte Mediziner finden sich unter den Vorfahren von Meigs. Er selbst studierte in Princeton und beendete sein Medizinstudium 1919 in Harvard. Nach der Ausbildung in Gynäkologie wurde er 1927 Appointed Gynecologist to the Pondville State Cancer Hospital of the Massachusetts Department of Public Health und später Direktor der Gynäkologie am Vincent Memorial Hospital und Palmer Memorial Hospital. Seit 1942 trug er den Titel eines klinischen Professors der Gynäkologie an der Harvard Medical School. Meigs' Hauptinteresse galt der chirurgischen Behandlung des Zervixkarzinoms.

Auf dem Treffen der American Association of Obstetrics, Gynecology and Abdominal Surgeons 1936 berichtete er über 7 Fälle von Patienten mit Ovarialfibrom und Aszites sowie Hydrothorax.

Die gleiche Kombination von Symptomen wurde bereits 1866 von Otto Spiegelberg beschrieben. Weitere Berichte folgten von C. J. Cullingworth, A. Demons, L. Tait u.a. Meigs Definition des Syndroms war: 1. Fibroma or Fibroma like tumor (including thecomas, granulosazelltumors and Brenner tumors). 2. This tumor must be accompanied by ascites, 3. There must be fluid in the chest. 4. The removal of the benign ovarian solid tumor must be relieve the patient of her aszites and chest fluid.

Nach Einführung der Ovarialstimulation mit Gonadotropinen wurde eine akute Form des klassischen Meigs-Syndroms beobachtet. Im Zusammenhang mit der ovariellen Überstimulation traten akut große polyzystische Ovarialtumore verbunden mit Aszites und Hydrothorax auf. Bis heute gibt es keine Erklärung der Pathogenese.

Literatur

Meigs JV, Cass JW (1937) Fibroma of the ovary with ascites and hydrothorax. Am J Obstet Gynecol 33:240–267

Bettendorf G, Lindner C (1987) The duarian hyperstimulation syndrome. Horm Metab Res 19:517–520

Bettendorf G, Ahrends E, Napp JH, Groot K (1966) Akutes Meigs-Syndrom und Gravidität nach Ovulationsauslösung mit hypophysärem Humangonadotropin. Geburtshilfe Frauenheilkd 26:1281–1287

Speert H (1958) Essays in eponymy. Obstetric and gynecologic milestones. McMillan, New York

Spiegelberg O (1866) Mitteilungen aus der gynäkologischen Klinik von Otto Spiegelberg. I.: Fibrom des Eierstockes von enormer Größe. Monatschr Geburtshilfe Frauenheilkd 28:415–425

Meites, Joseph

(born 22. 12. 1913 in Kishinev/Russia)

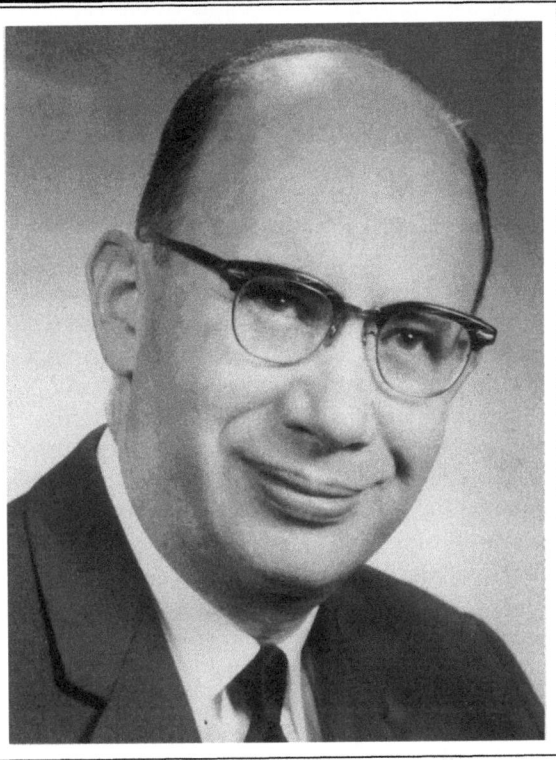

Joseph Meites immigrated to the United States as a child in 1920. He earned his B.S. from the University of Missouri in 1938. While still an undergraduate he became part-time technician to the late Prof. C. W. Turner, who, though trained in genetics, was also deeply immersed in analysis of endocrine control of mammary growth and lactation. The atmosphere in Turner's laboratory made a deep impression on Meites. There was the opportunity for this young student to acquire a life-long love of research. Dr. Meites, who earned his Ph.D. in that laboratory in 1947 after an interval of war-time military service, has himself established just such an atmosphere in the Department of Physiology at Michigan State University, where he rose from Assistant Professor in 1947 to Full Professor in 1953.

While working in Turner's laboratory, Dr. Meites early developed an interest in prolactin and the control of lactation. Although research at that time was carried out using relatively sensitive but imprecise bioassay techniques, his results enabled him to advance a theory to explain the initiation of lactation that, with few modifications, still remains the most probable explanation for this complex phenomenon. His work on the control of prolactin which led him into the developing field of neuroendocrinology in the early 1950s. His laboratory was the first clearly to demonstrate the inhibitory influence of the mammalian hypothalamus on prolactin secretion, a response involving an agent for which he coined the term prolactin-inhibiting factor (PIF). Moreover, prolactin release was found to be enhanced by catecholamine depletion and inhibited my MAO inhibitors and by L-dopa, fundamental observations of Meites' laboratory in the catecholaminergic regulation of prolactin secretion, a process in which dopamine is now recognized as a prime PIF. In addition, Dr. Meites was among the first to discover the presence of releasing factors for growth hormone and FSH in hypothalamic extracts.

Dr. Meites has also been a pioneer in the area of endocrine control of mammary cancer. His fruitful studies have provided a better understanding of the hormonal mechanisms that promote the growth and development of breast cancer, particularly in regard to the interaction of prolactin and estrogens. Dr. Meites showed that carcinogen-induced mammary tumors in rats can be suppressed by ergocornine and clearly demonstrated that this ergot derivative has a direct action on the pituitary to inhibit prolactin release. This extremely important development has led to the introduction of CB154 into clinical medicine to suppress prolactin release in man.

Dr. Meites turned his attention to the study of the aging phenomenon in 1971, when he reported, with

Clemens, the neuroendocrine status of old rats in constant estrus. This led to a systematic evaluation of aging changes in reproductive performance of the rat, generating the hypothesis that the primary defect is in the hypothalamic control of gonadotropin release. This seems to be associated with decreased catecholamine turnover and increased serotonin turnover in the hypothalamus. Dr. Meites has been able to reverse these changes with the use of adrenergic drugs or progesterone. He is probably the world authority on aging changes in reproduction in the rat, and is personally responsible for the great upsurge of interest in this area worldwide.

Even as a distinguished senior scientist, Meites continues to be extraordinarily productive and has a full complement of graduate students and postdoctoral fellows working in his laboratory. The affection and support Dr. Meites extends to his students and fellows is a phenomenon not commonly seen today. Seeing him at scientific meetings surrounded by his students and other young scientists, one is reminded of the ancient Greek teachers whom we read about in the classics.

Dr. Meites is a complete scientist, a teacher of exceptionally high caliber and one of the most active participants in scientific meetings. Dr. Meites has always found time for organizational matters of several societies. He was cofounder and first President of the International Society of Neuroendocrinology. He is a member of Brain Organization and numerous national and international organizations.

In spite of his eminence as a scientist and the many national and international honors he has received, Dr. Meites remains a very unpretentious, friendly and easily approachable person, who, though no stranger to controversy, never lets differences of opinion effect his feelings of respect and friendliness toward his colleagues.

References and Other Sources

Meites J, Donovan BT, McCann SM (eds) (1975) Pioneers in neuroendocrinology. Plenum, New York London

Meites J (1988) Prolactin. In: Endocrinology. People and ideas. American Physiological Society 117–147

Meites J (1991) Aging of the endocrine brain. Basic and clinical aspects. Brain endocrinology, 2nd edn. Raven, New York, pp 449–460

Meites J (1992) Short history of neuroendocrinology and the International Society of Neuroendocrinology. Neuroendocrinology 56:1–10

Meites J (1992) Remembrance: Neuroendocrinology and aging. A perspective. Endocrinology 130:3107–3108

Meites J (1993) Anti-ageing interventions and their neuroendocrine aspects in mammals. J Reprod Fertil 46:1–9

Meites J: Letter, May 28, 1993. Review of my work presented during the occassion of my receiving the Distinguished Leadership Award of the Endocrine Society 1981

Meyer, Robert

(11. 1. 1864 Hannover – 12. 12. 1947 Minneapolis)

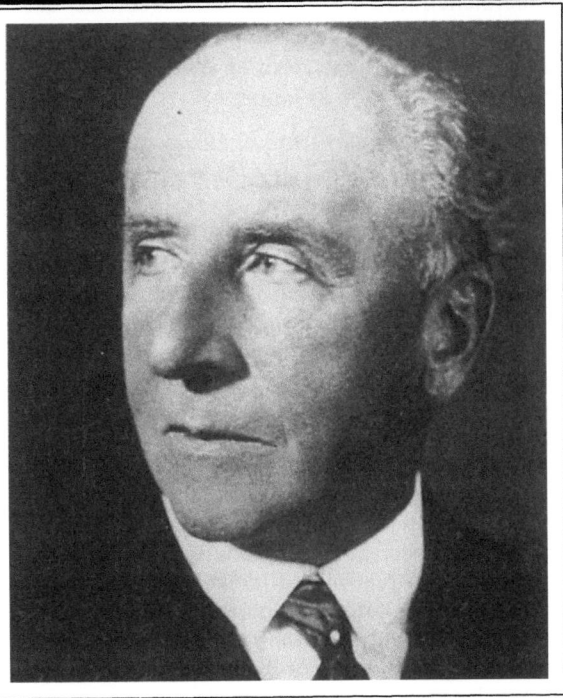

Robert Meyer kann als Vater der gynäkolischen Pathologie bezeichnet werden. Er wurde als 3. Kind eines Bankiers geboren. Sein Großvater war auch Bankmann, aber er beschäftigte sich zudem sozusagen als „Hobby ohne wissenschaftliche Grundlage" mit der Synthese künstlicher Diamanten. Vielleicht steckt in dieser Notiz R. Meyers eine Erklärung für seine eigene ererbte Experimentier- und Forschungslust. Er verlebte eine glückliche, von allen materiellen Sorgen freie Jugendzeit. Das Elternhaus war musikalisch, weltoffen und vermittelte ihm eine universelle humanistische Bildung. Mit 19 Jahren machte er sein Abitur, das er später als das schwerste Examen seines Lebens bezeichnete, studierte dann in Leipzig, Heidelberg und Straßburg. Er hatte bedeutende Lehrer, wie Wilhelm His (Vater und Sohn), Thiersch, Bunsen, Gegenbauer, Kundt, v. Recklinghausen, Hoppe-Seyler, Kußmaul, Naunyn, Wilhelm A. Freund, Aschoff, in späteren Jahren auch Robert Koch und Rudolf Virchow. Am 29.12.1888 machte er sein Staatsexamen in Straßburg. 1889 legte er seine Inauguraldissertation *Ein Fall von statischem Reflexkampf* vor und promovierte. Anschließend war er im Moabiter Gemeindekrankenhaus tätig.

Die weiteren Stationen seines Lebens sind: 1890–1894 praktischer Arzt in Dedeleben, 1894 praktischer Arzt in Berlin, 1895 gleichzeitig Volontär in der Privatpraxis von Prof. Veit, 1896/97 arbeitete er mit C. Ruge zusammen. Hier entstanden die ersten Arbeiten über Gynatresien und Hämatokolpos. Das war der Anfang seiner Karriere als Pathologe. 1897 studierte er bei Oskar Hertwig die Embryologie. In das gleiche Jahr fiel sein erster Vortrag in der Berliner Gynäkologischen Gesellschaft über „Die Genese der Cystadenomata und Adenomyome des Uterus". 1902 wurde er Mitglied der Berliner Gynäkolischen Gesellschaft, 1908 übernahm er das Laboratorium der Universitäts-Frauenklinik der Charité unter Ernst Bumm und wurde zum Professor ernannt. 1912 ging er als Presektor an das Pathologische Institut der Universitäts-Frauenklinik, Artilleriestraße 18, als Nachfolger von Carl Ruge, zunächst unter Bumm, ab 1926 unter Walter Stoeckel. Im 1. Weltkrieg war er Militärarzt in Brüssel. 1919 nahm er seine wissenschaftliche Arbeit wieder auf und hielt bis 1933 viele Vorträge im Ausland, fast immer in der Sprache des Gastlandes, die er eigens dazu erlernte. 1930 war ein besonders produktives Jahr. Er begann, sich mit Endokrinologie zu beschäftigen. Am 23. 2. 1932 wurde er zum Honorarprofessor der Medizinischen Fakultät Berlin ernannt. Am 1. 9. 1939 emigrierte er nach Amerika (Minneapolis) und der Titel eines Honorarprofessors wurde im aberkannt. 1945 wurde er in Amerika eingebürgert. Seine letzte Arbeit schrieb er 1946. Sie befaßte sich mit der normalen und abnormalen Entwicklung des Ureters vom mechanischen Gesichtspunkt. Sie war gleichsam der Abschiedsgruß an seine alte Klinik, zu deren besonderen Arbeitsbereichen die Pflege des Grenzgebietes der gynäkologischen Urologie durch Walter Stoeckel gehörte. Am 12. 12. 1947 starb er an einem Magenkarzinom im Alter von 83 Jahren.

In seiner Autobiography schreibt Meyer 1949

A logical consequence of my study on the corpus luteum was a publication by Robert Meyer and Carl Ruge jr., little known in the United States, treating the chronological order of corpus luteum formation and the menstrual cycle in which the corpus luteum is the major factor (Zentralbl. f. Gynak. 1913). Through this publication, it was established for the first time that the cycle in the corpus luteum and that in the endometrium belonged lawfully together. We worked on 82 cases and announced that the ripening of a new follicle occurs in a period of 8 days after the onset of menstruation. The onset of luteinisation was observed as early as the second week; the highest point before menstruation occurred at the end of the third week. The regression of the corpus luteum was found at the time of menstruation and lasted (very irregularly) about 14 days. The corpus luteum was considered to be the leading factor. After this short communication, there followed an extensive study by Ruge. Some months later, R. Schroeder came to the same conclusion. He studied this topic, as is generally known, in his excellent works, especially in Veit-Stoeckel's Hand book, and has the merit of having enlarged and popularized this knowledge.

Meyer und Schroeder gelang es, den Menstruationszyklus zu erklären, bevor es möglich war, Hormone zu messen. R. Meyer faßte seine Befunde zusammen „Ohne Ovulation, keine Menstruation".

Eine ethnomedizinische Übersicht über die Menstruation findet sich in der Monographie *Die Menstruation und ihre Tabus* (1988) von E. Püschel (Schattauer). Eine Sozialgeschichte der Menstruation aus feministischer Sicht liegt vor in „Die unpäßliche Frau" von Sabine Hering und Gudrun Maierhof (Centaurus Verlagsgesellschaft, Pfaffenweiler 1991).

Carl Ruge (s. Bild) wurde am 24. 9. 1846 in Berlin als Sohn eines praktischen Arztes und der Tochter des bekannten Berliner Frauenarztes Carl M. Mayer

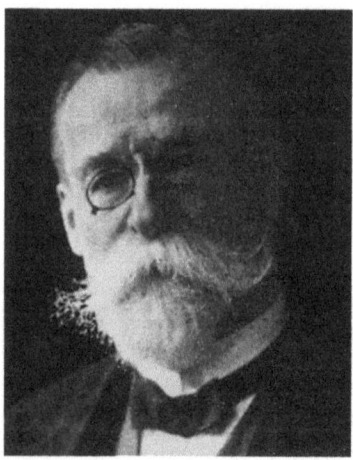

geboren. Eine weitere Tochter Mayers war mit Rudolf Virchow verheiratet. Ruge wurde Assistent bei Eduard Martin. Neben der Kliniktätigkeit arbeitete er mit seinem Vater in der Praxis. Johannes Veit, am 27. 7. 1852 auch als Arztsohn in Berlin geboren, war ebenfalls Assistent bei Martin, später bei Carl Schroeder. Er leitete eine Privatklinik, in der er Robert Meyer einen Raum anbot, der nicht größer war als ein „Einbauschrank" (R. Meyer 1949). Veit erhielt einen Ruf auf einen Lehrstuhl in Leiden, Erlangen und Halle. Er war der Herausgeber des *Handbuchs der Frauenheilkunde*, das später von Stoeckel fortgeführt wurde.

In seiner Autobiography (1948) diskutiert Meyer seine Befunde im Vergleich zu der Aussage von G. W. Corner, der den Begriff „an ovulatory menstruation" einführte.

In 1924 I opposed G. W. Corner because he introduced the name an ovulatory menstruation. I do insist that one must not speak of menstruation unless there is present a corpus luteum which causes the premenstrual stage and without which, in turn, no pregnancy is possible. For the gynecologist it is clear that the reproductive apparatus serves pregnancy only and that the premenstrual (progestional) stage serves the nidation of the fertilized egg cell. If cycle bleeding occurs in the absence of a corpus luteum one must call this hyperplastic bleeding or precocious bleeding, but not menstruation. We must not be misled by the cyclical character of the phenomenon."

Literatur

Meyer R (1911) Über Corpus Luteumbildung beim Menschen. Zentralbl Gynaekol 35:1206–1208

Meyer R (1911) Über Corpus Luteumbildung beim Menschen. Arch Gynaekol 93:354–404

Meyer R (1913) Über die Beziehung der Eizelle und des befruchteten Eies zum Follikelapparat, sowie des Corpus luteum zur Menstruation. Arch Gynaecol 100:1–19

Meyer R, Ruge C (1913) Über Corpus Luteumbildung und Menstruation in ihrer zeitlichen Zusammengehörigkeit. Zentralbl Gynaekol 37:50–52

Ruge C (1913) Über Ovulation, Corpus Luteum und Menstruation. Arch Gynaekol 100:20–48

Meyer R (1930) Die pathologische Anatomie der Gebärmutter. In: Mehlinger E (ed) Weibliche Geschlechtsorgane. Springer, Berlin (Handbuch der speziellen pathologischen Anatomie und Histologie, Bd 7/1)

Meyer R (1948) Autobiography of Dr. Robert Meyer. A short abstract of a long life. Schuman, New York (also appeared in serial form in J Hist Med All Sci, Autumn 1974, Winter & Spring 1948)

Meyer R (1949) Autobiography of Dr. Robert Meyer. Short abstract of a long life. Schuman, New York

Kraatz H (1964) Die Persönlichkeit Robert Meyer. Wiss Z Humboldt Univ Berlin, Math Naturwiss Reihe J XIII

Michaelis, Gustav Adolph

(9. 7. 1798 Harburg – 9. 8. 1848 Lehrte)

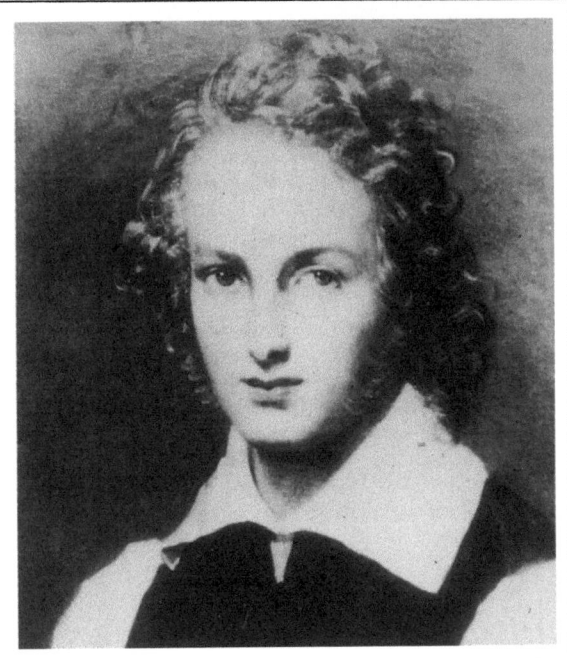

Der Vater Gottfried Philipp Michaelis war praktischer Arzt und Geburtshelfer in Harburg. Nach seinem frühen Tod 1811 fand der 13jährige Gustav Adolph Aufnahme bei seiner Tante Luise Wiedemann in Kiel. Hier besuchte er das Gymnasium und ging 1817 zum Studium der Medizin nach Göttingen. Nach dem Examen 1820 kehrte er nach Kiel zurück. Von 1821–1823 war er in Paris. Im Oktober 1825 habilitierte er sich bei seinem Onkel Christian Rudolf Wilhelm Wiedemann (1770–1840). Nach dessen Tod führte er das Kieler Gebärhaus und die Hebammenlehranstalt zunächst kommissarisch. 1841 erfolgte die Ernennung zum Vorsteher und Oberlehrer der Anstalt durch den dänischen König.

Michaelis führte die Beckenmessung bei allen Schwangeren ein. Die Messung der Conjugata vera erfolgte durch Einführen von Zeige- und Mittelfinger der linken Hand und Markierung des unteren Symphysenrandes durch die rechte Hand. Ein „enges Becken" wurde diagnostiziert, wenn die Conjugata vera kleiner als 9,4 cm war. Michaelis erkannte, daß die bloße Betrachtung der Kreuzbeingegend einen Hinweis auf die Form des knöchernen Beckens ermöglicht. „Bei normalem Becken bildet die Kreuzbeinfläche ein längliches Viereck, begrenzt von dem Rande der Mm. glutaei maximi und von 2 Linien, welche die Gegend der Spinae posteriores mit der Grube über dem Kreuzbein verbinden, bei edlerem Körperbau nähert sich dieses Viereck einem Trapezoid. Bei unregelmäßigem Bau, und besonders bei rachitischer Verbildung, wird der obere Winkel an der Grube über dem Kreuzbein stumpfer, ja verschwindet endlich ganz, und so stellt die Kreuzbeinfläche ein Dreieck dar" (Litzmann 1837). Die Beschreibung der "Michaelis-Raute" findet sich in der letzten grundlegenden Arbeit, die nach seinem Tod 1851 von C. C. T. Litzmann herausgegeben wurde.

Michaelis führte als erster deutscher Geburtshelfer die von Semmelweis angegebene Chlorwasserwaschung ein. Von den zahlreichen geburtshilflichen Beobachtungen Michaelis' ist eine besonders hervorzuheben: Frau Adametz, als Kind an Rachitis erkrankt, wurde 4mal schwanger und jedesmal durch eine Sectio entbunden.

Michaelis konnte nicht verkraften, den Tod vieler Patienten, wie er meinte, verschuldet zu haben. Er wurde depressiv und warf sich auf dem Bahnhof von Lehrte vor einen fahrenden Zug.

Nachfolger von Michaelis wurde **Carl Conrad Theodor Litzmann** (1815–1890) (s. Bild). Er gab 1851 das unvollendete Buch seines Vorgängers *Das enge Becken* heraus. Sein Name bleibt verbunden mit dem hinteren Asynklitismus, der „Litzmann-Obliquität". Bei dieser Scheitelbeineinstellung steht der Kopf mit querverlaufender Pfeilnaht im Beckeneingang, zeigt aber eine verstärkte Lateralflexion nach hinten, das hintere Scheitelbein führt. Die vordere Scheitelbeineinstellung wird als „Naegele-Obliquität" bezeichnet. (s. Beitrag Naegele)

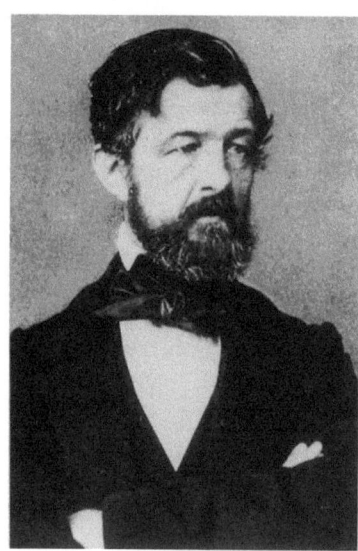

C. C. T. Litzmann

Literatur

Michaelis CA (1837) Vierter Kaiserschnitt der Frau Adametz, mit glücklichem Erfolge für Mutter und Kind. Neue Z Geburtskunde 5:1

Litzmann CCT (Hrsg) (1851) Das enge Becken nach eigenen Beobachtungen und Untersuchungen. Leipzig

Litzmann CCT (1861) Die Formen des Beckens, insbesondere des engen weiblichen Beckens. Reimer, Berlin

Semm K (1980) Die Kieler Universitäts-Frauenklinik und Michaelis-Hebammenschule 1805–1980. Universität, Kiel

Müller, Johannes

(4. 7. 1801 Koblenz – 28. 4. 1858 Berlin)

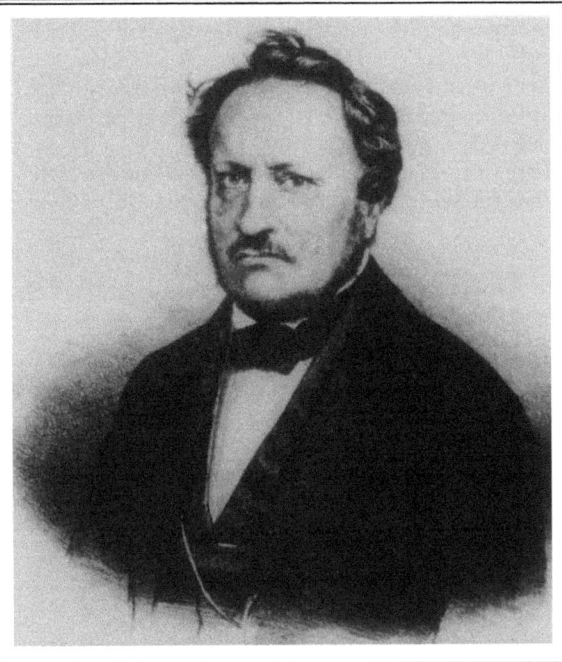

Johannes Müller wurde als Sohn des Schuhmachers Matthias Müller als ältestes von 5 Kindern geboren. Sein Vater wollte, daß er Sattlermeister werden sollte. Seine Mutter bewirkte jedoch, daß er das Gymnasium besuchen konnte, die Ecole secondaire, das spätere Kurpfälzische Gymnasium. Nach dem Abitur 1818, das erst seit 1812 Voraussetzung für das Universitätsstudium war, meldete er sich als Freiwilliger bei der Pionierabteilung. 1819 begann er das Medizinstudium in Bonn, hörte aber auch Vorlesungen der Philosophie, Geschichte der Wissenschaften, deutsche Sprache sowie Rhetorik und Dichtkunst. Goethes Werke beeinflußten ihn im großen Maße. 1821 erhielt er den Universitätspreis für eine Arbeit über Experimente, mit denen er die Frage beantworten konnte, ob der Foetus im Mutterleib atmet. In Berlin studierte er experimentelle Physiologie bei Karl A. Rudolphi. 1824, mit 24 Jahren, ging er nach Bonn zurück, wurde 1830 ordentlicher Professor der Medizin und 3 Jahre später bekam er einen Ruf nach Berlin auf den Lehrstuhl für Anatomie, Physiologie und Pathologie als Nachfolger von Rudolphi. Er unternahm neurophysiologische Studien. Zusammen mit einem seiner Schüler, Theodor Schwann, begründet er die pathologische Histologie als wissenschaftliche Disziplin. Schwann wurde später der Gründer der Zelltheorie und Rudolf Virchow, ebenfalls ein Schüler Müllers, Vater der Zellularpathologie. Auch F. G. J. Henle wurde in Müllers Laboratorium ausgebildet. Müller verfaßte ein Lehrbuch der Physiologie, das in viele Sprachen übersetzt wurde. Er übernahm die Herausgabe von *Meckels Archiv für Anatomie und Physiologie*, welches später als *Müller's Archiv* bekannt wurde. Neben seiner wissenschaftlichen Tätigkeit fand er noch Zeit, 3 anatomische Museen in Berlin zu leiten. Hierbei konnte er sein Interesse in vergleichender Anatomie, besonders in der Ichthyologie, ausweiten. Jedes Jahr verbrachte er seine Ferien am Meer. 1855, auf der Rückreise von einer Norwegen-Reise, sank sein Schiff nach einer Kollision. Müller überlebte, wurde jedoch melancholisch; er starb 3 Jahre später am 28. April 1858.

Beobachtung und Experiment wurden durch Müller zur Grundlage der Forschung in der Physiologie. Vergleichend-anatomische Beobachtungen wurden wesentlich für Erkenntnisse in der Embryologie und Entwicklungsgeschichte. Die Arbeiten über die *Bildungsgeschichte der Genitalien* führte zur Entdeckung des Müller-Ganges. Die Müller-Gänge bezeichnen den Embryonalkanal, aus dem sich die Eileiter, die Gebärmutter, die Scheide und das Prostatadrüsengewebe entwickelt.

Literatur

Müller J (1824) Zur Physiologie des Foetus. Nasses Z Anthropol 423–483

Müller J (1830) Bildungsgeschichte der Genitalien aus anatomischen Untersuchungen an Embryonen des

Menschen und der Tiere, nebst einem Anhang über die chirurgische Behandlung der Hypospadia. Düsseldorf

Müller J (1833) Handbuch der Physiologie des Menschen für Vorlesungen, 1. Aufl, Bd 1. Koblenz 2. Aufl: 1834; 3. Aufl: 1838; 4. Aufl: 1844

Müller J (1837–1840) Handbuch der Physiologie des Menschen für Vorlesungen, Bd 2. Berlin (engl. Übers: London 1937; franz. Übers: Paris 1845; am. Übers: New York 1852)

Bautzmann H (1943) Johannes Müller und unsere Lehre von der organischen Gliederung und Entwicklung. Anat Anz 94:225–256

Lohff B (1991) Johannes Müller (1801–1858). In: Engelhardt D, Hartmann F (Hrsg) Klassiker der Medizin, Bd 2. Beck, München

Naegele, Franz Carl Joseph

(12. 7. 1778 Düsseldorf – 21. 1. 1851 Heidelberg)

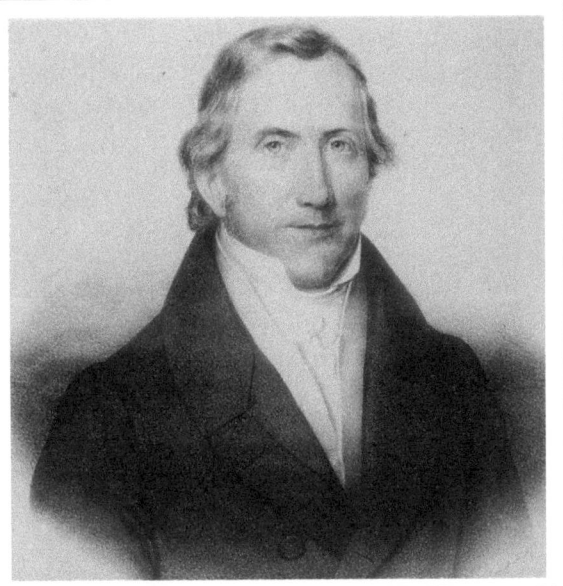

Als Sohn eines Arztes geboren, wirkte Naegele nach dem Studium zunächst als praktischer Arzt in Barmen. 1810 wurde er nach Heidelberg berufen. Naegele wurde einer der bekanntesten Geburtshelfer seiner Zeit. Gut 4 Jahrzehnte lang war er Direktor der Entbindungsanstalt in Heidelberg.

Seine Arbeiten beziehen sich hauptsächlich auf den Geburtsmechanismus und das enge Becken. Das Naegele-Becken ist eine seltene Form der schrägen Verengung des Beckens. Unter Naegele-Obliquidät verstehen wir den regelrechten vorderen Asynclitismus, d.h. die Pfeilnaht verläuft dem Promontorium genähert, so daß die Achse des Kopfes aus der Führungslinie nach hinten herausfällt.

Weltweit ist die Naegele-Regel in der Geburtshilfe bekannt als die Formel, mit der der Geburtstermin berechnet werden kann: 1. Tag der letzten Regel + 7 Tage – 3 Monate. Diese Regel wird zwar Naegele zugeschrieben, er hat sie jedoch von Hermann Boerhaave übernommen.

Boerhaave wurde 1668 in Voorhout/Holland geboren, war Professor der Medizin und Botanik an der Universität von Leyden und später Rektor der Universität und Präsident des Chirurgischen Collegs. Zu seinen Schülern gehörten Albrecht von Haller, Gerard van Swieten und Gabriel Daniel Fahrenheit. Von Boerhaave wurde berichtet, daß er ein Buch hinterlassen hätte, in dem alle Geheimnisse der Medizin verzeichnet seien. Nach seinem Tod wurde es geöffnet, und man fand alle Seiten leer bis auf eine, auf der geschrieben stand „Halte den Kopf kühl, die Füße warm und den Darm offen". Boerhaave starb 1738.

Literatur

Naegele FC (1812) Erfahrungen und Abhandlungen aus dem Gebiethe der Krankheiten des weiblichen Geschlechts. Nebst Grundzügen einer Methodenlehre der Geburtshülfe. Loeffler, Mannheim

Naegele FC (1839) Das schräg verengte Becken nebst einem Anhang über die wichtigsten Fehler des weiblichen Beckens überhaupt. Von Zabern, Mainz

Saunders N, Paterson C (1991) Can we abandon Naegele's rule? Lancet 337:600–601

Speert H (1958) Franz Carl Naegele, Naegeles rule, Naegeles asynclitism and the Naegele pelvis. In: Obstetric and gynecologic milestones. Macmillan, New York, pp 169–184

Zander J (1989) Die Bedeutung Heidelbergs für die Entwicklung der Gynäkologie und Geburtshilfe vom Beginn des 19. bis in das 20. Jahrhundert. Gynäkol Geburtshilfe 4:30–41

Napp, Johann-Heinrich

(geb. 24. 1. 1920
in Hamburg-Bergedorf)

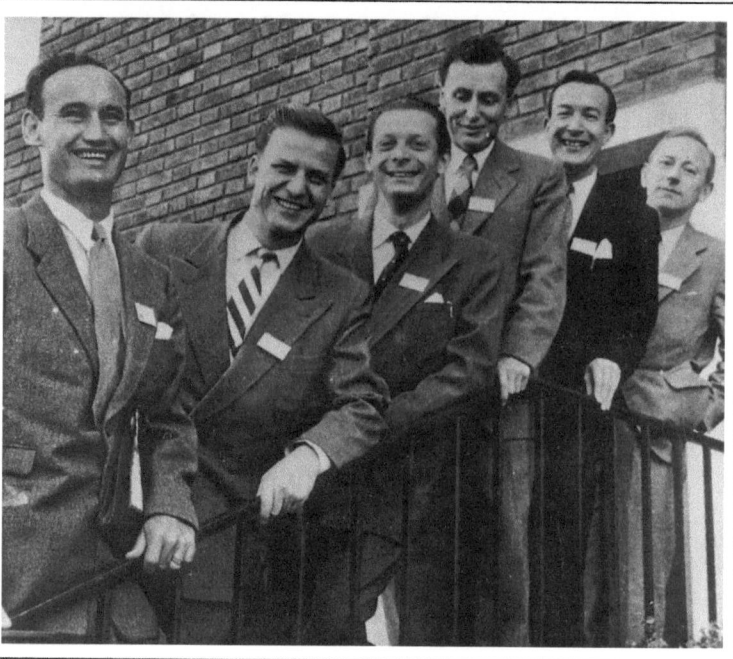

Johann-Heinrich Napp schreibt über sich:
Aus alter Familientradition hatte ich mich um die Laufbahn als Seeoffizier beworben, zog aber auf Wunsch meines Vaters während der Arbeitsdienstzeit 1938 diese Bewerbung zurück, um Medizin studieren zu können. Als Marineartillerist wurde ich Oktober 1939 zum Medizinstudium an die Studentenkompanie Berlin abkommandiert. Das Studium setzte ich als Sanitäts-Reserve-Offiziersanwärter in Königsberg und Freiburg i.Br. fort, wo ich im Herbst 1944 approbierte. Zwischendurch hatte ich Fronteinsätze in Lazaretten, auf einem Lazarettschiff und als Hilfsarzt auf Minensuchern und Minenlegern. Danach war ich Abteilungsarzt der chirurgischen Abteilung eines Marinelazaretts in Flensburg.

Nach meiner Entlassung aus der Wehrmacht versuchte ich, an einer Klinik an der Universität Hamburg-Eppendorf unterzukommen. Wegen des starken Andrangs der jungen Ärzte, die aus dem Krieg zurückkehrten, war das ein sehr schwieriges Unterfangen. Ein Bruder von mir war Assistent in der Augenklinik und verfügte über recht gute Beziehungen. Nebenan lag die Frauenklinik und so führte uns der erste Weg zu Prof. T. Heynemann. Nach einem ausführlichen Gespräch erklärte er sich bereit, mich für 3 Monate als unbezahlten hospitierenden Arzt probeweise an seiner Klinik arbeiten zu lassen. So kam ich also ganz zufällig zu diesem Fach, das mich aber sehr bald faszinierte. Eine entscheidende Rolle spielte hierbei unser Chef Heynemann, den wir alle wie einen Vater verehrten. In den morgendlichen Besprechungen regte er uns zu selbständiger wissenschaftlicher Arbeit an, die er sehr aufmerksam verfolgte und er korrigierte die vorgelegten Manuskripte handschirftlich.

Während der ersten 2 Jahre teilte ich ein kleines Kellerzimmer in der Klinik mit Jürgen Plotz, einem hochbegabten und engagierten Kollegen. In langen Diskussionen bemühte er sich, sein Wissen an mich weiterzugeben, und er wurde mein Mentor und Freund.

Plotz war vor seinem Eintritt in die Frauenklinik Feldarzt in Rußland gewesen. Wie fast alle von uns hatte auch er vorher keine Gelegenheit zu wissenschaftlicher Arbeit oder zum Studium der Fachliteratur gehabt. Da wir gerade mit diesem Fach praktisch nicht in Berührung gekommen waren, stürzten wir uns auf die Handbücher und Zeitschriften und diskutierten allabendlich die uns interessierenden Fragen. Dabei war Plotz besonders fasziniert von den Erkenntnissen C. Kaufmanns und seiner Schule auf dem Gebiet der Endokrinologie. Auf den ersten Kongressen nach dem Kriege entwickelten sich sehr gute persönliche Kontakte zu der Universitäts-Frauenklinik Köln. Einen gewaltigen Schub brachte dann der Zugang zur internationalen Literatur etwa ab 1948.

---

2. Acta-Endocrinologica-Kongreß (Oslo 1956); von links nach rechts: Klopper, Napp, Diczfalusy, Brown, Loraine, Camus

Unsere ersten gemeinsamen experimentellen Untersuchungen führten zu neuen Erkenntnissen über die Bedeutung der Leber für die Genese des Icterus neonatorum. Unter sehr schwierigen äußeren Bedingungen mußten wir uns hierfür 1947/48 ein Labor einrichten, das wir dann einige Jahre später mit Hilfe der Deutschen Forschungsgemeinschaft zu unserem ersten Hormonlaboratorium im Keller der Klinik erweiterten.

Mein besonderes Interesse für die gynäkologische Endokrinologie wurde ebenfalls durch die Zusammenarbeit mit Plotz erweckt. Innerhalb der Klinik übernahmen wir die Betreuung der Patientinnen mit hormonalen Störungen und Blutungsanomalien und versuchten, die Möglichkeiten der Diagnostik und Therapie zu erweitern. Entscheidende Einblicke in den ovariellen Zyklus gelangen in den ersten Nachkriegsjahren durch die Kontrolle der Basaltemperatur und die Beurteilung und Klassifizierung des Östrogeneffekts an den Superfizialzellen aus dem Scheidenabstrichverfahren nach Papanicolaou. Zur ambulanten Betreuung und Kontrolle hormonal gestörter Patientinnen richteten wir 1948 an der Klinik die erste Hormonsprechstunde ein.

Als Folge der Unterernährung und psychischen Belastungen hatten Zyklusstörungen in den ersten Jahren nach dem Krieg stark zugenommen (Heynemann 1948). Wir sahen unsere Aufgabe darin, unter Anwendung der Basaltemperatur und der hormonalen Zytodiagnostik die Ursache der jeweiligen Störung aufzudecken und eine entsprechende und kontrollierte Substitutionsbehandlung durchzuführen. Von der Firma Schering wurden wir mit den neuesten Präparaten versorgt, was besonders Plotz bei seinen Progesteronimplantaten zugute kam.

Die Mitarbeiter in der Sprechstunde wechselten, aber als besonders engagiert und kompetent möchte ich A. Rothe hervorheben (eine Enkelin von Stoeckel, jetzt Loewnau). Gleichzeitig entwickelte sich aus dieser Sprechstunde ein Zentrum für die verschiedenen Formen der menschlichen Intersexualität, die im Zusammenwirken mit H. Nowakowski (Innere Medizin), J. Bierich und W. Lenz (Kinderklinik) klassifiziert, behandelt und betreut wurden.

Im Frühjahr 1949 wurde ich durch Vermittlung eines befreundeten schottischen Kollegen für mehrere Wochen von der medizinischen Fakultät der Universität Edinburgh zu einem Informationsbesuch eingeladen. Auf Wunsch meines Chefs Prof. Heynemann sollte ich möglichst viel Detailwissen über den während des Krieges in England entdeckten Rhesusfaktor erfahren, dessen klinische Bedeutung für die Geburtshilfe und das Bluttransfusionswesen in Deutschland noch weitgehend unbekannt war.

Bei einem Besuch des endokrinologischen Labors lernte ich J. B. Brown und seine Mitarbeiter kennen, die an der fluorimetrischen Bestimmung der Östrogene arbeiteten. Bei meinen Versuchen, dieses Verfahren in unserem Hormonlabor aufzubauen, fand ich große Unterstützung durch K. Gaede vom Physiologisch-chemischen Institut unter Leitung J. Kühnaus. Er hat mich in die Verfahrenstechnik der chemischen Analyse von Steroidhormonen eingearbeitet und mir durch die Verwendung der von ihm entwickelten Apparatur zur Gegenstromverteilung die Trennung der Östrogenfraktionen ermöglicht.

Aus alter Tradition bestand eine sehr enge wissenschaftliche und persönliche Beziehung zwischen der Hamburger Universitäts-Frauenklinik und der Universitäts-Frauenklinik Stockholm unter Leitung von Prof. A. Westman. So erfuhr ich bald, daß der Leiter des dortigen Hormonlaboratoriums, Egon Diczfalusy, an den gleichen Untersuchungen mit ähnlicher Methodik sehr erfolgreich arbeitete. Nach eingehendem schriftlichen Gedankenaustausch wurde ich von ihm im November 1954 in sein Labor eingeladen und konnte mich dann mehrere Wochen unter seiner sehr persönlichen Anleitung in seine sehr fortschrittliche Methodik einarbeiten. Unvergessen bleiben mir unsere allabendlichen Diskussionen, bei denen er sich mit bewundernswerter Geduld und gewürzt mit philosophischen Sentenzen meiner angenommen hatte. Wir sind über viele Jahre freundschaftlich eng verbunden geblieben. – Die Arbeiten habe ich 1955 in unserem Hormonlabor abgeschlossen und unter dem Titel *Methodische und klinisch-experimentelle Untersuchungen über die Ausscheidung der Oestrogene* als Habilitationsschrift eingereicht.

Die ersten fachübergreifende Gemeinschaftsvorlesung „Ausgewählte Kapitel der Endokrinologie" wurde zusammen mit J. Bierich (Kinderklinik), H. Nowakowski und K. D. Voigt (Medizinische Klinik) gegründet. In der Gemeinschaftsvorlesung „Einführung in die Sportmedizin" habe ich bereits damals besonders auf die virilisierenden Nebenwirkungen und Folgeerscheinungen bei der Anwendung anabolwirksamer Steroide zur Leistungssteigerung im Frauensport hingewiesen.

Die Klassifizierung und Betreuung der verschieden Formen der menschlichen Intersexualität sind ein Musterbeispiel für die Notwendigkeit einer engen interdisziplinären Zusammenarbeit. In dieser Beziehung waren die Gegebenheiten in Eppendorf zu der Zeit wirklich vorbildlich und vielleicht auch einmalig. Eine Basis hierfür war sicher auch der gemeinsame Mittagstisch im Ärztekasino, bei dem nicht nur geflachst wurde, sondern auch übergreifende wissenschaftliche Themen lebhaft zur Diskussion standen.

Bei der Gonadendysgenesie (Ullrich-Turner-Syndrom) ergab sich eine sehr erfolgreiche Zusammenarbeit mit der Kinderklinik (J. Bierich, W. Lenz, H. Wallis) und beim AGS ebenfalls zur Medizinischen Klinik (H. Nowakowski). Diese Fälle wurden von Frau Wallis psychotherapeutisch begleitet. Bei schweren Formen psychogener Transsexualität übernahm H. Giese in der Psychiatrie bei H. Bürger-Prinz die Betreuung und Beurteilung. Bei ausgefallenen Formen des Hermaphroditismus setzten wir uns auch mit C. Overzier von der Medizinischen Klinik Mainz in Verbindung.

Einen eindrucksvollen Beweis für den Virilisierungseffekt der Nortestosteronverbindungen haben K. Thomsen und ich bei einem neugeborenen Mädchen beobachtet. Bei der Frau eines Kollegen, die habituelle Aborte, aber einen starken Kinderwunsch hatte, wurden zur Wehenhemmung mit gutem Erfolg sehr hohe Dosen von Äthinylnortestosteron im Verlauf der gesamten Schwangerschaft verabreicht. Das äußere Genitale des Mädchens war hochgradig virilisiert.

Mit der Übernahme der Frauenklinik der Krupp-Krankenanstalten in Essen 1960 war die Endokrinologie an sich für mich natürlich nicht „gestorben", auch wenn Diczfalusy damals von „Fahnenflucht" sprach. Wegen der vielfältigen klinischen Aufgaben, denen ich mich mit Leib und Seele verpflichtet fühlte, hatte ich natürlich keine Zeit und Gelegenheit, meinem Hobby – der experimentellen Endokrinologie – weiter zu frönen. In den folgenden Jahren habe ich in mehreren Veröffentlichungen, Vorträgen, Fortbildungsveranstaltungen und Handbuchbeiträgen über die klinischen Erfahrungen und Fortschritte in der Hormonbehandlung berichtet. Von der venezolanischen Humboldt-Gesellschaft, die damals unter dem Vorsitz meines Freundes Gaede stand, wurde ich 1964 zu einem Festvortrag über „Die Behandlung mit gestagenen Steroiden" nach Caracas eingeladen und mit der Ehrenmitgliedschaft ausgezeichnet.

Quellen und Literatur

Persönliche MItteilungen, April 1992

Napp J-H, Plotz J (1952) Der Wert des Vaginalabstrichs. Med Klin 47:104

Napp J-H (1955) Methodische u. klinisch-experimentelle Untersuchungen zur Ausscheidung der Östrogene. Habilitationsschrift, Hamburg

Wilbrand U, Napp J-H, Plotz J (1956) Die Ovarialfunktion während und nach der Laktation. Dtsch Med Wochenschr 66:1956

Napp J-H (1957) Investigations on hydrolysis of urinary estrogens. Acta Endocrinol Suppl 31:48

Napp J-H, Rothe A (1958) Zur Behandlung der Ovarialinsuffizienz mit oralen Gestagenen. Dtsch Med Wochenschr 8:325

Napp J-H, Tongue C, Karaaliler K (1960) Die Östrogen- und Pregnandiolausscheidung vor, während und nach der Geburt. Arch Gynäkol 194:1

Napp J-H (1960) Der Einfluß von Nortestosteronverbindungen auf die Produktion der Placentahormone. Geburtshilfe Frauenheilkd 20:794

Napp J-H, Thomsen K (1960) Nebenwirkungen bei hochdosierter Nortestosteronmedikation in der Gravidität. Geburtshilfe Frauenheilkd 20:508

Napp J-H (1960) Weibliche Sexualhormone. In: Kuemmerle HP et al. (Hrsg) Klinik und Therapie der Nebenwirkungen. Thieme, Stuttgart, S 553–587

Napp J-H (1971) Weibliche Keimdrüse. In: Opitz H, Schmidt S (Hrsg) Geschichte der Kinderheilkunde. Springer, Berlin Heidelberg New York (Handbuch der Kinderheilkunde, Bd 1, S 422–453)

Heynemann T (1948) Die Nachkriegsamenorrhoe. Klin Wochenschr 26:129

Netter, Pierre Albert

(born 8. 6. 1910 in Paris/France)

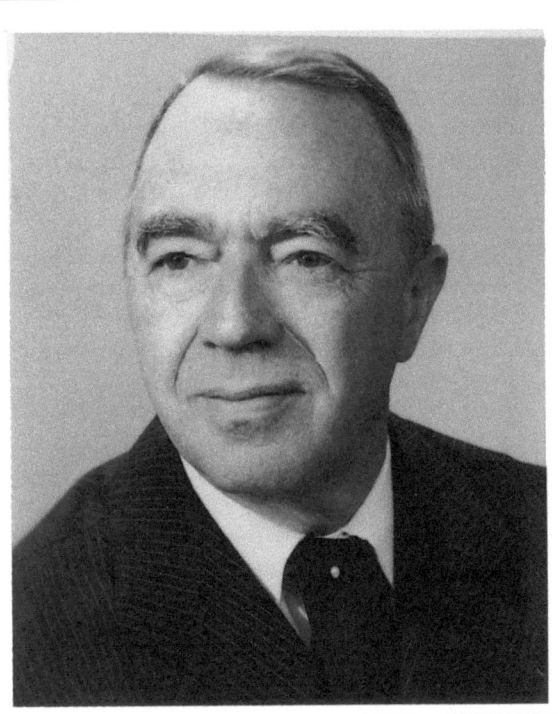

To my elder brother Peee (short for Petit Louis), I must have appeared as some late aftermath of the big 1910 flood, as I was born screaming, just a few meters from the banks of the River Seine. The family lived in a house built on the remains of the Tower of Nesles where the monk Peter Abelard had been jailed after his affair with Heloise. However, if I was named Albert, it was not in remembrance but from my late maternal grandfather.

My father Louis Netter, born in 1874 in Besancon to an old Alsacian family, was a medical physician who had been trained as an internist in Paris. As general practioner he later specialized in gynecology and was one of the founding fathers of the Societe Francaise de Gynecologie in 1931: this medical society was aimed at uniting gynecologists who were not obstetricians but whose backgrounds were in internal medicine or general surgery. My mother, an outstanding cook, kept the house. She came from a publican family; her father Albert Verdier ran the Balzar, a very famous cafe in the Paris Latin Quarter. It was said that she had been looked after by Victor Hugo, a patron, and to have played on his lap. Later it was another poet whom she inspired, Paul Verlaine, before meeting my father.

My school years took me from the Lycee Montaigne to Louis le Grand, then considered among the very best French schools, as they still are.

At seventeen I began medical studies and at the age of 18 passed the competitive examination for the *externat des hopitaux de Paris*. At 20 I was an appointed Resident, and at the end of my fourth year of Residence I was awarded the gold medal for my work as a Resident. This medal, awarded to once student a year, permits him to serve a 5th year as a Resident in any team which he chooses. In the meantime I took my final exams at the Medical School of Paris. During those years I acquired experience mostly in internal medicine (but for a short 6 months in surgery) As a resident I received my practical training in various disciplines: hepatology, gastroenterology, infectious diseases, pneumology, internal medicine, and pediatrics.

Last but not least, I was trained in endocrinology; there I met and had the chance to benefit from the profound knowledge of a most remarkable man and teacher Prof. Etienne May.

Professor Etienne May and some other French, Belgian and Canadian endocrinologists founded the Societe d'Endocrinologie, of which I was one of the first members (later to become its General Secretary, later President). Professor May was not only an outstanding endocrinologist but also a humanist of great culture (his translation into French of Goethe are still the best). He entrusted me to become his assistant at the Hospital Tenon from 1941 to 1945; he infected me with the virus which never left me that of the study of endocrinology. These were the days of an explosion of studies in endocrinology, especially on the endocrinology of reproduction.

In 1937 and as a „gold medal" alumnus I was allowed to work for six months in New York, at Columbia University Medical School. I joined the Experimental Endocrinology Department of Philip Edward Smith, who had just demonstrated that hypophysectomy annihilates the genital functions. Day in, day out, in that Department I became an expert at cutting the pituitary gland of some 40 miserable male and female rats and establishing the consequences.

I believe that my interest in endocrinology and my father's late specialization in gynecology naturally led me to select the endocrinology of reproduction–gynecology as my own field of activity. I began considering this after the end of the War, when I was sent in 1945–1946 by General de Gaulle to the United States to study the progress of medicine there while France had been occupied (1940–1945). I stayed there for a year to collect this information, which also dealt with the advances in antibiotics and breakthroughs in medicine and surgery.

In the meanwhile I started collecting and summarizing the information in endocrinological gynecology and wrote a reference book with the help of my wonderful wife Alice Emelie Lambert. She is a skillful medical physician, also a Paris resident, who has carried out long medical studies with a view to specializing in pediatrics. However, her focus changed to endocrinological gynecology when we married. The very day that we decided to marry was the day on which the Second World War broke out. From the day on our lives were united making us a team both in life and in our profession. We have been blessed with three children. The eldest, Jean-Patrice (born November 1940) has a Ph.D. in operations research from John Hopkins University and M.S. in science and engineering and manages an international consulting firm in logistics. The second, Olivier, (born December 1941) is a chartered accountant with M.B.A. and is a specialist in mergers and acquisitions. The third, a daughter Genevieve (born June 1943) is a physician and practices as an oncologist in Rheims, married to Dr. Jean Michel Pinon, Professor of Parasitology in Rheims.

In 1947 I was appointed as head of a medical service in one of the Paris hospitals which I turned into the first Department of Medical Gynecology. From 1950 onward I teamed up with Alice as we jointly launched into research work and promoted the speciality of medical gynecology, what is known today as the French school. We were happy to have among our team some of the most promising physicians, such as Prof. Mathe, Prof. Lagrue, Dr. Rozenbaum, Prof. S. Rainer (Ljubljana), Prof. A. A. Santos (Coimbra), Dr. J. Belaish, Prof. E. E. Milgrom, Prof. Rochefort (Montpellier), Prof. P. Mauvais-Jarvis, and others from all over France and Europe. With these we regularly meet during the first week of March when we organize our annual meeting to review recent progress in medical gynecology and other major breakthroughs in other medical and biochemical topics and compare our experiences.

Throughout these years in the Paris hospitals we have been fortunate to participate in a scientific community, to exchange ideas, to develop common programs, and to collaborate with some remarkable researchers, such as Prof. Jean Hamburger, Prof. R. Musset, Dr. R. Palmer, Prof. Max F. Jayle, Prof. De Brux, Prof. C. Thibault, and other head of departments in foreign hospitals such as Prof. W. Dignam (Los Angeles), Prof. R. Greenblatt (Augusta), Prof. H. S. Sheehan (Liverpool), Prof. Cattaneo (Rome), Prof. Maranon (Madrid), Prof. Van de Wiele (New York), Prof. J. Ferin (Louvain), Prof. R. Vokaer (Brussels), Prof. Tagnon (Brussels). With these and many others we have built exchange programs bridging the gaps between specialties. The support of this scientific community was helpful when pioneering in France, in 1973 at the Hopital Necker, the first sperm bank, and when we supported the works of Pincus, Rock, and Garcia in leading the battle to legalize contraception in France. Together with my friend R. Palmer we fought the prejudices and compained to allowe the contraceptive pill and later to change the laws on abortion, and to liberalize attitudes to take into account social or psychological factors.

References and Other Sources

Netter PA: Persönlicher Bericht, Juli 1992
Netter PA (1949) Traite de gynecologie. Flammarion, Paris
Netter PA (1955) Les amenorrhees. Flammarion, Paris
Netter PA (1974) La contraception. Baillière, London
Netter PA (1980) Connaissance de la femme. Laffont, Paris
Netter PA (1981) Vaincre sa menopause. Michel

Neumann, Friedmund

(geb. 20. 5. 1935 in Malschwitz/Kreis Tetschen)

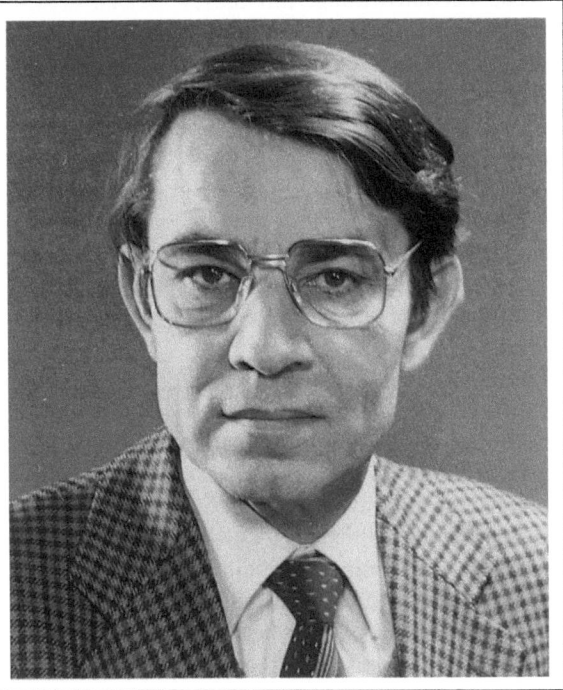

Während des Krieges besuchte Neumann die Grundschule in Kartitz, nach dem Krieg im Kreis Fürstenberg/Havel, in der damaligen sowjetischen Besatzungszone. Nach dem Besuch der Oberschule in Zehdenik/Kreis Gransee studierte er Veterinärmedizin an der Berliner Humboldt-Universität. Dort wurde er 1956 exmatrikuliert und erhielt Studienverbot auf Lebenszeit, weil er anläßlich des Ungarn-Aufstandes an einer Versammlung teilgenommen hatte. Er war dann in Westberlin gezwungen, seinen Lebensunterhalt zu verdienen. Da er viel bei einer Möbelspedition gearbeitet hatte, kam es durch das schwere Tragen, einschließlich Klaviere bis zur 4. Etage, zu einer aseptischen Entzündung im linken Knie; dies wiederum führte zu einer Abrißfraktur der Patella, so daß er längere Zeit gehbehindert war und nicht in die tierärztliche Praxis gehen konnte. Noch während der Arbeit an seiner Dissertation am Institut für Veterinärpathologie fragte Schering an, ob nicht jemand Interesse hätte, als Pathologe bei Schering zu arbeiten. Da Neumann ohnehin nicht in die Praxis gehen konnte – das Bein war immer noch weitestgehend steif – sagte er zu. Allerdings hatte er nicht vor, längere Zeit in der Industrie zu bleiben. Seine Antwort auf die Frage, wie man Forscher wird, lautet: „Durch ein gebrochenes Knie".

Nachdem Neumann sein Studium mit Bestallungsurkunde und Promotion im Institut für Veterinärpathologie 1961 abgeschlossen hatte, begann seine Tätigkeit im Hauptlaboratorium der Schering AG in der Abteilung für experimentelle Pathologie und Endokrinologie. Dort wurde er 1963 Leiter der Abteilung für experimentelle Endokrinologie. 1970 habilitierte er sich für das Fach Endokrinologie an der Veterinärmedizinischen Fakultät der Freien Universität Berlin. 1974 wurde er Leiter des Hauptdepartments Endokrinpharmakologie, gleichzeitig zum außerplanmäßigen Professor am Fachbereich Veterinärmedizin der Freien Universität Berlin ernannt. 1987 wurde er schließlich Leiter des Hauptdepartments Tumortherapie und Andrologie, ebenfalls bei Schering.

Ein Forschungsziel Anfang der 60er Jahre war die Auffindung oral besser verträglicher Androgene und Gestagene. Eine zu der Zeit wichtige Indikation für Gestagene war der drohende Abort. Es gab zwar schon injizierbare Depotpräparate für diese Indikation, aber es fehlte ein geeignetes orales Gestagen. Alle damals im Handel befindlichen oral wirksamen Gestagene leiteten sich vom androgenen Hormon Testosteron bzw. 19-Nortestosteron ab. Die klinisch hochwirksamen Gestagene wurden anfangs zur Erhaltung einer bedrohten Schwangerschaft eingesetzt. Doch bereits in den 50er Jahren hatte sich herausgestellt, daß weibliche Feten, deren Mütter in der Schwangerschaft diese Gestagene erhalten hatten, eine mehr oder weniger ausgeprägte Virilisierung zeigten. Es war daher das Ziel, ein oral wirksames Gestagen zu finden, ohne jegliche androgene Partialwirkung. Um dieses Ziel zu erreichen, ging man bei der Synthese potentieller oral wirksamer Gestagene nicht mehr vom Testosteron als Leitsubstanz aus, sondern von Progesteron. Progesteron selbst ist oral praktisch unwirksam, es wird bei der Leberpassage nahezu vollständig in biologisch aktive Metabolite verstoffwechselt. Durch chemische Veränderungen des Moleküls sollte versucht werden, den enzymatischen Abbau in der Leber zu verhindern. Das Ergebnis dieser Bemühungen war die Synthese von Cyproteronacetat durch R. Wiechert.

Es zeigte sich, daß Cyproteronacetat ein sehr stark wirksames Gestagen ist, das nach aller Voraussicht frei wäre von Androgenen und virilisierenden Eigenschaften. Um ganz sicher zu gehen, wurden Versuche an graviden Ratten durchgeführt. Die weiblichen Feten sollten auf Virilisierungssyndrome hin untersucht werden. Es stellte sich heraus, daß alle Fete weiblich aussahen. Bei der Inspektion der Gonaden fand sich, daß ca. die Hälfte der Feten Hoden aufwiesen. Damit war klar, daß dieses Steroid eine ganz besondere Form der Intersexualität bei den männlichen Feten erzeugt hatte, die bis dahin noch nie beobachtet, geschweige denn experimentell erzeugt worden war. Neumann nannte dieses Phänomen im Gegensatz zur Virilisierung „Feminisierung". Beim Tier war eine solche Form der Intersexualität noch nicht beschrieben worden. Beim Menschen war sie allerdings bekannt als „testikuläre Feminisierung". Bei dieser Form der Intersexualität handelt es sich um genetisch und gonadal männliche Individuen, denen die inneren ableitenden Geschlechtswege fehlen, das äußere Genitale einschließlich einer blind endenden Vagina jedoch weiblich ist. Auch im erwachsenen Alter sprechen diese Personen nicht auf Androgene an. Alle Schritte der männlichen Sexualdifferenzierung, die androgenabhängig ablaufen, sind nicht möglich. Da die durch Cyproteronacetat hervorgerufene Form der Intersexualität der testikulären Feminisierung entsprach, wurde angenommen, daß auch hier ein Androgenmangel in der Phase der Sexualdifferenzierung vorgelegen haben müßte. Als Erklärung kamen 2 Möglichkeiten in Frage: entweder hemmt das Cyproteronacetat die androgenen Biosynthesen im fetalen Hoden oder dieses Steroid beeinflußt die Wirkung der Androgene am Zielorgan. Es stellte sich heraus, daß die 2. Vermutung richtig war. Cyproteronacetat hemmt die Wirkung von Androgenen kompetitiv in den Erfolgsorganen.

Im Tierreich fehlt bei den Sebright-Bantam-Hähnen die Ansprechbarkeit auf Androgene, was dazu führt, daß die Hähne ein weibliches Federkleid haben. Als Beispiel für dieses Syndrom wurde 1942 von Albright eine Prathyroidhormonresistenz beschrieben (Albright, F. 1942).

J. D. Wilson konnte den molekularen Defekt aufklären. Als Resultat eines Gendefekts ist die Aromatisierung von Testosteron zu Östradiol im extraglandulären Gewebe gesteigert.

Eine Anwendung des Cyproteronacetats kam wegen seiner Gestagenwirkung für die Indikation „drohender Abort" und wegen des Feminisierungsrisikos nicht in Frage. In zahlreichen sorgfältigen Studien wurde die rationale Basis für die verschiedenen Indikationen von Cyproteronacetat geschaffen. Es wurde mit diesem Steroid möglich, alle in irgendeiner Weise androgenabhängigen Organe und Funktionen zu hemmen. Hierzu gehören sowohl sexualspezifische Faktoren, wie die Funktion der akzessorischen Geschlechtsdrüsen, Prostata und Samenblase, die Spermatogenese, die Nebenhodenfunktion, als auch die weniger sexualspezifischen Organe und Prozesse, wie die Talgdrüsen, die Knochenreifung in der Pubertät, das Wachstum von Terminalhaar, der Ausfall der Kopfhaare. Es konnte zum erstenmal ganz präzise untersucht werden, welche Vorgänge der Sexualdifferenzierung beim männlichen Geschlecht androgenabhängig sind. Dies sind die Anlage von Nebenhoden und Samenblasen, die Ausbildung männlicher Geschlechtsdrüsen, von Prostata und Samenblasen und die Entwicklung des äußeren Genitales (Hodensack, Penis, männliche Harnröhre). Nicht androgenabhängig ist die Rückbildung der zunächst auch beim männlichen Geschlecht vorhandenen weiblichen inneren Geschlechtswege und die Differenzierung der zunächst indifferenten Gonaden in Hoden.

Als etablierte Indikationen für Cyproteronacetat gelten das Prostatakarzinom sowie alle Androgenisierungserscheinungen bei der Frau, wie Akne, Seborrhö, Hirsutismus und die Pubertas praecox beim Knaben.

Die erste anerkannte klinische Indikation von Cyproteronacetat war die zur Triebdämpfung bei der pathologischen Hypersexualität. In Versuchen mit Ratten hatte sich gezeigt, daß nach einer Behandlung mit Cyproteronacetat in der kritischen Phase der Differenzierung (3.-5. Lebenstag) männliche Tiere nicht mehr zu normalem, männlichem Sexualverhalten in der Lage waren, sehr wohl aber zu weiblichem Verhalten nach entsprechender Substitution mit weiblichen Sexualhormonen. Über diese Befunde berichtete Neumann zusammen mit W. Elger 1965 auf einem Symposion in Belgien. U. Laschet, die an einer Psychiatrischen Anstalt tätig war, hörte den Vortrag und berichtet „Die beschriebene kompetitive Hemmung der hypothalamischen Androgen-Rezeptoren durch Antiandrogene ließ uns an die Möglichkeit denken, mit Cyproteronacetat auf dem Weg über die Rezeptoren im Junkmann-Hohlweg-Erotisierungszentrum die Sexualität des Mannes hemmend zu beeinflussen, evtl. effektiver als nach chirurgischer Kastration, durch die Einbeziehung der Nebennierenrindenandrogenhemmung" (Laschet 1988). Schon nach wenigen Wochen konnten durchschlagende Therapieerfolge berichtet werden.

Die erfolgreiche Behandlung von Triebtätern erregte großes Aufsehen in der Öffentlichkeit. Die Einführung von Androcur hat gesellschaftspolitische und juristische Konsequenzen für die Betreuung von sexuellen Triebtätern gehabt. Die Einführung der Depotform von Cyproteronacetat hat die Behandlung von Sexualstraftätern wesentlich humaner gemacht: Kastrationsanträge haben inzwischen Seltenheitswert.

Friedmund Neumann war 1982 Tagungspräsident der Deutschen Gesellschaft für Endokrinologie und von 1986–1992 Sekretär der Gesellschaft.

Quellen und Literatur

Neumann F et al. (1970) Aspects of androgen-dependent events as studied by antiandrogens. Recent Prog Horm Res 26:337–410

Neumann F, Wiechert R (1984) Die Geschichte von Cyproteronacetat. MPS Medizinisch Pharmazeutische Studiengesellschaft

Neumann F (1988) Cyproteronacetat. In: Linde OK (Hrsg) Pharmakopsychiatrie im Wandel der Zeit. Tilia, Klingenmünster, S 319–332

Neumann F: Brief vom 11.März 1991

Neumann F (1994) The antiandrogen cyproterone acetate: discovery, chemistry, basic pharmacology, clinical use and tool in basic research. Exp Clin Endocrinol 102:1–32

Albright F et al. (1949) Pseudohypoparathyroidism – an example of "Sebright-Bantam syndrome". Endocrinology 30:922

Laschet U (1988) Die Behandlung männlicher Sexualdeviationen. Schering AG Vorlesungsreihe 20:1–23

Wiechert R (1979) Von den Sterinen zu den Steroiden. Schering Vorlesungsreihe 5

Nevinny-Stickel, Josef

(geb. 30. 1. 1924 in Innsbruck)

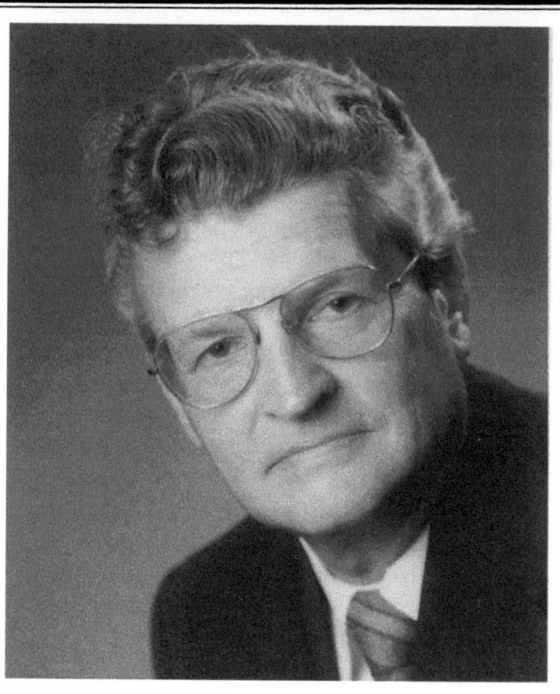

Nevinny-Stickel schreibt über sich:
„Nach dem Abitur 1942 war ich im Reichsarbeitsdienst, kam als Soldat in amerikanische Gefangenschaft. Im November 1945 wurde ich entlassen und konnte mit dem Studium der Medizin in Innsbruck beginnen.

Natürlich hat bei meiner Berufswahl die Familientradition eine Rolle gespielt. Ich bin deshalb auch gleich nach meinem Examen zu Jarisch in die Pharmakologie in Innsbruck gegangen, weil Jarisch der direkte Nachfolger meines Großvaters war. Man bekam damals nur schwer eine Stelle, selbst eine unbezahlte. Er war ein ganz bescheidener, aber sehr kluger Mann. Als Junggeselle hatte er nichts anderes im Kopf als sein Institut. Er ging immer gebeugt, denn er war manisch-depressiv, und in einer depressiven Phase hatte man ihn mit Elektroschocks behandelt und ihm dabei einen Wirbel gebrochen. Ich habe ihn in einer manischen Phase erlebt; er arbeitete ununterbrochen und brachte uns, seinen Mitarbeitern (wir waren nur 3, ein Vollassistent, ein Volontärassisten und ich als unbezahlter Gastassistent), alles selbst bei, die Technik jedes Tierversuchs und sogar das Glasblasen (wir mußten alle Glassachen selbst anfertigen). Jeden Nachmittag kam er pfeifeschmauchend in unsere Labors – es war dann üblich, daß wir alle 3 mitgingen – und besprach die Ergebnisse der Versuche des Tages. Durch seine manische Ideeflucht dauerten diese Besprechungen endlos bis weit in den Abend hinein, waren aber sehr anregend. Hatte etwas nicht geklappt, war er unermüdlich in der Fehlersuche. Man konnte ihn auch tagsüber immer um Rat fragen, wußte er selbst keinen, rannte er mit einem in die Bibliothek, ergriff eine Leiter und kletterte mühsam – mit seinem Buckel – hinauf, bis er den Band vom Hoppe-Seyler- oder Pflüger-Archiv gefunden hatte, in dem die Arbeit stand, die einem weiterhelfen konnte. Daß er erwartete, daß man auch am Sonntag ins Institut kam, mußte ich auch erst lernen; andererseits kam er auch einmal mitten in der Woche in mein Labor und raunzte mich an. „Was machen's denn bei so einem Wetter hier herinnen, schaun's doch aus dem Fenster, was für ein herrlicher Schnee auf der Seegrube liegt und wie die Sonne auf die Nordkette scheint, gehn's doch skifahren."

Ich wäre ganz gerne in der Theorie geblieben, aber mein Vater überredete mich dazu, meine Zukunft doch nicht so zu planen, und mein Leben mit dieser „brotlosen Kunst" zu verbringen. Mein Vater hatte ja auch in der theoretischen Medizin angefangen. Er wollte Pathologe werden und war schon so lange im pathologisch-anatomischen Institut Assistent, daß er sich nach heutigen Begriffen Facharzt für pathologische Anatomie hätte nennen können (den gab es damals noch nicht).

Mein Vater riet mir also, als Vorbereitung auf die Klinik in die Pathologie zu gehen, und er wußte auch, daß ein Meyer-Schüler Pathologe geworden ist. So ging ich zu H. Baniecki nach Hamburg-Altona. Mein Vater lebte damals, nachdem er sich aus der Sowjetischen Besatzungszone abgesetzt hatte, in Buchholz bei Harburg; so konnte ich zu Hause wohnen und jeden Tag mit der Bahn von Buchholz nach Altona fahren und zurück.

Gewebeproben zur Untersuchung nahm ich immer gleich mit; auch ein unter der Geburt verstorbenes Kind mit Couvelaire-Uterus. Nach der Sektion wollte ich es „beilegen" lassen. Aber das Beilegen war kurz zuvor vom Gesundheitssenator Schmedemann verboten worden, nachdem bei der Exhumierung eines Obersts a.D., dessen Witwe eine Wehrdienstbeschädigung geltend gemacht hatte, im Abdomen 2 Lebern und ein amputiertes Bein gefunden worden waren. Ich versuchte dann, das Kind wieder nach Buchholz mitzunehmen, aber auch dort wollte es niemand haben. Die Eltern hatten es ja deshalb, weil sie die Bestattungskosten sparen wollten, der Pathologie zu wissenschaftlichen Untersuchungen überlassen.

Die Hamburger Pathologische Gesellschaft war ein sehr netter Verein. Wenn man dort einen Vortrag hielt, saßen die Honoratioren, wie C. A. Krauspe, Gräf, Fahr usw., in der ersten Reihe, jeder hinter einem Mikroskop, und die histologischen Präparate des Vortragenden gingen reihum und wurden durchgemustert. Man konnte also nicht eine Stelle im Präparat, die gut mit dem übereinstimmt, was man im Vortrag behauptete, geschickt herausfotografieren und andere Blickfelder unterschlagen. Entsprechend kritisch waren die Diskussionen. Nach den Sitzungen zog man gemeinsam durch St. Pauli. Unvergeßlich sind mir die Barkassenausflüge in die Lühe oder das Alte Land.

Meine Frau – wir waren damals noch nicht verheiratet – war im Krankenhaus Rissen in der Bakteriologie. Wir waren beide unbezahlt tätig, bekamen aber Arbeitslosenhilfe und mußten dazu 2mal wöchentlich zum Arbeitsamt am Besenbinderhof stempeln gehen. Als ich dann zu Schubert an die Frauenklinik des Universitäts Krankenhauses Eppendorf ging, fing ich zwar als Gastarzt an, hoffte aber doch irgendwann einmal in eine halbe Stelle einzurücken. Sicherheitshalber habe ich auch mehrere andere Universitäts-Kliniken angeschrieben und mich beworben, ohne Erfolg. Zur Trauerfeier für T. Heynemann, dem Vorgänger G. Schuberts, kam auch sein ehemaliger Oberarzt L. Nürnberger. Ihn hatte sich 1919, als aus dem Krankenhaus Eppendorf eine Universitätsklinik wurde, Heynemann von A. Döderlein aus München als Oberarzt geholt. Von Hamburg aus bekam Nürnberger 1926 Halle. Ich faßte mir ein Herz und fragte Nürnberger, warum er meinen Bewerbungsbrief nicht beantwortet habe; aber nicht er war mit seiner Antwort im Verzug, wie er mir sagte, sondern ich. Er habe mir sofort positiv geantwortet, dann aber nie mehr etwas von mir gehört. Offensichtlich gingen damals Briefe an Gastärzte, die nicht auf den Gehaltslisten der Verwaltung standen, in der Eppendorfer Klinikpoststelle öfters verloren. Das Angebot Nürnbergers bestand noch, ich konnte sofort in einer Volontärstelle anfangen. Wenige Tage später war ich in Köln. Ich hatte ein Zimmer in der Klinik, aß alle Mahlzeiten im Kasino und verließ die Klinik in den nächsten Jahren nur, um mal ins Kino oder zum Tennisspielen zu gehen. Nürnberger war ein sehr gebildeter Mann. Seine bei den Visiten erzählten Witze in Latein (damit die Patientinnen sie nicht verstanden) haben auch wir nicht immer vollständig mitgekriegt, lächelten aber pflichtschuldigst. Er war polyglot. Englisch und Französisch sprach er sowieso; und als wir 2 spanische Gastärzte bekamen, konnte er sich auch mit denen unterhalten. Wir waren gespannt, was er machen würde, als der erste persische Kollege auftauchte – später kamen deren ja noch viele. Er empfing ihn mit Versen von Hafiz. (Das ist ungefähr so, als würde uns ein Amerikaner, um seine Deutschkenntnisse unter Beweis zu stellen, mittelhochdeutsche Gedichte vortragen.)

Nürnberger führte die Klinik in einem durchaus nichtautokratischen Stil. Er hat seine Meinung nicht apodiktisch behauptet, sondern versuchte uns, die um ein Menschenalter Jüngeren, mit Argumenten zu überzeugen. Er ließ uns nie warten, war manchmal einsilbig, aber immer bemüht, nicht unhöflich zu sein. So hat er, als er mir die histologischen Beurteilungen übergab, die er bis dahin selbst gemacht hatte, heimlich spätabends die von mir diagnostizierten Präparate nochmals durchgemustert und mit den Durchschlägen meiner Befunde verglichen, weil er wohl glaubte, ich könnte eine offene Kontrolle als Mißtrauen auffassen und beleidigt sein. Er war ein flinker Operateur, dabei aber ganz bescheiden, ohne Angeberei. Daß seine Karzinomoperationsstatistik früher unter denjenigen der deutschen Universitäts-Kliniken die beste gewesen ist, erfuhr ich erst aus seinem Nachruf. Von der Histologie verstand er sehr viel, da er von Halle aus mehrmals Robert Meyer in Berlin für längere Zeit besucht hatte, um sich fortzubilden. Aufgrund seines Rufes als kompetenter Histologe bekam er aus der damaligen DDR noch Präparate nach Köln zur Beurteilung zugesandt, wenn man der Diagnose des Pathologen – manchmal zu Recht – mißtraute. Wir haben klinisch viel gelernt, zumal wir unterbesetzt waren und an vieles herankamen, worauf man anderswo lange warten mußte. Große Wissenschaft wurde damals jedoch an der Klinik nicht betrieben.

Das änderte sich schlagartig, als im Sommer 1954 Carl Kaufmann mit seinem Team die Klinik übernahm. Er brachte 9 Leute aus Marburg mit, darunter K. G. Ober, der damals noch Privatdozent war und J. Zander, der dabei war sich zu habilitieren. H. Meinrenken war der Operateur und fungierte als „Spieß" der Klinik; als ehemaligem aktiven Stabsarzt lag ihm die Rolle ja auch. Kaufmann selbst leitete die Klinik ohne jedes laute Wort mit Ironie und – manchmal – Suffisance. Es wurde viel gearbeitet, aber man konnte es sich nach Gutdünken einteilen. Alle wohnten im Haus (die Familien waren noch in Marburg). Zwischen Mittagessen und Nachmittagskaffee (wir hatten geteilten Dienst) blieb man im Kasino sitzen und diskutierte. Oft waren auswärtige Gäste zugegen. Es herrschte in der ganzen Klinik eine gelöste und heitere Atmosphäre. Man frozzelte sich gegenseitig an – auch Kaufmann machte dabei mit. Alles in allem ein optimales Betriebsklima. Mein Entschluß wegzufahren, fiel mir schwer, aber ich hatte damals die – retrospektiv betrachtet – sicherlich etwas kurzsichtige Überlegung angestellt, daß ich endlos würde warten müssen, bis ich mich habilitieren konnte (ein Ziel, das ich seinerzeit sicher überbewertete).

Ich ging also 1955, obwohl mir der Stil von Kaufmanns Klinik sehr zusagte, nach Berlin zu Felix von Mikulicz, der einen Histologen suchte. Er hatte 2 Jahre zuvor die etwas heruntergekommene Klinik in Charlottenburg übernommen. Als er zur Besichtigung seiner neuen Wirkungsstätte mit seiner Frau auf dem Bahnhof Zoo eintraf, hat sich der Taxifahrer, nachdem ihm das Fahrtziel genannt worden war, umgedreht und gemeint: „Aber mein Herr, Sie werden Ihre Frau doch nicht in diese Klinik bringen!" Mikulicz versuchte das Image der Klinik zu heben, was ihm auch gelang. Ein Grund, weshalb wir nach Berlin zogen, war auch, daß die Familie meiner Frau dort ein Haus in Wannsee hatte, in das einziehen zu können wir hofften. Nach meiner Habilitation 1959 versuchte ich wieder von Berlin wegzukommen, da das Leben in der sezernierten Stadt doch mit einigen Molesten verbunden war. Ich hatte aber keinen Erfolg. 1961 wurde von Mikulicz emeritiert und Herbert Lax kam als Nachfolger. Er hatte einen scharfen Intellekt mit einer Neigung zum Sarkasmus, operierte hervorragend und zeigte dabei weniger Allüren als von Mikulicz. Wenn ihm ein treffendes Bonmot einfiel, um jemanden zu charakterisieren, konnte er damit nicht hinter dem Berge halten, auch wenn er sich den Betreffenden damit zum Feind machte. Seine Art sagte mir jedenfalls mehr zu als die etwas engstirnige von Mikuliczs.

169 wurde die Klinik in 3 Abteilungen geteilt: Gynäkologie, Geburtshilfe und Endokrinologie. Ich konnte die Endokrinologie übernehmen. Da ich aus der Morphologie kam und den Zugang zur Endokrinologie über die Klinik gefunden habe, glaubte ich, mir noch einige Kenntnisse in der Biochemie aneignen zu sollen. Ich ließ mich für 1 Jahr beurlauben und ging zu H. Breuer nach Bonn (Institut für klinische Biochemie). Am 31. 3. 1989 trat ich in den Ruhestand.

Mein erster wissenschaftlicher Schwerpunkt war die Genitaltuberkulose. Mit meiner Arbeit über die Behandlung funktioneller Uterusblutungen mit Äthinylnortestosteronazetat werde ich fast nie zitiert, obwohl sie sicherlich eine der ersten war, die dieses Verfahren beschrieb, das Krankengut recht umfangreich war und gut untersucht mit Strichkürettagen vor und Vollkürettagen nach der Behandlung. Sie erschien in einer selten gelesenen Zeitschrift. Die Arbeit wurde kurz vor meiner Habilitation fertig, und von Mikulicz drängte mich, sie in der Ärztlichen Wochenschrift einzureichen. Dort konnte sie unverzüglich erscheinen, also noch vor der Fakultätssitzung in der über meine Habilitation entschieden wurde. Die Zeitschrift stellte kurz danach ihr Erscheinen ein, sie wurde schon vorher kaum gelesen.

Für meine Habilitation habe ich die Abhängigkeit der Eiimplantation von hormonalen Einflüssen bei der Ratte untersucht. Ich habe nicht nur die Implantation der Blastozysten zu verzögern versucht, sondern auch befruchtete Eier von einer Ratte auf die andere transferiert, im Morula- oder Blastozystenstadium. Da ich das Manipulieren der Blastozysten mit selbstgefertigten Kanülen geübt hatte, spielte ich natürlich mit dem Gedanken, so etwas auch beim Menschen durchzuführen. Aber leider bin ich über ein paar Vorversuche nicht hinausgekommen, und es gelang mir auch nicht, andere zu motivieren.

Zu dieser Zeit hatte ich einige kastrierte Frauen mit erhaltenem Uterus dazu gewinnen können, sich gegen ein Probandenhonorar zu Ermittlung der Transformationsdosis von Gestagenen zur Verfügung zu stellen, später nahm ich noch zusätzlich Gonadendysgenesien mit auf. Von 1959 an habe ich 30 Jahre lang immer wieder neue Gestagene untersucht. Vor ein paar Jahren habe ich die verschiedenen Transformationsdosen für ein Symposium zusammengestellt, das Frau Mall-Haefeli in Basel veranstaltete.

Zahlreiche klinische Prüfungen, die ich für pharmazeutische Firmen durchführte, betrafen orale Kontrazeptiva und Hormonpräparate zur Anwendung in der Peri- und Postmenopause. Ab 1970 war ich an Arbeiten beteiligt, die ich mit meinen Mitarbeitern gemeinsam durchführte. Ein Schwerpunkt war der GnRH-Agonist Buserelin. Dies haben wir als Kontrazeptivum einzusetzen versucht, aber auch zur Behandlung der Endometriose. Ein weiteres Arbeitsgebiet waren die Prostaglandine (Sulproston) und die Prolaktinhemmer, zunächst Lisurid, dann Tergurid."

Die Untersuchungen Nevinny-Stickels zur Wirkung zahlreicher Gestagene und Östrogene wurden ausführlich von Pincus in „The Control of Fertility" 1965 zur Diskussion der Problematik herangezogen.

Quellen und Literatur

Briefe Juni, Juli, August 1993

Nevinny-Stickel J (1952) Über die Schleimhautfunktion bei Endometriumtuberkulose. Arch Gynäkol 182:104–124

Nevinny-Stickel J (1954) Ein Fall von wahrscheinlicher innerer Eiüberwanderung. Zentralbl Gynäkol 76:529

Nevinny-Stickel J (1955) Tuberukulose und Schwangerschaft. MMW 97:110–113

Nevinny-Stickel J (1956) Thekazelltumor und Korpuskarzinom bei einer 75jährigen Frau. Zentralbl Gynäkol 78:1640

Nevinny-Stickel J, Bruntsch H (1956) Über iatrogene Blutungen in der späteren Menopause durch Östrogen-Gaben. Ärztl Wochenschr 11:771

Nevinny-Stickel J, Bruntsch H (1956) Über die Lymphogranulomatose der weiblichen Geschlechtsorgane. Arch Gynäkol 188:215

Nevinny-Stickel J (1959) Die Behandlung funktioneller Uterusblutungen mit Äthinyl-nor-Testosteron-Azetat. Ärztl Wochesnchr 14:607

Nevinny-Stickel J (1961) Untersuchungen über die Abhängigkeit der Eiimplantation von hormonalen Einflüssen bei der Ratte. Z Geburtshilfe 157:113

Nevinny-Stickel J (1962) Die hormonal aktiven Ovarialtumore. Dtsch Med J 13:70

Nevinny-Stickel J (1962) Die gestagene Wirkung von Hydroxy-nor-Progesteronestern bei der Frau. 8. Symp. Dtsch Ges Endorkinologie

Nevinny-Stickel J (1963) Die unterschiedliche morphologische Wirkung verschiedener Gestagene auf das Endometrium.) 9. Symp. Dtsch. Ges. Endokrinologie

Nevinny-Stickel J (1969) Endometriumwirkung eines Retroprogesterons. Bull Schweiz Akad Med Wiss 25:514

Schmidt-Gollwitzer K, Saxena BB, Schmidt-Gollwitzer M, Nevinny-Stickel J (1974) Radioimmunological determination of FSH, LH and HCG with antibodies specific for β-subunits. Acta Endorcrnol Suppl (Copenh) 194:192

Schmidt-Gollwitzer M, Hardt W, Schmidt-Gollwitzer K, Michel E, Nevinny-Stickel J (1977) Vergleichsstudie über den Einfluß verschiedener Sexualsteroide, 2 Br-Alpha-Ergokriptin und Lisuridhydrogenmaleat auf die postpartalen Prolaktin-Serumkonzentrationen und die Laktation. Geburtshilfe Frauenheilkd 37:500

Nevinny-Stickel J (1977) Diagnostic value of radioreceptorassay for HCG and specific radioimmunoassay for HCG-β in subjects with ectopic HCG secretion. Acta Endorcinol Suppl (Copenh) 212/85:129

Hardt W, Schmidt-Gollwitzer M, Schmidt-Gollwitzer K, Nevinny-Stickel J (1977) The influence of prolactin on the regulation of the ovarian function. Acta Endocrinol Suppl (Copenh) 212/85:221

Genz T, Pollow K, Schmidt-Gollwitzer M, Schmidt-Gollwitzer K, Nevinny-Stickel J (1977) Correlation between serum and tissue steroid concentrations and receptor content of endometrium in normal and steroid treated women. Acta Endocrinol Suppl (Copenh) 212:222

Schmidt-Gollwitzer M, Schmidt-Gollwitzer K, Schuessler B, Elger W, Nevinny-Stickel J (1978) Termination of pregnancy by intravenous administration of sulprostone, a tissue-selective derivative. Singapore J Obstet Gynecol 9:63

Schmidt-Gollwitzer M, Hardt W, Schmidt-Gollwitzer K, von der Ohe M, Nevinny-Stickel J (1981) Influence of the LH-RH analogue Buserelin on cyclic ovarian function and on endometrium. A new approach to fertility control. Contraception 23:187

Nevinny-Stickel J (1983) Double-blind cross-over study with Org OD 14 and placebo in postmenopausal women. Arch Gynäkol 234:27

Nillius, Sven Johan

(born 6. 5. 1939 in Vänersborg/Sweden)

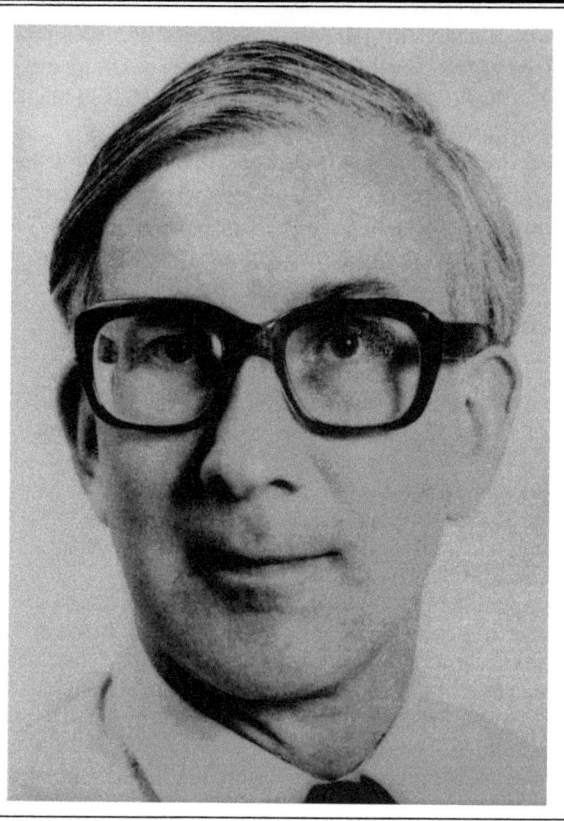

Sven Johan Nillius received his medical education at Uppsala University and was registered as a physician in 1966. He specialized in Obstetrics and Gynecology at the University Hospital in Uppsala. He was awarded a Ph.D. for a dissertation on the regulation of gonadotrophin secretion in women at the Medical College of Uppsala University in 1973. In the same year he became Assistant Professor in Obstetrics and Gynecology at that University. He then worked as a consultant and head of the gynecological endocrinology section until 1984 when a tragic accident ended his career.

Professor Nillius received his clinical training at Carl Gemzell's clinic, where research focused on the treatment of amenorrhea and the induction of ovulation with gonadotrophins. Nillius started his more basic research training in 1968 at Leif Wide's laboratory and presented a dissertation for the degree of Ph.D. in obstetrics and gynecology in 1973. His research work was in the field of clinical gynecological endocrinology. The studies of Sven Johan Nillius, in collaboration with Leif Wide, on the regulation of the hypothalamic-pituitary-ovarian axis and in particular the influence of gonadal steroids and of GnRH, resulted in a large number of original observations. These include the variation in gonadotrophin response to GnRH during the menstrual cycle (1972), induction of ovulation in women with multiple daily i.m. injections of GnRH (1975), decreased gonadotrophin response during chronic treatment of amenorrheic women with a stimulatory GnRH analogue (1977), inhibition of ovulation in regularly menstruating women by s.c. daily injection of the same analogue (1978) and (together with C. Bergquist) the use of an intranasal GnRH agonist as a contraceptive agent (1979).

Nillius and Wide also made a series of original observations on bromocriptine-induced pregnancies in women with prolactinomas (together with T. Bergh, 1977–1978) and on the use of pulsatile low-dose GnRH therapy to induce ovulation in women (1982). They showed that ovulation could be induced with pulsatile GnRH therapy even in women with hyperprolactinemia and were the first to induce spermatogenesis in a man with secondary hypogonadotrophic hypogonadism by pulsatile GnRH treatment (together with G. Skarin, 1982).

Sven Jhan Nillius was much sought after as a chairman and participant in many international congresses. In addition, his 300 publications included 40 review articles and chapters in international books.

References and Other Sources

Wide L: Description of the "Scientific Life" of S. J. Nillius, April 1992

Nillius SJ (1973) On the regulation of gonadotrophin secretion in women. Acta Univ Upsaliensis, Uppsala

Hökfeldt B, Nillius SJ (1978) The dopamine agonist bromocriptine, theoretical and clinical aspects. Acta Endocrinol Suppl 216

Nillius SJ, Bergquist C, Wide L (1978) Inhibition of ovulation by ovulation by daily injection of GnRH-analogue. Contraception 17:537

Skaring G, Nillius SJ, Wide L (1982) Pulsatile low dose luteinizing homrone-releasing hormone treatment for induction of follicular maturation and ovulation in women with amenorrhoea. Acta Endocrinol 101:78–86

Niswender, Gordon

(geb. 21. 4. 1940 in Gillette/WY)

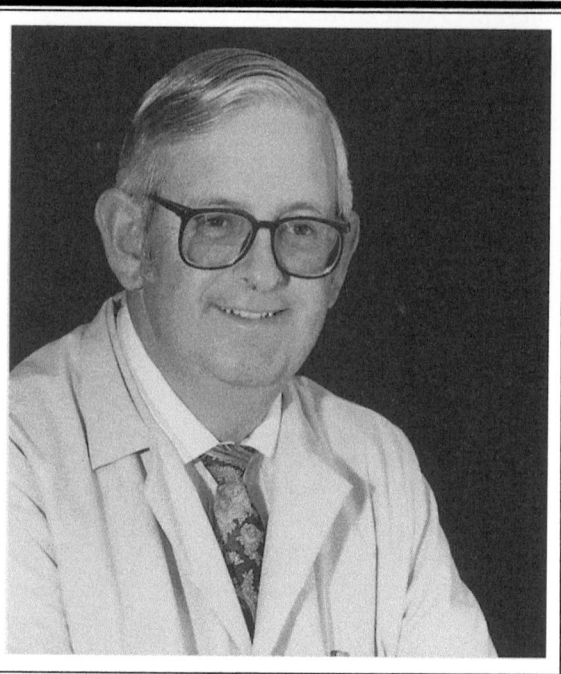

Niswender erhielt sein Bachelor in Science an der University of Wyoming, Master in Science in Ft. Robinson/NE, und seinen Ph.D. in Animal Sciences and Physiology von der University of Illinois, Champaign-Urbana. Er ging zu Rees Midgeley nach Michigan. 1972 wurde er Associate Professor of Physiology an der Colorado State University in Ft. Collins, wo er 1987 Distinguished Professor wurde. Bereits als postdoctoral fellow wurde er zur führende Autorität für Radioimmunoassays.

Später hat er wesentliche Beiträge zum Verständnis der Corpus-luteum-Funktion und den Mechanismus der LH-Wirkung geliefert. Er studierte LH-Rezeptorfunktionen, beschrieb deren Internalisation und Recyclingeigenschaften. Er entdeckte die Differentialfunktion der kleinen im Vergleich zu den großen Lutealzellen: die kleinen Zellen sind LH-empfindlich, haben aber nur geringe Steroidogeneseaktivität, die großen Zellen sind verantwortlich für den Hauptanteil der Progesteronsekretion und reagieren nicht auf LH.

Literatur

Niswender GD, Midgley AR Jr, Reichert LE Jr (1968) Radioimmunologic studies with murine, bovine, ovine and porcine luteinizing hormone. In: Rosenberg E (ed) Gonadotropins. Geron-X, Los Altos/CA, pp 299–306

Niswender GD, Midgley AR Jr (1969) Hapten-radioimmunoassay for testosterone. Proc Endocrinol Soc Abst 22

Niswender GD, Schwall RH, Fitz TA, Farin CE, Sawyer HR (1985) Regulation of luteal function in domestic ruminants: New concepts. Recent Prog Horm Res 4:101–142

Nowakowski, Henryk

(31. 12. 1913 Berlin – 30. 7. 1992)

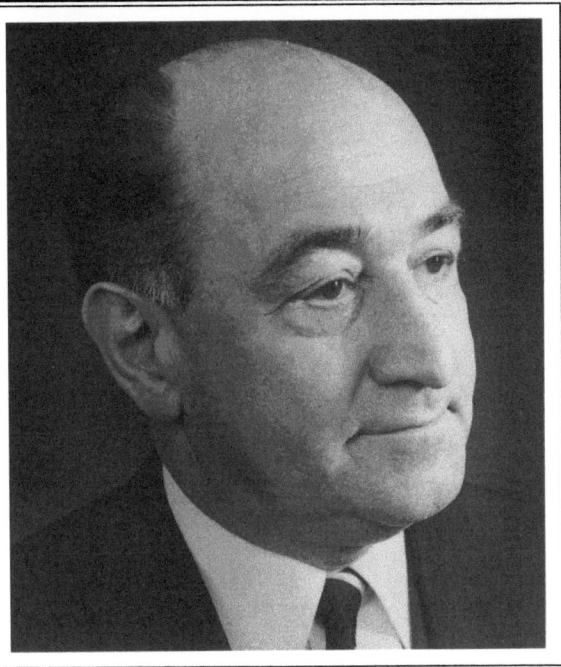

Nowakowski studierte an der Friedrich-Wilhelm-Universität Berlin, wo er auch seine internistische Ausbildung absolvierte. 1942–1945 war er Truppenarzt, nach der Entlassung aus der Kriegsgefangenschaft 1946 ging er zunächst an die Medizinische Universitätsklinik Jena, um dann von 1948–1950 am Max-Planck-Institut für Hirnforschung in Gießen und Göttingen unter H. Spatz und Kornmüller zu arbeiten. 1950 folgte ein Studienaufenthalt als Fellow des US-Public Health Service in den USA. Danach war er an der Medizinischen Universitäts-Klinik in Hamburg-Eppendorf unter A. Jores tätig. In der Zeit, in der Jores Präsident der Deutschen Gesellschaft für Endokrinologie war, von 1953–1963, war Henryk Nowakowski Sekretär der Gesellschaft. Die ersten 9 Symposienbände der Deutschen Gesellschaft für Endokrinologie wurden von ihm im Springer-Verlag herausgeben. Nowakowski arbeitete über die Anatomie und Physiologie des Hypothalamus im Zusammenhang mit der Funktion der Hypophyse. Er führte den Nachweis, daß die Rückenmarkdurchschneidung beim Kaninchen die Auslösung der Ovulation durch elektrische Reizung des Hypothalamus hemmt.

Die klinische Forschung umfaßte in erster Linie die Keimdrüseninsuffizienz des Mannes. Er befaßte sich mit der Pathophysiologie und der Behandlung des adrogenitalen Syndroms. Zusammen mit C. Schirren beschrieb er die Bedeutung der Spermaplasmafruktose für die endokrine Hodenfunktion. Hervorzuheben sind seine Untersuchungen zusammen mit W. Lenz über die Ätiologie des Klinefelter-Syndroms. Später wandte er sich einer anderen Thematik zu, und zwar der Behandlung des metastasierenden Mammakarzinoms durch Veränderungen des endokrinen Systems.

1960 erschien die erste Auflage des zusammen mit Jores verfaßten Buches *Praktische Endokrinologie* im Thieme-Verlag. 1959 erhielt er den Martini-Preis, 1974 die Ludolf-Brauer-Medaille, 1979 den Wilhelm-Warner-Preis für Krebsforschung.

Quellen und Literatur

Nowakowski H: Persönliche Mitteilung, April 1991
Jores A, Nowakowski J (1960) Praktische Endokrinologie, 1. Aufl. Thieme, stuttgart (4. Aufl: 1976)
Nowakowski H, Lenz W (1961) Genetic aspects in male hypogonadism. Recent Prog Horm Res XVII:53–89
Frahm H (1992) In memoriam, Prof. Dr. med. Henryk Nowakowski. Endokrinologie-Informationen 16:228–229

Oberdisse, Carl

(geb. 18. 3. 1903 in Bochum)

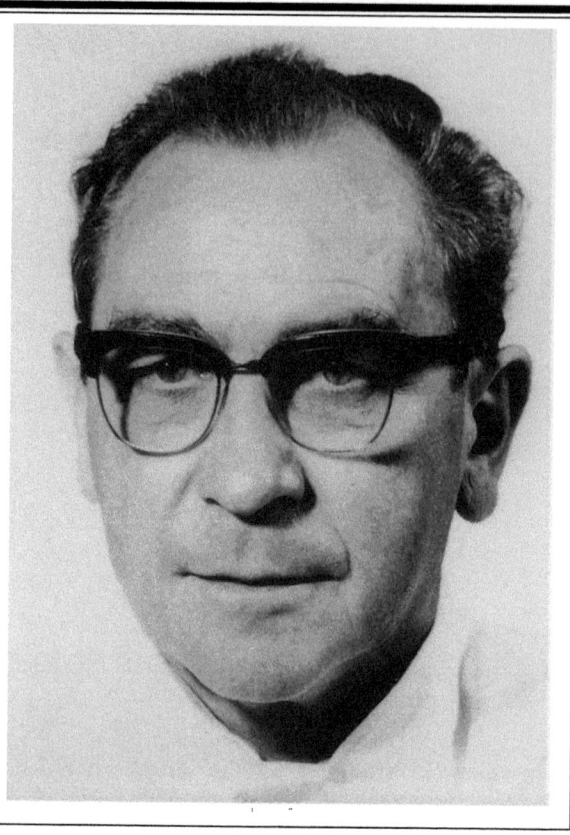

Oberdisse besuchte das Realgymnasium in Wanne-Eickel und studierte von 1922–1927 in Freiburg Medizin. Medizinalassistent war er 1927/28 im Städtischen Krankenhaus Friedrichshain in Berlin. Danach war er Assistent in der Psychiatrischen-Neurologischen Klinik der Charité bei Prof. Bonhöffer. Von 1930–1932 arbeitete er als Volontärarzt und Assistentarzt am Pharmakologischen Institut der Universität Berlin bei P. Trendelenburg. 1932 ging er an die Medizinische Universitätsklinik Würzburg zu E. Grafe, wo er sich 1935 habilitierte und 1942 zum außerplanmäßigen Professor ernannt wurde. 1947 war er Chefarzt und Ärztlicher Direktor am Knappschafts-Krankenhaus Bochum-Langendreer und von 1954–1956 Chefarzt der Medizinischen Klinik der Städtischen Krankenanstalten Wuppertal-Elberfeld. Von 1956–1971 war Oberdisse ordentlicher Professor für Innere Medizin und Direktor der 2. Medizinischen Klinik und Poliklinik der Universität Düsseldorf (vormals Medizinische Akademie), gleichzeitig Leiter des Institutes für Ernährungsberatung und Diätetik der Universität Düsseldorf. Einen Ruf auf den Lehrstuhl für Innere Medizin der Universität Göttingen 1962 lehnte er ab. Von 1965–1973 leitete er das Diabetes-Forschungsinstitut an der Universität Düsseldorf.

Oberdisse ist Mitglied zahlreicher Gesellschaften, Ehrenmitglied der Deutschen Gesellschaft für Innere Medizin sowie Mitglied der Deutschen Akademie der Naturforscher Leopoldina in Halle/S. Von 1963–1968 war Karl Oberdisse der zweite Präsident der Deutschen Gesellschaft für Endokrinologie als Nachfolger von A. Jores; Sekretär war zu dieser Zeit E. Klein.

Das wissenschaftliche Arbeitsgebiet von Oberdisse umfaßt den Diabetes mellitus, die Schilddrüsenerkrankungen sowie Stoffwechselkrankheiten und Ernährung.

An dieser Stelle soll die „Geschichte" des Diabetes kurz erwähnt werden.

1889 entdeckte **Oskar Minkowski** (1858–1931) zusammen mit **Joseph von Mering** (1849–1908) in Straßburg, daß eine Pankreatektomie zum Diabetes mellitus führt. Durch Implantation von Pankreasgewebe konnte die Zuckerkrankheit vorübergehend zum Verschwinden gebracht werden. Minkowski stammte aus Kovno in Litauen. Er arbeitete unter Naunyn zunächst in Königsberg, dann in Straßburg. 1900 bekam er einen Ruf nach Köln, 1905 nach Greifswald und 1909 nach Breslau. Er starb 1931 in Mecklenburg-Strelitz. Joseph Freiherr von Mering wurde in Köln geboren. Mit Emil Fischer war er an der Entdeckung der hypnotischen Aktivität von Barbital beteiligt. Nach seiner Straßburger Zeit war er Professor in Halle.

F. G. Banting und C. H. Best entdeckten 1921 das Insulin. **Sir Frederick Grant Banting** (1891–1941) wurde in Allsiston/Ontario geboren. Seine Ausbildung erhielt er in Toronto. In London/Ontario hatte er eine orthopädische Praxis und war Part-Time Demonstrator im Department of Physiology. 1921 ging er zu J. J. R. MacLeod ans Department of Physiologie in Toronto.

Charles Herbert Best (1899–1978) wurde als Sohn kanadischer Eltern in West Prembroke(ME geboren. Er studierte in Toronto, wo er 1921 in Biochemie und Physiologie graduierte. Er arbeitete mit Banting im gleichen Department. 1923 erhielt Banting zusammen mit John James Richard MacLeod (1876–1935) den Nobelpreis für die Isolierung von Insulin. Best wurde hierbei nicht berücksichtigt. Er arbeitete später im Labor von Sir Henry Dale in London. Von 1941–1946 war er Director of the medical research division of the Royal Canadian Navy. Nach dem Tod von Banting wurde er Director of the Banting and Best Department of Medical Research in the University of Toronto.

Die Strukturformel des Insulin wurde 1955 von Frederick Sanger (1918) in Cambridge/England aufgeklärt. 1958 erhielt er den Nobelpreis „für seine Arbeiten über die Struktur der Proteine, besonders des Insulin".

Quellen und Literatur

Oberdisse K: Brief vom 12. Juni 1991

Oberdisse K, Klein E, Reinwein D (1980) Die Krankheiten der Schilddrüse. Thieme, Stuttgart

Oberdisse K (1980) Handbuch der Inneren Medizin, Bd 7: Stoffwechselkrankheiten. Thieme, Stuttgart

Medvei VC (1982) A history of endocrinology. MTP Press, Lancaster

Odell, William D.

(born 11. 6. 1929 in Oakland/California)

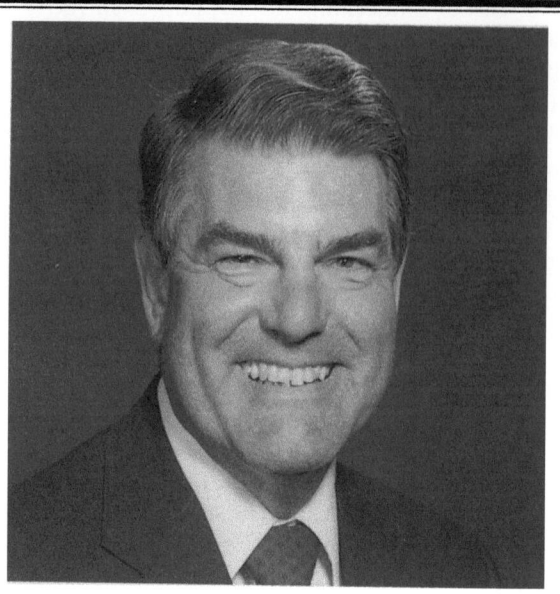

William Odell is appreciated worldwide for his remarkable range of abilities and accomplishments, covering research, education and training, patient care, and administrative leadership. Most of all, he is the perfect role model, esteemed as a clinician, as a physiological scientist, and as a person.

Professor Odell received his B.A. from the University of California at Berkeley, his M.D. from the University of Chicago, and his Ph.D. from George Washington University, the latter while he was working extremely productively at the NIH. His residency was at the University of Washington, culminating in the Chief residency. It is fitting that Prof. Odell received this year's Endocrine Society Award, which perpetuates the memory of his Chief, Robert Williams, a mentor whom he related to as a son to a father. He then spent the early 1960s at the NIH, first as Fellow and then as Senior Investigator. He learned endocrinology and science from Mort Lipsett, Griff Ross, and Roy Hertz, and he also honed his natural instinct for leadership.

He then moved back to the West Coast as Chief of Endocrinology at Harbor UCLA Medical Center (then Harbor General Hospital), where he developed, from scratch, one of the finest endocrine training programs in the country. Odell was organizer, recruiter (of Stan Korenman, Del Fisher, Ron Swerdloff, and George Bray, to name a few), driver, model, and inspiration. Since 1960 at the NIH he has never stopped doing research with his own hands, no matter what administrative burdens he has carried. In the 1960s at Harbor he was always in the laboratory, always available to advise, stimulate, nurture, encourage, and comfort a growing group of research fellows.

One way to recount the story of Prof. Odell's distinguished leadership in endocrinology is to list fellows who have worked directly under his tutelage, and who have become hosehold names in the field: at the NIH, Jack Wilber, Peter Kohler, and Phil Rayford; at Harbour, Ron Swerdloff, Pat Walsh (urology), Jerald Nelson, Glenn Howard Jacobs (UK), Glen Braunstein, Mark Molitch, John Marshall, Bob Rubin, David Heber, and many others. Even while chairing a large and growing Department of Medicine at Salt Lake City, he has continued to work directly with fellows. Reviewing this list, one concludes that a single super-motivator has given a crucial boost to a least eight of the leading contemporary figures in academic, clinical, and physiological endocrinology. In all, he has been directly responsible for the postdoctoral development of 52 research fellows, of whom all but 9 are in academic work.

He became Chairman of the Department of Medicine at Harbor in 1972 and that of the University of Utah in 1980. In these posts he has brought his leadership qualities to the parent field, internal medicine. Each of his departments has grown and prospered. Professor Odell's ability to inspire is not limited to endocrinology.

His research has been original, courageous, at the forefront, often surprising, and always well buttressed by findings. With Bob Utiger and Jack Wilber he developed the first RIA for TSH and, with others, the first RIAS for LH, FSH, and hCG. Later he added MSH and gastrin to his list. He used these RIAs (and, more recently, immunoradiometric assays) to expand our knowledge greatly – the MCR of the pituitary glycoproteins, their production rates, the hormonal correlates of the normal menstrual cycle, the signal system for the ovulatory surge of LH, the effect of oral contraceptives on the pituitary-gonadal axis, and the hormonal basis for the onset of puberty. All of these were elucidated by Odell and his colleagues. His RIA for TSH remained the standard method worldwide for well over 20 years.

His other area of continuous study has been the phenomenon of ectopic hormone production by cancers. His impressive body of work now has established that several hormones (e.g., hCG, and ACTH precursor, vasopressin, and calcitonin) are present in normal cells of many tissues and has led to the inference that hormone production by cancers is not ectopic but rather is the exaggeration of a property possessed by normal cells.

Wherever he has been, Odell has shown that the quadruple threat is still alive. He is a splendid teacher at all levels, starting with endocrine physiology for first-year medical students at UCLA and University of Utah, which he has taught continuously for 25 years. He is a superb clinical endocrinologist and, just as he is unwavering in research and teaching, he has never stopped being physician to a significant number of patients.

His personal qualities include extraordinary energy, unflagging enthusiasm, indestructible optimism, solid dedication to his art and science, sincere concern with the welfare of his faculty and trainees, constant warmth and friendliness, unquestionable integrity considerable generosity, sparkling creativity, and, despite all of this, a willingness to listen. Perhaps even more impressive is his equanimity, good humor, and the Odell smile. He has been happily married to his wife Margie for 41 years. Margie is a nurse practitioner with master's degree. They have five children: two sons are physicians, an internist and a pediatrician, one son is a stock broker, and one is a writer, and their daughter is a neonatal ICU nurse practitioner with master's degree. Professor Odell is an avid golfer. He jogs and has participated in many marathons. He is also an avid backpacker and fly fisherman.

References and Other Sources

Odell WD: Letter, December 16, 1991
Citation for the Robert H. Williams Distinguished Leadership Award to William D. Odell (1991) Mol Endocrinol 5:1194–1195
Odell WD, Wilber JF, Utiger RD (1967) Studies of thyrotropin physiology by means of radioimmunoassay. Recent Prog Horm Res 23:47–85
Odell WD, Swerdloff RS (1976) Etiologies of sexual maturation: a model system based on the sexually maturing rat. Recent Prog Horm Res 32:245–288
Odell WD (1979) The pituitary gland and its hormones – FSH and LH. In: De Groot LJ et al. (eds) Endocrinology, vol 1. Grune & Stratton, New York, pp 149–150, 151–152
Odell WD (1985) Humoral manifestations of cancer. In: Foster DW, Wilson JD (eds) Textbook of endocrinology, 7th edn. Saunders, Philadelphia, pp 1327–144
Odell WD (1989) Puberty. Saunders, Philadelphia, pp 1860–1872

Ogino, Kynsaku

(25. 3. 1882 Toyohashi – 1. 1. 1975 Niigata)

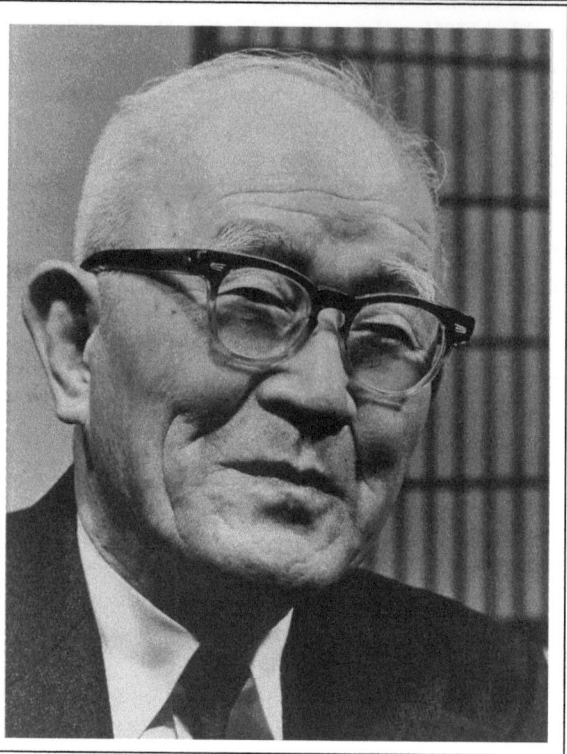

Ogino besuchte die High School in Tokyo und studierte Medizin an der Tokyo Imperial University. 1912 ging er an das Takeyama Hospital in Niigate, zunächst in die Gynäkologie, später in die Pathologie. 1925 habilitierte er sich mit einer Arbeit über das menschliche Corpus luteum.

Bereits 1928 veröffentliche er seine Arbeit *Histological studies on Corpora lutea, periode of ovulation, relation between corpora lutea and cyclic changes in uterine mucous membrane and the periode of fertilisation.* 1930 erschien im *Zentralblatt für Gynäkologie* die Arbeit *Ovulationstermin und Konzeptionsterminp.* Zu dieser Zeit war Ogino Chefarzt der Gynäkologischen Abteilung des Takeyama Hospitals zu Niigata. 1932 folgte, ebenfalls im *Zentralblatt für Gynäkologie*, seine Veröffentlichung *Über den Konzeptionstermin des Weibes und seine Anwendung in der Praxis.* Weiter sind zu erwähnen die erste Ausgabe von *Conception period of women* (1934) und sein Bericht in den Proceedings der 5. International Conference on Planned Parenthood, London 1955 *The ovulation and conception periods in women: their application for conception control.*

Zu seinen Zyklusbeobachtungen schreibt Ogino:

„Mein Material umfaßt 118 laparotomierte Fälle, davon waren in 81 Fällen die Menstruationszyklen ganz regelmäßig, 23 bis 35tägig, in den übrigen 37 Fällen unregelmäßig. Die ganz regelmäßigen Menstruationszyklen sind verhältnismäßig selten, innerhalb von 3 Jahren konnte ich nur 81 Fälle aus den vielen laparotomierten Fällen sammeln. Alle Fälle wurden von mir selbst operiert. Beide Ovarien wurden auf reife Follikel, gesprungene Follikel und auf Corpora lutea untersucht... 40 Corpora lutea untersuchte ich histologisch, ich teilte sie nach Robert Meyer in 3 Stadien ein. Uterusschleimhäute habe ich in 89 Fällen auf zyklische Umwandlung untersucht und kann damit den innigen Zusammenhang zwischen Corpus luteum und Schleimhaut bestätigen. Auf welche Zeitspanne verteilt sich der Ovulationstermin, wenn ich ihn wie bisherige Autoren es getan haben, vom Beginn der letzten Mensus an rechne?... Ich möchte mit dieser Tabelle nur darauf hinweisen, daß, sofern man den Ovulationstermin mit den Tagen nach Beginn der letzten Menses ausdrückt, das Resultat in weiter Strecke variieren kann, je nachdem der Menstruationszyklus des untersuchten Materials länger oder kürzer ist. Was ist wissenschaftlicher, den Ovulationstermin mit den Tagen nach Beginn der letzten Menses oder mit den Tagen vor der erwarteten Menses anzugeben.

Der Ovulationstermin ist derjenige 5tägige Zeitabschnitt, welcher zwischen dem 12.–16. Tag vor der erwarteten Menses liegt oder mit anderen Worten ist es so, daß die Menstruation, falls die Konzeption ausbleibt, am 13.–17. Tag nach der Ovulation auftritt. Diese Definition des Ovulationstermins ist unabhängig sowohl von der Länge als auch von der Unregelmäßigkeit des Menstruationszyklus. Es ist unrichtig, den Ovulationstermin mit den Tagen nach Beginn der letzten Menses auszudrücken" (Ogino, 1930).

In der Arbeit von 1932 erweiterte Ogino seine Beobachtungen anhand der individuellen Aufzeichnungen von Menstruationskalendern und Kohabitationsdaten auf insgesamt 14 Fälle. Ogino kommt bezüglich des Konzeptionstermins zu folgendem Schluß:

1. Der Konzeptionstermin des Weibes ist in der Regel derjenige 8tägige Zeitabschnitt, welcher zwischen 12. und 19. Tag vor der nächsten Menses liegt.
2. Innerhalb des Zeitabschnittes, welcher zwischen dem 20. und 24. Tag vor der nächsten Menses liegt, ist eine Konzeption selten möglich.
3. Während des 11tägigen Zeitabschnittes vor der nächsten Menses ist die Konzeption unmöglich.

Als praktische Anwendung empfiehlt er als Formel für den Konzeptionstermin: Beginn des Konzeptionstermins = 10 + (Minimalzyklus: 28 Tage). Ende des Konzeptionstermins = 17 + (Maximalzyklus: 28 Tage).

1955 publizierte Ogino in Japanisch die Temperaturkurve von 270 Zyklen, bei denen sich in über 80% zeigte, daß sie mit der von ihm angegebenen Regel übereinstimmen.

Ein kritischer Vergleich der Daten von Ogino und Knaus findet sich in der Monographie von C. G. Hartmann, *Science and the Safe Period* (1962). (s. auch bei Knaus und bei Döring)

Quellen und Literatur

Die Fotographie wurde von dem sehr berühmten japanischen Fotografen Ken Domon am 15. November 1967 (85 Jahre alt) aufgenommen.

Persönliche Unterlagen von Ogino wurden mir von Prof. Dr. Kumasaka, Dokkyo University zur Verfügung gestellt.

Ogino K (1928) Kopie eines handschriftlichen Vermerks. Jpn Med Words 8/6

Ogino K (1930) Ovulationstermin und Konzeptionstermin. Zentralbl Gynäkol 8:464–479

Ogino K (1932) Über den Konzeptionstermin des Weibes und seiner Anwendung in der Praxis. Zentralbl Gynäkol 12:721–732

Ogino K (1934) Conception period of women. Medicalarts, Harrisburg/PA

Hartmann CG (1962) Science and the safe period. Williams & Wilkins, Baltimore/MD

Palmer, Raoul

(29. 08. 1904 Paris – 5. 07. 1985 Paris)

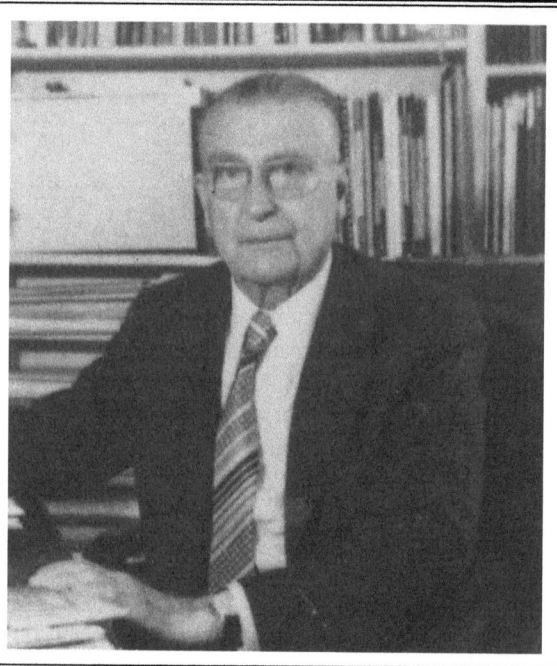

Raoul Palmers Eltern waren Schweden, die Anfang dieses Jahrhunderts nach Frankreich übersiedelten. Sie gehörten zur nordischen Intelligenz, die sehr liberal und positivistisch war. Seine Mutter, eine überzeugte Feministin, hat ihn allein großgezogen. Sie war beeinflußt durch Hegel und den dänischen Philosophen Brandes, dessen Werke sie übersetzte. Sie hat ihrem Sohn großen Respekt für literarische und wissenschaftliche Genauigkeit eingeschärft, der ihn sein Leben lang charakterisierte. Sie lehrte ihn auch, Vorurteile niemals zu akzeptieren. Das könnte seine mutige Haltung in seinem Kampf für Geburtenkontrolle, Schwangerschaftsabbruch und Sterilisation erklären.

Raoul Palmer hatte schon mit 20 Jahren ein Lizenziat der Botanik, Zoologie und Radioaktivität an der Universität Paris. Er sprach fließend 5 Sprachen und hatte eine unermeßliche Allgemeinbildung. Als Arzt arbeitete er zunächst in der experimentellen Chirurgie der Leber, aber schon 1934 bekam er bei Professor Proust, Bruder des Schriftstellers, der Chef der gynäkologischen Universitätsklinik zu Paris war, eine Abteilung zum Studium der Physiologie der Frau. Bis 1972, beinahe 40 Jahre lang, blieb er Chef dieser Abteilung in dem berühmten Krankenhaus Broca. Das alte Broca-Krankenhaus war damals ein Tempel der modernen Gynäkologie, wo viele hundert junge und ältere Gynäkologen seinem Unterricht beigewohnt haben. Während des Krieges, 1943, hat er dort unter sehr primitiven Umständen seine ersten Versuche in der Laparoskopie gemacht, und 1958 unternahm er die erste laparoskopische Oozytengewinnung, die erst 1961 publiziert wurde. Der Untersuchung und Behandlung des kinderlosen Ehepaares hat er sich seit dem Anfang seiner Karriere gewidmet. Er publizierte 1950 *La sterilité involontaire*, ein Buch von 496 Seiten, das in kurzer Zeit ausverkauft war. Schon 1938 studierte er den Einfluß der Sexualhormone auf die Basaltemperaturkurve. Sein Interesse galt der operativen Behandlung der Infertilität des Mannes sowie die der Uterusabnormalitäten, der Tubenverschlüsse und der Endokrinologie der Gonadotropine.

Im Jahre 1963 publizierte er *Les explorations fonctionnelles gynécologiques*. Seit 1959 hatte er verschiedene medizinische Filme hergestellt. Neben seiner Tätigkeit an der Universität besaß er auch eine große internationale Privatpraxis, deren Patienten ihm noch heute sehr zugetan sind.

1943 haben wir geheiratet. Auch ich bin Französin mit ausländischer Abstammung (mein Vater war holländischer Chirurg). Von 1943 bis zu seinem Tode war ich seine Assistentin, nicht nur als Ärztin, sondern auch als Mitarbeiterin bei seinen wissenschaftlichen Untersuchungen und Publikationen. (Brief Frau Palmers vom 6. April 1992)

Palmer selbst berichtete:

"This is a remake of a lecture given at Palermo on 18 Ocotober 1980 under the title "mon histoire de la Coelioscopie," trying to explain why, when, and how I made some important choices in the field of laparoscopy.

Laparoscopy was invented and performed on the dog by Kellin (from Dresden) in 1901, under the name of *Koelioskopie*. It was practiced on the human as soon as 1912 by Jacobaeus (from Stockholm) to study the lesions of the upper part of the abdomen and thereafter was used in this indication in Germany (Kalk 1928) and in California (Ruddock 1937, who called it peritoneoscopy). All of them used air for the artificial pneumoperotoneum. The application to gynecology began in a sporadic and peripheral way by Orndorf in Chicago in 1920, Anderson in New York in 1937, and Ruddock and Hope in Los Angeles in 1939, but none of them was able to obtain a complete view of the pelvic organs.

My first "coelioscopies" were performed in 1943, for the study of female sterility, especially to investigate the state of the fimbriae and ovaries, when salpingography showed occlusion of the proximal end of the tubes. I rapidly found that the previous authors who had tried to perform laparoscopies had not been able to study the pelvic organs completely because, even in the Trendelenburg position, these fall backwards unless one introduces an insufflation cannula into the uterus, which raises the fundus and adnexae and allows their complete study, including insufflation for the study of tubal patency. Another innovation was the use for the creation of the pneumoperitoneum, of carbone dioxide, injected under cymographic registration of the intraperitoneal pressure and the fixation of the 15 mm Hg limit for security.

In November 1945 we went to the United States and visited Decker, who showed us culdoscopy. However, no one among the gynecologists whom we visited had heard of laparoscopy. I bought Decker's culdoscope and Ruddock's peritoneoscope, both of 7 mm diameter, which allowed us to pass successively one and then the other through the same cannula. Because of some reluctance on the part of patients and nurses toward the knee-chest position, I applied culdoscopy in the lithotomy position, with some success, by pushing up the uterus with the insufflation cannula. However, the information was less complete, and endoscopic manôeuvers were excluded. I returned to abdominal coelioscopy, i.e. laparoscopy. The technique itself has not changed greatly since 1945. Ten years later, in 1954, at the annual meeting of the Society for the Study of Sterility in London I presented a series of 2000 laparoscopies, without serious accidents. I had also performed 30 laparoscopic adhesiolysis, with some pregnancies.

Laparoscopy became a practical method only when the illumination became 100 times more potent. This was first achieved in France with the Fourestier-Vulmiere instrumentation, using quartz rods for the transfer of light, and in 1955 I showed the first film (8 mm, color). This equipment was rather heavy and noisy, and the endoscopes had a diameter of 10 mm, buth the illumination was so good that I continued using it for nearly 10 years. Later, from Germany, there came the modern glass-fiber optics, made by Wolf and Storz, with diverse calibers and angulations.

In 1961, I published with Roger Klein the first case of per-laparoscopic collection of a human oocyte. We attempted to perform in vitro fertilization, but the cooperation of Moricard's laboratory ended after a few months, and the study was abandoned. In 1962 I published my technique of tubal sterilization by electrocoagulation and section of both tubal isthmi with a punch biopsy forceps of 7 mm diameter. Steptoe in 1967 proposed using the Palmer-Drill biopsy forceps.

The method was soon adopted by American gynecologists and led to the origin of the laparoscopic boom of the following decade, and the founding of the American Association of Gynecological Laparoscopists by Jordan Phillips. Thus, with trials and errors, we achieved some important steps in the study and treatment of sterility." (s. auch bei Frangenheim und bei Semm)

Quellen und Literatur

Palmer E: Brief vom 6. April 1992
Palmer R (1954) Gynecological coelioscopy as a applied to problems in Sterility. Soc. Anglaise de Stérilité – Londres 19 Juillet. Studies Steril 6 XIII:96 115
Klein R, Palmer R (1961) Technique de prelevement des ovules humains par ponction folliculaire sous coelioscopie. Société de Biologie, 28. Oct. 1961. CR Soc Biol (Paris) 10:1919–1921
Palmer R, Palmer E (1980) A laparoscopic itinery (1943–1982). Manuskript eines Vortrags in Palermo, 18. Oktober
Bismuth E (1945) La coelioscopie gynecologique. Thése, Paris
Philips, JM (1978) Endoscopy in Gynecology, Downey

Papanicolaou, George Nicolas

(13. 05. 1883 Coumi/Euboea –
19. 02. 1962 Miami/Florida)

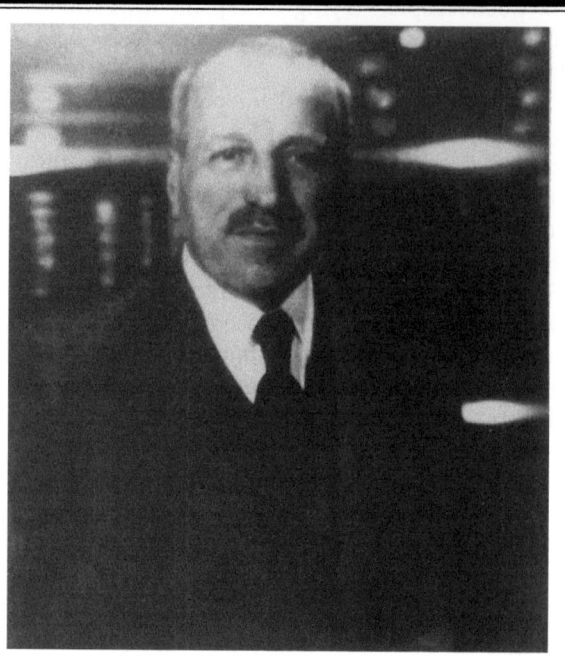

Papanicolaou wurde auf der griechischen Insel Euboea geboren. Nach dem Medizinstudium in Athen und München arbeitete er als Physiologe im ozeonographischen Institut von Monaco. Den Dr. phil. erwarb er mit einer Arbeit über *Experimentelle Untersuchungen über die Fortpflanzungsverhältnisse der Daphniden*. 1913 ging er in die Vereinigten Staaten und wurde Assistent im Department of Biology am New York Hospital und Assistent am Anatomischen Institut der Cornell University in New York.

Zusammen mit C. R. Stockard entwickelte er den Vaginalsmeartest zum Nachweis der Östrogenwirkung.

Charles Rupert Stockard (1879–1939) (s. Bild) war seit 1911 Professor für Anatomie am Cornell Medical College in New York. Papanicolaou setzte seine zytologische Technik ein, um den Ovarialzyklus zu studieren. Hierbei machte er seine Beobachtungen von Krebszellen im Abstrich von der Cervix uteri. Sein erster Bericht hierzu erschien 1928. 1943 publizierte er zusammen mit dem Gynäkologen H. F. Traut die Monographie *Diagnosis of the uterine cancer by vaginal smear*. Hierin wird eine Vielzahl physiologischer und pathologischer Zustände beschrieben, bei denen der Vaginalabstrich informative Befunde ergibt, z.B. Zykluskontrolle, Wochenbett, beim Abortgeschehen, bei der ektopischen Schwangerschaft, in der Menopause, der Amenorrhö, der Endometriumhyperplasie sowie vaginaler und zervikaler Infektionen und beim Cervix- und Corpuskarzinom.

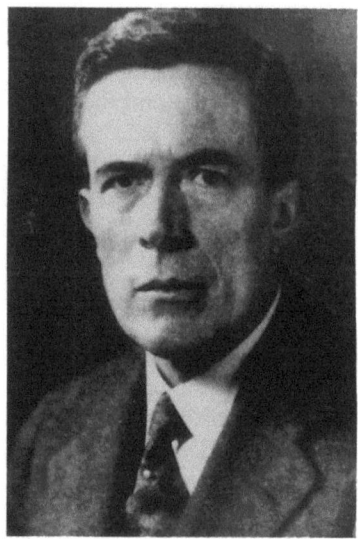

Die erste Veröffentlichung über die mikroskopische Untersuchung von Körperflüssigkeiten ist die von A. Donné von 1845. Eine Monographie über die Veränderungen im Vaginalsekret der Frau von F. A. Pouchet erschien 1847. Papanicolaou hat die historische Entwicklung beschrieben (1958).

Literatur

Stockard CR, Papanicolaou GN (1917) The existence of a typical oestrus cycle in the Guinea-pig – with a study of its histological and physiological changes. Am J Anat 22:225–283

Papanicolaou GN (1958) Historical development of cytology as a tool in clinical medicine and in cancer research. Acta Int Cancer 14:249

Donné A (1845) Coúrs de microscopie complementaire des etudes mediales anatomie unicroscopiqúe et physiologie des flúides de L'economic. Baillière, Paris

Pouchet FA (1847) Théorie positive de l'ovulation spontanée et de la fécoudation des mammitéres et de l'especée húmaine. Baillière, Paris

Soost HJ (1990) In: Gynäkologische Zytodiagnostik. Thieme, Stuttgart New York

Speert H (1958) G. Papanicolao, W. Schiller and Uterine cancer detection. In Obstetric and gynecologic milestones. McMillen, New York

Papkoff, Harold

(born 11. 06. 1925, in San Jose/California)

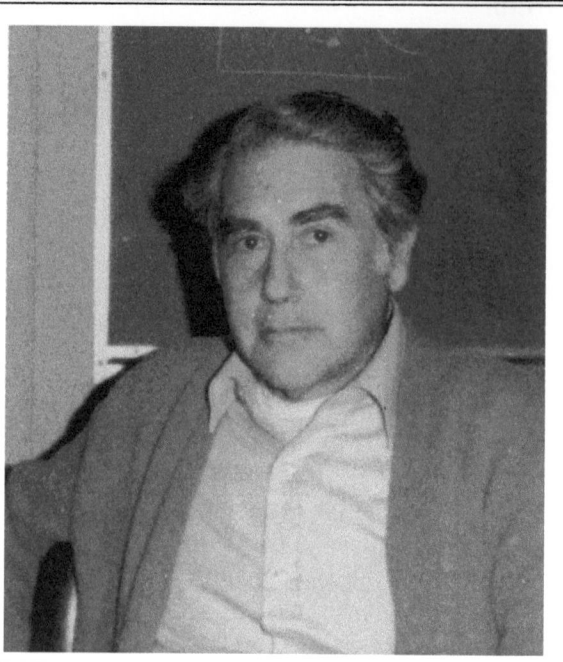

I am sorry that I cannot provide you with a personal biography – it is not my manner. You may refer to the citations for a couple of awards I received in the past (January 1992).

Harold Papkoff is a rare avis of his generation, a native Californian, born in what had been the first pueblo and later the first state capital of California, San Jose. At the end of World War II he worked his way north past the saltponds on the east side of San Francisco Bay to attend the University of California at Berkeley, where he earned a baccalaureate in biochemistry in 1950. He then went to the laboratory of Prof. Choh Hao Li, and worked for 3 years as his laboratory assistant. Li was born in Canton, China, in 1913 and later immigrated to the United States. In 1950 Li had become Director of the Hormone Research Laboratory in Berkeley and San Francisco. Papkoff found his work with Li to be exciting, and in 1953 he made a formal application to work for the Ph. D. under Professor Li. He was awarded the degree in 1957, having submitted a thesis describing biochemical studies on sheep and humpback whale growth hormones (the latter was purified from pituitaries of whales harpooned by whalers sailing from the last whaling station in the United States, at Point Richmond, near Berkeley). (s. also Li)

After receiving his degree, Dr. Papkoff stayed on at the Hormone Research Laboratory as a research biochemist, continuing to work on the growth hormones. In 1961 he was awarded a special fellowship of the USPHS and spent the next year working on the nature of the carbohydrates in egg white glycoproteins in the laboratory of Prof. A. Neuberger at St. Mary's Hospital Medical School of London.

Professor Papkoff describes his career as follows:

"Upon my return to Berkeley it seemed sensible to perform similar studies on oLH (or interstitial call stimulating hormone as it was called in Li's laboratory). I was appalled, however, at the few milligrams of oLH that Dr. Li gave me for a year's study, as I had been accustomed to working with gram quantities of the egg white proteins. Using proteolytic digestions, gel filtration, and some semiquantitative carbohydrate analyses, I was able to publish a note in 1963 in *Biochimica et Biophysica Acta* and prepare an abstract for the 1964 Endocrine Society Meeting which concluded that there ware two carbohydrate moieties associated with oLH.

It was during this period that perhaps the most important observation relating to the chemistry of oLH and subsequently the other glycoprotein hormones was made by Li and his research assistant at that time, Barbara Starman. When they examined oLH in strongly acid solutions (ph 1.3). They were surprised to find that the molecular weight was no longer 30000 as in neutral solutions but about 10000. The article appeared in an issue of *Nature* in 1964, in which determination of the "monomer" molecular weight of oICSH(LH) was described. Darell Ward confirmed the observation and postulated in 1966 that the "monomer" chains of oLH ware not identical.

If oLH is a monomer of 15000 dalton it would have a lysine and arginine content such that one would expect to observe a maximum of about 12 tryptic peptides. Over twice that number was observed, suggesting that the units ware different but each of about the same molecular weight. Additionally, I found that performic acid oxidized preparations of oLH ware partially insoluble at pH 4.0, and that the two fractions have very different amino acid compositions. Such materials, however, while useful for chemical studies, cannot be employed for biological work, and I decided to look for a means of obtaining intact subunits.

I opted for countercurrent distribution (CCD) because Prof. Li's laboratory had previously made extensive use of the technique in studies on MSH, ACTH, and PRL. I had used it as well a few years earlier in the purification of porcine GH. Most of the dozen or more organic alcohol-water systems that we tried were complete failures in that none of the LH would distribute into the organic phase. One system, however, showed a glimmer of promise. This consisted of 40% ammonium sulfate solution and ethanol and had been tried unsuccessfully by Denis Gospodarowicz a couple of years previously when he worked with me in developing new purification methods for oLH and FSH. By trial and error the system was modified by the addition of dichloroacetic acid to provide an acidic dissociating environment and the introduction of n-propanol in addition to the ethanol as it increased solubility in the organic phase. A limited test of a few transfers with a few milligrams of LH showed great promise, and we were ready to try a scaled up experiment with a larger quantity of LH.

However, it was now late in 1966 and we had to suspend our research activity in Berkeley to prepare for our move to San Francisco. December was spent packing, and January 1967 moving and unpacking. As with all such moves the new laboratory was chaos. At the beginning of February, with a minimum of functional equipment, we reinitiated our CCD studies of oLH. Our first experiment, which involved 10–20 mg LH and only nine transfers, was a spectacular success. The LH had distributed itself into two nearly equal fractions, one of which had a very low partition coefficient and was found mainly in the initial aqueous phases, and one which had a very high partition coefficient which had distributed into the organic phases at the end of the train. We soon had two fractions (called C-I and C-II at that time) which were chemically and electrophoretically different, each of minimal biological activity (about 7% that of intact oLH), and upon mixing and incubating together, a significant regeneration of activity (about 20%) occurred. Indeed, we had separated and isolated the subunits of oLH! By early May 1967, Dr. T. S. A. Samy (now at University of Miami School of Medicine) and I submitted a short paper on the preparation and characterization of the subunits of oLH to a well-known weekly scientific journal in the United States. Needless to say, it was rejected, but, happily, was published in another journal several months later. Earlier in the year Marian Jutisz and his colleagues in Paris published studies in *Biochemical and Biophysical Research Communications* on the dissociation of oLH in concentrated urea solutions.

Some of the elegant and now classic studies of John G. Pierce on the chemistry of bovine TSH are necessary to complete this story. While all of the above was taking place, Pierce had decided to ignore the polymorphism of his TSH preparations and proceed with a major effort of determining its amino acid sequence. Despite the convincing evidence of subunits in oLH, similar experiments, including CCD, did not provide such evidence for TSH. On the other hand, he found that the amino acid sequences of two of the three glycopeptides of TSH ware identical to those of oLH reported by Darrell Ward at the Third International Congress of Endocrinology in 1968, suggesting a close similarity to oLH. The big breakthrough came from a serendiptitious set of conditions which, according to Pierce in his Eli Lilly Lecture in 1971, "allowed the subunits of TSH to more or less fall into our laps." Pierce had found that if TSH is incubated in 1 M propionic acid, lyophilized, and then gel filtered on a column of Sephadex G100 in ammonium bicarbonate, three peaks ware eluted, which proved to be undissociated TSH, TSH-α, and TSH-β. We later found the same procedure to be applicable to preparing subunits from ovine FSH. Pierce's progress was now rapid. In comparing the TSH subunits with those of bovine LH prepared by CCD, he showed that one of them (α) was common and interchangeable with respect to generating biological activity, and that their tryptic peptides ware identical. Thus, all of the essential elements of the subunit nature of the glycoprotein hormones had been demonstrated within 4 years after the separation and isolation of the oLH subunits in 1967.

The reader may be interested in the origin of the α–β nomenclature for the subunits of the glycoprotein hormones. It was clear by early 1970 that we were headed for a good deal of confusion as already a half dozen investigators were using various designations for subunits of a particular species of gloprotein hormone. Pierce and I must have been very concerned by this because we sent a joint letter dated 13 August, 1970 to about 30 investigators in the field throughout the world proposing the α-β nomenclature."

During the past 5 years Dr. Papkoff's interests have largely shifted to purification of pituitary hormones of submammalian species. With his collaborators Paul Licht in zoology, Ted Hyashida in anatomy, and his colleague Susan Farmer and others, the purification of gonadotropins of birds, reptiles, amphibia, and teleosts, of growth hormones of birds, reptiles, and amphibians, and of a teleost prolactin have all been accomplished, their biological effects thoroughly examined, and their immunochemical relationships studies.

Since 1952 he has published 124 original papers, reviews and abstracts. He has also found time to serve on the editorial board of *Biology of Reproduction*, to be a member of the Review Group of the Contraceptive Development Branch of NICHHD, the Gonadotropin Subcommittee and the Medical Advisory Board of the National Pituitary Agency, the Program Committee of the Laurentian Hormone Conference, and to be Chairman of the Gonadotropin Committee for the Ford Foundation Review of Reproductive Biology Support. He has also most generously supplied a large number of investigators, who have written to him, with those highly purified gonadotropins that he has worked so hard to obtain.

References and Other Sources

Papkoff H: Letter, 23. January 1992

Papkoff H, Li CH (1958) The isolation and characterization of growth hormone from anterior lobes of whale pituitaries. J Biol Chem 231:367, 377

Papkoff H (1966) Glycoproteins with biological activity. In: Gottschalk A (ed) Glycoproteins, their composition, structure and function. Elsevier, Amsterdam, pp 532–557

Papkoff H, Sairam MR, Farmer SW, Li CH (1973) Studies on the structure and function of interstitial cell-stimulating hormone. Recent Prog Horm Res 29:563–590

Sairam MR, Papkoff H (1974) Chemistry of pituitary gonadotropins. In: Knobil E, Sawyer WH (eds) Handbook of physiology, Sec 7, vol 4, part 2. Am Physiol Soc, Washington/DC, pp 111–131

Papkoff H (1991) Remembrance: Glycoprotein hormones were always composed of subunits–we just had to find out the hard way. Endocrinology 129:579–581

Citation for the Ayerst Award for Distinguished Service in Endocrinology of The Endocrine Society for 1978 to Harold Papkoff, Ph. D. Darell N Ward, Ph. D. (1978) Endocrinology 103:320–321

Paulsen, Charles Alvin

(born 3. 5. 1924 in Portland/Oregon)

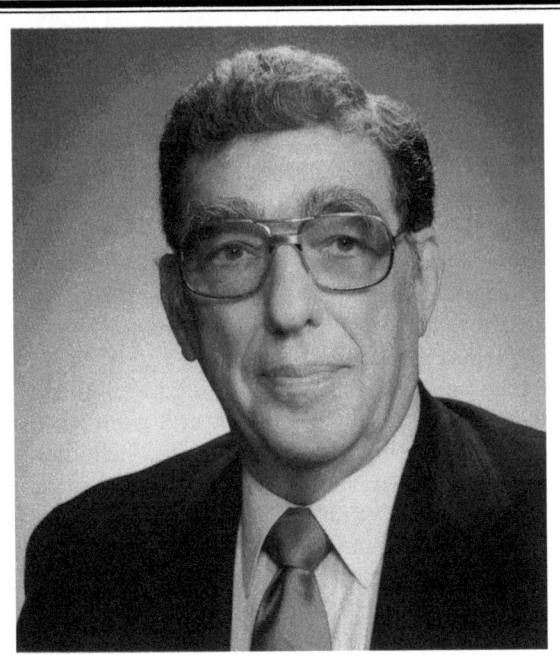

My father owned a drug store in Portland, Oregon, and I used to work there after school and full-time some of the summers. Naturally, I came into contact with many physicians who were customers of the store. I had always admired them and considered that this would be a good profession, where I would be in a position to help people. Also, one of the customers of the store was Professor and Chairman of the Department of Pathology at University of Oregon Medical School, and for as long as I can remember when I was working there, he always inquired of my father and of me as to when I was going to "come up on the hill" (where the Medical School is located) and study medicine. When I graduated from high school and went to college, I had every intention of taking a premedical course.

World War II came, and following "boot" I was fortunate enough to be assigned as a Pharmacist's Mate in the Navy Hospital Corps. There I worked with nurses and physicians, who reinforced my desire to become a physician myself. Following Pharmacist Mate's school, I was transferred to a Naval Supply Depot where my job was to oversee the hospital supplies coming into the depot and to work along with the civilian help loading supplies onto railroad cars for transport to whatever port was their destination. During that time one of the officers arranged for me to take a test by which I then qualified for college premedical studies under the auspices of the Navy. I was sent to Westminster College in Fulton, Missouri, and there I met many bright students from all over the United States. My roommate at the time, incidentally, was Tom Starzl, who later went on to fame as one of the foremost pioneers in the field of organ transplantation. Being exposed to one of his intellect changed me from a semiserious student to a more serious student. As the War was winding down, I was transferred to a traditional officers' training program at Northwestern University, where I remained until my discharge following the end of the War.

I completed my premedical training at the University of Oregon, in Eugene, Oregon, and was a accepted into medical school. I had really no idea of going into research work, but during April of my sophomore year I was in the histology laboratory one afternoon when Bill Maddock asked me to come and talk with him, Ed Jungck, and Carl Heller. They asked me if I would like to work with them in the field of endocrinology. Since Bill Maddock and Ed Jungck were graduating and going on to their internships, Dr. Heller was interested in hiring two medical students to conduct the bioassay of gonadotropins and assist in the research work that he was conducting on the male reproductive system. This sounded interesting, and they said they would pay me $ 75 a month. I would extend my four years of medical school to five, reducing my academic load by one-third during the year and working full-time in the laboratory during each summer. I went to the laboratory the next Friday, when they performed the bioassay, using immature Sprague-Dawley female rats. We killed the animals and weighed the ovaries and the uteri to measure the gonadotropin potency of the urine extract that they had received during the week. This assay was measuring both FSH and LH and was not a specific FSH or LH assay. The work intrigued me, and I said, "Well, I'd like to do this, provided I would have time off in the summer for my honeymoon," because I was engaged at that time to be married in August. They said that they could give me two weeks off, and so it was agreed, and I proceeded to work. At that time another student by the name of Glenn Mortimore also joined Dr. Heller, and we worked together processing the urine, using collodion filters and pressure containers to force the urine through; the urine extract was then collected on the Collodion filters, then precipitated with alcohol and ether through several centrifugations.

In addition, every Saturday Mortimore and I took turns working in the laboratory in Dr. Heller's private office in downtown Portland, examining the seminal fluid, doing sperm counts and recording the results, since Dr. Heller's main practice at that time was in infertility. We also had an opportunity to review the testis biopsy specimen slides that were obtained on the patients whom Dr. Heller was following. He encouraged us to assist him in the testicular biopsy procedure. The specimens were put into fixative and transmitted to Warren Nelson, who was collaborating with Dr. Heller. Nelson was Head of Anatomy at the State University of Iowa in Iowa City. After these specimens were processed, the stained slides were sent back to us with Dr. Nelson's report, and Mortimore, Heller and I reviewed them evenings, developed some concepts about testicular histology, and tried to categorize them into groups that would be amenable to treatment or at least to some definitive diagnosis. We thus had an opportunity to see individuals with primary testicular disease, with Klinefelter's syndrome, and with pituitary disease, both aquired and prepuberal, the latter being the so-called hypogonadotropic eunuchoid, of which Kallman's syndrome is a part.

I had an opportunity to study the results of testosterone suppression in men with primary testicular disorders and in my junior year presented a paper at a regional medical meeting, which was really an exciting experience for me. Dr. Heller was very demanding, and I was able to learn the proper way (according to him, and later realized that it is indeed the proper way) to deliver a paper: not to read it but to know precisely what you are going to say, and make it appear spontaneous and stimulating. Then I was encouraged in my senior year to submit an abstract to the American Endocrine Society in Chicago. My abstract was approved, and I presented it the morning of the first day of the meeting. I was very nervous, but apparently I did a reasonably good job, for there was considerable discussion during the question period, which indicated that the audience was interested in the material that we presented. I should comment as a corollary to the three years that I worked as a predoctoral fellow with Dr. Heller that he encouraged us to meet individuals who were in the field and he required us to introduce ourselves and ask questions of these investigators whom we knew by name from the literature. Also, we were encouraged to go to social events to meet such individuals on an informal basis. I can recall one time during my first year going to the national Endocrine meeting in San Francisco and the night before sitting over a beer with Prof. C. N. H. Long, who was an idol of mine in the area of pituitary physiology. In talking about scientific matters I am sure I was naive, but Prof. Long was very kind and considerate. This type of encounter is very stimulating to young medical students or predoctoral students and further stimulated us in doing our work. Warren Nelson was a similar type and encouraged us many times to interact, and he introduced us to his peers. I must say that those three years of experience crystallized my life goals in terms of investigative work.

I went to Detroit for my internship because Bill Maddock had gone there and then stayed on in the faculty, and he asked me to come there and join him on a postdoctoral fellowship following my internship. This I did, and we had a very stimulating period together. Bill Maddock had a very inquiring mind, and he further heightened my desire to excel in the field of endocrinology. He encouraged me to study the function of the postmenopausal ovary, and I did this by interviewing women at a cancer detection clinic in Detroit, asking them to be kind enough to collect urine. These were women who were not on estrogen treatment. I submitted an abstract and was asked to present my work at a meeting that Dr. Ed Henderson was organizing for the Geriatric Society in New York City. I presented our studies and had the opportunity to meet various investigators from other universities. Following my presentation, during a recess, a very striking woman came up and introduced herself and wanted to find out more about what I was doing and also about the menopause. It happened that she was the ex-wife of Otto Preminger, the Hollywood director. She had become somewhat disenchanted with life in Hollywood, and after her separation and subsequent divorce she decided that she wanted to do something that she considered important in life. She went to Africa to help Albert Schweitzer do his work, and she was in New York City trying to raise funds for his hospital. It was really very interesting to talk to someone like her who had very sincere goals in her life and to hear her talk of her activities with Dr. Schweitzer and of his work.

The Korean War began, and I was called back into the Navy; and for 15 months I was stationed in Charleston, South Carolina, and served as a medical officer at the Naval Hospital there. This gave my family and me an opportunity to relax after the rigors of internship and a fairly active postdoctoral fellowship. Then I went back to the West Coast after two more years in Detroit following discharge from the Navy; and Bob Williams, who was Chairman of Medicine and Chief of Endocrinology at the University of Washington School of Medicine, offered me a part-time job at the University. This I accepted and in addition worked part time in private practice and also was carrying out research. At this time we were investigating areas of male reproduction and having an opportunity to go to national and international meetings, encountering a variety of scientists.

Then in 1972 another turning point occurred when Dr. Kessler, who was in charge at the time, asked me to become an advisor to the World Health Organization Human Reproduction Program. For the next 15 years we worked on a variety of things, traveling to various countries, carrying out site visits, and meeting eminent scientists throughout the world. This was a tremendously exciting period. This did mean a drain on my family, however, and I was very fortunate to have an understanding wife.

Near the end of this period I was asked to be on the scientific advisory group for Dr. Nieschlag's clinical research unit at Munster. Again, I had an opportunity to interact with his colleagues and also fellow members of the advisory board (R. Short and G. Bettendorf). This continued to be very stimulating. I believe that throughout the years the opportunity for a wide scope of interaction certainly was very useful in enabling me to avoid parochial attitudes and maintain a wide understanding of the field in which I was engaged.

Throughout the years I have had some excellent postdoctoral fellows working with me who really stimulated me and enriched our program. The culmination of some of our activities occurred in 1988 in Seattle during the American Endocrine Society meeting. Some of my former fellows arranged a celebration following that meeting, and the majority of the 44 postdoctoral fellows who have passed through our program were there. My wife and I had a most enjoyable evening that was captured on video tape, and I treasure those memories very much."

Dr. Paulsen has been Professor of Medicine at the University of Washington School of Medicine since 1970, Chief of Endocrinology at the USPHS Hospital Pacific Medical Center since 1961, and was Director of the Population Center for Research in Reproduction at the University of Washington from 1979 to 1988.

References and Other Sources

Paulsen CA: Letter, February 1992
Paulsen CA (ed) (1965) Estrogen assays in clinical medicine. University of Washington Press, Seattle/WA
Rosemberg E, Paulsen CA (eds) (1970) The human testis. Plenum, New York
Mastroianni L, Paulsen CA (eds) (1986) Aging reproduction and the climacteric. Plenum, New York

Peters, Hannah

(born 20. 3. 1911 in Berlin/Germany)

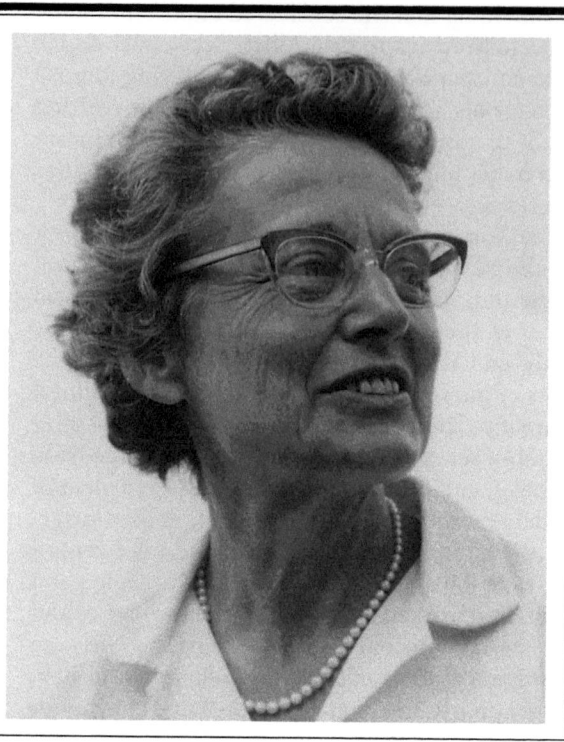

Dr. Peters began to study medicine in 1930 in Frankfurt, Munich, and Freiburg, Germany, continued in Padua, Italy (1933–1934), and completed study at the Long Island College of Medicine, Brooklyn, N.Y. (now the Medical College of the University of Upstate New York), where she received the M.D. degree in 1937. During the year 1934/1935 she did research work with Dr. A. M. Pappenheimer, Department of Pathology, Columbia University, New York, which she continued during the last two years of medical school in the Department of Pathology (Dr. Jean Oliver), Long Island College of Medicine. After graduation Dr. Peters spent a year with Dr. Thomas Addis, Department of Medicine, Stanford University, San Francisco, California.

Dr. Peters started medical work in gynecology and obstetrics in a hospital that cared for the large group of women working in the California shipyards during World War II. After the War she went to Rochester, N.Y., where she built up the cytology laboratory of the university hospital (Strong Memorial Hospital) concerned with early cancer diagnosis and cell changes after hormone therapy.

From there the road led to Bombay for 7 years. Setting up and working in family planning clinics as well as work in the cytology laboratory of the cancer hospital (Tata Memorial Hospital) gave her the opportunity to study some aspects of physiology of reproduction in Indian women (age of menarche; the postpartum onset of ovulation in lactating women) and to investigate cytological changes in the cervix and endometrium during normal and abnormal menstrual cycles.

In 1958 Dr. Peters moved to Copenhagen, where she was given the opportunity at the Finsen laboratory, Finsen Institute, to investigate experimentally some problems in reproductive physiology. She began to investigate the effect of small doses of radiation given to infant mice at different ages on the subsequent development of their ovaries. The changes were marked and also influenced the subsequent reproductive performance of the animals, varying from impaired to total sterility. The main target of the radiation were the oocytes. The question arose as to when DNA synthesis in the oocyte takes place. Autoradiographic studies showed that DNA synthesis of the oocyte occurs only in the last premeiotic interphase, whether this lies in the embryonic or neonatal period, and at no other time thereafter. Little was known about the development of ovaries during infancy, as it was believed that the ovary is a "quiet" organ during this period; however, the question had to be asked of how the ovary changes from a fairly simple organ at birth to a highly differentiated one at the onset of maturity. Studies revealed that the ovary in childhood is not a quiet organ, but that follicular growth and degeneration occurs at all ages, also in infancy, and that once a follicle begins growth, it continues until it degenerates or ovulates.

During the later period of her research Dr. Peters extended the work to include the study of the human ovary in health and disease and the effects certain drugs and radiation administered during childhood have on the later status of the ovary.

In 1969 she convened the first Workshop on the Development and Function of the Reproductive Organs. These workshops still bring together young scientists every third year. Apart from membership in various professional societies she was elected honorary member of the European Society of Human Reproduction and Embryology in 1989. Dr. Peters retired from research work in 1980.

References and Other Sources

Peters H: Letter 29. 05. 1993
Peters H, Levy E, Crone M (1962) Deoxyribonucleic acid synthesis in oocytes of mouse embryos. Nature 195:915
Peters H, Levy E (1966) Cell dynamics of the ovarian cycle. J Reprod Fertil 11:227
Peters H (1969) The effect of radiation in early life on the morphology and reproductive function of the mouse ovary. Adv Reprod Physiol 4:149
Peters H (1970) Migration of gonocytes into the mammalian gonad and their differentiation. Philos Trans R Soc Lond Biol 259:91
Peters H (1973) The development and maturation of the ovary and its function. Exerpta Medica, Amsterdam
Peters H (1975) Follicular growth: The basic event in the mouse and human ovary. J Reprod Fertil 45:559
Peters H (1976) The normal development of the ovary in childhood. Acta Endocrinol 82:617
Peters H (1978) Follicular growth in fetal and prepubertal ovaries of humans and other primates. In: Ross GT, Lipsett MB (eds) Gynecological endocrinology: Ovarian growth, development and function in humans and other primates. Saunders, Philadelphia (Clinics in endocrinology and metabolism, vol 7, p 469)
Peters H (1978) Folliculogenesis in mammals. In: Jones RE (ed) The vertebrate ovary. Plenum, New York, p 121
Peters H (1979) The human ovary in childhood and early maturity. Eur J Obstet Gynecol Reprod Biol 9:137
Peters H, McNatty KP (1980) The ovary. Granada, London Toronto Syndney New York; Univ of California Press, Berkeley Los Angeles
Byskov AG, Peters H (1981) Development and function of reproductive organs. Exerpta Medica, Amsterdam
Peters H (1992) Written for the abstracts of the Annual Meeting of the Society for the Study of Fertility at the occasion of the Marshall Medal. Glasgow

Pfannenstiel, Hermann Johannes

(28. 6. 1862 Berlin – 3. 7. 1909 Kiel)

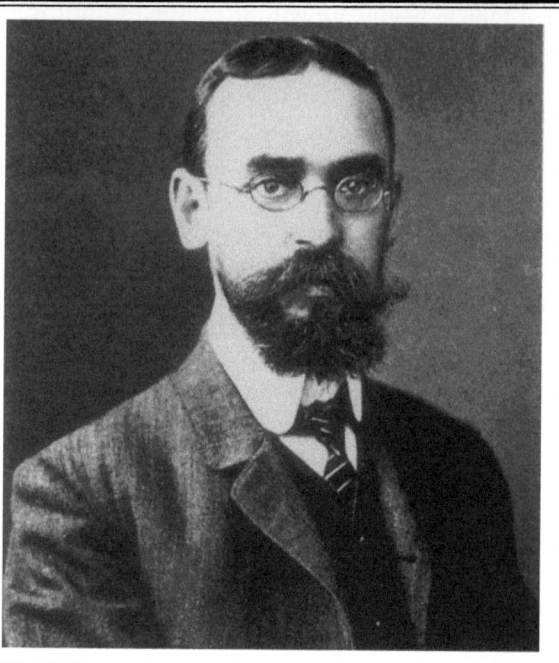

Pfannenstiel wurde als Sohn des königlichen Bankassessors Hermann Pfannenstiel geboren. Er besuchte das Gymnasium in Berlin und studierte auch dort. Seine Ausbildung absolvierte er in Berlin, Posen und Breslau. 1887 wurde er Assistent bei H. Fritsch an der Breslauer Universitäts-Frauenklinik. 1896 übernahm Pfannenstiel die Leitung der gynäkologischen Abteilung des Krankenhauses der Elisabethinerinnen in Breslau. 1902 erhielt er den Ruf auf den Lehrstuhl für Geburtshilfe und Gynäkologie an die Universität Gießen. 1907 wurde er nach Kiel als Nachfolger von Richard Werth berufen. Zusammen mit K. Staude gründete er am 8. Mai 1909 in Hamburg die Nodwestdeutsche Gesellschaft für Gynäkologie.

Pfannenstiels Hauptarbeitsgebiet waren die Tumoren der weiblichen Genitalorgane, und sein Name ist verbunden mit dem suprasymphysären Querschnitt zur Eröffnung der Bauchhöhle. Nachdem sein Vorgänger Werth als erster die Schichtnaht eingeführt hatte und damit die operativen Ergebnisse sowohl in funktioneller als auch in ästhetischer Hinsicht beeinflußte, entwickelte Pfannenstiel in Fortsetzung dieser ästhetischen Überlegungen den Aponeurosenquerschnitt zur Eröffnung der weiblichen Leibeshöhle mit dem schichtweisen Wiederverschluß der Bauchdecken in 4 Etagen.

Er starb im Alter von nur 47 Jahren an einer Sepsis, die er sich durch einen Nadelstich in den Finger während der Operation eines Pyovars zugezogen hatte.

Literatur

Dietel H (1975) Carl Staude und Johannes Pfannenstiel. Sie begründeten die Nordwestdeutsche Gesellschaft für Gynäkologie. Frauenarzt 16:302–306

Semm K, Wiechert-von Hassel M (1985) Der Pfannenstiel Querschnitt. Universitäts-Frauenklinik, Kiel

Speert H (1958) Johannes Pfannenstiel and the Pfannenstiel incision. In: Obstetric and gynecologic milestones. Macmillan, New York

Pflüger, Eduard Friedrich Wilhelm

(7. 6. 1829 Hanau – 16. 3. 1910 Bonn)

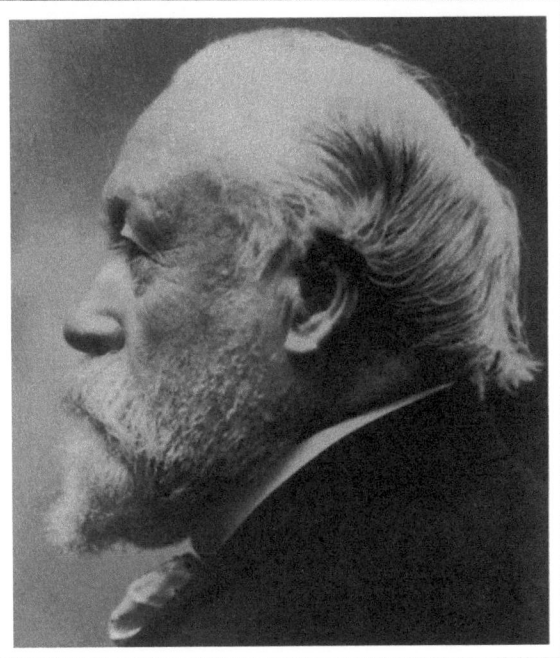

Pflüger studierte Medizin zunächst in Marburg und dann in Berlin, wo er Schüler von J. Müller und E. du Buis-Reymond war. 1858 habilitierte er sich mit einer Arbeit über Elektrophysiologische Studien. 1 Jahr später wurde er Nachfolger von Helmholtz als Ordinarius für Physiologie in Bonn. Hier begann er mit histologischen Untersuchungen zur Embryonalentwicklung der Ovarien. 1865 veröffentlichte er eine 11seitige Arbeit mit dem Titel *Über die Bedeutung und Ursache der Menstruation*. Pflüger postulierte, daß ein von den Ovarien ausgehender Nervenreflex über ein Zentrum im Rückenmark etwa gleichzeitig die uterine Blutung und die Ovulation auslöse. Die Bedeutung der Menstruation sah Pflüger in der Öffnung und Umgestaltung des Endometriums und damit des Vorhandenseins eines Wundbettes für die Implantation des Embryos. Er verglich dies mit dem Gärtner, der einen Inokulationsschnitt vornimmt, wenn er einen Zweig aufpropfen will oder dem Chirurgen, der Wundränder anfrischt, um eine bessere Verwachsung zu erzielen. Pflügers Theorie wurde bald zur allgemeinen Lehrmeinung. Er nahm an, daß durch das Follikelwachstum die Ovarialnerven gereizt würden. Wenn die Summe der Reize einen gewissen Grad erreicht habe, erfolge im Menstrualzentrum des Rückenmarks ein Reflexausschlag. Dieser bewirke eine Hyperämie in Ovar und Uterus und damit Ovulation und Blutung.

Erst 1901 wurde Pflügers Hypothese durch den Wiener Gynäkologen Joseph Halban experimentell widerlegt (s. Beitrag Halban)

Literatur

Pflüger E (1865) Über die Bedeutung und Ursache der Menstruation. In: Pflüger EFW (Hrsg) Untersuchungen aus dem physiologischen Laboratorium zu Bonn. Berlin, S 53–63, 59–66

Halban J (1901) Ovarium und Menstruation. Eine experimentelle Studie. S B Kaiserl Akad Wiss Math Naturwiss Classe 110, Abt III, S 619–624

Schneckenburger S (1979) Die Rezeption der Pflügerschen Menstruationstheorie zwischen 1865 und 1880. Med. Dissertation, Universität Erlangen-Nürnberg, S 40–61

Simmer HH (1981) Innere Sekretion der Ovarien als Ursache der Menstruation. Halbans Falsifikation der Pflügerschen Hypothese. Festschrift für Erna Lesky zum 70. Geburtstag. Hollinek, Wien

Philipp, Ernst

(22. 10. 1893 Münsterberg/Schlesien –
24. 12. 1961 Kiel)

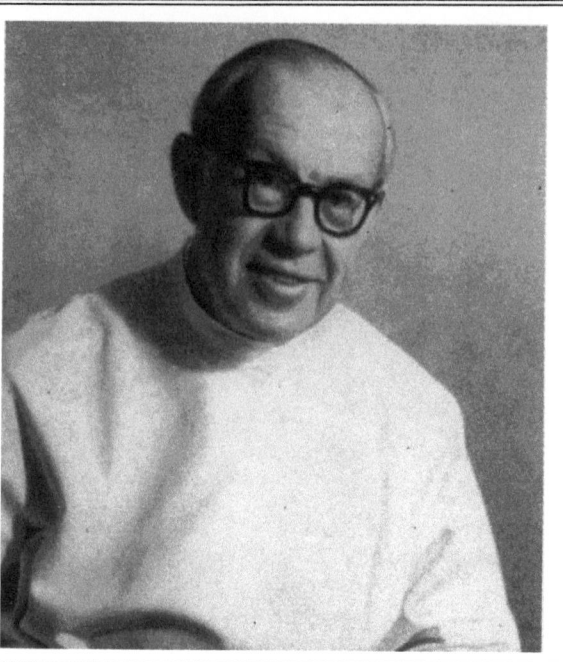

Philipp besuchte das humanistische König-Wilhelm-Gymnasium in Magdeburg. Nach dem Abitur 1912 begann er das Medizinstudium in Berlin, unterbrochen durch den 1. Weltkrieg. Nach der Promotion arbeitete er kurze Zeit als praktischer Arzt in Wanzleben bei Magedeburg. 1921 wurde er Assistent bei Ernst Bumm (1858–1925) an der I. Frauenklinik der Charité. Als Bumm starb, übernahm N. Stoeckel die Klinik.

Walter Stoeckel (1871–1961) war 1907 Ordinarius zunächst in Greifswald, dann in Marburg. Von 1910–22 leitete er die Kieler Universitäts-Frauenklinik, ging dann nach Leipzig und schließlich 1926 an die Charité. Erst mit 79 Jahren wurde er emeritiert. Stoeckel galt als Nestor der deutschen Gynäkologie. Er war Herausgeber des 14bändigen *Handbuch der Gynäkologie*.

Philipp blieb an der Berliner Klinik und habilitierte sich 1928. Als Rockefeller-Fellow unternahm er eine 12monatige Studienreise, die vor allem zu einem längeren Aufenthalt bei Whitridge Williams an der Frauenklinik der Johns-Hopkins-Universität in Baltimore führte. 1934 wurde er ordentlicher Professor in Greifswald, und 1937 folgte er einem Ruf nach Kiel als Nachfolger von Robert Schröder (1884–1959).

Philipp konnte zeigen, daß in der Hypophyse schwangerer Frauen keine nachweisbare Gonadotropinaktivität vorhanden ist, sondern daß hCG aus der Plazenta stammt. Er widerlegte damit die Auffassung S. Aschheims und B. Zondeks, die der Meinung waren, daß das gonadotrope Schwangerschaftshormon in der Hypophyse gebildet wird. Walter Stoeckel schlug 1957 Philipp als Kandidaten für den Nobelpreis vor:

... Er ist nach Ernst von Baer, dem Entdecker des menschlichen Eies, nach den beiden Österreichern Hitschmann und Adler, die die Endometrium-Veränderungen beim Cyclus entdeckt haben, und nach der Entdeckung der gesetzmäßigen Wechselbeziehungen zwischen Ovarium und Uterus während des menstruellen Cyclus durch Robert Meyer der fünfte Entdecker geworden, der die Placenta in das Zentrum des hormonalen Geschehens während der Schwangerschaft gestellt hat. Philipp konnte bereits im Jahre 1928 als erster experimentell nachweisen, daß die Zellen der menschlichen Placenta Hormone nicht speichern, sondern produzieren. Diesen Nachweis hat er weiterhin sowohl für die Östrogene als auch für die Gonadotropine geführt ... Dadurch ist die Placenta als endokrinologisches Zentrum während der Schwangerschaft eine wirklich neue Entdeckung geworden, die für das biologische wie klinische Geschehen von Beginn der Gravidität an die höchste Bedeutung erlangt und der geburtshilflichen Forschung ganz neue Wege gewiesen hat (Stoeckel 1966).

Philipp konnte auch zeigen, daß der Gonadotropingehalt der Plazenta im Verlauf der Gravidität pro Gewebseinheit ständig abnimmt, dagegen der des Follikelhormons ansteigt. Sein Mitarbeiter G. Hasenbein beschrieb die Wirkung des hCG auf die Spermiogenese des Regenwurms und entwickelte hieraus einen Schwangerschaftstest.

Philipp gehörte zum ersten Vorstand der Deutschen Gesellschaft für Endokrinologie, die 1953 gegründet wurde.

Literatur

Philipp E (1930) Hypophysenvorderlappen und Placenta. Zentralbl Gynäkol 54:450–453

Philipp E (1933) Hypophysenvorderlappen oder Placenta? Zentralbl Gynäkol 57:2237–2240

Philipp E (1953) Die Hormone der Plazenta. In: Seitz L, Amreich AJ (Hrsg) Biologie und Pathologie des Weibes. Urban & Schwarzenberg, Berlin München Wien

Blobel R (1966) Über das Choriongonadotropin. Karger, Basel New York (Fortschritte der Geburtshilfe und Gynäkologie, Bd 28)

Hasenbein G (1951) Beobachtungen über die Wirkung der gonadotropen Hormone auf die Spermiogenese des Regenwurms. Zentralbl Gynäkol 73:38

Hasenbein G (1951) Ein Schwangerschaftstest am Regenwurm. Arch Gynäkol 181:15

Semm K (1980) Die Kieler Universitäts Frauenklinik und Michaelis-Hebammenschule 1805–1980. Universität, Kiel

Simmer H (1968) Placental hormones. In: Assali NS (ed) biology of gestation, vol 1. Academic Press, New York London

Stoeckel W (1966) Erinnerungen eines Frauenarztes. Kindler, München

Pincus, Gregory Goodwin

(9. 4. 1903, Woodbine/New Jersey –
22. 8. 1967, Worcester/Massachusetts)

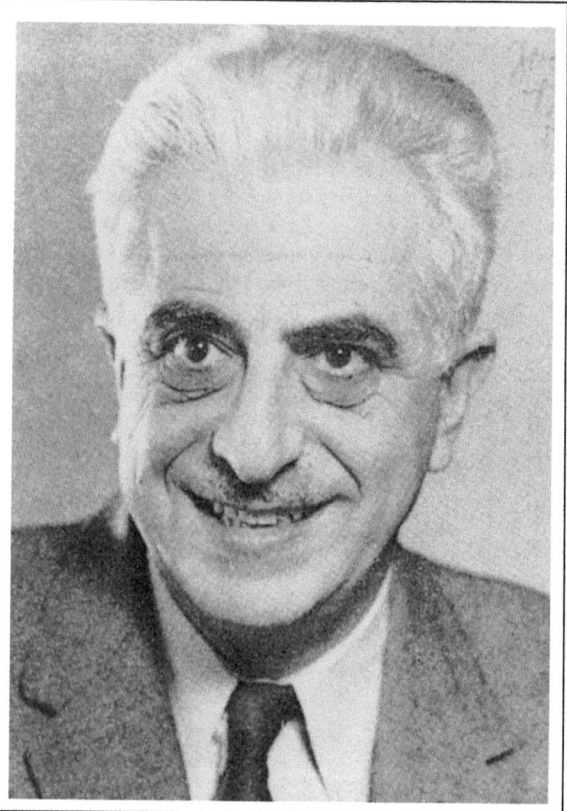

Gregory Pincus was known to all his friends as Goody, a contracted version of his middle name. He was born in Woodbine, N. J., son of Elizabeth Florence (née Lipman) and Joseph William Pincus. A few years after his birth, the family moved to Abington, N. J., and subsequently to New York City. His precollegiate education was acquired in the New York City school system.

Professor Pincus was exposed to an academic and scientific environment at an early age. His father was the principal of an experimental educational agriculture school, the Baron de Hirsch Agricultural School, in Woodbine. An uncle, Charles Lipman, was Dean of the Graduate School of the University of California at Berkeley, and an other uncle, Jacob Lipman, was Dean of Agriculture at Rutgers University in New Jersey. At the Morris High School in the Bronx, he was influenced further by the strong scientific emphases of this school. Subsequently at Cornell University and later at Harvard University he became keenly interested in inherited physiological traits. These led him naturally to studies of reproductive physiology. In graduate school at Harvard under the influence of Prof. W. J. Crozier and W. E. Castle he launched his formal scientific career.

He distingushed himself very early not only scientifically but also as a writer and scholar. He was editor of his elementary school newspaper and of the Senior Class Annual at his high school, and maintained an academic distinction which was rewarded by a New York State Regents Scholarship for his education at Cornell. There he majored in zoology with special emphasis on genetics. Pincus continued to demonstrate that his scientific abilities were paralleled by his talents in literary expression. While at college he wrote several short stories and poetry. He went on to become Editor-in-Chief of the Cornell Literary Review in his senior year, and several of his works were published there.

At Cornell he met and married Elizabeth Notkin, who was to be his amparo throughout his life. With her keen and sensitive mind and aided by her many other lovely attributess, she dedicated her life with the deep bond of love to serve him and their two children, John and Laura.

Review of Dr. Pincus' publications discloses that his earliest scientific paper was entitled "On the Inheritance of Albinism and Brown Pigmentation in Mice." A series of studies of behavior in rodents followed. He was able to quantify tropistic behavious and analyze the modes of transmission of proprioceptive functions. A clinical yearning is evidenced as one reviews his numerous publications. Early, he collaborated with workers at the Joslin Clinic applying what had been worked out in the laboratory with rodents and extending this to the human. This resulted in publication of the observations related to the inheritance of diabetes with its age-conditioned genetic features.

Eggs of Mammals, published in 1936 at the age of 33, was Pincus' first book. Although now out of print, it is still the definitive work on the subject. In the foreword he states: "I am possessed by the belief that accurate, quantitative observations afford the means for elucidating the nature of biological processes." He continued to abide by his strong conviction of this basic principle. Pincus was able to pursue research in very diverse fields of biology. His remarkable adaptive and coordination abilities are exemplified by the broad scope of biological and biochemical studies he was able to carry on singly and collaboratively. His mind was encyclopedic, his retentive and recall abilities legion.

Shortly after the publication of this first classic, Pincus spent a few years in Europe, where he came under the influence of Prof. John Hammond, F. H. A. Marshall and R. Goldschmidt. His interests in genetics led him to the gametes and subsequently to fractionation studies of urinary neutral steroids, applying them to stress, aging and the like. His interest in cancer chemotherapy continued until his death. From 1936 to 1939 Pincus published on the recovery, characteristics and maturation of mammalian ova, including the human. Attempts at in vitro fertilization were climaxed by the demonstration of parthenogenetic activation of rabbit ova. During this time Pincus influenced John Rock and Arthur T. Hertig in their pursuit of early human embryos.

Because of these early associations, the incentive generated by Margaret Sanger, and his awareness of the world population pressures, Pincus initiated the fruitful collaboration with **Chang** (see left photo) at the Worcester Foundation and John Rock and **Celso Garcia** (see right photo) at the Free Hospital for Women in Brookline. **Min Cheuh Chang** (1908–1991) made many contributions to reproductive biology including pioneering work on capacitation of sperm, in vitro fertilization, embryo transfer and basic animal studies on ovulation inhibition.

Extensive laboratory screening of orally active inhibitors of ovulation led to the clinical trials of some and the consequent development of practical oral contraception. From the initial studies of 50 women in Brookline, the more extensive trials of

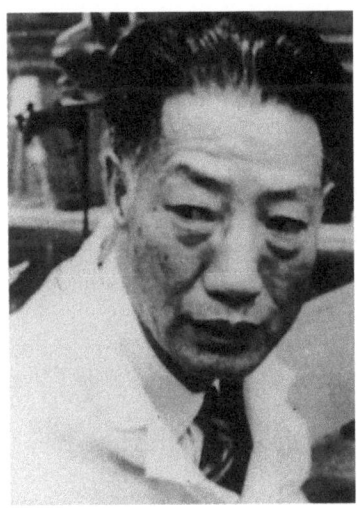

explore the many influences on them. In the early 1930s he began his studies on the physical and hormonal effects on ova. As he became more involved in the endocrine influences, he soon found it necessary to develop and improve quantitative methods to measure these effects. As early as 1941 Pincus had directed attention to the control of ovum growth. He characterized the pattern of estrogen excretion during the menstrual cycle, pregnancy and in cancer patients. Almost concomitantly he approached thousands in Puerto Rico and Haiti evolved. The relative safety and effectiveness of these agents in healthy, fertile women was established. These efforts led to the publication in 1965 of his second book, a comprehensive work entitled *The Control of Fertility*. Pincus wrote or coauthored some 500 publications with almost 200 different investigators.

Dr. Pincus somehow found time for many related scientific activities, such as serving as editor of journals, monographs and symposia; participating as a member of chairman of diverse international and national committees, councils, conferences and congresses. His advice was often sought by scientists here and abroad. With the aid of Hudson Hoagland, he established and nurtured the Worcester Foundation for Experimental Biology in Shrewsbury. This institution, which began as a modest scientific research center with a handful of workers in two buildings on a few acres of land, has grown to include a staff of several hundred workers in nine buildings on a few hundred acres. An important segment of the world's scientific community has either worked or visited here. These scientists from all parts of the world, with different ways of life and varied scientific backgrounds, have been able to pursue independent or collaborative investigations unencumbered by the pressures often encountered in academic units.

Dr. Pincus chaired the Endocrinology Panel of the Cancer Chemotherapy Committee of the National Cancer Chemotherapy Commitee of the National Cancer Institute, the Committee on Oral Contraception for the International Planned Parenthood Federation, and in 1945 organized the Laurentian Hormone Conference, which he directed until his death. With the aid of an editorial board, he edited the proceedings of these conferences. He collaborated with K. V. Thimann and E. B. Astwood in editing *The Hormones*, which is a reference source for all interested in endocrinology.

Dr. Pincus was a creative, productive biologist. He possessed equanimity, a fabulous sense of humor and a profound sense of social responsibility. In a serene manner, the logic of his presentations demonstrated the correctness of his decisions. These were strengthened by the influence of his personality and above all by his unyielding faith in scientific principles.

I can recall vividly his visit to the School of Medicine at the University of Puerto Rico some 15 years ago when I first met Dr. Pincus. His warmth, kindness and sincerity were soon apparent, as was his ability to assess people and situations promptly and accurately. This meeting led to a friendly association and later a very warm relationship among all members of our families. He was never too busy to see his colleagues and their families, and was sincerely interested in their lives and their children's. Dinner at his house was a wonderful experience. He and his wife were gourmets, and the combination of her cooking and their warmth and hospitality was memorable.

This indefatigable, resourceful biologist was a product mainly of American biological training. Through his outgoing, sincere dedication and his unusually gifted mind, he stimulated himself and others to great productivity. Because of his numerous contributions, women are achieving a position in the social structure that could only have been attained with his help. The world today, and increasingly in the year ahead, will come to recognize the full significance of his labors and will always have him in its presence (Celson-Ramon Garcia).

At the 14th World Congress on Fertility and Sterility in Caracas, Venezuela, in November 1992, E. M. Coutinho presented a keynote address describing "Latin America's contributions to contraceptive development." These included the synthesis of NET by Mira Montes; the clinical studies of Pincus, Rock, Garcia, Rice-Wray, Paniagua, and Rodriguez; the introduction of estrogen-free OC by Martinez-Manautou; the work of J. Zanartu in Chile, with the use of long-term contraceptive effect of injectable progestogens; the introduction of NET-enanthate by Kesseru and Larranaga; and the first clinical trials with subcutaneous contraceptive steroids by Croxatto (Fertil. Steril. 60, 227–230, 1993).

References and Other Sources

Pincus GG (1936) The eggs of mammals. MacMillan, New York

Pincus GG, Rock J, Garcia CR, Rice-Wray E, Paniagua M, Rodriguez J (1958) Fertility control with oral medication. Am J Obstet Gynecol 75:1333

Pincus GG (1965) The control of fertility. Academic Press, New York London

Bates RW (1968) Gregory Goodwin Pincus, 1903-1967. Recent Prog Horm Res 24:V–VI

Edgren RA (1991) Memoir – The beginning of oral contraceptives. Endocrinology 129:1144–1145

Garcia CR (1968) Gregory Goodwin Pincus. J Clin Endocrinol Metab 28:1245–1248

Greenblatt RB (1987) Gregory Goodwin Pincus, 1903-1967. In: Sex and circumstances. Loiry, Tallahassee/Fl, pp 314–321 (with permission of R. B. Greenblatt Library, Medical College of Georgia)

Himes NE (1963) Medical history of contraception. Gamut, New York

IPPF Medical Bulletin (1992) Special IPPF 40th Anniversary Issue 26:1–8

Robertson WH (1990) An illustrated history of contraception. Parthenon, Carnforth

Simmer HH (1975) Zur Geschichte der hormonalen Empfängnisverhütung. Geburtshilfe Frauenheilkd 35:688–696

Plotz, Ernst Jürgen

(25. 11. 1916 Darmstadt – 2. 8. 1990 Bonn)

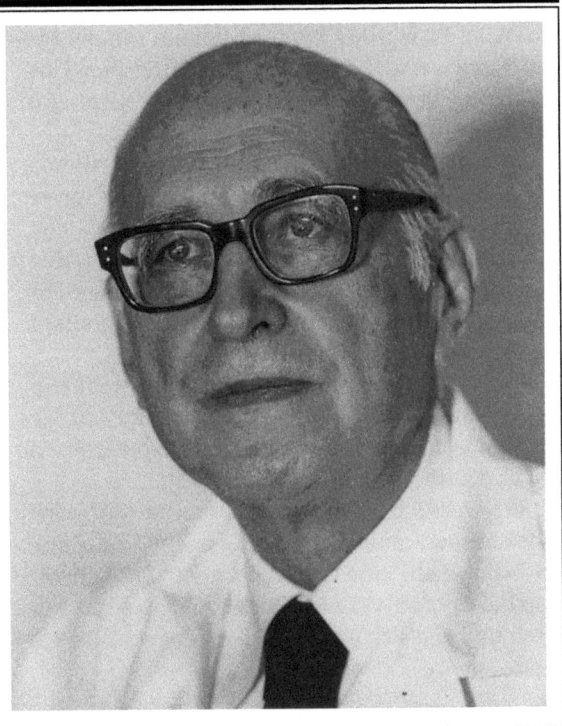

Nach dem Besuch des Realgymnasiums in Darmstadt studierte Plotz Medizin an den Universitäten Frankfurt, München und Hamburg, wo er im Jahre 1939 sein Medizinisches Staatsexamen ablegte. 1940 promovierte er bei Theodor Heinemann an der Universitäts-Frauenklinik Hamburg mit dem Thema *Die Histidinausscheidung im Harn von Schwangeren*.

Nach aktivem Militärdienst mit Einsatz an der Ostfront trat er 1945 als Assistent bei Heinemann an der Hamburger Frauenklinik des UKE ein und machte seine Facharztausbildung. Wissenschaftlich beschäftigte sich Plotz mit Fragen der gynäkologischen Endokrinologie. Methodisch konnte er sich bei J. Kühnau im Physiologisch-Chemischen Institut des Universitäts-Krankenhauses Eppendorf ausbilden. Nachfolger von Heinemann wurde 1950 G. Schubert.

1951 war Plotz als Research Fellow am Department of Obstetrics and Gynecology der University Chicago. Er arbeitete experimentell an Fragen der Funktion der Nebenniere in der Schwangerschaft und steroidchemischen Problemen. Nach seiner Rückkehr habilitierte er sich bei G. Schubert in Hamburg mit der Arbeit *Zur Funktion der maternen und fetalen Nebenniere*. Zusammen mit J. H. Napp wurden Studien zur Funktion des Corpus luteum durchgeführt. Mit Darup wurde der Bedeutung des Progesterons und der Östrogene bei der Entstehung und der Behandlung von Fehlgeburten nachgegangen. Progesteron in öliger Lösung und 17-α-Hydroxyprogesteroncarbonat wurden erfolgreich beim Abortus imminens eingesetzt. Die Ovarialfunktion im Puerperium und der Einfluß der Laktation wurden untersucht. Plotz analysierte 56 Todesfälle aufgrund einer akuten Nebennierenrindeninsuffizienz in der Gravidität. Aufgrund der klinischen Beobachtung und tierexperimentellen Daten wurde die Bedeutung der endokrinen Funktion der Plazenta und die der fetalen Nebennierenrinde erkannt.

Zur Enttäuschung von Schubert blieb Plotz nicht in Hamburg. Er nahm ein Angebot von Davis als Assistant Professor am Department of Obstetrics and Gynecology der Universität Chicago an und wurde 1956 Associate Professor and Member of the Staff am Chicago Lying-In-Hospital und dem Argonne Cancer Research Hospital. Seine Forschungsarbeiten in diesen Jahren galten weiterhin der endokrinen Funktion der Nebenniere sowie den Stoffwechselstörungen in der Schwangerschaft, insbesondere dem Gestationsdiabetes. Ein weiterer Schwerpunkt war der Cholesterinstoffwechsel des Ovars während des Zyklus, der Schwangerschaft sowie im Klimakterium. Seine klinische Tätigkeit wurde wesentlich von Davis und Diekmann geprägt. Seine große wissenschaftliche und klinische Reputation führte 1962 zum Ruf als Professor und

Chairman an das Albany Medical College der Union University. Er wurde Chef des Staff am Albany Medical Center und Consultant an zahlreichen Hospitälern im Staate New York. Er war Consulat of Medical Examiners im Staate New York.

1967 erhielt er den Ruf als ordentlicher Professor der Geburtshilfe und Gynäkologie und Direktor der Universitäts-Frauenklinik nach Bonn.

Zusammen mit H. Breuer kreierte er ein erfolgreiches Schwerpunktprogramm der deutschen Forschungsgemeinschaft mit dem Thema „Physiologie und Pathologie der Fortpflanzung".

Seine außergewöhnliche Fähigkeit im redaktionellen Bereich führte zur Herausgeberschaft des *Gyn-äkologen*, den er gemeinsam mit Volker Friedberg und Otto Käser gründete.

Plotz wurde im Februar 1982 emeritiert, getreu dem Leitsatz, zum frühestmöglichen Zeitpunkt dem Nachwuchs eine Chance zu geben. Er vermied es, in der Folge als „Lame Duck Chairman" zu fungieren und zog sich ganz ins Privatleben zurück.

Literatur

Plotz EJ (1948) Die Bedeutung der Körpertemperaturmessung für die Diagnose der Ovulation, Frühschwangerschaft und Sterilität. Geburtshilfe Frauenheilkd 8:842

Plotz EJ (1949) Die Bedeutung der Aminosäuren für die Entstehung und Behandlung der Nachkriegsamenorrhoe. Klin Wochenschr 27:32

Plotz EJ, Darup M (1950) Die Bedeutung der Pregnandiolausscheidung im Harn für die Geburtshilfe und Gynäkologie. Arch Gynäkol 177:521

Plotz EJ (1953) Der akute Nebennierenausfall in der Schwangerschaft. Acta Endocrinol 14:61–71

Plotz EJ, Davis ME (1957) The metabolism and its clinical use in pregnancy. Recent Prog Horm Res 14:347–388

Plotz EJ, Davis ME (1957) Progesterone, the pregnancy hormone. Fertil Steril 8:603–618

Schneider J, Lang N, Weitzel H (1987) Professor Plotz feiert 70. Geburtstag. Gynäkol Geburtshilfe 1:7–8

Schneider J (1991) In Memoriam Prof. Dr. Ernst Jürgen Plotz. Gynäkologe 24:3–4

Del Pozo, Emilio

(geb. 16. 11. 1932 in Malaga)

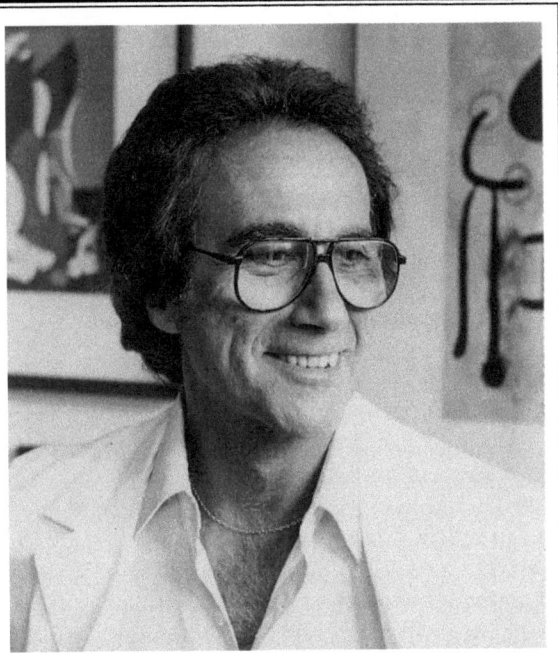

Del Pozo berichtet:
„Meine Basismedizin habe ich in Wien der 60er Jahre erlernt. Erst durch den Wechsel nach Deutschland ins US-Hospital in Frankfurt eröffneten sich mir neue Perspektiven der Krankenhausmedizin. Dort wurde ich mit einem jüngeren Patientengut konfrontiert, und der Zufall wollte es, daß ich meine Interessen im Bereich der Andrologie verstärken konnte. Offensichtlich blieb bei der Musterung der jungen US-Soldaten eine Reihe hypogonadaler Fällen unerkannt. Dadurch entstand eine sehr interessante Zusammenarbeit mit der Gruppe von Prof. E. F. Pfeiffer an der Universität Frankfurt. Wir lieferten eine detaillierte Krankengeschichte der Fälle (Klinefelter, Germinal-Aplasien etc.) nebst einer Hodenbiopsie und Ganzkörperphoto und erhielten von unseren deutschen Kollegen den Chromosomenbefund, Hormonstatus, etc. Während dieser Zeit knüpfte ich Kontakte auch mit der Frauenklinik (Prof. D. Taubert, Dozent A. Castano Almendral, den ich später in Basel wiedertraf). Nach kurzem Aufenthalt in Canada (Royal Victoria Hospital, Montreal) und USA wechselte ich nach Basel zur neu gegründeten Abteilung „Experimentelle Therapie" (Prof. B. Berde) bei der Firma Sandoz. Diese Abteilung, die wie eine Art Poliklinik geführt wurde, befaßte sich mit humanpharmakologischen Untersuchungen mit neuen Substanzen. So beschäftigte ich mich zuerst mit dem Wirkungsprofil von Salmkalzitonin und etablierte bei uns neue Verfahren für die Untersuchung der Kalziumkinetik, Auswertung von unentkalkten Knochenbiopsien etc. Aus dieser Tätigkeit stammt meine bis heute aufrecht erhaltene Beziehung zu Spezialisten in diesem Arbeitsbereich (z.B. F. Kuhlencordt, R. Ziegler, H. Minne etc. in Deutschland). Kurz danach übernahm ich in derselben Abteilung die Gruppe Neuroendokrinologie. Zu diesem Zeitpunkt war es Prof. E. Flückiger gelungen, den neuen Dopaminagonisten Bromocriptin in die klinische Erprobung zu avancieren. Das war der Anfang einer mir bis heute in schöner Erinnerung gebliebenen Zusammenarbeit mit der Grundlagenforschung in der Charakterisierung des neu identifizierten Hormons Prolaktin und dessen Pharmakologie. Prof. Flückiger und ich haben uns praktisch jede Woche getroffen, um Aspekte unseres Foschungsprogramms zu besprechen. So fand ich eine wertvolle Unterstützung in der Tierpharmakologie, die ich dann in die klinische Phase umsetzen konnte. Mit Unterstützung von Prof. Käser startete ich eine rege Zusammenarbeit mit der Frauenklinik Basel (mit den heutigen Professoren H. Wyss, R. Brun del Re, P. de Grandi, Campana, etc.) nebst einer Hormonsprechstunde, die mir erlaubte, die Fertilitätsforschung zu intensivieren. Es kam dadurch zu wichtigen Kontakten mit Kollegen dieses Fachbereiches, vor allem in Deutschland, UK, USA, Italien etc. Zweck unseres Forschungsvorhabens war es, über neue Kenntnisse in der Physiologie des neu beim Menschen charakterisierten Prolaktins zu einem besseren Verständnis der Pathologie dieses Hormons zu ge-

langen. Ich muß sagen, daß mir die Kontakte zu Prof. Flückiger sehr gefehlt haben, als dieses Programm abgeschlossen wurde. Er war inzwischen pensioniert worden und damit seine Gruppe sowie unsere experimentelle Therapie aufgelöst.

Mitte der 70er Jahre haben wir uns auch mit der Pharmakologie der endogenen Opiate befaßt. Nach der Synthese eines hochaktiven Met-Enkephalins (FK-33-824) durch die Sandoz-Biochemie haben wir ein breites Programm über die Rolle solcher Substanzen im Reproduktionsbereich aufgestellt. Zuerst haben wir in unserer Abteilung das hormonelle Profil der neuen Substanz studiert und später in Zusammenarbeit mit Kollegen in Freiburg (F. Peters und M. Breckwoldt) die klinische Rolle der Opiatrezeptoren in der Steuerung von Gonadotropinen untersucht. Leider war die Firma Sandoz nicht an einer Weiterentwicklung von FK-33-824 interessiert, da diese Substanz vornehmlich als nichtaddiktiver Morphinagonist konzipiert war, eine Eigenschaft, die später nicht bestätigt werden konnte.

Angeregt durch die von uns gewonnene Erfahrung mit Naloxon in der Steuerung der Gonadotropinsekretion, wurde die Entwicklung einer neuen Substanz als Opiatrezeptor-Antagonist vorgeschlagen. Basis zu diesem Vorschlag war die Beobachtung, daß die langzeitige Infusion von Naloxon die pulsatile Sekretion von LH und FSH bei amenorrhoischen Frauen anregen konnte. Dieses Programm wurde später auch aufgegeben, nachdem eine Verbindung synthetisiert worden war, die selektiv bei der Ratte LH und Testosteron zu stimulieren vermochte.

Mein letztes Projekt in der Neuroendokrinologie war, das pharmakologische Profil eines neuen langwirkenden Somatostatinabkömmlings aufzustellen. Diese Substanz (SMS 201-995) besteht aus 8 Aminosäuren mit einer Verweildauer von 92 min in Plasma, im Gegensatz zu den 2 min des natürlichen Somatostatins. Die Wirkung dieser Substanz auf das Wachstum hat uns die Möglichkeit eröffnet, die Mechanismen, die das Wachstum regulieren, eingehend zu studieren. Ich befaße mich heute noch mit solchen Mechanismen im Rahmen der experimentellen Untersuchungen am Skelett.

1987 wechselte ich zum Sandoz-Forschungsinstitut in Bern, und seitdem befaße ich mich mit Problemen der Knochen- und Gelenkpathologie aus rein experimenteller Sicht.

Außerberuflich befaße ich mich mit Expertisen in Literatur und Geschichte Lateinamerikas (Spezialgebiet: von Kolumbus bis zur Gegenwart), bin Hobbymusiker und habe 2 Schallplatten produziert.

Quellen und Literatur

Brun del Re R, Del Pozo E, de Grandi P, Friesen H, Hinselmann M, Wyss H (1973) Prolactin inhibition and suppression of puerperal lactation by a Br-ergocriptine (CB 154). Obstet Gynecol 41:884

Del Pozo E, Varga L, Schulz K-D, Kuenzig HJ, Marbach P, Lopez del Campo G, Eppenberger U (1975) Pituitary and ovarian response patterns to stimulation in the postpartum and in galactorrhea-amenorrhea: The role of prolactin. Obstet Gynecol 46:539

Del Pozo E, Wyss H, Campana A, Alcaniz J (1979) Prolactin dependent corpus luteum insufficiency in infertile women. Obstet Gynecol 53:282–286

Del Pozo E, Goldstein M, Friesen H, Brun del Re R, Eppenberger U (1979) Lack of action of prolactin suppression on the regulation of the human menstrual cycle. Am J Obstet Gynecol 123:719

Del Pozo E, Grafenried B von, Brownell J, Derrer F, Marbach P (1980) Endocrine effect of a met-enkephalin derivative (FK 33-824) in the human. Horm Res 13:90–93

Del Pozo E, Gerbert L, Hunziker S (1983) Response to bromocriptine therapy in 115 prolactinoma cases. In: Tolis G, Stefanis G, Mountokalakis T, Labrie F (eds) Prolactin and prolactinomas. Raven, New York, pp 403–414

Del Pozo E (1985) Role of opiate receptors in the control of reproductive function. In: Price CP, Alberti KGMM (eds) Advances in clinical biochemistry, vol 3. Churchill & Livingstone, Edinburgh, pp 177–193

Prader, Andrea

(geb. 23. 12. 1919 in Samaden/Schweiz)

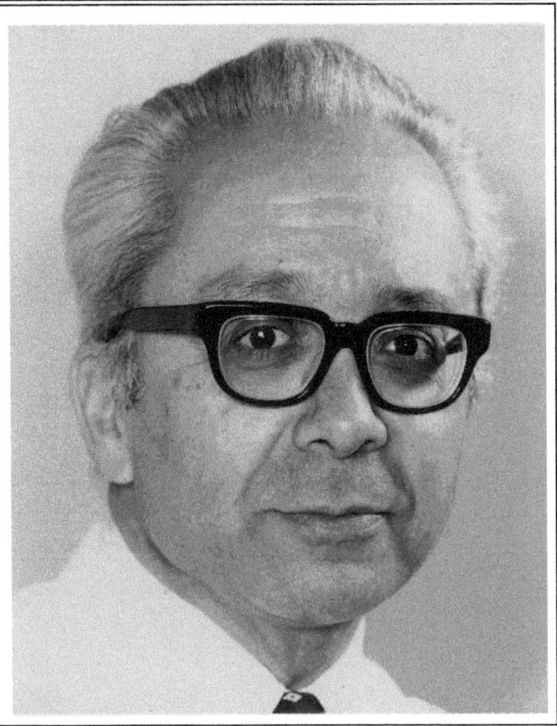

Prader begann 1947 seine Ausbildung im Kinderhospital Zürich bei G. Fanconi, nachdem er 1944–46 in der Anatomie bei Töndury und 1946–47 in der Inneren Medizin bei A. Vanotti in Lausanne gearbeitet hatte. 1950–51 war Prader in den USA am Bellevue Hospital in New York bei L. Emmet Holt und im Johns Hopkins Hospital in Baltimore bei Lawson Wilkins. Wilkins hatte er anläßlich des 6. Internationalen Kongresses für Pädiatrie kennengelernt, der unter dem Präsidium von Fanconi 1950 in Zürich stattfand. Wilkins berichtete hier über seine Behandlung der kongenitalen Nebennierenrinden-Hyperplasie mit Cortison. Nach seiner Rückkehr aus den USA wurde er Oberarzt im Züricher Kinderspitals. 1957 erfolgte die Habilitation, und 1962 wurde er Nachfolger seines Lehrers Fanconi als Chairman des Kinderspitals.

Praders wissenschaftliches Interesse galt Wachstum und Entwicklung und Stoffwechseldefekten im Kohlenhydrat- und Vitamin-D-Metabolismus. Nach dem Acta endocrinologica Congress 1962 in Genf organisierte er ein informelles Treffen einer kleinen Gruppe endokrinologisch interessierter Pädiater. Dies war die Gründung der European Society for Paediatric Endocrinology (ESPE).

*Prader selbst beschreibt seine „research interests"
wie folgt:*

"1. Endocrine defects: lipid adrenal hyperplasia, other defects of adrenal and testicular steroid biosynthesis, intersex conditions, human growth hormone etc.
2. Metabolic defects: fructose intolerance, pseudo-vitamin-D-deficiency rickets, other types of rickets, sucrose-isomaltose malabsorption etc.
3. Growth and development: catch-up growth, Prader-Labhart-Willi-syndrome. Zürich Longitudinal Growth Study etc. Das Syndrom ist durch einen hypothalamisch bedingten Hypogonadismus, Kleinwuchs, Fettsucht und Oligophrenic charakterisiert. Die Fettsucht führt meist zu einem Diabetes Typ II.
4. Genetics".

"A. Prader has contributed enormously to pediatric in general, but particularly to pediatric endocrinology. He is an outstanding clinician and teacher. His patients came not only from Switzerland but from all over the world. His friends and colleagues are always impressed by his professional enthousiasm, his extraordinary memory and his stimulating discussions" (R. Illig (1986)).

Literatur

Prader A, Labhart A, Willi H (1956) Ein Syndrom von Adipositas, Kleinwuchs, Kryptorchismus und Oligophrenie nach myatonieartigem Zustand im neugeborenen Alter. Schweiz Med Wochenschr 44:1260

Prader A (1986) Pediatric endocrinology: Past and future. In: Ranke MB, Bierich JR (eds) Pediatric endocrinology. MD-Verlag, München

Illig R (1986) Andrea Prader: pioneer in pediatric endocrinology. Acta Endocrinol Suppl 279

Reichert, Leo Edmund Jr.

(born 9. 1. 1932 in New York/New York)

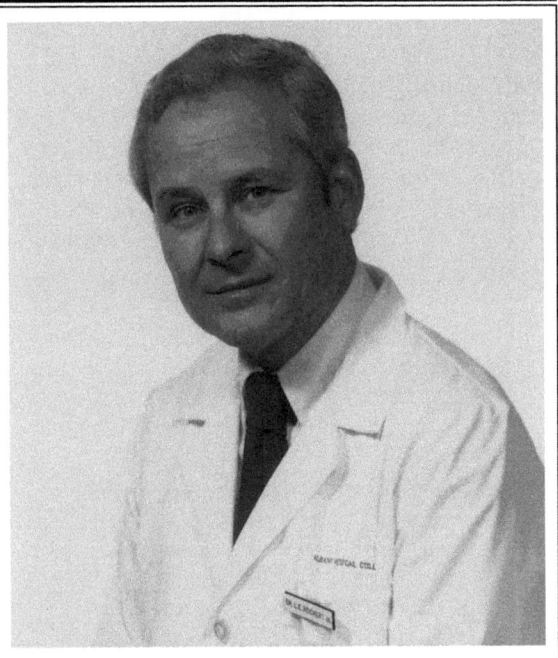

Education: Manhattan College, New York, B. S. (chemistry) 1955; Loyola University Chicago, Ill., M. S. (biochemistry) 1958 and Ph. D. (Biochemistry) 1960. Positions Held: Instructor, Assistant Professor, Associate Professor of Biochemistry Emory University School of Medicine 1959–1972; Professor of Biochemistry, Emory University 1972–1979; Professor and Chairman, Department of Biochemistry, Albany Medical College, 1979–1988; Professor of Biochemistry, Albany Medical College, since 1988.

Professor Reichert describes his career as follows:

"From 1960 to 1978, I was Director of the National Institute of Health Program for preparation of human and animal pituitary hormones. The animal hormones of the NIH series were utilized worldwide as reference preparations for bioassay and for in vivo experiments. The preparations were well characterized and allowed scientists from different laboratories to compare results for the first time using generally available and carefully bioassayed preparations. This was particularly important in the case of the gonadotropins due to the effect of contaminant activities in such bioassays (as LH contamination in FSH preparations, etc.). The impressive series of preparations derived from animal pituitary glands and were made available during that era.

With regard to human hormones, I directed preparation of human glycoprotein hormones and their subunits under support of a program sponsored by the National Pituitary Agency (NPA). Purified human FSH and LH suitable for radioiodination and use in radioimmunoassays were made available for the first time through this program. In addition, purified human FSH with extremely high FSH/LH ratios were prepared in my laboratory and made available for distribution via the NPA program. This was possible via application of a selective enzymic degradation of the LH, leaving FSH intact.

The preparation was widely utilized in early clinical studies attempting to sort out the specific individual roles of FSH and LH in ovulation, as well as their interplay and synergistic properties. Additional materials prepared in my laboratory were made available to the World Health Organization division of biological standards at Mill Hill under the direction of Dr. R. Bangham.

One particular human pituitary gonadotropic preparation, LER-907, later WHO 69/104, was especially useful in this regard. Other more recent areas of investigation have dealt with isolation and characterization of a follicular fluid FSH receptor binding antagonist, studies on isolation of the FSH receptor from gonadal tissue, and most recently, studies utilizing synthetic peptide technology, to elucidate regions of FSH interacting with its receptor."

References and Other Sources

Reichert LE: Personal report, february 1992

Reichert LE (1967) Selective inactivation of the LH contaminant in human pituitary FSH preparations by digestion with alpha-chymotrypsin. J Clin Endocrinol Metab 27:1065–1067

Reichert LE, Wilhelm AE (1973) A summary of the biological activities of the various lots of pituitary hormones produced under the programs of the National Institute of Arthritis, Metabolism and Digestive Diseases. Endocrinology 92:1301–1304

Reichert LE, Wilhelmi AE (1978) Biological activities of recent preparations or pituitary hormones produced under the programs of the National Institute of Arthritis, Metabolism, and Digestive Diseases. Endocrinology 102:982–983

Reichstein, Tadeus

(geb. 6. 7. 1897 in Wloclawek/Polen)

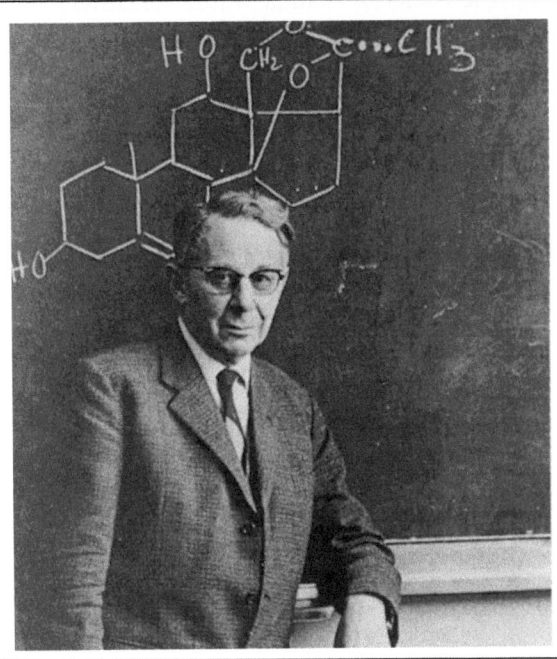

Als Sohn eines Ingenieurs verbrachte Reichstein seine Jugend in Kiew. In Jena und Zürich besuchte er ein Internat. An der Eidgenössischen Technischen Hochschule studierte er Chemie. 1914 wurde er Schweizer Bürger. Nach Examen (1920) und Promotion (1922) lehrte er organische und physiologische Chemie. 1929 wurde er Privatdozent, 1931 Assistent von Leopold Ruzicka. 1938 erhielt er den Lehrstuhl für Pharmazeutische Chemie in Basel, von 1946–1950 auch für Organische Chemie. 1960 wurde er Direktor des neu errichteten Instituts für Organische Chemie in Basel.

1933 gelang Reichstein die Synthese von Ascorbinsäure unabhängig von Sir N. Haworth in Birmingham. Durch M. Tausk wurde Reichstein auf die Arbeiten von E. C. Kendall an der Mayo Clinic über *Isolation in crystalline form of the hormone essential to life from the suprarenal cortex: its chemical nature and physiological properties* aufmerksam. Die Firma Organon stellte Nebennierenrindenextrakte von Kühen zur Verfügung, und im Oktober 1936 hatte Reichstein Kortikosteron isoliert. Zusammen mit M. Steiger wurde die C-11-desoxy-Verbindung synthetisiert. Im Everse-de-Fremery-Test zeigte sich eine im Vergleich zu Kortikosteron gesteigerte Aktivität.

Der Mediziner J. W. R. Everse und der Zoologe P. de Fremery hatten den Test 1932 bei der Organon entwickelt. Er basiert auf der Ermüdung der Beinmuskeln adrenalektomierter Ratten und deren Beeinflussung durch das Hormon.

1953/54 arbeitete Reichstein zusammen mit S. A. Simpson und J. F. Tait in London und mit A. Wettstein und R. Neher in Basel an der Isolierung von Aldosteron.

Sylvia Tait wurde in Sibirien geboren. Ihr Vater war aus Schottland dorthin emigriert. Als sie 2 Jahre alt war, ging die Familie nach England zurück. Nach dem Studium der Zoologie in London arbeitete Frau Tait am Courtould Institute of Biochemistry, Middlesex Hospital Medical School. Hier lernte sie James Tait kennen, der 1925 in Stockton-on-Tees geboren war. Er studierte Physik und entdeckte danach sein Interesse für klinische Medizin. Seine physikomathematischen Kenntnisse waren ihm von großem Nutzen. Das salzretinierende Hormon, später Aldosteron genannt, wurde von den Taits gefunden, und 1954 wurde die Struktur von Simpson und Tait in Zusammenarbeit mit T. Reichstein aufgeklärt. 1979 wurde dem Ehepaar Tait gemeinsam die Dale Medal verliehen:

"This is the first award of the Dale Medal to a husband and wife partnership and honours a unique combination of scientists, who have brought together a multiplicity of powerful attributes to their research endeavours" (1979).

E. C. Kendall (1886–1972), Reichstein und P. Shoewalter Hench (1896–1965) erhielten 1950 den Nobelpreis für „die Entdeckung bei den Hormonen der Nebennierenrinde, ihrer Struktur und ihrer biologischen Wirkungen".

Im Juni 1993 erinnerte die Endocrine Society an das 50jährige Jubiläum seiner Nobelpreis Verleihung. Die Society's citation wurde Reichstein im Dezember in Basel durch Dr. Wayne überreicht. Der 97jährige schreibt an einer Klassifikation bisher unbekannter Farne.

Literatur

Reichstein T, Laqueur E, Uyldert IE, de Fremery P, Spanhoff RW (1936) Eine wirksame kristallinische Substanz aus der Rinde der Nebenniere, Corticosteron. Proc Ned Akad Wet 39:1218–1219

Steiger M, Reichstein T (1937) Concerning the constituents of the adrenal cortex. Deoxycorticosterone. Helv Chim Acta 20:1164–1179

Proceedings of the Society for Endocrinology, The Dale Medallists (1979). J Endocrinol 83:1p–24p

Tausk M (1976) A brief endocrine history of the German-speaking peoples. In: Kracht J, Mühlen von zur, Scriba PC (eds) Endocrinology guide. Brühlsche Univ Druckerei, Gießen

Reye, Edgar

(10. 5. 1882 Hamburg – 11. 12. 1945 Hamburg)

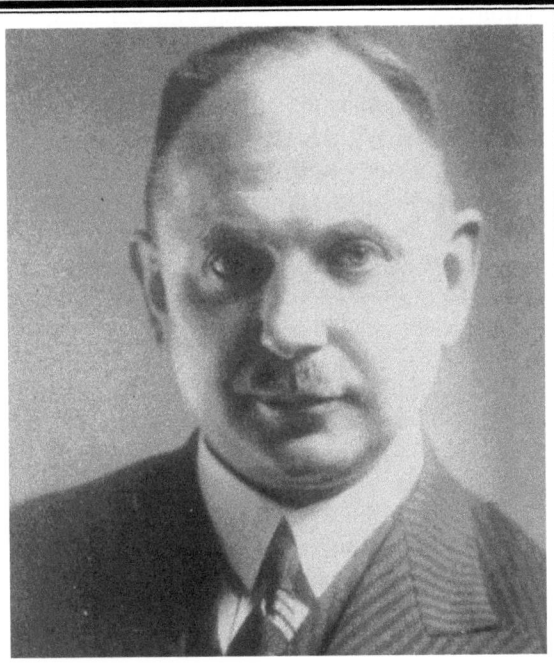

Edgar Reye wurde als jüngster Sohn und 10. Kind des ärztlichen Direktors der damaligen Irrenanstalt Friedrichsberg, Prof. Dr. Wilhelm Reye, geboren. Er erfuhr seine humanistische Ausbildung auf dem Matthias-Claudius-Gymnasium in Wandsbek und blieb ein steter Verfechter der humanistischen Bildung, auch für den Arzt.

Er studierte zunächst in Freiburg, bestand dort das Physikum, besuchte anschließend die Universitäten Kiel und München und bestand das Staatsexamen in Straßburg im Dezember 1907. 1908 begann er seine Assistententätigkeit an dem damals noch Allgemeinen Krankenhaus Hamburg-Eppendorf zunächst bei E. Fraenkel am Pathologischen Institut und dann an der damals II. Medizinischen Abteilung des Krankenhauses unter M. Nonne. Seit dieser Zeit verband ihn mit Nonne eine besondere persönliche Freundschaft. Nonne (1861–1959) wurde 1896 Leiter der II. Medizinischen Abteilung des Allgemeinen Krankenhauses Eppendorf, der 1. selbständigen Neurologischen Abteilung und späteren Neurologischen Universitätsklinik. Er war einer der deutschen Neurologen, die im März 1923 an Lenins Krankenbett nach Moskau gerufen wurde. In seinen Erinnerungen hat er hierüber ausführlich berichtet.

1933 war E. Reye leitender Oberarzt der IV. Medizinischen Abteilung in Eppendorf. 1927 wurde er ohne Habilitation zum Honorarprofessor ernannt. Die Eppendorfer Assistenten- und Chefarztzeit war die schönste seines beruflichen Lebens. Neben frohen Stunden im Eppendorfer Ärztekasino hat er ernsthaft gearbeitet, so daß er später zum leitenden Oberarzt und Professor ernannt wurde.

Im Juli 1933 übernahm Reye nach Wahl durch das Chefarztkollegium und durch Ernennung der Gesundheitsbehörde das ärztliche Direktoriat des Allgemeinen Krankenhauses Hamburg-Barmbek als Nachfolger von Andreas Knack. Der Abschied von Eppendorf ist Reye sehr schwer geworden. In Barmbek arbeitete er dann aber wieder mit manchem seiner Eppendorfer Freunde, vor allen Dingen mit dem Chirurgen F. Oehlecker zusammen. Reye war mit Leib und Seele Arzt. Er wurde aufgrund seines Organisationstalentes und seiner bis auf die Minute ausgefüllten disziplinierten Arbeitseinteilung völlig den Aufgaben des ärztlichen Direktors dieses Krankenhauses gerecht.

Der tägliche Arbeitsgang von Reye war durch seine Eppendorfer Ausbildung geprägt. Bevor er morgens Visite machte, mußten ihm im Untersuchungszimmer der Krankenstation besondere Befunde gezeigt werden, täglich ging er mit seinen Assistenten die pathologische Anatomie, und in regelmäßigen Abständen fanden Röntgenvisiten statt. Außerdem wurden medizinische Wochenschriften im Klinikkreis referiert. Die Assistenten mußten alle spezialdiagnostischen Methoden anderer Fachgebiete selbst anwenden, bevor der entsprechende Konsiliarius zugezogen wurde. Kleine chirurgische Eingriffe, wie z.B. Spaltung eines Tonsillarabszesses, Tracheotomien, Phrenikusexhäresen, Rippenresektionen u.a. mußten, wie auch an der Schottmüller'schen Klinik, von den Assistenten Reyes Abteilung durchgeführt werden.

Reye war wissenschaftlich sehr und vielseitig interessiert. Bekannt sind seine Arbeiten über die Agranulozytose, die postanginöse Sepsis, die Angina mit lymphatischer Reaktion sowie über die Adipositas und den Gigantismus im Kindesalter, das Myxödem und die Simmond-Kachexie.

Bereits 1926, also 10 Jahre vor Sheehan, beschrieb Reye das klassische Bild einer Hypophysenvorderlappen-Insuffizienz und stellte die Bedeutung einer postpartalen Blutung als Ursache heraus. Anläßlich seiner Mitteilung über weitere Fälle von postpartaler HVL-Insuffizienz ohne Kachexie empfahl Reye, wie vorher schon Lichtwitz, von Simmond-Krankheit nur dann zu sprechen, wenn bei einem Ausfall der Hypophyse im Finalstadium sich eine Kachexie entwickelt hat. Simmonds Vermutung, daß eine Sepsis Vorbedingung für die postpartale Zerstörung der Hypophyse sei, wurde von Reye widersprochen. Bereits eine komplizierte Entbindung oder eine schwere postpartale Blutung seien die Ursache. (s. auch bei Sheehan und bei Simmonds)

Reye beschreibt das Krankheitsbild wie folgt:

„Noch einmal habe ich ganz kurz das Wichtigste aus der fast monotonen Anamnese und aus dem mehr oder weniger rasch sich entwickelnden Symptomenbild, wie es sich aus allen meinen Erfahrungen ergibt, hervor: Schwere Entbindung, starker Blutverlust, langes Krankenlager, (keine Sepsis!), Ausfallen der Menses, Erlöschen der Libido, Fettansatz, zunehmende körperliche Schwäche und geistige Schwerfälligkeit, Blaßwerden der Haut, Ausfallen der Haare und Zähne, Untertemperatur, Frostgefühl, Magendarmstörungen, Eosinophilie, niedriger Blutdruck, Herabsetzung des Grundumsatzes. – Kachexie. (Selbstverständlich dabei auch Atrophie aller übrigen Blutdrüsen!)" (Reye 1928).

Reye war ein regelmäßiger Besucher des Hamburger Ärztlichen Vereins und viele Jahre dessen Schriftführer. Sein Herz schlug aber auch für die Nordwestdeutsche Gesellschaft für Innere Medizin. Die Wahl zum Vorsitzenden der Wintertagung 1938 machte ihn stolz. Sie fand im Vorlesungssaal im Allgemeinen Krankenhaus in Barmbek statt. Der Kreis war damals noch klein, und Reye hielt, ebenso wie H. Curschmann, nichts von Mammutkongressen, weshalb er auch nur selten den großen Wiesbadener Kongreß besuchte.

Reye war sehr musikalisch. In seinem Haus wurde viel Hausmusik getrieben. Er selbst spielte Geige und Klarinette und leitete das Hamburger Ärzteorchester.

Literatur

Reye E (1926) Das klinische Bild der Simmondschen Krankheit (hypophysäre Kachexie) in ihrem Anfangsstadium und ihre Behandlung. MMW 73:902

Reye E (1928) Die ersten klinischen Symptome bei Schwund des Hypophysenvorderlappens und ihre erfolgreiche Behandlung. Dtsch Med Wochenschr 54:696

Reye E (1931) Klinik und Therapie der Simmondschen Krankheit und verwandter Zustände. Zentralbl Med 41:946

Frahm H (1966) Simmond'sche Krankheit, Sheehan-Syndrom und nervöse Magersucht. Ätiologie und Differentialdiagnose. Med Welt 17:235–243

Mumme C (1962) In memoriam Edgar Reye. Hamburger Ärztebl 16:6

Nonne M (1971) Anfang und Ziel meines Lebens. Christians, Hamburg

Riddle, Oscar

(27. 9. 1877 Green County/Indiana – 1968, Cincinnati/Ohio)

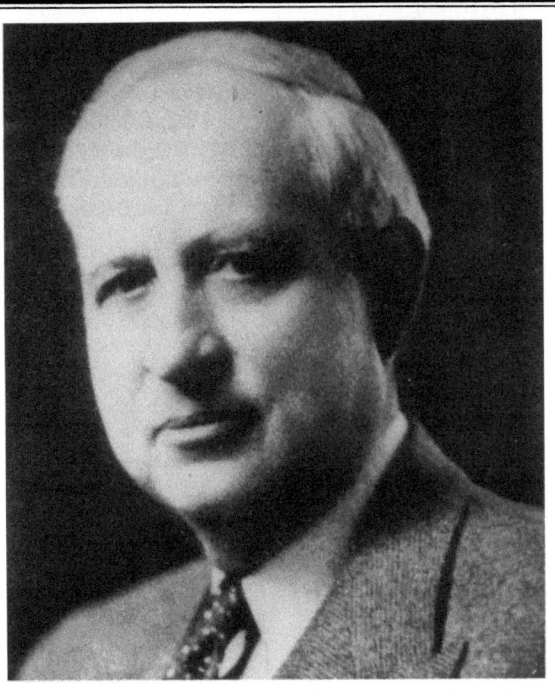

Riddle grew up on a farm near Cincinnati, the seventh of nine children. When he was five, his father died, and he had to work hard to get through college. He taught biological subjects in Spanish at a school in San Juan, Puerto Rico. He graduated with a B. A. from the University of Louisiana at Bloomington. He had to teach at a high school for two years before he proceeded to Ph. D. study in 1907 at the Department of Zoology at the University in Chicago. His main interest was the anatomy and physiology of birds. He went to Europe on a travel fellowship. Thereafter he joined the laboratories of the Carnegie Institution Department of Genetics at Cold Spring Harbor, where he worked 35 years.

Riddle worked together with Robert W. Bates on the preparation, identification and assay of prolactin. He studied genetic problems in pigeons and doves. In 1933 Riddle reported that pituitary extracts induce "crop milk" secretion in pigeons and doves. The mucosa of the crop sac is greatly thickened and filled with cheesy material known as crop milk.

John Hunter observed in 1768 that during egg incubation parent pigeons and doves of both sexes produce a secretion of the crop epithelium of their young squabs.

In 1928 P. Stricker and F. Grüter in the laboratory of Bouin at the University of Strasbourgh reported the discovery of lactogenic activity in extracts of the anterior pituitary. They showed that lactation can be induced in dogs, cows, and swine provided that the mammary glands ware adequately developed.

Später wurden in vitro Bioassays an explantierten Brustdrüsen schwangerer Mäuse oder pseudogravider Kaninchen zur Messung von Prolaktin eingesetzt. Forsyth nahm den Sekretionsgrad des Gewebes als Endpunkt (1969). Loewenstein den Einbau von C 14 in N-Acetyllaktosamin (1971) und Turkington die Inkubation von 32 P in Casein. Diese Methoden sind unspezifisch, da auch andere laktogene Hormone, wie hPL und Wachstumshormone, auf das Gewebe einwirken.

In 1969 C. H. Li described the chemical structure of ovine prolactin. Ovine prolactin was shown to share considerable structural homology with human prolactin and to cross-react with it. This enabled H. Friesen to develop an RIA for human prolactin in 1974.

References and Other Sources

Riddle O, Bates RW, Dykshorn SW (1933) The preparation, identification and assay of prolactin. A hormone of the anterior pituitary. Am J Physiol 105:191–216

Riddle O (1963) Prolactin in vertebrate function and organisation. J Natl Cancer Inst 31:1039–1110

Forsyth IA (1969) The detection of lactogenic activity in human blood by bioassay. J Endocrinol 46:IV

Friesen H, Hwang P (1974) The purification of human and monkey prolactin. In: Reynolds M, Cobo E (eds) Wiley, New York, pp 1–18

Hunter J (1861) Essays and observations on natural history anatomy. In: Owen R (ed) vol 1–2. London

Loewenstein JE, Mariz IK, Peake GT, Daughaday WH (1971) Prolactin bioassay by induction of N-acetyllactosamine synthetase in mouse mammary gland explants. J Clin Endocrinol 33:217

Lyons WR, Dixon JS (1966) The physiology and chemistry of the mammotrophic hormone. In: Harris GW, Donovan BT (eds) The pituitary gland, vol 1, pp 527–581

Turkington RW, Underwood LE, Wyk JJ van (1971) Elevated serum prolactin levels after pituitary – stalk section in men. N Engl J Med 285–707

Rock, John

(24. 3. 1890, Marlborough/Massachusetts – 4. 12. 1984, Temple/New Hampshire)

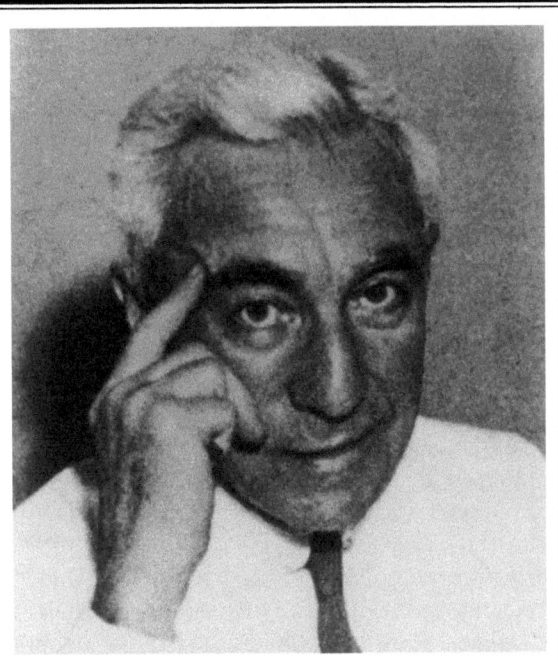

Professor Rock was an authority in infertility, using progesterone to suppress ovarian function and demonstrating that when ovarian function is suppressed for a time and then ended, a rebound results in ovulation.

In his 95th year John Rock passed away peacefully in a hospital near the tiny village of Temple, New Hampshire, where he had lived in recent years. His life was characterized by searching and introspection, dynamic leadership, and above all genuine concern for the quality of the world in which future generations would live. Exacting, but nondirective, precise and yet descriptive, and above all compassionate, Dr. Rock was a consummate teacher. Those who came under his tutelage, as was my privilege, look on the time spent with him in Boston as the most formative period in their lives. Dr. Rock was a man of conscience, and often recounted a conversation that he had as a youth with a priest from his childhood parrish. As they rode along a country road with horse and buggy, the old priest told him, "John, always stick to your conscience. Never let anyone else keep it for you, and I mean *anyone* else."

Dr. Rock was always fascinated by the complexity and beauty of the reproductive process. Early in his career he focused special attention on infertility, then a subject usually discussed only in whispers. He was a true pioneer and was among those who established reproductive endocrinology and infertility as a discipline. He recognized the importance of the fallopian tube in infertility and devised new methods for the surgical correction of tubal disease. He was a founding member of the American Society for the Study of Sterility (now the American Fertility Society) and served as its honorary Vice President. He pointed out that fertility and infertility are as opposite sides of a two-edged sword, but that these areas were not incompatible. Procreation and contraception have a common basis in the physiology of reproduction. Although he saw overpopulations as "the first world problem, and by far the most perilous to mankind," it was really concern for the family that motivated him. Methods for family planning were imprecise, and he clearly recognized the importance of developing approaches which would allow husband and wife to express their love physically without fear of pregnancy, which might place too great a strain on the family, especially on the mother. When he perceived an opportunity to develop an approach to contraception which appeared for all the world as physiological as one could hope for, he seized it. Through his role as a spokesman for this approach, which others adjudged medically unsound, and his persistent concern for the ethical issues involved, Dr. Rock came to be known as "the father of the pill." From these concerns emerged his book, *The Time Has Come – A Catholic Doctor's Proposal To End the Battle over Birth Control.* He was looked upon by some as a renegade, but even his destractors had to agree that he stimulated much discussion in and outside the church. He greeted the most strident with equanimity and concern, and gracefully accepted his role as the pill's public defender and popularizer. His equanimity in the face of great controversy was nothing short of inspiring.

Dr. Rock was a true visionary. He was responsible for an editorial in the *New England Journal of Medicine* in 1937 pointing to the possibility that in vitro fertilization and embryo transfer would someday be used in the treatment of patients with tubal disease. Later, with Miriam Menkin, he collected and attempted to fertilize more than 140 human oocytes. Their pioneering efforts paved the way for other workers who, much later, focused attention on this important area once again. Over the succeeding decade, more than 1000 patients were observed as part of an ovum embryo study. Through careful collection and review of human embryos recovered from patients undergoing gynecologic procedures, Rock with his close friend and colleague Arthur Hertig proved that the human ovum remains in the fallopian tube for 3 days after fertilization and established the time of implantation in relation to ovulation and fertilization. Their meticulous studies on early human development remain today as hallmarks in our understanding of human embryology.

A newspaper reporter who interviewed Dr. Rock at his home some 10 years ago described him as follows: "Puffing on a pipe, he likes to sit before a log fire. He talks about the days when the world felt there was something dirty in studying sex, when contraceptive devices were not discussed, and the phrase 'population explosion' was not created." On another occasion, when asked for his reaction to the Pope's 1968 encyclical on contraception, he quipped, "Of course the church will survive. It has survived other serious ..." – he groped for a second and then chose the word – "disablements. It is just too bad that one who might have been expected to facilitate the process has made it a little harder." Dr. Rock's feelings are summarized most accurately by his own words: "Every language throughout the world has a collective name for it; ours is 'love.' It is not dependent on culture or purposeful planning by the intellect. It is found by observant scientists throughout history, in lands near and remote, in peoples of all colors and degrees of culture. They find that this affective factor not only brings together mutually agreeable coital partners but makes of them long-term, even life-long, mates who, joined in various social patterns, become nurturing parents. Of such is the family made – out of this peculiarly human incorporation of spiritual love with the basic copulatory instinct."

One commentator recently summed it up very well when she stated "In the end, John Rock, M. D. was a certified member of that small band of human beings who changed the world." (Mastroianni L, Garcia CR 1993)

References and Other Sources

Hertig A, Rock J, Adams E (1956) A description of 34 human ova within the first seventeen days of development. Am J Anat 98:435–459

Rock J, Garcia CR, Pincus G (1957) Recent Prog Horm Res 13

Rock J, Pincus G, Garcia CR (1960) Use of some progestional 19-nor steroids in gynecology. Am J Obstet Gynecol 79:758

Rock J, Garcia CR (1961) Use of Enovid for correction of menstrual and reproductive disorders. Res Sev Med 54:15

Rock J (1963) The time has come – a catholic doctor's proposals to end the battle over birth control. Knopf, New York

Rock J (1964) Geburtenkontrolle, Vorschläge eines katholischen Arztes. Walter, Olten Freiburg

Mastroianni L, Garcia CR (1993) Statement on John Rock, October

McLaughlin L (1982) The pill, John Rock, and the church, the biography of a revolution. Little, Brown, Boston Toronto

Pincus G (1965) The control of fertility. Academic Press, New York

Rokitansky, Carl Freiherr von

(19. 2. 1804 Königgrätz – 23. 7. 1878 Wien)

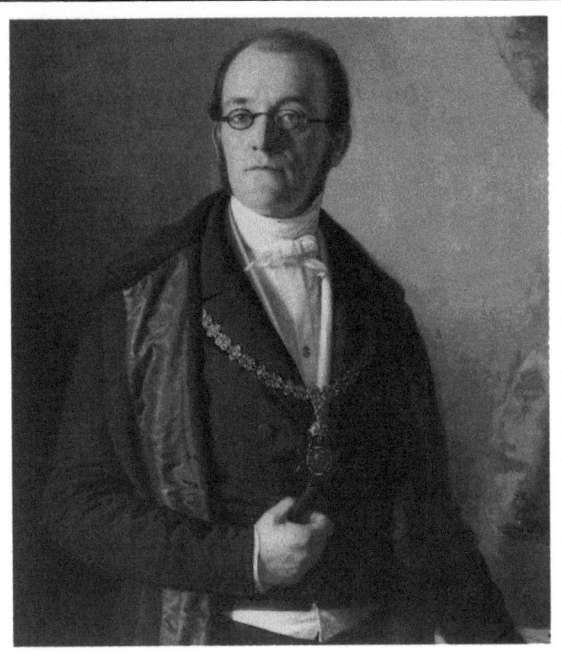

Erna Lesky schreibt:
C. von Rokitansky hat es in seinem Leben nicht leicht gehabt, weder auf der Höhe seines Ruhmes als Rektor und erst recht nicht als kleiner, unbekannter Anfänger, der 1824 aus seiner böhmischen Heimat Königgrätz zum Studium nach Wien kam. Mühselig hat sich der Student durchgeschlagen. 1827 wurde er unbesoldeter Praktikant in der pathologisch-anatomischen Prosektur. So großartig war die armselige Baracke im Leichenhof des Wiener Allgemeinen Krankenhauses benannt. Mehr als 34 Jahre lang arbeitete Rokitansky in zwei kümmerlichen Räumen, sezierte täglich seine 4–6 Leichen und schuf hier sein Lebenswerk.

„Im Elternhaus meines Urgroßvaters in Königgrätz wurde nur chechisch gesprochen. Mein Urgroßvater lernte deutsch erst im Gymnasium bzw. an der Prager Universität. Der Vater meines Urgroßvaters war Kreishauptmann und hat den Landsturm gegen Napoleon in Böhmen, wie Andreas Hofer in Tirol, organisiert. Seine Mutter war eine Lodgeman von der Aue aus einer irischen hocharistokratischen Familie. Der älteste Rokitansky, von dem wir wissen, war Bäckermeister. Mein Urgroßvater soll ein stiller und wortkarger Mensch gewesen sein, mit viel Sinn für Musik. Seine Frau, Marie Weis, war eine sehr begabte Sängerin und gute Pianistin. Zwei seiner Söhne wurden Sänger. Der älteste Sohn Hans war ein leuchtender Stern des Wiener Opernensembles als Bassist. Die beiden anderen Söhne waren Ärzte, davon einer, mein Großvater Carl, Professor für Gynäkologie in Graz. Während die beiden Sänger lebensfrohe und in ihrer Art glückliche Menschen waren, standen die beiden jüngeren im Schatten des Ruhms ihres Vaters und waren Melancholiker". (Karl Rokitansky 1993)

Nach dem Medizinstudium in Prag und Wien war Rokitansky zunächst Assistent und später ordentlicher Professor an der pathologischen Anatomie des Wiener Allgemeinen Krankenhauses. Er führte mehr als 30000 Sektionen durch und schaffte eine „anatomische Pathologie", in dem er anatomische Krankheitstypen aufstellte. Zusammen mit dem Internisten Skoda gründete er die neue Wiener Schule. Virchow nannte Rokitansky den „Linné der pathologischen Anatomie". Er verfaßte das dreibändige *Lehrbuch der pathologischen Anatomie*. Als Naturforscher und Philosoph erkannte er die regelmäßige Wiederkehr bestimmter Organveränderungen bei Erkrankungen und zog aus diesen – nicht, wie bis dahin üblich, aus den Symptomen! – Schlüsse auf das Wesen der Krankheit. Wir sprechen heute von „Krankheitsprozessen"; Rokitansky hat diese Sehweise begründet.

Sein Name ist verbunden mit der Aplasia uteri et vaginae, dem Mayer-Rokitansky-Küstner-Hauser-Syndrom".

1852/53 war Rokitansky Rektor der Wiener Universität. Aber sein Bild fehlt in der Sammlung der akademischen Würdenträger der Wiener Universität. Es ist Erna Leskys Verdienst, das dafür bestimmte Gemälde des Hofmalers Anton Einzle in seiner Familie aufgefunden zu haben. Der damalige Minister des Inneren, Alexander von Bach, hatte die Inauguration des Bildes im klinischen Hörsaal des Allgemeinen Krankenhauses untersagt, weil er Rokitansky und auch seine engsten Mitstreiter T. Helm und J. Skoda „perhorrescierte". Skoda (1805–1881) war der Neubegründer von Perkussion und Auskultation.

Literatur

Rokitansky K: Brief, 1993

Rokitansky C (1841, 1844, 1846) Handbuch der pathologischen Anatomie, Bd 1–3.

Schoenbauer L (1944) Das medizinische Wien. Urban & Schwarzenberg, Berlin Wien

Lesky E (1962) Ein unbekanntes Bild: Rokitansky als Rector magnificus. Ciba Symposium 10:194–197

Roos, Paul

(born 1. 5. 1928 in Alingsas/Sweden)

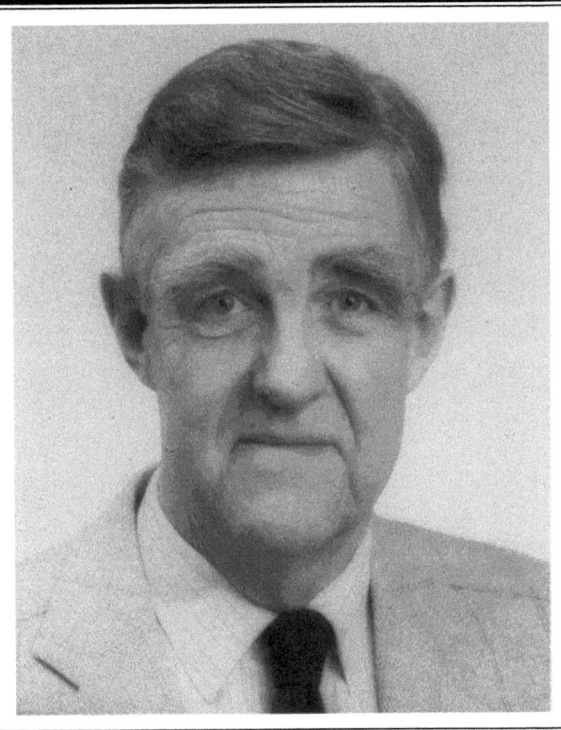

Paul Roos completed his student examination in Gothenburg 1947. He received his basic training in science at the University of Lund and obtained Bachelor and Master degrees of Science in 1952. Two years later he went to the Institute of Biochemistry at Uppsala University. At this institution there was a long tradition (The Svedberg and Arne Tiselius) of work with biochemical separation techniques. Roos obtained a Licentiate degree of Philosophy at this institution in 1958. At that time Carl Gemzell, who then worked as a gynecologist at the Karolinska Hospital, visited the institution and asked Professor Tiselius if he had a young scientist who would be interested in a collaboration on the purification of human pituitary gonadotrophins (FSH and LH) and growth hormone (GH). Professor Tiselius recommended Paul Roos for this demanding task.

He obtained a Ph. D. degree at Uppsala University 1967; his thesis was on the human follicle-stimulating hormone, its isolation from the pituitary gland and from postmenopausal urine and a study of some chemical, physical, immunological, and biological properties of the hormone from these two sources. Dr. Roos was employed as a teacher at the Department of Biochemistry, University of Uppsala, from 1955 and as Professor of Biochemistry at the same institution from 1970.

Dr. Roos research has been centered on the isolation and characterization of pituitary hormones, including their vast pleomorphism. The purifications were monitored by bioassays performed in Carl Gemzell's laboratory. From 1961, at the Department of Obstetrics and Gynecology at Uppsala University, the bioassays were complemented by immunoassay methods developed by Leif Wide. The gonadotrophin preparations were successfully used by Carl Gemzell for induction of ovulation and by Leif Wide for increasing the specificity of immunoassay methods. Dr. Roos's methods and expertise were used in the commercial purification and production of FSH, LH, GH and TSH (thyrotropin) from human pituitaries by the pharmaceutical company Kabi in Stockholm. In particular, the growth hormone preparation from Kabi became a successful commercial product used worldwide for the treatment of children with growth retardation.

References and Other Sources

Wide L: Version of the life story of Paul Roos, June 1992
Roos P (1968) Human follicle stimulating hormone. Its isolation from the pituitary gland and from postmenopausal urine and a study of some chemical, physical, immunological, and biological properties of the hormone from these two sources. Acta Endocrinol Suppl (Copenh) 131:1–93

Rosemberg, Eugenia

(born 25. 4. 1918, Buenos Aires/Argentina)

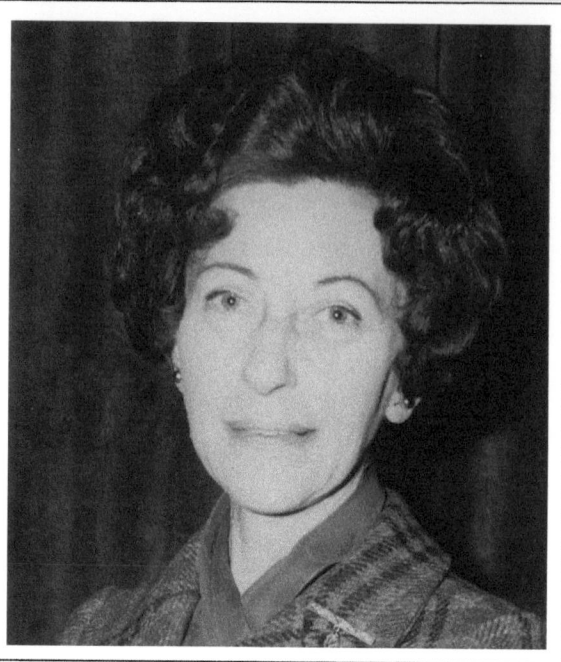

Dr. Eugenia Rosemberg, M. D., physician, scientist, educator and medical research administrator received training in anatomy, medicine and pediatrics in her native Argentina at the Medical School, University of Buenos Aires. Subsequently, upon receiving a Fellowship in pediatric endocrinology from the Society for Pediatric Research and Johns Hopkins University, she moved to the United States, joining the Endocrinology Department headed by Dr. Lawson Wilkins at the Harriet Lane Home, Johns Hopkins Hospital, Baltimore, Maryland. The work of Wilkins' group resulted in the first demonstration of the effectiveness of cortisone in the treatment of congenital adrenal hyperplasia.

After basic and clinical work on the adrenal in Baltimore and at the National Institutes of Health (NIH) in Bethesda, Maryland, where she held an NIH postdoctorate research fellowship, Dr. Rosemberg began work in the area of her major productivity: the field of human pituitary gonadotropins, initially, at the Worcester Foundation for Experimental Biology, Shrewsbury, Massachusetts, until 1962 when she founded the Medical Research Institute of Worcester, which functioned at the Worcester City Hospital, Worcester, Massachusetts, until its relocation to 8 Portland Street, Worcester, Massachusetts. Dr. Rosemberg has been the Research Director of the Medical Research Institute since its inception, as well as Director of Medical Research at the Worcester City Hospital until 1985, and Professor of Medicine at the University of Massachusetts Medical School since 1971.

Dr. Rosemberg's work in the field of human pituitary gonadotropins extended over several decades and became extremely important for the understanding of reproductive endocrinology and andrology. Her contributions to the assay and to the biological and immunological characterization of gonadotropins, as well as the determination of the specificity of assay techniques, including the determination of reference preparations, resulted in the development of accurate relative potency estimates, paving the way for the eventual standardization of all gonadotropin work. Because of these studies Dr. Rosemberg was chosen to supervise the gonadotropin aspects of the National Hormone Pituitary and Distribution Program of the NIH from 1962 to 1985. The recognition of the impact of her contributions in the field of reproduction led to her appointment in 1970 as Chief of the Contraceptive Development Branch of the Center for Population Research, NIH. During a brief but critical period she was instrumental in recruiting to the Branch many of the researchers who are contributing so greatly to this broad field of human reproduction.

The work relative to assay systems and reference preparations allowed Dr. Rosemberg to establish patterns of biological and immunological profiles of gonadotropin hormones in the normal menstrual cycle, in infertile female patients, and male patients with various conditions of testicular disorders leading to infertility.

Her work at the clinical level involved the characterization of puberal development of the testis and testicular function and to the establishment of the appropiate use of drugs such as human chorionic gonadotropin (hCG) and human menopausal gonadotropins (hMG) for the improvement of spermatogenesis, therefore establishing conditions leading to the treatment of male infertility. As medical treatment of female infertile patients may result in the occurrence of multiple pregnancies, Dr. Rosemberg directed her attention toward establishing appropriate dosage schedules for the use of hMG and hCG and of monitoring procedures which would result in single pregnancies and reduce the risk for untoward effects. She furthered this work by preparing a biological functional hCG compound, for which she holds a United States Patent. This compound demonstrated the biological and immunological characteristics of human luteinizing hormone and was effective in inducing ovulation without untoward effects, representing a safer therapeutic modality for the medical treatment of female infertility.

Because of these broad interests Dr. Rosemberg continuously collaborated with scientists and scientific organizations in the United States and abroad, organizing seven national and international conferences which brought together scientists from all over the world. The proceedings of seven of these conferences were published in books edited by Dr. Rosemberg and collaborators such as Dr. C. Alvin Paulsen and Dr. Carlos Gual. Moreover, 23 postdoctoral fellows as well as medical students have received training in human reproduction at the Medical Research Institute under Dr. Rosemberg's direction.

Dr. Rosemberg's list of publications comprise 16 chapters in medical and scientific books and 123 papers in national and international journals. Her accomplishments have been acknowledged in many ways: by appointment to editorial boards of many journals, to the council and committees of various societies, by recognition as distinguished member of more societies than one can easily enumerate, and by election to the Vice Presidency of the Endocrine Society.

Her pioneering research into the assay and action of gonadotropins and her studies of the control of testicular function have been paralleled by a major leadership role in the development of the discipline of andrology both in the United States and abroad. For these accomplishments Dr. Rosemberg in 1982 received the Distinguished Andrologist Award from the American Society of Andrology.

Her current positions include: Research Director of the Medical Research Institute of Worcester and Professor of Medicine at the University of Massachusetts Medical School in Worcester, Massachusetts.

References and Other Sources

Rosemberg E: Personal report, June 1992
Rosemberg E, Smith FS, Dorfman RI (1957) A precise method for the bioassay of urinary gonadotropin with a suggestion for a stable easily available reference standard. Endocrinology 61:337
Albert A, Rosemberg E (1959) Assay of human pituitary gonadotropin from male and postmenopausal urine. J Clin Endocrinol Metab 19:518
Rosemberg E, Engel I (1962) Biologic characterization of human gonadotropins obtained from the urine of men, postmenopausal women and eunuchs. J Clin Endocrinol Metab 22:377
Rosemberg E, Coleman J, Gibree N, MacGillivray W (1962) Clinical effect of gonadotropins of human origin. Fertil Steril 13:220
Rosemberg E, Keller P, Lewis W, Albert A, Carl G, Bennett D (1965) Influence of follicle-stimulating hormone on the estimation of luteinizing hormone in the ventral prostate and ovarian ascorbic acid depletion assays. Endocrinology 76:1150
Rosemberg E, Keller PJ (1965) Studies on the urinary excretion of follicle-stimulating and luteinizing hormone activity during the menstrual cycle. Clin Endocrinol Metab 25:1262
Rosemberg E, New TT (1968) Induction of ovulation with human menopausal gonadotropin. Fertil Steril 19:197
Rosemberg E, Cortes-Prieto (1983) Demonstration of induction of ovulation with a hybrid hCG compound (AB1ER-CR-2XY). Fertil Steril 40:790

Ross, Griff T.

(17. 7. 1920, Mount Enterprise/Texas –
1. 7. 1986, Houston/Texas)

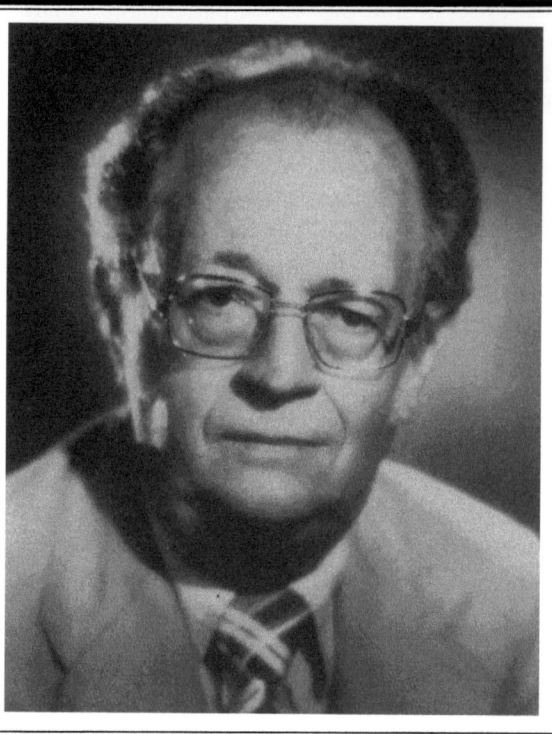

In relation to the subject of ovulation in the human, one finds the ultimate affirmation, I think, of an expression with I learned as a schoolboy trying to master the problems of pronouncing V's and W's in speaking German: Wenige wissen, wieviel man wissen muss, um zu wissen, wie wenig man weiss." (at the symposium "Ovulation in the Human," Freiburg, 1975)

Ross was born in a small town in eastern Texas; he thought of eastern Texas as different from the rest of the state: he called it the land of tall pines, red dirt, hookworm, and pellagra. He came from Calvinist stock. He went to Stephen F. Austin State Teachers College and in 1942 to the University of Texas Medical Branch in Galveston.

Dr. Ross was a zoology tutor and student assistant in biological chemistry at the University of Texas in Austin before attending medical school at the same university. He had already become fascinated by research. However, nine months into his internship, he was called home because his father was ill. Dr. Ross comes from a family of physicians that dates back to 1838. After his father died, he was encouraged by the community to stay on as its family doctor. He stayed for 7 years.

He was drafted into the Air Force with the Korean War and spent 2 years as a general medical officer at an air base in the United Kingdom. When the War was over, Ross took a fellowship in internal medicine at the Mayo Brothers clinic. Working with Al Albert, he developed a bioassay for urinary gonadotropins. This was the perfect tool for following the treatment response of patients with choriocarcinoma, and Ross came to the NIH 3 years after Lipsett in 1960. Ross read slowly. He liked to "feel" his way through a problem. He disliked competition that was more intense than a friendly game of golf with wife and friends. He once said that he belonged to "excercisers anonymous:" this was a mutual support group composed of a few close friends: if a member got the urge to exercise, he could call another member who would come and drink with him until the notion passed. Ross's taste in music ran to "bluegrass;" in literature, to Steinbeck and Fitzgerald; in art, to Norman Rockwell; in furniture, to early American; in food, to Texas barbecue; and in drink, to martinis without vermouth. Ross loved to make music. He played "by ear" and could not read music. Nonetheless, he played saxaphone in his college band, was an accomplished accordionist, and had a bagful of hormonicas, one in each key, that he played at every opportunity. He played hard; he was the only man who could "wear out" a hormonica.

Ross conducted extensive research on both human and other animal reproduction. In the course of his career Ross developed clinical and scientific expertise in complications of normal and abnormal pregnancy. He carried out extensive investigations on endocrine changes in puberty and on the menstrual cycle and its disorders. His contributions in the area of radioimmunoassays helped to pinpoint malfunctions in the reproductive system and to more effectively regulate it. Dr. Ross and his colleagues were the first to determine that a short luteal phase, which often leads to infertility, is caused by an occurrence prior to ovulation. The luteal phase occurs after ovulation and usually lasts 10–14 days. In some infertile women, however, the luteal phase lasts 7 days or less. His research demonstrated the efficacy of actinomycin D for treatment of women with choriocarcinoma. He developed clinical and scientific expertise in the therapy of the disease as well as in other complications of normal and abnormal pregnancy. "By virtue of these studies, I have come to know the Ob/Gyn. community very well," said Dr. Ross.

Ross retired from the NIH 1981. He died of prostate cancer in Houston at the age of 64.

References and Other Sources

Ross GT, Hammond CB, Hertz R et al. (1966) Chemotherapy of metastatic and non-metastatic gestational trophoblastic neoplasms. Tex Rep Biol Med 24:326

Ross GT, Cargille CM, Lipsett MB, Rayford PL, Marshall JR, Strott CA, Rodbard D (1970) Recent Prog Horm Res 26:1

Ross GT (1974) Fertil Steril 25:522

Ross GT (1976) Introduction. In: Crosignani D, Mishell R (eds) Ovulation in the human. Academic Press, London New York, pp IX–XI

Ross GT (1976) On intraovarian control of oogenesis in the human. In: Crosignani PG, Mishell DR (eds) Ovulation in the human. Academic Press, London New York San Francisco, pp 127–140

Ross GT, Schreiber JR (1978) The ovary. In: Reproductive endocrinology. Philadelphia/PA, pp 63–79

Ross GT (1979) Diagnosis and treatment of primary amenorrhea, secondary amenorrhea and dysfunctional uterine bleeding. In: deGroot L et al. (eds) Endocrinology. Grune & Stratton, New York San Francisco London, pp 1419–1434

Partially taken from Lynn Loriaux Remembrance Mort and Griff. Endocrinology 131:1–3

Rothchild, Irving

(born 2. 12. 1913 in New York/New York)

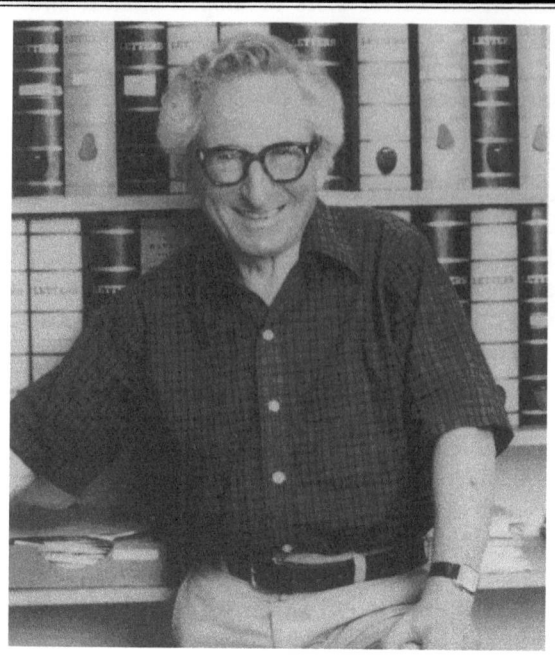

I do not know how I became a scientist. If even one savant (in the form of a rabbi, for example) had been among my ancestors, I would have known about it but I do not; in my family such things were not swept under the carpet! My parents were Polish Jews, part of the great wave of westward immigration around the turn of the century. My father was a printer and my mother a housewife, and my rich supply of uncles and aunts included only skilled craftsmen and small businessmen. However, they spoke at least three languages fluently, and books were as much a part of my childhood as food, school, and street games. Even before I got my first library card and began to explore the endless treasures of the Brooklyn Public Libraries I had become addicted to reading the books at home.

Did this early exposure to words and ideas make me become a scientist? I think not, although it must have helped. My hunch is that one either is or is not a scientist. Becoming one is only a matter of developing the talents buried within one's chromosomes. I do know that the curiosity about how things work and an interest in biology were with me very early. The perseverance, imagination and resistance to distraction came only later, very painfully; the best things in life do not come easily!

I am sure that if I had started in medicine I would have continued in the laboratory, but that is not how it happened. In 1931, at age 17, I entered the University of Wisconsin, undecided about literature, history or music as a career; in the end I chose the premedical curriculum. Playing billiards instead of studying, however, helped me to complete a thoroughly undistinguished undergraduate career and kept me from being accepted by any decent medical school. After a brief flirtation with the idea of veterinary medicine I decided in 1935 to ask Roland K. Meyer, who had just joined the Department of Zoology at the University of Wisconsin, to take me on as a graduate student. He did and suggested the hormonal control of decidualization as a thesis project. Within a few weeks I was off and running.

Graduate school was a wonderful new world. I was a textbook case of the late bloomer, for almost overnight I became a dedicated researcher and an excellent student; my marks were among the top 1% of the class in every subject, most of which were taken with the first and second year medical students. I stopped playing billiards altogether, and the other distractions that had embroidered my undergraduate years were left for the few hours of leisure that I allowed myself each week. The habits of working hard for long hours set in and hardened into firm attributes.

Meyer liked to say that research should be fun, otherwise there is be no point in doing it since 99% is drudgery. He was only 10 years older than I, but millennia ahead of me in wisdom. Of course he became less godlike as I grew older and wiser, but this does not in the least diminish the importance of his contribution to my development. In fact he was the most important single influence on that process, for it was through his tutelage that I learned how to become a real scientist – a process, I must emphasize, that never stops. I learned to nurture and refine my curiosity, to use it with discrimination, as a tool with which to distinguish among problems of varying value. I began to learn how to see theories objectively, to see them as signposts to the true solution of a problem, sometimes even to what the problem actually is, in spite of what such objectivity did to my theories. I can best express the difficulty of grasping this essence of the researching mind with the aphorism: our level of ignorance increases as the square of the accumulation of knowledge. I learned to use my imagination fruitfully, sometimes even to leap across gaps in knowledge with a theory, to point a way to the kind of search most likely to lead to the missing information.

But none of these qualities counted for much without perseverance and resistance to the "blues" when things do not turn out as expected. Meyer's influence has stayed with me to this day and has brought me, through my life as a researcher, periods of excitement and pleasure greater than anything else that I have known except, perhaps, a passionate love affair; but even here the key word is "perhaps." Writing "The Regulation of the Mammalian Corpus Luteum" was the most exciting and rewarding of all; if I had done nothing else, it would have made all the hard work, headaches, disappointments, etc., worthwhile. But all this came later!

It was hard times in 1939 when I added the title of Ph. D. to my name, and it took 10 years (some of which included working on ovulation in chickens with Richard Fraps) and the effort of two dear friends, Roy Hertz and James Bradbury, before I landed as an Assistant Professor at the invitation of Allan Barnes, its chairman, in the Department of Obstetrics and Gynecology at Ohio State University in Columbus. I rather like being *der parade* scientist in a clinical department, but it was not long before Barnes, who quickly became another dear friend, encouraged me to go to medical school. After some hesitation I did, but it was hard at 36 to be a sit-down student again and to carry on my research simultaneously. C. H. Hendricks and I also became life-long friends. He and Barnes smoothed the way for me financially during the last 18 months of the curriculum, which ended in December 1954, when I was 41. After only one year as an intern (at Kings County Hospital in Brooklyn; the most valuable year, however, of the whole experience) I returned to the laboratory as an Associate Professor, this time at Western Reserve University (it became Case Western Reserve University only in 1968) in Cleveland, to which Barnes and Hendricks had moved in the interim. I have been there ever since, as Professor of Reproductive Biology.

I then began the most productive period of my scientific life, even though it included clinical responsibilities such as running the Endocrine/Infertility Clinic of the Department and a sizable amount of consultation work. The medical experience was valuable in many ways; three were especially noteworthy. The doctor-patient relationship brings one closer than does any other to what a human being is. It taught me never to be surprised at, but also never to be blasé about, what a person can do or think. I also learned to handle my emotional reaction to death without becoming indifferent to it, and, by contrast, to conquer any inclination to become godlike with every therapeutic success, most of which, of course, had little to do with my efforts. (This became even clearer during my years in infertility medicine.) Most of all, it helped to bridge the gap between the clinic and the laboratory. The complexities of ovulation failure in women, for example, became more understandable the more I learned about ovulation in other animals. I thoroughly disagree with the misuse of Pope's dictum "the proper study of mankind is man" to mean that one should not bother studying nonhumans to understand humans. The proper study of humankind (or of anything, for that matter) is by comparison with other kinds; only by comparing the system one is interested in with even distantly related ones can one fully understand the former.

My work on decidual tissue had aroused my interest in the corpus luteum (CL) but it was only in the early 1950s that my first pilot experiment suggested that the CL did not bear a negative feedback relationship with the pituitary. When I came to Cleveland in 1956 I took up the problem again, this time seriously, and by 1960, helped in part by E. J. Quilligan and R. Dickey, I was able to show the first evidence that the CL-prolactin relationship is very probably one of positive feedback. From then on the mystery of how factors outside the CL, such as prolactin, LH, estrogens, the uterus, decidual tissue, and the placenta, influence its life, and the secretion of progesterone continued to occupy my mind. Then, on 9 December 1979, in a sudden burst of insight, I realized that almost everything we knew about the CL could be explained by assuming that progesterone stimulates its own secretion. The rest, as they say in the trade, is history, at least for me! It does not matter if, in the end, my theory is incorrect; it is the best so far proposed, and I know enough about theories to know that the greatest drawback of a good theory is that it prevents one from seeing a better one. I look forward to hearing about the one that will replace mine.

This memoir should not end without a mention of at least a few more of the many colleagues who became close friends. J. J. Alloiteau and I saw the CL through almost the same eyes; we were about ready for tutoyer when he died in 1968; I still miss him. Robert Denamur's life was also cut short, but his young colleague, Guy Kann, has taken his place as my friend. Denamur, du Mesnil du Buisson, and colleagues in the Jouy-en-Josas laboratories found the first firm evidence of the CL capacity for independence, a finding crucial to the development of my theory. Andrew Nalbandov and I were in graduate school together; we disagreed about almost everything connected with the CL but remained friends until his death. Very few of the young colleagues who spent a postdoctoral year of two with me turned out poorly and some, especially Walter Morishige, Gerald Pepe, Geula Gibori and my four Japanese "sons" (as they call themselves), N. Miyagawa, H. Kato, K. Ochiaia, and K. Ueda made extremely valuable contributions to our understanding of the CL. Collaboration with Neena Schwartz and Gilbert Greenwald led to the formation of life-long friendships. Our work brought Peter van Rees and me together in 1962; our friendship is as warm as ever and his children still call me Oom Irving. He helped me obtain the Boerhaave Professorship for the 1977–1978 academic year at the University of Leiden. The notes and references that I collected there not only made "The Regulation of the Mammalian Corpus Luteum" possible but were of great help in the writing of my last three critical reviews.

About 6 years ago my deteriorating eyesight forced me to choose between hiring readers if I were to continue research, and finding other outlets for my creativity, in which I could at least remain relatively independent of human visual aids. I decided on the latter and have been happy in it, but doubts about whether I made the right decision have never left me. After all, one does not say farewell to an object of one's great love and devotion for more than 50 years without shedding a few tears."

References and Other Sources

Rothchild I: A brief biographical memoir, May 27, 1992
Rothchild I (1960) The corpus luteum pituitary relationship. Endocrinology 67:9–81
Rothchild I (1981) The regulation of the mammalian corpus luteum. Recent Prog Horm Res 37:183–298
Rothchild I (1981) The effect of pregnancy on the corpus luteum. In: Molen H van der et al. (eds) Fertility, infertility and contraception. Excerpta Medica, Amsterdam, pp 51–72
Rothchild I (1983) Role of progesterone in initiating and maintaining pregnancy. In: Bardin CW et al. (eds) Progesterone and progestins. Raven, New York, pp 219–229
Rothchild I (1984) Pathophysiology of the inadequate corpus luteum. In: Taubert H-D et al. (eds) The inadequate luteal phase. MTP Press, Lancaster, pp 21–33

Ruzicka, Leopold

(13. 9. 1887 Vukovar/ehem. Österreich-Ungarn – 26. 9. 1976 Mammern/Thurgau)

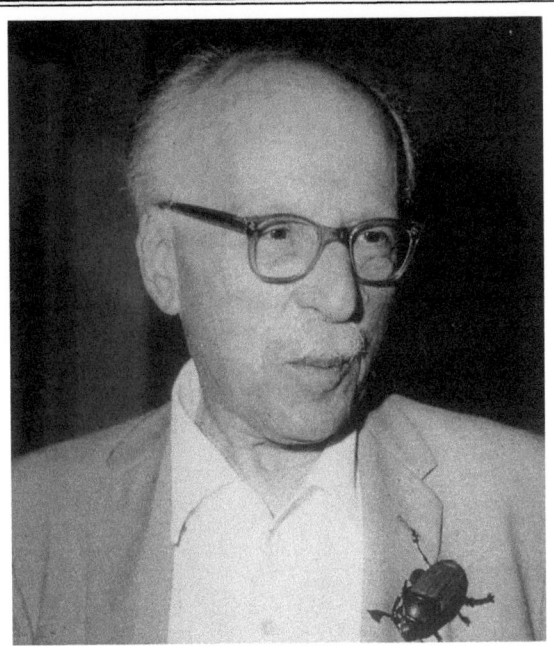

Ruzicka studierte in Karlsruhe Chemie. Er promovierte 1910 bei H. Staudinger, mit dem er nach Zürich wechselte und sich dort 1918 habilitierte. 1926 wurde er ordentlicher Professor in Utrecht, 1929 erhielt er einen Ruf auf den Lehrstuhl für organische Chemie der Eidgenössischen Technischen Hochschule in Zürich.

Seine wichtigsten Arbeiten befassen sich mit Diterpenen und Triterpenen sowie mit makrozyklischen Ringen. Für diese Arbeiten erhielt er 1939 gleichzeitig mit Butenandt den Nobelpreis. Ruzicka hatte 1934 Androsteron aus Cholesterol dargestellt, nachdem Butenandt 1931 Androsteron in kristalliner Form aus Urin isoliert hatte. Häufig findet man die Behauptung, daß beide den Preis für die Arbeiten über Steroidhormone bekommen hätten; dies trifft jedoch nicht zu.

Es wird erzählt, daß Reichsmarschall Hermann Göring Testosteron von Ruzicka haben wollte. "Despite the tantalizing and luscious Emmi Sonnemann, Göring found that his sexual powers were lacking. About this time, there was a stirring in the hormonal research field for a sexual elixir. ... Göring appealed to Ruzicka for testosterone.... To maintain his front of virility Emmi Sonnemann conceived and gave birth to a daughter. Through the indiscretion of the wife of a prominent professor, my informer told me that conception had taken place by artificial insemination." (R. Greenblatt) (Sex and Circumstances)

Literatur

Ruzicka L (1934) Über die Synthese des Testikelhormons (Androsteron) und Stereo-isomer desselben durch Abbau hydrierter Sterine. Helv Chim Acta 17:1395–1406

Karlson P (1990) Adolf Butenandt. Wissenschaftliche Verlagsgesellschaft, Stuttgart

Ryan, Robert J.

(born 18. 7. 1927 in Cincinnati/Ohio)

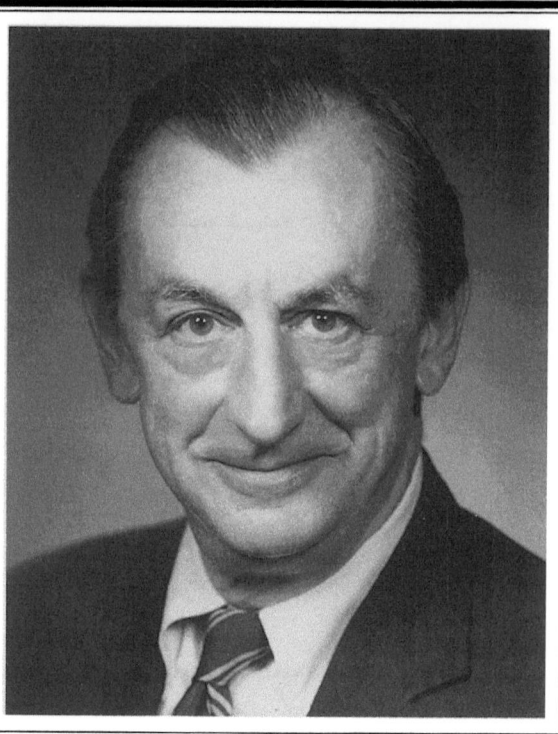

When my brother and I were in the early years of grammar school, our grandfather told us that we should grow up to be great men – doctors, lawyers, engineers. I went to medical school and my Brother Jim went to law school. Later we thought that the engineer our grandfather talked about was a railroad engineer, which is what he was. My father was a business man, he died at the age of 93; my mother is still alive at the age of 93.

I waivered from the ambition to complete medical school on only one occasion. In college, at Xavier University, I was a very eager student in chemistry. In a course on qualitative and quantitative analysis I finished all the assigned experiments within the first month. I asked Professor Miller what I should do next. He said he had an old box of chemicals in the store room without labels on the bottles, and I could try to identify their contents (I later learned that he kept this box for the eager beavers). When I completed this task successfully, I talked to Father Miller about changing my major from premedicine to chemistry. He advised against it saying, "You will earn a better living as a physician than as a chemist, and besides after medical school you can always return to chemistry." I thought this made sense.

I picked up one enjoyable, but not too profitable advocation in college. My biology professor, Father Malone, taught me to play bridge. I won my first "master point" within the next 6 months, but I had to pay the price at a later date.

I was both ignorant and cocky when I applied to medical school. I sent my only application to the University of Cincinnati not realizing that there were 1900 applications for 90 places in the class of 1948. About March 1947, after several rounds of acceptances had been announced, I began to have doubts, but I realized that my grandfather, aunt, and parents would support me on a return to chemistry. In April 1947 I was admitted to the class of 1948.

I was a good, but not outstanding student in medical school. Bridge got me into trouble. I played cards from noon until 2 or 3 o'clock every day. In my 3rd year I never went to a class on orthopedics. I failed the examination in orthopedics. Because I had A's and B's in all classes, the professor let me take a make-up exam. I passed and graduated. In medical school I intended to become a general practitioner, but I found that I was bored with surgery, psychiatry, pediatrics and ob-gyn. My last rotation was internal medicine and I thought, „If I do not like this, I am in real trouble." I liked it.

As a result, I took a medical internship at the Henry Ford Hospital in Detroit. I became excited about several kinds of problems. I wrote my first manuscript about a patient with Brill's disease and diabetes insipidus. I read every thing that was written about typhus and Brill's disease, including Nathan Brill's original description. It was great fun to learn that Brill's speculations about typhus were largely correct, although it took about 70 years for them to be proven. This example taught me to read the old literature.

I then went to the Research and Educational Hospital in Chicago on a research fellowship with Prof. Fred Hicks. The objective was to study body water compartments in relationship to temperature regulation and physical conditioning. My task was to set up and validate a measurement of extracellular water. I chose Mackinzie Walser's technique for radiosulfate distribution, which had recently been published. I learned a great deal, published several papers and encountered a number of people with first-rate minds. I decided that I wanted to do biomedical research as a career, but I let myself be talked into doing a residency in internal medicine first. In retrospect, I may have been wiser to use those 3 years to learn more biochemistry. During my residency I developed a special interest in endocrinology and became the local expert. My mentor, Harry Dowling, offered me an opportunity to work with an endocrinologist in Boston and then return to a faculty position in his Department at the University of Illinois. I visited several laboratories in the Boston area and decided to train with E. B. (Ted) Astwood rather than Dr. Dowling's original choice. That was one of the best decisions I ever made.

I spent a year and a half in Astwood's laboratory. It was a marvelous experience. The environment was rich with bright people studying many aspects of endocrinology – Maury Raben working on human growth hormone, Jerry Aurbach isolating parathyroid hormne, Maxwell McKenzie and Donal Manro working on LATS, and Astwood himself working on fat-mobilizing peptides. I also briefly overlapped with Georgianna Jagiello, Ira Pasten, Charlie Hollenberg, Dick Barrett, Henry Friesen, and Gene Mayberry. Informal discussion played a key role in learning. In Astwood's laboratory one was expected to devise one's own project and pursue it independently. He would offer opinions about the literature and advise about techniques, but no direction or judgments about data beyond "isn't that interesting" or "have you tried the usual things?"

I decided to apply Theodore Puck's newly described techniques for isolating clonal cell lines to the pituitary. After some months I came to realize that it was a naive idea for the time and place and I was not taking full advantage of the local expertise. I therefore switched projects and began to develop an assay for luteinizing hormone and to isolate LH and FSH from acetone dried pituitaries.

I would have preferred to stay in Boston for a longer time, but Dr. Dowling's job offer and the needs of a growing family compelled me to return to Chicago in 1959. There I spent the next 8 years doing the usual academic "hat trick" – teaching, research, and patient care – generally alternating them at hourly intervals. It was not very satisfying. I applied for and obtained my first NIH grant in 1960 and have not missed a day of funding since, although each renewal was worrisome and more difficult than the preceding one. That has been satisfying and a great deal of fun because I was forced to catch up with the literature and develop new ideas and approaches.

I kept plugging away at the purification of the gonadotropins and finally succeeded in 1965. Shortly thereafter Charlie Faiman came to work with me as a postdoctoral fellow, and we set out to develop a radioimmunoassay for FSH. We succeeded and prepared a manuscript in 1966, which was mailed to *Science*. By this time I decided that I wanted to spend full time in research and began to consider other job possibilities. Then, unexpectedly, I got a call from Gene Mayberry, a friend from the Astwood days, asking if I would be interested in moving to Mayo in a full-time research position. I was and I did. I later learned how the call from Gene Mayberry came about. The manuscript to *Science*, which was rejected as being more appropriate for a speciality journal, was sent to Raymond Randall at Mayo for review. Randall showed it to Al Albert, the Director of the Endocrine Laboratory at Mayo. Albert remembered me from an NIH site visit that he did on my grant renewal in 1963. Albert in turn showed the manuscript to Gene Mayberry, who was hiring people for a department that he was starting. It was for me a happy set of circumstances and the prelude to a wonderful career at Mayo.

Mayo provided excellent facilities and financial support, full freedom to pursue one's interests and an environment where open discussion was not only welcomed but encouraged. The local finncial support in addition to NIH grants allowed the opportunity to take a longer view than grant deadlines demanded and therefore try some higher risk experiments.

By 1968 I could see that measuring LH and FSH in serum and urine would have diminishing return from a research point of view, so the assays were turned over to the clinical laboratories and I began several new studies. The first was to apply the radioimunoassay techniques to small molecules such as triiodothyronine and estradial. Once we found that this could be done, I lost interest in the area, and the assays were again turned over to the clinical laboratories.

The second area which has continued to the present time was the LH receptor. When C. V. (Tom) Lee came to the laboratory in 1970, he wanted to use immunologic techniques to localize LH or hCG in the ovary. I talked him into a more direct approach for looking at the receptor in heavily luteinized rat ovaries. We were able to promptly identify the receptor and define a number of its characteristics and its relationship to the adenylyl cyclase enzyme. Many postdoctoral fellows participated in these studies including Tony Bramly, Nancy Richert, Pat McIlroy, and most recently Pat Roche, who succeeded in purifying the receptor from rat luteal tissue.

One of the interesting spinoffs from the receptor work came from Nancy Richert's work. She was attempting to culture luteal cells to study the receptor. A culture became contaminated and showed high hormone binding. However, the binding was to the bacterial contaminant (which proved to be *Pseudomonas maltophilia*) and not the luteal cells. This lead to a whole series of studies on the effects of proteases and protease inhibitors on adenylyl cyclase activation. The proteases activated the enzyme, and the protease inhibitors blocked hormonal activation of the enzyme. Several postdoctoral fellows worked on these problems, but we are still lacking a rationale for these ativities.

A third area which began about 1975 was the study of ovarian follicles. Steve Chang and Jeff Yoa began to characterize the composition of follicular fluid in relation to follicle size and demonstrate that FSH induces microvilli on granulosa cells. Roy Ax, Ady LaBarbera, Jean Jackso and Maury Schweitzer began their studies showing that FSH stimulates glycosamine glycan production by granulose cells. Andy LaBarbera also looked at FSH induction of the LH receptor and LH responsiveness in short-term granulosa cell cultures.

A final area which began in 1968 and continues to the present was a study of the structure-function relationships of the gonadotropins, particularly LH, hCG, and TSH. With Bill Bishop, Nai Jiang, and Sue Hanlon we looked at many of the physical properties of these hormones. In the early 1970s we began a collaboration with Henry Keutmann at the Massachusetts General Hospital. Initially we tried to resolve some of the remaining problems concerning the amino acid sequence of LH and to isolate and characterize FSH from porcine pituitaries. When Kavi Ratenabanangkoon came to Mayo to do a sabbatical with me, the collaboration with Henry Keutmann quickly expanded. I had noted that a sequence in hCGβ between residues 93 and 100 had the properties of a substrate for cyclic AMP-dependent protein kinase. Kavi quickly demonstrated that LHβ and hCGβ could be phosphorylated to 1 mol phosphate per mole of subunit. Further, the phosphorylated subunit would combine with a subunit, but the recombinant molecule had reduced receptor binding activity. Keutmann proved that it was threonine 95 that was phosphorylated. This led to the synthesis of a series of peptides mimicking various regions of hCGβ and LHβ and definition of the areas on the beta subunit involved in receptor binding, biologic activity and subunit contact. With Henry Keutmann, Frank Calvo, and Pat McIlroy we studied the effects of the carbohydrates of hCG and FSH on receptor binding and stimulation of biologic processes.

In 1985 I obtained funds from the Mellton Foundation which enabled me to finally develop a facility for protein sequencing and peptide synthesis. I invited Dan McCormick to direct this facility. He did so and subsequently he, Cris Charlesworth, Bob Millius, John Morris, and I used a synthetic peptide strategy to define the receptor binding regions on the common α subunit and the β subunit of TSH. We used a similar strategy to define the antigenic sites on the α subunit using monoclonal antibodies developed in the laboratory by Hido Hojo and Teraporn Vutyavanich.

These have been the major themes of my career that I had a hand in choosing. My generation had a strong commitment to service, and I had many other entanglements that, because of this obligation, I could not avoid. These began in the late 1960s and increased in an exponential fashion. These included reviewing manuscripts, serving on editorial boards and society offices, reviewing grants, and serving on NIH, WHO and Ford Foundation review bodies, and serving as Department Chairman and on various academic and research-related committees at Mayo. I put an end to most of these activities when I took a sabbatical in 1980.

Service has its rewards, but it also extracts a heavy cost. It uses time that would otherwise be devoted to personal research, family and the leisure that is required for creative thought. Reviewing grants and manuscripts also rob one of the fun of thinking that a new idea is original to your own mind.

I never would have been able to continue a research career without a group of bright, hard working postdoctoral fellows. Since the early 1970s they did the bench work, and in many instances they generated their own projects. Although some have been named here, there were many others wo played important roles.

I retired this past year and am pleased to report that I have returned to playing bridge and other activities that have long been sitting on the shelf. Although I thoroughly enjoyed my career, I can now say that retirement is the best job I ever had."

References and Other Sources

Ryan RJ: Autobiographical notes, September 1991

Faiman C, Ryan RJ (1967) Radioimmunoassay for human follicle stimulating hormone. J Clin Endocrinol 27:444

Faiman C, Ryan RJ (1967) Radioimmunoassay for human luteinizing hormone. Proc Soc Exp Biol Med 125:1130–1133

Faiman C, Ryan RJ (1967) Serum follicle-stimulating hormone and luteinizing hormone concentrations during the menstrual cycle as determined by radioimmunoassays. J Clin Endocrinol 27:1711–1716

Ryan RJ, Jiang NS, Hanlon S (1970) Some physical hydrodynamic properties of human FSH and LH. Recent Prog Horm Res 26:105–137

Lee CY, Coulam CB, Jiang NS, Ryan RJ (1973) Receptors for human luteinizing hormone in human corpora luteal tissue. J Clin Endocrinol Metab 36:148–152

Prentice LG, Ryan RJ (1975) LH and its subunits in human pituitary, serum and urine. J Clin Endocrinol Metab 40:303–312

Keutmann HT, Dawson B, Bishop WH, Ryan RJ (1978) Structure of human luteinizing hormone alpha subunit. Endocr Res Commun 5:57–70

Roche PC, Ryan RJ (1985) The LH/hCG receptor. In: Ascoli M (ed) Luteinizing hormone receptor and actions. CRC Press, pp 17–56

Ryan RJ, Keutmann HT, Charlesworth MC, McCormick DJ, Milius RP, Calvo FO, Vutayavanich T (1987) Structure-function relationships of gonadotropins. Recent Prog Horm Res 43:383–429

Saling, Erich

(geb. 21. 7. 1925 in Stanislau)

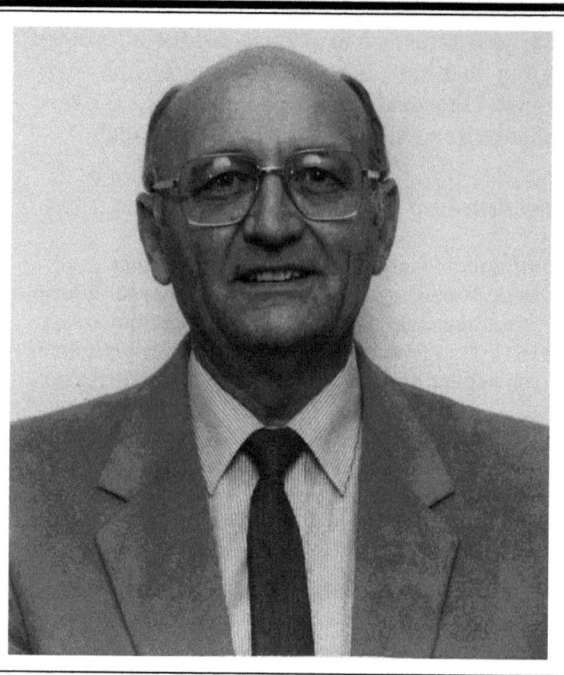

Saling wurde als Sohn des Revierförsters Heinrich Saling und seiner Frau Emma Hoffmann geboren. Er studierte in Jena und in Berlin von 1946–1952 Medizin. Seine geburtshilflich-gynäkologische Ausbildung erhielt er an der Frauenklinik Berlin-Neukölln. Schon frühzeitig befaßte er sich wissenschaftlich mit dem Kind im Bereich der Geburtshilfe. 1961 entwickelte er seine Mikroschnellmethode zur Messung der Blut-O_2-Sättigung sowie die Fetalblutanalyse eines erstmalig direkten Zuganges zum menschlichen Feten im Mutterleib. 1962 führte er die Amnioskopie ein, 1965 die routinemäßige pH-Messung im Nabelschnurarterienblut. 1966 folgte die Einführung der Puffertherapie für die Reanimation des Neugeborenen und später Untersuchungen zur kompensatorischen Ernährung der mangelversorgten Feten.

1967 wurde von Saling der Begriff „perinatale Medizin" und kurz darauf der Begriff „Geburtsmedizin" eingeführt. Er gründete im gleichen Jahr die Deutsche Gesellschaft für Perinatale Medizin in Berlin. Seit 1991 ist Saling emeritiert.

Quellen und Literatur

Persönliche Mitteilung, März 1992

Saling E (1959) Austauschtransfusion beim Neugeborenen über die Aorta abdominalis. Geburtshilfe Frauenheilkd 19:230

Saling E, Damaschke K (1961) Neue Mikroschnellmethode zur Messung des Blutsauerstoffs auf elektrochemischem Wege. Klin Wochenschr 39:305

Saling E (1962) Ein neues Vorgehen zur Untersuchung des Kindes unter der Geburt (Einführung, Technik, Grundlagen). Arch Gynäkol 197:123

Saling E (1962) Die Amnioskopie, ein neues Verfahren zur Erkennung von Gefahrenzuständen des Feten bei noch stehender Fruchtblase. Geburtshilfe Frauenheilkd 22:830

Samuels, Leo Tolstoy

15. 11. 1899 Indianapolis/Indiana –
30. 3. 1978 Salt Lake City/Utah)

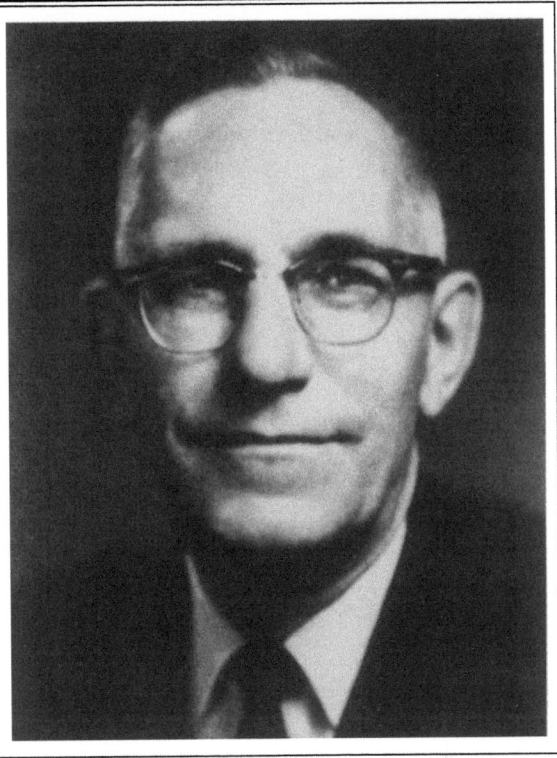

Nach seiner Promotion an der Universität Chicago 1930 arbeitete Samuels an den Universitäten von Südkalifornien und von Minnesota. 1944 übernahm er die Leitung des Department of Biological Chemistry an der University von Utah; 1968 wurde er Professor emeritus.

Als Wissenschaftler gehörte er zu der Generation, die nach der Isolierung und Strukturaufklärung der Hormone deren Biosynthese und Stoffwechsel untersuchte und aufklärte. 1951 erfolgte der Nachweis eines für die Biosynthese der Steroidhormone im endokrinen Gewebe grundlegenden Enzymkomplexes der δ 5-3-β-Hydroxysteroid-Dehydrogenase-Isomerase. Er erkannte frühzeitig die Bedeutung der Steroidbindung an Proteine. Seine Arbeiten waren wichtige Schritte auf dem Weg zur Entdeckung spezifischer Hormonrezeptoren.

Samuels war ein Wissenschaftler des Unitarian Service Comittee, der in den Nachkriegsjahren durch persönliche Besuche die Entwicklung der Medizin in der Bundesrepublik Deutschland wesentlich beeinflußt hat. Zu dem Endocrinology Team gehörten der Anatom J. Markee, der Gynäkologe und Mitentdecker des Progesteron W. M. Allen und Samuels. Sie haben dazu beigetragen, für wissenschaftliche Kontakte das Tor zur Welt wieder zu öffnen.

Literatur

Samuels LT, Helmreich ML, Lasater MB, Reich H (1951) An enzyme in endocrine tissues which oxidizes delta 5-3-hydroxy steroids to alpha,beta-unsated ketones. Science 113:490–491

Samuels LT (1953) Studies of the enzymes involved in the synthesis and degradation of the hormones of the adrenal cortex. In: Wolstenholme GEW, Cameron P (eds) Synthesis and metabolism of adrenal steroids. Churchill, London, pp 176–190

Samuels LT, Helmreich ML (1956) The influence of chorionic gonadotropin on the 3 beta-ol-dehydrogenase activity of testes and adrenals. Endocrinology 58:435

Samuels LT, Uchikawa T (1967) Biosynthesis of adrenal steroids. In: Eisenstein (ed) The adrenal cortex. Little Brown, Boston

Engel LL (1978) Leo Tolstoy Samuels. Endocrinology 103:997–998

Zander J (1979) In memoriam Leo Tolstoy Samuels. Geburtshilfe Frauenheilkd 39:1–2

Sanger, Margaret

(14. 9. 1879 Corning/New York –
6. 9. 1966 Tucson/Arizona)

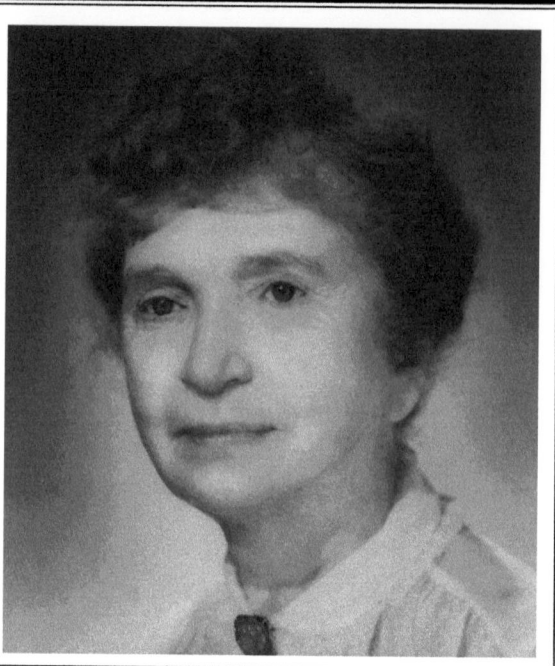

Als Kind irischer Eltern im Staat New York geboren, hatte sie frühzeitig Not und Elend erfahren müssen. Ihr Vater, ein Steinmetz, wurde als Philosoph, Rebell und Künstler geschildert; die Mutter starb, nachdem sie 11 Kinder geboren hatte, an Tuberkulose. Mit 20 Jahren heiratete Margaret den Architekten Sanger.

Nach einer Krankenpflegeausbildung praktizierte Margete Sanger zunächst Geburtshilfe in den ärmlichen Stadtteilen von New Yorks Eastside. Die meisten ihrer Pfleglinge waren Frauen kleiner Ladenbesitzer und Handwerker. Viele kamen jedoch auch aus den niedrigsten Sozialschichten, „aus jenen untersten der unteren, die auch von organisierter Wohltätigkeit und Religion nicht mehr erreicht wurden, deren sich keine Gewerkschaft, keine Kirche, nicht einmal die Heilsarmee mehr annahm". Als junge Schwester sah Margaret Frauen, die mit wenig mehr als 30 Jahren schon verbraucht und vorzeitig gealtert waren, die ihre Zuflucht zu selbsteingeleiteten Fehlgeburten nahmen und oft genug an den Folgen des Eingriffs starben. Sie hörte eine dieser kinderreichen Mütter, die nach einer Abtreibung schon am Rand des Todes geschwebt hatte, den Arzt um Schutz gegen eine weitere Schwangerschaft anflehen. Der einzige Rat dieses Arztes war, ihr Mann solle auf dem Dach schlafen. Sechs Monate später starb diese Mutter an den Folgen einer erneuten Abtreibung. Damals gab Margaret Sanger ihren Schwesternberuf auf: „Es wurde mir plötzlich klar, daß meine Arbeit als Schwester und meine soziale Tätigkeit nur an Symptomen kurierte und völlig sinnlos und vergeblich war angesichts des Elends, das ich überall um mich sah". Nahezu ein Jahr lang las sie alle erreichbaren Veröffentlichungen zum Problem der Empfängnisverhütung. Dann begab sie sich auf eine Studienreise nach Frankreich und Schottland, Deutschland und Holland, um die Möglichkeiten der Geburtenkontrolle zu studieren. Den Begriff „birth control" – „Geburtenkontrolle" prägte sie im Jahre 1914 kurz nach ihrer Rückkehr in die Vereinigten Staaten in einem Artkel ihrer neugegründeten eigenen Zeitschrift *Women Rebell*.

Margaret Sanger wurde zu einer spektakulären Erscheinung des öffentlichen Lebens, trainiert in der Methode der öffentlichen Demonstrationen hinterließ ihre „scharfe irische Zunge" auch bei vielen Polizeibeamten, die sie zur Wache zu eskortieren hatten, einen unvergeßlichen Eindruck. Margaret Sanger verstand aber ihre Sache auch in kultivierter Umgebung gleich erfolgreich zu vertreten. In einem einfachen schwarzen Kostüm „je radikaler die Ideen, um so konservativer sollte man in seinem Äußeren erscheinen" – pflegte sie Einladungen zu Diskussionen in den obersten Kreisen der Gesellschaft gern zu folgen.

In einer frühen Nummer ihrer Zeitschrift *Women Rebell* erläuterte sie die 7 Gegebenheiten, bei denen sie eine Empfängnisregelung für notwendig hielt:
– Wenn einer der Ehegatten an einer schweren Krankheit leidet;

- wenn die Frau an Lunge, Herz oder Niere erkrankt ist und die Heilung durch eine Schwangerschaft beeinträchtig werden könnte;
- wenn eine Mutter einer Schwangerschaft körperlich nicht gewachsen ist;
- wenn die Eltern anomale Kinder haben;
- wenn die Eltern selbst noch Jugendliche sind;
- wenn das Einkommen der Eltern nicht ausreicht;
- und schließlich auch für die Zeit des ersten Ehejahres.

Im August 1914 wurde Margaret Sanger wegen Verbreitung von Informationen über Geburtenkontrolle durch Postversand in 9 Fällen angeklagt. Vom Gesetz wurden ihr 45 Jahre Gefängnis als Strafmaß angedroht. Sie entzog sich der Verurteilung durch die Flucht nach Europa.

Ihre heftigsten Gegner erwuchsen ihr in den Repräsentanten der katholischen Kirche, außerdem in der sehr einflußreichen „Gesellschaft zur Bekämpfung der Unsittlichkeit" in New York. Die Auseinandersetzungen mit diesen Gegnern und mit der Polizei brachten ihr wachsende Popularität ein. Das gegen sie angestrengte Strafverfahren wurde kurz nach ihrer Rückkehr in die Vereinigten Staaten im Jahre 1914 eingestellt. Ihr Prozeß hatte ihr aber eine weltweite Publizität eingebracht. So entschloß sie sich zum nächsten Schritt. Zusammen mit ihrer Schwester, die ebenfalls als Krankenschwester ausgebildet war, eröffnete sie im Oktober 1916 in Brooklyn die erste Klinik für Geburtenkontrolle in den Vereinigten Staaten. Margaret Sanger mußte dafür 30 Tage Gefängnis verbüßen.

Seit 1922 war Margaret Sanger in zweiter Ehe mit dem Industriellen Slee verheiratet, der 1941 starb. Dieser hat durch die Aufwendung von beträchtlichen Mitteln die Ideen Margaret Sangers wie auch die wissenschaftliche Forschung auf dem Gebiet gefördert. So konnte mit seiner Hilfe auf Anregung von Margaret Sanger 1927 in Genf die erste Weltbevölkerungskonferenz einberufen und durchgeführt werden.

1961 besuchte Margaret Sanger Gregory Pincus. Es gelang ihr, Pincus von der Notwendigkeit der Entwicklung neuer Methoden zur Empfängnisverhütung zu überzeugen.

Literatur

Sanger M, Stone HM (eds) (1931) The practice of contraception. William & Wilkins, baltimore

Harmsen H (1965) Zum Tode von Margaret Sanger. Dtsch Ärztebl 52:3033–3034

Pincus G (1965) The control of fertility. Academic Press, New York

Sawyer, Charles H.

(born 24. 1. 1915 in Ludlow/Vermont)

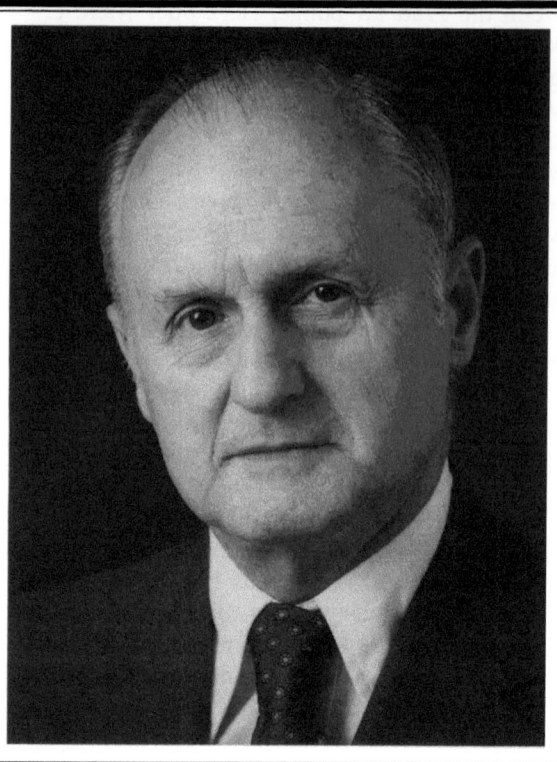

Born and raised in Vermont, I graduated from Middlebury College in 1937 with An A.B. in biology and an interest in enzymes and hormones. Actually I had gone to college to major in music but switched majors after a month in Longwell's course in general biology.

On graduation I was lucky enough to win Middlebury's Dutton Traveling Fellowship, which provided for a year's study abroad, and I registered in physiology and biochemistry at Cambridge University. Two years before the start of World War II, British physiology was very excited about acetylcholine, cholinesterase, and neurohumoral transmission, and Dale and Loewi had just received the Nobel Prize for their research on humoral mediation of the nerve impulse. Dale, Feldberg, Gaddum and Vogt were advancing neurohumoral concepts, and Adrian was transmitting them sympathetically, although he was himself a Nobel Laureate in electrophysiology. Marshall (of *Physiology of Reproduction* fame) lectured to us about sex behavior in cats, and steroid hormones were stressed in biochemistry. By further good fortune I met two Americans in Cambridge who were influential in my career plans: Donald Barron and Edgar Boell. Barron, a popular lecturer in neuroanatomy and former Yale zoologist, helped me obtain a teaching assistantship at his alma mater and remained a trusted advisor.

Francis Hugh Adam Marshall was born in High Wycombe, Buckinghamshire, England, in July 1878. He was assistant to the Professor of Physiology Schaefer in Edinburgh. In 1908 he became Lecturer in Agricultural Physiology in Cambridge, and in 1919 Reader. In Edinburgh he began to study the estrus cycle in sheep and later that of the ferret and of the dog. The first edition of his main work, *The Physiology of Reproduction*, appeared 1910. Marshall died 1949 in Cambridge.

I have fond memories of Europe, including skiing in the Austrian Alps, a visit to Vienna three months before Hitler's annexation, and bicycling along the Rhine, where I spent the summer of 1938 learning enough German to pass my Ph.D. language requirement on arrival at Yale.

At the end of 1943 J. E. Markee (1903–1970) accepted the chair in anatomy at Duke University and invited us to accompany him to North Carolina to implement the proposed collaborative research. At first we worked jointly on hormonal control of serum cholinesterase in the rat and found that estrogen stimulates enzyme production in the liver via a pituitary hormone. With Markee and Hollinshead we started electrical stimulation of the rabbit's cervical sympathetic chain and vagus nerve to see whether either induces ovulation. The results were negative, and we therefore proceeded to apply the stimuli directly to the hypothalamus and to the pituitary gland. We found that electrical stimulation induces the release of pituitary ovulating hormone at parameters which are ineffective when applied with the same electrode directly to the pituitary gland approached parapharyngeally (Markee, Sawyer, and Hollinshead, 1946). Only when the electrical stimulus to the pituitary was increased to a level which gave definite signs of spread of current to the hypothalamus was this stimulus effective. This finding was counter to the earlier reports of Harris, and it suggested that the hypothalamic stimulus was effective by a humoral rather than a nerve-fiber link. Wislocki and King had earlier inferred that blood in the hypophyseal portal system must flow downward from median eminence to pituitary rather than vice versa as its discoverers Popa and Fielding had proposed. We interpreted our results in terms of a portal system neurohumoral hypothesis. Simultaneously, in England, Green (1917–1964) and Harris (1913–1971) were demonstrating the direction of blood flow in the hypophyseal portal system by infusion experiments, but we were unaware of their work until their 1947 paper appeared.

In the mid-1940s the recognized neurohumoral transmitters were acetylcholine (ACh) and epinephrine. ACh failed to induce ovulation, but to our delight intrapituitary infusions of Parke-Davis adrenaline resulted in ovulation in a significant number of animals. At that time the potent adrenergic blocking agent dibenamine was being introduced, and we found that a rapid postcoital injection of this adrenolytic agent blocks copulation-induced ovulation. This was confirmatory evidence that an adrenergic mechanism might be involved in the natural reflexogenous activation of release of pituitary ovulating hormone in the rabbit. A cholinergic component was also indicated when we found that very rapid injections of atropine (less than 30 s postcoitum) block the ovulatory stimulus. Unlike the reflexly ovulating rabbit, the rat ovulates cyclicly in a spontaneous manner on the night of proestrus. With Everett we tested dibeanmine and atropine as blockers of ovulation in this species. The blocking drugs were found effective when given as late as 1400 hours but not when withheld until 1600 hours at proestrus, thus defining a critical period of neurogenous stimulation of the pituitary.

In 1951 Dr. H. W. Magoun (1907) invited me to join his new Department of Anatomy at UCLA. Magoun had become a leading authority on the hypothalamus, brain stem inhibitory and activation systems, and sleep and wakefulness while in Ranson's Neurological Institute at Northwestern University, and that laboratory had pioneered in studies on neurohypophyseal control of water metabolism and the effects of hypothalamic lesions on pituitary-gonad function. Magoun was already thinking of establishing a similar institute at UCLA, and the prospect of working with him in such a group in California was so great that I accepted the invitation without hesitation.

We made the transit by way of a Ciba Foundation Conference on neuroendorinology in London, a meeting (Wolstenholme, 1952) in which John Green discussed the comparative anatomy of the pituitary portal system. Harris and Jacobsohn reported that pituitary transplants under the median eminence became functional as portal vessels reached them, and Everett described our joint experiments on hypothalamic control of ovulation in the rat.

I was so impressed with the work of John Green that I recommended to Magoun that we recruit him to our young UCLA Department of Anatomy and incipient Brain Research Institute. In the summer of 1952 Green arrived in Los Angeles to start two new phases of his illustrious career: electron microscopy of brain-pituitary structure and electrophysiology of the rhinencephalon.

In 1953 Charles Barraclough came to UCLA as a postdoctoral fellow, and we collaborated on the effects of morphine, reserpine, and chlorpromazine on the rat sestrous cycle, ovulation, pseudopregnancy, and thresholds of electroencephalographic arousal. Barraclough maintained and expanded a program started with Leathem at Rutgers: early androgen treatment of the female mouse results in sterility. Shifting to the rat, Barraclough and his graduate student Roger Gorski observed that the androgen-sterilized female could be made to ovulate with appropriate hormonal priming and electrical stimulation of the hypothalamus, but she never ran estrous cycles. It was as if her brain had been masculinized. Baracclough and Gorski found that the converse is true: removing the testes from the newborn male rat results in the brain's developing female type cyclicity that induces ovulation in transplanted ovaries.

In the mid-1950s we became interested in osmoreceptor function, two regions of the brain with close structural and functional relations to the hypothalamus are the reticular activating system and the rhinencephalon or limbic system. The two systems exert complementary influences. With Kawakami, who joined us first in 1956, we found that low-frequency stimulation of rhinencephalic-hypothalamic projections induces a phenomenon which we called an EEG afterreaction. Since it could be induced by electrical stimulation, it provided another response for threshold investigation. Testing the effects of progestins on these thresholds, we found that during the initial facilitation period both EEG arousal and afterreaction thresholds drop, and during the inhibitory stage they rise to heights far above normal–parallel biphasic effects. The hormones facilitate and inhibit pituitary activation and estrous behavior while lowering and raising brain thresholds.

The discovery that the postcoital EEG afterreaction in the female rabbit contains a phase of paradoxical sleep led to studies on hormones and sleep. The basic mechanisms underlying the effects of hormones on sleep are unknown, but they may well involve alterations in sensitivity of receptors to cerebral monoamines. The importance of the amines to sleep mechanisms has been recognized for some time.

Starting in 1960 the technique of implanting crystalline hormones directly into the brain was widely applied in studies of feedback action of target organ hormones on hypothalamopituitary function. In the basal hypothalamus, but not in the pituitary or other parts of the brain, the steroids induce gonadal atrophy. Shigeto Kanematsu found that intrapituitary estrogen does exert an effect: activation of mammary glands, implying the release of prolactin, but no ovarian or uterine atrophy. This led him to measure LH and prolactin in the pituitary, using the bioassay methods available in those days, the Parlow ovarian asorbic acid depletion assay for LH and the pigeon crop sac method for prolactin. The results suggested that the effective ovulation blocking action by the steroid occurs at the hypothalamic level. Confirmatory evidence for a direct action of steroids on the pituitary gland also came from rabbit experiments. In the early 1960s a much improved chronic method a deafferenting the hypothalamus, i.e., partially or totally separating it from the rest of the brain with a stereotaxic knife, was devised by the Hungarian anatomist, Bela Halasz. Halasz spent a year (1964–1965) at UCLA working with Gorski.

In the 1960s interest returned to the effects of brain catecholamines on neuroendocrine function. Fuxe and his associates in Sweden had mapped the localization of norepinephrine and dopamine in the brainstem with a fluorescence method, and new drugs permitted control of the synthesis and breakdown of the amines. We had observed that reserpine, which depletes hypothalamic catecholamines, stimulates lactation in the rabbit and pseudopregnancy in the rat as well as blocking ovulation in that species. Lydia Rubinstein tested the effects of intraventricular infusions of catecholamines on ovulation in the pentobarbital-blocked rat and found dopamine quite ineffective in triggering the process. Epinephrine was most effective and norepinephrine gave partial success. More recently we found that intraventricular dopamine not only fails to stimulate LH release, but actually inhibits release by a subsequent injection of norepinephrine. Moreover, the blocking effect of a large dosage of dopamine may last for several weeks.

The advent of radioimmunoassay to our laboratory in 1970, with Bruce Goldman, Charles Blake, Rex Scaramuzzi, and David Whitmoyer largely responsible for instituting the Midgley-Niswender-Parlow methods, has resulted in an explosive productivity. The availability of purified LHRH, and later the synthetic hormone from Schally's laboratory, has also stimulated many studies.

References and Other Sources

Sawyer CH: Letter, 11. September 1991

Sawyer CH, Kawakami M, Kanematsu SN (1966) Neuroendocrine aspects of reproduction. Endocr Central Nerv Syst 43:59–85

Sawyer CH (1972) Functions of the amygdala related to the feedback actions of gonadal steroid hormones. In: Eleftheriou BE (ed) The neurobiology of the amygdala. Plenum, New York, pp 745–762

Sawyer CH (1975) First Geoffrey Harris Memorial Lecture. Some recent developments in brain-pituitary-ovarian physiology. Neuroendocrinology 17:97–124

Sawyer CH (1975) Twenty-five years in neuroendocrinology of reproduction (1945–1970). In: Meites J, Donovan BT, McCann SM (eds) Pioneers in neuroendocrinology. Plenum, London New York, pp 240–253

Sawyer CH (1978) History on the neurovascular concept of hypothalamo-hypophysial control. Biol Reprod 18:352–382

Sawyer CH (1982) The past and the future in neuroendocrinology. In: Motta M, Zanisi M, Piva F (eds) Serono-Symposion, vol 49; Pituitary hormones and related peptides. Academic Press, London New York, pp 1–16

Sawyer CH (1988) Anterior pituitary neural control concepts. In: Endocrinology: people and idea. Am Phys Society, pp 23–39

Sawyer CH (1991) Remembrance of H. W. Magoun's contributions to the development of neuroendocrinology. Endocrinology 129:1692–1963

Dunn D (1977) A profile of Charles H. Sawyer. Bulletin 1:8–11

Mellinkoff SM (1991) Charles H. Sawyer, Ph.D., Professor Emeritus. Anatomy: UCLA Medical Alumni Association Newsletter 3

Schally, Andrew Victor

(geb. 30. 11. 1926 in Wilno/Polen)

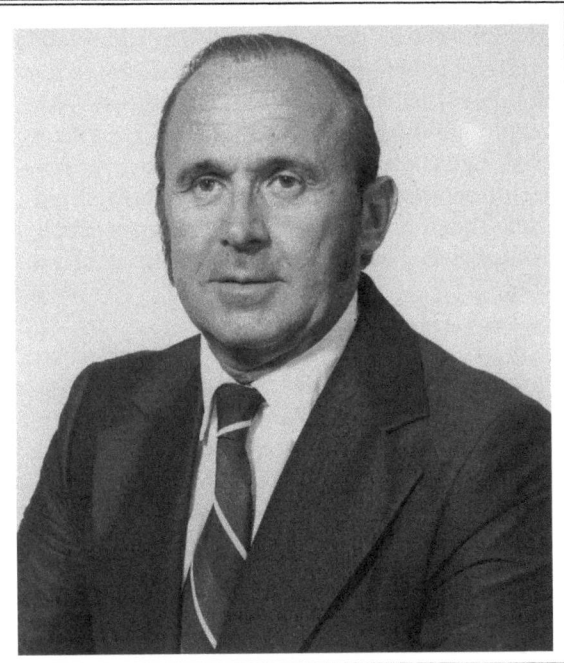

Schallys Vorfahren stammten aus Polen, Deutschland, Österreich, Ungarn, Frankreich und Schweden. Sein Vater war Berufssoldat. Schallys Kindheit war im wesentlichen beeinflußt durch das Leben im nazibesetzten Osteuropa. Den Holocaust überlebte er in einer jüdisch-polnischen Gemeinde in Rumänien. Er lernte Polnisch, Rumänisch, Jiddisch, Italienisch und auch Deutsch und Russisch. 1945 ging er über Italien und Frankreich nach England und Schottland. Nach dem High-School-Abschluß in Schottland 1946 studierte er Chemie in London. Im Alter von 23 Jahren begann er am National Institute of Medical Research Mill Hill in London. „In fact, it was at Mill Hill where I endured my baptism of fire in medical research and became addicted to it". Im Mai 1952 ging er nach Montreal an die McGill University. Hier begann sein Interesse für die Beziehung zwischen Gehirnfunktion und endokriner Aktivität.

Zusammen mit M. Saffran gelang es ihm, den Corticotropin Releasing Factor (CRF) im Hypothalamus und Neurophysengewebe nachzuweisen. Dies war der erste experimentelle Beweis für die Existenz hypothalamischer Hormone, welche die Hypophysenfunktion regulieren, wie es bereits 1940 von G. W. Harris postuliert worden war. Zur gleichen Zeit befaßte sich E. A. Guillemin an der Baylor University Medical Center in Houston mit der gleichen Problematik. 1957 nahm Schally die Einladung von Guillemin an, in seinem Labor zu arbeiten. Es entwickelte sich schon bald ein gespanntes Verhältnis zwischen den beiden so unterschiedlichen Persönlichkeiten. Als Assistant Professor of Physiology und Senior Research Fellow of the U.S. Public Health Service arbeitete er bis 1962 in Houston an der Isolierung von CRF. 1961 war er kurzfristig am Institut für Biochemie in Uppsala bei J. Porath, wo er die Technik der Sephadex- und Säulenelektrophorese erlernte.

1962 wurde er amerikanischer Staatsbürger. Im Juni 1962 wurde er von Joe Meyer, dem Direktor des Veterans Administration, aufgefordert, ein Laboratorium aufzubauen und zu leiten, das sich mit der Hypothalamusforschung befassen sollte. Er wurde Chief of the Endocrine and Polypeptide Laboratories am VA Hospital in New Orleans und Associate Professor of Medicine an der Tulane University. Seine ersten Mitarbeiter waren T. W. Redding, W. H. Carter und M. Tanaka. 1966 konnte Schally über die Isolierung von Schweine-TRH berichten und zeigen, daß es aus 3 Aminosäuren besteht. Die Befunde wurden 1969 von Burgos und Guillemin bestätigt. Im gleichen Jahr gelang es Schally, mit Hilfe von F. Enzmann und J. Boler aus dem Labor von K. Folkers in Austin, Texas, die Struktur von Schweine-TRH aufzuklären und es zu synthetisieren. Das Gleiche gelang zur selben Zeit auch Guillemin.

Der Ausdruck „releasing factor" wurde 1955 von Murray Saffran, McGill University in Montreal eingeführt, und die Substanz, die die Freisetzung von hypophysärem ACTH bewirkt, „CRF-Corticotropin-Releasing-Factor" benannt. Guillemin benutzte als erster das Adjektiv „hypophysiotrop", um damit Substanzen des Hypothalamus zu bezeichnen, die auf die Hypophyse wirken und solche, die andere Funktionen haben. Josef Meites führte den Ausdruck „Inhibitingfaktor" 1962 ein, um hypothalamische Substanzen zu beschreiben, die hypophysäre Hormonfreisetzungen hemmen: „Prolactin Inhibiting Factor = PIF". 1967 schlug Andrew Schally den Ausdruck „hypothalamische Releasinghormone" vor.

Durch C. Gual vom National Insitute of Nutrition in Mexico City bekam Schally die Gelegenheit zur klinischen Austestung der hypothalamischen Hormone. Es ergab sich, daß TRH auch beim Menschen aktiv war. Außerdem konnte gezeigt werden, daß Schweine.LHRH bei Männern und Frauen zur LH- und FSH-Freisetzung führten. Die Arbeit an LHRH wurde intensiviert. Schally schreibt:

Only a person such as myself with strong faith in the presence of these materials would have the patience to go through the many fastidious steps of the isolation procedure, since the effort required in isolating exceedingly small quantities of gradually purer and purer materials from a crude hypothalamic extract is so enormous. I was able to isolate a small amoung (800 µg) of LHRH from 160000 hypothalami and proved it to be a polypeptide.

Die Struktur von LHRH konnte durch die Synthese bestätigt werden. Die Ergebnisse wurden auf dem Endocrine Society Meeting im Juni 1971 in San Francisco vorgetragen.

Physiologische und immunologische Studien mit natürlichem und synthetischem LHRH ergaben, daß LHRH tatsächlich das physiologische Hormon ist. Als Mitarbeiter bei der Strukturaufklärung sind zu nennen H. Matsuo und Y. Baba, bei den physiologischen Studien A. Arimura, L. Debeljuk, J. Reeves und M. Saito.

Nunmehr wandte sich Schally der Synthese von LHRH-Analoga und modifizierten Derivaten des Hormons zu. Zwischen 1972 und 1977 wurden mehr als 300 Analoga synthetisiert. Die Idee war, einen Antagonisten als Kontrazeptivum zu finden und einen Agonisten als wirkungsvolle Fertility drug. Bei der Austestung von D-Tryptophan 6-LHRH, einem Agonisten mit 100facher LHRH-Potenz, fand sich nach längerer Verabreichung, daß anstatt einer Stimulation eine Hemmung eintrat: „paradoxicle inhibitory effect". Die logische Konsequenz hieraus war, die Substanz zur Behandlung hormonabhängiger Erkrankungen einzusetzen. Inzwischen ist dies realisiert zur Behandlung des Prostatakarzinoms, des Mammakarzinoms und der Pubertas praecox. 1979 wurde damit begonnen, die Analoga für eine temporäre Ausschaltung der Hypophysenfunktion im Rahmen der Sterilitätstherapie einzusetzen. Es wurde möglich, einen zeitlich begrenzten pharmakologischen Hypogonadotropismus zu erzielen (Bettendorf, Fleming). Das Interesse von Schally hat sich nunmehr völlig endokrinologischen Fragen der Onkologie zugewandt.

Schally hat zahlreiche Ehrungen erfahren. Der Nobelpreis für Medizin oder Physiologie wurde 1977 3 Personen verliehen. Die eine Hälfte ging an Rosalyn Yalow, die andere an Roger Guillemin und Schally.

For their discoveries of the peptide hormones of the brain. . . . Guillemin and Schally look like men going to their execution. Guillemin, a handsome face lined with age, seems stiff and ill at ease. He sits next to Yalow, looking straight ahead and scarcely moving. On the other side of him is Schally, who keeps fidgeting, not knowing what to do with his hands. Schally seems half overcome by the solemnity of the occasion, half determined to make a show of nonchalance. His eyes dart restlessly in all directions, except toward Guillemin. . . . For twenty-one years they have been rivals in the longest, closest, and most bitterly fought race in modern biology. There is also a strange bond between them. Each knows the other like the palm of his hand. Each has shaped the other's life. . . . For Guillemin and Schally, the long journey is done, the years of fighting and waiting over, their victory complete, excepting only that each has to share it with the other. (Aus N. Wade, The Nobel Duel)

Schally ist eine einmalige Persönlichkeit. Mit ungewöhnlichem Eifer und Ehrgeiz hat er konsequent seine Forschungen betrieben. „Curiosity is very, very important, but also discipline. You have to be curious and disciplined. You must have the discipline to work systematically. I am not a patient man, I am a disciplined man". Zusammen mit seiner Frau Ana Maria Comaru arbeitete er täglich 12 Stunden, schwimmt viel, freut sich an Boxkämpfen und Fußball im Fernsehen und hört klassische Musik.

Literatur

Schally A: Brief, März u. April 1991
Schally AV (1976) Some notes on the background of the isolation, determination of structure, synthesis and early clinical trials of the luteinizing hormone- and follicle-stimulating hormone-releasing hormone. Am J Obstet Gynecol 125:1142–1147
Schally AV (1977) Reimpression de les prix nobel, 195–200
Schally AV (1978) In the pursuit of hypothalamis hormones. In: Meites J, Donovan BT, McCann SM (eds) Pioneers in neuroendocrinology. Plenum, London New York
Schally AV (1988) The use of LHRH analogs in gynecology and tumor therapy. Adv Gynecol Obstet 3–22
Schally AV et al. (1989) Analogs of LHRH: The present and the future. In: Vickery BH, Lunenfeld B (eds)

GnRH analogues in cancer and human reproduction. Kluwer, Dordrecht Boston London, pp 5-31

Arimura A (1991) The backstage story of the discovery of LHRH. Endocrinology 129:1687-1689

Meites J (1978) Studies on neuroendocrine control of prolactin and other anterior pituitary hormones. In: Meites J, Donovan BT, McCann SM (eds) Pioneers in neuroendocrinology. Plenum, London New York, pp 289-310

Wade N (1981) The Nobel Duel, two scientists' 21-year race to win the World's most coveted research prize. Anchor, Doubleday Garden City New York

Scharrer, Ernst Albert

(1. 8. 1905 München –
29. 4. 1965 Sarasota/FL)

Scharrer, Berta

(geb. 1. 12. 1906 in München)

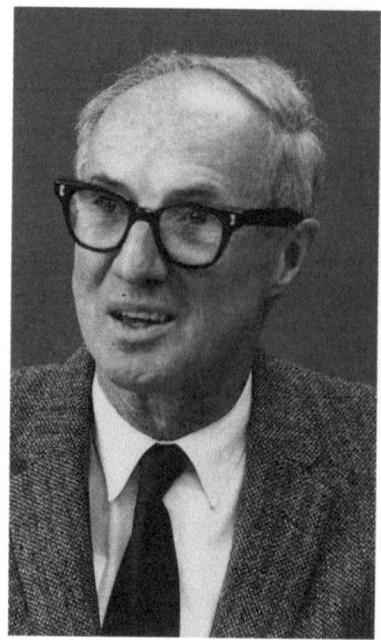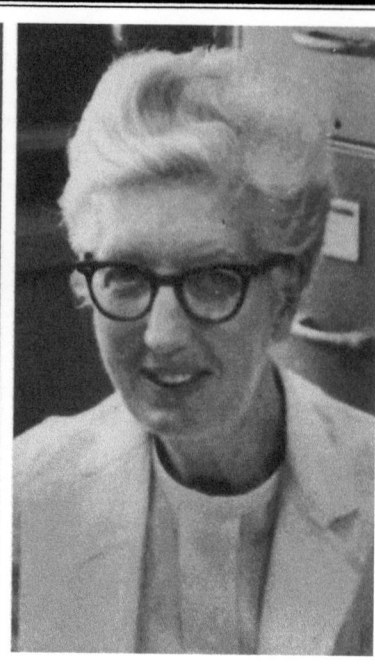

Ernst Albert Scharrer wurde als einziger Sohn des Postbeamten Eugen Scharrer und seiner Frau Josefine, geb. Sporrer, in München geboren. Schon auf dem humanistischen Wittelsbacher-Gymnasium in München trat seine Neigung zur Biologie stark hervor. Wie viele Biologen und Anatomen, so war auch Scharrer zeichnerisch begabt, so daß er seine späteren wissenschaftlichen Veröffentlichungen durch formschöne, klare und technisch mustergültige Zeichnungen illustrieren konnte. Nach der Reifeprüfung, die er 1924 mit Auszeichnung ablegte, wurde er auserwählt, als Stipendiat am Maximilianeum zu studieren, einer bedeutenden Lehranstalt, die Anwärter für den höheren Staatsdienst heranbildete. Scharrer zog es jedoch vor, sich dem Studium der Zoologie zu widmen. Während dieses Studiums faßte er den Entschluß, sich auf das Physikum vorzubereiten, das er 1928 im Wintersemester in Jena bestand.

Seine wissenschaftliche Laufbahn begann im Münchner Zoologischen Institut bei K. von Frisch, in dem er nach der Promotion 1928 mit einer wichtigen Arbeit über die Lichtempfindlichkeit blinder Elritzen als Assistent tätig war. Damals fand Scharrer die neurosekretorischen Zellen im Zwischenhirn, deren weitere Erforschung eine seiner wesentlichen Lebensaufgaben werden sollte.

Schon im Jahre 1930 beschrieb er sekretorisch tätige Nervenzellen im Gehirn von Fundulus, und bald danach folgte eine Reihe von Veröffentlichungen, die erkennen lassen, daß sekretorische Neurone im Zwischenhirn nicht nur niederer Wirbeltiere, sondern auch der Säuger einschließlich des Menschen vorkommen.

Die erste Berührung mit seiner späteren Wahlheimat, den USA, hatte Ernst Scharrer im Jahre 1929/30, als er ein Sterling Fellowship am Osborn Zoological Laboratory der Yale University in New Haven erhielt. Nach seiner Rückkehr im Jahre 1930/31 wurde er Assistent am Zoologischen Institut in Wien. Anschließend arbeitete er von 1931–1933 in der Abteilung für Neuropathologie an der Deutschen Hirnforschungsanstalt in München. In der gleichen Periode, in der Scharrers Studien Licht auf die „Zwischenhirndrüse" warfen, schloß er das Studium der Medizin 1933 in München mit der Promotion zum Dr. med. ab.

Im gleichen Jahr übernahm er das Neurologische Institut der Senckenbergischen Pathologie in Frankfurt a.M. Zusammen mit W. Bargmann war er in den Präparierkursen des Anatomischen Institutes tätig. In diese Frankfurter Jahre fiel die erste Berührung mit der Stazione Zoologica in Neapel unter R. Dohrn.

Im Jahre 1937 verließ Ernst Scharrer Deutschland. Als Rockefeller-Fellow war er 1 Jahr im Department of Anatomy der University of Chicago tätig, dann von 1938–1940 am Rockefeller Institute for Medical Research in New York. 6 Jahre wirkte er als Assistant Professor of Anatomy an der Western Reserve University Cleveland/OH. Von 1946–1954 bekleidete er die Stelle eines Associate Professor of

Anatomy an der University of Colorado in Denver. Hier entstanden die Studien über das Muster der Enzymverteilung im Gehirn. In diese Zeit fällt aber auch eine stärkere Hinwendung zu den Problemen der Neurosekretion. Die letzte Station Scharrers war das Department of Anatomy des Albert-Einstein-Colleges of Medicine in New York, an dessen Aufbau er großen persönlichen Anteil hatte.

1934 hatte Scharrer Dr. Berta Vogel geheiratet, die als Tochter des Richters Carl Vogel und seiner Frau Johanna, geb. Greis, geboren wurde. Sie studierte Zoologie bei K. von Frisch. Nach der Promotion arbeitete sie als Forschungsassistentin am Forschungsinstitut der Psychiatrie, dem späteren Max-Planck-Institut in München unter Walter Spielmeyer. Nach der Heirat 1934 gingen beide an das Edinger Institut für Neurologie in Frankfurt a.M. Sie beschlossen, das Tierreich unter sich „aufzuteilen", Ernst Scharrer wollte seine Studien an Vertebraten fortsetzen und Berta vergleichbare Studien an Invertebraten. In dieser Zeit waren die Scharrers sehr besorgt über die Entwicklung in Deutschland. Obgleich sie nicht zu denen gehörten, die von den Nazis verfolgt wurden und ohne Furcht in Deutschland hätten bleiben können, weigerten sie sich, passiv an der von ihnen vorausgesehenen Entwicklung teilzunehmen. Sie entschlossen sich, 1937 auszuwandern.

Historisch entwickelte sich die Neuroendokrinologie als Randgebiet der Endokrinologie und Neurologie. Scharrers Arbeiten haben wesentlich dazu beigetragen, die Neuroendokrinologie zu einer experimentellen und klinischen Wissenschaft zu machen. Seine wichtigsten Beiträge befassen sich mit der Neurosekretion. Eine Zusammenfassung hierüber findet sich in seiner Arbeit in *Recent Progress in Hormone Research* 1954. Scharrers philosphische Veranlagung erlaubte ihm, Verallgemeinerungen und Konzepte zu entwickeln. Auf der Basis der Kooperation mit W. Bargmann und Berta Scharrer entstand das Konzept der Bildung neurohypophysärer Hormone in neurosekretorischen Zellen der hypothalamischen Kerngebiete. Bereits 1928 vermutete Scharrer, daß neurosekretorische Neurone im Hypothalamus in endokriner Verknüpfung mit der Hypophyse eine Rolle spielen. Er erkannte, daß diese Neuronen mit ihrer neuralen und glandulären Kapazität aufgrund ihrer Lage geeignet sind, Informationen vom Nervensystem zum endokrinen System zu vermitteln. Der Begriff der „neuroendokrinen Achse" wurde geprägt, und die Suche nach der Identifizierung neurohumoraler Signale hatte damit begonnen. Die Bedeutung der Gefäßverbindung, das hypophysäre Pfortadersystem für den Transport der hypophysiotropen freisetzenden oder regulierenden Hormone wurde erkannt. Als Ursprungsort dieser Neuropeptide wurde die Ementia mediana beschrieben. Alle diese Befunde wurden später durch die Isolierung der Peptidhormone durch A. Schally und R. Guillemin bestätigt. Die Scharrers konnten ebenfalls zeigen, daß dieses neuroendokrine Kontrollsystem auch bei höheren Invertebraten existiert. Bei Insekten kontrollieren Neuropeptide die endokrine Funktion des Corpus allatum und der prothorakalen Drüse, deren Hormone die Fortpflanzung regulieren.

Ein wichtiger Schritt vorwärts waren die Untersuchungen W. Bargmanns (Kiel), dem es gelang, mit Hilfe der Gomori-Färbung selektiv das sekretorische Material im gesamten Neuron zu färben. Hierbei zeigte sich eindeutig, daß die neurosekretorischen Fasern ihre Ursprungszellen im Hypothalamus mit dem Hinterlappen der Hypophyse verbinden. Neurosekretorische Neurone senden auch Signale zu terminalem Gewebe über den Kreislauf bei fast allen Invertebraten, von denen die meisten keine Drüsen mit innerer Sekretion besitzen. Der neurohormonale One-step-Mechanismus, wie er im hypothalamo-neurohypophysären System vorliegt, kann daher als Überbleibsel aus langer Vorzeit interpretiert werden, als primitive Neurone alle chemischen Signale für eine integrative Wirkung besorgten. Offensichtlich hatte das Nervensystem die Verantwortung für alle integrativen Funktionen, als noch keine endokrinen Zellen existierten. Berta Scharrer spekuliert, daß die bioaktiven Neuropeptide von ererbten Proteinenpräkursoren stammen, die Schritt für Schritt die Fähigkeit entwickelt haben, aktive Bestandteile so abzuspalten, wie es beim Mechanismus der Peptidbiosynthese von Proproteinen geschieht.

Ernst und Berta Scharrer haben wesentlich zur Entwicklung der Neuroendokrinologie beigetragen. Nach Scharrers tragischem Tod am Strand von Sarasato an einem Donnerstag, übernahm Berta Scharrer bereits am folgenden Montag die Leitung des Departments of Anatomy am Albert-Einstein-College. Seit 1978 ist sie Distinguished Professor Emeritus of Anatomy and Neuroscience.

Quellen und Literatur

Scharrer B: I have assembled some data from which you may gather the information you seek, Brief vom 31. Juli 1991

Scharrer E, Scharrer B (1954) Hormones produced by neurosectretory cells. Recent Prog Horm Res 10:183–240

Scharrer E (1966) Principals of neuroendocrine intregation. Res Publ Assoc Nerv Ment Dis 43:1–35

Scharrer B (1975) Neurosecretion and its role in neuroendocrine regulation. In: Meites J, Donovan BP, McCann SM (eds) Pioneers in neuroendocrinology. Plenum, New York, pp 257–265

Scharrer B (1979) Neurosecretion and neuroendocrinology an historical perspective. Horm Proteins Pept 7:279–292

Scharrer B (1987) Neurosecretion: Beginnings and new directions in neuropeptide research. Ann Rev Neurosci 10:1–17

Scharrer B (1990) The neuropeptide saga. Am Zool 30:887–895

Bajusz E (1965) Editorial, Ernst A. Scharrer. Neuroendocrinology 1:65–67

Bargmann W (1966) Ernst A. Scharrer zum Gedächtnis. Anat Anz 119–127

Schirren, Carl

(24. 6. 1922 in Kiel)

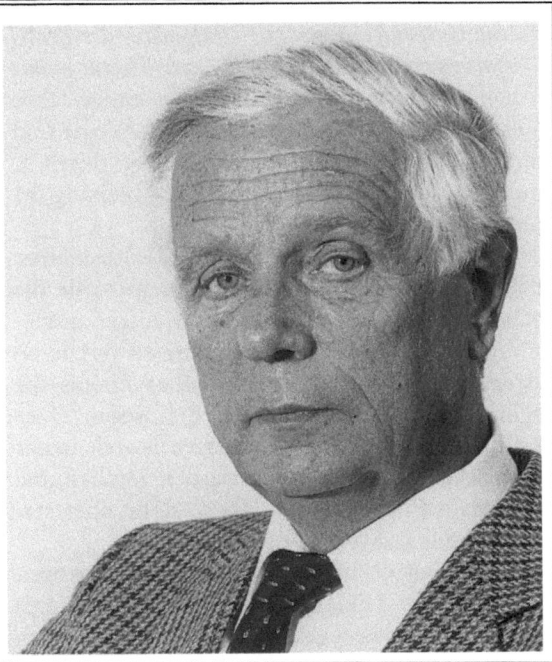

Schirren berichtet:
„Als ältester Sohn des Hautfacharztes Carl Georg Schirren und seiner Frau Anneliese, geb. Reuter, wurde ich geboren. Meine Eltern haben 7 Kinder. Von 1932–1940 besuchte ich die Kieler Gelehrtenschule und verließ die Schule in Oberprima, um Kriegsdienst zu leisten. Von 1940–1945 nahm ich am Krieg teil und wurde im Fronteinsatz 5mal zum Teil schwer verwundet. Zuletzt war ich Oberleutnant in einer Aufklärungsabteilung und Chef einer Schwadron. Das Medizinstudium konnte ich während des Krieges trotz einer entsprechenden Genehmigung durch das Oberkommando (OKH) nicht aufnehmen, da meine Division mich nicht freistellen wollte; ich war ein Semester an der Universität immatrikuliert. Nach Kriegsende mußte ich erneut mit dem Studium beginnen. Im Mai 1951 legte ich an der Universität Kiel das Medizinische Staatsexamen ab.

Bereits während meiner Studentenzeit wurde das Intresse für Fragen der Reproduktionsmedizin dadurch geweckt, daß ich bei einem niedergelassenen Gynäkologen in Kiel häufiger famulierte und auch bei gynäkologischen Operationen assistiert habe. Das führte dann dazu, daß ich meine Dissertationsarbeit bei Felix von Mikulicz-Radecki (1892) anstrebte, den ich in der Vorlesung erlebt hatte. Ich habe an seiner damaligen Klinik (St. Franziskus-Hospital in Flensburg) mehrere Monate gearbeitet, praktische Geburtshilfe gemacht, an der Sprechstunde teilgenommen und auch bei den Operationen assistiert. Hierbei kam es allerdings zu einer Wendung insofern, als ich meinen weiteren Ausbildungsweg an einer Frauenklinik (Mikulicz wurde dann an die Klinik in Berlin Charlottenburg berufen) abbrach, weil ich bei den vaginalen Operationen die Haken mit der linken Hand aufgrund einer schweren Kriegsverletzung nicht halten konnte.

Mikulicz gab mir damals den Rat, mich auf ein neues Ziel zu orientieren, da die gynäkologische operative Tätigkeit doch erhebliche körperliche Kräfte beanspruchen würde. Das führte dann dazu, daß ich mich der Dermatologie zuwandte, in welcher bereits mein Großvater und mein Vater sowie mein jüngerer Bruder tätig waren. Da Josef Kimmig (1909) in Hamburg zum 1.4.1951 auf den Lehrstuhl für Dermatologie berufen wurde, bewarb ich mich bei ihm zu diesem Termin um „mit einem neuen Chef neu anzufangen". Kimmig war Chemiker und Dermatologe. 1941 synthetisierte er zusammen mit J. Vonkennel das Sulfonamid IPTD (N'-(5-isopropyl-1,3,4-thiadiazol)sulfanilamid-(Glyoprothiazol). Die blutzuckersenkende Wirkung dieser Substanz wurde durch Janbon in Montpellier erkannt. Die Ära der oralen Antidiabetika begann erst nach dem II. Weltkrieg. Ich habe mich sehr frühzeitig um Fragen der Fortpflanzung bemüht und ein andrologisches Labor aufgebaut, von welchem aus ich eine sehr intensive Zusammenarbeit mit der Universitäts-Frauenklinik anstrebte. Das hat sich durch die Jahrzehnte hindurch dann auch bewährt.

1960 habilitierte mich die Medizinische Fakultät für das Fach Haut- und Geschlechtskrankheiten mit einer Arbeit über das Thema *Experimentelle und klinische Untersuchungen zur Diagnostik der Fertilitätsstörungen des Mannes und ihrer Therapie mit Hormonen*. Die Venia legendi wurde einige Jahre später erweitert auf Dermatologie, Venerologie und Andrologie. Mit großer Unterstützung durch J. Kimmig wurde in der Hautklinik die Abteilung für Andrologie gegründet.

Mit Einrichtung der Andrologie im 3. Stock unter gleichzeitiger Verfügung über 8 Betten wurde die Möglichkeit geschaffen, die von mir aufgenommenen andrologischen Patienten selbst zu operieren und selbst zu betreuen und darüber hinaus die Möglichkeit genutzt, Patienten, die wegen einer Verschlußazoospermie oder einer Varikozele in der Urologischen Klinik operiert werden mußten, bei den Urologen operieren zu lassen, dann aber stationär bei mir nachzubetreuen.

Von meinen dermatologischen Verpflichtungen habe ich mich mit Einzug in die eigenen Räume immer mehr zurückgezogen, um mich ausschließlich der Andrologie widmen zu können.

Als logische Konsequenz aus dieser Einstellung den Fragen der Fortpflanzung gegenüber mußte die Schaffung eines Zentrums für Reproduktionsmedizin stehen. Hier fand ich in G. Bettendorf von der Frauenklinik einen aufgeschlossenen Gesprächspartner, mit dem zusammen ich diese Entwicklung vorantrieb und der über Kontakte zur Bürgerschaft die Möglichkeit einer finanziellen Zuwendung als Starthilfe schuf. Eine räumliche Zusammenlegung der Abteilungen Bettendorf und Schirren, auch unter dem Dach der Frauenklinik, und das erschien nicht nur aus organisatorischen Gründen sehr richtig, ist leider nicht möglich gewesen, weil die entsprechenden akademischen Gremien, wie auch die Verwaltungsgremien diesem Vorhaben nicht nur kritisch gegenüberstanden, sondern diesem mit völligem Unverständnis begegneten. Es kommt hinzu, daß sowohl in der Hautklinik als auch in der Frauenklinik starke Bestrebungen vorhanden waren, die eine wie die andere Abteilung nicht aus dem eigenen Verband zu entlassen, sondern bei sich zu behalten. Von daher gesehen kam die Arbeit nach Zusammenführung der eines Sisyphus gleich. In der Entstehungsgeschichte des Zentrums für Reproduktionsmedizin kam auch die Überlegung, dieses Zentrum als eine Art Stiftung aufzubauen und die dafür notwendigen Stiftungsgelder über die Zulassung zur KV-Tätigkeit einzuwerben. Das wurde jedoch seitens der zuständigen Behörden abgelehnt.

Da mir in der Anfangsphase des Zentrums für Reproduktionsmedizin die Rolle eines geschäftsführenden Direktors zugewiesen war, hatte ich mich auch um die räumliche Unterbringung der Zentralstelle als auch der entsprechenden Ausstattung mit Möbeln zu kümmern. Ich fand Räume im sog. alten Erika-Haus und suchte mir die entsprechenden Möbel, soweit dieselben nicht neu angeschafft werden mußten, aus den Lagerbeständen des Möbellagers vom UKE aus. Als nach der Eröffnung des Zentrums die Verwaltung eine Besichtigung unserer Zentralräume vornahm, äußerte der Verwaltungsdirektor: „Das haben wir noch nie gesehen, daß man etwas Neues auch so schön mit alten Möbeln ausrüsten kann. Das Zentrum für Reproduktionsmedizin zeichnet sich dadurch aus, daß im Interesse der betreuten Paare ein Höchstmaß an Effektivität geschaffen wird. Diese Einrichtung ist die erste ihrer Art in Deutschland.

Es gelang, eine andrologische Arbeitsgruppe innerhalb der Dermatologie der Bundesrepublik zusammenzufassen, die in der Sektion „Andrologie" der Deutschen Gesellschaft zum Studium der Fertilität und Sterilität aufging. Auf diese Weise war es möglich, die andrologischen Belange gleichwertig mit denen der Gynäkologie zu vertreten. Innerhalb der Deutschen Dermatologischen Gesellschaft war es möglich, anläßlich der Jahrestagung spezielle andrologische Symposien zu veranstalten. Darüber hinaus haben diese Aktivitäten dazu geführt, daß die Andrologie in dem Fach Dermatologie in der Bundesrepublik sich stärker akzentuierte; es bildeten sich jetzt auch an anderen Universitäten entsprechende andrologische Arbeitseinheiten und Abteilungen. Unabhängig von den Aktivitäten innerhalb der Dermatologischen Gesellschaft und der Fertilitätsgesellschaft erfolgte 1976 die Gründung der Deutschen Gesellschaft für Andrologie auf meine Anregung, die Gesellschaft wählte mich zu ihrem Präsidenten.

1969 gründete ich die Zeitschrift *andrologie*, deren Alleinherausgeber ich bis 1973 gewesen bin. Von 1974 an ist diese Zeitschrift aufgrund einer internationalen Übereinkunft zum offiziellen Organ des Internationalen Kommitees für Andrologie erklärt worden, dessen Vizepräsident ich bis zu diesem Zeitpunkt war. Die Zeitschrift erhielt nun den Namen *andrologia*, ich wurde zum Editor-in-chief gewählt. Seit 1978 ist *andrologia* unter der Leitung eines Herausgeberkollegiums.

Die Belange der Andrologie sind damit seit vielen Jahren Hauptbestandteil meiner wissenschaftlichen und berufspolitischen Tätigkeit. Ich habe den Schritt ganz bewußt getan, weil ich zu der Überzeugung kam, daß durch meinen Einsatz eine Förderung des Gedankens der Andrologie erfolgen könnte. Ich habe zahlreiche Fortbildungsseminare und Vortragsveranstaltungen in Deutschland und seit den 70er Jahren rund um die Welt organisiert. Meinen persönlichen Einsatz für die Andrologie als modernen Zweig der Medizin zeichnete der panamerikanische Kongreß für Andrologie im März 1978 durch die Stiftung einer „Carl Schirren Lecture in Andrology" aus, die alle 2 Jahre auf den Jahreskongressen an einen hervorragenden Vertreter der Wissenschaft vergeben wird.

Neben meiner beruflich-wissenschaftlichen Tätigkeit war ich aktiv tätig in der Elternarbeit, Vorsitzender des Kreiselternbeirates Bad Oldesloe und Vorsitzender des Landeselternbeirates in Schleswig-Holstein sowie des Landesschulbeirates beim Kultusministerium in Kiel. Mein bildungspolitisches Interesse veranlaßten mich, in der Evangelischen Familienbildungsstätte mitzuarbeiten und Vorsitzender des Kuratoriums zu werden. Das Schwerpunktthema war, die Integration behinderter Kinder in gesunde Familien zu ermöglichen. 15 Jahre lang war ich Kirchenältester der Kirchengemeinde Harksheide und mehrere Jahre als gewähltes Mitglied in der Propstei-/Kirchenkreissynode der Nordelbischen Kirche tätig.

Im Zusammenhang mit meinem Umzug nach Wyk auf Föhr widmete ich mich der Erhaltung alter Grabsteine auf dem Friedhof von St. Johannes-Nieblum. Hierbei habe ich Untersuchungen über den Schutz dieser jahrhundertealten Grabsteine vor Moos- und Algenbewuchs sowie Absplitterungen durchgeführt. Ich schuf unter fotografischer Assistenz von Prof. Holstein einen Grabsteinführer.

Im Rahmen meiner medizinhistorischen Studien habe ich mich mit Niels Stensen, dem bedeutenden Anatomen, Forscher und Gelehrten aus der Barockzeit beschäftigt. Hierzu war es notwendig, die Originaltexte aus dem Lateinischen ins Deutsche zu übersetzen."

Quellen und Literatur

Persönliche Mitteilungen, Februar 1992

Schirren C, Kimmig J (1960) Die Untersuchung der Sekrete aus Prostata, Bläschendrüsen, Nebenhoden und Hoden sowie Bestimmung der Steroidhormone und Gonadotropine im Urin. In: Hinsberg K, Kimming J, Meyer-Rohn J et al. (Hrsg) Symptomatologie und Untersuchung von Blut, Harn und Genitalsekreten. Springer, Berlin Heidelberg New York (Handbuch der Urologie, Bd 3)

Schirren C (1961) Fertilitätsstörungen des Mannes. Diagnostik, Biochemie des Spermaplasmas, Hormontherapie. Enke, Stuttgart

Schirren C, Bettendorf G, Leidenberger F, Frick-Bruder V (1989) Unerfüllter Kinderwunsch. Deutscher Ärzte-Verlag, Köln

Schirren C (1983) Ich habe einen guten Kampf gekämpft. Grabstellen auf dem Friedhof von St. Johannis/Föhr. Grosse, Berlin

Holstein AF, Leidenberger F, Hölzer KH, Bettendorf G (eds) (1988) Carl Schirren Symposium: Advances in Andrology. Diesbach

Schoeller, Walter Julius Viktor

(17. 11. 1880 Berlin – 27. 7. 1965 Konstanz)

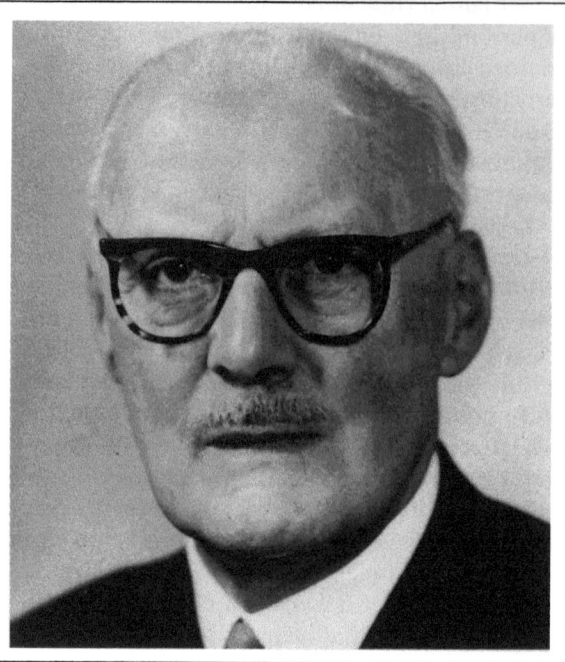

Schoeller besuchte das Wilhelm-Gymnasium in Berlin, wo er 1899 sein Abitur machte. Sein Vater war Justizrat, der Großvater Professor der Medizin und Gynäkologe. Schoeller führte als Schüler bereits chemische Experimente durch. Sein Vater verlangte zunächst die Erlernung eines Handwerks. Nach dem Abitur studierte er Chemie in Bonn und Berlin und promovierte 1906 bei Emil Fischer mit einer Arbeit *Über die Spaltung des Phenylalanins in seine optischaktiven Komponenten mittels der Formylverbindung*. Er arbeitete über den Chemismus der Gift- und Heilwirkung organischer Quecksilberverbindungen. Im August 1914 mußte er in den Krieg, und bis 1916 war er Kolonnenführer einer Mörsermunitionskolonne im Rang eines Landwehroffiziers vor Verdun. Während eines Heimaturlaubes 1915 erfolgte die Habilitation bei Emil Fischer. Danach ging er nach Rumänien als Divisionsgasschutzoffizier. Diese Tätigkeit wurde beendet, als eine deutsche Universität in Bukarest aufgebaut werden sollte. Hierzu wurden alle Dozenten von General Mackensen aufgefordert. Hier bekam Schoeller Kontakt zu Freiburger Professoren, dem Pharmakologen Straub und dem Zoologen Doflein. Sie schlugen ihm vor, nach Freiburg überzuwechseln. Die Freiburger Universität hatte als einzige ein Ordinariat für Chemie im Rahmen der medizinischen Fakultät. Nach Kriegsende wurde Schoeller 1919 die Stelle, die vorher A. Windaus innegehabt hatte, angeboten.

1923 bewarb sich Schoeller auf eine Annonce der damaligen chemischen Fabrik auf Actien, vormals E. Schering, die einen Leiter für das Hauptlaboratorium suchte. Als eine der ersten Amtshandlungen schloß Schoeller ein Arbeitsbündnis mit dem Freund aus der gemeinsamen Doktorandenzeit, Otto Warburg, auf dem Gebiete der Krebsforschung. Es bestand eine enge persönliche und berufliche Verbindung zwischen den beiden Forschern. Schoeller setzte sich für Warburg ein, als dieser als Jude durch die Nazigesetze bedroht wurde.

Schoeller baute das Hauptlaboratorium der Schering personell und strukturell auf. 1925 begannen die Arbeiten mit weiblichen Sexualhormonen. K. Junkmann wurde die Leitung der Pharmakologischen Abteilung übertragen, W. Hohlweg kam aus Wien hinzu. Die ersten Extrakte aus der Plazenta der Kuh wurden von Max Dohrn und Diedrich durchgeführt und zeigten eine deutliche Wirkung im Allen-Doisy-Test. Nunmehr begann die Zusammenarbeit mit dem Windaus-Schüler Adolph Butenandt.

In einem Brief vom 5. Februar 1955 schreibt Schoeller zu einem Aufsatz über den Anteil an der Erschließung der Sexualhormone in den *Medizinischen Mitteilungen* der Schering:

„Meines Wissens hat Dohrn nicht vor 1923, sondern im Jahre 1923 mit Hormonarbeiten in Gemeinschaft mit Professor Tröster, Werk Charlottenburg, begonnen, aber nicht, wie der Autor meint, am weiblichen Hormon, sondern am männlichen, vergl. hierzu meine eidesstattliche Aussage im Loewe-Prozeß, die ich Ihnen im Original beilege. Dort finden Sie rot angestrichen auf S. 1 die Schilderung der Dinge, wie ich sie im Oktober 1923 vorfand. Und selbst wenn Dohrn statt nach dem männlichen Hormon, nach dem weiblichen gesucht hätte, war diesen Arbeiten von vornherein der Erfolg versagt, da er für keines der beiden Hormone über einen zuverlässigen Test verfügte.

Sie finden dann in meiner Aussage den Hinweis, daß es der Sommer 1925 war, als ich durch das Referat von Loewe auf die Mitteilung von Allen und Doisy aufmerksam wurde, die der wissenschaftlichen Welt den nach ihnen benannten Test für das weibliche Hormon brachte. Daß ich diese Literaturstelle fand, ist der Beginn von Scherings exakter Hormonforschung, die solcherart war, daß sie zu den denkbar größten Erfolgen geführt hat. Ich lege Wert darauf, daß dies irgendwie einmal klar zum Ausdruck käme und nicht in den Akten des Loewe-Prozesses begraben bliebe."

Auf Seite 98 wird im ersten Absatz das Arbeitsbündnis mit Butenandt geschildert.

„Es ist aber nicht so, daß durch die Auffindung des Follikelhormons im Harn schwangerer Frauen und viel später im Harn trächtiger Stuten die Voraussetzung für die weltbekannten Arbeiten von Butenandt gegeben war, den damals niemand kannte, als wir mit ihm das Bündnis schlossen, sondern, als uns 1928 die ersten Symptome einer Wirkung unserer Extrakte auf die Wallungen klimakterischer Frauen gemeldet wurde, hielt ich den Augenblick für gekommen, durch ein Bündnis mit einem erstklassigen Forscher, wie Windaus, den Versuch zu machen, zunächst die chemische Konstitution des weiblichen Hormons zu ermitteln, und, wenn möglich, seine Synthese zu versuchen. Dies war der Anlaß meiner Initiative. Ich bat unseren Dr. Weil, als ehemaligen Windaus-Schüler, herüberzufahren und ihm meine Bitte zu übermitteln. Windaus sagte ab wegen Überlastung durch seine Vitaminarbeiten und schlug mir Butenandt vor. Beide besuchten mich alsdann in unserem Hauptlaboratorium und – nachdem ich Butenandt gesprochen hatte – gab ich gern meine Zustimmung und schloß mit ihm das Bündnis ab. Daraus entstanden dann durch diese meine Initiative die weltbekannten Arbeiten von Butenandt. Dies liest sich wohl etwas anders."

„Auf derselben Seite wird dann die Auffindung des Östradiols durch Schwenk und Hildebrandt geschildert. Es ist aber nicht erwähnt, daß die Hydrierung von Östron auf meine Anregung geschah, nämlich in der Hoffnung, zum männlichen Hormon zu gelangen, und daß bei diesen Versuchen durch eine zu schwach verlaufene Hydrierung eine Substanz gefunden wurde, die nur zwei Wasserstoffe aufgenommen hatte. Ich habe damals sofort veranlaßt, daß sie von Hohlweg geprüft wurde, und er machte die überraschende Beobachtung, daß sie im Allen und Doisy-Test etwa 10mal stärker war, als das Ausgangsmaterial. Es haben also sowohl Hohlweg, als auch ich, ein Anrecht, in diesem Zusammenhang genannt zu werden."

„Zu S. 100: Im 2. Absatz wäre zu erwähnen, daß das Bündnis mit Clauberg auch meiner Initiative zu danken ist. Auf der Tagung der Norddeutschen Chemiedozenten hatte Butenandt, unter Vorsitz von Windaus, seine Arbeiten über das Follikelhormon vorgetragen. Um meinen Anteil an diesen Forschungen zu ehren, wurde mir am Nachmittag der Vorsitz zuerteilt. – Bei dieser Gelegenheit machte Professor R. Schröder, der Kieler Ordinarius für Gynäkologie, uns darauf aufmerksam, daß es noch ein zweites weibliches Hormon gebe, das von Corner und Allen entdeckt sei. Butenandt und mir war diese Mitteilung neu, weil unsere Bibliothek damals noch nicht die amerikanische gynäkologische Literatur erfaßte. Ich ging am nächsten Tage mit Butenandt zu Professor Schröder und schlug ihm ein Arbeitsbündnis mit Dr. Clauberg vor, was dieser gern bewilligte. Ich habe also auch in diesem Falle sofort zugegriffen, wie beim Allen und Doisy-Test."

„Das Gleiche trifft dann auch für den nächsten Absatz zu. Nämlich, der Grundgedanke einer Synthese des Progesterons kam mir, als ich eines Tages mit Dr. Hentschel die Literatur durchsah und eine Arbeit von Fernholz fand, in der die Synthese jener Säure geschildert war, deren Abbau nach Curtius oder Hoffmann etc. zum Progesteron führen konnte. Ich schrieb diesen Gedanken sofort an Butenandt und es glückte ihm sowohl wie uns, in einer Unterteilung der Themen das erstrebte Ziel zu erreichen und alle drei theoretisch möglichen Abbaumethoden der Fernholzsäure patentrechtlich zu schützen. Leider passierte das Malheur, daß mein Name in diesen Patenten versehentlich nicht angeführt wurde."

„Im selben Absatz, weiter unten, wäre auch noch zu sagen, daß ich es war, der Hohlweg und Inhoffen den guten Rat gab, ihr Äthinyltestosteron auf Gelbkörper-Wirkung zu prüfen, nachdem sie mir voller Betrübnis mitgeteilt hatten, daß die erhoffte männliche Wirkung ausgeblieben sei.

Dies teile ich Ihnen nur aus geschichtlichen Gründen mit, als Beispiel dafür, welchen Nutzen ein Laboratoriumsleiter durch rechtzeitige Anregungen erzielen kann." (als Antwort auf einen Aufsatz in den Medizinischen Mitteilungen.)

Das Endresultat langwieriger Untersuchungen waren die Präparate Progynon, Proluton, Testoviron und schließlich Kortison.

1936 kam H. H. Inhoffen als Mitarbeiter in den Arbeitskreis. Die Steroidhormonchemie strebte ihrem Höhepunkt zu, denn das Dehydroandrosteron war durch Seitenkettenabbau des Cholesterins gewonnen worden. Damit stand erstmalig eine günstige Ausgangsbasis für die Darstellung aller der Wirkstoffe zur Verfügung, die lange Jahre hindurch nur mühsam und völlig unzureichend aus Organen und Ausscheidungsprodukten isoliert werden mußten. Die mangelhafte bzw. nicht vorhandene orale Wirksamkeit der Hormone ließ sich erstmalig durch Einführung der Azetylengruppen steigern. Es wurde der Weg der Strukturveränderung der natürlichen Moleküle beschritten.

Inhoffen schreibt über Schoeller:

„Nachhaltigen Eindruck hat beim Chronisten die eiserne Disziplin hinterlassen ... mit der Schoeller die schier unübersehbare chemische und medizinische Literatur durchpflügte."

Die Großzügigkeit im Verschenken von Anregungen hat der Mitarbeiter vielfach miterlebt und selber erfahren, dies sei an einem Beispiel erläutert. Als gemeinsam mit Hohlweg das Ethinyltestosteron untersucht wurde und das Fehlen der erhofften Wirksamkeit große Enttäuschung hervorrief, war es Schoeller, der den Charakter der Molekel als Prägnanderivat erkannte und die Prüfung auf Gestagenwirksamkeit empfahl. Die Bitte der Sachbearbeiter, das Patent mit zu unterzeichnen, lehnte er bescheiden ab.

1944 vertrieben ihn die Bomben aus dem Laboratorium und zerstörten sein Haus. Schoeller ging an den Bodensee. 1946 wurde das Heiligenberg-Institut gegründet. Schoeller übernahm die Leitung der Abteilung Chemie, Mangold die Abteilung Entwicklungsphysiologie, Tonutti die Medizin und Langendorff die Radiobiologie.

Mit dem Schoeller-Junkmann-Preis, der von der Schering gestiftet 1967 erstmalig von der Deutschen Gesellschaft für Endokrinologie vergeben wurde, wird die Leistung von Schoeller auf dem Gebiet der Endokrinologie gewürdigt.

Quellen und Literatur

Frobenius W (1989) Ein Siegeszug mit Hindernissen. Schriftenreihe des Scheringianums

Hollaender H (1955) Geschichte der Schering AG. Schering

Inhoffen HH (1960) Walter Schoeller zum 80. Geburtstag. Chemiker-Zeitung 84:709–711

Junkmann K, Dodds C, Butenandt A (1960) Zum 80. Geburtstag von Prof. Dr. phil. Dr. med. h.c., Dr. rer. nat. h.c. Walter Schoeller. Vorträge vom 17. November 1960. Schering-Mitteilungen

Werner P (1988) Otto Warburg: von der Zellphysiologie zur Krebsforschung. Verlag neues Leben, Berlin

Schriefers, Herbert

(geb. 13. 1. 1924 in Gräfrath bei Solingen)

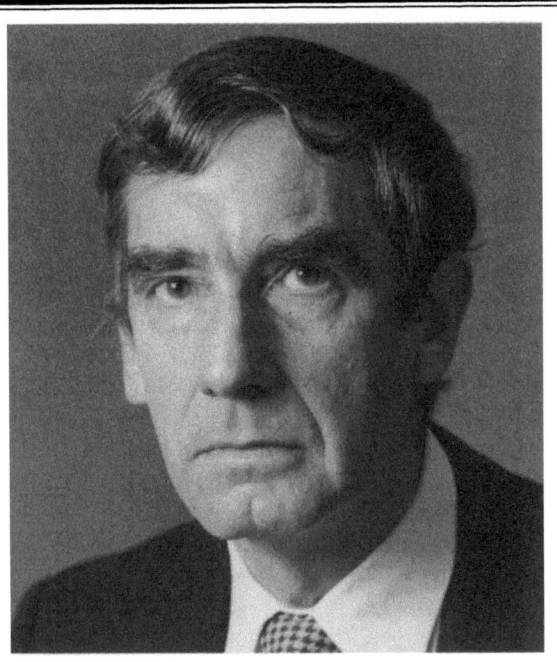

Schriefers berichtet:
Ich bin im Bergischen Land geboren, aufgewachsen aber am linken Niederrhein, in einem kleinen Dorf namens Schiefbahn. Die Volksschule Niederheide, die ich vom 6. bis zum 10. Lebensjahr besuchte, hatte 3 Lehrer, die in 3 Räumen 8 Klassen unterrichteten und die, obschon die Prügelstrafe noch nicht abgeschafft war, dennoch kein Problem darin sahen, ihren Schüler im Rechnen, Schreiben und Lesen so gut vorzubereiten, daß sie ihn aufs Realgymnasium nach Krefeld entlassen konnten. Dort legte ich 1942 die Reifeprüfung ab. Im Abiturzeugnis stand die Bemerkung: „... will Arzt werden".

Drei Jahre war ich Soldat, wurde im Frühjahr 1945 verwundet, floh aus dem von amerikanischen Einheiten besetzten Lazarett, als es der Roten Armee übergeben werden sollte, und kam so früh wieder nach Hause, daß ich mich für das Wintersemester 1945/46 erfolgreich um einen Studienplatz „Medizin" an der Universität Bonn bewerben konnte. Nach einem Semester wurden alle ehemaligen Offiziere, darunter auch ich, durch den britischen Education Officer der Universität verwiesen. Daß wir im Sommer dennoch das Studium wieder aufnehmen konnten, verdanken wir dem mutigen Eintreten des jüdischen Physikprofessors und damaligen Universitätsrektors für die ehemaligen Soldaten Richard Conen.

Nach dem Physikum studierte ich parallel zum Medizinstudium Chemie und Biologie im Studiengang für Lehramtskandidaten, legte 1951 das Medizinische Staatsexamen ab und promovierte im gleichen Jahr mit der im Institut für Blutgruppenforschung der Universität Göttingen unter der Leitung von Professor Dr. Peter Dahr angefertigten Dissertation *Rh-bedingte Transfusionsstörungen* zum Dr. med.

Studium der Medizin nach dem Krieg, das bedeutete Hunger, Kälte; Männer in Militärkleidung, Frauen in Trainingshosen; Hörsäle zum Bersten überfüllt, Praktika, in denen, dieweil einer dem anderen auf den Füßen stand, die Phantasie alles Nichtvorhandene an Gerät und Demonstrationsmitteln ersetzen mußte; Lehrbücher, die es nicht gab, aber Lehrer von Format, die mit Hingabe lehrten und sich von niemandem eine Stunde nehmen ließen: Philipp Stöhr, der Anatomie zelebrierte, als sei die Vorlesung eine kultische Handlung; Ulrich Ebbecke, der die Physiologie zur Philosophie erhob; Walter Gerlach, der die Physikvorlesung zum Welttheater werden ließ; Wilhelm Dirscherl, der von der Natur sprach, als habe sie ihre Moleküle am Schreibtisch erdacht. Nicht zu vergessen die Kliniker, wie P. Martini, E. von Redwitz, H. Siebke, J. K. Müller, H. Hungerland, H. Gruhle. Auch für sie gilt: Man hat einen jeden derart mit seinem Fach gleichgesetzt, daß die Beschäftigung beispielsweise mit der Psychiatrie nicht beim Traktieren eines neutralen Lehrstoffes stehenblieb, sondern unabtrennbar war von der lebendigen Auseinandersetzung mit Hans Gruhle und seiner Auffassung vom Menschen.

Durch den Medizinhistoriker Johannes Steudel vermittelt, fand ich im Herbst 1951 einen Arbeitsplatz im Institut für Physiologische Chemie der Universität Bonn; Prof. Dr.-Ing. Dr. med. Wilhelm Dirscherl, hervorgegangen aus den Schulen von Hans Fischer, München, Karl Freudenberg, Heidelberg und Kurt Felix, Frankfurt, wurde mein Lehrer.

Meine Weggenossen am Bonner Institut waren unter anderen, denen ich ebenso zu Dank verpflichtet bin wie den hier genannten, Hans-Ulrich Bergmeyer, der die „Biochemica Boehringer" zu Weltruf brachte; Heinz Breuer, nachmals Inhaber des Lehrstuhls für Klinische Biochemie an der Universität Bonn; Hans-Ludwig Krüskemper, nachmals Inhaber des Lehrstuhls für Innere Medizin and der Universität Düsseldorf; Klaus Otto, später Leiter der Abteilung für Enzymologie am Bonner Institut und Helmut Thomas, mein Nachfolger auf dem Lehrstuhl für Physiologische Chemie in Ulm.

Arbeitsrechtlich gesehen fing man an als ein Nichts. Man genoß den Vorzug, ohne Bezahlung alle Dienstgeschäfte eines Assistenten auf sich nehmen und unbegrenzt lange arbeiten zu dürfen, auch an Wochenenden. Ich hatte Glück und wurde schon nach einem Jahr Volontärassistent mit einem Salär von DM 240,- monatlich.

Daraufhin heiratete ich. Die Dame, die sich auf dieses Abenteuer einließ, war die Germanistin Dr. phil. Marianne Overberg. Aus der Ehe sind 2 Söhne hervorgegangen; der ältere ist an der Universität Hamburg als theoretischer Physiker tätig, der jüngere als Psycholinguist an der Freien Universität Berlin.

1954 belief sich mein Gehalt auf stolze DM 680,-; die Dienstbezeichnung lautete auf „Verwalter einer Wissenschaftlichen Assistentenstelle". 1956 brachte den finanziellen Höhepunkt meiner Lehrjahre: Wissenschaftlicher Assistent mit DM 943,- monatlich.

Die am Bonner Institut betriebene Forschung läßt sich am unverfänglichsten mit dem Titel „Steroidhormonbiochemie" kennzeichnen. Als ich ins Institut eintrat, ging eine große Serie von Untersuchungen zu Ende, die der dazumal herrschenden Vermutung Rechnung trug, die Steroidhormone könnten die Funktion von Stoffwechseleffektoren haben und als solche direkten Einfluß auf Enzyme und Enzymsysteme nehmen; man bedenke, daß von Transkriptionsregulatoren zu sprechen zu dieser Zeit nicht einmal Visionären hätte einfallen können. Die Ergebnisse der auf Effektorjagd hinauslaufenden Experimente waren wider Erwarten mager, und so wandte ich mich alsbald anderen Themen zu, in deren Mittelpunkt die Biogenese von Steroidhormonen, der Metabolismus von Steroidhormonen, seine Beeinflussung durch Pharmaka und schließlich die Prozesse standen, die mit dem Steroidhormonmetabolismus gekoppelt sind und ihn steuern.

Es ist an dieser Stelle rekapitulierenswert, welch armseliger Methoden und Ausrüstungen man sich in den 50er Jahren und noch Anfang der 60er in der Steroidhormonforschung bediente. Radioaktiv markierte Substrate gab es nicht. Zwar war die Chromatographie von Steroiden schon einigermaßen entwickelt; aber was nützen die besten Trennverfahren, wenn man nicht über sichere Mittel verfügt, die gesuchten Metaboliten zu fassen? Man hatte die UV-Spektrophotometrie und ein paar Farbreaktionen, und was die nicht zu Tage brachten, blieb unentdeckt. Zur Identifizierung isolierter Produkte dienten – aber da waren wir bereits in den 60er Jahren – die Schwefelsäureabsorptionsspektren und die IR-Spektroskopie, immer vorausgesetzt, man verfügte über die entsprechenden Referenzsubstanzen. In vielen anderen Fällen blieb nur der Ausweg, so viel von der gesuchten Substanz anzuhäufen, daß sie den klassischen Mikromethoden der Naturstoffaufklärung zugänglich wurde. Ich erinnere mich einer Arbeit aus dem Jahre 1961, deren Veröffentlichung die Gutachter, allen sonst vorliegenden Identitätsbeweisen zum Trotz, vom Ergebnis der Elementeranalyse des isolierten Stoffes – es handelte sich um einen 9 α-Fluor-Cortisol-Metaboliten – abhängig machten. Den Fortschritt, den die Einführung der 4-14C-markierten Verbindungen brachte, kann nur der ermessen, der viele Jahre ohne sie auskommen mußte. Die Dynamik des Steroidstoffwechsels, von dem wir bisher nur Ausschnitte gesehen hatten, wurde in toto zugänglich; die ihn katalysierenden Enzyme konnten zelltopographisch lokalisiert werden und dies, weil es nach und nach gelang, empfindliche und zuverlässige radiometrische Aktivitätstests zu entwickeln.

Auch das gehörte damals zum Schicksal eines Assistenten: Es dauerte fast 4 Jahre, bis mir der 1. öffentliche Auftritt gestattet wurde; es war auf dem 3. Symposium der Deutschen Gesellschaft für Endokrinologie. Die Regel hieß: Wenn einer das Institut repräsentiert, dann ist es der Chef – wer sonst?

1960 habilitierte ich mich für das Fach „Physiologische Chemie" mit der Habilitationsschrift *Kinetische Analyse des Steroidstoffwechsels sowie Isolierung und Identifizierung von Metaboliten bei der Rattenleberperfusion mit Corticoiden und Östrogenen*. 1965 wurde ich außerplanmäßiger Professor und war von 1966–1969 als Wissenschaftlicher Rat Leiter der Abteilung für Experimentelle Endokrinologie. Die Personalausstattung der Abteilung belief sich auf 1,5 technische Assistentinnen; mehr ließ man für ein derartiges Gebilde nicht zu. Es herrschte noch unumschränkt das Motto „Nicht forschen lassen, sondern selber forschen.

1969 folgte ich dem Ruf der Universität Ulm auf den Lehrstuhl für Biochemie. Mir wurde die Aufgabe gestellt, ein Institut vom Punkt Null an aufzubauen und in Schwung zu bringen. Mich hat die Aufgabe sehr gereizt, und ich traf auf ein Umfeld, in dem begeisternde Aufbruchstimmung herrschte. Emil Tonutti, der endokrinologisch weltweit geachtete Anatom, hat entscheidend dazu beigetragen. Ein Sonderforschungsbereich Endokrinologie wurde ins Leben gerufen, an dem sich alle, die endokrinologisch zu denken gelernt hatten, Kliniker und Theoretiker, aber auch Naturwissenschafter beteiligten, was der Organisation bisweilen den Vorwurf eintrug, sie sei zu groß geraten. Fest steht für mich eines: Dieser Sonderforschungsbereich und der parallel dazu laufende in Hamburg haben der Endokrinologie in Deutschland mächtigen Auftrieb gegeben.

1975 ging ich, nach Essen berufen, an die Vorklinik des dortigen Universitätsklinikums. Wieder galt es, ein Institut zu errichten, aber dieses Mal konnte ich mich auf 2 erfahrene Kollegen stützen, die mir aus Ulm gefolgt waren: Privatdozent Dr. Rüdiger Ghraf, der in Essen eine C3-Professur erhielt und eine neuroendokrinologische Arbeitsgruppe ins Leben rief, sowie Dr. Edmund Rodney Lax, der als unser Oberassistent einige Jahre später habilitierte und außerplanmäßiger Professor wurde.

In Essen setzten wir fort, was wir in Ulm begonnen hatten, nämlich experimentell aufzuklären, auf welche hormonalen Faktoren die präpuberale Ontogenese und die postpuberale Aufrechterhaltung der sexuellen Differenzierung der Aktivität der verschiedenen Enzyme des Steroidhormonstoffwechsels in der Leber und in anderen Organen zurückzuführen ist, und welche Mechanismen dem höchst merkwürdigen Phänomen einer sexuellen Prägung von Stoffwechselvorgängen zugrundeliegen. Hierbei lernten wir in Erweiterung des Nietzsche-Wortes, wonach die Sexualität eines Menschen bis in den letzten Wipfel seiner Geistigkeit hineinragt, daß sie auch dort maßgebend zu Wort kommt, wo wir sie bisher für neutral gehalten haben: in der Organisation des Stoffwechsels der die Geschlechtlichkeit in Szene setzenden und sie tragenden Hormone.

Experimentalwissenschaftler haben die Neigung, sich auch außerhalb des Labors zu versuchen. Bei mir hat sich dies dahingehend ausgewirkt, daß ich mich schon früh der Bearbeitung medizinhistorischer Themen zugewandt habe und in späteren Jahren solchen, die ich als „metabiochemisch" bezeichnen möchte, insofern sie von mir handeln, was wir heute das evolutionsbiologische Welt- und Menschenbild nennen. Ihren Anfang genommen haben diese Studien mit einer Bibliographie *Biochemie der Entstehung des Lebens*, fortgesetzt wurden sie mit dem Buch *Was ist Leben* und einer Reihe sich hieran anlehnender Aufsätze. Neuerdings ist, um das Maß meiner „abweichlerischen Neigungen" voll zu machen, ein weiteres Interessengebiet hinzugetreten: die Thomas-Mann-Forschung, 3 Arbeiten sind bereits erschienen.

Natürlich sind die fast 50 Jahre an der Universität nicht an mir vorübergegangen, ohne daß ich mich im Wissenschaftsmanagement und in der Hochschulselbstverwaltung hätte bestätigen müssen. Ich erspare mir eine Positionen und Funktionen nennende Auflistung und sage bloß, daß ich 3mal Dekan war, 1mal in Ulm und 2mal in Essen, und 1972/73 Präsident der Deutschen Gesellschaft für Endokrinologie.

Als ich mich 1989 von meinem Amt verabschiedete, zitierte mich die Presse mit dem Satz: „Das Wichtigste an der Universität sind ihre Studenten". In der Tat, was ich in all den Jahren über alles geliebt habe, das war das Tagaus-Tagein mit meinen Studenten in Bonn, Ulm und Essen. Sie ließen mich die Misere an den Hochschulen gering achten, indem sie mir stündlich aufgaben, darüber nachzudenken, wie man's besser machen könnte. Nie werde ich den Abend vergessen, an dem sie im Fackelzug vor mein Haus zogen.

Quellen und Literatur

Persönlicher Bericht, Juni 1992

Dirscherl W, Schriefers H (1955) Beeinflussung der Aldolase durch Steroidhormone. Z Vitam Horm Fermentforsch 7:97–212

Schriefers H, Pittel M, Pohl F (1962) Über den Einfluß des Ernährungszustandes der Ratte auf den Cortison- und Kohlenhydratstoffwechsel in der Leber. Acta Endocrinol 40:140–150

Smith ER, Breuer H, Schriefers H (1964) A study of the steroid metabolism of an interstitial cell tumour of the testis. Biochem J 93:583–587

Schriefers H, Cremer W, Otto M (1967) Sexualcharakteristika des Stoffwechsels von Testosteron in der perfundierten Rattenleber. Hoppe Seylers Z Physiol Chem 348:183–193

Schriefers H (1967) Factors regulating the metabolism of steroids. Vitam Horm 25:271–314

Schriefers H, Ghraf R, Off H-G, Ockenfels H (1971) Einfluß von Alter und Geschlecht auf die Entwicklung und Differenzierung der Aktivitätsmuster von Enzymen des Steroidhormon-Stoffwechsels in der Leber von Ratten zweier verschiedener Tierstämme. Hoppe Seyler's Z Physiol Chem 352:1363–1371

Lax ER, Ghraf R, Schriefers H, Herrmann M, Petutschnik D (1976) Regulation of the activities of the enzymes involved in the metabolism of steroid hormones in the rat liver: The effect of administration of anterior hypophyseal hormones and gonadotropin preparations to hypophysectomized rats. Acta Endocrinol 82:774–784

Schriefers H, Rehm M (1976) Biochemie der Entstehung des Lebens. Eine Bibliographie. Schattauer, Stuttgart New York

Schriefers H (1982) Was ist Leben? Schattauer, Stuttgart New York

Lax E, Tamulevicius P, Müller A, Schriefers H (1983) Hepatic nuclear estrogen receptor concentration in the rat-influence of age, sex, gestation, lactation and estrous cycle. J Steroid Biochem 19:1083–1088

Schriefers H (1992) Leben als molokulare Verständigung. Thieme, Stuttgart New York, S 11–17 (Publikation der Jung-Stiftung für Wissenschaft und Forschung)

Thomas H (1992) Prof. Dr. med. Herbert Schriefers, Ehrendoktor der Universität Ulm. Endokrinologie-Informationen 16:238–239

Schröder, Robert

(3. 8. 1884 Rostock – 13. 10. 1959 Leipzig)

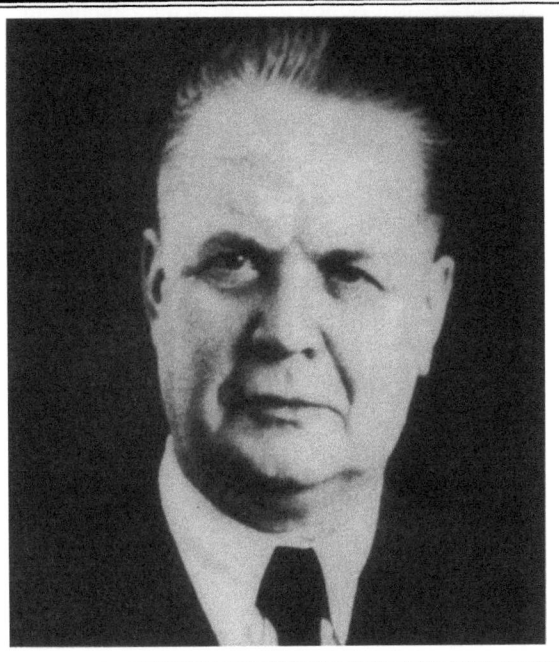

Robert Schröder wurde als ältester Sohn des Schiffskapitäns Robert Schröder geboren; mit einer Dreimastbark umsegelte dieser viele Male Kap Hoorn. Nach der Geburt des 2. Kindes gab er jedoch die Seefahrt auf und übernahm eine Kalkbrennerei in Rostock. Robert Schröder wuchs hier mit 3 Brüdern und 2 Schwestern auf. Wie seine Geschwister hatte er besondere musikalische Begabungen. Er leitete das Orchester seines Gymnasiums und sang im Universitätschor. So verwundert es nicht, daß er zunächst Musik studieren wollte. Nach der Reifeprüfung entschloß er sich jedoch zum Studium der Medizin. Wesentlichen Einfluß hatte hierbei der Pathologe A. Thierfelder. Nach dem Staatsexamen 1908 promovierte er 1909 bei O. Büttner an der Rostocker Frauenklinik mit der Arbeit *Über die Drüsenepithelveränderungen der Uterusschleimhaut im Intervall und Prämjenstruum*. Bereits in dieser Arbeit wurden die wichtigsten Unterschiede zwischen Proliferations- und Sekretionsphase aufgezeigt. Anschließend war er Medizinalpraktikant an der Ludolf-Krehl-Klinik in Heidelberg, dann Assistent am Pathologischen Institut bei A. Jores, dem Vater von Arthur Jores in Köln. 1911 wurde Schröder Assistent an der Universitäts-Frauenklinik Rostock bei O. Sarwey (1864–1933). 1914 habilitierte er sich mit einer Arbeit aus seinem speziellen Arbeitsgebiet Ovulation und Menstruation. 1913 erschien sein Atlas über den normalen menstruellen Zyklus der Uterusschleimhaut.

Aufgrund der Fortschritte in der Operationstechnik und der Asepsis wurde in dieser Zeit viel operiert, so z.B. radikal bei entzündlichen Adnexerkrankungen und bei Myomen. Hierdurch bekam Schröder reichlich Material für seine Sammlung, mit der er durch den Vergleich von Ovarien und Uterusschleimhaut die Bedeutung der Funktionsstadien entdecken konnte. In der Übersichtsarbeit im American Journal schreibt er 1954:

Since 1911, I have examined the pathological specimens from all operations of the gynecological departments of the university hospitals in Rostock (until 1922), Kiel (until 1936), and Leipzig (from 1936 to date). Our first studies in 1911–12 imediately confirmed Hitschmann and Adler's findings on the cyclic changes of the endometrium. A new observation, however, was the distinction between a nonchangeable, basal part of the endometrium (basal layer) and a funtioning stratum which displayed cyclic changes (functional layer). . . . Our findings on the corpus luteum . . . confirmed and completed the results of other authors as, for example, Robert Meyer. . . . By 1913 we had collected enough material to be able to describe the anatomical processes accompanying menstruatin: the regression of the corpus luteum, the disintegration of the functioning layer, first superficially and later as far as the basal layer, the diffuse leucocytosis which is the first sign of the degenerative process, and, finally, the sequestration of some firmer remnants, and the re-epithelization of the entire wound originating from the basal layer. In this way, a basis for the clinical signs of the menstrual period was found.

... [A] characteristic clinical picture [is] the glandular or glandular-cystic endometrial hyperplasia due to a persistent action of follicle hormone (1914–1915) ... We have collected in this time 49,870 anatomical specimens. Among these there are 3,295 certain cases of endometrial hyperplasia, that is 6.6% of a large clinical material.

Die Altersverteilung zeigt eine steigende Tendenz, beginnend im Alter von 36–40 mit einem Gipfel bei 46- bis 50jährigen Frauen. Als Therapie der anovulatorischen, dysfunktionellen Blutung empfiehlt Schröder primär die Kürettage, mit einer Heilungsquote von 50%. Da die Ovarialfunktion gestört ist, wird auch eine intrauterine Radiumbehandlung oder sogar die Hysterektomie empfohlen. Eine Routinetherapie bei präklimakterischen Frauen gibt es noch nicht, erwähnt wird aber bereits die hormonelle Therapie, entweder mit einer einmaligen hochdosierten Östrogeninjektion, der sog. „Entlösungseffekt", oder mit hochdosierter Progesteronverabreichung über mehrere Tage.

1922 erhielt Schröder einen Ruf nach Kiel als Nachfolger des nach Leipzig berufenen W. Stoeckels (1871–1961). 1936 nahm er einen Ruf auf den Lehrstuhl in Leipzig an. Hier wirkte er bis zu seiner Emeritierung am 31. Oktober 1957. 2 Jahre später starb er an einem Herzinfarkt.

Emil Novak publizierte 1917 die Arbeit *Hyperplasia of the Endometrium*. Hierin widerspricht er Schröders Prioritätsanspruch und zitiert Befunde von T. S. Cullen von 1900. Es bleibt jedoch Schröders Verdienst, die Korrelation zwischen den funktionellen Veränderungen von Follikel und Endometrium erkannt zu haben und dies, bevor Hormone gemessen werden konnten.

Im 1. Heft von *Fertility and Sterility* publizierten R. W. Noyes, A. T. Hertig und J. Rock Befunde von 300 Endometriumbiopsien: „We feel that examination of the endometrium during the secretory phase gives more information about the time of ovulation, degree of progestional change, normality or abnormality of endometrium than any other single test done in sterility studies."

Literatur

Schröder R (1909) Die Drüsenepithelveränderungen der Uterusschleimhaut im Intervall und Prämenstrum. Arch Gynäkol 88:1–28

Schröder R (1911) Über Corpusluteumbildung beim Menschen. Zentralbl Gynäkol 35:1206–1208

Schröder R (1914) Über die zeitliche Beziehungen der Ovulation und Menstruation. Arch Gynäkol 101:1–35

Schröder R (1930) Weibliche Genitalorgane. In: Handbuch der Mikroskopie und Anatomie, Bd 7, S 329–556

Schröder R (1954) Endometrial hyperplasia in relation to genital function. Am J Obstet Gynecol 68:294–309

Cullen TS (1900) Cancer of the uterus. Appleton, New York

Hertig AT (1973) Forty years in the female pelvis. Obstet Gynecol 42:907–909

Kraatz H (1960) Laudatio für Robert Schröder. Zentralbl Gynäkol 82:1–8

Novak E (1917) Hyperplasia of the endometrium. Am J Obstet Dis Wom Child 75:996–1001

Noyes RW, Hertig AT, Rock J (1950) Dating the endometrial biopsy. Fertil Steril 1:3–25

Runge H (1960) Zum Gedenken an Robert Schröder. Geburtshilfe Frauenheilkd 20:77–80

Schumacher, Gebhard F. B.

(born 13. 6. 1934 in Osnabrück/Germany)

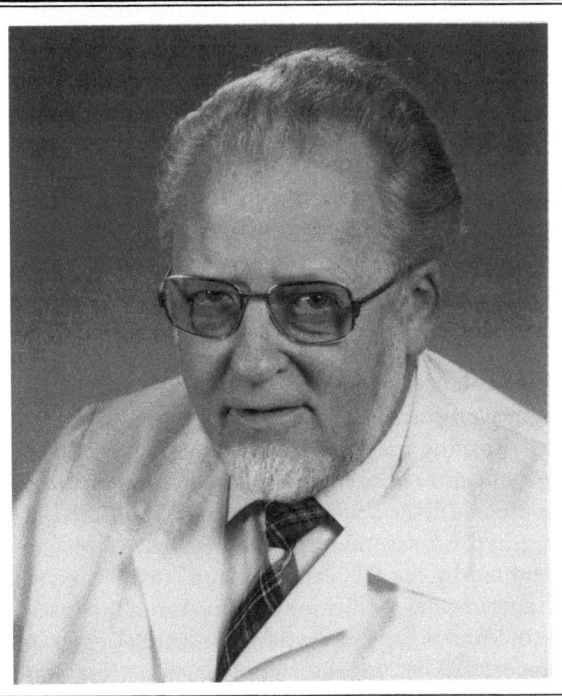

Schumacher grew up in Paderborn, where he gradiated from the historical humanistic Gymnasium Theodorianum in 1942. This outstanding educational institution provided an extensive background and stimulation of interests in the natural sciences and humanities, generating the desire to study chemistry and/or medicine. The years of his adolescence were overshadowed by the events of war, which led to his decision in 1942 to attend the University of Göttingen to study medicine. After a few short weeks Schumacher was drafted into the army, first in the infantry man and later artillery on the eastern front. After a short period at the Military Medical Academy in Berlin he was transferred to the Military Academy of his original branch of service early 1945, promoted to the rank of Lieutnant, and taken prisoner in spring 1945.

His time in a British POW camp ended just in time to resume his studies at the Medical College of the University of Göttingen in September 1945. It was difficult being a student during the postwar period, but the experience was filled with excitement about discoveries in the natural sciences, biology and medicine. After passing the premedical examination in 1948 an exchange program with the Organization of the Students of Switzerland for several weeks began to open a window for Schumacher to the international world.

New excitement was waiting in Göttingen with the experimental work carried out in the laboratory of Fritz Hartmann in the Department of Medicine. It was a rare opportunity to experiment with one of the first instruments for the quantitative analysis of serum proteins by free-boundary electrophoresis (micro) suitable for clinical evaluation. Between 1949 and 1951 the experiments were performed in Göttingen during semester breaks while his clinical studies continued at the University of Tübingen, where he received accreditation as physician in 1951. His M.D. degree was awarded during the same year from the University of Göttingen, with a dissertation on the methodology of electrophoretical separation of serum proteins which earned him the college award for that year. The postdoctoral years were spent as intern and as Assistant at the Max Planck Institute for Biochemistry under Adolf Butenandt, a Nobel Prize Laureate (1952–1953) and at the Max Planck Institute for Virus Research under Gerhard Schramm (1953–1954).

These years were filled with new insights into biochemistry including analytical and preparative methods, into steroid chemistry, protein chemistry, virology and immunology, and with the construction of instruments and equipment to facilitate quantitative evaluation of density gradients of boundaries in electrophoresis, diffusion and ultracentrifugation. This time of learning and discoveries in the basic sciences was extraordinarily gratifying and valuable for his later academic career in obstetrics and gynecology, reproductive biology, and reproductive immunology. During these years he served as general pracitioner with obstetrical care in a rural area in northern Germany several times during vacation periods – an eventful experience in general medicine for a young physician.

A position as *Wissenschaftlicher Assisten* in the Department of Obstetrics and Gynecology of the University of Tübingen was offered to Schumacher in 1954 by Prof. Viktor Probst, which was later extended by Prof. Hans Römer. Schumacher completed his residency in this discipline in 1959.

The scientific research work during this and subsequent years was supported by the Deutsche Forschungsgemeinschaft (DFG) and by graduate students working on dissertation projects. Several of these students chose academic careers; among them was Horst Dieter Schlumberger who continued in the group for several years as Research Associate supported by the DFG and became later Professor of Experimental Medicine and Director of the Institute of Immunology of the Bayer Research Center in Wuppertal. The ongoing work at that time was mainly concerned with inflammatory reactions and processes, especially the analysis of alpha-globulins, their individual components, "acute phase proteins," complement factors and properdin. Experimental work on precursors of biologically active substances known today as mediators of inflammatory reactions and their relationship to inflammatory serum proteins was followed by an extensive clinical study on serum protein changes after gynecological surgery of different degrees of tissue trauma as model for posttraumatic-aspectic inflammations. The encouragement of Prof. Otto Westphal at the Max Planck Institute for Immunobiology was very important during this period. The synopsis of the postoperative profile of quantitative changes in various serum proteins, of red blood cell sedimentation rates, of leukocytes and body temperatures showed a significant relationship to the severity of the tissue trauma, i.e., tissue degradation, which is much more difficult to estimate in cases of infarction or even infectious processes with tissue decay or similar conditions. These results were presented for the *Habilitation* thesis in medicine at the University of Tübingen, where he was given a position as *Dozent* in 1962.

On the basis of this work Dr. Schumacher received an invitation to work as a Research Associate at the University of Illinois at the Institute of Tuberculosis Research in Chicago on (auto)immunological changes after burn injuries. Although this was a year of expanding the basic knowledge in immunology and of further practice in animal experimentation, the results were not encouraging enough within the framework of existing concepts to continue this line of work.

In 1963 he accepted a one-year position at the University of Chicago Department of Obstetrics and Gynecology as Assistant Professor for Biochemistry, studying cervical mucus with George Wied. The application of microanalytical and immunochemical methods yielded basic information on the type of proteins present in secretions of the uterine cervix under various conditions. The presence of lysozyme in considerable concentrations was discovered in cervical mucus, and its secretion by the endocervical epithelium was established. It became clear that quantitative studies were necessary to characterize better the possible fluctuation of patterns under the influence of sex steroids. However, this presented various problems since the amount of obtainable mucus was very small. The development of quantitative microanalytical methods for this material was therefore necessary. However, the pursuit of these problems was postponed until 1965–1967.

The year 1964–1965 was again spent at the University of Tübingen as *Dozent* in the Department of Gynecology and Obstetrics, further developing clinical skills and experiences in this field under Professors Römer and Probst. During this year Dr. Schumacher received an appointment from the Albany Medical College of Union University in Albany, New York, as Associate Professor of Obstetrics and Gynecology and as Assistant professor of Biochemistry. The New York State Department of Health provided laboratories and also an appointment as Research Physician. At that time E. J. Plotz was Chairman of the Department of Obstetrics and Gynecology. The decision to accept this position was made, and Schumacher's academic career at the University of Tübingen was concluded in 1965 in favor of a new academic career in the United States. It was clear at this time that the focus of further research and development would be in the area of physiology of reproduction, infertility, and fertility control.

The research activities in Albany were supported by the NIH and the New York State Department of Health and concentrated on secretions of the uterine cervix. New quantitative micromethods based on gel diffusion techniques were developed, and the first indications surfaced that lysozyme and other proteins, for example, α_1-antitrypsin, undergo dramatic changes during the ovarian cycle showing extreme low values at midcycle. However, the work was interrupted temprarily by the necessity to make another career decision. Professor Plotz took a Chair at the University of Bonn, and the Department of Obstetrics and Gynecology of the University of Chicago (under the Chairmanship of Frederic P. Zuspan and the Dean of the Biological Sciences Division and the Medical School) asked Dr. Schumacher to return as Associate Professor to build a new Section of Reproductive Biology. Dr. Schumacher accepted this position in 1967.

At the University of Chicago Dr. Schumacher transferred NIH support for research on uterine secretions to the University of Chicago and began to develop a research group in Reproductive Biology and Infertility. His efforts were further supported by a Ford Foundation grant for research and training in reproductive biology for more than 10 years, by NIH contracts and grants for research on proteinase inhibitors in human genital secretions, and for research on proteinases in sperm and seminal fluid. Dr. Schumacher was participating investigator and later Codirector of the Biomedical Center for Population Research of the Division of Biological Sciences of the University of Chicago, which was funded by the NIH. He was appointed a member of the Training Subcommittee of the Interdepartmental Training Program in Immunology supported by the NIH. Further funding of his research was provided by contracts from the World Health Organization Expanded Program of Research, Development and Research Training in Human Reproduction and by further grants from the NIH and from other sources.

The funding situation permitted him to appoint Lourens J. D. Zaneveld D.V.M., Ph.D. for several years, who later became Professor at the University of Illinois in Chicago and at Rush Medical College in Chicago. The circumstances also provided training and working conditions for several postdoctoral fellows who did very productive work with the group. Among those who decided to seek later academic careers in reproductive biology and medicine and andrology were Wolf B. Schill, Sen Lian Yang, Peter Tauber, Dirk Propping, Peter Tobias, Karl H. Broer (supported by the DFG), Steven L. White, and Steven A. Usala. Intensive collaborative work was done with various members of the Section of Endocrinology in that Department, which led to numerous publications, particularly in the area of the physiology of the ovarian cycle and the influence of sex steroids on biochemical components and immune factors. Among the faculty members who contributed significantly with their coworkers to research projects of mutual interest were Moon H. Kim, J. A. Holt (formerly at the Albany Medical College), and Sen Lian Yang. The collaboration with William B. Gill of the Urology Section of the Department of Surgery especially on the male offspring of mothers exposed to diethylstilbestrol during pregnancy was also a gratifying experience in collaborative research planing and performance.

The research efforts over the years 1967–1990 were concerned with several main topics in reproductive biology. The first was the further development of quantitative radial diffusion in gel methods for the assessment of enzymes in very small volumes of biological fluids or in tissue samples was advanced significantly by W. B. Schill while cyclic studies on soluble proteins in cervical mucus were ongoing. It became apparent over the years that locally produced enzymes and proteins such as lysozyme, proteinase inhibitors and imunoglobulins fall to extremely low levels at midcycle and rise again thereafter. This turned out to be of interest within the context of potential interference of (iso)antibodies to spermatozoa. The serum levels of estrogen and progesterone were seen to be closely related to these biochemical and immunological patterns of cervical mucus in addition to the well known biophysical changes of cervical secretions.

Second, proteolytic enzymes and enzyme inhibitors of spermatozoa, seminal plasma, and cervical and uterine secretions were extensively studied together with Dr. Zaneveld. Human acrosomal proteinase (acrosin) involved in the zona penetration was isolated and partially purified. Numerous proteinase inhibitors from various biological sources including human serum and synthetic compounds were tested in vitro and in animal experiments. Although a physiological role in sperm mucus penetration or as regulators of fertilization could not be elaborated, the work on synthetic acrosin inhibitors as potential contraceptive agents was continued by Dr. Zaneveld's work in later years. Two forms of proacrosin were found in subsequent studies by Peter Tobias. Drs. Propping and Tauber isolated two isomeric forms of plasminogen activator from human seminal plasma. Dr. Tauber continued studies on soluble proteins in endometrial secretions, which led to his *Habilitation* at the University of Essen.

Third, the intensive work on human spermatozoa including their submicroscopic structure and the clinical phenomena of so-called unexplained infertility led to questions about the auto- or isoantigenicity of sperm specific surface strcture, about the immunological situation in the female reproductive tract and its secretions, and about the influence of sex steroids on the humoral immune response in the secretions of the cervix and of the oviducts. Rhesus monkeys served as experimental animals. The work in the area of immunoreproduction was significantly advanced by S. L. Yang. The question was whether or not the local (vaginal) application of antigen leads to an immuneresponse, and if so, whether antibodies appear only in cervical secretions or also in serum, and whether there are differences to systemic immunizations. T_4 coliphages were used as model antigen because of the high sensitivity in the technique of detecting antibodies. The results showed a significant local response, and the antibody in cervical mucus showed low levels at midcycle as was the case in the systemically immunized controls. The latter developed high serum levels, but only a fraction appears in cervical secretions. Similar results were also found in experiments with rhesus monkeys where the continuous collection of tubal fluid over 8–12 days or more (Mastroianni technique) was carried out under conditions of induction of ovulation with gonadotrophins. K. H. Broer was very active in these studies together with Yang and also in other projects leading later to his *Habilitation* at the University of Cologne. Experiments with estrogen-releasing capsules subcutaneously implanted showed clearly the estrogen effects and the estrogen withdrawal effect on immunoglobulins and levels of specific antibodies to the model antigen as well as to rhesus monkey sperm antigen preparations. Together with S. L. White, larger amounts of human and rhesus monkey sperm plasma membranes were prepared for comparative studies to find homologous structures with sperm antigen specificity in human and rhesus monkey material to establish a primate model for immunization experiments that would allow meaningful comparisons with the human situation in finding mechanisms of possible immunological interferences with fertility. However, it will take a long time and substantial support to make further progress in reaching this goal.

Fourth, the results of studies on cervical mucus lysozyme stimulated S. J. Usala, an M.D./Ph.D. graduate to begin work on developing a test for the prediction and detection of ovulation. During the phase of finding a way of self-sampling cervicovaginal secretions it became apparent that the volume of cervicovaginal fluid showed a characteristic preovulatory increase and postovulatory decrease. The decision was made to develop a disposible vaginal pipette for daily aspiration of cervicovaginal fluid. Cyclic studies on volunteers in collaboration with J. A. Holt and coworkers showed that this simple approach gives information on biological effects of endogenous estrogens prior to ovulation and prior to the postovulatory increase in basal body temperature. The simple and inexpensive method appears to be helpful in detecting the fertile days of the cycle for the purpose of achieving pregnancy, and it will reduce the days of abstinence in natural family planning. A current study by the WHO may provide more information on the usefulness of the method.

Dr. Schumacher's further career stages at the University of Chicago were, in chronological order: 1967, Associate Professor; 1971, Chief of the Section of Reproductive Biology; 1972, member of the section of Endocrinology and Infertility; 1973, Professor of Obstetrics and Gynecology; 1974, Professor of Immunology; 1976, accreditation as Physician and Surgeon in the state of Illinois; 1982, Professor in the Biological Sciences Collegiate Division; 1990, Professor Emeritus. Dr. Schumacher has been married to Anne Rose (née Zanker) from Tübingen since 1958. Their son Michael was born in Tübingen in 1960 and their son Marc in Chicago in 1964.

References and Other Sources

Schumacher G: Autobiographical resumé, January 1993
Schumacher G, Schlumberger HD (1963) Über Veränderungen der alpha Globuline des Serums. Dtsch Med Wochenschr 88:645
Schumacher G (1968) Protein analysis of secretions of the female genital tract. J Reprod Med 1:61
Schill WB, Schumacher G (1972) Radial diffusion in gel for micro determination of enzymes. 1. Muramidase, alpha-amylase, DNase 1, RNase A, acid phosphatase and alkaline phosphatase. 2. Plasminogen activator, elastase and nonspecific proteases. Analyt Biochem 46:502; 48:9
Zaneveld LJD, Dragoje BM, Schumacher G (1972) Acrosomal proteinase and proteinase inhibitor of human spermatozoa. Science 177:702
Schumacher G (1973) Soluble proteins of human cervical mucus. In: Elstein M, Moghissi KS, Borth R (eds) Cervical mucus in human reproduction. (WHO Colloquium, Geneva, 1972). Scriptor, Copenhagen, pp 93–113
Schumacher G, Kim MH, Hosseinian AH, Dupon C (1977) Immunoglobulins, proteinase inhibitors, albumin, and lysozyme in human cervical mucus. I. Communication: Hormonal profiles and cerical mucus changes during presumably ovulatory cycles – Methods and results. Am J Obstet Gynecol 129:629
Schumacher G (1977) Cervical secretions – a product or a target organ for estrogens and gestagens. In: Insler V, Bettendorf G 8eds) The uterine cervix in reproduction. Thieme, Stuttgart, pp 101–108
Gill WB, Schumacher G, Hubby M, Blough RR (1981) Male genital tract changes in humans following intrauterine exposure to diethylstilbestrol (DES). In: Herbst AL, Bern HA (eds) Developmental effects of diethylstilbestrol (DES) in pregnancy. Thieme-Stratton, New York, pp 103–119

Yang SL, Schumacher G, White SL (1982) Sperm-specific antigen(s) in detergent extract of rhesus monkey spermatozoa. Fertil Steril 37:680

Yang SL, Schumacher G, Broer KH, Holt JA (1983) Specific antibodies and immunoglobulins in oviductal fluid of the rhesus monkey. Fertil Steril 39:359

Schumacher G (1988) Immunology of spermatozoa and cervical mucus. Hum Reprod 3:289

Schwartz, Neena B.

(born 1926 in Baltimore/Maryland)

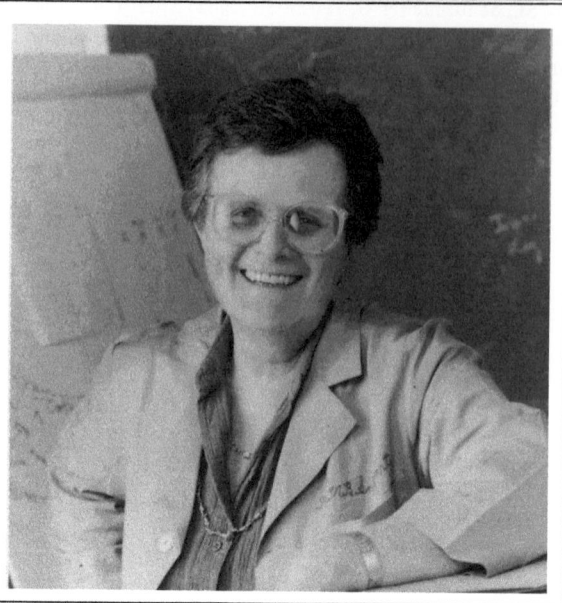

I was the first child of Paul Schwartz and Pauline Shulman Schwartz. Both my parents were immigrants from Russia, my father having come to the United States with is parents and two brothers in 1912. My mother came in 1921, also with her parents and two sisters and one brother. My father and mother had a "ma-and-pa" grocery in central Baltimore until the late 1930s when my father went into the wholesale food business, in which he remained almost without interruption until he retired. I have a younger brother, Leon, and a sister, Pearl Schwartz Imber. I feel fortunate that the three of us are close and good friends. An important addition to our nuclear family occurred when my maternal grandfather came to live with us after the death of his wife. Tsodik Shulman was a scholar and a humanist and reinforced the atmosphere in the house of learning and curiosity.

During both junior and senior high school I worked on the school newspaper, anticipating a career in journalism. I wrote news and feature stories, as well as the occasional poem usually of a satirical nature. I entered Goucher College in Baltimore expecting to major in English; naturally I joined the newspaper staff. In the course of my English courses I was told by one of the professors that I did not have a "creative talent," a devastating comment. But secretly I agreed, and I knew I did not want a career as a professor of English, or as a critic.

To satisfy a liberal arts requirement I took a course in Physiology which used the provocative, thoughtful A. J. Carlson textbook. Simultaneously I was taking a course in philosophy, reading William James' *The Varieties of Religious Experience*. In a "religious" experience of my own I suddenly recognized that one could be creative as a scientist, not just as a writer, and I decided to become a physiologist! I scrambled to make up the necessary mathematics, physics and chemistry (possible in those days but probably not now) and graduated with credits in english and in physiology and as Editor-in-Chief of the Goucher newspaper.

After switching to science I worked at Johns Hopkins University between my sophomore and junior years in the laboratory of Curt Richter. The following summer I entered the college program at the Jackson Laboratory in Bar Harbor, where I worked with Meredith Runner, the developmental biologist, with whom I conducted an experiment looking at uterine function in mice of several strains. The following summer I returned as research assistant and was part of a project on the timing of the pituitary contribution to the circadian rhythm in postpartum ovulation. We concluded erroneously that the pentobarbital which we used as an anesthetic for hypophysectomy was "stressing" the mice and thus blocking ovulation, and we dropped the project. Shortly thereafter Everett and Sawyer showed that pentobarbital blocks ovulation – and so I missed fame and fortune early in my career!

I attended graduate school at Northwestern University where I worked with Allen Lein, first on the chemical measurement of iodine in the blood and then on the role of the thyroid with respect to skeletal muscle function. Working with Lein was a lucky break for me, as had been my experience with Meredith Runner; both are men of high integrity, dedicated teachers and genuine human beings.

I continued my work on the actions of thyroid hormone on neuromuscular function for some years after leaving for my first position as instructor at the University of Illinois Medical School. In fact, my first NIH grant was on this subject. However, I became bored with the thyroid and with the issues of mechanisms of hormone action. I remembered the pituitary-reproduction work that I had carried out at Bar Harbor – by this time Everett and Sawyer had shown the daily LH surge in the rat, and I was hooked. I spent about a year reading the literature on pituitary-ovarian neuroendocrinology and have been in this field since.

Thus my career was shaped by two major intellectual switches. The first was in my major at college, the second occurred after graduate school. I believe the nonmonolithic nature of my background has made me a better rounded person and scientist. I have never lost my love of literature nor have I been afraid of new methodology in my work.

Our initial work in pituitary-ovarian interactions utilized a "stop entry" approach (before radioimmunoassay made multiple measurements in the blood possible), in which I blocked the action of a hormone or its entry into the blood and then examined the acute effects on uterine weight, vaginal cytology or pituitary bioactive LH and FSH content. using ovariectomy, hypophysectomy, pentobarbital, antiserum to LH or estrogen antagonist, we mapped out the sequential steps in the regulation of the estrous cycle. These results culminated in a theoretical model of the cycle, which I was privileged to present at the Laurentian Hormone Conference as the first Gregory Pincus Momorial Lecturer in 1963. Modeling in endocrinology has had its ups and downs in general acceptance; I remain convinced of its heuristic value.

Our work on the cycle led to a question which has dominated my research ever since. When we first started studying the cycle, the issue of how many pituitary gonadotropins there are was unsettled, because of cross-reactions in the bioassays. It became increasingly clear that there are two, but that both are made in the same pituitary cell in spite of their separate secretion under some circumstances. This led us to a search for ovarian inhibin with Cornelia Channing, a search that I have described in a "Remembrance" in *Endocrinology*. After providing physiological evidence for its existence in follicular fluid, it was gratifying to collaborate on a study demonstrating the changes in mRNA for inhibin subunits in the ovary during the estrous cycle.

The recognition of two gonadotropins under partially separate control has guided my laboratory in another line of research. Sonia Ringstrom and I showed that glucocorticoids have a deleterious effect on LH secretion, but sparing FSH. This has been an interesting model, and by now the laboratory has also demonstrated this in vitro and shown in vivo that cortisol upregulates mRNA for FSH-β subunit specifically.

In addition to the work in the laboratory I have participated in the struggle to obtain equal treatment for women in science. I strongly believe that the particular skills and approach that women bring to their work is sorely needed in science itself and in political uses of science. I was involved with the formation of the Association of Women in Science (AWIS) and Women in Endocrinology (WE), a group within the Endocrine Society. Women have been central to research in many areas of endocrinology, and it is appropriate that we influence the directions of research and application to human welfare. By means of these two organizations I have also hoped to enhance the availability to young women scientists of senior female mentors to help them work their way through the system. I did not have female mentors past college, but was particularly fortunate in my male mentors. Not all women are this lucky, and AWIS and WE have served as surrogate mentors to many young women."

References and Other Sources

Schwartz NB: An autobiography, April 1993

Schwartz NB (1964) Acute effect of ovariectomy on pituitary LH, uterine weight and vaginal cornification. Am J Physiol 207:1251–1259

Shirley E, Wolinsky J, Schwartz NB (1968) Effects of a single injection of an estrogen antagonist on the estrous cycle of the rat. Endocrinology 82:959–968

Schwartz NB (1968) A model for the regulation of ovulation in the rat. Recent Prog Horm Res 25:1–55 (Gregory Pincus Memorial Lecture, Laurentian Hormone Conference)

Schwartz NB, Ely CA (1970) Comparison of effects of hypophysectomy, anti-serum to ovine LH, and ovariectomy on estrogen secretion during the rat estrous cycle. Endocrinology 86:1420–1435

Schwartz NB (1974) The role of FSH and LH and of their antibodies on follicle growth and on ovulation. Biol Reprod (Symposium) 10:236–272

Schwartz NB, Channing CP (1977) Evidence for ovarian "inhibin" suppression of the secondary rise in serum follicle stimulating hormone levels in proestrus rats by injection of porcine follicular fluid. Proc Natl Acad Sci 74:5721–5724

Ringsrom S, Schwartz NB (1985) Cortisol suppresses the LH, but not the FSH, response to gonadotropin-releasing hormone after orchidectomy. Endocrinology 116: 472–474

Woodruff TK, D'Agostino JB, Schwartz NB, Mayo KE (1988) Dynamic changes in inhibin mRNAs in rat ovarian follicles during the reproductive cycle. Science 239: 1296–1299

D'Agostino JB, Valadka RJ, Schwartz NB (1990) Differential effects of in vitro glucocorticoids on LH and FSH secretion: dependence on sex of pituitary donor. Endocrinology 127:891–899

Schwartz NB (1991) Remembrance: Why I was told not to study inhibin and what I did about it. Endocrinology 129:1690–1691

Ringstrom SJ, McAndrews JM, Rahal JO, Schwartz NB (1991) Cortisol in vivo increases FSHB mRNA selectively in pituitaries of male rats. Endocrinology 129:2793–2795

Segal, Sheldon J.

(born 15. 3. 1926 in New York/New York)

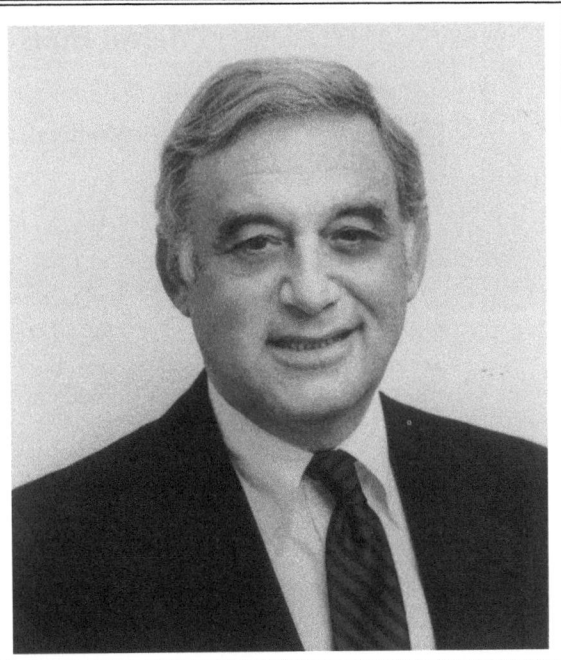

Education: Dartmouth College B.A. 1947; University of Geneva 1947–1948; University of Iowa, M.S. 1951; Ph.D. 1952 in Embryology and Biochemistry.

Early in his career Dr. Segal recognized the serious consequences of rapid population growth in developing countries and has directed his efforts to the application of modern science to this global problem. His writings on basic research in reproductive biology and on contraception have served to highlight the scientific needs and opportunities in this field. As a preeminent spokesman for reproductive science he has helped shape public policy concerning population, both in the United States and abroad.

As Director of the Population Council's Biomedical Division he initiated studies on the release of steroid hormones from silastic and guided the laboratory work that led to the application of this principle for long-term contraception. Under his direction an international team of investigators subsequently developed the contraceptive implant, Norplant, which in December 1990 became the first new method of contraception to be approved by the United States Food and Drug Administration in three decades. As Director for Population Sciences at the Rockefeller Foundation from 1978 to 1991 Dr. Segal managed a program of social science and biomedical research on fertility and contraceptive use in the developing world. In his current role as consultant to the Rockefeller Foundation' Population Sciences program, Dr. Segal serves as advisor to a project initiated by China's State Family Planning Commission and the Rockefeller Foundation to determine how modern forms of fertility regulation can best be introduced in rural China under conditions of quality health care.

Dr. Segal serves as Chairman of the Board of Trustees, Marine Biological Laboratory, Woods Hole, Massachusetts, where he maintains his laboratory work as a Summer Investigator. He is also Adjunct Professor in the Department of Pharmacology, Cornell University College of Medicine.

Segal is a leading authority on global population issues, family planning and contraceptive technology.

References and Other Sources

Segal SJ: Short biography, January 1992
Segal SJ (1966) The regulation of mammalian reproduction. Thomas, Springfield/IL
Segal SJ (1966) Family planning and population programs. Univ Chicago, Chicago/IL
Segal SJ (1975) Analysis of intrauterine contraception. American Elsevier, New York
Segal SJ (1977) International family-planning programs, 1966–1975. A Bibliography. Univ Alabama
Segal SJ (1985) The antiprogestin steroid RU 486 and human fertility control. Plenum, London New York
Segal SJ (1990) Demographic and programmatic consequences contraceptive innovations. Plenum, London New York

Selye, Hans

(26. 1. 1907 Wien – 16. 9. 1982 Montreal)

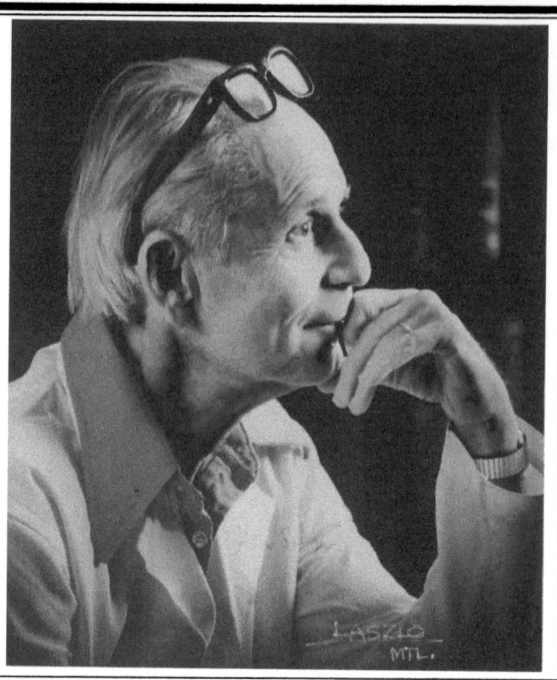

Selyes Vater war ungarischer Sanitätsoffizier bei den österreichisch-ungarischen Husaren, seine Mutter Österreicherin. Er studierte Medizin in Prag, Paris und Rom. Nach dem Examen 1929 erhielt er noch ein Diplom in Chemie 1931. In Prag arbeitete er unter A. Biedl. Ein Rockefeller Foundation Scholarship ermöglichte ihm, ein Jahr an der Johns-Hopkins-University in Baltimore zu arbeiten. Von hier ging er an die McGill University in Montreal als Lecturer in Biochemistry und später in Histology. 1945 wurde er Direktor des Instituts für experimentelle Medizin und Chirurgie and der französischen Universität in Montreal.

Sein Name ist mit dem Konzept des allgemeinen Adaptationssyndrom oder General Adaption Syndrome verbunden. In dem Vorwort zur Monographie *Einführung in die Lehre vom Adaptationssyndrom* schreibt Selye:

Das große Problem ist jetzt nicht mehr: was bewirken die Hormone? Sondern welche adaptiven Reaktionen beeinflussen die Hormone? Das große Problem der pathologischen Endokrinologie ist nicht mehr: welche Krankheiten werden durch eine übermäßige funktion oder Zerstörung einer endorkinen Drüse verursacht, sondern bei welchen Krankheiten hat der endokrine Status einen entscheidenden Einfluß?

In dieser Monographie beschreibt er sehr eindrucksvoll, wie es zur Entwicklung seiner Theorie kam. Die Lehre vom allgemeinen Adaptationssyndrom besagt, daß Belastungen der verschiedensten Art, wie Kälte, Hitze, Übermüdung, Infektion, Intoxikation, Traumata (sowohl somatische als auch psychische), die alle unter dem Begriff „Streß" zusammengefaßt werden, spezifische, der Art der Belastungen entsprechende Veränderungen im Organismus hervorrufen. Daneben führen sie zu einer stereotypen, von der Art des Stresses unabhängigen Antwort in Form eines scharf umschriebenen Syndroms. Die wichtigsten Zeichen des Syndroms sind: Vergrößerung der Nebennierenrinde, eine erhöhte Ausscheidung von Kortikoiden im Urin, Involution des thymolymphatischen Apparates, Eosinopenie und Magen-Darm-Geschwüre. Nach Hypophysektomie und nach Adrenalektomie tritt die Eosinopenie sowie die Involution des lymphatischen Apparates und die erhöhte Ausscheidung der Kortikoide nicht auf. Die Magen-Darm-Geschwüre entstehen jedoch auch dann. Selye hat die Bedeutung des Endokriniums, vor allem des Hypophysen-Nebennierenrinden-Systems für die Abwehrvorgänge des Organismus erkannt. Nicht das primär schädigende Agens ist von Bedeutung, sondern die Art und Weise, wie der Organismus darauf reagiert.

I had come to recognize that Selye's style was absolutely unic approably not to be emulated. It would always be dealing with a purely descriptive phenomenology, with more than a touch of the dramatic and a quasiparanoid need to be read and/or presented as generating unified theories of medicine. Moreover, with the exception of a few early and elegant studies on the neuroendocrinology of the milk-let down reflex, very classical in threre approach, Selye's descriptive phenomonology, as I called it above, was the result of experimental decisions of such extremes as to make one wonder about the relevance not only to physiology but also to the causes of diseases of man (Guillemin 1978).

Literatur

Selye H (1936) Streß-syndrome. A syndrome produced by diverse nocuos agents. Nature 138:32

Selye H (1950) The physiology and pathophysiology of exposure to stress. Acta, Med. Publishers, Montreal

Selye H (1952) History of the adaption syndrome (told in the form of informal, illustrated lectures). Acta, Med. Publishers, Montreal

Selye H (1953) Einführung in die Lehre vom Adaptationssyndrom. Thieme, Stuttgart

Guillemin R (1978) Pioneers in neuroendocrinology, 1952–1969. In: Meites J, Donovan ET, McCann SM (eds) Pioneers in neuroendocrinology, vol 2. Plenum, New York London

Semm, Kurt Karl Stephan

(geb. 23. 3. 1927 in München)

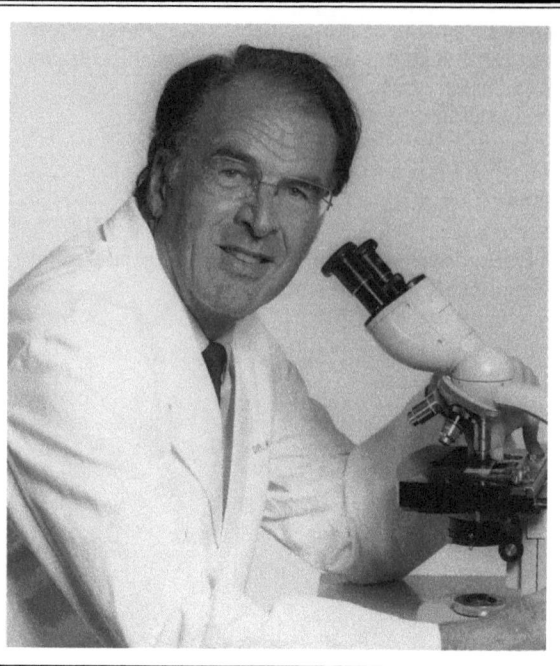

Semm wurde als Sohn des Ingenieurs Carl Semm und seiner Frau Margarethe, geb. Dillmaier, geboren. Er studierte Medizin an der Ludwig Maximilian Universität in München. Seine Promotionsarbeit hatte den Titel *Der Ocxytocin-Ocxytocinasehaushalt.* 1951 wurde er Assistent an der II. Frauenklinik unter Richard Fikentscher. 1958 habilitierte er sich unter dem Dekanat von Adolph Butenandt.

Semm war beteiligt an der durch Fikentscher 1955 gegründeten Deutschen Gesellschaft zum Studium der Fertilität und Sterilität. Bei der Gründungstagung 1955 lernte er Hermann Knaus, Arturo Campas da Paz, Hubert de Watteville und Raoul Palmer kennen. Seine wissenschaftlichen Schwerpunkte verlagerten sich ganz auf das Gebiet der klinischen Diagnostik und Therapie der weiblichen Sterilität. Zusammen mit Fikentscher entwickelte er ein Universalpertubationsgerät.

Unter dem Protektorat von H. Knaus, R. Fikentscher, H. Rauscher und A. Chiara wurde die European Sterility Congress Organization (ESCO) gegründet, deren 1. Sterilitätskongreß 1967 in Venedig stattfand. 1961 führte Semm an der Frauenklinik in München die Laparoskopie ein. Er entwickelte zahlreiche neue Instrumente. In Verbindung mit der Einführung des Kaltlichts begann 1966 die Akzeptanz und Verbreitung der Methode. Dies war der Beginn der Überführung der rein diagnostischen Laparoskopie in ein mehr und mehr pelviskopisch operatives Verfahren. Es folge die Gründung der European Endoscopy Congress Organization (EECO).

1970 wurde Semm auf den Lehrstuhl der Frauenklinik Kiel als Nachfolger von H. Huber berufen, wo er den Einsatz der operativen Pelviskopie intensivierte. Seine Erfahrungen vermittelte er anderen in zahlreichen Kursen mit praktischen Übungen sowie mit vorzüglichen Filmen. Anläßlich einer Filmpreisverleihung in Lyon an Semm wurde die Deutsch-Französische Gesellschaft für Gynäkologie und Geburtshilfe ins Leben gerufen, deren 1. Tagung 1977 in München stattfand. Die Überführung der endoskopischen Kenntnisse in das Gebiet der Veterinärmedizin brachte 1980 die Verleihung der Ehrendoktorwürde der Universität Hannover für Tiermedizin. Der enge Verbund mit der Tiermedizin fand seinen Niederschlag in der Gründung der Human-Veterinärmedizinischen Gesellschaft, die seit 1976 regelmäßig tagt.

Durch Vermittlung des Präsidenten der American Association of Gynecologic Laparoscopists Jordan Phillips führte Semm in Amerika zahlreiche Kurse für gynäkologisch-endoskopische Operationen durch. 1988 erfolgte die 1. endoskopische Appendektomie in Kiel, später eine Cholezystektomie durch französische Chirurgen. Inzwischen findet die „Minimal Invasive Chirurgie" (MIC) immer weitere Anwendung in der Abdominal-, Thorax- und Gelenkchirurgie. Semm entwickelte 1974 den ersten Arthropneu.

Zahlreiche Publikationen, Bücher und Filme haben zur Verbreitung der endoskopischen Diagnostik und Therapie beigetragen. Semm wurde durch viele Preise geehrt, die

„bestätigen, daß ein unermüdlicher, oftmals hoffnungsloser Einsatz für eine belächelte und ignorierte wissenschaftliche Idee über Jahrzehnte dann durchsetzbar ist, wenn man die Gnade Gottes hat, einerseits die unschönen Angriffe und das Hohngelächter von den Kollegen ignorieren zu können und andererseits zahlreiche schwere Unfälle und Krankheiten überlebt" (Semm 1991).

Die letzte von ihm eingeführte Methode trägt die Abkürzung S.E.M.M. (Serrated Edged Macro-Morcellated-Hysterectomy) und meint die komplette endoskopische Hysterektomie mit Nadel und Faden ohne Koagulation. Das hierzu neu erfundene Instrumentarium, das er CURT (Calibrated Uterine Resection Tool) nennt, erlaubt die totale Entfernung der Gebärmutter ohne Eröffnung der Scheide.

Semm hat mit nie endendem Einsatz seine Ideen verfolgt, oft belächelt, aber letztlich doch anerkannt. Bei vielen Gelegenheiten ließ er Medaillen anfertigen, um sie dann bei entsprechenden Anlässen zu verleihen. Seine Geschichte der Universitäts-Frauenklinik, die er mit Monika Weichert-von Hassel verfaßt hat, ist sehr lesenswert.

Zur Geschichte der Laparoskopie siehe auch bei Palmer, Frangenheim und Lindemann.

Quellen und Literatur

Semm K: Persönlicher Bericht, September 1991

Semm K (1980) Dia-Atlas für Pelviskopie, Hysteroskopie und Fetoskopie (mit 240 Dias und Textbuch). Kiel

Semm K (1983) Atlas für Pelviskopie und Hysteroskopie 1980, Operationslehre für die endoskopische Abdominalchirurgie. Schattauer, Stuttgart New York

Semm K, Weichert-von Hassel M (1985) Universitäts-Frauenklinik Kiel – Ihre Bedeutung für die Frauenheilkunde 1805–1985, eine medizinisch-historische Studie zum 180jährigen Bestehen. Kiel

Semm K 81990) 190 Jahre Geschichte der Universitäts-Frauenklinik und Michaelis-Hebammenschule Kiel auf Medaillen. Med Report 17:1–4

Sertoli, Enrico

(6. 6. 1842 Sondrio/Italien – 28. 1. 1910 Sondrio)

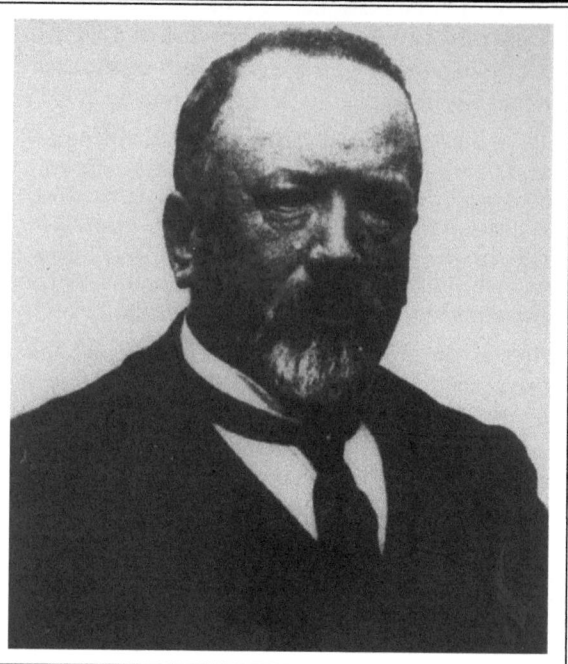

Nach dem Besuch der Sekundarschule in Sondrio begann Sertoli 1860 das Medizinstudium in Pavia. Im 2. Studienjahr arbeitete er bereits im Labor des Physiologen und Histologen Eusebio Oehl. 1865 machte er Examen und publizierte im gleichen Jahr – im Alter von erst 23 Jahren – die 1. Beschreibung seiner „cellule ramificata", der Sertoli-Zellen. Er ging dann nach Wien zu dem physiologen Ernst Wilhelm von Brücke (1819–1892). 1866 war er Soldat in einem italienischen Regiment zur Verteidigung von Sondrio im Preußisch-österreichischen Krieg. 1867 reiste er nach Tübingen und arbeitete dort mit Hoppe-Seyler und Luschka zusammen.

Ernst Felix Imanuel Hoppe-Seyler (1825–1895) gehört zu den Begründern der physiologischen Chemie. 1861 folgte er einem Ruf als ordentlicher Professor der angewandten Chemie nach Tübingen und war dann von 1872 bis zu seinem Tod Professor der physiologischen Chemie in Straßburg. Hubert von Luschka (1820–1875) wurde 1849 Prosektor in Tübingen und 1852 Direktor der Anatomischen Anstalt. Sertoli untersuchte hier den CO_2-Transport im Blut und den Austausch in der Lunge. Ein Jahr danach ging er zurück nach Pavia und hielt Vorlesungen über die Ernährung in der Viehzucht sowie die Milchbildung und -zusammensetzung.

1870 erhielt Sertoli den Lehrstuhl für Anatomie und Physiologie der Scuola Superiore di Medicina Verterinaria die Milano. Er publizierte ein Buch über die spezielle Anatomie der Haustiere und setzte die Untersuchungen der Testes fort. 1878 erschien eine eingehende Beschreibung der Spermatogenese. Sie zeigte, daß die Spermatozoen von den runden Spermatiden, den Nematoblasten, wie er diese nannte, abstammen. Die Entwicklung der Spermatozyten beschrieb er in 3 Stufen und identifizierte 2 Typen von Spermatogonien. In den Testes von pseudohermaphroditen Ziegen fand er Sertoli-Zellen, aber keine Keimzellen. 1886 zeigte er in einer letzten Arbeit, daß in Spermatogonien und Spermatozyten eine Zellteilung nachweisbar ist, aber nicht in den nach ihm benannten Zellen.

1907 wurde Sertoli emeritiert. Nach langer Krankheit starb er 1910 in seinem Geburtsort.

Literatur

Sertolie E (1865) Dell'esistenza di particulari cellule remificata nei canalicoli seminiferi dell'testiculo umano. Morgagni 7:31–39 (engl. Übersetzung in: Setchell 1993)

Sertoli E (1878) Sulla struttura dei canaliculi seminiferi dei testiculo. Arch Sci Med (Turino) 2:267–295

Schulze W (1984) Sertoli cells and Leydig cells in man. Adv Anat Embryol Cell Biol 88:1–104

Setchell BP (1993) In: Russell LD, Griswold MD 8eds) The Sertoli cell. Cache River, Clearwater/FL

Shahani, Shanti M.

(born 1931 in Hyderabad, Sind/now Pakistan)

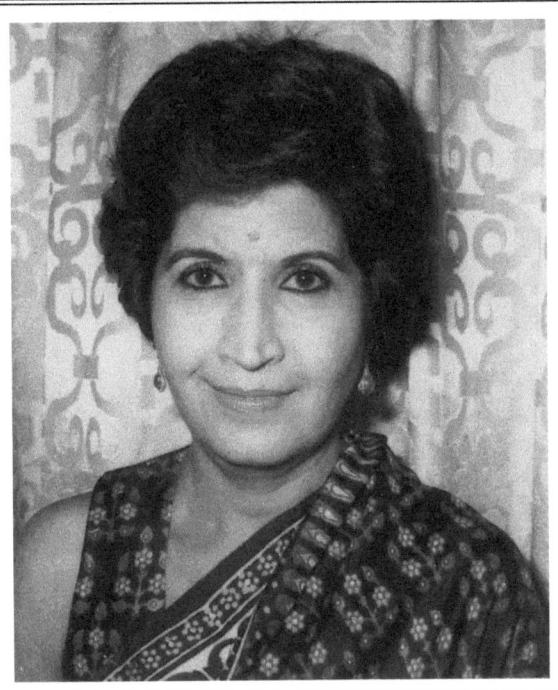

I was born in Hyderabad, now in Pakistan, the eldest of four children. My father, a Civil Engineer from the United Kingdom was the Chief Administrator and Engineer of the City Municipality. I did my schooling in a Convent and was taught by European nuns. I always topped my class in school and wanted to pursue a career in Medicine. Partition of the country in 1947 was a traumatic experience for all of us who were forced to leave and to migrate to present-day India. Our family was scatered in different places in India for the first few years. I was fortunate to do my medical studies in Bombay.

After finishing medical school, I did a 3-year Residency training in obstetrics and gynaecology and prepared for the M.D. examination (1956). During this period I met Mohan at a friend's place. He was an electrical engineer by profession and had a good executive position in an air conditioning and refrigeration firm. Being the kind of charming and friendly man that he is, there was no way I could resist him and we married in November 1957.

After obtaining the postgraduate degree of M.D. from Bombay University I joined the research wing of the Gynaecology Department of K.E.M. Hospital, Bombay, in 1957. Dr. B. N. Purandare, then Professor or Head of the Department, persuaded me to set up and develop the facilities for Reproductive Endocrinology.

I developed urinary assays of the 17-ketosteroid pregnandiol and vaginal hormonal cytology and used them for patient evaluation. While standardizing vaginal cytology in normal menstrual cycles, I became interested in infertility and the correlations among ovulatory parameters. Endometrial histochemistry and morphology during different phases of the cycle were thus used to correlate changes in vaginal smears. At the same time I was also put in charge of family planning unit. I initiated vasectomy procedures for the first time at the Institute as a contraceptive measure and developed a circular plastic ring (threaded over a copper wire) for intrauterine insertion as a contraceptive.

In February 1960 I joined the Endocrinology and Gynaecology Department of Columbia Presbyterian Medical Center in New York as a research fellow on a Population Council Fellowship. I worked in endocrine infertility and general endocrinology clinics and laboratories where I undertook studies on sperm antigens and antibodies related to infertility and blood groups using different immune technologies.

My clinical training and research interests were influenced and guided by senior colleagues such as Dr. Anna Southam, Dr. Van de Wiele and Dr. Nicholas Christie at Columbia Medican Center. I cannot forget the support and friendship of Dr. Scheldon J. Segal of Population Council, who continued to help me in my various endeavours for very many years.

Mohan also came to the United States, under USAID sponsorship, and undertook the executive management program at the State College of Pennsylvania followed by in-company training visits for about 6 months. He returned to India and became a well-known management consultant. He is a keen Rotarian and became President of Rotary Club of Bombay Mid-Town in 1991–1992.

In 1962, after returning to Bombay, I joined the Nair Hospital Medical College, to develop the speciality of endocrinology and became the first Asst. Professor and Head of the Department of Endocrinology in the country.

At the stage, I was fortunate to receive a Ford Foundation grant to develop and carry out research in reproductive endocrinology. This made it possible for us to acquire sophisticated laboratory equipment from the United States, employ technicians who could be rained in this field, and start an animal house. Thus a laboratory infrastructure was developed where diagnostic hormonal studies could be carried out for patient care and research projects initiated in the field of reproduction. I was the first investigator in India to initiate clinical and experimental research trials on clomiphene citrate, hMG/hCG, LHRH, various new oral contraceptives, intrauterine devices, and hCG vaccine. The results of such studies were presented at various international conferences. This gave me further opportunities to visit other research laboratories and centers in Europe, the United States, Australia, and other places on many occasions. In 1968 and 1970 I spent several weeks in the Endocrine Unit of the University of Hamburg to learn the gonadotropin work of this group. During many of these visits, I learned new technologies related to hormonal assays, cytogenetics, and therapeutic modalities which I was able to develop and use in our Department. Laboratory norms in sera of Indian children and adults (male/female) were established for various hormones in basal states and following stimulation. This was essential both for research and diagnostic requirements.

Because of my deep professional involvement we postponed having a child. When we finally decided to have a child, the pregnancy resulted in complications such as post-partum haemorrhages and a still-birth. Thereafter we never tried again.

In 1972, I received Senior Commonwealth Fellowship for 3 months to visit a number of endocrinology centres in Britain as a Visiting Professor.

In 1975, on a World Health Organization Award for 3 months, I visited reproductive endocrinology units at Wayne State University, Detroit, Kansas Medical School, and Cornell Medical Center in New York. This paved the way for collaborative research projects with the Cornell Endocrinology Department and N.I.I. in New Delhi in the field of corpus luteal receptors and hCG vaccine.

It was my effort to project Endocrinology as a distinct clinical speciality and to be so recognized by the University and National Board. This became a reality in the early 1980s, and I became a recognized teacher and examiner in this superspeciality.

My major research interests lie in the field of infertility (male/female) and immunology. In addition, large in-depth studies have been carried out in areas such as hyperandrogenism, CAH, hypogondism/puberal disorders, and growth disorders. I have published a large number of contributions in national and international journals.

References and Other Sources

Shahani SM: Bio-data, May 1993

Shahani SM (1986) Oligospermia and varicocele. In: Steinberger E, Frajese G, Steinberger A 8eds) Reproductive medicine. Raven, New York (Serono Symposia Publication, vol 29, pp 485–489)

Shahani SM (1988) Hormonal profile and the stage of spermatogenesis in cases of azoospermia. Indian J urol 5:9–12

Shahani SM (1988) GPC in human seminal plasma as ain index of genital tract patency. Indian J Urol 4:49–51

Shahani SM (1988) Immunological aspects of male infertility. Indian J Urol 5:3–7

Shahani SM (1988) Cell mediated immunity in selected andrologic condition. Indian J Med Res 88:343–347

Shahani SM (1989) Hypothyroidism in children/adolescents. Clinical and hormonal profiles. J Assoc Physicians India 39:569–570

Shahani SM (1989) Klinefelter's Syndrome. An immunological disorder. Andrologia 21:475–478

Shahani SM (1990) Analysis of menstrual records of women immunized with anti-hCG vaccine inducing antibodies partially cross-reactive with HLH. Contraception 41:293–299

Shahani SM (1990) Phase I Clinical trials with three formulations of anti-human chorionic gonadotropine vaccine. Contraception 41:301–316

Shahani SM (1991) Use of hCG stimulation test in women immunized with β-hCG vaccine. Contraception 44:453–460

Shahani SM (1991) Evaluation of endocrine parameters in clinical trials with β-hCG vaccine for contraception. Contraception 43:67–75

Shahani SM (1992) Male infertility. Editorial. J Assoc Physicians India

Sheehan, Harold Leeming

(4. 8. 1900 Carlisle/England –
25. 10. 1988 Liverpool)

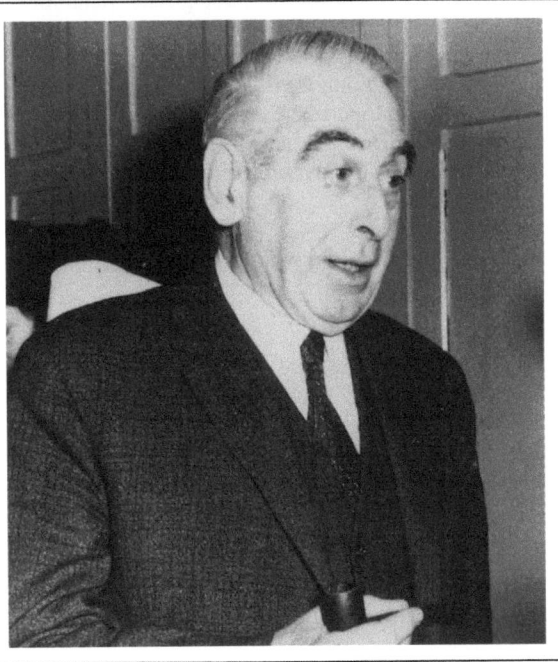

Nach Beendigung des Medizinstudiums an der Universtiät von Manchester 1921 arbeitete Sheehan 6 Jahre in seiner Heimatstadt in einer Allgemeinpraxis. Danach war er Lecturer in Pathology in seiner Alma mater. 1934 war er Rockefeller Research Fellow an der Johns Hopkins Medical School, danach Director of Research in the Glasgow Royal Maternity Hospital. 1946 wurde er zum Professor für Pathologie an der Universität von Liverpool ernannt.

Sheehans Arbeitsgebiete waren Nierenphysiologie, Schock, Pathologie der Schwangerschaft und experimenteller Diabetes. Sein Name ist jedoch verbunden mit dem nach ihm benannten Syndrom.

1937 erschien seine Arbeit *Post partum necrosis of the anterior pituitary*. Er hatte bei 59 Autopsien von Frauen, die im Wochenbett gestorben waren, in 7 Fällen eine fast komplette Nekrose des Hypophysensvorderlappens gefunden und bei 4 kleinere Zerstörungen. „The fully developed lesion is a coagulative necrosis with the typical appearances of an infarct and an ischaemic origin appears to be the most reasonable explanaton on general pathological grounds" (Sheehan 1937)

Der postpartale Hypopituarismus wurde bereits 1872 von Sir James Young Simpson (1811–1870) beschrieben, der 1847 zum erstenmal Chloroform bei einer Geburt eingesetzt hatte. Sein Neffe Alexander Simpson (1835–?) bringt die Erkrankung mit Blutungen im Wochenbett in Verbindung. L. K. Glinski beschrieb 1913 erstmals die postpartale Nekrose der Hypophyse. Ein Jahr später folgte die Veröffentlichung von M. Simmonds: bei einer 11 Jahre nach einer Puerperalsepsis verstorbenen Frau fand sich eine fast völlige Zerstörung des Hypophysenvorderlappens. Edgar Reye in Hamburg befaßte sich aus klinischer Sicht mit der hypophysären Unterfunktion (1926, 1928). Er beschrieb das klassische Bild einer HVL-Insuffizienz und wies auf die postpartale Blutung als Ursache hin. Arthur Jores schlug vor, das Krankheitsbild Reye-Sheehan-Syndrom zu nennen. (s. auch bei Reye u. bei Simmonds)

Literatur

Sheehan L (1937) Post partum necrosis of the anterior pituitary. J Pathol Bacteriol 45:189–214

Sheehan HL (1939) Simmonds disease due to post partum necrosis of the anterior pituiaty. Q J Med 8:277–309

Sheehan HL (1954) The incidence of postpartum hypopituitarism. Am J Obstet Gynecol 68:202–223

Sheehan HL, Stanfield JP (1961) The pathogenesis of postpartum necrosis of the anterior lobe of the pituitary gland. Acta Endocrinol 37:479–510

Glinski LK (1913) Anatomische Veränderungen der Hyophyse. Dtsch Med Wochenschr 39:473

Jores A (1955) Krankheiten der Hypophyse und des Hypophysenzwischenhirnsystems. In: Linneweh F (Hrsg) Stoffwechselkrankheiten. Springer, Berlin Göttingen Heidelberg (Handbuch der inneren Medizin, Bd 7/1)

Kaiser W (1976) Das Sheehan-Syndrom in der Geschichte der experimentellen und klinischen Hypophysenforschung. Zahn Mund Kieferheilkd 64:147–159

Kaiser W, Kenez J (1974) Morphologische Detailforschung in der Frühgeschichte der modernen Endokrinologie. Anat Anz 136:193–206

Reye E (1926) Das klinische Bild der Simmondschen Krankheit (hypophysäre Kachexie) in ihrem Anfangsstadium und ihre Behandlung. MMW 73:902

Simmonds M (1914) Über Hypophysenschwund mit tödlichem Ausgang. Dtsch Med Wochenschr 40:322–323

Simpson JY (1872) Clinical lectures on the diseases of women. Appleton, New York, pp 597–611

Simpson AR (1883) Superinvolution of the uterus. Edinburgh Med J 28/2:961–968

Speert H (1958) Ostetric and gynecologic milestone. Macmillan, New York

Shelesnyak, Moses Chaim

(born 6. 6. 1909 in Chicago/Illinois)

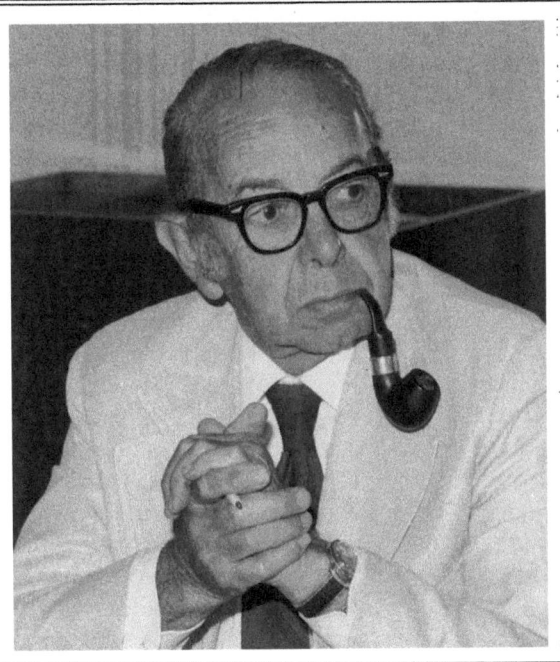

I was fortunate to have loving parents who instilled a love of learning in me and encouraged me to enjoy learning and studying all that interested me and beyond. They were imigrants without formal education beyond the study which Jewish boys received in Russia. They worked very had, and years later I discovered that they had indeed made sacrifices to make possible my advanced education and that of my sister.

I was fortunate to live very close to the excellent Milwaukee Museum and Library. I frequented both regularly and often. I recall making friends with the curator of geology with whom I shared lunche; his favorite was dates and milk – interesting how we remember. However, I have special interest in remembering William Dearness. He was the first author to present me with an autographed copy of *A Restoration of the Drama of Canticles* ("Song of Solomon"). I have before me the book with the inscription: "To Moses Shelesnyak with the Author's Compliments, William Dearness, The Public Museum, Milwaukee, Wis. 8thApril 1922." It was a few months short of my thirteenth birthday!

I was fortunate to have some remarkable teachers as a high school student. What fantastic luck. All my science teachers were great: teachers of general science, of biology, botany and zoology, of chemistry, of physics and of geology and of astronomy which Mr. Ehlmann, my physics teacher, taught to those who were interested. Lucy Harmon was my biology teacher. She encouraged mit to carry on additional experiments and gave me space in a small room off the large laboratory. She spent many weekends with two or three of her interested students on field trips helping us study nature in addition to studying books. Each trip was an exhilirating experience and memorable. She was a great person. Miss Henkel made chemistry fascinating and spent many hours after class with a few of us who were doing extra laboratory experiments. Mr. Ehlman was a fine teacher who encouraged us to be independent in our thinking. He took his especially interested students to the gymnasium to play handball, and at the same time taught a good deal about the physics of motion. We dashed from one side of the court to the other while he stood his ground and made us chase about. After hours he held special groups sessions on new developments in physics which had not yet reached our textbooks. At times he asked some of us to take over the class, mainly during review periods. He gave some of us special confidence. Miss Boniface not only taught us the French language but also about the culture, geography, and history of France. Lulu Dysart was my English teacher for four years. She was very special. If I have any talent or skill with the use of the English language, I owe most to her. She was also the leader of the Drama Club, to which I was finally elected after failing my first try-out. She also led one of the school's two Debating Societies.From her I learned how to speak to audiences of various sizes and interests. These skills were of tremendous importance to me. Unfortunately my mathematics instructors were uninspiring.

My experience in university could not possibly achieve the same level of teacher-student interaction which I had enjoyed in my high school, but I did have some fine teachers, in physics, in English, modern history, and zoology. Christopher Hamre, an instructor in zoology shared his laboratory with me as I carried out my research for my undergraduate thesis. We became good friends, and he taught me a gret deal about preparation of tissue for microscopic study. My thesis was on the "Post-embryonic development of hyophysis cerebri in *Salmo fario* (brown trout)." It was awarded the Thesis Honors as the best in the sciences that year. Frederic Hisaw was Professor and Head of the Department. He was an excellent teacher. His course in mammalian embryology was memorable. He was a leader in the endocrinology of reproduction. The Department had a number of very bright graduate students, and although there were no formal courses in the subject, the sparkle rubbed of onto some of us. My good friend Roy Hertz and I decided to go to Columbia University and try to study under Philip E. Smith and Earl Theron Engle.

I was very fortunate to have Earl Theron Engle as my dissertation director at the Department of Anatomy of Columbia College of Physicians and Surgeons in New York. I have often made public my indebtedness to him. In my lecture "A History of Research in Nidation," I pay special tribute to him for that all he taught me beyond the confines of scientific knowledge. I have described some of the important things about life of a scientist which he taught me, and which in turn I have tried to convey to my students. Our relationship went beyond the laboratory. We were friends; I was a guest in his home. He took me to meetings of sicentific societies. He took me to the zoo when there were interesting things going on. I still have vivid memories of going with him to attend an autopsy of an elephant from which he was attempting to retrieve the testes. I still react with shudder to the accidental puncturing of the colon of the animal which had been dead for hours and had built up a strong head of gas pressure. First a hiss and power blast of obnoxious gas and then a sickening stink. We had to rid ourselves of our clothes.

As a graduate student working for my doctorate I did a great deal exploiting the phenomenon of artificial deciduoma formation (Leo Loeb first discovered and developed the induction of deciduomata). I used the deciduoma as a test for studying the influence of various pituitary and pituitarylike substances on the infantile uterus of the rat. That was the main subject of my thesis. However, Dr. Engle encouraged me to carry out experiments beyond the confines of my doctoral work. In two different studies I missed some important implications of the findings. In one I was studying the reaction of the genital tract of the spayed rat to transplanted ovaries. I transplanted ovaries under the kidney capsule, intramuscularly, and because it was so easy to do, into the spleen. The ovaries transplanted into the muscle and into the kidney secreted adequate ovarian hormones to maintain functional genital tracts. Those transplanted into the spleen failed to support the uterine function. On examination the ovaries looked fine and had taken well in the spleen but had no apparent secretory effect. I paid no further attention to the splenic ovaries since the others performed well. It did not occur to me that the reason that the ovaries transplanted into the spleen did not support the genital tract function was because the ovarian seretions were being transported directly to the liver, and in the liver they were being detoxified. I had missed that important fact in the metabolism of the ovarian hormones!

During the Great Depression I shared a basement room of the old laboratory building of the Mount Sinai Hospital in New York with Sigfried Loewe, a recent immigrant from Nazi Germany. He was a wonderfully learned and sympathetic person who willingly shared his knowledge and widom with me. We became good friends. It was he who made me aware of the possibilities offered by studying the action of drugs on endocrine function. At this time I went off on active duty as an officer in the Navy and in the process of leaving the laboratory lost a wealth of data on cycle changes in the rat following administration of various drugs. It was in that dark and dingy basement room that I studied the nasogenital relationship on the female rat.

After the end of World War II, in 1950, I left the United States to accept an appointment as Senior Scientist in the newly organized Department of Experimental Biology at the Weizmann Institute of Science in Israel. Shortly thereafter I began my studies on the mechanism of ovum implantation in the rat. I was fortunate to obtain funding from the Population Council and the Ford Foundation. Sandoz also supported my work when I discovered a relationship of ergotoxin with suppression of decidual formation and with ovum implantation. In my investigations I observed that the ergot alkaloids ergocornine and ergocryptine prevented the release of prolactin. Thanks to the efforts of Edward Flückiger (1923) of Sandoz, the company extended my observations and discovered the effectiveness of bromocryptine. The success of bromocryptine in the clinic, especially its action in the treatment of pituitary adenomas gives me great satisfaction.

My studies of nidation revealed a role for histamine in ovum implantation. It seemed as though those observations served to provoke a great deal of research devoted primarily to discredit my ideas, mainly by young English investigators. In the long run I did stimulate a great deal of research on the mechanism of implantation. The basic question still remains unsolved.

With very liberal funding from the Ford Foundation I was able to build, according to my design, a laboratory to carry out research in repdocutive physiology in an interdisciplinary method that I was proposing (see the Ariel paper). In 1967, however I had to make a decision about my future after mandatory retirement at 65 at the Weizmann Institute, and I decided to return to the United States. One of the last things I did before leaving the Institute was to convene and conduct a small workshop on ovum implantation. It was very interdisciplinary and the partipants included R. E. Billingham, John Everett, Jack Gorski, Seymour Katsh, Richard Schayer, Marius Tausk, U. S. von Euler and my entire staff and students. We discussed the hormonal, biochemical, neurophysiological and immunological bases of the phenomenon. It was a wonderful and exciting four day meeting. Rereading the proceedings after this long time is still a stimulating experience. After I left Israel, I did not return to the laboratory bench."

Im Foyer des Weizmann Instituts hängt eine Wandkeramik von Rosalyn Shelesnyak, in der die frühen Stadien der Entwicklung bis zur Blastozyste dargestellt sind. Unter Shelesnyak wurde das Weizmann Institut weltbekannt. Sein Nachfolger wurde Hans Lindner, gefolgt von Alex Tsafriri. Zum Bedauern von Shelesnyak wurde der Name des Instituts in Department of Hormone Research geändert.

Mit 65 Jahren verließ Shelesnyak Isreal und wurde Direktor der Interdisciplinary Communications Program at the Smithsonian Institution. Er initiierte das International Program for Population Analysis und gründete 1969 die Interdisciplinary Communication Association. 1977 zog er sich von dieser Tätigkeit zurück und lebt jetzt in Solvang, Californien.

In *Biodynamics and the population explosion* schreibt Shelesnyak 1966:

There is no unique body of scientific talent in the sense of a discipline or profession which is exclusively concerned with reproduction and which has at its demand the service of various biomedical and biological subjects: anatomy, physiology, pharmacology, endocrinology, immunology, etc., as working partners in the exploration of reproduction. It is my firm conviction that the field of enquiry and knowledge embracing all aspects of reproduction should become fused into a single and unique discipline.

Seinen Vortrag auf dem 2. Internationalen Endokrinologenkongress in London 1964 schloß er mit den Worten:

We cannot move ahead without knowing where we were. Today is yesterday's tomorrow; it is also tomorrow's yesterday. Im Januar 1992 schreibt er „I have so much to do that I cannot find time enough to keep abreast, let alone catch up, with things I feel the need to accomplish".

References and Other Sources

Shelesnyak MC: Persönlicher Bericht, März 1992

Shelesnyak MC (1933) The production of deciduomata in spayed immature rats after oestrin and progestin treatment. Anat Rec 56:211–217

Shelesnyak MC (1957) Some experimental studies on the mechanism of ova-implantation in the rat. Recent Prog Horm Res 13:269–322

Shelesnyak MC (1963) Interdisciplinary approaches to the endocrinology of reproduction. In: Eckstein P, Knowles F (eds) Techniques in endocrine research. Academic Press, New York, pp 231–244

Shelesnyak MC (1965) Exploration of biological bases for fertility control. In: Taylor S (ed) Proc 2nd International Congress Endocrinology. Excerpta Med Int Cong Ser 83:1365–1372

Shelesnyak MC (1967) A history of research on nidation. In: A Symposium held in honor of Professor M. C. Shelesnyak. Ann NY Sci 476:5–24

Shelesnyak MC (1975) Comments. In: Meites J, Donovan BT, McCann SM (eds) Pioneers in neuroendocrinology. Plenum, London New York, pp 269–278

Loeb L (1907) Über die experimentelle Erzeugung von Knoten von Deciduagewebe in dem Uterus des Meerschweinchens nach stattgefundener Copulation. Zentralbl Allg Pathol Pathol Anat 18:563–565

Shirodkar, Vital Nagesh

(27. 4. 1899, Shiroda/Goa –
7. 3. 1971, Bombay/India)

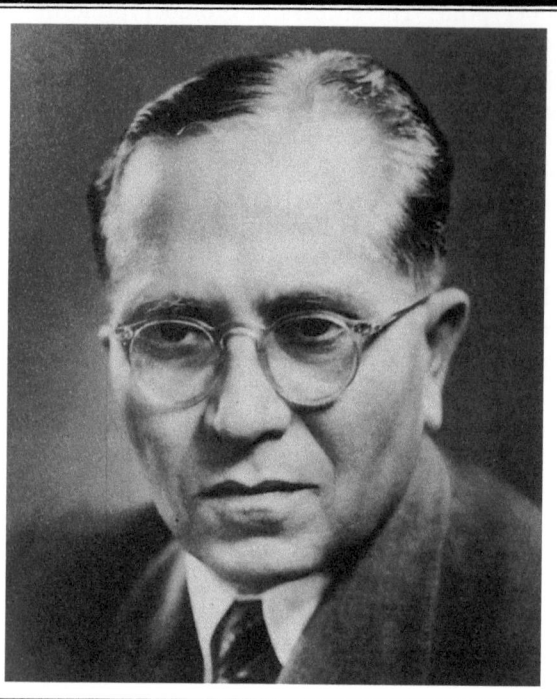

Shirodkar was born in the village of Shiroda in Goa from which his family derived its name. He did his schooling in Hubli and his medical training at Grant Medical College, Bombay, passing the final M.B., B.S. examination in 1923. He specialized in obstetrics and genycology and obtained the M.D. of the University of Bombay 1927. He obtained the F.R.C.S. (U.K.) in 1931 and after his return to India he held a surgical appointment until 1935. With his appointment as Honorary Obstetrician and Gynecologist to the J. J. Group of Hospitals in 1935, and as Professor of Obstetrics and Gynaecology, Grant Medical College in 1940, there began a remarkable career of work and achievements. He was also attached to Nowrosjee Wadia Maternity Hospitals after 1941, and was consultant to several other hospitals in Bombay.

Shirodkar was a peerless surgeon and an artist in surgery, delightful to watch, gentle to the tissues, quick and precise. But he was not content with doing set operations. He had an active and imaginative mind and was always thinking and trying to improve upon the results of his work. Thus he brought up the concept of an incompetent cervix being the cause of repeated second trimester abortions and the operation of cerclage of the cervix during pregnancy to prevent these abortions. This is now universally called Shirodkar's operation and is an out-standing contribution to obstetrics for which posterity will always remember him. He devised two operations for genital prolapse and was working with passionate zeal to improve the results of tuboplasty. He probably performed more tuboplasties than any other surgeon in the world.

Shirodkar had a very large and cosmopolitan practice. Attracted by his reputation patients came to him from all parts of India and even from outside India. He had tremendous energy and worked for 14–16 hours a day, until his last illness. His clinic at Cumballa Hill, Bombay was a one-man institution, where he started his operations at 6:00 a.m. Shirodkar took an active part in the family planning programme in the country and was a member of various official bodies.

In 1960 he published *Contributions to Obstetrics and Gynaecology* and dedicated it to Shri Jawaharlal Nehru. Based on his vast experience he published his personal observations in this book. He contributed a chapter on "Incompetent Cervix" in volumes IV and V of *Progres in Gynaecology* edited by Meigs and Sturgis 1963 and 1970. His views on genital prolapse found an expression in the chapter entitled "A New Approach to the Understanding of the Anatomy and Treatment of Uterine Prolapse" in *Advances in Obstretrics and Gynaecology* edited by Marcus and Marcus 1967.

Dr. Shirodkar was a man of great personal charm and humour. He was warm and humane, and everyone who came into contact with him loved and respected him. An excellent raconteur he could tell many stories from his large fund of stories at parties. There was never a dull moment in his company. He was a sportsman and played good tennis in his younger days and golf later. Painting provided him good relaxation and aesthetic pleasure. He was a member of the Bombay Art Society, and his paintings were exhibited at a one-man show. He learned to play violin in his later years and gave a good recital of it. He was keenly interested in Indian classical music. He learned Russian in preparation for a visit to Russia, to read a paper. He was a gifted person and lived a full life.

References and Other Sources

Shahani, S (1993) Information on V. N. Schirodkar
Shirodkar VN (1970) Progr Gynecol 5
CGS (1971) Obituary Dr. V. N. Shirodkar. J Obsted Gynecol India 261–263

Short, Roger Valentine

(born 31. 7. 1930 in Weybridge/Surrey/UK)

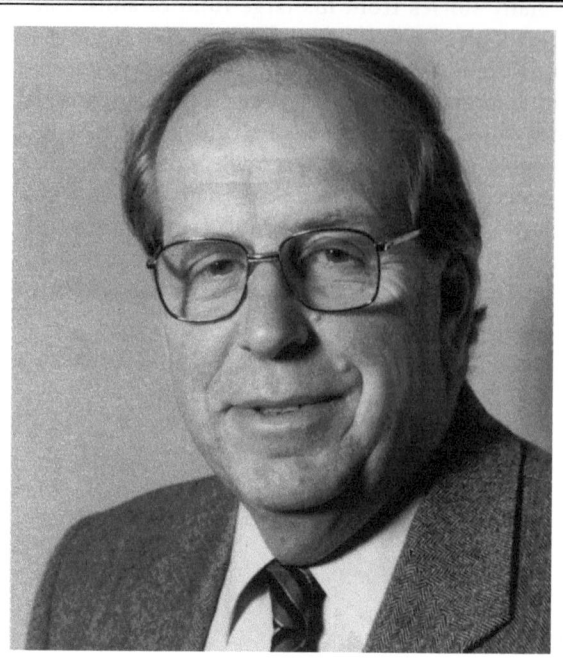

My first memories about my future scientific career were at the age of 16 attending an English public school, Sherborne School in Dorset. My mother came down for a weekend and I remember sitting on a park bench whilst she asked me what I intended to do with my life. I had absolutely no idea. Being a rather forceful woman she therefore informed me in no uncertain terms that I was going to take up a career in veterinary research. The idea had never even occurred to me before, but I accepted her advice.

After the War two new Veterinary schools were established, one in Cambridge and one in Bristol, and although I desperately wanted to go to Cambridge, there appeared to be no vacancies, and I was accepted into the 1st year of the new Bristol course. The first year of the University the veterinary students (there were only 30 of us) were mixed in with the medical and dental students, and I shall never forget in the early weeks of the term attending a lecture on the somewhat unromantic topic of "the placenta of the pig." However, the lecturer was none other than Prof. E. C. Amoroso, and his fame as an orator had spread before him so that the lecture theatre was packed. He gave a brillant address, and quite captivated my imagination by using wonderful phrases such as embryotrophe, pabulum, histiotrophe and other grand-sounding words that I did not even begin to understand. However, that lecture was certainly the first spark of my developing interest in reproduction.

My father who was at that time Managing Director of one of Britain's largest instrument manufacturing firms, Negretti and Zambara, had been an inventor and prior to the advent of the First World War had worked at the Royal Balloon factory in Farnborough, which was subsequently to become the Royal Aircraft Establishment and to lead to the formation of the Royal Air Force. He was a young research worker on the staff there working directly under Professor Lindemann, and in 1911 he developed and patented the Pilot Head airspeed indicator. I have a copy of his original patent, and of course the instrument is still used on almost all aircraft flying to this day. With this tradition of invention in the family I felt that maybe I too could become an inventor, and one of my first attempts was to see whether I could use a stethoscope with a long extension arm to insert per rectum into cows to listen to the embryonic heartbeat and try to diagnose early embryonic mortality, which is a common condition in cattle. I made the mistake of carrying out my first experiment with this device during the springtime, when the cows had been turned out to the fresh spring grass and hence had very loose faeces. No sooner had I inserted the bell of the stethoscope into my experimental cow than she coughed, and the increased intra-abdominal pressure forced faeces down through the stethoscope into my ears! You can imagine the amazement of the local physician when I went to get my ears syringed! At least this taught me that I was not a very practical inventor.

Another memory of those early student days was going out with a badger digger in mid-summer, and we dug out and killed a sow badger. Having read a little of the information that was just beginning to appear in the literature at that time on delayed implantation in the badger, I was excited to dissect the uterus to see whether I could identify any blastocysts in embryonic diapause. I can remember to this day the appearance of those glistening little beads looking like a row of pearls, lying on the pink endometrium. The thought that those blastocysts would remain in a state of arrested development from March until the end of December and then suddenly resume growth once more in response to some environmental stimulus that no-one new anything about absolutely fascinated me, and undoubtedly that badger stimulated much of my research interest in embryonic diapause and seasonal breeding, and subsequent research that I was able to do on these subjects in badgers, roe deer and red deer and sheep.

After I had obtained my veterinary degree I decided to go to the United States to study in the laboratory of L. E. Casida at the University of Wisconsin, where work was being carried out on the causes of ealry embryonic mortality in cows. Within a few days of qualifying in 1954 I set sail on the old Queen Mary from Southampton bound for New York. I thought that I might try to earn my passage by reporting to the ship's Medical Officer for any veterinary duties he might like me to undertake, and as it turned out, there was a manx cat on board in the kennels (concealed in the base of the third funnel, which was a dummy) and the cat became sick with pneumonia. With the aid of some penicillin I was able to cure it, and this earned me a seat at the Medical Officer's table for the rest of the voyage.

I shall never forget arriving in New York and setting foot on a Continent in which I did not know a single soul. I took the train from New York to Madison, Wisconsin, and felt very lonely and extremely insignificant. I was able to obtain lodgings with a Swiss-born Professor of Botany at the University, Professor Truog, who soon made me feel at home. The environment in the department of Genetics where I was to work was a strange one. There were bare laboratory benches, and the only item of equipment were a series of hand-operated Facit calculating machines. The Department dealt with data, figures, numbers and that was all. All the other research students there were agricultural graduates, and they despised anyone who had a mere veterinary degree. For my part I despised them equally! We subsequently all became the best of friends. I was put to work developing a chemical assay for measuring the concentrations of progesterone in the corpora lutea of cows before and after embryonic death. Having had little training in chemistry or biochemistry during my veterinary course, I found this quite a challenge, but at the end of one year I had succeeded in getting crude extraction procedures going and a system of paper chromatography which enabled me to isolate and subsequently measure progesterone in this luteal tissue. I realized that the United States was not the environment in which I wanted to stay, and I had left a girlfriend behind in Britain to whom I was kean to return, so I completed an M.Sc. thesis (written from start to finish in 4 days) and returned to the United Kingdom, this time on the Queen Elizabeth. I shared a table in the tourist-class restaurant with a young Englishman from Oxford who had just been on a debating tour around the United States. He was none other than Antony Wedgewood Benn, who has become famous as one of Britain's leading Labour Party politicians. I enjoyed his company and that of his young American wife enormously.

Back in Britain, I needed to earn some money so I took a job in general practice as a veterinarian in the town of Berkhampstead, staring work in October 1955, working for a Mr. Dixon. He was a most benign and congenial boss, and told me that because of my year of research he would put me in charge of all the reproductive cases coming into his surgery. Thus it was that on the first day of work I found myself having to spay a young female kitten. Because of the restrictions on animal experimentation in force in Britain at that time, veterinary students were never allowed to practice surgery on living animals, and so my surgical skills were next to useless.I had been taught that having assured oneself that the sex of the animal was indeed female you anaesthetized it, lay it on its side, and identified the external angle of the ilium and then coming one inch forward and one down from that point made your incision into the abdominal cavity, cut the glistening peritoneum, and then with a pair of forceps you should be able to pull out the tip of the uterine horn and the attached ovary. I therefore anaesthetized the poor animal, put the surgical drapes on it, and identified the site for my incision. Sure enough, the glistening peritoneum came into view, I nicked it with a knife, the peritoneal fluid oozed out, and I put in the forceps and pulled. Out came the ovary, but it was completely calcified! Amazed by this finding in a 6-month-old kitten, I immediately had a vision of my first scientific paper to be written for the *Veterinary Record* on the first identification of calcified ovaries in a young animal. I was just about to remove this calcified object when

Mr. Dixon walked in and asked how I was progressing. I told him of my discovery and he said, "Here, let me have a look at it." He took one glance and then said, "it's the patella, you bloody fool." He was right! I had inadvertently opened the knee joint not the abdominal cavity, having mistaken my external landmarks. I had palpated the head of the femur and not the external angle of the ilium. So the poor kitten went home hopping lame with a big gash over its knee and a nice little suture in the abdomen in the correct place, where Mr. Dixon had assumed surgical responsibilities after my failure. This salutary lesson taught me that not only was I not an inventor, but I was also not a surgeon!

I remained in veterinary practice for about 3 months and enjoyed it, although found it very frustrating that one was competing with the knackerman. If the cost of your treatment exceeded the value that the knacker would pay for the carcass, then you lost the case, and hence it was seldom possible to establish a diagnosis. Had nature not been on my side, I am not sure how many cases I would have cured.

Whilst in the United States I had read a little Methuen monograph entitled *The Biochemistry of Semen* by Dr. T. Mann from Cambridge University, and I wrote to him wo ask whether he had any vacancies for Ph.D. students in his Department. He invited me to Cambridge for the day and asked me what I would like to do. I told him that I had spent a year trying to measure progesterone in corpora lutea and had succeeded to a limited degree. I now wished to continue this work and develop a method for measuring progesterone in peripheral blood. He readily agreed to take me on, and so I started my research career as a Ph.D. student in the Department of Veterinary Clinical Studies at the new Veterinary School in Cambridge. I began work on a Monday morning. I think it was 2 January 1956, and moved into a brand new and completely empty laboratory that contained not a single item of equipment other than a desk and a chair. I sat and waited for somebody to appear, but nobody came. Eventually, later that afternoon Dr. Mann arrived, and we soon established an excellent working relationship. He was to prove the ideal supervisor and a most kind, careful, considerate and knowledgeable man. I owe an enormous debt to him and his sympathetic understanding of an incredibly ignorant young student.

Although I was employed on a research studentship I soon accepted a lectureship in the Veterinary School, and my duties were to teach horse-shoing and horse husbandry to the veterinary students. We had very few student in those days; one year there were only four. I found horse-shoing and horse husbandry ideal subjects to teach since there were no journals to read, the lectures prepared for one year would last a lifetime, and so almost all my time was available for research. I was soon able to develop a method for the extraction of progesterone from large volumes of plasma using sodium hydroxide to denature the plasma so that it did not emulsify when extracted with large volumes of ether. Dr. Zander in Cologne had meanwhile published a method for measuring progesterone in the peripheral blood of pregnant women, and I was amazed to find using his procedure that I could not detect any progesterone whatsoever in the peripheral blood of pregnant horses, cows or sheep. It soon became apparent that the circulating levels of progesterone in these domestic animals were an order of magnitude lower than in women. This led me on a search for the concentrations of progesterone in the placenta of domestic animals during pregnancy, and my first scientific paper was a letter to *Nature* reporting the isolation of progesterone from the placenta of the horse.

I spent 5 years happily investigating the concentrations of progesterone during pregnancy and at the time of delivery in horses, cows, sheep, pigs and humans, and this was to give me my first exposure to the field of clinical endocrinology. I then began to broaden my interests from measuring just one steroid, progesterone, to measuring a whole battery of steroids, and I started looking at adrenal venous blood form cows, sheep, pigs and humans, kindly supplied by surgeons and experimental physiologists. I think I was probably the first person to demonstrate that progesterone as a major secretory product of the adrenal gland in vivo. I then turned my attention to follicular fluid and was able to isolate almost all the steroids in the biosynthetic pathway from pregnenolone to oestrogens in follicular fluid from horses, cows and humans. I was fortunate enough to obtain samples of cyst fluid from women with Stein-Leventhal syndrome, and we reported in a paper in the *British Medical Journal* very high concentrations of androstenedione and no oestrogen in these fluids, a finding which has subsequently been repeatedly confirmed by others.

My interest in wild animals began to develop at around this time, and I became fascinated by the prospect of immobilizing wild animals with drugs delivered from a projectile syringe. This led me to develop a cross-bow and dart for immobilizing animals, and I obtained a grant from the Nuffield Foundation to go to Africa to try out my technique on the real thing. I had previously made a 1-month foray to Kenya in 1962 to study the reproductive physiology of male and female elephants that were being killed in game-cropping operations, and this had enabled me to make some important observations on the gross anatomy of the male reproductive tract of the elephant which had never been adequately described before, and I was particularly interested in the intra-abdominal location of the testis and the mechanisms used for sperm storage. On my last day in the field we shot a cow elephant that proved to have a small swelling about the size of an orange in one of its uterine horns. Suspecting that this might be a very early pregnancy I dissected the uterus with great care and with the aid of a flash camera that I had taken out with me was able to take what I think is the most spectacular photograph I have ever taken in my life – a very early elephant embryo about 6 weeks gestational age at the time of formation of the placenta. Realizing that this would be an invaluable specimen for Professor Amoroso, who was particularly interested in the comparative morphology of the placenta, I decided to place the entire uterus in a large plastic bag and fill it with formol saline for transportation back to Britain. The plastic bag filled my entire suitcase and I therefore gave all my clothes away to my African helpers and arrived at Heathrow Airport carrying a suitcase in which there was nothing but an elephant uterus. When asked by the Customs Officer whether I had anything to declare, I said yes, I had an elephant in my suitcase. He was not fazed in the least and merely asked rather laconically "Alive or dead sir?" When I told him that it was dead, and that it was in fact an elephant fetus, he said "Gosh I'd awfully like to have a look." I opened my suitcase and then gave an impromptu lecture on elephant embryology, much to the disgust of a lady waiting behind me in the queue, who nearly fainted at the sight of the contents of my suitcase. That fetus was subsequently presented to Professor Amoroso and formed the subject of a paper which he wrote in the *Philosophical Transactions of the Royal Society* describing the formation of the placenta in the elephant.

Africa fascinated me, and in 1965–1965 I was due for a sabbatical leave; together with my wife and two small children we drove a Land Rover from Mombasa to the Queen Elizabeth Park in Uganda and stayed in a mud hut for 6 months, where I studied the reproductive physiology and behaviour of elephants. With the aid of a bacon-slicing machine and the ovaries of a large number of elephants that had been shot in game-cropping operations I was able to cnstruct something of the elephant's reproductive life history. It rapidly became apparent to me that elephants give birth to young only every 4 years, and that during the post-partum period they spent an extended period of time when they have no corpora lutea in their ovaries and are not ovulating. It slowly dawned on me that this was lactational anoestrus, and it was the suckling activity of the calf that prevented the cow from coming back into heat. When I returned to Britain I took on a Ph.D. student, John Hanks, and we were able to collect a large amount of material from an elephant-cropping operation in the Luangwa Valley in the north of Zambia which was to document quite accurately the length of lactational amenorrhoea and the significance of suckling for the birth interval in elephants.

The next formative event in my career was again an accident. Someone from the administrative staff of the Medical Research Council in London, Dr. Malcolm Godfrey, came on a visit to Cambridge in 1970 to see Professor Mann to discuss ways in which the Medical Research Council might encourage more research into reproduction in departments of obstetrics in Britain. As luck would have it, Professor Mann was absent, and I had to entertain Dr. Godfrey. He asked me why I thought it was that so little research was being carried out in departments of obstetrics; on the spur of the moment I replied that it was surely because obstetrics was only half a discipline. Reproduction involved both sexes, whereas the area of obstetrics and gynaecology was concerned only with one sex. It seemed to me that until a discipline of reproductive biology is created within the medical curriculum that embraces both sexes little research will be carried out in the important subjects of fertilization and early embryonic development, for example. This chance remark was to lead ultimately to an invitation from the Medical Research Council to set up a Unit of Reproductive Biology somwhere in Britain. I decided that it would be impossible to establish such a unit in Cambridge because at that time the Clinical School and the Department of Obstetrics were not at all research orientated, and I therefore decided to move to Edinburgh to join Dr. David Baird in the Department of Obstetrics an Drs. Ann McLaren and Alan Beatty at the ARC Institute of Animal Genetics to establish a Centre for Reproductive Biology. I therefore resigned from Cambridge,having recently become a Reader, on 31 July 1972 and moved to Edinburgh to found the MRC Unit of Reproductive Biology on 1 August 1972. I think that my activities in the MRC Unit are reflected in my publications. I decided that I would like to direct this Research Unit for only 10 years because I did not feel that it was right to direct a research unit forever; one only has so many new ideas. Thus in 1982, when the 10 years were up, I was looking for a new challenge, and having recently remarried, to an Australian, and having been offered a Personal Chair in the Department of Physiology at Monash University, I decided to move. I therefore resigned my MRC Directorship at the end of April 1982 and took up my appointment as Professor of Reproductive Biology at Monash University in May 1982, and here I remain.

I should perhaps explain is the reason why I decided rather late in my career to swith from the veterinary aspects of animal reproduction to a more clinical interest. I think it was purely and simply because I could see that the increasing pressure of the human population is the greatest threat to the future of the world that I could imagine, and that we would be bereft of all wildlive if human numbers continue to increase. Thus I have devoted the past 20 years of my scientific career to developing approaches to human contraception. The lesson of the elephants that breast feeding is probably nature's most efficient and important contraceptive has resulted in a major research interest in the contraceptive effects of lactation. The recent publication inthis field appeared in *The Lancet* and *Fertility and Sterility* in March this year, and it is an area that will continue to fascinate me for the rest of my scientific career."

References and Other Sources

Short RV: Personal report, July 12, 1991
Short RV (1958) Progesterone in blood. I. The chemical determination of progesterone in peripheral blood. J Endocrinol 16:415–425; II. In the peripheral blood of cows. J Endocrinol 16:426–428
Short RV, Eton B (1959) Progesterone in blood. III. Progesterone in the peripheral blood of pregnant women. J Endocrinol 18:418–425
Short RV (1961) Progesterone. In: Gray CH, Bacharach AL (eds) Hormones in blood. Academic Press, London New York, pp 379–437
Short RV (1964) Ovarian steroid synthesis in vivo. Recent Prog Horm Res 20:303–340
Short RV, King JM (1964) The design of a crossbow and dart for the immobilization of wild animals. Vet rec 76:628–630
Short RV (1967) Comparative endocrinology of early gestation. Fetal Homeostasis 2:224–267
Austin CR, Short RV (eds) (1972) Reproduction in mammals, vol 1: Germ cells and fertilization. Cambridge Univ Press, Cambridge
Austin CR, Short RV (eds) (1972) Reproduction in mammals, vol 2: Embryonic and fetal development. Cambridge Univ Press, Cambridge
Austin CR, Short RV (eds) (1972) Reproduction in mammals, vol 3: Hormones in reproduction. Cambridge Univ Press, Cambridge
Austin CR, Short RV (eds) (1972) Reproduction in mammals, vol 4: Reproductive patterns. Cambridge Univ Press, Cambridge
Austin CR, Short RV (eds) (1972) Reproduction in mammals, vol 5: Artificial control of reproduction. Cambridge Univ Press, Cambridge
Austin RC, Short RV (eds) (1976) Reproduction in mammals, vol 6: The evolution of reproduction. Cambridge Univ Press, Cambridge
Austin CR, Short RV (eds) (1979) Reproduction in mammals, book 7: Mechanisms of hormone action. Cambridge Univ Press, Cambridge
Austin RC, Short RV (eds) (1980) Reproduction in mammals, book 8: Human sexuality. Cambridge Univ Press, Cambridge
Lincoln GA, Short RV (1980) Seasonal breeding: Nature's contraceptive. Recent Prog Horm Res 36:1–52

Simmonds, Morris

14. 1. 1855 auf St. Thomas/Antillen –
4. 9. 1925 Hamburg)

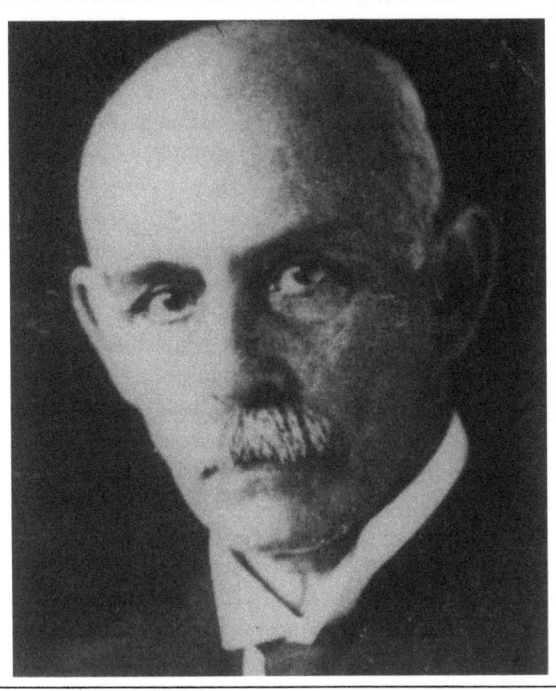

Simmonds Eltern, die aus Dänemark stammten, übersiedelten 1861 von der Antilleninsel St. Thomas nach Hamburg. Simmonds studierte in Tübingen, Leipzig, München und Kiel, war 1879–1880 Assistent am Pathologischen Institut der Universität Kiel, von 1880–1882 an der Chirurgischen Universitätsklinik in Kiel und von 182–1884 schließlich Assistent am Allgemeinen Krankenhaus Hamburg bei G. Bühlau. Zunächst ließ er sich als praktischer Arzt in Hamburg nieder. Aus Liebe zur Pathologie betrieb er sozusagen „nebenbei" morphologische Studien und publizierte eine Reihe von Arbeiten. Schließlich wurde er am 1. März 1889 Nachfolger von E. Fraenkels in der St. Georger Prosektur.

Simmonds Name wurde bekannt durch die Untersuchung der Hypophyse. Am 6. Januar 1914 berichtete Simmonds in einem Vortrag im Ärztlichen Verein in Hamburg über eine 46jährige Frau, die in besinnungslosem Zustand ins Krankenhaus gebracht wurde mit der einzigen Angabe, „daß sie vor 2 Tagen allmählich besinnungslos geworden sei und sich aus diesem Zustand nicht wieder erholt habe, ... die Patientin war blaß und sah wesentlich älter als 46 Jahre aus. Sie erwachte aus ihrem Koma nicht wieder und starb tags darauf." Das Resultat der Sektion beschreibt Simmonds wie folgt:

So hätte auch die Sektion keine Aufklärung gebracht, wenn ich nicht zum Schluß den Hirnanhang herausgenommen hätte. Sofort fielen die kleinen Dimensionen, die schlaffe Konsistenz, das völlig abnorme Aussehen des nur 0,3 g wiegenden Organs auf. Die mikroskopische Untersuchung war überraschend. Von der Neurohypophyse war überhaupt nichts mit Sicherheit zu erkennen. Von der Pars intermedia nur ganz vereinzelte kleine kolloidhaltige Zysten. Von dem drüsigen Vorderlappen waren nur einzelne kleine Zellzüge oder minimale runde Häufchen erhalten geblieben. Nach diesen Befunden war eine hochgradige Atrophiebildung der Hypophyse zu diagnostizieren, und da wir durch die zahllosen publizierten Tierexperimente wissen, daß der Hirnanhang ein absolut lebenswichtiges Organ ist, daß eine Entfernung beim Tier in mehr oder minder langer Zeit unter den Erscheinungen von Asthenie und schließlich vom Koma zum Tode führt, war dieser Hypophysenschwund als Todesursache in unserem Fall zu bezeichnen (Simmonds 1914).

Simmonds versuchte, der Ursache für diese Veränderungen nachzugehen, und fand im Marienkrankenhaus eine Krankengeschichte, aus der hervorging, daß die Frau 11 Jahre zuvor, also in ihrem 36. Lebensjahr, nach der Geburt des letzten Kindes an einer schweren Puerperalsepsis erkrankte und die Menses nie wiederkehrte; die Frau blieb schwach und hinfällig, litt an Schwindel und Bewußtlosigkeitsanfällen, magerte ab und alterte (Simmonds 1914).

1916 fand Simmonds bei einer hochgradig abgemagerten Patientin einen haselnußgroßen Tumor, der das Hypophysengewebe völlig zerstört hatte. Histologisch handelte es sich um ein basophiles Adenom. Ein entsprechender Befund hatte bei einem 9jährigen Mädchen ebenfalls zu einer zunehmenden Entkräftung geführt, so daß Simmonds die Diagnose Cachexia hypophyseopriva stellte. 1918 berichtete Simmonds über 4 Fälle einer „hypophysären Kachexie". Die Ätiologie sah er in einer Zerstörung der Hypophyse durch embolische Prozesse mit nachfolgender Nekrose. Simmonds erkannte, daß auch andere Veränderungen, wie ein Tumor oder eine Tuberkulose, ein ähnliches Krankheitsbild hervorrufen können. Er hob hervor, daß das Krankheitsbild nicht unbedingt mit einer Kachexie einhergehen muß.

L. Lichtwitz, Direktor der Medizinischen Abteilung des Städtischen Krankenhauses Altona beschrieb 1922 3 weitere Fälle und schlug gleichzeitig vor, der Erkrankung die Bezeichnung „Simmond'sche Krankheit" zu geben (Lichtwitz 1922).

1926 hat Edgar Reye das Krankheitsbild des postpartalen Hypopituitarismus beschrieben. Er nannte die typischen Symptome und stellte fest, daß die Magersucht oder Kachexie nicht dazu gehört. Zu ähnlichen Folgerungen kam auch L. Lichtwitz. Das gleiche klinische Bild haben dann Curschmann 1930 als „postpartale Magersucht und Sheehan 1937 als „Post-partum-Nekrose" beschrieben (s. Beitrag Reye).

15 Jahre vor Simmonds hatte E. Ponfick am Pathologischen Institut in Breslau über eine Patientin mit hypophysärem Myxödem berichtet (1899). Ein Jahr vor Simmonds Publikation hatte L. K. Glinski bereits entsprechende Befunde bei 2 Patientinnen publiziert. 1937 veröffentlichte Sheehan die Obduktionsbefunde von 59 Frauen, die im Puerperium verstarben.

Lange Zeit wurde die Anorexia nervosa mit der Simmonds-Kachexie verwechselt. Dieses Krankheitsbild geht zurück auf die kasuistische Darstellung von Richard Morton (1637-1698). Er nannte als wesentliche Symptome Amenorrhö, Appetitstörung, Obstipation, extreme Abmagerung, trotz der Kachexie rastloses Arbeiten. Der Begriff „Anorexia nervosa" wurde vor Sir William Withey Gull (1816-1890) am Guy's Hospital in London benutzt. Von Gull stammt auch die klassische Beschreibung des Myxödems (1873).

Noch in den 30er Jahren wurde versucht, die Anorexie oder Magersucht mit der Implantation von Hypophysen zu behandeln.

Literatur

Simmonds M (1914) Über Hypophysenschwund mit tödlichem Ausgang. Dtsch Med Wochenschr 40:322-323

Simmonds M (1914) Über Kachexie hyophysären Ursprungs. Dtsch Med Wochenschr 40:322-323

Simmonds M (1918) Atrophie des Hypophysenvorderlappens und hypophysäre Kachexie. Dtsch Med Wochenschr 44:852-853

Frahm H (1966) Simmondsche Krankheit, Sheehan-Syndrom und nervöse Magersucht. Forsch Prax 5:235-243

Glinski LK (1913) Anatomische Veränderungen der Hypophyse. Dtsch Med Wochenschr 39:473

Gull WW (1874) Anorexia nervosa (apepsia hysterica; anorexia hysterica). Trans Clin Soc London 7:22-28

Holtzapfel B (von ((1986) Zur Pathogenese der hypothalamischen Dysfunktion bei der Anorexia nervosa. Med. Dissertation, Universität Hamburg

Lichtwitz L (1922) Drei Fälle von Simmond'scher Krankheit (hypophysäre Kachexie). Klin Wochenschr 1:1873-1879

Morton R (1689) Phthisologia, seu exercitationes de phthisi, cap I. Londini, imp. S. Smith

Otto HF (1978) Hamburg in medizinhistorischer Bedeutung und die Entwcklung der Gastroenterologie. Hamburger Ärztebl 373-388

Ponfick E (1899) Myxödem und Hypophysis. Z Klin Med 38:1-25

Sheehan HL, Simmonds M (1937) Desease due post partum necrosis of anterior pituitary. Q J Med 8:277-309

Thomae H (1961) Zur Geschichte der Anorexia nervosa. Fortschr Med 79:49-504

Simpson, Miriam Elizabeth

(26. 5. 1894, Cheyenne/Wyoming –
2. 10. 1991, Berkeley/California)

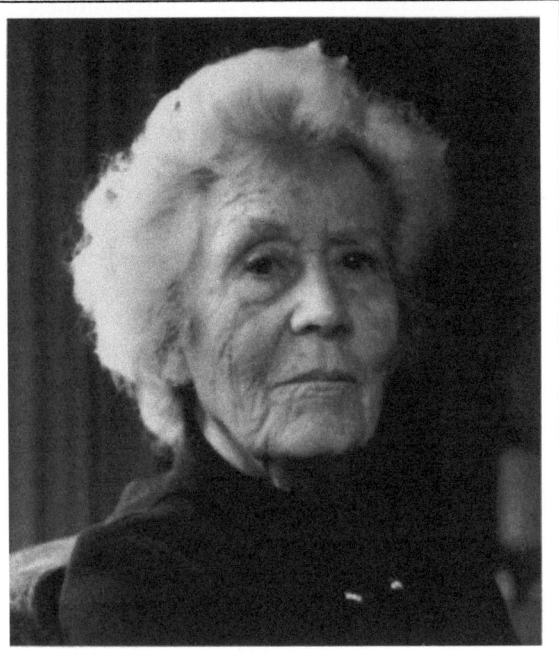

Miriam Elizabeth Simpson was born in Cheyenne, Wyoming, in the Rocky Mountain region of the United States. She was the daughter of Dr. George Baillie Simpson and Dr. Elizabeth McNutt Simpson, both of whom were pyhsicians. She attended the University of California in Berkeley, obtaining an A.B. degree in chemistry in 1915, and an M.A. in 1916 for her research on the organic chemistry of nitrogen. Between 1918 and 1920 she taught physics, chemistry and general science in the Oakland Technical High School shile studying the vital staining of macrophages and white blood cells derived from healthy subjects and from patients suffering from virulent infections under the supervision of Prof. Herbert Evans [1, 2]. She detected significant differences among the organelles resolved when living cells are subjected in thin films to the action of some 200 organic dye stuffs, and the color tones that develop after fixed lapses of time.

Evans was quick to appreciate talent, and in his choice of collaborators he selected individuals whose knowledge and skills complemented his own. He gave such individuals unserved encouragement and support in their work. Of this group of collaborators none was more loyal and devoted than Simpson, and none did more to preserve a firm exprit de corps in Evans' department. after securing a Ph.D. in anatomy in 1921 Simpson left California for Johns Hopkins University. There, after two years' clinical training, she obtained an M.D. degree. That fall she returned to Berkeley as Instructor of Anatomy at the School of Medicine.

The research on which Simpson embarked after rejoining the Anatomy Department evolved into a collaboration which continued to the end of Evans' life, a unique partnership that lasted nearly 50 years. Evans was a polymath whose principal interests were: (a) the hormonal regulation of growth and reproduction, (b) the identification and characterization of the hormones of the anterior pituitary gland, (c) the relationship between nutrition and reproduction, and the characterization of vitamin E, and (d) the physiology of the reproductive system. Simpson was to play a major role in the first two areas, to engage to a limited extent in the third, and, by participating in the generation of three monographs concerning reproduction in man, the monkey and the beagle, to figure substantially in the fourth. In addition, during the last half of her long life, she engaged in wide-ranging and highly productive research dealing almost exclusively with the reproductive tract.

The most striking phenomena following complete hypophysectomy in young mammals are the immediate cessation of general body grwoth and the arrest of development of the reproductive system. Not only dwarfism but permanent sexual infantilism are therefore the result. As found by Evans and Long [3], these changes could be counteracted by the intraperitoneal injection of fresh ground anterior lobe of beef hypophysis. A larger and heavier skeleton resulted in the treated animals than in littermate controls. Later, and more spectacularly, Evans demonstrated the effects of growth hormone (GH) in the dachshund, producing gigantism in this breed. Estrus occurred only rarely in treated female rats, but their ovaries weighted twice as much as those of the control animals due to the presence of large numbers of corpora lutea. The uterus, on the other hand, weighted approximately half as much as in the untreated controls.

These observations fascinated Evans during the remainder of his life. With the aid of Simpson, Li and others he exploited these findings with increasingly sophisticated techniques [4]. In collaboration with dentists and orthopedists [5, 6] Evans and Simpson studied various aspects of GH and thyroxine influence on the skeleton. Evans' group was the first to devise an effective biological assay for GH [7], to obtain GH in highly purified form and to identify its nitrogen-sparing and diabetogenic properties [8–10]. As Lyons and Wilhelmi state, "The preparation of pure GH in 1944, and the demonstration that it is an individual protein, free of all the other specific organotrophic activities of the anterior pituitary, was an outstanding achievement, resolving finally and satisfactorily the question of the association of the regulation of growth with a single individual chemical substance. Essential to this work were the methods evolved or estimating each of the hormones by its characteristic effects" [11].

With respect to the pituitary gonadotropins Evans and his collaborators were less fortunate, duelling vigorously (and ultimately being worsted) by the Wisconsin group comprising Fevold, Hisaw and their coworkers regarding the number and properties of the gonadotropins. Evans spun many theories to account for his laboratory's findings, which at various times he thought implied the existence of one to three gonadotropic principles. In 1931 Fevold et al. [12] achieved a partial separation of follicle-stimulating hormone (FSH) and luteinizing hormone (LH) in sheep pituitary powder by means of an aqueous pyridine extraction followed by precipitation with several volumes of absolute alcohol. Evans' group were unable to confirm Fevold's observations, using alkaline extraction, and contended that the LH activity was attributable to the growth-promoting hormone. However, once they had adopted an aqueous acetic acid extraction, they succeeded in separating the growth and sex-stimulating factors. Evans next proposed the existence of an "antagonist" to FSH preparations but not to LH, which he claimed to have separated from other anterior lobe hormones [13]. Fevold, however, found the "antagonist" to have both interstitial cell stimulating hormone [ICSH] and LH activity [14]. Evans group then advanced the concept of a "synergist" on the strength of their observation that the ovarian response to pregnancy urine was markedly augmented by combination with a small dose of gonad-stimulating extract of the pituitary or castrate urine [15]. When Fevold and Hisaw [16] reported an inability to distinguish the "synergist" from FSH, Evans et al. [17] conceded that their FSH and the "synergist" were, in fact, identical substances.

During the same period, another round of controversy erupted, with the announcement by the Evans group [17] that they had succeeded in isolating an ICSH distinct from LH and FSH, However, on repeating Evans' method, Fevold found that Evans' ICSH behaved exactly like LH [14]. Eventually, the California group rescinded their contentions concerning the number of gonadotropins embraced the hypothesis of two pituitary gonadotropins: FSH and LH, advanced by the Wisconsin investigators and currently held by all workers in the field.

The confusion regarding the nature of the gonadotropic hormones reflected both the intrinsic complexity of their structure and the primitive state of protein chemistry in that era. Potent gonadotropins with fundamentally different properties were isolated from the urine of menopausal women (hypophyseal gonadotropins); the placenta, urine and blood of pregnant women and the tumor tissue and urine of men with certain testicular tumors (chorionic gonadotropin); the endometrial cups and blood of the pregnant mare (equine gonadotropin); and the pituitary tissue of the bred rat (luteotropin or prolactin). Compared with the background knowledge which had accumulated regarding organic chemistry, that undergirding protein chemistry was rudimentary.

Simpson's role in these and other projects of Evans is difficult to define. If research activity is subdivided into conceptual, methodological and experimental components, it is certain that she participated decisively in the latter two. According to one historian [18], it was not unusual for Evans' laboratory to start 200 experiments per week, requiring 1000–4000 rats. Simpson was responsible for the day-to-day conduct of the endocrine portion of this workload. As Bennett [19] has remarked: "In addition to fully participating in research conferences and the generation of ideas, she managed the animal colony, oversaw the histological technique room (so important on so many of the anatomical bioassays), interpreted the slides, and was usually the arbiter of whether a preparation was active, inactive or contaminated. In a sense she was the keystone of the arch upon which all stood or fell, and too much credit cannot be given to the role which she played in the overall success of the group which surrounded Dr. Evans." As an integral cog in Evans' machine, she coauthored more than 300 papers and three books, but was senior author of only 31. Raacke [20] after interviewing Simpson in connection with a biography of H. M. Evans, remarks: "Another who knew how to take advantage of the wealth of opportunities presented by Evans' laboratory was Miriam E. Simpson." She quotes Simpson to the effect that "discoveries were made every day." One can only surmise that the excitement and pleasure associated with discoveries were sufficient compensation for the prodigious workload that she shouldered.

Simpson's skill and knowledge of histology were constantly drawn upon for the identification of suitable response indices for the biological assay of new pituitary principles. As Benett [19] has pointed out, "Throughout this whole period of more than a quarter of a century, the bioassays for hormonal effects were almost entirely morphological. The evolution of the assay for growth hormone went through three phases, all dependent on morphology, and the assays for the two gonadotropins, thyrotropin and adrenocorticotropic hormone (ACTH) were histological. The only non-morphological assay to come into use before Evans retired was the ascorbic depletion assay for ACTH."

With Greenspan et al. Simpson evolved the tibia test for GH [7], the interstitial cell ovarian repair assay for ICSH in the hypophysectomized rat [22], the adrenal repair and maintenance assays for ACTH [23], and with Lyons et al. [24], the placentoma test for lactogenic hormone. She made the first recorded observation of thymic and lymph node involutionas a response to ACTH [25]. She was also the first to observe the atrophy of testicular Leydig cells following hypophysectomy [26].

As summarized by Lyons and Wilhelmi [11], "In succession, highly purified preparations of the lactogenic hormone, interstitial-cell-stimulating (luteinizing) hormone, growth hormone and follicle-stimulaating hormone were prepared in Dr. Evans' laboratory, in collaboration with Prof. Miriam E. Simpson, Prof. Choh Hao Li and others. When he (Evans) came to Berkeley in 1915, no single active principle of the anterior pituitary had been isolated, and the very existence of some of them was unknown or in doubt. As a result of the work of Dr. Evans' group, the six major hormones of the anterior pituitary are known and are being studied vigorously throughout the world, in a range of species, including man. The work at Berkeley was neither final nor entirely defnitive, but it blazed the trail for others ot follow, enlarge and improve."

Following Evans' retirement in 1952, Simpson diversified her interests and collaborated with a wide variety of investigators. With Van Dyke et al. she examined the effect of hypothalamic lesions in the rat [27]. Bilateral lesions ventral to the ventromedial nucleus resulted in persistent vaginal cornification in the majority of animals. The ovaries of those showing constant estrus contained follicles of all sizes. While the interstitial tissue was not atrophic, no corpora lutea were to be found. However, the follicles could be readily converted into corpora lutea by administration of human chorionic gonadotropin (HCG) or ICSH. It appeared that LH secretion by the pituitary could be impaired by small bilateral hypothalamic lesions ventral to the ventromedial nucleus.

With Moon et al. Simpson published a series of papers regarding the variety of tumors formed in GH-treated rats (e.g. [8]), and with Tobias [29], van Wagenen [30], Van Dyke et al. [31] and Andersen et al. [32] she studied the effects of various types of irradiation on the pituitary of the rat, monkey and beagle. It was found that only by giving high doeses of radiation was it possible to induce rapid pituitary destruction; with smaller doses, destruction was incomplete four many months. There was no evidence of recovery of pituitary activity following the types of radiation and the dose ranges employed, nor any evidence of stimulation of pituitary functiion at any phase after treatment.

To determine the effects of whole-body irradiation on ovarian development and function it was essential to document the details of ovarian morphology and physiology in nonirradiated animals. Andersen and Simpson's landmark memoir on the subject [33] dealt with the embryonic and fetal development of the beagle gonads, ovarian development from birth through puberty, maturity, pregnancy, and senescence, and the pathology of the beagle ovary and genital tract. This memoir complemented an earlier treatise with van Wagenen [34] on the embryology of the ovary and testis in man and the rhesus monkey and a subsequent monograph, also with van Wagenen [35], on the postnatal development of the human and monkey ovary.

In addition, Simpson undertook several projects related to the pituitary gonadotropins. With van Wagenen [36] she documented the day-to-day urinary excretion of gonadotropic hormone during pregnancy in the rhesus monkey. Days 22–179 of gestation were studied, but gonadotropic activity was demonstrable only between days 22 and 34.

Also with van Wagenen [37] she determined the daily content of FSH and LH in the pituitary throughout the menstrual cycle of the monkey. LH and FSH were both maximal between days 9 and 11 of the cycle, and the ratio of LH to FSH was highest (10 to 1) on days 11 and 15. As more purified gonadotropin preparations became available, she studied with Carter and Woods [38] the ability of a 4-day dosage pattern of sheep FSH, 1 rat U/day, followed by an 8-RU injection late on day 4 to induce ovulation in the hypophysectomized rat. Not only did this regimen trigger ovulation, but positive matings were achieved in a few instances with a large number of embryos that were maintained for variable periods. One pregnancy continued to term with six viable fetuses. With van Wagenen she succeeded in inducing ovulation regularly in immature and adult monkeys injected with monkey gonadotropin from days 5 or 6 to midcycle, with or without supplementary ICSH or HCG [39]. When ovulation occurred in prepuberal monkeys, a single corpus luteum was usually observed, whereas in mature females multiple ovulation resulted, with 2–11 corpora lutea being formed. The doses of monkey gonadotropin required to induce ovulation were lower than those of sheep gonadotropin, 1/10 by weight and 1/20 in terms of rat units. She also investigated the effects of protein and vitamin B6 deficiency on the pituitary response to gonadotropins. Pregnant mare's serum and HCG induced follicular growth, corpus luteum formation and increased uterine weight in the protein-deficient animals at one-half the dose required by normal immature controls [40]. In the pyridoxine-deficient rats 8x the dose of FSH was required to stimulate follicular growth as in normally fed hypophysectomized controls. The initiation of estrogen secretion required 2–4x the dose of FSH as the control, while repair of atrophic interstitial tissue required approximately 2x the dose of ICSH that was effective in the hypophysectomized controls [41].

In 1930 the Institute of Experimental Biology was created on the Berkeley campus, with Evans as director. Simpson became Seniro Research Associate in the Intitute while continuing with a ladder appointment in the Department of Anatomy, being promoted to full Professor in 1945. On Evans' retirement Simpson served as Acting Director of the Institute from 1953 to 1957. In 1958, with the return of the Berkeley medical science departments to the San Francisco campus, she presided over the final dissolution of the Institute. She was asked to supervise the establishment of the microscopic anatomy course in San Francisco while continuing to share in teaching the course in Berkeley. Thus did responsibility continue on the two campuses until she retired in 1961.

As Asling and Strebnik testify in a memorial minute [18], Simpson "was fully dedicated to sharing with all students – professional and graduate alike – her knowledge and insights about cell structure and function. Perhaps her most enduring legacy to her graduate student teaching assistants was her absolute commitment to laboratory instruction. She was one course director who could be found in the teaching laboratory, whenever, and for however long, the class was in session. By attitude and by example she transmitted to these novices the art of teaching and instilled in them her own high standards of excellence. While she was a lucid and precise lecturer, the most vivid remembrances which uncounted classes of medical students will hold is of her making the rounds in the histology laboratory, or in earnest dialogue, seated next to students at their microscopes, whereby a goodly number of outstanding physicians-to-be gained durable concepts of their science."

Simpson was appointed Ferris Lecturer at Yale University in 1950, and was awarded an honorary degree of Doctor of Science by the University of Aix-marseillein 1951. She retired as Professor Emerita of Anatomy in 1961, and at the 1966 commencement exercises in San Francisco, the University of California conferred on her the honorary degree of Doctor of Laws.

Simpson's fondness for the western frontier was expressed in strenuous hikes, bicycle excursions, and climbs in the Sierra Nevada with the Sierra Club. She established a collection of plants native to California which were transposed from their original habitats and assembled artistically in her garden. In her middle years she became a serious student of the pianoforte, holding conscientiously to regular lessons and practice schedules. She also took pleasure in collecting colored woodblock prints by Japanese masters of the classical period.

In older age Simpson's vision failed almost completely due to glaucoma. However, when no longer able to read, she followed world affairs closely via television, and listened with enjoyment to tape recordings of books for the blind. Her death came suddenly on 2 October 1991 in her home at Berkeley.

Acknowledgments. I am deeply indebted to Prof. Leslie L. Bennett and Mrs. Gail Evans LaForge for providing detailed information regarding the life and career of Prof. Simpson. My warm thanks are also due to Dr. George E. Erikson, who supplied her photograph. Dr. Gilbert S. Gordan and Prof. Herbert H. Srebnik kindly reviewed the manuscript, and William M. Roberts and Randy Wilson of the

University of California Archives gave valued bibliographic assistance.

References and Other Sources

McArthur J: Miriam Elizabeth Simpson. An anatomist among the hormones, Dec. 1983

1. Simpson ME (1921) Vital staining of human blood with special reference to the separation of the monocytes. Univ Calif Publ Anat 1:1
2. Simpson JJ, Kerr WJ, Simpson ME (1923) A study of macrophages in the human blood with special reference ot their presence in two cases of subacute bacterial endocarditis. Arch Int Med 31:830-846
3. Evans HM, Long JA (1922) Characteristic effects upon growth, oestrus and ovulation induced by the intraperitoneal administration of fresh anterior hypophyseal substance. Proc Natl Acad Sci 8:38-39
4. Simpson ME, Asling CW, Evans HM (1950) Some endocrine influences on skeletal growth and maturation. Yale J Biol Med 23:1-27
5. Becks H, Collings DA, Simpson ME, Evans HM (1946) Growth and transformation of the mandibular joint in the rat. III. The effect of growth hormone and thyroxin injections in hypophysectomized female rats. Am J Orthodont 32:447-451
6. Ray RD, Asling CW, Walker DG, Simpson ME, Li CH, Evans HM (1954) Growth and differentiation of the skeleton in thyroidectomized-hyophysectomized rats treated with thyroxin, growth hormone and the combination. J Bone Joint Surg 35-A:94-103
7. Greenspan FS, Li CH, Simpson ME, Evans HM (1949) Bioassay of hypophyseal growth hormone: the tibia test. Endocrinology 45:455-463
8. Li CH, evans HW, Simpson ME (1948) Crystallization of hypophyseal growth hormone. Science 108:624-625
9. Marx W, Magy DB, Simpson ME, Evans HM (1942) Effect of purified pituitary preparations on urine nitrogen in the rat. Am J Physiol 137:544-550
10. Evans HM, Meyer K, Simpson ME, Reichert FL (1932) Disturbance of carbohydrate metabolism in normal dogs injected with the hypophyseal growth hormone. Proc Soc Exp Biol Med 29:857-585
11. Lyons WR, Wilhelmi AE (1971) Herbert McLean Evans. Endocrinology 89:947-950
12. Fevold HL, Hisaw FL, Leonard SL (1931) The gonad stimulting and the lutinizing hormones of the anterior lobe of the hypophysis. Am J Physiol 97:291-301
13. Evans HM, Korpi K, Pencharz RI, Simpson ME (1936) On the separation and properties of the antagonist, a pituitary substance inhibiting ovarian responses to gonadotropic hormone. Univ Calif Publ Anat 1:237-253
14. Fevold HL (1937) The gonadotropic hormones. Cold Spring Harbor Symp Quant Biol 5:93-103
15. Evans HM, Pencharz RI, Simpson ME (1934) The repair of the reproductive system of hypophysectomized female rats by combination of an hypophyseal extract (synergits) with pregnancy-prolan. Endocrinology 18:601-606
16. Fevold HL, Hisaw FL (1934) Interactions of gonad stimulating hormones in ovarian development. Am J Physiol 109:655-665
17. Evans HM, Korpi K, Simpson ME, Pencharz RI, Wonder DH (1936) On the separation of the interstitial cell stimulating, luteinizing and follicle-stimulating fractions inthe anterior pituitary gonadotropin complex. Inuv Calif Publ Anat 1:255-273
18. Asling CW, Srebnik HH (1991) Miriam Elizabeth Simpson. Mem Univ Calif Publ 197-200
19. Bennett LL (1975) Endocrinology and Herbert M. Evans. In: Li CH (ed) Hormonal proteins and peptides, vol 3. Academic Press, New York, pp 247-272
20. Raacke ID (1983) Herbert McLean Evans (1882-1971). A biographical sketch. J Nutr 113:928-943
21. Bennett LL (1983) herbert McLean Evans. Bull. Alumni Faculty Assoc School of Medicine. Univ Calif San Francisco 27/3:(Sepcial issue)
22. Evans HM; Simpson ME, Pencharz RI (1937) An anterior pituitary gonadotropic fraction (ICSH) specifically stimulating the interstitial tissue of testis and ovary. Cold Spring Harbor Symp Quant Biol 5:229-240
23. Simpson ME, Evans HM, Li CH (1943) Bioassay of adrenocorticotropic hormone. Endocrinology 33:261-268
24. Evans HM, Simpson ME, Llyons WR, Turpeinen K (1941) Anterior pituitary hormones whichfavor the production of traumaticuterine placentomata. Endocrinology 28:933-945
25. Simpson ME, Li CH, Reinhardt WO, Evans HM (1943) Similarity of response of thymus and lymph nodes to administration of adrenocorticotropic hormone in the rat. Proc Soc Exp Biol Med 54:135-137
26. Evans HM, Simpson ME, Pencharz RI (1935) "Deficiency" changes in the testicular Leydig cells after hypophysectomy. Proc. 51st Session of Am. Assn. of Anatomists. Anat Rec [Suppl] 61/1:44 (abstract no 99)
27. Van Dyke DC, Simpson ME, Leprovsky S, Koneff AA, Brobeck JR (1957) Hypothalamic control of pituitary function and corpus luteum formaton in the rat. Proc Soc Exp Biol Med 95:1-5
28. Moon HD, Simpson ME (1955) Effect of hypophysectomy on carcinogenesis: inhibition of methylcholanthrene carcinogenesis. Cancer Res 15:403-406
29. Tobias CA, van Dyke DC, Simpson ME, Anger HO, Huff RL, Koneff AA (1954) Irradiation of the pituitary of the rat with high energy deuterons. Am J Roentgenol Radium Ther Nucl Med 72:1-21
30. Simpson ME, van Wagenen G, van Dyke DC, Knoeff AA, Tobias CA (1959) Deuteron irradiation of the monkey pituitary. Endocrinology 65:831-857
31. Van Dyke DC, Simpson ME, Koneff AA, Tobias CA (1959) Long term effects of deuteron irradiaton of the rat pituitary. Endocrinology 54:240-257
32. Andersen AC, Nelson VG, Simpson ME (1972) Fractionated x-radiation damage to developing monkey ovaries. J Med Primatol 1:318-325
33. Andersen AC, Simpson ME (1973) The ovary and reproductive cycle of the dog (beagle). Geron-X, Los Altos/CA, p 290

34. Van Wagenen G, Simpson ME (1965) Embryology of the ovary and testis. Homo sapiens and macaca mulatta. Yale Univ Press, new Haven London, p 256
35. Van Wagenen G, Simpson ME (1973) Postnatal development of the ovary in homo sapiens and Macaca mulatta and induction of ovulation in the Macaque. Yale Univ Press, New Haven London, p 306
36. Van Wagenen G, Simpson ME (1955) Gonadotrophic hormone excretion of the pregnant monkey (Macaca mulatta). Proc Soc exp Biol Med 9:346–348
37. Simpson ME, van Wagenen G, Carter F (1956) Hormone content of anterior pituitary of monkey (Macaca mulatta) with special reference of gonadotrophins. Proc Soc Exp Biol Med 91:6–14
38. Carter F, Woods MC, Simpson ME (1961) The role of the pituitary gonadotrophins in the induction of ovulationin the hypophysectomized rat. In: Villee CA (ed) Control of ovulation. Pergamon, New York, pp 1–23
39. Simpson ME, van Wagenen G (1962) Induction of ovulation with human urinary gonadotrphin in the monkey. Fertil Steril 13:140–152
40. Srebnik HH, Nelson MM, Simpson ME (1958) Response to exogenous gonadotropin in absence of dietary protein. Proc Soc Exp Biol Med 99:57–61
41. Wooten E, Nelson MM, Simpson ME, Evans HM (1958) Response of vitamin B6-deficient rats to hypophyseal follicle stimulating hormone and interstitial cell stimulating hormones. Endocrinology 63:860–86

Sims, James Marion

(25. 1. 1813 Hanging Rock/South Carolina –
13. 11. 1883 New York)

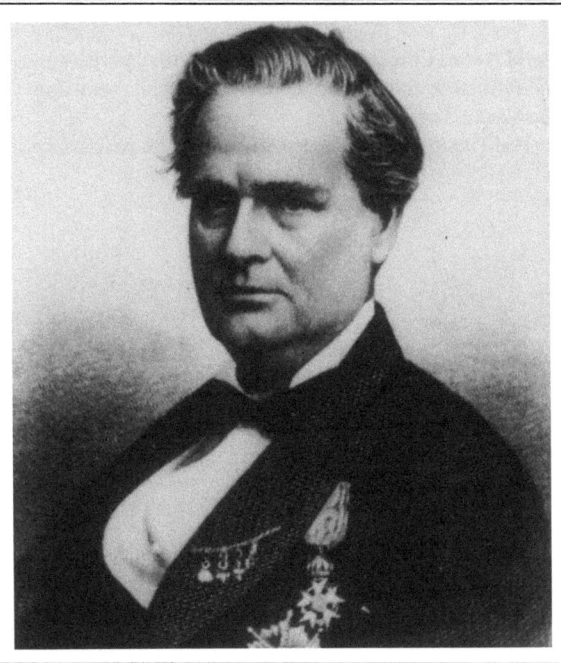

Sims begann sein Medizinstudium im Office von Dr. G. Churchill Jones in Lancaster 1832, 2 Jahre später setzte er es am Medical College of Charleston fort und graduierte 1835 am Jefferson Medical College in Philadelphia. Zurückgekehrt nach Lancaster begann er eine Praxis, arbeitete dann als Chirurg in Mount Meigs/Alabama und in Montgomery, um schließlich 1853 mit seiner Frau und 6 Kindern nach New York zu gehen. 1855 gründete er das Hospital for Women an der 83. Madison Avenue, aus dem später das berühmte Women's Hospital of the State of New York wurde. 1882 ging er für 6 Jahre nach Europa, arbeitete in London und Paris, wo er zeitweilig als Chirurg im angloamerikanischen Ambulanzcorps im französisch-preußischen Krieg 1870/71 tätig war. 1871 ging er nach New York zurück; dort bekam er bald Schwierigkeiten mit der Verwaltung wegen deren Bestrebungen, die Aufnahme von Krebspatienten zu verhindern. Schließlich wurde er 1874 gezwungen zurückzutreten, und er gründete ein kleines Hospital, aus dem später das Memorial Center for Cancer and Allied Diseases hervorging. 1894 wurde eine Statue von Sims zunächst im Bryant Park aufgestellt, 1926 im Central Park gegenüber der New York Academy of Medicine.

Sims hat als Chirurg und Gynäkologe beide Disziplinen in der 2. Hälfte des vorigen Jahrhunderts in Amerika wesentlich mitgeprägt. 1866 publizierte er seine *Clinical notes on uterine surgery with special reference to the mangement of the steril condition*.

Hier stellt er nicht nur das von ihm entwickelte Spekulum vor, sondern er gab auch eine bemerkenswert genaue Beschreibung der fertilen Periode im Menstruationszyklus. Er beschrieb den Nachweis von Spermien in der Scheide und in der Zervix: „... I can safely say that spermatozoa never live more than 12 hours in the vaginal mucus. But in the mucus of the cervix they live much longer" (Sims 1866). Schließlich führte er künstliche Inseminationen durch.

Sein Sohn Harry setzte die Bemühungen des Vaters fort und berichtete 1888 über den Gebrauch des Mikroskops in der Diagnose und in der Behandlung der Sterilität. Er beschrieb die Durchführung des Postkoitaltests:

A drop or two of the semen taken from the vagina, or from the cervical canal soon after coition, and placed under the microscop will show the presence of zoosperms in great ambundance if the semen is normal and fit for procreation. But if these are wanting, the fecundation is impossible. ... When the male is capable of performing the sexual act even feebly and unsatisfac torily, if we find the seminal fluid in a normal state and full of living spermatozoa, we may take it as proven that the fault does not ly with the male, and we proceed to inquire into the aptitude of the female for conception (Sims 1888).

1913 erschien das Buch von Max Hühner *Sterility in the Male and Female* mit den Ergebnissen zahlreicher Postkoitaltests (Sims-Hühner Test). (s. Beitrag Hühner)

Literatur

Sims JM (1866) Clinical notes on uterine surgery with special refirms to the management of the sterial condition. Hartwicke, London

Sims HM (1888) Sterility and the value of the macroscop in its diagnosis and treatment. Trans Am Gynecol Soc 13:291–307

Hühner M (1913) Sterility in the male and female and its treatment. Rebman, New York

Speert H (1958) Assays in eponymi obstetric and gynecologic milestones. McMillan, New York

Slotta, Karl Heinrich

(12. 5. 1895 Breslau – 17. 7. 1987 Miami/Florida)

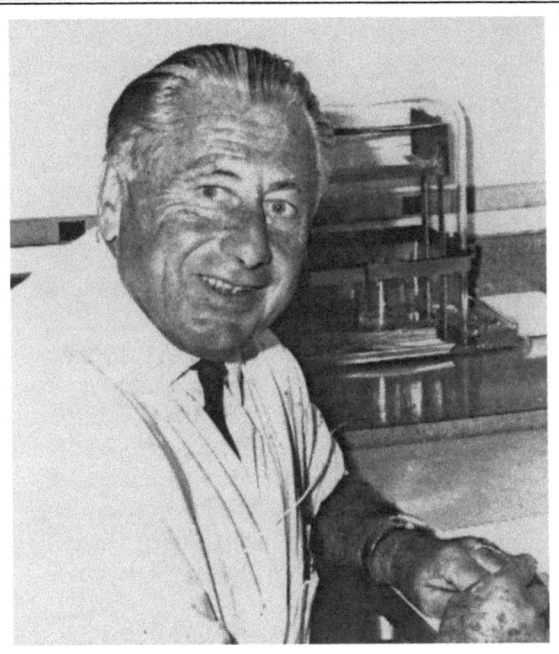

Slotta 1983:
"It was really presumptuous of me to start studying chemistry in 1919. In 1914 a French bullet had gone straight through my chest, and in 1915 piece of shell became lodged in my brain, often causing seizures. My education in the classic – Latin and Greek – had gone down the drain, my knowledge of mathematics was below zero, and I had never had a single class in chemistry. When I was interviewed by Heinrich Blitz, the Director of the Chemical Institute at the old and venerated University of Breslau, I wore my lieutenant's uniform with a row of medals – and I probably clicked my heels on entering his office. He inquired about my background in chemistry and on hearng that there was none, chucled happily: That's great! Then you are not burdened by any wrong concepts. I was accepted and started my first universiy term, aged 24.

Studying was like an obstacle course in the years after World War I, rushing from one exam to the other to make up for lost years. There was a lack of reagents and glassware, nobody had any money, and inflation was soaring. Looking back, it seems a miracle that I managed to get both my Ph.D. and my first job as Blitz's private assistant by 1923. In due course I became *Oberassistent* of the Chemical Institute, was given the right to sponsor Ph.D. dissertations (1927), to lecture (*Privatdozent*, 1929), and finally received the title of Professor in 1935.

In 1925 my future father-in-law Ludwig Fraenkel, Chairman of the Obstetrics and Gynecology Department, drew my attention to a publication by two young gynecologists in Dresden. They claimed to have found a reliable test to predict the sex of a fetus. Together with two gynecologists in Faenkel's department I followed up this study, and we came to the conclusion that it had no scientific foundation. With youthful lack of diplomacy I said as much at a meeting of the Breslau Gynecological Society, and my medical audience reacted angrily to this impudent chemical upstart. Some time later, however, the authors themselves, dopped their original claim of reliability, and I was pardoned.

In the following years, with the help of twenty Ph.D. candidates I tried to clarify half of the problems in organic chemistry: isocyanates, biguanides, tyramine, mescaline, azoindicators, hydrocupreone and papaverine were on the extensive menu. In 1931 I wrote a book *Arzneistoff-Synthese* ("Synthesis of Drugs"), hoping to relieve a suffering humanity and to become an overnight millionaire. Unfortunately, nothing of the kind happened, especially as a translation was sold in the U.S. without regard to my rights as author, being considered the property of the Nazis after World War II.

During our frequent evening walks my father-in-law introduced me to his ideas about the female sex hormone present in the corpus luteum. Having found in 1903 that this organ is an endocrine gland, he was convinced that it contained a hormone of great importance for the maintenance of pregnancy. He finally talked me into attacking this difficult problem, and when Henrich Ruschig asked me to direct his Ph.D. research in 1930, the right co-worker had been found: gifted, dedicated, interested, and possessing abundant energy.

Our starting material was sows' ovaries from slaughter houses. At that time the University Women's Hospital offered shelter and light employment to indigent pregnant women (the *Hausschwangeren*), and soon these sat in groups and cut the corpora lutea out of the sow's ovaries. Unfortunately, this material had a terrible smell which caused innumerable complaints throughout the hsopital, while my father-in-law complained more and more about the costs. The smell from the processing of the corpora lutea mass also caused an uproar at the Chemical Institute, and its director bemoaned the high cost of reagents. Luckily, we soon received financial help from the Notgemeinschaft Deutscher Wissenschaft and later also from I.G. Farbenindustrie Hoechst.

Whatever Ruschig and I, the chemists, achieved was in large measure due to the inspiring and tireless research of our medical colleague, Erich Fels. L. Fraenkel suggested that he join our team, as he considered him his most dedicated and scientifically gifted collaborator. Finding the Clauberg test unsatisfactory, Fels turned to the Corner test. This is based on the observation that mating of a rabbit in season results in its uterus becoming sensitized by follicular hormone; subsequently corpora lutea are formed int he ovaries and pregnancy occurs. This "progestational" change of the uterus is suppressed, however, if the ovaries are removed 16–20 hours after mating. By administering sufficient quantities of corpus luteum hormone over the following 5 days, this effect can be reversed. During the next 4 years Fels performed operations on over 800 rabbits. Needless to say, this required considerable surgical skills; moreover, the exact, quantitative evaluation of the test results called for extensive histological experience.

The isolation of the corpus luteum hormone proved particularly difficult because, in contrast to the follicular hormone, it is insoluble in water. The follicular hormone contains a phenolic hydroxy group and can be extracted with alkali. The corpus luteum hormone, however, is destroyed in an alkaline solution. First it has to be extracted with alcohol in order to free it from a large amount of inert materials, such as triglycerides, fatty acids, cholesterol and proteins. Then the phospholipids have to be precipitated with acetone. Two separation procedures, the addition of petroleum ether to the 70% alcoholic solution, and the extraction of the petroleum ether solution with 40% alcohol, resulted in a tenfold purification. The next step was treatment of the petroleum ether solution with Al_2O_3 in order to remove the remaining inert materials; this yielded a constant and reliable preparation of 1 Corner unit per 4–5 mg. Two crystalline substances separated from an ice-cooled petroleum ether solution of this material. Substance A, later called luteosterone A, $C_{21}H_{34}O_2$ (m.p. 161°C, physiologically inactive), and substance C, later known as progesterone (active in doses of 1.5 mg).

One of our major concerns at that time was the magnitude of the required dose. Nobody knew that the ratio of estrone to progesterone the menstrual cycle of a woman is 1:100! Soon we had even more serious problems: Hitler had come to power on 30 January 1933 and we felt storm clouds gathering which treatened our troika. Afraid that time would run out, we worked feverishly.

Direct purification of the crystalline fractions could not be achieved with the methods available to us in the thirties. The final isolation of the hormone has to be made with a functional derivative. Attempts at acetylation, reduction and addition to the double bond were of no avail. Finally, on 3 May 1933 Ruschig tried to treat our oil with dinitrophenylhydrazine in methanol. Half an hour later lovely red needles precipitated. It was possible to reform them to the active substance by reacting them with pryruvic acid. The same results were obtained by letting the alcoholic solution stand with semicarbazide. The semicarbazones fell out with water and were hydrolysed with 80% oxalic acid on a waterbath. After diluting the oxalic acid solution with water, a precipitate separated which proved to be mainly luteosterone A. Luteosterone C (progesterone) was obtained from the colloidal filtrate in two modifications: m.p. 121–122 °C and 128 °C (mixed m.p. 126 °C).

The isolation and purification of the corpus luteum hormone by means of keto reagents was reported to I.G. Farbenindustrie Hoechst in two memoranda, dated 7 June 1933 and 1 February 1934. Both documents have been preserved. They include melting points, analytical data and molecular formula. Our paper on the isolation of the corpus luteum hormone, with a reproduction of the coffin-shaped crystals, was published in the July issue of *Berichte der Deutschen Chemischen Gesellschaft* (Slotta, H.H., Rusching, H. und Fels, E. Ber. 67, 1270). During the same year the purification of the hormone was also reported by three other laboratories (Butenandt, A., Westphal, U. and Hohlweg, W. Z. Physiol. 227, 84, 1934; Wintersteiner, O. and Allen, W. M., J. Biol. Chem. 107, 321, 1934; Hartmann, M. and Wettstein, A., Helv. Chim. Acta 17, 1365, 1934).

The quantities of luteosterone C (progesterone) obtained by the method developed in 1933 were sufficient to determine its constitution: the molecule contained two carbonyl groups and a double bond in α-position to one of them. Its UV absorption maximum was at 243 nm. One year earlier Prof. A. Neuhaus of the Breslau Mineralogical Institute had already determined the size of the molecule by means of X-ray diffraction studies which indicated its steroid nature. Thus we were able to propose a structural formula of the hormone in August of 1934. In their thoroughly referenced book of 1959, *Steroids*, Fieser and Fieser therefore stated: Slotta proposed a formula which very shortly was proved to be correct by partial synthesis, and Greep confirmed this in 1977 in Ann. N.Y. Acad. Sci. 286, 1: The structure of progesterone as proposed in August 1934 by Slotta et al. was proved correct.

An interesting epilogue to this success story took place one year later. On 2 July 1935 I was startled by a telegram: "Did you receive my letter of June 5? Parkes, Medical Research Council, London." My answer in the negative elicited another wire: "Sir Henry Dale invites you to participate in hormone discussion London July 15-17. Please acknowledge receipt of this. Parkes." I later learned that the original invitation had mentioned the League of Nations as the sponsor of this conference, but as Hitler had already taken Germany out of the League, Nazi mail censorhsip prevented the letter from reaching me. The next step for me as a civil servant was to obtain permission from the Ministry of Education to travel abroad. After many difficulties but with help from the Breslau University I was finally allowed to go to London "for scientific discussions."

The conference had originally been scheduled for 1934 for the standardization of "male and oestrus-producing hormones" with Doisy, Butenandt and Laqueur as main participants. Due to the success with the corpus luteum hormone in 1934, Allen and I were now invited also. The first item on the agenda regarding "our" hormone was its name. Allen, Wintersteiner and Corner had called it "progestin," we called it "luteosterone," Butenandt wavered between the two versions. On the night Sir Henry Dale had invited the members of the conference to dine at the Athenaum Club, Butenandt and I had a double whisky before dinner and that was it: I agreed to attach my ". . . sterone" to Allen's "proge . . ." and "progesterone," originally suggested by Marrian, received Butenandt's and also Allen's blessing. The result of this christening was published jointly (B'er. 68, 1746 and Science 82, 135, 1935), and we also agreed to define 1 mg progesterone as one international corpus luteum unit. In contrast to progesterone, no agreement could be reached on a name for the follicular hormone. With his pipe clenched firmly between his teeth, Doisy refused to give up his name "theelin".

The days in London were probably the most interesting of my scientific career, spent with such outstanding colleagues as Doisy (esterone), Miescher (steroid hormone), Laqueur (testosterone), Marrian (pregnandiol, estriol), A. S. Parkes and Sir Henry Dale. At our last joint dinner, Laqueur suggested that on my way home I visit the scientific laboratories of Organon in Oss, Holland. Since I had only been allowed to take very little money out of Germany, I had to decline the interesting invitation. Laqueur then threw a $ 20 bill across the table and told me to pay it back whenever I could. Thus he made it possible for me to make this detour. In Oss I was shown the recently crystallized testosterone, and a discussion of its structure ensued. I drew the structural formula as I assumed it to be on paper napkin. Subsequently, it turned out to be correct. Many years later Laqueur came to see me in Sao Paulo, Brazil, and I repaid the $ 20!

But back to 1935: In October I left Germany forever, and that meant the end of any progesterone research for me. The second female sex hormone had opened the way to the contraceptive pill. However, when administered orally, it disintegrated too fast. It had to be chemically altered in the -20 and -19 positions. This took another 20 years and involved many outstanding scientists.

In 1934 we wrote "the corpus luteum hormone will probably some day play a significant role in the important problem of hormonal sterilization," but at that time neither we nor anybody else visualized the far-reaching social changes brought about by "the pill" all over the world" (Slotta 1983).

Etwa gleichzeitig mit Slotta wurde Progesteron auch von A. Butenandt in Danzig, O. Wintersteiner an der Columbia University in New York und F. Hartmann und A. Wettstein in der Schweiz isoliert.

1935 emigrierte Slotta nach Sao Paulo, wo er ein Institut zur Erforschung von Schlangengift leitete. Von 1939–1955 war er Direktor einer chemischen Fabrik und von 1956–1975 Research Professor an der University of Miami/FL.

Maja Slotta berichtet im Oktober 1993:

„Wir haben uns Weihnachten 1923 beim Skilaufen mit gemeinsamen Freunden kennengelernt und sind dann jeden Winter mit Doktoranden ins Riesengebirge skiern (sic) gefahren. Ich war mein Leben lang seine Tippeuse, in allen drei Sprachen und habe natürlich in den fast 60 Jahren etwas organische und Biochemie mitgekriegt. Auch war ich der ständige Chauffeur, weil er wegen des schweren Kopfschusses 1915 nie chauffieren durfte.

Das Butantan Institut in Sao Paulo, eine Art Max-Planck-Komplex, bot ihm zwei leere Stockwerke an, um eine chemische Abteilung einzurichten, sie hatten schon Physiologie, Pharmakologie, Anatomie etc. Er konnte die gesamte Apparatur-Einrichtung aus Deutschland mitbringen. Das waren drei herrliche Jahre, bis einer der in Südamerika üblichen politischen Umstürze den Gesamtdirektor rausschmiß und zugleich In- und Ausländer, wer immer unter der alten Leitung eingestellt worden war. Damals hatte Slotta 14 Mitarbeiter.

Es ergab sich dann die Möglichkeit, eine pharmazeutische Fabrik ins Leben zu rufen mit dem Geld reicher Brasilianer, die eine Abwechslung vom Groß-Ackerbau suchten. Die Mittel fingen alle mit SLO an, also Slocort, Slophysan, etc. Der Name war bekannt. 1954 kam ein Mikrobiologe von der Medizinischen Fakultät der Universität Miami auf den Gedanken, Polio mit Schlangengift zu heilen und so kamen wir nach Miami. Es paßte uns gut, unseren 14jährigen Sohn aus Brasilien zu entfernen, ehe er militärpflichtig wurde. Das Polio-Projekt wurde dann durch das Salkvaccin überflüssig. Die letzten 20 Jahre finanzierte das NIH in Washington meines Mannes Forschungen. Seine allerletzte Publikation ist von 1980 *The cell growth-promoting factor.*

In Miami hieß mein Mann „Großvater der Pille". Wenn er die Arbeit am Progesteron nicht hätte aufgeben müssen, wäre er vielleicht ihr „Vater" geworden; denn schon 1934 schrieb er in einer Publikation mit Fels, daß Progesteron eines Tages als Mittel zur Geburtenbeschränkung benutzt werden würde."

Maja Slotta, die Tochter von Ludwig Fraenkel und Lili Conrat, wurde am 17. September 1903 in Breslau geboren, im gleichen Jahr, in dem ihr Vater seine Corpus-luteum-Arbeiten publizierte.

Quellen und Literatur

Slotta M: Brief 25.7. und 19.10.1993

Fels E, Slotta KH (1930) Über das Hormon des Corpus luteum. Proc. 2nd int. Congr. Sex Res. London, S 361

Slotta KH, Rushig H, Fels E (1934) Reindarstellung der Hormone aus dem Corpus Luteum. Ber Dtsch Chem Ges 67:1270

Fels E, Slotta KH, Ruschig H (1934) Die Reindarstellung der Hormone aus dem Corpus luteum. Klin Wochenschr 13:1207

Slotta KH, Ruschig H, Fels E (1934) Reindarstellung der Hormone aus dem Corpus luteum. Ber Dtsch Chem Ges 67:1270, 67:1624

Slotta K (1975) The isolation of progesterone. Am J Obst Gynecol 121:427

Slotta K (1980) The cell growth-promoting factor. Z Physiol Chem 361:599

Slotta KH (1983) Progesterone. Trends Biochem Sci 8:147

Fels E (1977) Die Isolierung des Progesterons, wie sie die Arbeitsgruppe Slotta-Ruschig-Fels erlebte. Ther Gegenw 116:774–800

Fels E (1979) Die Erforschung des Corpus luteum und seines Hormons. Endokrinologie-Informationen 2:52–64

Smith, Philip Edward

(1. 1. 1884 De Smet/South Dakota –
8. 12. 1970, Florence/Massachussetts)

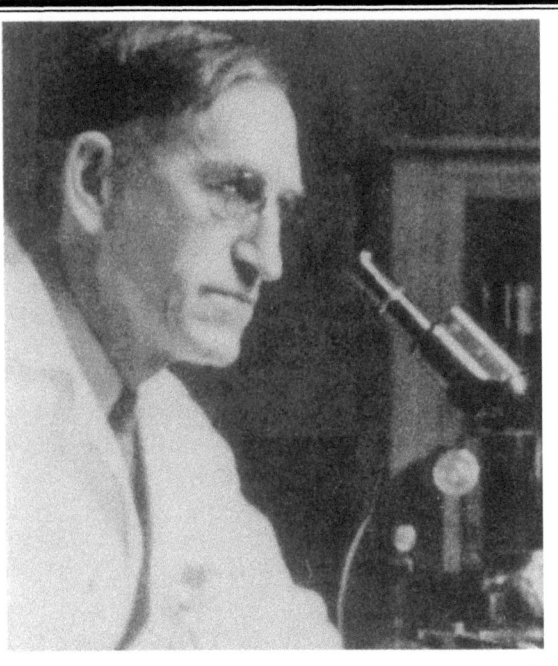

Smiths Erfolge gründen sich auf seine bemerkenswerte Fähigkeit, eine präzise Hypophysektomie ohne Beschädigung des Hypothalamus auszuführen. 1926 berichtete er über die Entfernung des epithelialen Anteils der Hypophyse bei Kaulquappen, die zur Retardierung der gonadalen Entwicklung führte. Im gleichen Jahr trug er bei der Tagung der American Association of Anatomists seine Methode zur Entfernung der Hypophyse auf pharynealem Weg vor. Die nach diesem Eingriff eintretende Rückbildung der Genitalorgane, vor allem der Ovarien, konnte durch die Implantation frischer Hypophysen rückgängig gemacht werden.

In der Arbeit *The disabilities caused by hypophysectomy and the repair* schreibt Smith:

Hypophysectomy in rats gives an invariable syndrome, the main features of which are: an almost complete inhibition in growth in the young animal, and a progressive loss of weight (cachexia) in the adult; an atrophy of the genital system with loss of libido sexualis, and in the female an immediate cessation of the sex cycle; an atrophy of the thyroids, parathyroids, and suprarenal cortex; and a general physical impairment characterized by a lowered resistance to operative procedures, loss of appetite, weakness and a flabbiness that readily distinguishes the hypophysectomised from the normal animal. ... Attempts carried on to secure a success full replacement therapy have proved successful as regards all the disabilities arising from the hypophysectomy only when the fresh living hypophyseal tissue was administered.

Im gleichen Jahr wie S. Aschheim und B. Zondek in Berlin berichtete Smith, daß durch die Implantation von Hypophysenvorderlappen bei infantilen Tieren die Ovarien stimuliert werden und die Pubertät eintritt. 1930 publizierte er seine klassische Studie über *Hypophysectomy and Replacement Therapy*, in der er schlüssig nachweist, daß die Hypophyse Hormone produziert, die das Wachstum regulieren und die Funktion von Nebennierenschilddrüse und Gonaden steuert.

Mit Hilfe der Hypophysektomie bei den reflexovulierenden Kaninchen konnte er nachweisen, daß Gonadotropine freigesetzt wurden als Folge der neurokinen Antwort auf den koitalen Stimulus. Gleichzeitig konnte er zeigen, daß bei Fehlen der Hypophyse die Corpora-luteum-Funktion nicht erhalten blieb.

Noch im hohen Alter als Emeritus veröffentlichte er seine Untersuchungen über die komplette Erholung der Hypophysenfunktion bei Ratten, die mehrere Monate vorher hypophysektomiert worden waren, wenn junge Hypophysen unter die Eminentia mediana implantiert wurden, wo regenerierende Portalvenen das Gewebe erreichen konnten. Implantationen an anderer Stelle hatten keinen Effekt.

Literatur

Smith PE (1916) Experimental ablation of the hypophysis in the frog embryo. Science 44:280–282

Smith PE (1926) Ablation and transplantation of hypophysis in the rat. Anat Rec 32:221

Smith PE (1929) Disabilities caused by hypophysectomy and their repair; tuberal (hypothalamic) syndrome in the rat. JAMA 88:158–161

Smith PE (1930) Hypophysectomy and a replacement therapy in the rat. Am J Anat 45:205–275

Leathem JH (1977) Hypophysectomy and Philip E. Smith. In: Li CH (ed) Hormonal proteins and peptides, vol 4. Academic Press, London New York, pp 175–192

Sawyer CH (1988) Anterior pituitary neural control concept. In: McCann SM (ed) Endocrinology: People and ideas, vol 2, Am Physiol Soc, Bethesda/MD, pp 23–39

Sawyer CH (1991) Remembrances for contributions of Philip Smith and Bernard Houssay to the development of neuroendocrinology. Endocrinology 129:577–578

Sobotta, Johannes

(31. 1. 1867 Berlin – 20. 4. 1945 Bonn)

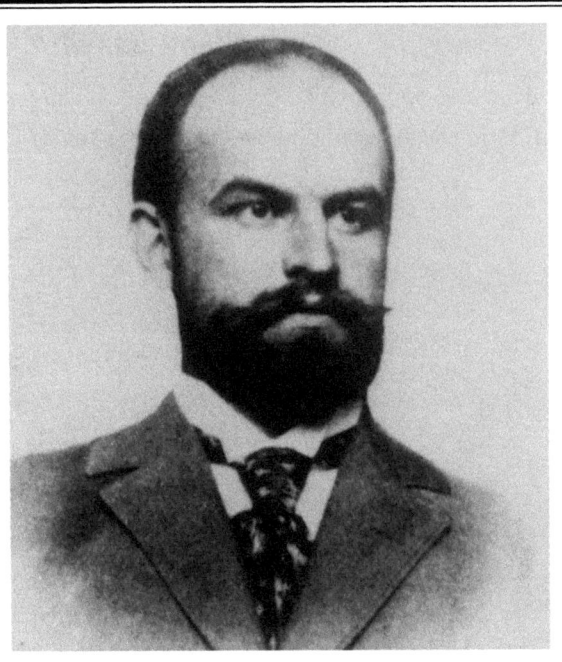

Sobotta ging in Berlin zur Schule, studierte Medizin und begann seine Ausbildung in der Anatomie. Er war Schüler von Heinrich Wilhelm Gottfried Waldeyer (1836–1921) und Albert von Koelliker (1817–1905). 1896 wurde er Privatdozent und 1903 außerordentlicher Professor. Er war Prosektor in Würzburg am Institut für vergleichende Anatomie, Embryologie und Histologie, dann Direktor des Anatomischen Institus in Königsberg und von 1919–1935 Direktor des Anatomischen Instituts in Bonn. Sobotta war ein hervorragender Embryologe und Autor anatomischer Texte und Atlanten.

Wilhelm von Waldeyer-Hartz führte 1888 den Begriff „Chromosomen" ein, entdeckte die Färbung des Zellkerns mit Hämatoxylin und prägte den Begriff „Neuron". 1870 erschien seine Schrift *Eierstock und Ei*, in der er vermutete, daß der Gelbkörper sich vor der Ovulation zu entwickeln beginnt.

In Würzburg untersuchte Sobotta die Nidation von Mäuseeizellen und deren Entwicklung. Das Corpus luteum war zunächst ein Nebenprodukt seiner Arbeit. Er führte die Serienschnittechnik ein und untersuchte viele hundert Mäuse-Corpora-lutea. Sobotta erkannte, daß Luteinzellen von Granulosazellen stammen. Er fand, daß kein Unterschied besteht zwischen den Corpora lutea bei nicht bestehender Schwangerschaft und den Schwangerschaftsgelbkörpern, den sog. Corpora lutea spuria und vera.

Mit der Publikation seiner vorzüglichen Zeichnungen von Corpora lutea in verschiedenen Entwicklungsstadien hatte er großen Einfluß auf andere Wissenschaftler, die sich mit der Corpus-luteum-Funktion befaßten. Sobotta spekulierte, daß die Corpus-luteum-Zellen die Öffnung im Ovar nach der Ovulaton verschließen und dadurch die Spannung im Ovar wiederherstellen, die für die folgende Ovulation erforderlich ist.

Die weitere Aufklärung der endokrinen Funktion des Corpus luteum erfolgte durch John Beard (1858–1924), August Prenant (1861–1927), Ludwig Fraenkel (1870–1951), Gustav Jacob Born (1851–1900), Vilhelm Magnus (1871–1929) und auch Ludwig Haberlandt (1885–1932).

Literatur

Sobotta J (1896) Über die Bildung des Corpus luteum bei der Maus. Arch Mikroskop Anat 47:261–308

Sobotta J (1897) Über die Bildung des Corpus luteum beim Kaninchen. Anat Hefte 8:469–523

Simmer HH (1971, 1972) The first experiments to demonstrate on endocrine function of the corpus luteum on the occasion of the 100. birthday of Ludwig Fraenkel (1870–1951). Sudhoffs Arch 55:392–417; – part 2: Ludwig Fraenkel versus Vilhelm Magnus. Sudhoffs Arch 56:76–9

Simmer HH (1970) On the history of hormonal contraception I Ludwig Haberlandt (1885–1932) and his concept of „hormonal sterilization". Contraception 1:3–27

Wagenseil F 81955) Johannes Sobotta, Zur Erinnerung an seinen 10jährigen Todestag. Anat Anz 101:265

Waldeyer W (1870) Eierstock und Ei. Engelmann, Leipzig

Spallanzani, Lazzaro

(12. 1. 1729 Scandiano/Modena – 12. 2. 1799 Pavia)

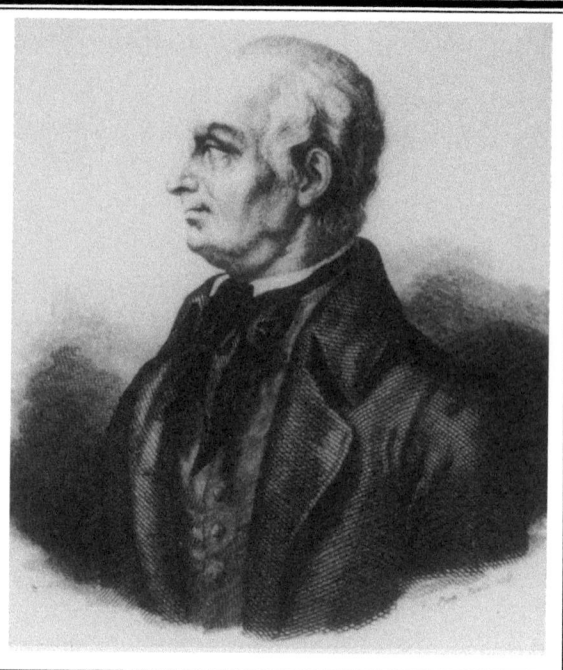

Spallanzani studierte Jura in Bologna. In Reggio, Pavaia und Modena lehrte er Naturwissenschaften. Er unternahm zahlreiche Reisen, u.a. nach Korfu, Konstantinopel und Zypern, und beschrieb deren naturwissenschaftliche und geologische Eigenarten.

Von Bedeutung sind seine Arbeiten über die Infusionstierchen. Er versuchte zu beweisen, daß diese nicht leblose Moleküle sind, sondern daß es sich um lebende Wesen handelt.

Mit seinen Arbeiten über die Zeugung lieferte er den experimentellen Nachweis für die Befruchtung der Eizelle durch Spermien. Die ersten Versuche erfolgten beim Frosch und der Seidenraupe, später gelang ihm die 1. künstliche Besamung beim Hund. Filtrationsexperimente ergaben eindeutig, daß das spermienfreie Filtrat steril war, und sie bewiesen damit die Bedeutung der Spermien für die Befruchtung. Weiterhin befaßte Spallanzani sich mit Versuchen zur Verdauung, zur Zirkulation des Blutes, zur Regenerationsfähigkeit der Glieder bei Tieren und er konnte zeigen, daß beim Frosch das Sexualverhalten als Spinalreflex nach Dekapitation erhalten bleibt.

Literatur

Spallanzani L (1826) Diessertatione di fisica animale e vegetabile. Modena; 1932 in: Hoepli (ed) Opere di Spallanzani. Milano

Medvei VS (1984) A history of endocrinology. MTP Press, Lancaster

Tyler A (1967) Problems and procedures of comparative gametology and sygamy. In: Metz CB, Monroy A (eds) Fertilization, vol 1. Academic Press, New York London, pp 1–26

Staemmler, Hans-Joachim

(geb. 24. 4. 1918 in Posen)

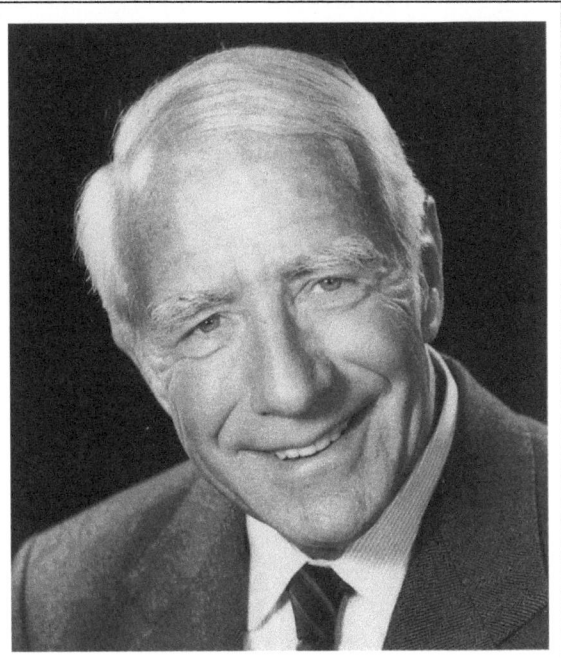

Staemmler, Sohn eines Ordinarius für Pathologie, wurde als ältester von 5 Geschwistern geboren. Nach dem frühen Tod der Mutter 1935 heiratete der Vater 1940 die Ärztin Käthe Biedermann aus einer schlesischen Bauernfamilie.

Staemmler studierte ab 1939 Medizin in Kiel, Hamburg, München und Breslau. Im Frühjahr 1945 war er Truppenarzt an der Front der Festung Breslau. Mit 6 Freunden gelang ihm im Mai die Flucht durch den Russenring; er kam als einziger durch. Es folgte eine Landwirtschaftslehre, aber nach der Gesellenprüfung trieb es ihn zur Medizin zurück. 3^1/$_2$ Jahre arbeitete er unbezahlt an der Universitäts-Frauenklinik in Kiel, in der Physiologischen Chemie bei Netter und in der klinischen Chemie bei H. Reinwein. Von 1950 an widmete er sich ganz der Endokrinologie. Die Nebennierenrinde war damals, angeregt durch die Arbeiten Selyes, ein aktuelles Schwerpunktprogramm. Mit Korticoidanalysen wurde versucht, so manchem Unerklärbarem näherzukommen, z.B. der Schwangerschaftstoxikose. Die Hyperemesis gravidarum wurde einer relativen Nebennierenrindeninsuffizienz zugeschrieben. 1954 habilitierte Staemmler sich mit der Arbeit *Grundlagen und vergleichende Untersuchungen über den Haushalt der Nebennierenrinden-Hormone in der Schwangerschaft*.

1956 verlagerte sich sein Interesse auf die Intersexualität, besonders aber auf die Ovarialinsuffizienz. Diesem Thema ist er bis zum Ende seiner klinischen Tätigkeit treu geblieben. Als einer von wenigen befaßte er sich mit der Ovarialstimulation. Seine sehr sorgfältigen klinischen Studien sind 1964 in der Monographie *Die gestörte Regelung der Ovarialfunktion* eindrucksvoll wiedergegeben. 1965 erschien sein Lehrbuch *Grundriß der gynäkologischen Endokrinologie*.

Entscheidende Anregungen für seine Arbeiten erhielt Staemmler aus der Monographie von Bargman *Das Zwischenhirnhypophysen-System*. Er sah seine Aufgabe nun darin, die klinische und ärztliche Praxis eines umfangreichen, systematisch erarbeiteten endokrinologischen Krankenguts nach ätiologischen Gesichtspunkten zu ordnen, die gemeinsamen Krankheitszeiten der Gruppen für die Diagnostik herauszustellen und aus der Pathogenese das therapeutische Vorgehen abzuleiten. Aufbauend auf den Studien von E. Rydberg, O. Riisfeld, T. Wahlén und anderen führte Staemmler Stimulationsversuche mit PMS und hCG durch. Die Wirkungen wurden durch Laparatomien mit Ovarbiopsien, durch Endometriumbiopsien und durch zeitaufwendige chemische Hormonanalysen aus dem Urin untersucht. Die Ära der tierischen Gonadotropine ging jedoch zu Ende, und die analytischen Methoden wurden verbessert. Eine so invasive Verlaufskontrolle, wie sie von Staemmler damals durchgeführt wurde, wäre heute undenkbar.

1967 übernahm Staemmler die Leitung der Städtischen Frauenklinik Ludwigshafen. Mit 62 Jahren legte er deren Leitung nach eigener Entscheidung nieder und widmete sich alten Wünschen und Neigungen: Literaturgeschichte, Germanistik, Belletristik. Er begann, Romane und Novellen zu schreiben. Ebenso wie seine Eltern hat Staemmler auch 6 Kinder und 10 Enkel.

Quellen und Literatur

Staemmler HJ: Biographie, September 1991

Staemmler H-J (1964) Die gestörte Regelung der Ovarialfunktion. Physiologie, Experiment und Klinik. Springer, Berlin Göttingen Heidelberg

Staemmler HJ (1965) Grundriß der gynäkologischen Endokrinologie. Thieme, Stuttgart

Starling, Ernest Henry

17. 4. 1866 London –
3. 5. 1927 bei Kingston/Jamaika)

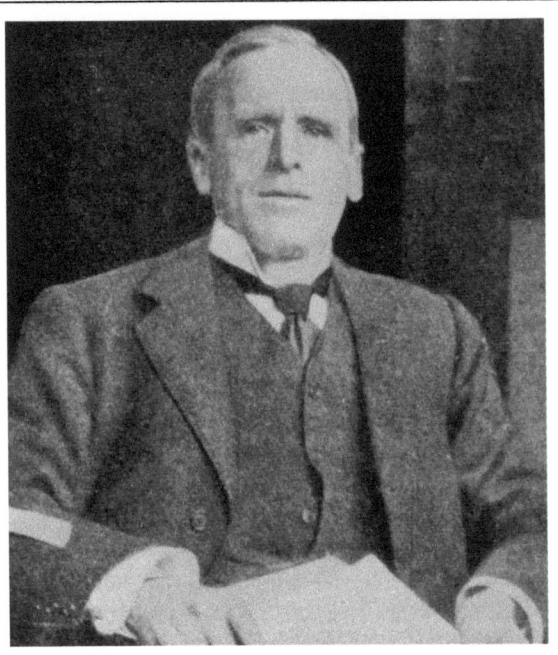

Starling studierte Medizin und war zusammen mit William Maddock Bayliss (1860-1924) Assistent am Physiologischen Institut des University College in London. Mit 33 Jahren wurde er Jodrell Professor am University College.

Beide hatten die Innervation und Motorik des Dünndarms untersucht. Sie versuchten, den postulierten peripheren Reflex zur Steuerung des Pankreas nachzuweisen.

Hierbei stellten sie fest, daß unter dem Einfluß der Säure in der Schleimhaut des Darmes eine spezifische Substanz gebildet wird, die von hier aus über das Blut zum Pankreas gelangt. In einem weiteren Experiment zeigten sie, daß mit einem Säureextrakt der Schleimhaut des Jejunums, der in die Blutbahn injiziert wird, eine Ausscheidung des Pankreassaftes ausgelöst werden kann. Der Versuch wurde am 16. Januar 1902 durchgeführt. Bereits am 23. Januar berichteten Bayliss und Starling in der Royal Society in London über ihre Entdeckung, und schon am 15. Februar 1902 erschien der deutsche Text im *Zentralblatt für Physiologie*. In dieser vorläufigen Mitteilung wird die „spezifisch reizende Substanz" als „Sekretin" bezeichnet.

Wegen der Entdeckung des Sekretins wurden Bayliss und Starling als Begründer der Endokrinologie bezeichnet. In der Royal Society berichteten sie 1902, daß mit dem Sekretin zum 1. Mal ein experimenteller Beweis für eine chemische Sympathie zwischen verschiedenen Organen erbracht worden sei. Sie spekulierten, daß der aufgedeckte Mechanismus nur als ein Beispiel einer ganzen Klasse ähnlicher Mechanismen zu sehen sei. Sie sprachen von einer spezifischen Reizsubstanz, vom chemischen Modus der Erregung, vom chemischen Reflex und später von chemischer Regulation oder chemischer Korrelation. Die chemischen Substanzen verhalten sich sozusagen wie Boten zwischen den verschiedenen Organen.

Zusammen mit dem Physiologen William Bate Hardy (1864-1934 in Cambridge) und dem Rat des Cambridger Altphilologen W. T. Vesey wurde das Wort „Hormon" geprägt, abgeleitet von dem griechischen Verb „horman" (reizen, anstacheln). Starling führte diesen Begriff am 20 Juni 1905 in der 1. seiner 4 folgenden Croonian Lectures vor dem Royal College for Physicians ein. 1666 bereits hatte John Smith am Brasenose College in Oxford das Wort „hormetic" benutzt: „hormetick power and concentration of the muscles". Sir Edward Albert Schaefer schlug für Botenstoffe mit hemmendem Effekt den Namen „Chalone" vor (chalao = ich relaxiere). Artur Biedl gab seinem Buch 1910 den Titel *Innere Sekretion*.

H. H. Simmer hat in seiner Antrittsvorlesung in Erlangen 1977 die beiden Forscherpersönlichkeiten Bayliss und Starling unter typologischem Aspekt beschrieben:

> ... glückhafte Fügung verband die extrem verschiedenen Bayliss und Starling zu einem idealen Team. Keiner von ihnen hätte allein das vollbringen können, was ihnen in gemeinsamer Arbeit gelang. Jedem, nicht nur dem Syste-

matiker und Romantiker Starling, sondern auch dem Methodiker und Klassiker Bayliss gebührt unsere Anerkennung.

Starling verstarb auf einer Seereise in der Nähe von Kingston/Jamaika.

Literatur

Bayliss WM, Starling EH (1902) Zentralbl Physiol 75:682–683

Starling EH (1905) The Croonian Lectures on the chemical correlation of the functions of the body. Lancet 83:339–342

Mevei VC (1982) A history of endocrinology. MTP Press, Lancaster

Simmer HH (1978) Die Entdeckung und die Entdecker des Sekretins, ein Beitrag zur Wissenschaftsgeschichte und zur Typologie des Forschers. Med Welt 29:1991–1996

Steelman, Sanford L.

(born 11. 10. 1922 in Hickory/North Carolina)

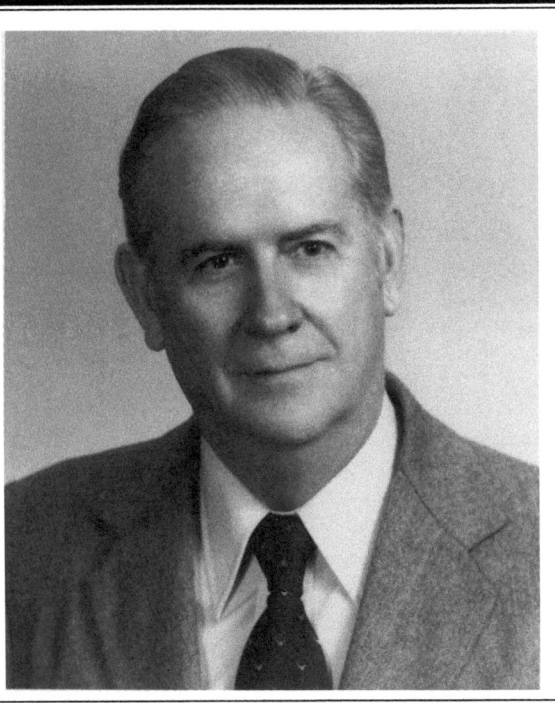

After receiving a B.S. in chemistry and biology from Lenoir-Rhyne College and carrying out one year of graduate study at the University of North Carolina, almost two years were spent as an officer in the United States Navy. In 1946 gradiate studies were resumed and a Ph.D. in biochemistry was obtained at the University of North Carolina School of Medicine. Following graduation approximately seven years were spent at the Armour Laboratories conducting research on the purification and biological assays of pituitary hormones. A primary interest was the recovery of hormones from the commercial production of ACTH. Gonadotropins, particularly FSH, were found in significant amounts and purification undertaken. No rapid and quantitative assay was available for FSH. As a result the augmentation assay was developed with the assistance of Florence Pohley, a statistician, and published in 1953

With this assay rapid progress was made in the purification of porcine FSH. The laboratory was the first to utilize DEAE-cellulose and CMC-cellulose to purify the gonadotropins. Considerable work was also carried out on the purification of growth hormone, TSH and oxytocin. At that time the laboratory was the primary source of highly purified pituitary hormones for investigators all over the world. During this period international standards were established for growth hormone and TSH using preparations from the Armour Laboratories.

In 1956 appointments as Associate Professor were accepted at Baylor University and the University of Texas in Houston. The purification of human pituitary gonadotropins was undertaken, and simple procedures developed for the preparation of highly purified human FSH and LH. Collaborative studies on human urinary gonadotropins were undertaken with Prof. Albert Segaloff of the Ochsner Clinic. He was a valued fried and scientific mentor who taught the value of critical analysis of scientific data.

In late 1958 the position of Director of Endocrinology at the Merck Institute for Therapeutic Research was accepted. During 28 years at Merck a variety of research programs were undertaken in the fields of endocrinology and pharmacology. Research in endocrinology resulted in publications on adrenocorticoids, progestagens, estrogens, hormonal antagonists and rat, chicken und tapeworm growth hormones. The characterization of the biological properties of the growth promoting factor from *Spirometra mansonoides* was of considerable scientific interest. Studies of the biology and chemistry of somatostatin analogues resulted in a number of publications and two patents for their use.

While at the International Clinical Pharmacology Department of Merck many publications resulted from collaborative studies on Diflunisal, an anti-inflammatory and analgesic compound now widely used in clinical medicine.

In late 1986 I retired from Merck and returned to my boyhood home in western North Carolina. At the present time I am teaching mammalian reproduction at Lenoir-Rhyne College.

References and Other Sources

Steelman SL: personal report, 16. November 1992

Steelman SL, Pohley FM (1953) Assay of the follicle stimulting hormone based on the augmentation with human chorionic gonadotropin. Endocrinology t53:604

Segaloff A, Steelman SL, Flores A (1956) Prolactin as a factor in the ventral prostate assay for luteinizing hormone. Endocrinology 59:233

Steelman SL, Lamont WA, Baltes BJ (1956) Preparation of highly active follicle stimulation hormone from swine pituitary glands. Acta Endocrinol 22:186

Segaloff A, Steelman SL (1959) The human gonadotropins. Recent Prog Horm Res 15:127

Steelman SL, Segaloff A (1959) Recent studies on the purification of the pituitary gonadotropins. Recent Prog Horm Res 15:115

Steelman SL, Segaloff A, Andersen RN (1959) Purification of human pituitary follicle-stimulation (FSH) and luteinizing (LH) hormones. Proc Soc Exp Biol Med 101:452

Steelman SL, Morgan ER, Silber RH 81963) An improved assay for the simultaneous determination of biological activities of anti-inflammatory steroids. Steroids 1:163

Steelman SL, Glitzer MS, Ostlind DA, Mueller JF (1971) Biological properties of the growth hormone-like factor from the plerocercoid of Spirometra mansonoides. Recent Prog Horm Res 27:97

Brooks JR, Steelman SL, Patanelli DJ (1977) Biological spectrum of two spirolactone derivatives with some observations on anti-fertility activity. Steroids 29:809–821

Leung VC, TAylor JE, Steelman SL et al. (1984) Purification and properties of chicken growth hormone and the development of a homologous radioimmunoassay. Gen Comp Endocrinol 56:389–400

Stein, Irving Freiler

19. 9. 1887 Chicago/Illinois – 11. 10. 1976 Chicago

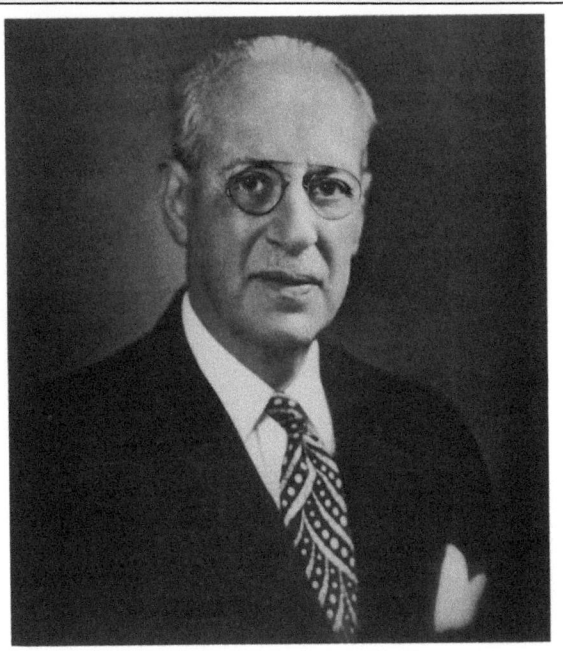

Ebenso wie Leventhal erhielt Stein sein B.S. von der Universität von Michigan 1910 und seinen M.D. 2 Jahre später vom Rush Medical College. Im gleichen Hospital wurde er Assistent im Department of Obstetric and Gynecology, später Senior attending.

Zusammen mit Leventhal beschrieb er 1935 das mit beider Namen benannte Stein-Leventhal-Syndrom, jetzt meist als PCOD = Polycystic ovarien disease bezeichnet.

(Näheres im Beitrag *Leventhal*)

Steinach, Eugen

(2. 1. 1861 Coem/Vorarlberg –
14. 5. 1944 Territel/Montreux)

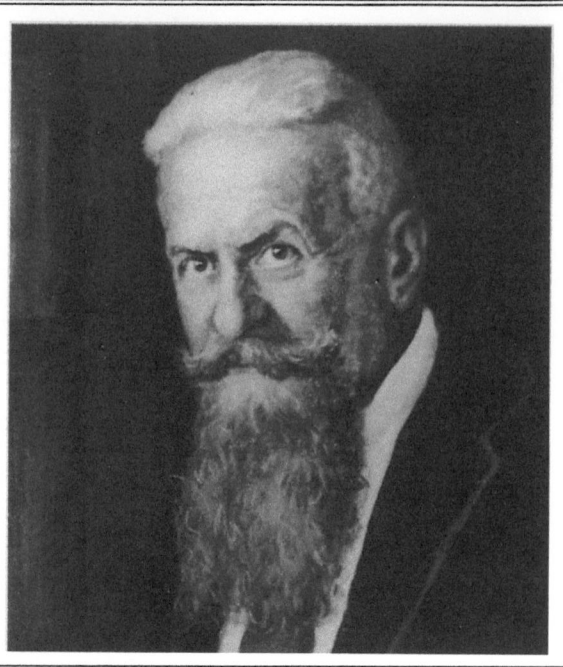

Nach dem Studium der Medizin in Wien und dem Examen 1886 arbeitete Steinach als Assistent am Physiologischen Institut in Innsbruck; nach 2 Jahren ging er nach Prag zu dem Physiologen Ewald Hering. 1902 gründete er das Sanatorium für Allgemeine und vergleichende Physiologie. 1912 wurde er Leiter der biologischen Experimentierstation in Wien.

Bereits 1894 begann Steinach mit Experimenten zur Physiologie der Gonaden. Durch Transplantation erzielte er eine Vermännlichung weiblicher Tiere sowie eine Feminisierung männlicher Tiere. Hodenextrakte hatten einen verjüngenden Effekt bei alten männlichen Ratten. Auf Steinachs Anregungen hin führte der Urologe Robert Lichtenstern die Ligatur des Vas deferens bei Männern durch, eine Methode, die nach Steinachs Beobachtungen bei alten Ratten Wirkung gezeigt hatten. Die Versuche beim Menschen hatten jedoch nur einen vorübergehenden Effekt. Um so größer war aber die Reaktion und die Diskussion in der Laienpresse.

Die Besetzung Österreichs durch die Nazis beendeten Steinachs Arbeiten. Er emigrierte in die Schweiz. Die erzwungene Inaktivität und der Tod seiner Frau machten ihn depressiv.

Literatur

Steinach E (1894) Untersuchungen zur vergleichenden Physiologie der männlichen Geschlechtsorgane, insbesondere der akzessorischen Geschlechtsdrüse. Arch Ges Physiol 56:304–338

Steinach E (1920) Verjüngung durch experimentelle Neubelebung der alternden Pubertätsdrüsen. Springer, Berlin

Steinach E (1926) Antagonistische Wirkung der Keimdrüsenhormone. Biol Gen II:815–834

Mevei VC (1984) A history of endocrinology. MTP-Press, Lancaster

Steinberger, Emil

(born 20. 12. 1918 in Berlin)

Steinberger, Anna

(born 1. 1. 1928 in Radom/Poland)

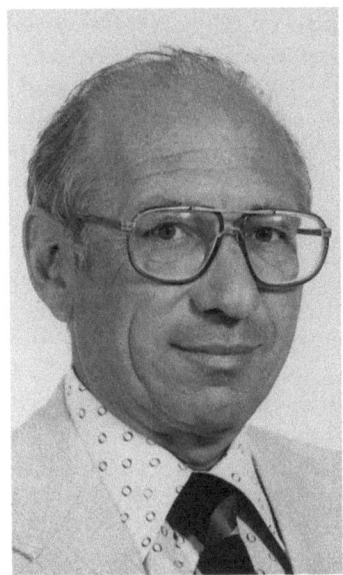
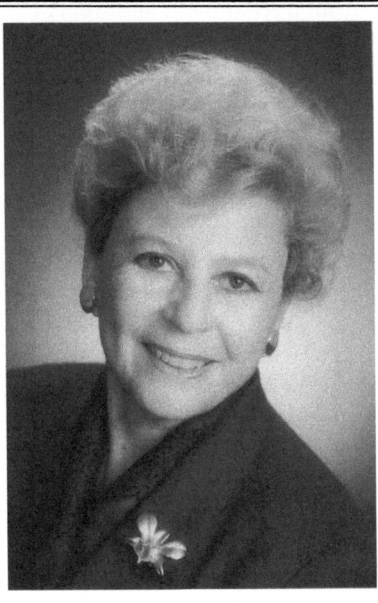

Being a child of a typical Jewish family, it is difficult for me to say where I am really from. I was born in Berlin. Both of my parents were born in Cassel. I had aunts, uncles, and cousins on literally every continent of the globe. We also had extensive family in Eastern Europe. On my father's side, primarily in Poland, Yugoslavia and Austria and on my mothers side primarily in Czechoslovakia (Sudetenland) and Hungary. We also had close family in Western Europe, primarily in France and England. Thus, when Hitler came to power each branch of the family tried to have us, and the other relatives from Germany, to join them. My mother was a dental surgeon and my father was a dentist. He understood clearly what was happening in Germany and tried to convince mother to emigrate to South or North America. She, however, being a typical Jewsih German refused to accept reality. I still remember (possibly it is not an early memory but the result of stories I heard later from my parents and relatives), the long discussion between my parents. Mother would argue the issue of being German, being a "good German," contributing to the German community. No way, she felt, would Hitler hurt us. She was totally wrong, as were hundreds of thousands of other German Jews.

By 1935–1936 even she realized that it was time to leave Germany. However, they learned that they would have major difficulties getting licenses to practice dentistry in the Americas or in Great Britain. The only place where they could start practicing immediately was Poland or Hungary. They both spoke some Polish but no Hungarian, this swayed them to leave Germany for Poland. There they had set up a dental practice in a tiny industrial town, a suburb of Crakow. I and my sister learned sufficient Polish to enroll in a Polish elementary school. In early 1939 some of our relatives who still lived in Germany escaped and came to Poland on their way to South America. By then it was clear that Hitler would look for *Lebensraum* to the east, and even mother was willing to leave Poland for the Western Hemisphere. However, before we were able to obtain the necessary documents, 1 September 1939 rolled in and with it the German Messerschmitts and Panzer.

Things became very confused, the populace commenced a mass exodus to the east; people on foot, in horse-driven carriages and a few in trucks or cars crammed every road. We were able to obtain a horse and a carriage loaded on it some personal belongings, my little 4-year-old sister and my mother. My grandfather, my father, my uncle and myself walked beside the carriage. The mass of people, including ourselves, were running just hours ahead of the German Panzer. The Messerschmitts were strafing us constantly. I was hit by a machine gun bullet in my left upper arm, but it went right through the muscle creating no serious damage. Finally, we were caught by the advancing German army, imprisoned for a few days and released, probably because of the reigning confusion.

After being released we moved on and joined the partisans in the forests of southeast Poland. The idea was to cross the Polish border to Rumania and then to try to move through the Balkans to a Mediterranean port and out of Europe. Unfortunately, as we were trying to find the Rumanian border we became lost and wandered over the German-Russian border (a border established after Germany had occupied western and central Poland and the Soviets eastern Poland). There we were stopped by the Soviet border patrol. After a short period of detention we were set free and allowed to go to Lwow (Lemberg). Once a semblance of order was established, I went back to school.

In the spring of 1940 the Soviets offered those who were from either Germany or western Poland Soviet citizenship. Those born in areas "liberated" by the Soviets became Soviet citizens automatically. Those wo refused citizenship were to go back to German-occupied western Poland. To the Soviet's great surprise most people elected to return to German-occupied western Poland. The Soviets established registration centers for those who wished to be repatriated. Over one million people registered! One night the NKVD showed up in big trucks, rounded up all of us who registered, allowed us to pack one valise, and loaded us into cattle-car trains. The next day the cars were sealed and the train moved on. However, to the surprise of those who were geographically oriented, it soon became clear that our train was not going west but due east!

About one week later we arrived on the shores of Volga River. The train was unloaded, and the occupants placed on river barges which sailed up the Volga until we reached one of its tributaries, the Vietluga. A day later we were unloaded on its shores, transferred to trucks which took us to the shores of a lake in the middle of nowhere in a tundra forest. That is how we ended up in a labor camp called Nuzy Vary located in the Marijskaja Republic. We (a group of approximately 500 men, women and children, mostly teachers, doctors, professors, business men, etc.) were then given axes and saws, and told to fell pine trees and build huts. The NKVD personnel acted as our instructors. Hardly a single person in this group had ever used a saw or an axe. However, they learned fast. In several weeks a number of huts stood on the shores of the lake. The weather started turning cool, the fall arrived, but by then we had build adequate shelters. The men were organized into work brigades and expected to work as lumberjacks, felling ancient pines. All males over the age of 14 were expected to work and produce a "norm" established by the NKVD. I was 12 years old and did not have to work in the forest, but I was assigned to the stables, to clean the manure, feed and water horses, ride them to the lake for a swim, etc. I also grew a garden and in free time collected berries and mushrooms in the forest to augment our diet. The diet consisted of food provided by the NKVD in the stolotchnaya (a form of cafeteria). Those who completed the "norm" of assigned work received 100 grams of black bread, and cooked cereal for breakfast (a tiny portion, every one was hungry after breakfast), for lunch usually a bowl of cucumber soup, water with few slices of pickles in it, and same herring soup and potatoes for supper. Before we were liberated, about 20% of inmates died of malnutrition, infections and exposure.

When the war broke out between the Soviet Union and Germany in 1941, the labor camps were canvassed by Soviet authorities for Polish citizens. Those from Poland were released from the camp to enlist in the Polish army which was being organized at that time in the Soviet Union. Obviously everyone tried to fall into this category. My family also tried and succeeded. We were liberated in early fall of 1941 and instructed to go to Alma-Ata, the capital of Kazakhstan, where further directions were to be provided concerning enlistment in the Polish army. To get out from the camp we had to retrace our steps to Volga River, managed to get on a boat to Stalingrad to reach the Transsiberian railroad. Once we arrived to Stalingrad it became clear that we would not be able to get space on the railroad. The German army was approaching Rostov, and half of Russia was trying to get on the train to Siberia and points east. We remained on the riverboat and continued down the river to Astrakhan. The fall was coming rapidly, ours was the last boat before the freeze set in and Volga would freeze over. In Astrakhan there was bedlam. The German army was pushing rapidly eastward trying to reach to Stalingrad before winter. There were thousands, primarily families of high-ranking government employees and army officers, trying to get out of Astrakhan. My uncle, who traveled with us, was a very capable individual; he found a space for us on the last boat leaving Astrakhan before the river froze. The boat sailed south on the Caspian sea. We stopped in several ports but did not disembark until we reached the southernmost port, Krasnovodsk, where the Trans-Central-Asian railroad starts. In Krasnovodsk there was no food except for cans of crab meat and some camel milk on the black market. We managed to get on the train, still cattle cars, but at least we were free. The train went through Ashkhabad, Samarkand, Tashkent, and Djambul, to Alma Ata in the Kasakh Republic. We crossed the sands of Karakum and Kyzylkum deserts. Wherever we stopped, the food, primarily goat cheese and camel milk was available only on the black market, on the oriental bazaars. I am certain that if it had not been for my uncle who was able to deal and barter for food, we would not have survived this journey.

Finally we arrived at Alma Ata in the Kasakh Republic. There we were placed outside the railroad station to await the disposition of NKVD. The winter had begun, and temperatures plummeted to below freezing because we were quite high in the foothills of Himalaya mountains. Ultimately, after a week or so we were send to a small factory town, Kargaly, near Alma Mata. This was actually a village located in the Ala-Tau chain of Tien-Shan mountains (in the northern Himalayas). At this time I had been out of formal school for almost 2 years. To catch up I was given the opportunity to study at home and than take examinations in order to skip grades. This was a great opportunity; however, a dificult one. The problem was simply physical survival. The German army was victorious; the Soviet economy was in shambles. There was no food! Every morning horse-driven carriages were picking up the corpses of those who died from starvation during the night. The bodies were edematous from hypoproteinemia. Since my parents were dentists, and since there were always tooth aches, they were able to barter some food for their services. Nevertheless in the spring of 1943, before any food ripened in the fields, I was hospitalized with malnutrition, and starvation hypoproteinemia. Shortly afterwards my parents were able to obtain a transfer to Alma-Ata, where things were a bit better. The economic situation, however, continued to be extremly precarious. People were dying of starvation left and right. Again my parents profession saved us, allowing us to barter their service for some food. Although there was no food, no housing (our extended family of seven lived in a one-room former sodawater kiosk made of plywood), no clothing, the schools were open. I passed the necessary examinations to enter the last grade of secondary school, which I completed, and graduated with high enough grades to be admitted directly to the university, to the first year of medicine. (I was 16 years at that time). While in high school I met Ann. We became friends and decided both to study medicine. Ann had been born in Radom, Poland, and hed ended up in Alma Ata in a similar way as we had. She was in the same grade in school as I was, but she was in girls school. We entered the medical school at the University of Alma Ata at the same time.

The following year the war was over and we were given the opportunity to repatriate to Poland. Ann's family also registered for repatriation. The saga of cattle trains repeated itself, with the exception that the doors of the cars were not locked, and that the train was moving west rather than east. As we traveled through the Soviet republics of Central Asia the poverty and primitivity of the lands were overshelming. As we entered the European part of the Soviet Union the devastation caused by the war was indescribable. Burned out skeletons of towns and villages, hastily repaired bridges, burned out fields, hulks of tanks, trucks, etc. Poland was similarly destroyed. Once we entered Poland, we changed trains because the railroad tracks changed (the Russian tracks have a different gauge than the western European rails). The first city in Poland where the train stopped was Lublin. The site of one of the most infamous concentration camps. Thus upon arrival to Poland we were immediately exposed to the sickening reality. There is no need to describe here what we saw since this has been well covered by others elsewhere, particularly since most members of our families perished in the camps. In Poland we were directed to go to Wroclaw (formerly Breslau), where we resided for several months trying to make arrangements for departure to Germany. While in Wroclaw Ann and I entered the University of Wroclaw Medical School. We were asked to take additional examinations. That was not very easy because by then I had forgotten much of the Polish language, and more importantly the language sophistication for university level as well as technical vocabulary I had never mastered. I had been 5 or 6 years old when we came to Poland, and I left Poland when I was 11. Both Ann and I managed these minor obstacles, and were admitted to the school where we completed one semester of studies before going on with our journey. Most of the Jewish survivors who were in Polish territory wanted to emigrate, leave, go somewhere, anywhere but out of Poland. Even those who were Polish, with ancestors dating back to the 17th century, opted for emigration. The political conditions under communist rule were not acceptable, and antisemitism among the general populace was getting progressively worse. The Polish Jews were willing to leave their property, houses, land, etc. and leave. We obviously had no ties to Poland, and the question was not whether, but when and how.

It was impossible to leave Poland legally. We were ready to go back to Germany, to the Americas, Australia or England. In all of these countries my parents had close family. It soon became clear that the only way out was to cross the Polish-Czechoslovakian border illegally, go to Prague where an underground Jewish organization could arrange passage to Vienna. It is not necessary to describe the details of border crossing, and the trip from Prague to Vienna. Suffice it to say that in Vienna we were housed in a bombed-out school, together with other refugees. There we learned that it would be possible to go on to Germany, where the Americans had set up D.P. (displaced persons) camps. These were temporary facilities for emigrants waiting for their documents and visas. We were moved from Vienna to Regensburg, Germany, by trucks. Regensburg was a distribution point from where people were transported to the various D.P. camps in Germany. When we learned that a camp is being set up in Cassel, my parents' birthplace, we arranged to be sent there.

It was an emotional wringer for my parents to go to Cassel, their birthplace as "displaced persons." Actually once they came to Cassel and contracted the officials there, they were offered help to set up a dental office in the city and provided funds for the office. However, they were emotionally totally incapable of handling the postwar situation in Europe, particularly in Poland, but also in Germany. As time passed the enormity of the slaughter became more and more obvious. Virtually the entire family had been liuqidated. They wanted out! Ann's parents had no preference, and her family therefore also opted to go to Cassel. By then fall arrived, and we were wondering what to do with our schooling, the continuation of our medical school education. By the grapevine we learned that the J. W. Goethe University Medical School had opened and was admitting students. Ann and I and my mother went to Frankfurt to learn what could be done about getting admitted there. The reason for my mother's coming with us twofold: first I had forgotten my German, and she still spoke perfect German; secondly, she felt that she may be of help in general, and she certainly was right. It should be mentioned here that my mother was a very capable person; she dealt very well with people and was able to accomplish things which others many times were not able to achieve.

We arrived in Frankfurt by train. Upon arrival we realized that there were hardly any hotels available. The few not bombed out were full, primarily with U.S. military personnel and anyway too expensive for us to even consider. We contacted the local Jewsih Community organization, and they arranged for us to stay in a bombed-out school (Hölderin Schule), which was used as a sleeping accomodation for transients. It became quite obvious that both in Austria and in Germany the Jewish organizations had a monopoly on bombed-out schools. The next day we went to the Registrars' Office at the University. We were informed that all seats for that semester were filled, and we should come back next spring. My mother, however, would not take no for an answer. She went back to the Registrars' Ofice, got to know the Registrar, befriended her, and within two days, both Ann and I were admitted as second year students of medicine at the J. W. Goethe Universität. We were admitted despite the fact that the fall semester was well underway. Since we were already late for the semester, we decided not to return to Cassel but to get settled in Frankfurt and start attending classes. By then the weather was turning cold. We took a street car from Hölderin Schule to the train station and then walked across the bridge to the Sachsenhausen Hospital complex where the Medical School was located. Soon we learned of the Jewish Student Union. This organization helped us to find housing in Fechenheim. It took an hour by streetcar from Fechenheim to the train station and then a 15- to 30-minutes walk to the medical school. The Jewish Student Union was receiving some CARE packages from America. This supplemented the meager food one could buy in stores at that time.

Scholastically we did quite well. We passed all the introductory courses (botany, zoology, etc.) and started with the more interesting subjects, such as anatomy taught by Professor Starck, biochemistry, taught by Professor Felix, physiology, taught by Professor Bethe, and other more clinically oriented courses. Time flew, and we were ready for the first examination, which we passed with flying colors in 1948. Shortly thereafter my papers for America arrived. Unfortunately, my father did not pass the medical examination, and his visa was delayed. The family decided that I should not wait for them but depart for the United States, if necessary, alone as soon as possible. Ann's family also was not able to obtain visas for some time. It was decided that I should go alone.

I arrived in New York on 25 June 1948 with $ 10 in my pocket. The Jewish Agency provided a room in a hotel on Broadway that was apparently leased to the Agency to house the newcomers. I was totally bewildered, particularly since I could speak a single word of English. Fortunately, I had several cousins who had come to America several months earlier and had learned at least to communicate. By the first week in July I found a job (washing floors at Sacks Department Store), and my American experience began. After a couple of months I enrolled in City College of New York. Ultimately I obtained a job in a laboratory of Maimonides Hospital in Brooklyn. I did not know at that time that this job would have a profound effect on my entire future. After working several months in the routine hospital laboratory I was approached by one of the senior staf physicians who offered me a job in his research laboratory. Obviously I jumbed at this opportunity both because I was much more interested in working in a research laboratoy than in a routine hospital laboratory, and because I hoped to have a better chance of entering medical school from this position. By that time I had been in the United States for about one year and received the god news that my parents, Ann, and her parents had received visas and were coming to America.

In July 1949 they all arrived and the saga of new country, new language, and new jobs began all over. By that time I had learned to communicate in English and had applied for admission to several medical schools. The late 1940s were very difficult years to gain admission into any university but particularly into medical school. Thousands of former servicemen were applying through the G.I. Bill which gave them the opportunity to go to school entirely on government expense. In medical schools, the ratio of openings to the number of applicants was greater than 1 to 100. Even to reach the stage of having the opportunity to be interviewed was a major achievement. Because of the fact that I was working at the hospital in research and my boss was a clinical professor at the Long Island School of Medcine I was given an interview and ultimately was even able to talk to the Dean. I was informed by the Dean that "hair will grown on the palms of my hands" if I ever get into his or any other medical school in the United States. He felt that there were plenty of "American" boys whom the school could admit before it would need to look for students among foreign Jews. When I showed him my U.S. Armed Forces draftcard he laughed. The following year I reapplied to as many schools as I could afford (applications were not free, some schools carried hefty application fees). At that time I met a surgical resident in the hospital. He conducted some research on the effects of nitrofurans (at that time the new class of urinary tract antibacterial agents) on a transplantable adenocarcinoma in the rat. He asked me to help him with some of the technical work, such as transplanting the tumors, injecting animals and with autopsies. It was the latter that got me interested. The physician was interested only in changes related to the tumor's growth in the treated animals. I, on the other hand, was interested in the entire animal. After autopsy I isolated and weighted all the organs. Animals receiving furacin, one of the nitrofurans, showed a marked decrease in the weight of the testes. This led me to get the pathology technicians to prepared histologic slides of the testes. I checked in a textbook the normal histologic picture of the testes and compared it with the testicular histology of the treated animals. There was a marked difference. The germinal epithelium of the treated animals looked atrophic to me. While I was busy with these studies, Dr. Friedgood, the Resident, was in contact with his former professor, Dr. W. O. Nelson. One day he announced that Dr. Nelson was coming for a visit, and that I should gather the data and the histologic slides of the testes to show then to Dr. Nelson. The meeting with Professor Nelson was most interesting. He was a tall, grayish gentleman from the Midwest. He had been a Professor in the Department of Anatomy at the State University of Iowa, College of Medicine in Iowa City, Iowa; prior to that he had been Chairman of the Department of Anatomy at the Wayne State University College of Medicine in Detroit, Michigan. He apparently was the world authority on the microanatomy and endocrinology o the testes. After looking over my data he turned to me and simply asked whether I would like to come to Iowa and become his graduate student. That was April 1950.

On 1 June 1950 I disembarked from a two-engine plane at the tiny airport of Iowa City, Iowa. Within few days I enrolled as a first-year graduate student in anatomy and endocrinology in the Department of Anatomy at the College of Medcine of the State University of Iowa. That December I went to New York, married Ann, and brought her back to Iowa City. She was admitted as a graduate student in the Department of Microbiology. Shortly after joining the Department Dr. Nelson told me the major reason for bringing me to Iowa. When he looked at the histologic preparation of the testes from nitrofuran-treated rats that I showed him in New York, he realized that the nitrofurans may be an avenue for the development of a chemical male contraceptive. This was the first time that the idea of a chemical male contraceptive was formulted. I went to work full-steam ahead. Within a year we had enough data to submit an abstract for the annual meeting of the Scoiety of American Anatomists. The paper was presented by Dr. Nelson in the spring of 1952. The *New York Times* carried an article concerning this paper on the front page hailing the dawn of a chemical male contraception (it should be noted that this is 1993, over 30 years later, and we still have no oral male contraceptive). That report, however, was indeed the first one to suggest the possibility of development of an oral male contraceptive. By this time I had also been admitted to Medical School. Thus I was a graduate student in the Graduate School and a medical student in the College of Medicine. Ann at this time had already earned her M.S. degree in microbiology and was ready to commence studies towards the Ph.D. degree.

During my sojourn in Iowa as a student, I had a great opportunity not only to obtain medical and scientific training and the respective degrees but also to work with a great man and a great scientist, doctor Warren O. Nelson, who profoundly influenced my fundamental philosophy towards and my appreciation of science and medicine. Under his tutelage my scientific education and research work moved smoothly and with no difficulty in parallel with my medical studies. By 1952 I had my first scientific publication, and by then Ann had received her M.S. degree in microbiology. Her thesis dealt with phagocytosis. Our first daughter, Pauline, was at this time almost one year old. We decided that since times were rough anyway, we may as well have our second child and finish our family. We had our second daughter, Inette, in 1953. It became clear at this point that it would be impossible for both of us to pursue our studies at the same time. There simply was not enough money, I received $ 50 per month as a research assistant; Ann received the same amount as a teaching assistant in the Department of Microbiology. Thus we had to live on $ 100 a month paying $ 45 monthly for rent. I held a night job in a hospital laboratory which added $ 25 a month. With two children to support this was not sufficient. We decided that Ann would interrupt her schooling, and take a job until we became a bit more solvent. She was offered a position as a supervisor in the State Microbiological Laboratories which were located at the College of Medicine in the Department of Microbiology where she obtained her M.S. degree. Thus it was very convenient. I continued my graduate and medical studies. My research interest expanded. I formulated the concept of specificity of the response of the germinal epithelium to noxious stimuli. Up to this time the concept was that a damaging agent produces an "atrophy" of the seminiferous epithelim. I have shown that the "atrophy" is only the end result of a specific damage to a specific type of germinal epithelium cells. A concept that became important some decades later when studies on the effect of toxic chemicals on the germinal epithelium became popular, and when it became clear that hormones must affect specific seminiferous epithelium cells. During that time I also completed studies demonstrating specific cellular localization of an enzyme, hyaluronidase, in the seminiferous epithelium. This was the first time that an enzyme production was demonstrated to occur in a specific type of a germinal epithelum cell rather than in the seminiferous epithelium as a whole. I also continued studies on development of a possible male contraceptive. The new approach being not only nitrofurans but also hyaluronidase inhibitors. The hypothesis was very simplistic. If hyaluronidase is present in a specific cell type of the germinal epithelium it must have a specific role; if so, inhibition of its activity should have a sufficiently detrimental effect on the seminiferous epithelium to cause an arrest in the development of germinal epithelium cells. These studies earned me memberships in several prestigious scientific societes (Endocrine Society, Sigma X, New York Academy of Science, Society of American Anatomists). I was also awarded the Burden Research Award in Medicine at the time of graduation.

After graduation I took a rotating internship at the Detroit Receiving Hospital in Michigan. This was the teaching hospital for the Wayne State University Medical School. While I was busy with internship Ann accepted a position with the Park-Davis Pharmaceutical Company in their research laboratories. There she was involved in developing the polio vaccine for production and clinical application. This was at the time when polio vaccine development moved from the investigational, research phase, to the application phase and development for clinical use. She was very happy to be one of the contributors in the development of this important vaccine.

After the year of Internship I volunteered for military service in the U.S. Naval Medical Corp. I was accepted, granted a Lieutenant's commission, and assigned to the Naval Medical Research Institute (NMRI) at the National Naval Medical Center in Bethesda. There I developed a rather broad research program in collaboration with several of my research colleagues. We studied the effects of sex hormones on permeability of ground substance and the effects of various experimental conditions on carbohydrate metabolism in testicular tissue. I also developed a method for quantitative analysis of seminiferous epithelium and applied it to the study of radiomimetic substances and later to a study of heat on the seminiferous epithelium. In collaboration with the Navy's electronic division we developed technology for the measurement of intratesticular temperatures in vivo. This allowed the study of the effects of specific, precisely controlled intratesticular temperatures on the seminiferous epithelium. A friend of mine, a former graduate school classmate with whom I did some work in Iowa on freezing spermatozoa, Dr. Jerry Sherman, contacted me with the suggestion that he spend his reserve duty time (he was U.S. Navy Reserve officer) in my laboratory continuing the work on freezing spermatozoa. I agreed and he spend each summer with me working on freezing bull and human spermatozoa in liquid nitrogen. At that point a great deal of work was being carried out freezing spermatozoa on dry ice; the work with liquid nitrogen had just begun. That was 1956–1958. The reason for going into this detail on the sperm-freezing work will became clear below.

While at the NMRI I was appointed to the National Institutes of Health, Endocrine Study Section, a panel that reviewed NIH research grants. I was the youngest member ever appointed to a NIH Study Section. During the two years in which I was in the Navy Ann spend her time with our children.

After completion of the Naval service in 1958 I returned to Detroit and the Detroit Receiving Hospital, where I completed a residency in internal medicine and a fellowship in endocrinology. The followship was carried out under the auspices of a National Science Foundation fellowship. Under the tenure of this fellowship I studied basic and clinical approaches towards research in endocrinology. Specifically I conducted studies on hyaluronidase in human spermatozoa. During the time that I was busy with speciality training Ann enroled as a graduate student at the Wayne State University Graduate School in the Department of Microbiology to continue her studies towards an Ph.D. degree. Her research was in the area of viral immunology. Tissue culture was her major research technique. As will become clear below, this was a very important aspect of her science background. It gave her the opportunity to make major contributions in reproductive biology. She received her Ph.D. degree at the same time that I completed my training in endocrinology.

Upon completion of our training in Detroit, we accepted positions in 1961 at the Albert Einstein Medical Center and Temple University Medical School in Philadelphia. I became a member of the Department of Endocrinology and Human Reproduction at the Medical Center and an Associate Professor of Endocrinology in the Department of Internal Medicine at Temple University College of Medicine. Ann was appointed an Assistant Member in the Department of Endocrinology and Human Reproduction. With Ann we developed a rather extensive tissue culture facility and proceeded in developing in vitro approaches towards the study of testicular and pituitary function. This led rather rapidly to very interesting findings. We developed techniques for growing testicular fragments in "organ cultures." Utilizing these techniques, we were able to study the hormonal requirements for maintenance of spermatogenesis. Furthermore, with techniques that we developed for growing testicular cell cultures a rapid progress was made in investigations of in vitro steroidogenesis. It needs to be noted that the in vitro studies ultimately became Ann's primary research interests which she has followed very actively until now. With my chief, Dr. William Perloff, we initiated a clinical study in 1962 on diagnosis and treatment of "polycystic ovarian disease," specifically addressing the issue of "ovulatory dysfunction" and infertility, the utility of 17-keto-steroid fractionation in the urine for diagnosis and the efficacy of glucocorticoid therapy in the treatment of PCO and infertility. This study (obviously markedly modified as to technology utilized and issues raised) is still going on as one of my major interests. At about the same time (around 1961), because of my long-standing interest in hormone quantitation utilizing a variety of bioassays, I became interested in the immunoassay techniques.

A number of papers appeared from Scandinavia suggesting that a immunologic technique could possibly be used for the measurement of hormones. Since for this methodology antibodies to the hormone must be raised, only relatively pure glycoprotein hormones could be considered. In 1961 hCG was the only hormone that would come anywhere close to this definition. Utilizing Ann's immunology background and our new endocrine postdoctoral fellow, Dr. Smith's brawn, we set ourselves up to raise antibodies to the purest hCG preparation that we could find (the antibodies were raised in goats that belonged to Universitys of Pennsylvania in Philadelphia). We than set up a compliment fixation immunoassay. It worked! We had the first immunoassay to a gonadotropin in the States. Our antibody was so good and we had so much of it that it was used for the next 15 years, in the later years as a part of a radioimmunoassay developed in our laboratories.

At about the same time my friend Dr. Jerry Sherman contacted me inquiring whether I was still interested in pursuing the work on liquid nitrogen technique of freezing spermatozoa, and whether I would be interested in following this project with human sperm. Since by this time the infertility practice was quite active, and artificial insemination was a significant portion of it, I felt that we had just the right combination of factors and facility to embark on this study. The Population Council at Rockefeller University in New York was interested in funding a small grant to pursue this study. After a relatively short time we were able to develop a simple technique for freezing human spermatozoa in liquid nitrogen with reasonable return of motility after thawing. New came the time to actually test the technique in human females. We felt reasonably comfortable concerning the safety of the technique because there were several children born after freezing the sperm in dry ice both in the United States (Bunge and Sherman 1954) and in Japan (Iizuka and Savada 1958). In 1963 a paper was published as a result of our efforts reporting six pregnancies from insemination with sperm frozen by our liquid nitrogen technique and stored for several months. These were the first pregnancies reported from insemination with sperm frozen by the liquid nitrogen technique. This technique became the routine method for sperm freezing all over the world.

While working on these projects, with the assistance of fellows and junior faculty, I continued the work on the effects of various noxious stimuli (toxic chemicals, heat, radiation, ischemia, etc.) on spermatogenesis and perfected the techniques for quantitative analysis of rodent spermatogenesis. At the same time, with Dr. Tjou, we developed a precise histologic technique for quantiative analysis of human spermatogenesis. By the mid 1960s I had established a sophisticated steroid chemistry unit under the direction of Dr. Ian Solomon. We moved actively into studies of steroid biosynthesis in testicular tissue and cultures of testicular cells. Soon we developed a technique that permitted us to investigate the steroid biosynthetic pathways in as little testicular tissue as one obtains at a routine testicular biopsy. This gave us the opportunity to look at pathologic tissues obtained from patients with oligospermia.

In the mid-1960s Dr. Perloff resigned his position as the Chairman of the Department and moved to California, where he retired in Santa Barbara. I was appointed to the Chair. This gave me the opportunity to move even more rapidly in developing our basic science activities.

We recruited Dr. Oscar Vilar, an international authority on the ultrastructure of human testes and obtained an electron microscope to move into the studies of ultrastructure of testicular tissue with Dr. Oscar Vilar in charge. We were the first to demonstrate in experiments with rat testes that the Sertoli cells definitely are capable of phagocytosis and indeed serve the function of a phagocytic cell under condition of cell deaths in the seminiferous epithelium. We were also able to provide definitive evidence at the ultrastructural level that only immature Sertoli cells are capable of division. Once the cell acquired mature characteristics it totally lost its ability to divide.

The first half and middle of the 1960s was also devoted to the question of hormonal control of spermatogenesis. We were first to show that: (a) testosterone maintains complete spermatogenesis in a mature male rat; (b) testosterone does not induce completion of spermiogenesis in immature testes; (c) the first wave of spermatogenesis proceeds up to pachytene spermatocytes in absence of hormones; and (d) completion of spermiogenesis in immature testes requires FSH. These findings in the rat provided a good working model for other species, including man. The fundamentals are still quite valid.

While these studies were ongoing, Ann developed sophisticated techniques for growing testicular organ cultures and cell cultures. Utilizing these techniques we were able to obtain much of the information related to both hormonal requirements for spermatogenesis and nitritional and metabolic parameters. In addition, considerable information was obtained concerning the culture media composition and physical conditions necessary for maintenance of testicular tissue and testes cell cultures in vitro. In the late 1960s Ann started laying down foundations for separating the various types of testicular cells and for the development of techniques to obtain pure cultures of specific testicular cells. We also started developing perfusion chambers and multichamber culture techniques.

By the late 1960s our daughters were in high school. This gave both of us more time for professional activities. The research was progressing very well; Ann became an experienced scientist with her own NIH research grants. The members of my Department had NIH grants, and collaborative research was flourishing among the members of the Department. Our Division of Psychoendocrinology, under the directionof Dr.Perski, completed work demonstrating for the first time a highly significant correlation in the male between the degrees of aggression and internalized hostility, on one hand, and plasma testosterone levels, on the other. Jack Christian, the head of the Division of Population Endocrinology in my Department, with the assistance of a young biologist, Dr. James Lloyd, was putting the final touches on his theories dealing with the mechanisms of population growth. They defined with great clarity the mathematics and the biology of the kinetics of population growth in freegrowing populations, specifically the details of related to leveling of the growth and its decline. The pathophysiology related to the decline of the population grwoth was being investigated in great detail, and very strong evidence was provided that the decline was not related to climatic changes, food scarcity, or other environmental factors but to a diminution in population fertility secondary to what Dr. Christian defined as "population pressures." One of the interesting and possibly clinically relevant findings was demonstrating the formation of polycystic ovaries in mice experiencing "population pressures" associated with a decline in the population growth. The Clinical Division was also busy at this time attempting to fractionate urinary ketosteroids in hyperandrogenic women with ovulatory dysfunction. Several years of highly sophisticated work in this area with several steroid chemists being involved has failed to lead to any significant findings.

On the other hand, clinical studies on hyperandrogenic women helped to firm up our concepts concerning ovarian dysfunction. They led to the development and definition of the concepts of: ovulatory dysfunction, couples infertility, infertility potential of the male, the female and the couple. The clinical studies also led to affirmation of the place for glucocorticoid therapy in hyperandrogenic women, whether seen for acne and hirsutism, menstrual dysfunction or infertility.

In the early 1960s, utilizing McCann's ovarian ascorbic acid depletion technique for measurements of urinary LH and the Steelman-Pohley technique for measurements of FSH, we demonstrated definitively the occurrence of preovulatory LH and FSH peaks and an elevation in FSH very early in the ovulatory cycle in women with perfectly normal cycles, as proven by conceptions occurring during the study cycle. By plotting the data on the basis of time of ovulation rather than in relationship to the first day of the menstrual cycle we were able to pool several cycles and still show the peaks. These observations were reported first in a brief communication in the *American Journal of the Medical Sciences* in 1964 and later in a much greater detail at the First Gonadotropin Club meeting in October 1965 in Puerto Vallarta, Mexico. Unfortunately, the proceedings of this conference were not published, and our priority for being first to demonstrate LH and FSH peaks during the menstrual cycle FSH elevation during and proceeding the early follicular phase was not established. I presented some of the data later, during the formal discussion of Dr. Griff Ross's paper on LH and FSH levels during the menstrual cycle, presented at the Laurentian Hormone Conference in 1969. The data are published in the Proceedings of Laurentian Hormone Conference.

In the middle and late 1960s a number of socioeconomic changes occurred in Philadelphia, including racial riots in North Philadelphia, the area of the city where Temple University School of Medicine and Albert Einstein Medical Center were located. This prompted me to look for the possibility of moving to a different city, particularly since by late 1960 my two daughters were close to completion of their high school education and were in the process of deciding what carriers to pursue. Thus, they were ready to go on to college, making our move easier. By 1970 our older daughter decided to pursue art studies and enrolled in the Philadelphia Academy of Fine Arts. We started looking at various positions at the same time. A number of opportunities presented themselves throughout the country. One of them was an offer to establish a Department of Reproductive Medicine and Endocrinology in a new medical school which was being organized by the University of Texas in Houston. This presented an exciting challenge, to participate in the development of a new Medical School and to have the opportunity to develop a new Department. Ann and I also fell in love with Houston. A decision was made to move. Our older daughter opted to remain in Philadelphia and continue her studies at the Philadelphia Academy of Fine Arts, while Innette, our younger daughter, who graduated from high school that year, elected to move with us to Texas and to apply to the University of Texas. She was admitted and followed studies towards a bachelor's degree in philosophy with a minor in astronomy.

Five members of my Philadelphia Department opted to come with me to Houston. Thus, I had a strong nucleus for the development of a Department at the new medical school. The first several years indeed were quite exciting and stmulating. There was no permanent building, we were housed in temporary quoters until the late 1970s, when the medical school buildings became available. We were involved in designing these building, in recruiting chairmen for the other departments and in general working on the development of the school, the curriculum, the committees, etc. At the same time we started developing a clinical unit, setting up laboratories, restarting our research activities and developing a curriculum for a major course in Reproductive Medicine and Biology. The course was an integrated basic science and clinical course for second-year medical students. I recruited additional faculty. We had our NIH and Ford Foundation grants transferred to Texas and quickly reactivated our research projects. Soon we started several new research directions. I moved into a new area following the recruitment of a new biochemist, Dr. Barbara Sanborn, who was a first class receptologist. Since one of my primary interests was the elucidation of the role of testosterone in the process of spermatogenesis the observation that some proteins in the testes, other than TBG, bind testosterone prompted us to investigate this phenomenon. These proteins were termed "androphilic proteins" and a protein tentatively called androgen binding protein (ABP) was suggested to be the originally described androphilic protein. With Dr. Sanborn we were the first to show that ABP is not a receptor protein but a transport macromolecule. We showed with certainty the presence of two separte androphilic proteins, the ABP and a testosterone receptor protein. Subsequently our studies demonstrated the regulatory mechanisms involved in ABP synthesis, the Sertoli cell origin of this molecule, and its possible role in the process of spermatogenesis. We than studied the production of steroids and macromolecules by the various cellular component of the testes and demonstrated a close interaction between Sertoli cells, germ cells, peritubular cells and Leydig cells.

After the move to Houston, Ann's work has literally exploded. She developed elegant techniques for the separation of the various types of testicular cells and than techniques for culture of these cells. This was exciting and pioneering work with numerous "firsts," for example, the first in obtaining relatively pure fractions of the various testicular cells, and the first in purifying and developing techniques for growth of pure Sertoli cell cultures. This work stimulated dozens of investigators throughout the world to move into testicular cell biology and molecular biology and provided the opportunity to look specifically at the molecular mechanisms involved in the function of the Sertoli cells and in the regulation of the Sertoli cell function. As a matter of fact, we were the first to demonstrate that FSH specifically stimulates the synthesis of various macromolecules by the Sertoli cell, including the synthesis of a specific and at tht time quite notorious macromolecule, the ABP. One of the "firsts" for which we never received any recognition was the actual definitive demonstration, utilizing tissue culture techniques, that GnRH (whether Dr. Guillemin's purified extract or our own hypothalamic extract) indeed stimulates pituitary cells directly to produce LH and FSH. Up to this time the only evidence for GnRH action was from indirect physiologic experiments. The culture techniques we developed and data obtained were later used by Guillemin's group to develop the in vitro assay for GnRH (his fellow spent time in our laboratory learning the techniques).

Similarly, later on, we were the first to demonstrate and to coin the phrase, "paradoxical effect" of GnRH analogues on secretion of pituitary gonadotropins. This effect was demonstrated by our group to occur in the male. It was later shown by others to occur also in the female. At about the same time, Ann and I, utilizing purified Sertoli cell cultures finally demonstrated the existence of a macromolecule with the characteristic of the elusive inhibin. We have shown that the Sertoli cell is its exclusive testicular producer. Ann has subsequently conducted extensive studies defining the mechanisms of the inhibin synthesis and hormonal control of its production.

In the late 1970s Ann started developing new and novel culture techniques and again pioneered techniques that now form a corner-stone in laboratories studying testicular function. I am referring here to cell culture superfusion techniques and multi chamber culture techniques. While busy in the laboratory Ann has also been recognized for her work in other ways. She was invited to serve on various NIH study sections, to deliver important lectures throughout the world, to serve on various national and international advisory committees, was elected President of the American Andrology Society, and in 1993 was named the Distinguished Andrologist by the American Andrology Society. Locally Ann has done well also, in the mid-1970s she was promoted to Full Professor at the University of Texas Medical School. This was the first promotion of a female to full professorship at the University of Texas Medical School. She has been very active in various Medical School and Health Science Center committees. In 1992 she was elected the Outstanding Women Scientist by the Association of Women in Science.

In parallel to the basic studies an active clinical research program was also developed in the Department. We completed probably the largest study in the world on the effects of vasectomy on the endocrine system. Some of the results of these studies served later as the basis for the standardization of the normaly of semen parameters. Definite demonstration, utilizing large study population, of the direct effect of varicocele on spermatogenesis and steroidogenesis in the testes has been provided. On the other hand, we showed that while there is a minimal, although statistically significant, beneficial effect of varicocelectomy on sperm production, there is no effect on fertility potential. Major series of studies were completed on steroidogenic pathways in testicular tissue obtained on routine testicular biopsies. A number of steroidogenic defects have been demonstrated in testes of patients with idiopathic oligospermia.

In the female we initiated several major studies dealing with hyperandrogenism. In the late 1960s and early 1970s we were finally able to develop reliable, sensitive and relatively simple techniques for precise measurement of androgens in female blood that could be applied to studies of large clinical populations. We established normal ranges for androgen blood levels, which were not available in the literature, and proceeded to investigate various hyperandrogenic syndromes (it is of interest to note that even now most of the commercial laboratories do not have sufficiently sensitive methods for testosterone determination for precise diagnosis of hyperandrogenism in the female and for monitoring androgen levels on therapy). In the late 1970s and early 1980s we demonstrated a direct relationship between acne and hyperandrogenemia and have shown that the majority of young females who consult a physician for acne also suffer ovulatory dysfunction, of the presence of which they are usually not aware. Furthermore we have shown that the lengths of the phase of menstrual cycle are directly related to testosterone levels, the longer the follicular phase and shorter the luteal phase higher the testosterone levels. We have demonstrated, in very large study populations, that in the majority of hyperandrogenic women the androgens are glucocorticoid suppressible. Studies in patients with infertility associated with ovulatory dysfunction showed that significant proportion of these patients also suffered hyperandrogenemia, with a significant segment being glucocorticoid suppressible. Suppression of androgens in these patients resulted in correction of the ovulatory dysfunction and a high percentage of pregnancies. A major study was conducted to determine whether hyperandrogenemia in adults could be detected already in the adolescents, and whether treatment of the adeloscent could prevent difficulties with hyperandrogenism in the adult. Definitive data supporting these concepts were presented at the Third International Symposium on Reproductive Medicine last spring in Malta. In the middle and late 1970s we conducted extensive studies to define the concepts of a couple's fertility potential and studies on comparison of AID success rates between females receiving fresh and frozen semen. We utilized this model to define with greater precision the concepts of a couple's fertility potential.

A large segment of our studies was devoted to the development of a male contraceptive. We proposed in the early 1970s that administration of testosterone alone, at a proper dose and time interval, should suppress gonadotropins sufficiently to produce azoospermia or very severe oligospermia without raising plasma testosterone levels above normal limits. The pharmacokinetics of this process were studied in great detail. It has been clearly demonstrated that the hypothesis is essentially correct. However, the work did not result in practical application for some political reasons not totally clear to me. While these research activities flourished, numerous grants, including an NIH Population Center grant were being awarded to the Department.

The political controversy concerning the two departments Reproductive Medicine and Endocrinology versus Obstetrics and Gynecology kept on coming up. This was actually aggravated by our success. Our Department was not only incomparably stronger from academic and research point of view, but also we were clinically more successful than the Ob/Gyn Department. Being deeply steeped in basic science principles and having strong basic science faculty, we could provide the purely clinical department of Ob/Gyn with an effective research assistance. We could prepare the medical student and provide the residents and staff with training in reproductive biology and endocrinology. Since we were seeing a gret number of patients with nonsurgical reproductive and endocrine systems disorders, we could be an important referral basis into the gynecology and obstretical practices of the Ob/Gyn Department. Unfortunately the Ob/Gyn Department did not see this and continued to fight our Department.

Ultimately the school decided to disband the Department of Reproductive Medicine and incorporate it into the Department of Ob/Gyn. This was accomplished by renaming it Department of Obstetrics and Gynecology and Reproductive Sciences. Since all clinical members and a number of Ph.D. basic scientists in my Deparment were tenured, the University had to make appropriate arrangements. The basic scientists were given positions in the new Department of Ob/Gyn and Reproductive Sciences. Ann accepted a position of Professor of Reproductive Sciences; some of the other Ph.D.'s also accepted positions in the new Department while others left the University for other positions across the counry. I was awarded for my services and scientific accomplishment a University of Texas Distinguished Professorship, the Ashbell Smith Chair. This was the highest honor the school could bestow. It carried total independence. I was responsible directly to the Dean and the Board of Regents, given a very handsome salary, offices, laboratories and assistants. However, I was not entirely happy with this arrangement. I felt betrayed by the University. I would have had philosophical problem functioning in the same institution where the Department of Ob/Gyn and Reproductive Sciences existed. My clinical colleagues also did not feel happy with this arrangement and felt that we should establish a private institute where we could see patients, have a laboratory, and do research.

In 1983 we decided to make a move and did indeed established the Texas Institute for Reproductive Medicine and Endocrinology, and the Texas Foundation for Reproductive Medicine, private sector institutions which, however, retained formal affiliation with the University of Texas Health

Science Center at Houston. We all retained our professorships at the Medical School and continued our teaching affiliation. This is the tenth year since the Institute was established. We are now five internists/endocrinologists who see approximately 1500 patients a month. The patient population is composed primarily of reproductive endocrine disorders with a small percentage of thyroid, pituitary, adrenal problems. We have a separate very active laboratory, the Texas Hormone Assay Laboratory that provides high-quality hormone determinations for our clinical needs, for some physician needs in the community, and for our research needs. The research is primarily clinical and is conducted via the nonprofit, tax-exempt organization, the Texas Foundation for Research in Reproductive Medicine Inc. This private arrangement has worked out very well. The Laboratory provides service for the patients at the Institute and a laboratory back-up for the Research Foundation. The research activities of the Foundation are directed primarily towards clinical investigation designed by the staff and towards evaluation of new pharmaceutical, studies paid for by the various drug houses.

In the past several years our clinical investigations at the Institute centered primarily on correlative analyses of efficacy of various forms of therapy of reproductive system disorders. For example, the usefulness of IVF in the treatment of oligospermia, the comparison between the efficacy of pergonal and that of various preparations of purified FSH. We also looked at the effects of GnRH analogues on endometriosis, fibroids, PCO, etc. The other areas of research are related to investigation of hyperandrogenism in the adolescent, study of long-term results of treatment of hyperandrogenism with glucocorticoids and a large study of our population of infertile couples from various points of view, for example, determination of relationship between availability of various diagnostic and therapeutic modalities on success rates in several thousand of infertile couples seen by the same physicians since 1961.

While I was busy at the Institute and Foundation, Ann continued her research at the University of Texas Medical School at the Department of Ob/Gyn and Reproductive Sciences. The past 10 years have been quite productive in her laboratories. She had a large number of postdoctoral fellows who helped her great deal in her work. The work was related to the development of ever more sophisticated testicular cells culture techniques and studies on the basic aspects of Sertoli cell biology and biochemistry.

By the late 1970s our daughters completed their education. The older one, Pauline, received a degree in fine arts and got busy patining. After getting married and having a little boy she focused primarily on her family life. Our younger daughter received a law degree, got married, practiced for several years, and than gave up law and became an art collector, and a philanthropist.

Ann and I, in addition to our work, family, and friends are quite involved in skiing and sailing, particularly the latter. We have owned a series (seven) of sail boats since 1961 on which we cruised the east coast, the Chesapeake Bay, the Gulf of Mexico, the Florida Keys and the Bahamas. We are still quite involved with both skiing and sailing. For years we taught sailing theory to members of U.S. Coast Guard Auxiliary. Now we cruise a 46-foot cutter, a Liberty, the boat is as of this writing in Bahamas (the Green Turtle Key in the Abacos). We just came back last Sunday from a week's cruise with our friends from Italy. We will be sailing the boat back to Texas in June.

Ann is planning to retire on 1 January 1994. She will most likely be appointed Professor Emeritus. She will remain for the next 2 yers a member of a NIH study section. The University will provide her with an office and a secretary. I think she will enjoy this arrangement.

I have no plans beyond doing what I am doing now, with the exception of possibly taking a little more time off for sailing, traveling and lecturing. A new Society has been established in the United States, The American Association of Clinical Endocrinologists. I am quite involved with it. We are planning to run a large national postgraduate course in reproductive endocrinology for internist endo-crinologists in February 1994. It will be held in Houston at our Institute.

References and Other Sources

Steinberger E: Personal report, April 1993
Steinberger E (1962) A quantitative study of the effect of an alkylating agent (triethylenamine) on the seminiferous epithelium of rats. J Reprod Fertil 3:250–259
Steinberger E (1965) Preliminary experience with a human sperm bank. Am J Obstet Gynecol 92:577–579
Steinberger E, Ficher M (1969) Differentiation of steroid biosynthetic pathways in developing testes. biol Reprod [Suppl] 1:119–133
Steinberger E, Steinberger A, Ficher M (1970) Study of spermatogenesis and steroid metabolism in cultures of mammalian testes. Recent Prog Horm Res 26:547–588
Steinberger E, Steinberger A, Ficher M (1970) Study of spermatogenesis and steroid metabolism in cultures of mammalian testes. Recent Prog Horm Res 26:547–588

Steinberger E (1971) Hormonal control of mammalian spermatogenesis. Physiol Rev 51:1–22

Steinberger E (1975) Hormonal regulation of the seminiferous tubule function. In: French FS, Hansson V, Ritzen EM, Nayfeh SN (eds) Hormonal regulation of spermatogenesis. Plenum, New York, pp 337–352

Steinberger E, Smith KD (1977) Effect of chronic administration of testosterone enanthate on sperm production and plasma testosterone, follicle-stimulating hormone, and luteinizing hormone levels: a preliminary evaluation of a possible male contraceptive. Fertil Steril 28:1320–1328

Steinberger E, Smith KD, Tcholakian RK, Rodriguez-Rigau LJ (1979) Testosterone levels in female partners of infertile couples. Am J Obstet Gynecol 133:133, 138

Steinberger E, Rodriguez-Rigau LJ, Smith KD, Held B (1981) The menstrual cycle and plasma testosterone levels in women with acne. J Am Acad Dermatol 4:54–58

Steinberger E, Nader S, Rodriguez-Rigau LJ, Ayala C, Smith KD (1990) Prolactin response to TRH in normoprolactinemic patients with ovulatory dysfunction and its use for selection of candidates for bromocriptine therapy. J Endocrinol Invest 13/8:637

Steinberger E, Rodriguez-Rigau LJ, Petak SM, Weidmann ER, Smith KD, Ayala C (1990) Glucocorticoid therapy in hyperandrogenism. In: Crosignani PG (ed) Induction of ovulation, vol 4/3. Bailliere Tindall, London, pp 457–471

Steinberger A, Steinberger E (1965) Differentiation of rat seminiferous epithelium in organ culture. J Reprod Fertil 9:243–248

Steinberger A, Steinberger E (1971) Replication pattern of Sertoli cells in maturing rat testis in vivo and in organ culture. Biol Reprod 4:84–87

Steinberger A, Heindel JJ, Lindsey JN, Elkington JSH, Sanborn BM, Steinberger E (1975) Isolation and culture of FSH responsive Sertoli cells. Endocrinol Res Commun 2:262–272

Steinberger A, Steinberger E (1976) Secretion of an FSH-innhibiting factor by cultured Sertoli cells. Endocrinology 99:918–921

Steinberger A, Hintz M, Heindel JJ (1976) Changes in cyclic AMP responses to FSH in isolated rat Sertoli cells during sexual maturation. Biol Reprod 19:566–572

Janecki A, Steinberger A (1986) Polarized Sertoli cell functions in a new two-compartment culture system. J Androl 7:69–71

Janecki A, Jakubowiak A, Steinberger A (1991) Regulation of transepithelial electrical resistance in two-compartment Sertoli cell cultures: In vitro model of the "blood-testis" barrier. Endocrinol 129:1489–1496

Jakubowiak A, Tong D, Janecki A, Sanborn B, Steinberger A (1991) Pulsatile GnRH stimultion of superfused pituitary cell cultures increases steady-state mRNA levels for FSH β, LH β and α subunits. Mol Cell Neurosci 2:277–283

Jakubowiak A, Janecki A, Tong D, Sanborn BM, Steinberger A (1991) Effects of recombinant human inhibin and testosterone on gonadotropin secretion and subunit mRNA in superfused pituitary cell cultures stimulated with pulsatile GnRH Mol Cell Endocrinol 82:265–273

Janecki A, Jakubowiak A, Steinberger A (1992) Effect of cadmium chloride on transepithelial resistance of Sertoli cell monolayers in two-compartment cultures, a new model for toxicological investigations of the "blood-testis barrier" in vitro. Toxicol Appl Pharmacol 112:51–57

Stensen, Niels

(11. 1. 1638 Kopenhagen – 5. 12. 1686 Schwerin)

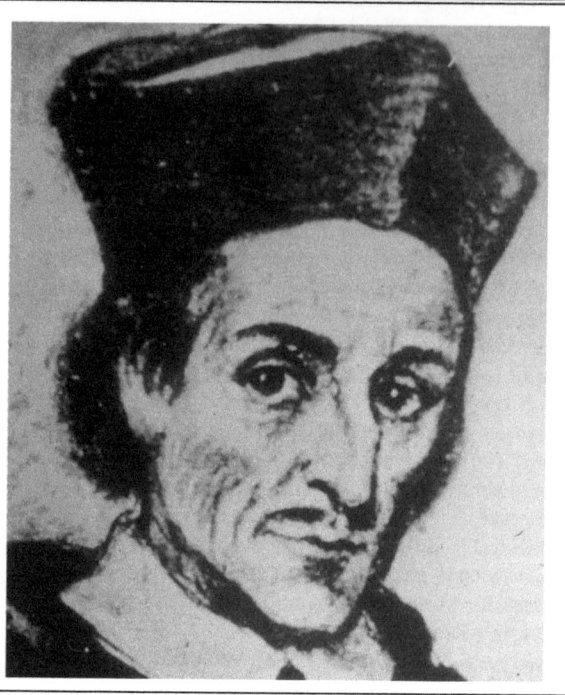

Stensen ist auch unter dem Namen Nikolaus Stenonis, Stenon oder Steno bekannt. Er studierte in Kopenhagen Medizin unter Thomas Bartholin. 1660–1664 vervollständigte er seine anatomischen Kenntnisse in Amsterdam bei Gerhard Blasius. Stensen durchlief 3 große Lebensphasen: er wirkte als Anatom, als Naturforscher und zuletzt als Theologe. Als Wissenschaftler beschreibt er nur das, was er gesehen hat und enthält sich jeglicher Spekulation.

In Amsterdam entdeckte er am Kopf eines Schafes einen Gang von der Parotis zum Mund. Stensen fand heraus, daß auf diesem Weg, dem „Ductus Stenonianus" das in der Drüse gebildete Sekret, als Speichel für die Verdauung erforderlich, in den Mund gelangt. Er erkannte den Unterschied zwischen Drüsen und den Lymphknoten, und er lieferte den Gegenbeweis zu der These, daß Tränen aus dem Gehirn kämen. Das Stensen-Experiment beinhaltet die Lähmung der hinteren Extremität bei Tieren, denen die Aorta descendens abgeschnürt wurde. Nach Entfernung der Abschnürung kehrt die Beweglichkeit zurück. 1674 führte Stensen in Paris die Sektion eines Embryos durch und fand Fehlbildungen: Septumdefekt der Herzkammer, Dextroposition der Aorta, Stenose der Arteria pulmonalis und Hypertrophie der rechten Herzkammer. 1888 wurde dieser Symptomenkomplex von Lois Arthur Fallot wiederentdeckt, die Fallot-Tetralogie. In einer Abhandlung von 1664 stellt Stensen den Faserverlauf der Herzmuskulatur dar: „Man hat das Herz als die Sonne, ja als den König begrüßt, während man doch, wenn man genau hinsieht, nichts anders findet als einen Muskel".

1667 beschrieb Stensen in seinem Buch *Elementorum Myologiae Specimen, Seu Musculi Descriptio Geometrica, Cui Accedunt Canis Carchariae Dis sectum Caput, et Dissectus Piscis et Canum Genere* die Sektion eines Haies. Hier erwähnt er erstmalig, daß die weiblichen „testes" der Säugetiere Eizellen enthalten und Analoge der Ovarien eierlegender Tiere sind: „... Inde vero, cum veridum, viviparorum testes ova in se continere ... quin mulierum testes ovario analogi sint." 1675 folgte die Beschreibung der Ovarien von 2 Maultieren. Er schreibt, daß ein Maultier schwanger werden kann, wenn die Ovarien Eizellen enthalten, was selten der Fall ist.

In der Antike sprach man von den Ovarien als den weiblichen Hoden. Um 300 v.Chr. scheint Herophilos von Alexandrien der erste gewesen zu sein, der dieses Organ beim Menschen beschrieb. Hyronymus Fabricius de Aquapendente prägte den Namen „Ovarium" oder Eierstock für die entsprechenden Organe bei Fischen und Vögeln. Nikolaus Stensen kommt das Verdienst zu, dieselbe Funktion auch für die Keimdrüsen weiblicher Säugetiere erschlossen zu haben. Vor allem Reinier de Graaf, den Stensen 1670 besuchte, sorgte für die Verbreitung dieser Erkenntnis. Die Entdeckung des Säugetiereies erfolgte erst 1827 durch Carl Ernst von Baer.

Stensen zog 1660 nach Leiden, kehrte aber 1664 nach Kopenhagen zurück. 1665 reist er nach Florenz und wurde Leibarzt des Großherzogs Ferdinand II. 1667 trat er zum Katholizismus über und blieb bis 1671 in Italien. Im gleichen Jahr folgte er einem Ruf als Anatom nach Kopenhagen. Bereits 1674 kehrte er wieder nach Florenz zurück, um sich theologischen Studien zu widmen. 1675 wurde er zum Priester geweiht und wanderte danach als apostolischer Vikar der nordischen Mission barfuß bis nach Hannover, um Nordeuropa wieder zum Katholizismus zu bekehren. 1680 wurde Stensen in Münster zum Bischof geweiht. 1683–1685 wirkte er in Hamburg und von 1685–1886 in Schwerin, wo er nach seinem Tod im Dom bestattet wurde. Auf Veranlassung Cisimos III. und durch Vermittlung des Hamburger Arztes Theordor Kerckring wurde sein Leichnam ein Jahr später per Schiff nach Livorno gebracht und in der Kirche S. Lorenzo in Florenz beigesetzt.

In Stensens Bischofswappen findet sich die Devise „pulchra sunt, quae videntur – pulchriora sunt, quae sciuntur – longe pulcherrima sunt, quae ignorantur" (Schön ist was man sieht – schöner, was man weiß – bei weitem am schönsten jedoch das, was man prinzipiell nicht wissen kann).

Literatur

Stensen N (1667) Elementorum Mmyologiae specimen, seu musculi deschritio geometrica, cui accedunt canis carchariae dissectum caput et dissectus piscis ex canum genere, subsigno stellae. Florenz

Stensen N (1675) Ova viviparorum spectantes observationes. In: Bartholin T (ed) Acta medica et philosophica Hafniensa, vol 2. Hafniae, Sumtibus Y. Hauboldi

Stensen N (1910) Historia dissecti piscis ex canum genere. In: Maar V (ed) Opera Philosophica, 2nd edn. Tryde, Kopenhagen

Fabricius ap Aquapendente H (1737) De formatione ovi et pulli. In: Opera omnia. Kerchhem, Leiden

Leysk E (1968) Die Entdeckung der Funktion des Säugetierovars durch Nikolaus Stensen. Analecta Med Hist 3:235

Schirren C (1986) Niels Stensen – Forscher, Gelehrter, Theologe. In: Niels Stensen – Glauben und Wissen, Einheit oder Widerspruch, Katholische Akademie, Hamburg

Wicklein von (1991) Nicolaus Steno nach seiner Konversion im Jahre 1667. Dissertation, Univ Hamburg 1991 (Katholische Akademie, Hamburg)

Steptoe, Patrik Christopher

(9. 6. 1913 London –
21. 3. 1988 Bourn Hall/Cambridge)

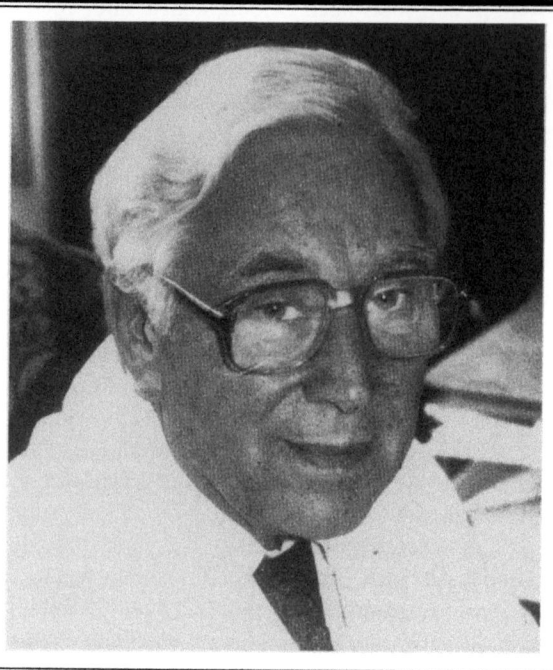

Nach dem Medizinstudium am St. George's Hospital der Medical School of London diente Steptoe im 2. Weltkrieg in der Royal Navy, zuletzt als Surgeon-Lieutnant, von 1941–1943 war er in italienischer Kriegsgefangenschaft. Später wurde er Chief Assistent in Obstetrics and Gynecology am St. George's Hospital, war 1949–1951 Senior Registrar in Whittington Group of Hospitals und 1951 Senior Consultant to the Oldham Group of Hospitals in Manchester. Von 1960–1976 war Steptoe Chairman des Manchester Regional Advisory Committee on Obstetrics and Gynecology, 1968–1978 Founder Director des Centre for Study of Human Reproduction in Oldham und 1980–1988 Joint Founder an Medical Director der Bourn Hall Clinic in Cambridge. Bedingt durch den Krieg und den Dienst in der Royal Navy begann Steptoe erst relativ spät mit seinen wissenschaftlichen Arbeiten. Seine Tätigkeit in Oldham bestand vorwiegend in klinischer Arbeit. Erst 1964, als er bereits 51 Jahre alt war, verfaßte er sein erstes Manuskript. In engem Kontakt mit R. Palmer in Frankreich und H. Frangenheim in Deutschland begann er sich in den frühen 60er Jahren mit der Laparoskopie zu befassen. 1967 publizierte er ein kleines Buch *Laparoscopy and Gynecology*. Auch in England war es schwierig, dieser neuen Methode Anerkennung zu verschaffen.

Steptoes Interesse galt vor allem der Fertilität. Es war ein glücklicher Umstand, daß die Entwicklung der laparoskopischen Technik und zur gleichen Zeit die embryologischen Studien von R. Edwards gute Voraussetzungen für die ersten Versuche zur In-vitro-Fertilisation waren. 1968 war das Wissen über die Eireifung beim Menschen ausreichend, und durch die Laparoskopie war es gleichzeitig möglich, auf einfache Weise an Follikel und Eileiter heranzukommen. Die Zusammenarbeit zwischen dem Arzt und dem Wissenschaftler erwies sich als außerordentlich fruchtbar. Die Patienten wurden mit Hormonen stimuliert, die reifen Oozyten zur vorgesehenen Zeit gewonnen und innerhalb von 3 Jahren war die frühe menschliche Embryologie bis zum Heranwachsen von Blastozysten untersucht. Die ersten Versuche, Embryonen zu transferieren, schlugen fehl. Trotz dieser Enttäuschung und der zusätzlich aufkommenden Kritik an der ethischen Vertretbarkeit dieser Maßnahmen setzten Steptoe und Edwards ihre Bemühungen fort:

There were indeed some incredibly exhilarating moments, the first fertilization of human oocytes in vitro, the growth of beautiful blastocysts – far in advance of anything possible in any animal species at the time, the first ectopic pregnancy 1975 with a perfectly normal fetus of 12 weeks' gestation, and then the birth of Louise Brown. The wonderful events did not end there (Edwards 1990)

Mit 65 Jahren schied Steptoe aus dem National Health Service aus. Eine finanzielle Unterstützung erfolgte weder vom Medical Research Council noch vom Health Service. Edwards und Steptoe waren gezwungen, eine private Klinik zu gründen, was beide 2 Jahre bis 1980 in Anspruch nahm. Inzwischen bereitete sich die Methode der In-vitro-Fertilisation weltweit aus. Bourn Hall wurde bald ein „Centre of excellence with liberal approach to research and new form of treatment" (Edwards 1990). Steptoe konnte in den ihm noch verbleibenden Jahren viele junge Kollegen in Bourn Hall ausbilden, Patienten helfen und ausgiebig Reisen unternehmen. Nicht zuletzt sind seine über das Klinische hinausgehenden ethischen Diskussionen zur erwähnen. Zuletzt hat er vor allen Dingen die Bedeutung der Embryonenforschung für die Medizin betont.

Literatur

Steptoe PC (1965) Gynaecological endoscopy – laparoscopy and culdoscopy. J Obstet Gynaecol 72:535–543

Edwards RG, Bavister BD, Steptoe PC (1969) Early stages of fertilization in vitro of human oocytes matured in vitro. Nature 221:632–635

Steptoe PC, Edwards RG (1979) Laparoscopic recovery of preovulatory human oocytes after priming of ovaries with gonadotrophins. Lancet I:683–689

Edwards RG, Steptoe PC, Purdy JM (1970) Fertilization and cleavage in vitro of preovulatory human oocytes. Nature 227:1307–1309

Steptoe PC, Edwards RG (1976) Reimplantation of a human embryo with subsequent tubal pregnancy. Lancet I:880–882

Steptoe PC, Edwards RG (1978) Birth after the reimplantation of a human embryo. Lancet II:366

Edwards RG, Steptoe PC (1980) A matter of life. Hutchinson, London

Edwards RG, Steptoe PC, Purdy JM (1980) Establishing full term human pregnancies established with embryos grown in vitro. Br J Obstet Gynaecol 87:757–768

Steptoe PC, Edwards RG, Walters DE (1986) Observations on 767 clinical pregnancies and 500 births after human in-vitro fertilization. Hum Reprod 1:89–94

Edwards R (1988) Patrick Steptoe 1913–1988. Hum Reprod 3:821–822

Edwards R (1990) A tribute to Patrick Steptoe. In: Edwards RG (ed) Establishing a successful human pregnancy. Raven, New York (Sereno Symposium, no 66)

Stieve, Hermann

(22. 5. 1886 München – 6. 9. 1952 Berlin)

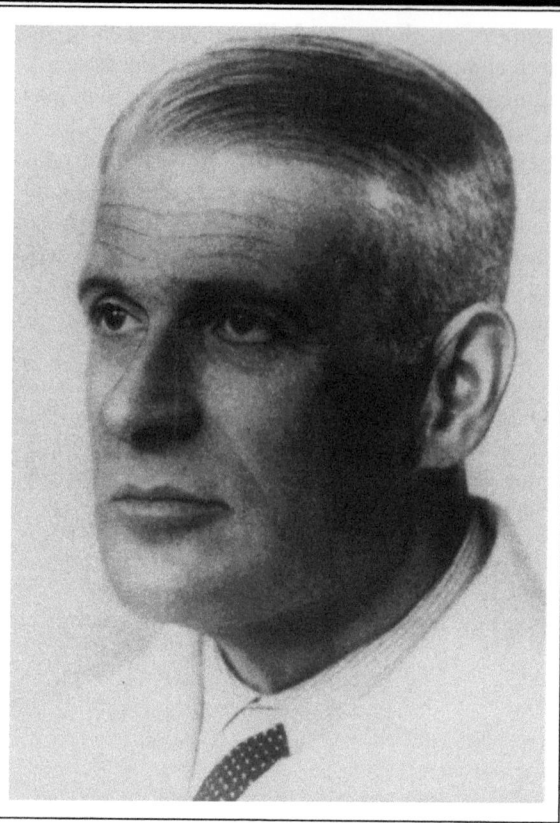

Väterlicherseits stammt die Familie aus dem Westfälischen, mütterlicherseits aus dem Rheinischen. Stieves Vater war – ursprünglich katholisch – nach der Verkündigung des Unfehlbarkeitsdogmas zum Altkatholizismus übergetreten und ließ seine Kinder protestantisch erziehen.

Beim Abitur am humanistischen Wilhelm-Gymnasium in München 1905 gab Stieve Zoologie als Studium an. Richard Hertwig riet ihm aber, zuerst das medizinische Physikum zu machen. So immatrikulierte er sich im Wintersemester 1905/06 als Studierender der Medizin und wurde aktiv beim Corps Franconia. Seine Studienzeit wurde im Wintersemester 1908/09 durch den Militärdienst unterbrochen.

1911 bestand Stieve die ärztliche Prüfung. Vom 15. Mai 1911–15. Februar 1912 war er Medizinalpraktikant an der Prosektur des Krankenhauses rechts der Isar bei Hermann Dürck. Von Februar 1912–Mai 1912 war Stieve Medizinalpraktikant an der 2. Medizinischen Klinik bei Friedrich von Müller. Am 28. November 1912 promovierte er mit der bei Dürck durchgeführten Arbeit *Transplantationsversuche bei dem experimentell erzeugten Riesenzellgranulom*.

Im Mai 1912 trat Stieve als Volontärassistent am Anatomischen Institut der Universität München bei Johannes Rückert ein. Im Januar 1913 erhielt er eine Assistentenstelle; im April heiratete er Maria von Müller, eine Tochter des berühmten Klinikers Friedrich von Müller.

Während des 1. Weltkrieges, vom 1. August 1914–15. April 1918, war Stieve als Assistenzarzt der Reserve, später als Oberarzt der Reserve teils im Felde, teils an der militärischen Akademie in München eingesetzt. Auch während des Militärdienstes benutzte er jede sich bietende Gelegenheit, um seine wissenschaftlichen Untersuchungen weiterzuführen, so daß er sich im Februar 1918 mit der Arbeit *Entwicklung des Eierstockeies der Dohle* habilitieren konnte. Ende 1917 war Stieve zum 2. Prosektor am Anatomischen Institut Leipzig ausersehen. Im Juli 1920 promovierte er noch bei dem Münchner Anthropologen R. Martin mit einer Arbeit über das Skelett eines Teilzwitters zum Dr. phil.

In Leipzig war Stieve nur wenige Jahre tätig, denn schon am 1. April 1921 wurde er als Professor für Anatomie und Direktor des Anatomischen Institutes nach Halle/Saale berufen, um die Nachfolge von W. Roux anzutreten.

1933 war Stieve der letzte freigewählte Rektor der Universität Halle. Wie wenig er aber den damaligen Machthabern zu Willen war, ist daraus zu entnehmen, daß er schon im November 1933 wieder abgesetzt wurde.

Das Collegium Clinicum der Medizinischen Fakultät der Martin-Luther-Universität Halle-Wittenberg ist das älteste Klinikum mit praxisgebundenem klinischen Kolleg aller deutschen Hochschulen. Unter August Hermann Francke (1663–1727), dem Gründer der nach ihm benannten Stiftung in Halle, hatte 1717 der Unterricht am Krankenbett begonnen. 1935 wurde Stieve als Nachfolger von Rudolf Fick nach Berlin berufen. Nach dem 2. Weltkrieg erwarb er sich besondere Verdienste durch seine Mittlertätigkeit zwischen Ost und West.

Angeregt von J. Rückert beschäftigte sich Stieve zunächst mit der damals lebhaft umstrittenen Frage der Kontinuität der Chromosomen. Als Untersuchungsobjekt wählte er das Haushuhn. Er konnte nachweisen, daß sich bei vollkommen gesunden Hühnern in jedem Entwicklungsstadium der Oozyten Chromosomen nachweisen lassen. Stieve stellte fest, daß bei allen Hühnern, die aus irgendeinem Anlaß (Gefangenschaft, Mauser, Brutlust) zu legen aufgehört hatten, die Ovarien vom Normalen stark abweichende Befunde zeigten. Er folgerte, daß abnorme Verhältnisse, wie Gefangenschaft, einen schädigenden Einfluß auf die Keimzellen ausüben.

Eine 2. experimentelle Arbeit erbrachte den Nachweis, daß die Beeinflussung der Keimzellen durch den jeweiligen Zustand des Gesamtorganismus weit größer ist als bisher angenommen wurde. Ganz unbedeutende äußere Umstände, selbst solche, die scheinbar nur die Psyche des Individuums beeinträchtigen, können zu tiefgreifenden anatomischen Veränderungen der Ovarien führen.

Die Befunde am Hühnerei fanden eine wertvolle Ausweitung und Vertiefung durch Untersuchungen am Eierstock der Dohle. Die Lage des Ovars, seine makroskopische Entwicklung und Rückbildung, die biologischen Vorgänge bis zur Legezeit, die Legezeit selbst und die anschließende Rückbildung und eventuelle Nachlegeperiode wurden eingehend dargestellt. Eine Ergänzung und Erweiterung erfuhren diese an Vogelarten erhobenen Befunde durch Untersuchungen an Amphibien, wobei vor allem der Grottenolm als Objekt diente. Das Material diente Stieve als Unterlage für die Untersuchung der Spermatogenese und der Ovogenese des Grottenolmes. In einer folgenden Arbeit berichtet Stieve über die Entwicklung der Oozyte des Grottenolmes.

Einen gewissen Abschluß der Untersuchungen Stieves zur Chromosomenfrage brachte sein kritisches Referat über die Bedeutung der Chromosomen. Gleichzeitig mit diesen Arbeiten lief eine Reihe von anatomischen und anthropologischen Untersuchungen. Mit einer Veröffentlichung über die Zwischenzellen des Dohlenhodens begann dann eine Serie von Publikationen, die in eine damals sehr aktuelle, lebhaft diskutierte Streitfrage eingriff. Die Untersuchungen gingen aus von den gewaltigen Größenunterschieden bei den Hoden der Dohle im Laufe eines Jahreszyklus. Die Volumenschwankungen waren ausschließlich durch die ungeheuren Volumenschwankungen im generativen Anteil begründet. Diese Feststellung veranlaßte Stieve der Auffassung entgegenzutreten, die namentlich E. Steinach über die Bedeutung der Zwischenzellen als Produktionsstätte des Geschlechtshormons geäußert hatte. Kurze Zeit später nimmt Stieve in einem kritischen Referat über Verjüngungsversuch nach Steinach scharf Stellung gegen die Schlußfolgerungen, die dieser aus seinen Unterbindungsversuchen zog (s. Beitrag Steinach). In einer Abhandlung über Entwicklung, Bau und Bedeutung der Keimdrüsenzwischenzellen faßte Stieve das ganze damalige Wissen über die Zwischenzellen der männlichen und weiblichen Keimdrüsen zusammen. Er kam dabei zu dem Ergebnis, daß den Zwischenzellen nur eine untergeordnete Aufgabe zukommt: sie entstehen aus den spindeligen Zellen des Bindegewebes und stellen keine Drüse mit innerer Sekretion dar.

Histologische Beobachtungen an den Hoden und Nebenhoden eines durch Unterbindung beider Nebenhoden verjüngten Hundes gaben Stieve Gelegenheit, sich nochmals eingehend mit Steinachs Verjüngungslehre zu befassen. Die Alterserscheinungen wurden bei dem frühzeitig gealterten Hund zunächst durch den Eingriff, mit Ausnahme des bestehenden Altersstares, wesentlich gebessert. Nach etwa $1/2$ Jahr trat erneuter Verfall ein. Nach der Unterbindung ergab die Untersuchung eine Rückbildung und Resorption großer Mengen von Samenzellen. Die Gesamtmenge der Zwischenzellen war aber, entgegen Steinachs Auffassung, nicht vermehrt.

Auch auf entwicklungsgeschichtlichem Gebiet hat Stieve wertvolle Beiträge geliefert. Für die Frühentwicklung des Menschen sind 2 von ihm eingehend beschriebene Keimlinge von Bedeutung. Bei dem Embryo „Hugo" handelte es sich um ein $13^{1}/_{2}$ Tage altes, vortrefflich erhaltenes menschliches Ei; noch jünger war der Keimling „Werner". Beide konnten in situ in der Gebärmutter fixiert werden, so daß auch für das Verhalten der Trophoblastschale wichtige Aufschlüsse gewonnen wurden. Beim Embryo „Werner" fand Stieve noch keinen eigentlichen von einer besonderen Zellage ausgekleideten Dottersack. Nur am Verhalten der Morulamesodermzellen ist die Form des späteren Dottersackes zu erkennen, während das Entoderm erst eine einfache Zellage unterhalb des Ektoderms der Embryozyste darstellt.

In Untersuchungen über die Entwicklung des Dottersackkreislaufes stellte Stieve fest, daß das Herz bei menschlichen Embryonen von etwa 17 Urwirbelpaaren, also in einem Befruchtungsalter zwischen 32 und 38 Tagen, zu schlagen und das Blut zu kreisen beginnt.

Von 1925 ab begann eine Reihe von Arbeiten über die mikroskopische Anatomie der weiblichen Geschlechtsorgane, die Stieve den Ehrentitel eines „Anatomen der Gynäkologen" brachten. Als erstes gab er eine eingehende Darstellung der Veränderungen, die die menschliche Scheide im Laufe der Schwangerschaft erfährt. Einzigartig sind die Untersuchungen Stieves über die Gebärmutter. Als Grundlage für diese Untersuchungen konnte sich Stieve dank der Mithilfe zahlreicher Geburtshelfer, wie z.B. H. Sellheim, ein an Güte und Zahl bisher unerreichtes Beobachtungsmaterial verschaffen. Stieve hatte Dutzende von Uteri in lückenloser Entwicklungsreihe zur Verfügung. So konnte er zeigen, daß die Zervix während der Schwangerschaft in tiefgreifender Weise in allen ihren Teilen umgestaltet wird. Es war naheliegend, daß Stieve die Schätze, die er in seinem einzigartigen Material von schwangeren Uteri hatte, auch für das Studium der Plazenta auswertete.

Ebenso einzigartig sind auch die Untersuchungen Stieves über die mikroskopische Anatomie des menschlichen Eierstockes. Die Ovarien konnten meist unmittelbar nach der Entnahme in ausgezeichnetem Erhaltungszustand fixiert werden. Jeder Eierstock wurde in Serienschnitte zerlegt. Dazu kommt, daß über jedes Individuum auch genaue anamnestische Angaben vorlagen. Schon die 1. eingehende Arbeit über die Ovarien von 8 jungen Mädchen, die im Alter von 15-19 Jahren durch Unglücksfälle oder Selbstmord ums Leben kamen, brachten ein neues Bild. Es zeigte sich, daß der menschliche Eierstock im 2. und auch im 3. Lebensjahrzehnt normalerweise eine sehr große Zahl von wachsenden und Bläschenfollikeln, auch von atretischen Follikeln enthält. Ihre Zahl ist weit größer als bisher angenommen worden war. Es ist falsch, solche Zustände als kleinzystische Entartung zu bezeichnen, wie es pathologischerseits geschah; sie sind physiologisch. 1942 konnte Stieve die Eierstöcke von 5 jungen Frauen im Alter von 16-19 Jahren untersuchen, die völlig gesund und durch Unglücksfälle umgekommen waren. Die Ovarien enthielten zahlreiche Bläschenfollikel, aber keinen einzigen sprungreifen Follikel und kein einziges Corpus luteum. Die Uterusschleimhaut befand sich immer im Stadium der Proliferation, nie in dem der Sekretion. Unter der Erscheinung einer monatlichen Blutung wird sie ausgestoßen, ohne daß entsprechende Veränderungen in den Eierstöcken auftraten. Stieve bezeichnete diese von ihm erstmalig erkannte und begründete Erscheinung als anovulatorische Blutung. Es sind physiologisch auftretende Blutungen ohne Ovulation und Corpus-luteum-Bildung, also keine echten Menstruationsblutungen.

In den Eierstöcken gesunder geschlechtsreifer Frauen platzen nicht nur die Follikel, deren Gelbkörper die bezeichnenden Veränderungen der Gebärmutterschleimhaut bedingen, sondern zu allen Zeiten des Zyklus können noch weitere Follikel reifen und springen, deren Einfluß auf die Uterusschleimhaut nicht ohne weiteres zu erkennen ist. Diese zusätzlichen oder parazyklischen Ovulationen erklären, daß Frauen im Prämenstruum, während der Blutung oder im frühen Postmenstrum befruchtet wurden. Damit kam Stiefe in scharfen Gegensatz zur Lehre von Ogino und Knaus (s. Beiträge Ogino u. Knaus).

1924 konnte Stieve als erster zeigen, daß im Hoden von Hingerichteten unter dem Einfluß der Angst schwere, morphologisch nachweisbare Veränderungen auftreten können. Auch bei der Frau kann es unter Bedingungen, die stark erregen und vor allem das Gefühl massiver Angst hervorrufen, zu starken Veränderungen an den Keimdrüsen kommen. Die Eierstöcke stellen ihre Tätigkeit dann plötzlich ein, neue Follikel reifen nicht, Gelbkörper werden rasch atrophisch. Die Schleimhaut des Uterus bildet sich zurück. Es tritt keine Menstruation mehr ein. Andererseits kann eine starke akute psychische Erregung dazu führen, daß bei diesen Frauen, selbst nach monatelangem Aussetzen, plötzlich eine Blutung eintritt (anovulatorische Schreckblutung).

Über das ganze Leben hin erstrecken sich die Beobachtungen Stieves zur Fortpflanzungsbiologie der Tiere: Molche, Tritonen, Hühnerhabicht und Sperber, Auerhahn und Birkhahn, Dachse, Igel, Rehe, Feldhasen. Nicht oft zieht ein Jäger so wie Stieve mit Flinte, Präparatengläsern und Fixierungsflüssigkeit zur Jagd, um nach Erlegung des Wildes mit gleicher Leidenschaft erst noch eine 2. Jagd auf mikroskopischem Gebiet zu beginnen. So wurden die Beobachtungen zur Fortpflanzungsbiologie des Rehes im Laufe von 40 Jahren an 273 Böcken und 89 Ricken durchgeführt. Stieve zeigte an lückenlosen Präparatenreihen, daß sich die Hoden des periodisch brünstigen Rehbocks jedes Jahr in der Zeit von Februar bis Mai zum reifen Organ entwickeln. Von Mai bis Anfang August bilden sie reichlich Samen; vom September bis zum Februar des nächsten Jahres sind sie dagegen klein und im Zustand der Ruhe. Die meisten Ricken werden in der 2. Hälfte des Juli und der 1. Hälfte des Augsut brünstig und in dieser Hauptbrunstzeit auch gedeckt. Einige wenige aber werden Ende November, Anfang Dezember brünstig. Diese Nebenbrunstzeit des Rehes ist, wie Stieve nachwies, keine Scheinbrunst, sondern eine echte Brunst. Die in der Hauptbrunstzeit befruchteten Eier entwickeln sich von Juli–Dezember in der 4–5 Monate dauernden Vortragszeit nur äußerst langsam, in der anschließenden 5 Monate währenden Austragszeit dagegen rasch. Die Jungen werden in diesem Fall nach einer Gesamttragezeit von 9–10 Monaten gesetzt. Die in der Nebenbrunstzeit befruchteten Eier entwickeln sich dagegen ohne oder mit nur sehr kurzer Vortragezeit. Sie treten dann Ende Dezember gleich in die Austragezeit, so daß die Kitzen schon nach einer Gesamttragezeit von 5–6 Monaten geboren werden. Der Feldhase ovuliert, wie Stieve feststellte, nur im Anschluß an eine Paarung.

Das rege Interesse von Stieve am Unterricht gab wohl auch die Veranlassung für seine Teilnahme an den vorbereitetenden Arbeiten der im Jahre 1923 gewählten Nomenklaturkommission, die zur Aufstellung der Nomina anatomica Jenensia führten.

Das Referat für die Tagung der Deutschen Gynäkologen in München 1952 *Cyclus, Physiologie und Pathologie (Anatomie)* lag fertig auf dem Tisch, als er plötzlich starb. Es wurde von Prof. Naujoks verlesen. Außerdem wurden auf dieser 29. Versammlung der Deutschen Gesellschaft für Gynäkologie noch folgende Referate gehalten: Zwischenhirn und Hypophyse (W. Bargmann); The Physiology of the Hypothalamus und Pituitary Gland in relationship to Gynecology (C. W. Harris); Nebenniere und Genitale (Botella-Llusía); Die übergeordnete Regulation des Zyklus (A. Westmann); Die Klinik des normalen und gestörten menstruellen Zyklus (R. Schröder); Die primäre Amenorrhoe (E. Phillip); Corpus luteum (C. Kaufmann); Verkannte Schwangerschaft (F. Aschheim und J. Varangot).

Literatur

Stieve H (1913) Zur Oogenese des Haushuhnes. Sitzungsber Ges Morphol Physiol Münch 29:63–81

Stieve H (1918) Über experimentell durch veränderte äußere Bedingungen hervorgerufene Rückbildungsvorgänge am Eierstock des Haushuhnes (Gallus domesticus). Arch Entwicklungsmech 44:530–588

Stieve H (1918) Die Entwicklung des Eierstockeies der Dohle (Colaeus monedula). Arch Mikrosk Anat 92:137–288

Stieve H (1922) Die Untersuchungen über die Wechselbeziehungenzwischen Gesamtkörper und Keimdrüsen. Mastversuche an männlichen Gänsen. Arch Entwicklungsmech 52:313–364

Stieve H (1923) Untersuchungen über die Wechselbeziehungen zwischen Gesamtkörper und Keimdrüsen. Beobachtungen und Versuche an männlichen Hausmäusen und an männlichen Feldmäusen, zugleich ein weiterer Beitrag zur Zwichenzelfrage. Arch Mikrosk Anat Entwicklungsmed 99:390–496

Stieve H (1924) Untersuchungen über die Wechselbeziehungen zwischen Gesamtkörper und Keimdrüsen. Beobachtungen an menschlichenHoden. Z Mikrosk Anat Forsch 1:491–512

Stieve H (1925) Untersuchungen über die Wechselbeziehungen zwischen Gesamtkörper und Keimdrüsen. Histologische Beobachtungen an den Hoden und Nebenhoden eines durch Unterbindung beider Nebenhoden „verjüngten" Hundes. Forschung 2:111–162

Stieve H (1926) Unfruchtbarkeit als Folge unnatürlicher Lebensweise. Bergmann, München (Grenzfragen des Nerven- und Seelenlebens, Heft 26, S 52)

Stieve H (1926) Ein menschliches Ei vom Ende der zweiten Woche. Anat Anz 61:138–143

Stieve H (1927) Ein 13 1/2 Tage altes, in der Gebärmutter erhaltenes und durch Eingriff gewonnenes menschliches Ei. Z Mikrosk Anat Forsch 7:296–402

Stieve H (1931) Untersuchungen über die Wechselbeziehungen zwischen Gesamtkörper und Keimdrüsen. Durch Kaffeegenuß bewirkte Schädigung der Hoden und der Fruchtbarkeit. Z Mikroskop Anat Forsch 23:329–372

Stieve H (1935) Neue Beobachtungen über den Bau der menschlichen Placenta. Zentralbl Gynäkol 59:434–446

Stieve H (1936) Ein ganz junges, in der Gebärmutter erhaltenes Ei (Keimling Werner). Z Mikroskop Anat Forsch 40:281–322

Stieve H (1939) Die anatomischen Namen, ihre Ableitung und Aussprache, 19. Aufl. Bergmann, München

Stieve H (1942) Der Einfluß von Angst und psychischer Erregung auf Bau und Funktion der weiblichen Geschlechtsorgane. Zentralbl Gynäkol 66:36

Stieve H (1943) Schreckblutungen aus der Gebärmuterschleimhaut. Zentrabl Gynäkol 67

Stieve H (1943) Über Menstruation und Ovulation. Geburtshilfe Frauenheilkd 5/2

Stieve H (1943) Über Follikelreifung, Gelbkörperbildung und den Zcitpunkt der Befruchtung beim Menschen. Z Mirkoskop Anat Forsch 53:467–582

Stieve H (1944) Paracyklische Ovulationen (Anatomische Tatsachen, welche die klinischen Beobachtungen erklären, daß bei der gesunden, geschlechtstüchtigen Frau keine physiologisch unfruchtbare Zeit besteht). Zentralbl Gynäkol 68/7:258

Stieve H (1950) Der Ovarialcyklus vom Standpukt der vergleichenden Anatomie. Naturwissenschaft 37:8–13, 33–38

Stieve H (1950) Anatomisch-biologische Untersuchungen über die Fortpflanzungstätigkeit des europäischen Rehes (Capreolus capreolus L). Z Mirkoskop Anat Forsch 55:427–530

Stieve H (1951) Die Oocytenschwäche der alternden Frau. Zentralbl Gynäkol 73:637–643

Stieve H (1953) Eierstock und Cyklus-Anatomie und Physiologie. (Tagung Dtsch. Gynäkol. Ges., München 1952) Arch Gynäkol 83:178–203

Kaiser W, Krosch KH, Piechocki W (1967) Collegium clinicum Halense. In: 250 Jahre Collegium Clinicum Halense 1717–1967. Wiss Beitr Martin Luther Univ Halle-Wittenberg

Kirsche W (1953) Hermann Stieve, Rede gehalten anläßlich der Gedenkfeier im Anatomischen Institut der Humbloldt-Universität zu Berlin am 15. Sept. 1952. Morphol Jahrb 93:1–13

Romeis B (1953) Hermann Stieve. Anat Anz 99:401–440

Stumpf, Walter Erich

(geb. 10. 1. 1927 in Oelsnitz/Vogtland)

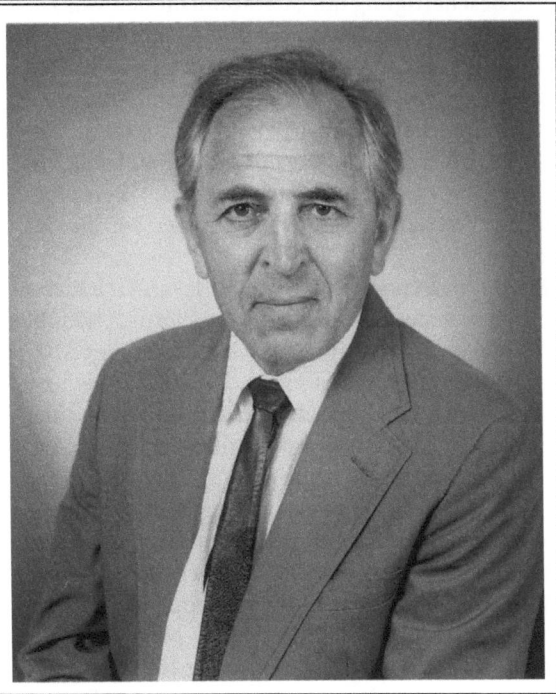

Stumpf besuchte von 1940–1944 die Fletcher-Schule, ein Internat in Dresden. Anschließend studierte er in Leipzig und in Berlin Medizin. Seine Doktorarbeit hat den Titel *Quantitative Bestimmung von Blut im Stuhl*. Nach dem Studium absolvierte er eine neurologische und psychiatrische Ausbildung an der Charité bis zum Facharzt 1957. Danach wurde er Assistent an der Neurologischen und Psychiatrischen Klinik in Marburg. Nach Zwischenstationen in London und wieder in Marburg ging Stumpf 1963 in die USA. 1967 erhielt er den Ph.D. im Department of Pharmacology, University of Chicago, wo er bis 1970 blieb. Dann ging er ans Department of Anatomy and Pharmacology, University of North Carolina, Chapel Hill.

Stumpf selbst berichtet:

„Nun, da der Berg fast erklommen, blicke ich zurück. Als Nachkomme des Sisyphus, mit viel Schweiß, Kummer und Freude. War Sisyphus glücklich? Sicherlich.

So, wie mit dem Stein des Sisyphus: Alles im Leben ist Logistik. Logistik ist auch vordergründiger Gegenstand meiner wissenschaftlichen Steinarbeit: wohin geht es, und wo wirkt es? Das Wo ist wesentlicher Teil des Wie. Denn Interaktion erfolgt, wenn Passendes an einen passenden Ort gelangt.

Wo speziell laufen Krankheits- und Heilprozesse im Gehirn und anderenorts ab? Diese Frage wollte ich als Neurologe und Psychiater verfolgen. 1960 begann ich Versuche mit Autoradiographie in Marburg, zur selben Zeit, als sich Lloyd Roth in Chicago dem gleichen Thema zuwandte „Autoradiography of diffusible substances". Er lud mich ein, für 1 Jahr im Department of Pharmacology an der University of Chicago an der Entwicklung einer geeigneten Methode zu arbeiten. Als ich 1963 kam, war ein Mikroskop in einem kleinen leeren Zimmer neben seinem Büro die Grundausstattung für die Lösung eines Problems, die Hilde Levi für unmöglich hielt. So nämlich antwortete sie 1964 auf meine Frage, ob man denn auch Hormone und Arzneimittel zellulär lokalisieren könne. Seit mehreren Jahren hatte sie, einst Mitarbeiterin von 2 Nobelpreisträgern, Hevesy und Libby, vergeblich versucht, Testosteron im Gewebe sichtbar zu machen.

Ich lernte, Gewebe schonend zu frieren und 0,2–1 µm dünn zu schneiden. Humberto Fernandez-Moran, selbst Pionier auf diesem Gebiet, bescheinigte mir, daß ich der erste sei (1965, Nature), der bei Temperaturen zwischen –60 °C und –105 °C Schnitte im Kryostat geschnitten habe. Das stand der Auffassung von Pearse entgegen, der in seinem Lehrbuch der Histochemie 1963 behauptete, daß unter –45 °C Gefrierschnitte nicht möglich seien.

Gefrierschnitte, routinemäßig bei –50 °C bis –60 °C geschnitten, gefriergetrocknet, dann trocken auf Kernemulsion augetragen, dienten schließlich der erfolgreichen zellulären und subzellulären Lokalisation von Östradiol und anderen diffusiblen Molekülen.

Die Beschäftigung mit Steroidhormonen war zufällig. Eines Tages hatten nämlich Peter Jungblut und ich uns in der Cafeteria über das Problem der Lokalisation von nicht kovalent gebundenen Substanzen unterhalten. Er arbeitete an Östradiolbindung im Uterus mit seinerzeit vermuteter nukleärer, zytoplasmischer oder membranöser Rezeptorbindung. Östradiol im Uterus, ja; aber wo im Gehirn?

Mit der neu entwickelten Methode fand ich klare, nukleäre Lokalisation nicht nur in Uterus, Ovidukt und Ovar, sondern auch in Gehirn, Hypophyse, Haut, Hoden und Nebenhoden, Herz, Thymus und anderen Organen, die nach landläufiger Auffassung nicht wesentlich mit Reproduktion zu tun haben. „Oh, it's everywhere!", sagte man mir bei Tagungen, die Bedeutung der Befunde in Frage stellend. In der Hypophyse waren Zielzellen für Östradiol nicht nur Gonadotrope, sondern auch Tyhreotrope, Somatotrope und Laktotrope, Kortikotrope und Pituizyten. Als ich deshalb in Iowa City Nicolas Halmi befragte und auf die Diskrepanz zur herrschenden Expertenmeinung hinwies, erwiderte er: „Experten? Es gibt keine Experten. Es gibt nur verschiedene Arten von Amateuren."

Es gelang damals, Gefrierschnitte für Elektronenmikroskopie herzustellen. Ich arbeitete an einem vertikal montierten Ultramikrotom, den Messerhalter in flüssigem Stickstoff eingetaucht. Die technischen Schwierigkeiten hätten Jahre erfordert, um ein brauchbares Verfahren zu entwickeln. Der Erfolg war ungewiß. Ich ließ deshalb davon ab. Die nun verfügbaren „dry mount" und „thaw-mount" autoradiographischen Techniken boten eine Fülle von interessanten Daten im zellulären Bereich. Diese galt es aufzuarbeiten: z.B. Landkarten vom Gehirn mit Rezeptorzellen für Östradiol, Progestagen, Androgen, Kortikosteroid, Schilddrüsenhormon, Vitamin D und schließlich auch Vitamin A. Andere Gewebe wurden mituntersucht. Die Fülle neuer Information durch Anwendung dieser autoradiographischen Techniken allein oder kombiniert mit immunhistochemischen oder anderen Techniken gab Anlaß, Lehrmeinungen in Frage zu stellen und neue Konzepte zu entwickeln. Es war sehr bald klar, die „hypophyseotrophe Zone" im Hypothalamus gibt es nicht, auch kein einzelnes Sexualzentrum; denn es sind verknüpfte neuronale Systeme, die bis in den Hirnstamm und ins Rückenmark reichen. Vitamin D ist nicht „the calcium homeostatic steroid hormone". Kalziumregulierung ist nur ein Teil einer viel umfassenderen Funktion dieses Steroids, nämlich der Anpassung des Organismus an unsere solare jahreszeitliche Umwelt. „Soltriol", wie es richtiger heißen sollte, bewirkt kooperativ mit anderen Botenstoffen der Steroidfamilie die sonnenzeitgerechte und umweltabgestimmte Reproduktion, Regulation des Stoffwechsels und Wachstums, der Immunabwehr, Motorik und Sensorik und des Verhaltens. In einem Haiku haben wir 1985 versucht, solche Gedanken zu kondensieren:

Steroid	Steroid Hormon
inochi no haru o	o Frühling des Lebens
megurikuru	kommt geht und kommt

Ein wesentlicher Teil dieser Arbeit erfolgte in Chapel Hill, North Caroline, wohin mich Stanley Bennett 1970 einlud. Wie 10 Jahre zuvor der Sprung von der Psychiatrie zur Pharmakologie, so nun von der Pharmakologie zur Anatomie und zu den Laboratories for Reproductive Biology. Die äußeren Änderungen von Namen und Fachrichtungen seit dem Beginn an der Berliner Charité reflektieren die interdisziplinäre Natur meiner Arbeit sowie die von Politik und Mode abhängigen Wechselfälle der Arbeitsbedingungen. Thematik, wissenschaftliches Anliegen und das damit verbundene eigene Wesen haben überdauert."

1975 war Stumpf Visiting Professor am Max-Planck-Institut für Zell-Biologie in Wilhelmshafen bei Jungblut und 1981 Visiting Professor in Ulm. Seit Juli 1973 ist er Professor of Cell Biology and Pharmacology am Department of Anatomy and Pharmacology, University of North Caroline, Chapel Hill.

Quellen und Literatur

Stumpf WE: Persönliche Mitteilungen, Februar 1992
Roth LJ, Stumpf WE (eds) (1969) Autoradiography of diffusible substances. Academic Press, New York, p 371
Stumpf WE, Grant LD (eds) (1975) Anatomical neuroendocrinology. Karger, Basel, p 472
mestres P, Stumpf WE (1978) Scanning electron microscope studies of the brain ventricular surfaces. Electron Microscopy Inc
Stumpf WE (1981) Progress in autoradiography. J Histochem Cytochem Suppl 2:1A
Stumpf WE, Solomon HF (eds) (1993) In vitro/in vivo autoradiography and correlative imaging. Academic Press, New York

Swerdloff, Ronald S.

(born 18. 2. 1938 in Los Angeles/California)

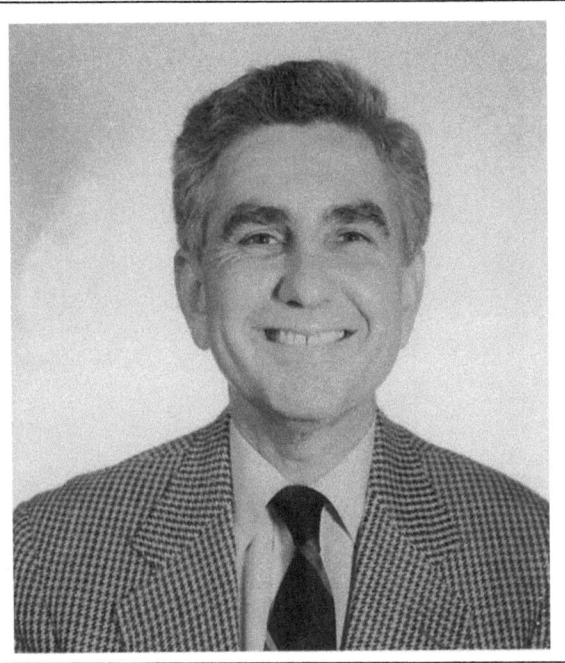

My career began as a clinician, having been trained as a physician (internal medicine with subspecialty training in endocrinology and metabolism). I received research experience at the National Institutes of Health and at UCLA, the former in the areas of gerontology and carbohydrate metabolism under the direction of Reuben Andres. After my return to clinical training I was transformed into a reproductive biologist by William D. Odell, with whom I worked as a postdoctoral fellow and later as a colaborator. When Professor Odell assumed the Chair of Medicine at our institution, I became the head of the Endocrinology and Metabolism division (a post I have retained for the past 18 years). Five years ago I organized a university-wide Population Research Center that has been funded by the NIH and provides core support in the areas of molecular biology, morphology, hormone assays and biostatistics.

My own research has focused in the broad areas of reproductive physiology and medicine. In recent years I have been involved in efforts to develop approaches to male contraception. I have had an opportunity to observe the needs and help coordinate international investigations in this area through a long-standing participation in the WHO, HRP, Male Task Force and through consultations with the UNFPA programs. I have been fortunate to train a number of bright scholars, many of whom have both assisted my own progress and become valued scientists and educators in their own right.

I have remained involved in clinical teaching and patient care, serving both in general medicine and endocrinology. Approximately one day a week is spent with a small but highly refined paractice in reproductive medicine.

On the personal side, I am presently unmarried and have two sons. The elder is a graduate of Stanford University where he works as a Research Associate in the Endocrinology Division of the School of Medicine. The younger son is a second-year student at Brown University. Both boys have proven outstanding university athletes (water polo). I am a sailor for recreation, initially an offshore racer, more recently a weekend cruiser. Southern California lends itself well to marine and aquatic endeavors, and living at the seashore has made the family's recreational interests easier.

References and Other Sources

Swerdloff RS: Personal report, July 1991
Swerdloff RS, Jockenhovel F (1989) Endocrinology of the male. In: Kelley WN (ed) Testbook of internal medicine, vol 2. Lippincott, Philadelphia, pp 2205–2214
Wang C, Swerdloff RS (1989) Approach to infertility in the male. In: Kelley WN (ed) Testbook of internal medicine. Lippincott, Philadelphia, pp 2305–2307
Swerdloff RS, Kandeel F (1989) Approach to sexual dysfunction in the male. In: Kelley WN (ed) Testbook of internal medicine. Lippincott, Philadelphia, pp 2308–2312

Swolin, Kurt

(geb. 1923 in Wuppertal)

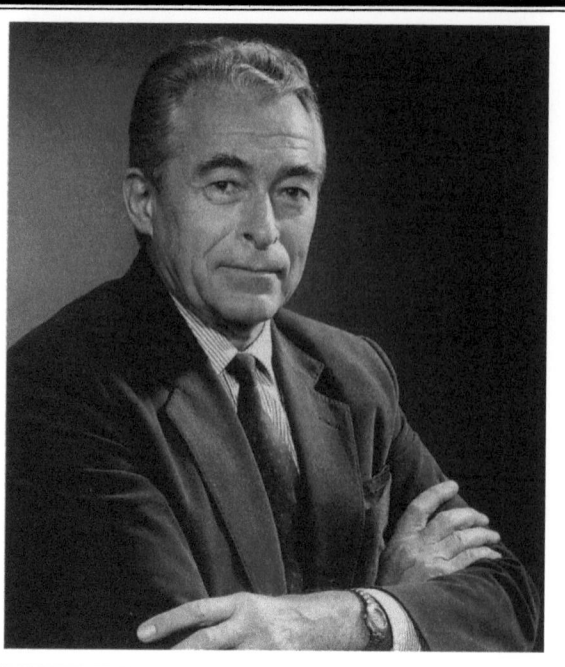

Swolin kann als Begründer der gynäkologischen Mikrochirurgie bezeichnet werden. 1966 beschrieb er als erster den Gebrauch einer Lupenoptik bei gynäkoloigschen Operationen.

Swolin studierte Medizin in Göttingen und Düsseldorf und machte seine Ausbildung in der Gynäkologie in Wuppertal an der Landesfrauenklinik bei K. Anselmino, wo er Assistent von K. Frangenheim war. 1959 ging Swolin nach Göteborg und promovierte 1967 zum Dr. med. mit der Arbeit *Beiträge zur operativen Behandlung der weiblichen Sterilität. Experimentelle und klinische Studien.* 1968 wurde er Assistant Professor, 1970 Dozent und seit 1975 ist er Associated Professor und Head of Section of Reproduction and Tubal Surgery am gleichen Department.

Das Verdienst Swolins ist es, die Mikrochirurgie in die Gynäkologie eingeführt zu haben. Er benutzte eine Lupe oder später auch das Operationsmikroskop und erkannte die Bedeutung des atraumatischen und möglichst blutarmen Operierens. Zur Verhinderung postoperativer Adhäsionen führte er die hochdosierte Glukokortikoidbehandlung ein. Die Resultate seines Vorgehens konnte er durch Kontrollaparoskopien oder Reoperationen kontrollieren. Jeder peritonealer Reiz, ob chemisch, physikalisch oder bakteriell, ruft eine Entzündungsreaktion hervor, die den Boden für spätere Verwachsungen bildet. Bereits bei der Eröffnung der Bauchhöhle nach Inzision der Haut mit dem Skalpell durchtrennte Swolin die Schichten der Bauchwand elektrochirurgisch, damit vor Eröffnung des Peritoneums eine absolute Bluttrockenheit besteht. Nach Eröffnung der Bauchhöhle operierte er in einer Art feuchter Kammer. Alle Bauchtücher etc. wurden mit einer isotonen isoosmolaren Lösung, der Kortikosteroide zugesetzt wurde, feucht gehalten. Jedes Tupfen war streng verpönt. Die Säuberung des Operationsgebietes erfolgte durch Spülung, eine exakte Blutstillung auch der kleinsten Gefäße durch eine punktförmige Koagulation mit einer unipolaren Mikronadel oder Mikropinzetten. Im Gegensatz zur konventionell gelehrten Operationstechnik, das Gewebe mit Instrumenten und nicht mit Fingern zu fassen, empfahl er, alle Gewebe vorsichtig mit dem Finger oder mit elektrisch nichtleitenden Stäben anzuheben. Er hat darauf hingewiesen, daß Puder jeder Art im Operationssaal keine Verwendung finden sollten, da hierdurch immer Adhäsionen ausgelöst werden. Vor Verschluß des Peritoneums wurde die Bauchhöhle mehrfach mit isoosmolarer Lösung gespült.

Swolin hat die laparoskopischen Techniken in Schweden eingeführt, zahlreiche Gäste in die Technik der Mikrochirurgie eingeweiht und in zahlreichen Kliniken weltweit seine Methode bekannt gemacht.

Literatur

Swolin K (1967) Beiträge zur operativen Behandlung der weiblichen Sterilität. Acta Obsted Gynecol Skand (Suppl) 46/4

Swolin K (1975) Electromicrosurchery and salpingostomy: longterm results. Am J Obstet Gynecol 121:418–419

Swolin K (1980) Resultate der Fertilitätsoperation der Göteborger Schule. Ther Umsch 37:479–482

Szentágothai, János

(geb. 31. 10. 1912 in Budapest)

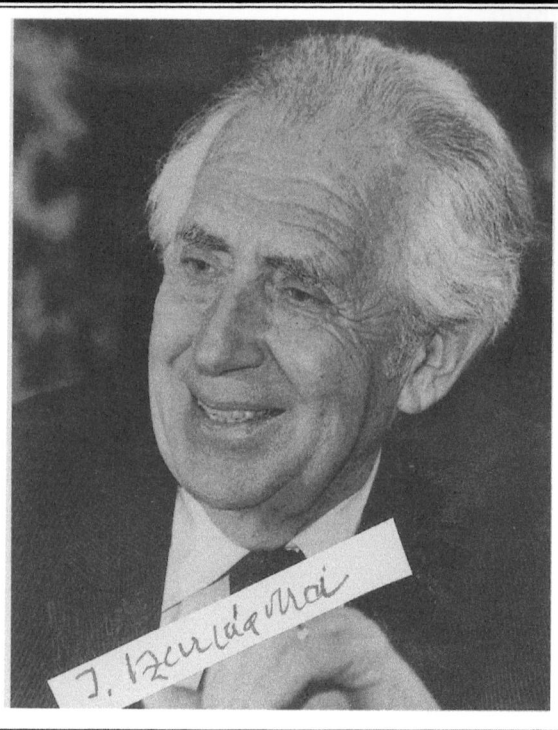

Szentágothai stammt aus einer Arztfamilie, die väterlicherseits aus Sachsen stammt. Bis 1940 lautete der Familienname Schimert. Dieser deutsche Name wurde als Opposition zu den Nationalsozialisten geändert und der Name von Vorfahren aus dem 17. Jahrhundert angenommen. Szentágothai ging in Budapest zur Schule und studierte dort auch bis 1936. Nach kurzem Kriegsdienst kam er in amerikanische Gefangenschaft, wo er bis 1946 in einem „prisoner of war hospital" arbeitete. Bei der Rückkehr nach Ungarn wurde er sofort Professor für Anatomie an der Universität von Pécs. Hier blieb er bis 1963 und hatte dann bis 1977 den Lehrstuhl für Anatomie der Semmelweis-Universität in Budapest inne. Bis 1985 war Szentágothai Präsident der Ungarischen Akademie der Wissenschaften.

Szentágothai wurde als unabhängiges Mitglied ins ungarische Parlament gewählt, wo er heftig gegen das kommunistische Megaprojekt von CSSR und Ungarn eines Donau-Kraftwerks kämpfte. Nach den politischen Veränderungen im Frühjahr 1990 wurde er auf der Liste des ungarischen demokratischen Forums erneut ins Parlament gewählt.

Wie aus seinen selbstbiographischen Artikeln hervorgeht, hat Szentágothai sich nur abseits mit dem Thema Hypothalmus beschäftigt, quasi auf Druck seiner Schüler B. Flerkó, B. Halasz, B. Mess und M. Palkovits. Seine eigenen Arbeitsgebiete waren die funktionelle Anatomie der Synapse, die Suche nach Reflexverbindungen im Rückenmark und im Hirnstamm, Vestibulookularreflexe und die hypothalamischen neuronennahen Systeme. Später befaßte er sich mit Studien zur Selbstorganisation neurale Zentren und zur Organisaton und Funktion des Gehirns. Nach der Emeritierung 1985 arbeitete Szentágothai weiter in einer Academy Research Group an der Budapester Medical School.

Quellen und Literatur

(siehe auch Beiträge B. Flerkó und bei B. Hálasz)
Szentágothai J: Brief und Bericht, Dezember 1991
Szentágothai J (1975) Under the spell of hypothalamic feedback. In: Meites J, Donovan BT, McCann SM (eds) Pioneers in neuroendocrinology. Plenum, London New York, pp 297–311
Szentágothai J (1985) Theorien zur Organisation und Funktion des Gehirns. Naturwissenschaften 72:303–309
Szentágothai J (1987) The architecture of neural centres and understanding neural organization. In: McLennan H, Ledsome JR, McIntosh CHS, Jones DR (eds) Advances in physiological research. Plenum, New York London, pp 111–131
Szentágothai J (1987) The brain mind relationship. In: Gulyas B (ed) The brain-mind problem. Leuven Univ Press, pp 61–80

Tamm, Jürgen

(geb. 24. 4. 1924 in Todenbüttel/Holstein)

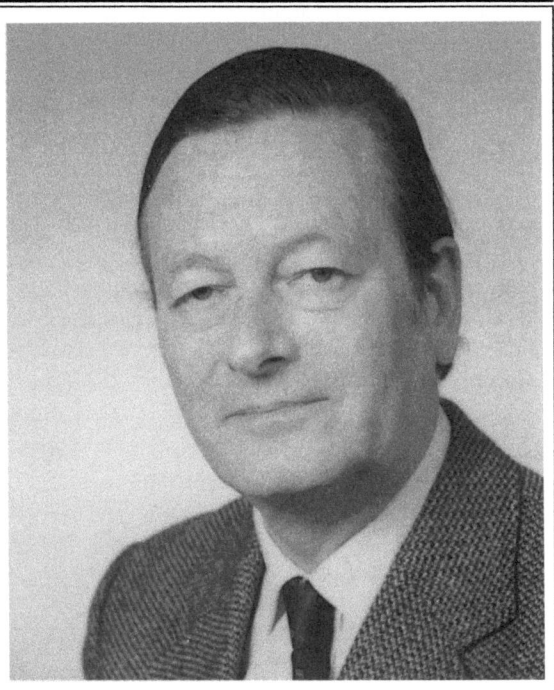

Tamm berichtet selbst:
Nach Ablegen des Abiturs im März 1942 am Johanneum zu Hamburg fand ich gerade noch Zeit, mich an der Universität Hamburg für das Fach Chemie immatrikulieren zu lassen, bevor der Einberufungsbefehl zur Wehrmacht auf meinen Tisch flatterte. Mit viel Glück überstand ich den Kriegsdienst und war im Juni 1945 wieder in Hamburg. Überraschend schnell bekam ich von der Universität einen Studienplatz für Chemie (Nebenfach Botanik) zugeteilt, so daß ich schon im Wintersemester 1945 mit dem Studium beginnen konnte. Die anfängliche Euphorie schwand jedoch rasch, da die Anzahl der Praktikumsplätze infolge von Kriegsschäden und Überfüllung der Hörsäle bei weitem nicht ausreichte. Da die Situation im Sommersemester eher noch trüber aussah, überredete mich ein guter Freund, eine Umimmatrikulation in das Fach Medizin zu versuchen. Dies gelang auf Anhieb. Ende 1951 legte ich das medizinische Saatsexamen ab und konnte meine Dissertation einreichen, die ich an der 2. Medizinischen Universität-Klinik Eppendorf unter Arthur Jores angefertigt hatte.

An eben dieser Klinik, die ich als Famulant und Doktorand kennen und schätzen gelernt hatte, begann ich im Januar 1952 meine ärztliche Tätigkeit als Pflichtassistent. Arthur Jores war für alle Mitarbeiter ein echtes Vorbild. Seine Amtsführung, geformt durch Drangsalierung und Haft während der Nazizeit, glich eher der eines Pater familias als der eines machtbewußten Ordinarius. Als international angesehener Endokrinologe hatte Jores an seiner Klinik eine Gruppe von Mitarbeitern zusammengeführt, die sich mit diesem Spezialgebiet befaßten. Hier sind zu nennen: Henry Nowakowski, Heinrich Küchmeister und Klaus-Dieter Voigt, der Ende 1952 das Hormonlabor übernahm. Unter Nowakowskis Fittichen wurde ich, besonders seit meiner Mitarbeit in der endokrinen Sprechstunde der Poliklinik, in die Probleme endokriner Erkrankungen eingeführt. Der Schwerpunkt lag dabei auf den Störungen der Testikelfunktion. Die Hodenbiopsie und die morphologische und chemische Diagnostik des Spermiogramms waren damals die tragenden Säulen der Untersuchung.

Im Sommer 1953 war es so weit, daß Jores und Nowakowski nach Überwindung vieler Widerstände die Deutsche Gesellschaft für Endokrinologie (DGE) aus der Taufe heben konnten. Die Anwesenheit von Christian Hamburger, Kopenhagen, und Axel Westman, Stockholm, war auch deswegen von besonderer Bedeutung, da durch sie die DGE in den Kreis der sog. „Acta-endocrinologica-Länder" aufgenommen wurde. Meine Mitwirkung bei der Gründung der DGE beschränkte sich auf rein technische Dinge. Eine Mitgliedschaft mußte ich mir wegen des damals sehr mageren Salärs bis 1954 verkneifen.

Im Oktober 1953 verließ ich Hamburg, um als wissenschaftlicher Assistent in das Max-Planck-Institut für Arbeitsphysiologie, Dortmund, einzutreten. Neben meinen Forschungsaufgaben in der Arbeitsphysiologie ließ Gunter Lehmann mir genügend Freiraum, um meinen endokrinologischen Interessen nachgehen zu können. Diese konzentrierten sich zum einen auf die Entwicklung einer fluorimetrischen Methode zur Bestimmung von Kortisol und Cortikosteron im Plasma. Unter den damaligen Verhältnissen war dies recht schwierig, gelang aber schließlich unter tatkräftiger Mitwirkung der Chemikerin Frau Starlinger. Zum anderen beteiligte ich mich an den Untersuchungen von Rudolf Pirtkien, die sich mit der Wirkung von Tuberkulostatika auf die Überlebenszeit adrenalektomierter Goldhamster befaßten. Mit dieser Thematik traten wir im Sommer 1954 auf dem Acta-Endocronologica-Kongreß in Kopenhagen auf. Wenn man uns Deutschen damals noch mit einer verständlichen Skepsis begegnete, so konnten wir doch eine ganze Reihe internationaler Kontakte knüpfen, von denen sich manche zu Freundschaften vertieften.

Ein glücklicher Zufall wollte es, daß ich ab April 1956 wieder in den vertrauten Kreis der 2. Medizinischen Universitätsklinik Hamburg-Eppendorf zurückkehren konnte. Die endokrinologische Forschung, von Jores tatkräftig unterstützt, hatte in diesem Kreis inzwischen bemerkenswerte Fortschritte gemacht, was nicht zuletzt der erfolgreichen Entwicklung des Hormonlabors von K. D. Voigt zu verdanken war. Dies Labor wurde für die kommenden 16 Jahre zu meiner wissenschaftlichen Heimat, zumal sich auch enge freundschaftliche Beziehungen zu Klaus-Dieter Voigt sowie vielen Mitarbeitern entwickelten. Zunächst gingen wir daran, aus großen Mengen menschlichen Plasmas eine größere Anzahl von adrenalen und testikulären C19-Steroiden zu isolieren. Da damals isotopenmarkierte Referenzsubstanzen kaum zur Verfügung standen und die notwendige Geräteausstattung noch nicht vorhanden war, mußte nach „klassisch"-chemischen Methoden verfahren werden. Für die praktische Anwendung in der klinischen Endokrinologie entwickelte ich einen funktionsdiagnostischen Set für die Differentialdiagnose des Cushing-Syndroms. Parallel dazu liefen Studien über die Pathogenese des zentralen Cushing. Zusammen mit Joachim Kracht konnte erstmalig die kleinknotige, bilaterale Adenomatose der Nebennierenrinden als spezielle Form des Cushing-Syndroms näher beschrieben werden. Eine umfassende Studie widmeten wir den neu entwickelten, wasserlöslichen, synthetischen Steroiden der Kortikoidreihe. Die Pharamkodynamik, der Metabolismus sowie klinische Prüfungen ließen diese Derivat für bestimmte, autoimmunbedingte Gefäßerkrankungen, so z.B. am Augenhintergrund, interessant erscheinen. Die Ergebnisse dieser Studien verarbeitete ich 1960 in meiner Habilitationsschrift.

In den folgenden Jahren konzentrierte sich mein Interesse auf den Komplex der androgen wirksamen Steroide. Perfusionsversuche an der isolierten, überlebenden Hundeleber zeigten u.a., daß dies Organ aus bestimmten Vorstufen das schwach wirksame Proandrogen Dehydroepiandrosteron bildete: Die Leber als endokrine „Hilfsdrüse"?

Im April 1963 folgte ich einer Einladung der Universität Texas, Medical Branch in Galveston, um dort als „Visiting Professor" für 6 Wochen tätig zu sein. Diese Zeit war ausschließlich dem klinischen Unterricht und der Arbeit in der Klinik gewidmet. Der Vergleich zwischen dem deutschen und dem amerikanischen Universitätssystem war für mich sehr lehrreich und veranlaßte mich nach der Rückkehr, einige Vorschläge für die Hamburger Fakultät auszuarbeiten. Unter den damaligen Verhältnissen war die Resonanz der meisten Ordinarien sehr zurückhaltend. In den Wochen bis Mitte Juni besuchte ich in den USA eine Reihe endokrinologischer Forschungszentren, u.a. von Leo T. Samuels, Salt Lake City, John Schneider und Marvin Lewbarth, Philadelphia, Seymour Liebermann und Ralph Peterson, New York, sowie Gregory Pincus und Ralph Dorfman, Shrewsbury, und George Cohn, New Haven. Neben verschiedenen Vorträgen kümmerte ich mich besonders um die Meßtechniken mit isotopenmarkierten Steroiden, vor allem um die neu entwickelten Methoden zur Testosteronbestimmung. Den Abschluß meines US-Aufenthaltes bildete die Jahrestagung der Endocrine Society in Atlantic City.

Nach Deutschland zurückgekehrt, gab es zunächst eine Enttäuschung insofern, als sich die DFG sehr zugeknöpft verhielt bei der Beantragung von Mitteln für Szintillationsspektrometer. Notgedrungen schlug ich daher die Entwicklung einer Testosteronmethode auf der Basis der Isonicotinsäurehydrazid-Bildung sowie für Epitestosteron mit Hilfe der Kägi-Miescher-Reaktion vor. In konzentrierter Zusammenarbeit mit K. D. Voigt und Ursula Volkwein gelang es binnen kurzem, die Methoden für den klinischen Einsatz auf die Beine zu stellen und zahlreiche neue Daten bei Störungen der Androgenbildung zu gewinnen. Diese konnten wir auf dem Acta-Endokrinologica-Congress 1965 in Hamburg, der unter der Präsidentschaft von Arthur Jores mit großem Erfolg durchgeführt wurde, präsentieren.

Im Mai 1966 war die übliche Zeit nach der Habilitation verstrichen, und man ernannte mich zum außerplanmäßigen Professor. Die Funktion eines Oberarztes nahm ich seit 1964 wahr.

Im April 1967 hatten wir zu einem Workshop „Testosterone" auf Schloß Tremsbüttel eingeladen, zu dem 25 auf diesem Gebiet arbeitende Kollegen aus dem In- und Ausland erschienen. Der Tagungsbericht gab zum 1. Mal einen umfassenden Überblick über den derzeitigen Stand der Kenntnisse. Hervorgehoben sei nur, daß auf diesem Workshop erstmalig über die brandneue CPB-Technik zur Bestimmung von Testosteron im Plasma referiert wurde.

1968 war für unsere Klinik ein Jahr einschneidender Veränderungen. Arthur Jores ließ sich ein Jahr früher als üblich emeritieren. Nachdem die Suche nach einem Nachfolger eine Zeitlang ergebnislos blieb, wurde die Klinik von der Hochschulbehörde als Experimentiermodell im Rahmen der anlaufenden Hochschulreform ausersehen. Es wurde zunächst ein Direktorium gebildet, dem die Abteilungsleiter E. Gadermann (Kardiologie), A. Meyer (Psychosomatik), K. D. Voigt (Klinische Chemie) und H. Nowakoski (Leitender Oberarzt) angehörten. Die Tatsache, daß unter Jores keine endokrinologische Abteilung installiert worden war, begegnete vielfachem Unverständnis. Die Gründe hierfür sind vielschichtig und ihre Erörterung würde in diesem Rahmen zu weit führen. Es sei aber erwähnt, daß K. D. Voigt als erster Sprecher des Fachbereiches Medizin vor allem im Hinblick auf die geplante Zusammenführung der ersten und zweiten Medizinischen Universitäts-Klinik dieses Thema hartnäckig verfolgt hat, wenn auch letztlich ohne Ergebnis.

1969 brachte für alle im Universitäts-Krankenhaus Eppendorf tätigen, endokrinologischen Gruppen einen kräftigen Schub. Dem Verhandlungsgeschick Voigts war es gelungen, daß der 1. Sonderforschungsbereich Endokrinologie im Universitäts-Klinikum Eppendorf eingerichtet wurde. Unter ihren Sprechern K. D. Voigt und später Gerhard Bettendorf führte dieser SFB zu sehr erfolgreichen Forschungen in Klinik und Experiment.

1970/71 war ich zum Präsidenten der DGE gewählt worden. In dieser Ägide organisierten die Eppendorfer Endokrinologen im September 1970 den Congress on Hormonal Steroids, der große Resonanz fand. Im März 1971 leitete ich das jährliche Symposion der DGE mit den Hauptthemen „Die Haut als endokrines Erfolgsorgan" und „Die Gestagene und die Endokrinologie des alternden Mannes".

Von 1970–1979 wurde ich zum deutschen Vertreter im Editorial Board der Acta Endocrinologica bestellt. Auf der Sitzung in Kopenhagen 1971 im Hause von Christian Hamburger machte ich den Vorschlag, die bisherige Dreisprachigkeit der Acta aufzuheben und nur noch in Englisch zu publizieren. Die übrigen Board-Mitglieder nahmen dies mit großer Zufriedenheit, ja Erleichterung, auf. Die verständliche Kritik mancher deutscher Kollegen wurde bald durch die steigende internationale Beachtung der Acta zum Verstummen gebracht.

Im Frühjahr 1973 wurde ich zum leitenden Oberarzt ernannt, und bald darauf konnte ich mit meiner langjährigen Mitarbeiterin Ursula Volkwein eigene Laborräume beziehen.

In den verbleibenden 15 Jahren meiner Tätigkeit bearbeiteten wir, unterstützt durch den Sonderforschungsbereich und ab 1981 durch das Schwerpunktprogramm „Biologie und Klinik der Reproduktion" der DFG, folgende Probleme: Zusammen mit Werner Mischke und mit tatkräftiger Unterstützung durch Dieter Gräßlin (Labor der Abteilung für klinische und experimentelle Endokrinologie der Universitäts-Frauenklinik, Direktor Gerhard Bettendorf) gelang es, ein hochgereinigtes testosteronbindendes Globulin aus der Cohn-Fraktion IV-4 zu isolieren und einen Antikörper zu erzeugen. Zusammen mit Jesus Tresguerres wurde ein hochspezifischer RIA für Testosteronglukuronid im Plasma entwickelt. Es stellte sich u.a. heraus, daß die Plasma-TG-Konzentrationen strikt parallel zum freien Testosteron verliefen. Hierdurch wurde die Diagnostik der weiblichen androgenetischen Alopezie auf sichere Grundlagen gestellt. Dies wirkte sich besonders auf die mit Erich Ludwig seit langem betriebenen Untersuchungen über die Bedeutung von Androgenen und Antiandrogenen auf Haarwuchsstörungen sehr fruchtbar aus. Nach Entwicklung hochspezifischer RIA für Dihydrotestosteron (DHT), die Androstandiole u.a. wurde in der menschlichen V. testicularis die Sekretionsdynamik des Hodens unter akuter Stimulierung mit hCG-Infusion erstmalig studiert. Zusammen mit Carl Schirren (Andrologische Abteilung der Universitäts-Hautklinik) wurden verschiedene C19-Steroide sowie Östradiol im menschlichen Spermaplasma bei normalen Männern sowie Störungen der Hodenfunktion gemessen. Es ergab sich, daß 5β-Androstandiol ein sehr nützlicher Indikator für die Tubulusfunktion darstellte. Zusammen mit Wolfgang Schulze (Anatomisches Universitätsinstitut) wurde auf der Basis eines Anti-Substanz-P-Antikörpers eine Trennmethode von Tubulusapparat und Interstitium ausgearbeitet. Mit deren Hilfe gelang es eindeutig nachzuweisen, daß DHT und 5β-Androstandiol fast ausschließlich von den Tubuli gebildet wurde.

In Fortführung der erwähnten Studien über hormonale Ursachen von Haarwuchsstörungen konnten folgende Ergebnisse erzielt werden: Die lokale Aufbringung bestimmter Antiandrogene auf die Scheitelhaare führte zu einer signifikanten Reduzierung der DHT-Bildung aus Testosteron durch die Haarwurzeln. Wichtig war ferner der Nachweis, daß parallel dazu die Konzentration von cAMP an der Haarwurzel anstieg, während diejenige von Calmodulin zurückging. DHT-Applikation kehrte diesen Effekt um.

Als ich im Oktober 1988 in den Ruhestand trat, war die 1980 begonnene Zusammenführung der Medizinischen Kliniken nach wie vor erst rudimentär. Ein Torso der ehemaligen 2. Medizinischen Klinik bestand noch unter Heinz Frahm als geschäftsführendem Direktor. Nach seiner Pensionierung entschwand der letzte tragende Pfeiler endokrinologischer Forschung auf dem Gebiet der inneren Medizin im Universitäts-Krankenhaus Eppendorf.

Quellen und Literatur

Tamm J Wissenschaftliches Curriculum, 28.4.1993

Tamm J (1968) Testosterone. Workshop 1967. Thieme, Stuttgart

Maurer W, Volkwein U, Tamm J (1973) The effect of intravenously administered human chorionic gonadotrophin on plasma levels of testosterone und 5a-dihydrotestosterone in normal male subjects. Acta Endocrinol 72:615

Tamm J, Ludwig E, Volkwein U (1974) The effect of some topically administered C18-, C19- and C21-steroid and a dodecahydrophenanthrene on human sebum production. Arch Dermatol Forsch 249:29

Tresquerres JAF, Volkwein U, Tamm J (1977) Studies on testosterone-17β-glucosiduronate in human plasma. J Steroid Biochem 8:1071

Tamm J, Büchele E, Volkwein U, Mischke W (1980) Short-term response of testosterone, dihydrotestosterone, 5a-androstande-3β, 17β as measured in the spermatic vein of human subjects after infusion of gonadotropins. Horm Res 13:150

Tamm J, Volkwein U, Tresguerres JAF (1980) Plasma testosterone glucosiduronate: a reliable indicator of female hyperandrogenism. Clin Endocinol 13:431

Tamm J, Volkwein U (1981) Unconjugated 5a-androstan-3a, 17β-diol and 5a-androstan-3β, 17β-diol in human plasma as measured by radioimmunoassay without chromatography. J Clin Chem Clin Biochem 19:291

Tamm J, Seckelamnn M, Volkwein U, Ludwig E (1982) The effect of the antiandrogen 11a-hydroxyprogesterone on sebum production and cholesterol concentration of sebum. Br J Dermatol 107:63

Tamm J, Volkwein U, Becker H, Klosterhalfen H (1982) Comparison of steroid concentrations in venous and arterial blood across the human testis. Unconjugated 5a-androstane-3β, 17β-diol: An important androgen metabolite of the human testicular-epididymal unit. J Steroid Biochem 16:567

Kurniawan E, Tamm J, Volkwein U, Schirren C (1983) Unconjugated 5a-androstan-3a, 17β-diol and 5a-androstan-3β. 17β-diol in normal and pathological human seminal plasma. Comparison with testosterone, 5a-dihydrotestosterone and testosterone-glucosiduronate. Andrologia 15:141

Tausk, Marius

(15. 2. 1902 Sarajewo – 2. 8. 1990 Utrecht)

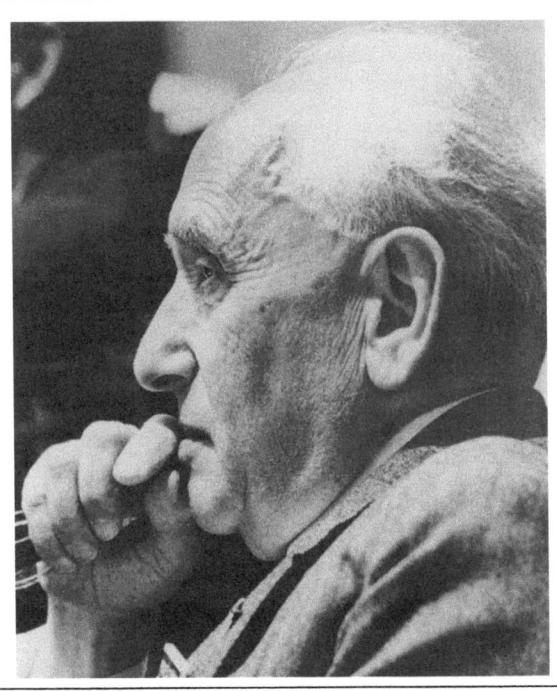

Marius Tausk lebte mit seinen Eltern bis zum 3. Lebensjahr in Sarajewo. Seine Eltern zogen dann nach Wien und später nach Graz. Dort begann Tausk 1920 mit dem Studium der Medizin. Sein Vater war ebenfalls Arzt und gehörte dem engeren Kreis der Schüler Sigmund Freuds an. Seine Mutter war hauptberuflich in der Sozialdemokratischen Partei tätig. Während des Studiums und auch in seinem späteren Lebensweg beeindruckte ihn besonders der Pharmakologe Otto Loewi. Bei einer Reise zu einem Treffen der sozialistischen Jugend ging Tausk mit einem Empfehlungsschreiben Loewis zu dem Pharmakologen Ernst Laqueur in Amsterdam, der ihm eine Stelle in seinem Institut anbot. Gleichzeitig wurde er wissenschaftlicher Berater der Firma ORGANON. In der damals noch sehr kleinen Firma übernahm Tausk dann die Stelle eines Betriebsleiters. Hieraus hat sich das Tausks Lebenswerk entwickelt.

Tausk führte experimentelle Untersuchungen zum Nachweis der Wirkung von Östrogen auf die Milchdrüse durch, er veranlaßte Untersuchungen zur Corpus-luteum-Forschung und zum Studium der Nebennierenrinde. 1937 wurde Marius Tausk von der Universität Utrecht zum Privatdozenten für Endokrinologie ernannt. 1956 erhielt er von der Medizinischen Fakultät dieser Universität eine Berufung auf einen speziell für ihn geschaffenen Lehrstuhl für theoretische Endokrinologie.

Marius Tausk war nicht nur ein großer Wissenschaftler, sondern ein warmherziger und verständnisvoller Mensch. Er hat vor allem nach dem 2. Weltkrieg aufgrund seiner Persönlichkeit und der ihm zur Verfügung stehenden internationalen Verbindungen die Entwicklung der Endokrinologie in Deutschland wesentlich gefördert. Marius Tausk ist Ehrenmitglied der Deutschen Gesellschaft für Endokrinologie. Seit 1970 verleiht die Deutsche Gesellschaft für Endokrinologie alljährlich den Marius-Tausk-Preis für hervorragende wissenschaftliche Leistungen zur Förderung der Arbeit jüngerer Forscher. 1972 verlieh ihm die Gratzer Universität und 1981 die Medizinische Fakultät der Ludwig Maximilians Universität München das Ehrendoktorat. Große Verbreitung hat seine in deutsch und englisch erschienene Monographie *Pharmakologie der Hormone* gefunden.

Literatur

Laqueur E, de Jongh SE, Tausk, M, Gaarenstrom JH, Manus MBC (1948) Hormonologie, physiologie en pharmakologie von den Hormonen. Elsevier, Amsterdam

Tausk M (1969) The action of progesterone, facts and thoughts. In: Shelesnyak MC, Marcus GJ (eds) Ovum implantation. Its hormonal biochemical, neurophysiological and immunological bases. Gordon and Breach, New York London Paris pp 271–284

Tausk M (1984) Ein kurzer Abriß der Geschichte der ersten 50 Jahre des Unternehmens. Zur Geschichte der ORGANON. Wolf, München

Zander J (1991) Laudatio, anl. der Verleihung der Ehrendoktorwürde der Medizinischen Fakultät der Ludwig-Maximilian-Universität München 20. 6. 1981, an Stelle eines Nekrologs in: Endokrinologie-Information 15:11–12

Taymor, Melvin L.

(born 2. 2. 1919 in Brockton/Massachusetts)

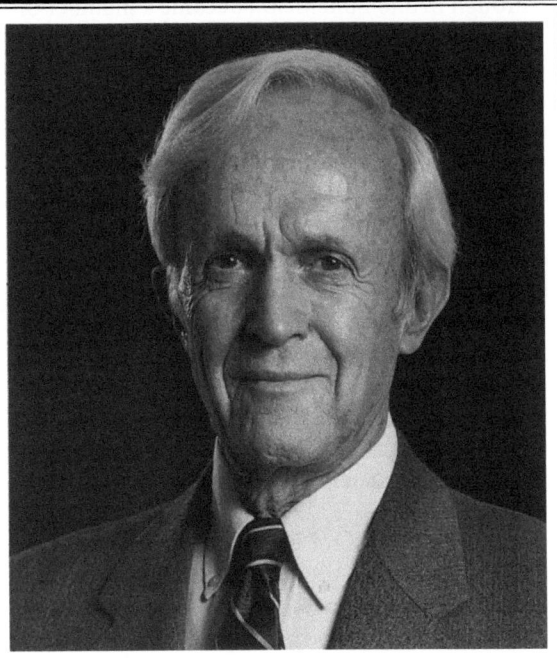

I grew up in a small New England city in the 1920s and 1930s. Compared to today, life was tranquil and easy. My father had had a small business which survived the Great Depression. When it came to a career choice it was a decision between going into my father's business or medicine. I was drawn to medicine because it seemed to me that it provided a more intellectual life than business, as well as independence, and the potential for many great satisfactions. At that time I had envisioned myself as a country doctor. However, during my residency and fellowship many serendipitous events brought me to academic medicine to infertility and to reproductive medicine.

A fellowship in gynecologic oncology at the Massachusetts General Hospital brougth me into contact with Dr. Somers Sturgis, an outstanding researcher and contributor to reproductive endocrinology. Somers was later to become my major mentor in gynecologic endocrinology. Prior to that, however, I had a few years in the privat practice of gynecology. I worked with Dr. Fred Simmons, an internationally known fertility specialist. I learned from him the fundamental prinicples in the workup and care of the infertile couple, most of which are still applicable today. During these few years my interest gradually shifted from gynecologic oncology to infertility. Dr. Sturgis had in the interim moved to the Peter Bent Brigham Hospital in Boston, and a few years later he asked me to join him to develop an infertility clinic and to work in his gynecologic endocrinology laboratory. A few years later I became director fo the laboratory, and I moved heavily into reproductive endocrinology research. I developed a fellowship training program in reproductive endocrinology and infertility, and assumed many teaching responsibilities at Harvard Medical School. In 1971, upon Dr. Sturgis' retirement, I became Chief of Gynecology at the Peter Bent Brigham Hospital.

Gonadotropins, and in particular luteinizing hormone, have always been one of the main areas of my research, both clinically and in the laboratory. The time of onset of the LH surge in relation of ovulation has been one of the prime areas of activity. In 1958, 1969 and 1982, as the methodology for assaying LH improved, my colleagues and I zeroed in upon this temporal relationship. Now in 1992 we are using the information garnered in those many studies to time oocyte retrieval in natural cycle in vitro fertilization.

In 1961 I had the good fortune to meet Dr. Bruno Lunenfeld at the international meeting in Vienna. We traded information about the immunologic aspects of gonadotropins, and we met again a week later at the Serono Laboratory in Rome. I took home with me a supply of Pergonal, and consequently I was one of the early users of Pergonal in the United States. Since that time the induction of ovulation has been another dominant interest of mine.

Through Bruno Lunenfeld I became a member of the Gonadotropin Club, where I met and learned from many: Egon Diszfalusy, John Loraine, Raymond Van de Wiele, Eugenia Rosemberg and Gerhard Bettendorf, to mention a few. The G-Club led me to Cambridge, UK and to a continuing relationship with Bob Edwards and later with Patrick Steptoe. This was in the 1970s when my laboratoy was studying oocate maturation. As a result, I and my colleagues, Merle Berger, Machelle Seibel and Diane Smith had an early start in laparoscopic retrieval of human oocytes, and we were ready to apply our experience when in vitro fertilization came upon the scene. Our center had the first IVF baby in northern New England in 1984. Assisted reproductive tech-nology continues to be one of my current interests.

In 1976 the Peter Bent Brigham Hospital and the Boston Hospital for Women merged into the Brigham and Women's Hospital. My division of Gynecology was absorbed into the Department of Obstetrics and Gynecology at the new hospital, and I moved to the Beth Israel Hospital in Boston as Chief of the Division of Reproductive Endocrinology. There I continued my research and teaching in reproductive endocrinology and directed an active fellowship training program. In the late 1970s and early 1980s microsurgery and laser surgery were among the new advances in infertility, and our division was an active participant in these areas. I had the privilege of spending a few weeks with Dr. Robert Winston at his center at the Hammersmith hospital in London, and I was markedly influenced by his logical and careful approach to tubal microsurgery.

I retired from administrative and research activities in 1987. A short time later a seminar and party was given for me, jointly sponsored by the Brigham and Women's Hospital, my former colleagues at Boston IVF and Serono Laboratory. I was moved by the presence of so many friends, relatives, former patients, colleagues and former fellows who came, and especially by the presence of the speakers at the symposium: Howard Jones, Bruno Lunenfeld and Luigi Mastroianni.

Now, many decades after this all began, I continue to take care of infertility patients and to apply over and over again the multitude of principles of reproductive endocrinology and infertility care that I learned from my many mentors and colleagues along the way. Infertility has become less a surgical speciality, and it provides a unique opportunity for an older physician to continue to be active and productive. I do not feel ready for full retirement yet, so long as health and energy are maintained. My only regret is that I still do not have as yet all the time I need for the other things I love to do: painting, gardening, tennis.

My family life suffered a little in the early years of career making, but I believe that I was able to keep a relatively close contact – more than many. I am very proud of my wife, Betty, who after the early years of mothering has been able to develop an important and successful career of her own: teaching and practicing politics and government. We have three children. Although the 1960s were hair-raising, we all survived. They are all living meaningful and productive lives, and they have provided us with four grandchildren.

I never truly planned any part of my career. It just happened, or it was a decision often influenced by what I was doing at a particular time: medicine over business, gynecology over general surgery, infertility and reproductive medicine over gynecology oncology. Because of the last shift I can feel grateful to have been a participant in the fabulous explosion of knowledge that has taken place in our speciality during the past 30 years, and I cannot think of anything that would have been more fulfilling to have done with my life.

References and Other Sources

Taymor ML Personal report, June 1992

Taymor ML (1958) Timing of ovulation by LH assay. Fertil Steril 9:560

Taymor ML (1961) Excretion of follicle stimulating hormone and interstitial cell stimulating hormone in different phases of the normal menstrual cycle. J Clin Endocrinol Metab 21:976

Aono T, Golstein DP, Taymor ML, Dolch K (1967) A radioimmunoassay for human pituitary luteinizing hormone (LH) and human chorionic gonadotropin (hCG) using 125I-labeled LH. Am J Obstet Gynecol 98:956

Tamor ML (1968) Gonadotropin therapy: possible causes and prevention of hyperstimulation JAMA 203:362

Yussman MA, Taymor ML (1970) Serum levels of follicle stimulating hormone and luteinizing hormone and of plasma progesterone related to ovulation by corpus luetum biopsy. J Clin Endocrinol Metab 30:396

Taymor ML, Seibel MM, Smith DM (1983) Ovulation timing by LH assay and follicle puncture. Obstet Gynecol 61:755

Taymor ML, Ranoux CA, Gross GL (in press) Natural cycle oocyte retrieval and intravaginal fertilization (NORIF): a simplified approach to IVF. Obstet Gynecol

Tonutti, Emil

(8. 2. 1909 Raisting – 16. 3. 1987 Riederau)

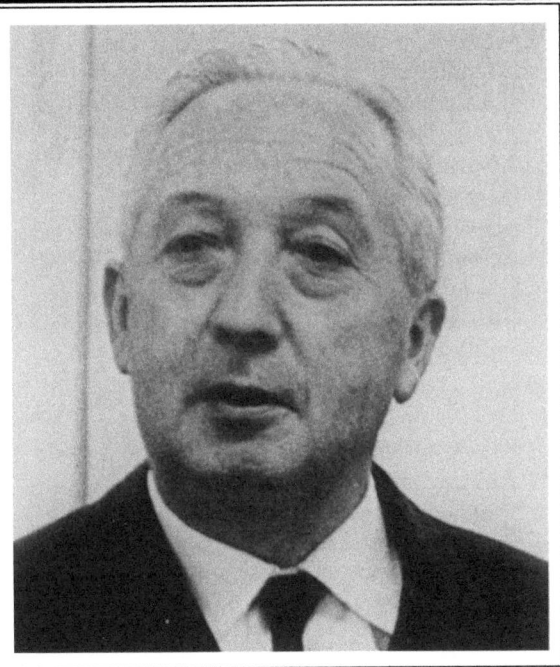

Tonutti studierte Naturwissenschaften und Medizin an der Universität München. Als Medizinstudent begann er unter seinem Lehrer H. Marcus seine wissenschaftliche Laufbahn mit Arbeiten an Amphibien. Er leitete die Anatomie der Kopulationsorgane der Wirbeltiere aus der Urform des ausstülpbaren Endabschnittes der Kloake her. Während seiner Assistenzzeit am Anatomischen Institut in Breslau hat er sich mit den mikroskopisch erfaßbaren Wirkungen der Vitamine (Vitamin C, B1 und E) beschäftigt. 1941, 2 Jahre nach seiner Habilitation, ging er als Leiter der Abteilung für Histologie an das Anatomische Institut in Fribourg/Schweiz.

Seine grundlegenden Untersuchungen an endokrinen Organen, insbesondere an der Nebennierenrinde, zeigten, daß die morphologische Form das Zustandsbild eines augenblicklich ablaufenden Prozesses darstellt. Mit Hypophysektomie und Stimulierung durch ACTH stellte er definitive Versuchsbedingungen für eine extreme Leistungsminderung und Leistungssteigerung der Nebenniere her. Seine Beschreibung der regressiven und progressiven Transformation der Nebennierenrinde war über Jahrzehnte hinweg eine Arbeitsgrundlage für viele Endokrinologen. Die Beobachtung, daß man nicht nur mit Messungen des Zellkerns die Aktivität einer Zelle oder eines Gewebes erfassen kann, sondern daß diese Zellkernvergrößerung einer Vermehrung des Zytoplasmas vorausgeht, war ein wesentlicher Befund, der zur Bestimmung des Funktionszustandes eines endokrinen Organs genutzt werden konnte. Über mehrere Jahrzehnte hat die endokrinologische Forschung mit diesen Methoden gearbeitet. Besonders interessant ist, daß er bei seinen Versuchen erkannte, daß die glandotropen Partialfunktionen der endokrinen Regulation sich gegenseitig beeinflussen können. So waren seine Untersuchungen über den Funktionswechsel zwischen Nebenniere und Schilddrüse von wesentlicher Bedeutung, nicht nur für die Klinik, sondern auch für die medizinische Forschung und für seine eigenen späteren Arbeiten.

1946 gründete er gemeinsam mit O. Mangold und Langendorff das Heiligenberg-Institut am Bodensee. Hier traf sich eine Gruppe von Forschern, die experimentelle Morphologie und Physiologie in eindrucksvoller Weise miteinander verbanden. In diese Zeit fielen seine wichtigsten Experimente mit morphologischen Markern für die Hormonsekretion. Er machte die Beobachtung, daß die Zerstörung von Geweben durch Diphteriedoxin von Hormonen konditioniert wird. Die Zerstörung des Nebennierenrindenorgans durch Diphterietoxin bot damals die einzigartige Chance, die experimentell hervorgerufene Ausschüttung von ACTH aus dem Hypophysenvorderlappen und deren Blockierung morphologisch am Zielorgan nachzuweisen. Hierbei handelte es sich um ein klassisches Experiment. Er selbst konnte zeigen, daß Diphtherietoxin auch in den Gonaden und der Uterusmukosa eine hämorrhagische Nekrose auslöst, wenn in genügender Menge Gonadotropine zur Verfügung stehen. Seine Untersuchungen der Regelkreise zwischen Hypophyse und peripheren Organen führten ihn nach Montreal zu H. Selye. Er war einer der ersten Deutschen, die aufgrund ihrer hervorragenden Forschungen in der Nachkriegszeit nach USA und Kanada eingeladen wurden.

Wagenseil holte ihn dann 1950 zunächst als Oberassistent an das Anatomische Institut nach Gießen, wo er 1951 Extraordinarius und ab 1955 ordentlicher Professor und Direktor des Anatomischen Institutes wurde. Hier konnte er die Steuerung der Kortikotropen Partialfunktion durch Kerngebiete des Hypothalamus mit Hilfe von Koagulationsversuchen nachweisen. Es entstanden eindrucksvolle Übersichten über die Entwicklung des endokrinen Systems während der Embryonal- und Fetalperiode und postnatalen Lebensphase bis zur Pubertät. In dem Kapitel *Die normale Anatomie der endokrinen Organe und endokrinologische Regulation* (Kaufmann 1955) faßte er das Wissen seiner Zeit zusammen. In Gießen erarbeitete er die Grundlagen zur Physiologie und Klinik der Genitalorgane, die später in dem Buch *Die männliche Keimdrüse* (herausgegeben 1960 mit O. Weller, E. Schuchart und E. Heinke) ihren Niederschlag fanden. Seine wissenschaftlichen Arbeiten wurden 1958 mit der Berufung auf das Ordinariat für Anatomie an der Universität Tübingen, 1962 an die Universität Bonn und 1967 an die Universität Ulm gewürdigt. 1970 war Tonutti Präsident der DGE.

Der vielfache Wechsel von einem Institut zum anderen, das Erlebnis verschiedener universitären Organisationsformen und politischer Konstellationen haben ihn aber auch dazu geführt, sich Gedanken über die Universitätsstruktur zu machen. Nach der Denkschrift des Wissenschaftsrates 1958 begann eine Phase von Universitätsneugründungen. Daran war Tonutti aktiv in den Gründungsausschüssen der Universitäten Lübeck, Konstanz, Regensburg und Ulm beteiligt. Er brachte in die Gründungsausschüsse seine Erfahrungen als Wissenschaftler und Universitätslehrer ein. Wie sehr er sich mit den neu erdachten Strukturen und Reformen des Medizinstudiums identifizierte, zeigte sich darin, daß er 1967 einen Ruf an die neuzugründende Universität in Ulm annahm. In den letzten 7 Jahren seiner Tätigkeit hat er sich der Verwirklichung der in der Gründungsschrift niedergelegten Reformideen gewidmet und seine ganze Arbeitskraft und Universitätserfahrung eingebracht.

Nach seiner Emeritierung 1974 zog er sich in seinen Heimatort Riederau am Ammersee zurück. Der verdiente Lebensabend wurde allerdings durch eine schwere Erkrankung überschattet.

Literatur

Tonutti E, Weller O, Schuchardt E, Heinke E (1960) Die männliche Keimdrüse. Struktur, Funktion, Klinik. Thieme Stuttgart

Tonutti E, Fetzer S (1956) Über die Entwicklung und Differenzierung der glandotrop gesteuerten inkretorischen Gewebe beim Menschen. 3. Symposion der Dtsch. Ges. Endokrinol. Springer Berlin Göttingen

Goslar HG, Usadel KH, Drews U, Herrmann M (1987) Prof. Dr. med. Emil Tonutti, Nachruf. Endokrinologie-Informationen 6:212–213

Kaufmann E (1955) Lehrbuch der speziellen pathologischen Anatomie. De-Gruyter, Berlin

Turner, Henry Hubert

(18. 8. 1892 Harrisburg/Illinois –
4. 8. 1970 Oklahoma)

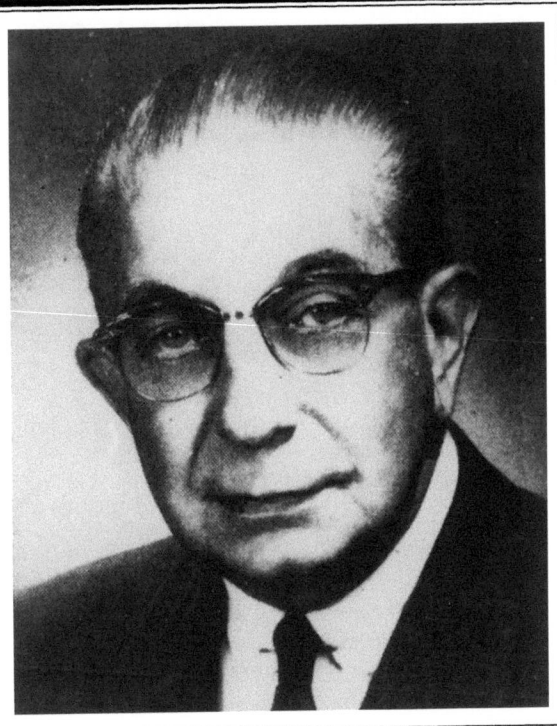

Turner studierte Medizin an der University von St. Louis und promovierte 1921 an der Louisville School of Medicine. Seine Ausbildung erhielt er in den USA, in Wien und in London. An der Universität von Oklahoma erhielt er den Lehrstuhl für Innere Medizin. Turner gehört mit zu den Gründern der modernen Endokrinologie. Er war viele Jahre Sekretär und Präsident der Society for the Study of Internal Sections, die 1952 in Endocrine Society umbenannt wurde. Bis zuletzt ärztlich und wissenschaftlich tätig, starb er im Alter von 78 Jahren an einem Lungen-Karzinom.

Auf der 22. Jahrestagung der Association for the Study of Internal Secretions im Juni 1938 in San Francisco hielt er einen Vortrag mit dem Titel *A syndrome of infantilism, congenital webbed neck, and cubitus valgus*. Er beschrieb die klinischen Daten von 7 Frauen im Alter von 15–23 Jahren.

Der Pädiater Otto Ullrich stellte 1929 eine Patientin mit den typischen Symptomen in München vor. 1959 erfolgte der Nachweis der chromosomalen Grundlage des Syndroms durch die Entdeckung des Karyotyp 45 X durch C. E. Ford und Mitarbeiter. Das „Ullrich-Turner"-Syndrom wurde zum Eponym der XO-Gonadendysgenesie.

Literatur

Turner HH (1938) A syndrome of infantilism, congenital webbed neck, and cubitus valgus. Endocrinology 23:566

Obituary (1971) J Clin Endocrinol Metab 32:1

Kollmann F (1992) Die Entdeckungsgeschichte des Ullrich-Turner-Syndroms. Olms Weidmann, Hildesheim. (Frankfurter Beiträge zur Geschichte, Theorie und Ethik der Medizin, Senckenbergisches Institut für Geschichte der Medizin, Klinikum der Johann Wolfgang Goethe-Universität, Frankfurt/M, B13)

(Weitere Literatur siehe Beitrag O. Ullrich)

Ullrich, Otto

(7. 1. 1894 Werdau/Sachsen – 22. 10. 1957 Bonn)

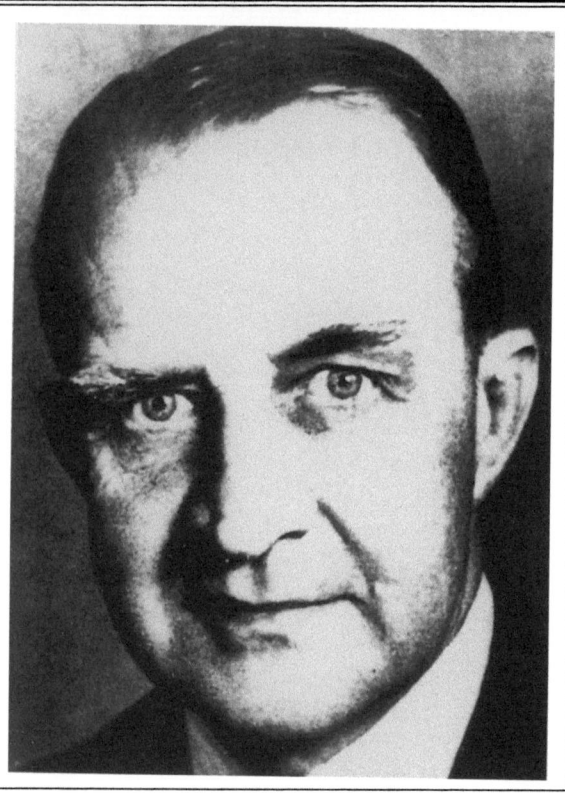

Ullrich begann mit dem Medizinstudium vor dem 1. Weltkrieg, wurde dann Soldat und promovierte nach dem Krieg bei dem Pädiater Meinhard von Pfaundler in München. Er wurde 1925 Oberarzt und stellvertretender Direktor des Hauner'schen Kinderspitals. 1929 habilitierte er sich. Nach der Ernennung zum außerordentlichen Professor 1934 übernahm er zunächst die ärztliche Leitung des Kaiserin-Auguste-Victoria-Hauses in Berlin und wurde dann im selben Jahr Chefarzt der Essener Kinderklinik. 1939 nahm er einen Ruf auf den Lehrstuhl für Kinderheilkunde in Rostock an und letztlich 1943 die Berufung nach Bonn, wo er bis zu seinem Tode wirkte.

Am 12. Dezember 1929 stellte Otto Ullrich auf der Sitzung der Münchner Gesellschaft für Kinderheilkunde eine Patientin vor. Der Titel des Vortrages war *Ein typisches Kombinationsbild multipler Abartungen*. Er berichtete, daß nach der Geburt Lymphödeme an der Hand und an beiden Füßen, die sich erst im 2. Lebensjahr zurückbildeten, vorhanden waren. Im Alter von 8 Jahren erfolgte die Vorstellung in der Kinderklinik, weil das Mädchen im Wachstum zurückgeblieben war. Ullrich beschrieb eine ganze Reihe verschiedenartiger Symptome: Pterygium Colli, eine Ptose, einen herabhängenden Mundwinkel, schmalen Gaumen, tiefsitzende Ohren mit angewachsenem Läppchen, eine tief in den Nacken hineinragende Haargrenze und kleine Mamillen. Die Patientin konnte 1988 noch einmal nachuntersucht werden. Es fand sich ein Karyotyp von 45 X.

Ullrich diskutierte, daß „irgendeiner der subtilen Vorgänge am Beginn der Ontogenese aus äußeren oder inneren Ursachen nicht ganz ordnungsgemäß verläuft". Später stellte er dann eine Hypothese auf, nach der im Embryo wandernde Liquorblasen die Anomalien hervorrufen soll. Kristine Bonnevie hatte 1935 bei einem bestimmten Mäusestamm festgestellt, daß eine embryonale Blasenbildung verantwortlich für die verschiedenen Mißbildungen an Gehirn und Extremitäten ist. Daher wurde das Krankheitsbild vielfach auch als „Status Bonnevie-Ullrich" bezeichnet.

Lange vor dieser Zeit gab es bereits Fallbeschreibungen, die dem Ullrich-Turner-Syndrom zuzuordnen sind. Eine ausführliche Darstellung findet sich bei Friedrich Kollmann (1992). Hier seien nur einige Beobachtungen erwähnt. So beschrieb 1767 der Anatom Giovanni Battista Morgagni (1682–1771) den Obduktionsbericht einer Frau mit fehlender Brustdrüsenentwicklung, hypoplastischen äußeren und inneren Genitalen, nicht auffindbaren Ovarien und Zystennieren. Wohl die erste Abbildung eines fetalen Turner-Syndroms findet sich in dem 1791 erschienen Buch *Abbildungen und Beschreibungen einiger Mißgeburten, die sich ehemals auf dem Anatomischen Theater zu Cassel befanden* von Samuel Thomas Soemmering (1755-1830). In England berichtete Sir Joseph Banks 1805 in der Royal Society über eine Patientin mit entsprechender Symptomatik; vor allem werden der unterentwickelte Uterus und die rudimentären Ovarien beschrieben. In Frankreich demonstrierte L. J. Renauldin 1826 in der Pariser Medizinischen Akademie einen entsprechenden Obduktionsbefund. In Deutschland hatte offensichtlich als erster Friedrich Ludwig Fleischmann 1833 rudimentäre Ovarien beschrieben. Rudolf Virchow erwähnt in seiner Arbeit über die Chlorose mehrere Fälle mit dem charakteristischen Symptomenkomplex. Auch Ernst Fränkel in Breslau veröffentlichte 1875 einen Fall von Chlorose mit Aplasie der weiblichen Genitalorgane. Weitere Publikationen liegen vor von Franz Winckel (München) 1866, Robert Holzhausen (Gynäkologie in Halle) ein seinem 1886 erschienenen Buch *Die Krankheiten der Ovarien* und August Martin (Greifswald) 1899 im *Handbuch der Krankheiten der weiblichen Adnexorgane*. In der letzten Publikation findet sich zum ersten Mal ein Hinweis auf eine Substituionstherapie mit Ovarialsubstanztabletten.

Das Konzept von der Gonadendysgenesie stammt von Fritz Kermauner. Er sprach von einem Keimdrüsendefekt und nahm an, daß ein Zugrundegehen der Keimzellen im fetalen Leben eintritt und beim fetalen Ausfall der Gonaden ein weiblicher Phänotyp resultiert. Dies fand seine Bestätigung erst 1946 durch die tierexperimentellen Untersuchungen von Alfred Joost.

Nikita A. Schereschwesky in Moskau stellte im November 1925 vor der Russischen Endokrinologischen Gesellschaft einen Fall vor mit der ersten kompletten syndromologischen Beschreibung des Krankheitsbildes. Er vermutete, daß es sich um eine endokrine Störung handeln müsse, wobei er eine pluriglanduläre Atrophie, d.h. Befall sowohl der Gonaden als auch der Hypophyse annahm.

Henry H. Turner waren die Publikationen von Ullrich offensichtlich nicht bekannt, als er 1938 seine Arbeit *The syndrome of infantilism, congenital webbed neck and cubitus valgus* veröffentlichte (weitere Einzelheiten s. bei Turner).

Der Nachweis eines chromosomalen Defektes konnte erst durch C. E. Ford 1959 erbracht werden mit dem Nachweis des Karyotyp 45 X. Die Veröffentlichung erfolgte in *Lancet*, und zwar in der gleichen Ausgabe, in der als Ursache des Down-Syndroms die Trisomie 21 beschrieben wurde.

Albright wies 1942 bei 11 Fällen eine erhöhte Gonadotropinausscheidung nach und beobachtete nach einer Substitution mit Östrogenen eine Entwicklung der sekundären Geschlechtsmerkmale.

Literatur

Ullrich O (1930) Über typische Kombinationsbilder multipler Abartungen. Z Kinderheilkd 49:271–276

Ullrich O (1937) Zur Phänogenese kombinierter Mißbildungen. Monatsschr Kinderheilkd 68:94–100

Ullrich O (1938) Neue Einblicke in die Entwicklungsmechanik multiper Abartungen und Fehlbildungen. Klin Wochenschr 17:185–190

Albright, F, Smith PH, Fraser F (1942) A syndrom characterized by primary ovarien insufficiency and decreased stature. Am J Med Sci 204:625–648

Ullrich O (1949) Turner's syndrome and status Bonnevie-Ullrich. A synthesis of animal phenogenetics and clinical observations on a typical complex of development anomalies. Am J Hum Genet 1:179–202

Bonnevie K (1935) Vererbbare Mißbildungen und Bewegungsstörungen auf embryonale Gehirnanomalien zurückzuführen. Erbarzt 10:144–150

Fleischmann FL (1833) Bildungshemmungen der Menschen und Tiere. Schrag, Nürnberg

Ford CE, Jones KW, Miller OJ, Mittwoch U, Penrose LS, Ridler M, Shapiro A (1959) The chromosomes in a patient showing both mongolism and the Klinefelter syndrome. Lancet I:709–710

Ford CE, Jones KW, Polani PE, Almeida JC de, Briggs JH (1959) A sex-chromosome anomaly in a case of goandal dysgenesis (Turner's syndrome). Lancet I:711–713

Fränkel E (1875) Über die Combination von Chlorose mit Aplasie der weiblichen Genitalorgane. Arch Gynäkol 7:465–473

Kollmann F (1992) Die Entdeckungsgeschichte des Ullrich-Turner-Syndroms. Olms Weidmann, Hildesheim (Frankfurter Beiträge zur Geschichte, Theorie und Ethik der Medizin. Senckenbergisches Institut für Geschichte der Medizin. Klinikum der Johann Wolfgang Goethe-Universität, Frankfurt/M, B13.

Schereschewsky NA (1925) On the problem of multiple developmental anomalies and their relation of the endocrine gonads. Vestn Endokrinol 1:295–301

Turner HH (1938) A syndrome of infantilism, congenital webbed neck, and cubitus valgus. Endocrinology 23:566–574

Virchow R (1872) Über die Chlorose und die damit zusammenhängenden Anomalien im Gefäß-Apparat, insbesondere über Endocarditis puerperalis. Beitr Geburtshilfe Gynäkol 1:323–362, Tafel XI, XIa

Velde, Theodor Hendrik van de

(12. 2. 1872 Leeuwarden/Holland –
27. 4. 1937 Locarno)

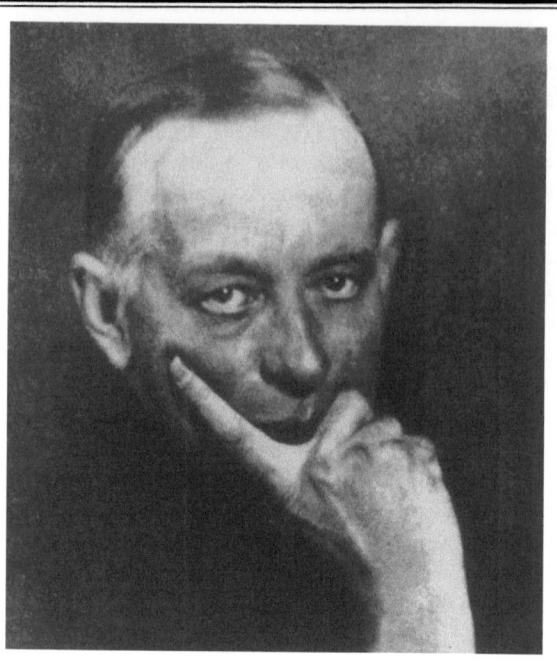

Van de Velde war Direktor der Frauenklinik in Haarlem. Er schrieb 1926 sein berühmtes Buch *Die vollkommene Ehe*, in dem er seine bereits 1905 publizierten Untersuchungsergebnisse über die Wellenbewegung im biologischen Geschehen der Frau zwischen 2 Perioden weiteren Kreisen zugänglich machte. Er schrieb: „Dessen bin ich gewiß, dem Temperaturanstieg geht nicht nur die beginnende Funktion des Corpus luteum voran, sondern der Anstieg wird von dieser Funktion auch verursacht". Temperaturkurven in Zyklus und in der Schwangerschaft wurden registriert. Das Erscheinen seines Buches löste erhebliche Erregung in der Öffentlichkeit aus. Erst unter dem Eindruck der Arbeiten von Knaus wurde man allmählich auf die wertvollen wissenschaftlichen Befunde aufmerksam. Nach seiner Emeritierung lebte er in Minusio-Locarno. (s. Beiträge Döring und Vollmann)

Literatur

Van de Velde TH (1905) Über den Zusammenhang zwischen Ovarialfunktion, Wellenbewegung und Menstrualblutungen. Bohn, Harlem

Van de Velde TH (1927) Die vollkommene Ehe. Leipzig Stuttgart

Van de Velde TH (1930) Ideal Marriage, its physiology and technique. Friede Covici, New York

Vermeulen, Alex

(born 7. 3. 1927 in St. Martens/Belgium)

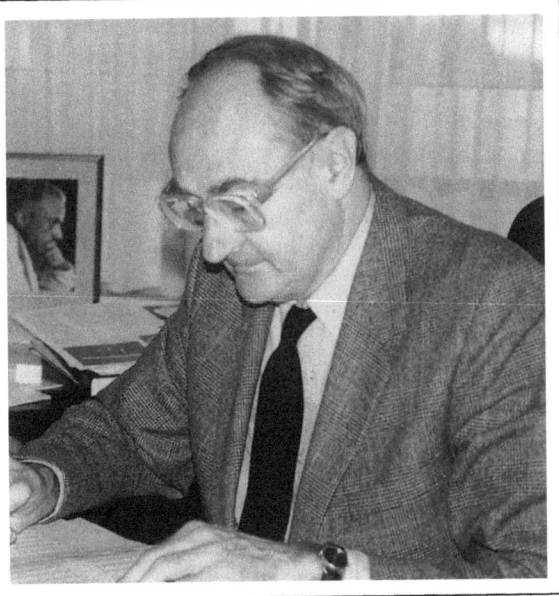

I was born in a small village, reknown for its school of painters. I went to the local village school and later to the academic secondary school in the nearly town of Ghent.

The choice to study medicine was largely inspired by the figure of our general practioner, the prototype of the oldfashioned rural family doctor, who, besides being a good physician was also a good psychologist, always having time to listen to the problems of his patients. He was one of the "wise men" in the village, performing a series of social activities.

Having studied medicine, and being not very "manual," the choice of internal medicine was rather obvious, whereas the choice of endocrinology as a subdiscipline, was inspired by my interest of biochemistry. Indeed, during my medical studies I had taken a masters degree in biochemistry. My interest went in the fist place to steroid biochemistry, initially corticoids, for which we developed paper-chromatographic methods to study cortisol and corticosteroid production and metabolism. This was followed by studies of the metabolism of the first synthetic corticoids, as well as of the relationship between bilogical activity of a corticoid and its protein binding.

The late 1960s saw development of the first methods for determination of testosterone in plasma and urine, and we were among the first to develop a gas-chromatographic method for the determination of testosterone in plasma based on eldectrocapture of testosterone heptafluorobutyrate. Together with the development of an original method for the determination of the binding capacity of the sex hormone binding globulin, this led us to the systematic study of factors affecting Leydig cell function and androgen production. We were especially interested in the influence of aging on sex steroid hormone metabolism and on function of the hypothalamo-pituitary gonadal axis. As expected, we observed a decrease in Leydig cell function with age. Whereas this was initially confirmed by most authors in the field, it later became a controversial topic, serveral authors considering that the observed decrease in plasma testosterone levels with age to be the consequence of minor present or past illnesses of the elderly men. At last, however, almost all authors agreed that also in healthy men, aging is accompanied by a decrease in plasma testosterone levels, although perhaps less pronounced than originally thought.

We were obviously interested in the mechanisms responsible for the decrease. Although several observations point towards a primary testicular origin, with decreased testicular perfusion and decrease in Leydig cell nember, the very fact that free testosterone levels decrease in old age, points alterations at the hypothalamo-pituitary level, as an intact feed-back system, should assure a normalization of free testosterone levels via an increase of the LH levels.

These considerations stimulated us to study the hypothalamo-pituitary function during normal aging in men. We observed that the responsivity of the gonadotrophs to stimulation by GnRH was intact in aging men and also that the LH pulse frequency was similar to the frequency in younger men. We found, however, that the LH pulse amplitude is significantly reduced in elderly men, and we considered the possibility that this is the consequence of administering an antiopioid, naltrexone, suggested that, on the contrary, the opioid tone was decreased. As the sensitivity of the gonadotrophs to GnRH is unimpaired, this suggested to us that the mass of GnRH released at each pulse is decreased, most probably as a consequence of a decreased cellular mass of the GnRH pulse generator. In parallel with our studies in males we were also interested in the hormonal changes in aging postmenopausal women and could shwow that the postmenopausal ovary, although continuing to be responsible for about 50% of plasma testosterone levels, as a rule does not secrete substantial amounts of estrogens, the bulk being produced in peripheral tissues from androgen precursors.

It is evident that for clinicians the interest of these data resides mainly in their eventual clinical relevance.

Whereas in postmenopausal women, the (low) plasma levels of estrogens undoubtedly play a role in the (prevention of) osteoporosis, the clinical consequences of the decreased Leydig cell function in elderly men are still unclear, and epidemiologic studies are actually in progress to determine whether androgen levels are correlated with other biological or clinical parameters. The relationship of plasma androgen levels with impotence, decreased sexual drive, fitness and general well being, bone density, red cellmass etc., although at least highly suggestive, requires certainly further study.

The study of endocrine testicular function logically led us to the study of male infertility. Our collaborator, Dr. Comhaire became in charge of our Infertility Unit with Spermbank, which, in collaboration with the Department of Gynecology, was highly successful in the treatment of infertile couples.

In parallel with my scientific carreer, I took up some administrative duties. After being appointed Associate Professor of Medicine in 1961, I became Full Professor fo Endocrinology in 1968 and was elected Dean of the College of Medicine in 1982 and again in 1984, being finally appointed Medical Director of the Academic Hospital in 1987. Although these administrative functions have never been my primary interest, I consider that each member of the academic community must accept some administrative functions, and I accepted them as a duty to our faculty.

It is evident that my teaching, research and administrative duties have taken most of my time. Nevertheless I try to cultivate some hobbies. Unfortunately, no much spare time is left, but being interested since youth in the plastic arts, I try to follow artistic currents via exhibitions, performances, reading and within the limits of my possibilities by collecting some modern artwork.

References and Other Sources

Vermeulen A "Descriptive" curriculum, 20. August 1992

Vermeulen A, Verdonck L (1968) Studies on the binding of testosterone to human plasma. Steroid 11:609–635

Vermeulen A, Verdonck L, van der Straeten M, Orie M (1969) Capacity of the testosterone binding globulin in human plasma and influence of specific binding of testosterone on its metabolic clearance rat. J Clin Endocrinol Metab 29:1470

Vermeulen A, Stoica T, Verdonck L (1971) The apparent free testosterone concentration, an index of androgenicity. J Clin Endokrinol Metab 33:759

Vermeulen A, Rubens R, Vendonck L (1972) Testosterone secretion and metabolism in male senescence. J Clin Endocrinol Metab 34:730–735

Vermeulen A (1980) Sex hormone status of the postmenopausal women. Maturitas 2:81–89

Deslypere JP, Sayed A, Verdonck L, Vermeulen A (1980) Androgen concentrations in sexual and non-sexual skin as well as in striated muscle in man. J Steroid Biochem 13:1455–1458

Deslypere JP, Vermeulen A (1981) Aging and tissue androgens. J Clin Endocrinol Metab 53:430–434

Vermeulen A, Deslypere JP, Paridaens R, Leclercq G, Roy F, Heuson J (1986) Aromatase, 17β-hydroxysteroid dehydrogenase and intratissular sex hormone concentrations in cancerous and normal glandular breast tissue in postmenopausal women. Eur J Cancer Clin Oncol 22:515–525

Deslypere JP, Vermeulen A (1989) Leydig cell function in normal men: effect of age, life-style, residence in humans. Prostate 14:45–53

Vermeulen A, Kaufman JM (1992) Editorial: Role of the hypothalamo-pituitary function in the hypoandrogenism of healthy aging. J Clin Endocrinol Metab 74:1226A–1226C

Vigneaud, Vincent du

(18. 5. 1901 Chicago/Illinois –
11. 12. 1978 White Plains/New York)

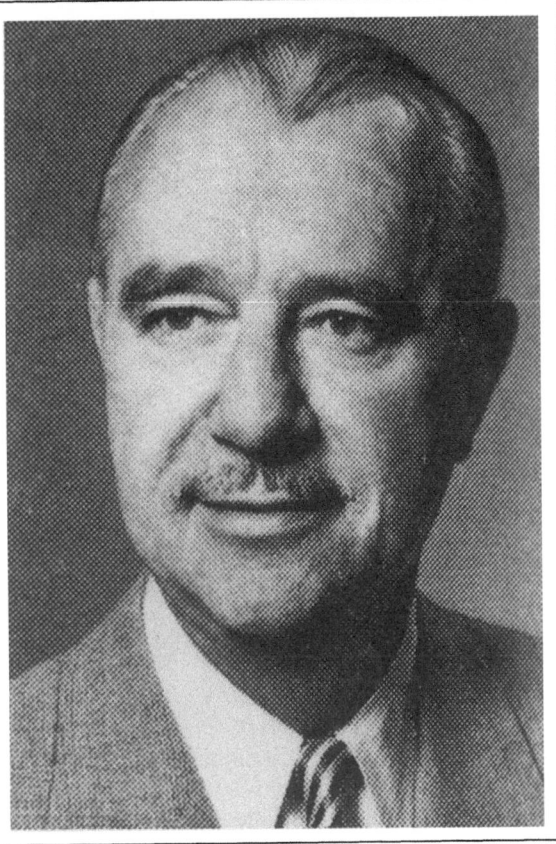

Du Vigneaud war organischer Chemiker am Cornell University Medical College in New York. Anfänglich hatte er sich mit der Chemie des Insulins befaßt. Sein Interesse galt dann den Hypophysenhinterlappentumoren. Die Fortschritte in der Proteinchemie ermöglichten die strukturelle Aufklärung. Zum einen war es die von Lyman Craig entwickelte Gegenstromverteilung am Rockefeller Institute und die von Stanford Moore und William Stein beschriebene Stärke- und Ionenaustauschgromatographie.

Du Vigneaud gelang die Strukturaufklärung und die Synthese von Oxytocin und Vasopressin.

1901 hatte der in Königsberg tätige Isford Isfred Hofbauer, Schüler von Schauta in Wien, über ein Präparat aus Hypophysenhinterlappen berichtet, welches er erfolgreich als Wehenmittel einsetzte. Hofbauer ging 1924 an die Johns Hopkins Universität in Baltimore.

Literatur

Vigneaud V du, Ressler C, Swan JM, Roberts CW, Katsoyannis PG, Godron S (1953) The synthesis of an octapeptide amide with the hormone activity of oxytocin. J Am Chem Soc 75:4879–4880

Vigneaud V du, Gish DT, Katsoyannis PG, Hess GP (1958) Synthesis of the pressor-antidiuretic hormone, arginine-vasopressin. J Am Chem Soc 80:3355

Vigneaud V du (1960) Experiences in the polypeptide field: insulin to oxytocin. Ann NY Acad Sci 88:537

Hofbauer II (1911) Hypophysenextrakt als Wehenmittel. Zentralbl Gynäkol

Pierce JG (1981) Peptide and protein hormones – from biological definitions to chemical compounds. Endocrinology 129:2809–2810

Vollman, Rudolf F.

(17. 3. 1912 Oschatz/Sachsen – 1987 in der Schweiz)

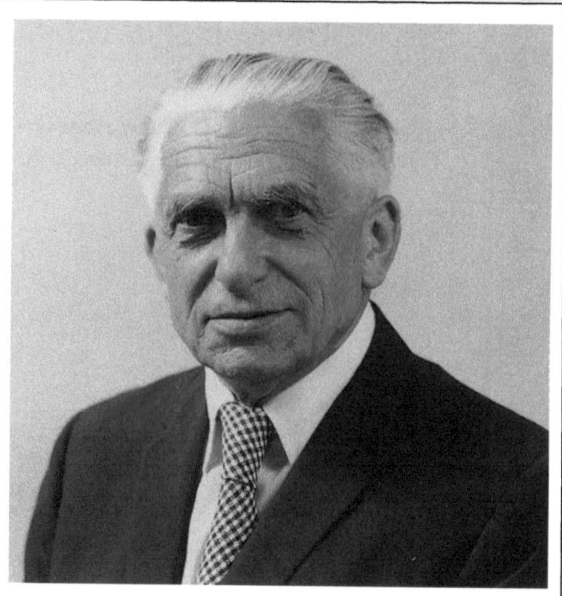

Vollman studierte Medizin in Freiburg bis zum Physikum und emigrierte 1936 in die Schweiz, wo er erst in Zürich sein Studium fortsetzte, dann in Genf. Bis 1959 blieb er in der Schweiz und ging 1952 an das Mt. Sinai Hospital in New York zu A. Gutmacher. 1954/55 hatte er eine Allgemeinpraxis im Doctors Hospital, Milwaukee, Wisconsin, 1955 war er im Department of Anatomy der University of Illinois, von 1960–1961 Medical Officer am Primate Research, Perinatal Laboratory, San Juan in Puerto Rico. Von 1961–1972 Head Section on Obstetrics, Perinatal Researach Branch, National Institute of Health, Bethseda. Nach seiner Emeritierung 1972 kehrte Vollmann in die Schweiz zurück.

Vollman befaßte sich mit statistischen Analysen der Phasen des Genitalzyklus.

In einem Review zu Vollmans Buch *The menstrual cycle* heißte es: „Dr. Rudolf Vollman's Monographie is destined to become one of those rare „bibles" of clinical information to which generations of physicians will turn for „everything you've always wanted to know . . ." Es finden sich die Daten von 691 Frauen und 31 645 Menstruationszyklen. Einzelne dokumentieren Zyklen von der Menarche bis zur Menopause, z.T. kontinuierlich über 39 Jahre. Eine Frau registrierte 324 Zyklen bis zur Menopause. „The world may never again see such willing collaboration between investigator and human subject!" (C. G. Hartmann 1962)

Vollman's Ziel war, die verschiedenen Charakteristika des Menstruationszyklus zu überprüfen, um evtl. einen praktisch-klinischen Test für die Ovulation zu finden. Er untersuchte sowohl die Zykluslängen als auch die prä- und postmenstruellen Phasen des Zyklus mit Hilfe der Basaltemperatur, des Zervixschleims und des Mittelschmerzes. Bei etwa 15 000 Zyklen fand er nur 7% mit monophasichem Verlauf, und der Anteil der Frauen mit regulären Zyklen zwischen 25 und 32 Tagen betrug weniger als 2%!

Literatur

Vollman RF (1940) Variationsstatistische Analysen der Phasen des Genitalzyklus der Frau durch Auswertung des Intermenstrualschmerzes als Indikator für den Ovulationstermin. Monatsschr Geburtshilfe Gynäkol 110:115-137, 193-233

Vollman RF, Vollman U (1942) Vergleichende Temperaturuntersuchungen zur Reproduktionsphysiologie der Frau und der Kuh. Schweiz Arch Tierheilkd 84:403-466

Vollman RF (1953) Über Fertilität und Sterilität der Frau innerhalb des Menstruationszyklus. Arch Gynäkol 182:602-622

Vollman RF (1977) The menstrual cycle. In: Major problems in obstetrics and gynecology, Vol 7. Saunders, Philadelphia

Hartman CG (1962) Science and the safe period. Williams & Wilkins, Baltimore

Treloar AE et al. (1967) Variation of the menstrual cycle through reproductive life. Int Fertil 12:77-126

Voss, Hermann Emile

(20. 3. 1888 St. Petersburg – 8. 8. 1979 Mannheim)

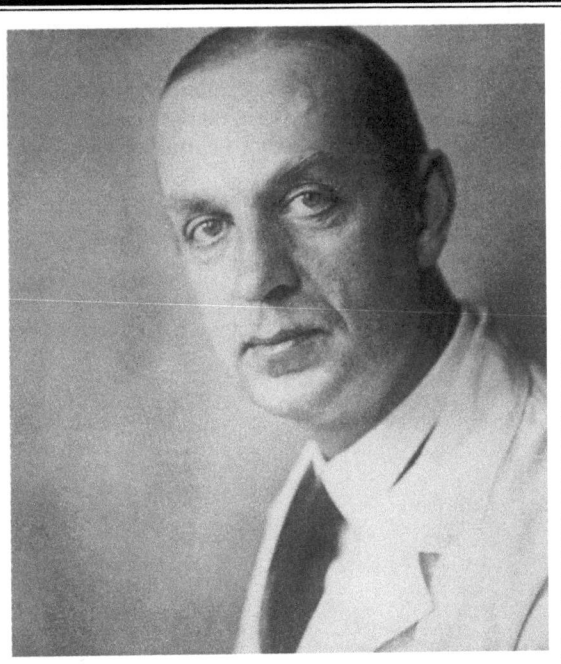

Voss wurde im zaristischen Rußland geboren, machte 1906 sein Abitur und studierte dann Zoologie in Freiburg, Leipzig und Straßburg. Die Promotion erfolgte 1911 in Freiburg. Anschließend arbeitete er bis 1914 am Zoologischen Institut in Straßburg, wo er sich 1913 habilitierte.

1923 ging er an das Physiologische Institut der Universität Dorpat/Estland zu Alexander Lippschütz. Hier führte er experimentelle endokrinologische Stuidien durch. Er veröffentlichte Arbeiten über gonadale Hypertrophie nach partieller Kastration, über Gonadentransplantation und über experimentiellen Hermaphroditismus. 1925 wechselte Voss an das Pharmakologische Institut in Dorpat zu Walter S. Loewe, mit dem er dann 1928 an das Hauptlaboratorium der Städtischen Krankenanstalten nach Mannheim ging.

Es entstand eine äußerst fruchtbare Zusammenarbeit. 1926 wurden Befunde über eine lokale Wirkung plazentarer Hormone auf den Uterus berichtet. 1927 konnte Voss die Bildung von Östrogenen in der Plazenta nachweisen. Es wurde ein biologischer Test für das männliche Keimdrüsenhormon entwickelt. Diesem lag die hormonale Abhängigkeit der Zellvermehrung des Vesikulardrüsenepithels zugrunde. Mit dem „Loewe/Voss-zytologischen Regulationstest" gelang es, androgene Aktivität im Urin von Männern nachzuweisen. Hieraus aufbauend wurde ein Schnelltest entwickelt, dem die mitogenetische Wirkung der Androgene zugrundeliegt. Die Untersuchungen von Voss und Loewe wurden Grundlage für die Isolierung der Östrogene und Androgene.

1933 ging Voss zu der Firma C. F. Boehringer und Söhne in Mannheim. Er begründete die erste systematisch naturwissenschaftliche Forschung dieser Firma. In Zusammenarbeit mit Walter Dirscherl entstehen weitere Studien über Androgene. 1954 trat Voss in den Ruhestand. Noch mit 85 Jahren gab er den Band *Androgene I* im *Handbuch der Experimentellen Pharmakologie* heraus und widmete ihn Walter Loewe.

Literatur

Loewe S, Voss HE (1926) Über weibliche Sexualhormone. VIII. Mitt.: Eine placentare Inkretdrüse-Spenderin örtlich wirksamen Hormons? Klin Wochenschr 5:1083–1085

Voss HE (1927) Über die Funktion endokriner Heterotransplantate als Kennzeichen ihrer „Einheilung". Giol Genet 3:571–584

Loewe S, Voss HE, Lange F, Spohr E (1928) Über Wirkungsmerkmale des männlichen Sexualhormons bei Stoffen aus dem Pflanzenreich. Endokrinologie 1:39–44

Loewe S, Voss HE (1930) Der Stand der Erfassung des männlichen Sexualhormons (Androkinis). Klin Wochenschr 9:481–487

Voss HE, Loewe S (1930) Schnelltest auf männliches Sexualhormon („Mitogenesetest"). Dtsch Med Wochenschr 56:1256–1258

Loewe S, Rotschild F, Rautenbusch W, Voss HE (1930) Androkinin (männliches Sexualhormon) im männlichen Blut. Klin Wochenschr 9:1407

Voss HE, Loewe S (1931) Zur Wertbestimmung männlichen Sexualhormons an den Vesikulardrüsen des Nagermännchens. Arch Exp Pathol Pharmakol 159:532–544

Voss HE, Oertel G (Hrsg) (1973) Androgene I. Springer, Berlin Heidelberg New York (Handbuch der experimentellen Pharmakologie, Bd 35/1)

Voss HE (1973) Biologische Auswertung der Androgene. In: Voss HE, Oertel G (Hrsg) Androgens II und Antiandrogens. Springer, Berlin Heidelberg New York (Handbuch der experimentellen Pharmakologie, Bd 35/2)

Kattermann R (1985) Naturwissenschaft und Medizin, 75 Jahre klinische Chemie, Pathobiochemie und Endokrinologie. Mannheim

Simmer HH (1980) Nachruf auf Hermann E. Voss. Endokrinologie-Informationen 2:54–56

Wagenen, Gertrude van

(23. 5. 1893 Rock Rapids/Iowa –
8. 2. 1978 New Haven/Connecticut)

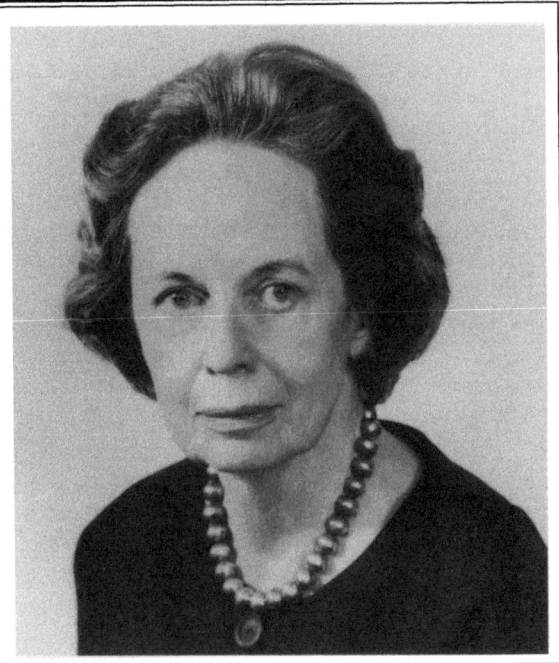

Gertrude van Wagenen, a distinguished reproductive biologist, was also that much rarer type of individual, a gentlewoman scientist. In no sense a dilettante, her circumstances and physicial vigor enabled her to enjoy a cultured life in parallel with a professional scientific career.

She was born in Rock Rapids, Iowa, in 1893. Her parents were A. and Gertrude van Wagenen; her father, of Dutch ancestry, was a Justice on the Iowa State Supreme Court. Until she entered the University of Iowa as a junior, Dr. van Wagenen had been educated in private schools. She obtained a B.A. degree in 1913, and in 1917 participated in the West Indian Expedition to Antigua, where she began the research on corals which culminated her doctoral dissertation. Her thesis *Postlarval development of Isofragilis (Dana)* was related to fertility and required the collection of the free-swimming young with a fine silk net. A short paper on the corals, which she published in 1920, concerned sociality in the Madreporaria [1].

Postdoctoral work consisted of teaching embryology at Stanford University, where she spent much time in the Pacific Grove Station, and teaching histology and neurology in the University of California Medical School from 1920 to 1928. In 1924 she married Crawford F. Failey, a scientist and yachtsman, who shortly therafter inherited an immense fortune. They spent 1927–1929 abroad, in Graz and in Frankfurt at the Municipal Hospital, where she taught in the Physiology Department and published a joint paper with Failey on the influence of age on the rate of atrophy of skeletal muscle [2]. They also traveled extensively on the Continent, in Scandinavia and the Middle East. At that time she began her collection of rare medical books, Chinese ivory figurines used in "diagnosis," antique surgical instruments, and Renaissance furniture with which she decorated their apartments in New York and New Haven.

Returning to the United States, she spent 1929–1930 in the Department of Anatomy at Johns Hopkins Medical School, where she visited the Carnegie Institution of Washingotn and became acquainted with the research being undertaken in monkeys by Dr. Carl Hartman. In 1931 she establihed what was to become her permanent research base in New Haven, while she and her husband furnished an attractive apartment on Park Avenue in New York City, from which she commuted to New Haven by train five days a week. After considering several species she selected the rhesus monkey *(Macaca mulatta)* which has a wider distribution than any other macaque [3], as the key primate for her projected colony. In her Siegler medal lecture delivered almost 40 years later [4] she described *M. mulatta* as "a primate whose urogenital systems are minute replicas of those of man," and one "in whom laparotomies can be performed at will" and in whom "the gonads are small enough to be completely sectioned, making all parts of the gland available for study of tissue reaction.". With the enthusiastic cooperation of Dr. Arthur Morse, Professor and Chairman of the Department of Obstetrics and Gynecology in the Yale University School of Medicine, she established the Yale Obstetrics Monkey Colony in 1935. Although the colony ultimately received support from foundations, it was maintained for 45 years by private funds supplied by van Wagenen.

During her long life van Wagnen provided a wealth of normative data for other investigators and, more significantly, exploited brilliantly the properties of *M. mulatta* to examine problems that could not be undertaken in the human because of ethical constraints, or which could not be subjected to rigorous study in human volunteers because of their fecklessness. She began with the purchase of a single animal from a local pet shop and, joined by Joseph Negri in 1931 and Frank Caruso in 1935, who remained in constant attendance, she had increased the animal population to 60 by 1935. At that time systemic breeding was begun to create a self-replicating group and to avoid the introduction of tuberculous animals. Juvenile and young adult animals were subsequently purchased in numbers equal to the colony-bred macaques to dilute the records of the descendants of the original 1935 group of breeders. Thereby, a study dealing with inbred animals was avoided, and the value of growth curves and development descriptions was enhanced for research workers, the majority of whom are forced to purchase their animals as young juveniles.

Van Wagenen made regualr rounds in the colony, doling out raisins and appraising each animal's health and nutrition. When, as occasionally happened, her rounds were interrupted by telephone calls and had to be suspended, the animals greetet her the next day with loud Bronx cheers. Immediate separation of infants from mothers and formula feeding became the rule. Monkey milk was found to resemble human milk in its low ash content compared with that of the cow [5]. Additional water and sucrose were added to cow's milk, thus increasing the calories available from carbohydrate and reducing the content of protein and ash. During World War II bananas became scarce, and the orchards of friends near New Haven were ransacked for apples. As Catchpole has remarked [6], "in Dr. van Wagenen's colony, animal feeding tended to resemble that in a well-run restaurant: she never resorted to complete packaged diets."

Van Wagenen was an inveterate world traveler, and breeding was timed so as to eventuate in deliveries upon her return from her latest excursion abroad. During infancy new-born monkeys were divided between her and Joseph Negri and, packed in market baskets, were carried home to ensure a midnight feeding. When necessary, sick animals were transportet to Park Avenue for intensive care over the weekend. Negri and Dorothy Butzko, an expert histologist who also assisted at operations on the animals, were responsible for maintaining the meticulous record system. The records included frequent measurements of height and weight, detailed notations regarding dentition, beginning and duration of menses, vaginal washings to determine estrogen effect, dates of breeding and the course of pregnancy, parturition and lactation.

Breeding was carried out by placing a female in a male's cage at noon on the 11th day of the menstrual cycle of a period of 48 h; On the 12th day the vaginal lavage was examined for sperm; if sperm were present, the mating was classified as positive. Young animals were not mated during puberty; multiparous animals were not mated within 3 months after a full-term delivery even if menstrual cycles recurred; and the anovulatory cycles during the summer months were often skipped [7]. Multiparous females were caged with the father of their last child, and the nulliparous females were placed with a preferred male or any free male not obviously antagonistic. Social compatibility had an obvious influence on mating reactions and hence on reproductive performance [8].

Results for the 6 years, 1939–1943 showed that in each year one third of the pregnancies followed a single mating [9]. In 1944, the mating interval was delayed to the 17th day of the menstrual cycle, while all other procedures were unchanged. Twenty-five animals were mated more than an average of three times each, 80 times in all, but at the end of 4 months only one pregnancy had occured. By contrast, when the remaining 24 monkeys were mated on the 11th day of their next cycle, seven animals became pregnant. In another study [10] 22 monkeys whose pregnancy performance was wellknown were mated over a 6-day period on days 6–11 of the cycle. After 69 matings three animals were pregnant (4.3%). The remaining 19 animals which had failed to become pregnant during the 6-day mating period were then mated in the single cycle following the 11th day, after which six pregancies resulted (31.6%). Since cycle lengths were not influenced by repeated early mating, there was no evidence for induced ovulation. These records were later to prove invaluable in assessing the efficacy of compounds employed in the formulation of "morning-after" pills.

Newborn monkeys infants proved to be heavier (by 60 g) and possibly longer when conceived and born in the laboratory than when born after the importation of pregnant females. This suggested that a deleterious environment during pregnancy may place the infant under a handicap [11]. Because some parents were born in the laboratory, it was possible to determine the age at first conception, which proved to be earlier than was previously thought: the mean age for females was 2.66 and that for males 3.52 years. Vaginal lavages of female mating with five maturing males were examined for the first appearance of sperm. The age of the youngest monkey to mature was 2 years, 1 month, 1 day; the latest was 3 years, 3 months, 1 day [12]. Records of males 3–12 years of age who were born and raised in the colony showed that mating with delivery of sperm continued uniformly throughout the year. [13].

The relatively high rate of growth at birth was found to fall off in the first 6 months, to resume after a leveling-off period of about 18 months in the female and 24 months in the male. Weight and sitting height increments in the male surpassed in magnitude those of the femal and were also more prolonged in duration [14].

The mature, macaque has a 28-day menstrual cycle, and the length of gestation is a multiple of six cycles (168 days) [15]. The earliest cycle bleeding occurred at 1 year, 5 months, 5 days and the latest at 2 years, 7 months, 8 days, with a mean (722 days) just under 2 years. The average weight at menarche was 3428 g, with a range of 2800–4110 g. A cycle not yet completed by uterine bleeding was sometimes marked by slight changes in the sex skin, and squamous cornification of the vagina.

Up-dating of records in 1972 showed that the youngest animal to mature was 1 year, 1 month, 27 days old and the latest 2 years, 1 month, 8 days, with an average of 1 year, 8 months, 19 days, which is 3 months ealrier than the record for the first 10 years. This finding of earlier reproductive adequancy parallels changes noted in current human populations [12].

For two females born and matured in the colony the menstrual histories were recorded over almost 30 years and for a third over 22 years. One animal ceased to cycle at 27 years and the second at 29 years. The third dropped to sex cycles during her 22nd year. These limited data suggest that menopause occurs in macaques between 25 and 30 years of age [16].

The cause of uterine bleeding was studied by van Wagenen in several experiments. She and Aberle found that (a) Excision of the ovaries early in the cycle (from 72 h to the 10th day and one instance on the 13th day) is followed by menses after an interval of 5 or 6 days. Bleeding could occur in the absence of a mature follicle or a young corpus luteum [17]. (b) Bleeding can be induced in the spayed mangabey by a series of injections of follicular hormone [18]. (c) Menses can follow spinal cord-transection when (and only when) the uterus is under ovarian influence [19].

In observations of ovulation in primates, Morse and van Wagenen [20] found that in 94 cycles observed in eight monkeys by laparotomy between the 13th and 17th days, 86 were associated with ovulation while in eight menstruation was anovulatory in character. A corpus luteum was present 52 times in the right and 34 times in the left ovary. There was no rule for the sequence or alternation of ovulatory function. Van Wagenen and Morse [21] also observed that one ovary sometimes ovulates repeatedly for as many as five cycles. There was a tendency for ovulation to take place toward the tubal end of the ovary (more than twice as often); equally as often ovulation occurred the free margin rather than the hilus of the ovary.

Van Wagenen and Morse [22] studied ovarian and uterine response to partial and subtotal ovarian resection. They found that 12.5% of the total volume of ovarain tissue sufficed to sustain menstrual cycles normal in length and character of bleeding in rhesus monkeys. Frequent ovulation occurred in the ovarian fragments, and palpation indicated that the uterus of such animals was normal in size. Further reduction of ovarian tissue to 6.25% was followed by ovulation and regular cycles in two instances. The endometrium of both uteri was essentially normal for the particular phase of the cycle during which it was removed. Ovarian hypertrophy, as suggested by comparison of the sum of the weights of the parts of the second ovary to the whole of the ovary, appeared on histological examination to be largely due to the necessary inclusion of degenerating follicles and corpora lueta.

Van Wagenen [23] examined the incidence of ovulation in monkey with one ovary. In three unilaterally gonadectomized macaques exploratory laparotomies showed that ovulation had occurred in 14 out of 20 cycles. Eight consecutive cycles were studied in two monkeys and four in a third. The first six observations were positive in one animal: the first four and the first three in the other two animals. It was thought that the irregularities which occurred later may have been caused partly, or wholly, by the repeated surgical procedures.

With Zuckerman and Gardiner van Wagenen [24] studied sex-skin changes with maturation and during the menstrual cycle, when maximal reddening occurred during the 3rd week and diminished thereafter. During pregnancy the skin was generally bright red, while during the influence of excitement (fear, sex, pugnacity) the skin may be either flushed or pale. Anesthesia and illness were generally accompanied by pallor of the sex skin. In a monkey with pronounced edema of the low back, the skin formed a series of lobulated swellings. Ten days after the aspiration of a cystic ovarian follicle the swellings had disappeared. The process of sex-skin maturation depends upon the extent to which the skin has been subjected to the action of estrogenic hormone, rather than age.

With Duran-Reynals and Bunting van Wagenen [25] subsequently reported that the sex skin is formed by the accumulation of hyaluronic acid brought about by estrogenic hormones, and that it can be induced experimentally by inoculation of these compounds into immature monkeys of both sexes. While the sex skin is an extremely firm tissue, posing a great resistance to the penetration of foreign matter, it softens rapidly under the influence of hyaluronidase and later collapses totally.

Dorfman and van Wagenen [26] demonstrated by bioassay that adult monkeys excrete both androgenes and estrogenes. Estrone was isolated from the urine of ovariectomoized-hysterectomized rhesus monkeys that had received injections of either a-estradiol dipropionate or estrone propionate [27]. Free progestin was detected biologically by Forbes and van Wagenen [28] in the amniotic fluid of monkeys subjected to caesarian section between the 40th and 150th days of pregnancy. Gonadotropic hormone excreted by pregnant rhesus monkeys was assayed by van Wagenen and Simpson [29] at intervalls between days 22 and 179 of gestation in hypophysectomized immature female rats injected with concentrats equivalent to one-fourth of the day's output of urine. Only urine extracts between days 22 and 34 exerted a gonadotropic effect in hypophysectomized rats, while that observed in normal immature rats was comparable ot low doses of human chorionic gonadotropin during the same limited period of preganncy. The presence of monkey chorionic gonadotropin (MCG) was subsequently sought immunologically [39] by means of a human pregnancy test (UCG Titration Test, Wampole Laboratories). Between days 20 and 33 of pregnancy 17/20 testresults were positive (85%), while in nonpregant monkeys 42/48 results were negative, yielding a false-positive rate of 12.5%. From limited data it appeared that this test was unable to detect MCG prior to day 20 of pregnancy, which restricted its usefulness.

Studies of estrogen effects in monkeys included van Wangen and Morse's examination of estrogen tolerance to daily doses, for example, up to 30 mg diethylstilbestrol in pregnancy [31]. In 35 animals there were only five exceptions to the normal length of pregnancy, associated in three instances with defective development of the fetus. In no case was abortion initiated by estrogen nor was abortion associated with the withdrawal of estrogen after a series of injections. However, these animals exhibited effects of estrogen either in behavior or in actual physical changes. There was an increase in spontaneous activity, an apprehensive hypersensitive manner, and an appearance not commonly associated with the usual catching for rectal palpation or injections. The intensity of the normal coloration of the sex skin characteristic of pregnancy was not increased but was nevertheless present more often in outlaying regions of the face, haead, and back. The supraorbital swelling in some instances gave an appearance of eyes protruding out from under an obstruction.

The hepatic inactivation of estrogen was examined by van Wagenen and Gardiner [32]. Autologous grafts of approximately one-half of one ovary were made within the splenic tissue of one immature and two adult ovariectomized rhesus monkeys. Intrasplenic ovarian grafts secreted enough hormone to stimulate the sex skin, vaginal mucosa, and endometrium after the hormone had traversed the liver, indicating that the monkey's hepatic tissue does not inactivate estrogens to any great degree.

The effects of androgen on fetal and neonatal animals were also investigated. Genetic female monkeys fetuses, whose mothers had been treated with testosterone propionate beginning on the 41st – 59th days of gestation and ending on the 100th day, were removed from the uterus for study at the end of the treatment period. (By analogy with human development, the genital organs of the 40th day in the monkey are still in a primitive state, with both male and female ducts present and the sex of the gonad unidentifiable by histological examination.) From six androgen-treated animals, three living and developing fetuses were removed, of which two were complete female pseudohermaphrodites [33, 34]. These had received the largest daily doses of androgen (20 mg) and had developed prostates and male external genitalia. The third female came from a monkey which had received 5 mg testosterone daily, amounting to 152 mg between the 69th and 95th days. Following this smaller dose and shorter treatment period, masculinization was expressed only in an enlarged clitoris and a modified vestibule. The two complete pseudohermaphrodites had a large bilobed scrotum with a hypospadic penis lying partially embedded between the lobes. No gonadal masses were palpable in the scrotum or inguinal region.

Of a total of 13 animals modified by this treatment, five lived to adulthood. The time of their menarche was normal and menstrual blood traversed the urethra, indicating patency of the vaginal-urethral junction. These masculized monkey fetuses bore a striking resemblance to human infants who at birth have all of the appearance of cryptorchid males, but whose devlopmental history is such that the question of sex arises, and in whom ovaries and uterus are present.

The results of administering testosterone to young postnatal female monkeys were equally surprising and dramatic [35]. Beginning at the age of 5 months, young monkeys given testosterone propionate 7.5 mg/kg per week until approximately 1 year of age reached the length and weight of a 2-year old animal by the end of 1 year. The menarche occurred at the age of 11 months, 26 days in one animal and 1 year, 20 days in another. This was the beginning of true sexual maturation, since six or seven episodes of menstrual bleeding followed and were accompanied by external skin changes characteristic of the mating monkey. The acceleration appears to be due to a general increase in protein metabolism brought about by the nitrogen and salt-retaining effects of the hormone. Animals which were mated became pregnant, indicating that full ovarian function was retained.

Juvenile male monkeys were likewise treated with testosterone from the age of 7 months [36]. Weight and body length were accelerated immediately, and at 2 years of age their weight was 50% greater than the heaviest of the controls. X-rays revealed a massive increase in musculature with an accompanying accentuation of the contour and thickness of bone. The testis of a control animal at 2 years, 8 months contained tubules consisting only of basal cells, while the testes of the treated animals were two to three times as large and showed complete spermatogenesis. The silky short hair characteristic of the young monkey changed to the adult type during the 2nd year and thereafter appeard longer and more luxuriant than that of the usual laboratoy adult.

The participation of the placenta in the signs and symptoms of pregnancy (in particular pyeloureteral dilatation) was a subject to which van Wagenen devoted considerable attention. Pyeloureteral dilatation occurs in approx. 95% of first human pregnancies and is considered to be the predisposing cause of pyelitis in pregnant women. Van Wagenen observed three instances in which death of the fetus occurred, but the placenta continued to function until the expected date of delivery [37]. Pyeloureteral dilatation had conventionally been assumed to be attributable to intra-abdominal pressure from the enlarging fetus. However, van Wagenen separated the influence of intra-abdominal pressure from that of possible pregnancy hormones by mating 11 animals and removing the fetuses surgically at intervals ranging from the 75th to the 157th day of pregnancy. In 10/11 of the animals the placenta remained in situ for prolonged periods and functioned until labor supervened at the appropriate time for delivery of a live baby, with expulsion of the placenta. Features of pregnancy that persisted after fetectomy included increasing body weight, generalized edema, intensification of sex skin coloration, physical inactivity and pyelouteral dilatation. Van Wagenen and Newton [38] attributed the latter feature to atony of the ureter, which appeared to dependent upon preservation of the endocrine funtion of the placenta [39].

Three outstanding research achievements marked van Wagnen's monographs coauthored with E. Simpson [40, 41]. These beautiful volumes are illustrated with photomicrographs which provide a permanent record of tissue changes in the evolving fetal ovary and testis. As such, they complement the works of such eminent gross anatomists as Vesalius, whose books van Wagenen collected for her private library, and which her family presented to the Yale Medical Library after her death [42].

A formidable accomplishment in 1957 [43,44] with Simpson was the induction of ovulation in the rhesus monkey. Beginning in the late 1920s many attempts had been made by physiologists and gynecologists to determine the gonadotropic preparations required and the conditions necessary for the induction of ovulation in animals and human beings. Sporadic instances of success had been achieved by Hisaw and coworkers [45] and by many clinical gynecologists. Using a variety of FSH preparations derived from sheep and hogs, it proved easy to stimulate follicular growth in either immature or adult animals. However, ovulations were few.

About this time Knobil et al. [46] demonstrated the importance of species specificity in the response of the rhesus monkey to other pituitary hormones. Growth hormone prepared from monkey pituitaries induced growth and metabolic responses in the monkey when bovine preparations had failed. Foruitously, monkey pituitaries had become available in large numbers at this juncture due to the need for macaque kidney tissue to serve as the culture medium for growth of the Salk and Sabin polio vaccines.

Species specificity of unfractionated monkey gonadotropic hormones was therefore investigated using simple 40% ethanol extracts which contained LH and FSH. Injection regimens similar to that utilized by Carter et al. [47] in hypophysectomized rats were employed. Monkey anterior lobe pituitary gonadotropin (MmPG) was injected thrice daily for 5–6 days, beginning on days 5 or 6 of the menstrual cycle; the dose of MmPG was then reduced and mixed with HCG and administered for 14 additional days. Subsequently, immature and premenarcheal animals were treated, and responded with ovulation, confirming the impression that the primate source of the pituitary gonadotropin was responsible for the successful ovulation. Later, human (cadaver) pituitaries and human menopausal urine preparations, HMG J5 and Pergonal 23, became available as sources of gonadotropin. All of these successfully induced ovulation in the rhesus monkey. Between 1950 when this work was started and 1961 when the last studies were completed, 115 monkeys had been employed [4]. The award to van Wagenen of the Samul L. Siegler medal of the American Fertility Society in 1967 hails her as "a distinguished scientist who has truly earned the honor and recognition of the medical profession" [4].

The third achievement, of which van Wagenen is said to have been the most proud, was the demonstration of interception of pregnancy by postovulatory estrogens in mated rhesus monkeys and in women [48]. She collaborated with Morris and other Yale coworkers over a period of several years comparing the capacity of various estrogens, antiestrogens, and alkaloids to prevent implantation in rabbits, monkeys and women. Many estrogenic compounds, particularly in relatively hight doses, exhibited a dose-related effectiveness above threshold levels. The pregnancy rate of 20.7% in the same monkeys during untreated cycles served as the standard for comparison. ORF 3858 (2-methyl-3-ethyl-4-phenyl-Δ^4-cyclohexenecarboxylic acid), diethylstilbestrol, and conjugated estrogens in doses of at least 5 mg/day proved 100% successful in preventing pregnancy in 308 midcycle matins in macaques [49].

A complementary clinical study of 100 cycles in multiparous women volunteers with positive identification of sperm in the vagina was carried out. Treatment was begun when the basal body temperature reached 98°F and diethylstilbestrol, ethinyl estradiol, and conjugated estrogens proved 100% effective. An additional clinical study of 750 cycles subsequently conducted in a more heterogeneous clinical population was necessarily less rigorous; the fertility of the patient or consort was often unknown, the presence of sperm in the vagina was not always verified, no basal temperature records were kept, several exposures frequently occurred during a cycle, and the patients did not always take the medications as prescribed. Notwithstanding these handicaps, only eight pregnancies resulted, yielding a failure rate of 1.1% [49].

Dr. van Wagenen's personal charm, warmth and kindness, so well described by Baumgartner [50], were legendary. Although she lived to see the realization of her vision of the potential usefulness of *M. mulatta* in reproductive research, her last years were saddened by the death of friends in her New York circle. She died of pneumonia in her New Haven apartment on 8 February 1978. Yale University's tribute to Dr. van Wagenen on the day of her death [51] was as follows:

In her distinguished career, which virtually spans the entire history of the young science of reproductive endocrinology, she proved new basic knowledge in the development of the ovary and testis, and the role of the pituitary and other hormones in ovulation, fertilization, sex differentiation and growth of the fetus. Her findings are essential to the field of population control.

To further her research she established a colony of macaque monkeys at Yale in 1935, when little was known about the species. Her meticulous work established the fact that this monkey provided an ideal model for studies of human reproduction. Her colony became one of the foremost primate research centers of the world, and she was internationally recognized as a leading expert in the field.

Acknowledgments

I am deeply indebted to Mr. Richard Wolfe, curator of rare books in the Countway Library of Harvard Medical School, for putting me in touch with others who could provide detailed information regarding the life and career of Dr. van Wagenen. My warm thanks are especially due to Prof. Hubert R. Catchpole and Mr. Ferenc A. Gyorgyey, historical librarian in the Yale Medical Library. I am also grateful to Dr. Dorothy Horstmann, Ms. Dorothy Butzko, and Mr. Joseph Negri vor valued assistance.

References and Other Sources

1. Van Wagenen G, Wehman HJ (1920) A study of sociality in the Madreporaria. Iowa Acad Sci 27:241–252
2. Failey CF, van Wagenen G (1929) Der Einfluß des Lebensalters auf die Absterbegeschwindigkeit von Skelettmuskeln. Hoppe-Seylers Z Physiol Chem 184:209–218
3. Pocock RI (1952) The rhesus macaques. J Bombay Natl Hist Soc 35:530–557
4. Van Wagenen G (1968) The induction of ovulation in *Macaca mulatta* Fertil Steril 19:15–29
5. Van Wagenen G, Himwich HE, Catchpole HR (1941) Composition of the milk of the monkey (M. mulatta). Proc Soc Exp Biol Med 48:133–134
6. Catchpole HR (1979) Gertrude van Wagenen, 1893–1978. Memorials. In: Proc. 92nd meeting of Am. Assoc. of Anatomists. Anat Rec 195:160–162

7. Van Wagenen G (1945) Mating and pregnancy in the monkey. Anat Rec 91:304
8. Van Wagenen G (1945) Optimal mating time for pregnancy in the monkey. Endocrinology 37:307-312
9. Van Wagenen G (1945) Mating in relation to pregnancy in the monkey. Yale J Biol Med 17:745-760
10. Van Wagenen G (1947) Early mating and pregnancy in the monkey. Endocrinology 40:37-43
11. Garvan JA, van Wagenen G (1955) Studies of newborn, laboratory monkeys. Am J Phys Anthropol 13:399-400
12. Van Wagenen G (1972) Vital statistics from a breeding colony. Reproduction and pregnancy outcomes in *Macaca mulatta*. J Med Primatol 1:3-28
13. Van Eagenen G (1967) Fertility of colony-born male macaques. Folia Primatol 5:241-246
14. Van Wagenen G, Catchpole HR (1956) Physical growth of the rhesus monkey (Macaca mulatta). Am J Phys Snthropol 14:245-273
15. Van Wagenen G (1952) Age at menarche of the laboratory rhesus monkey (Macaca mulatta). Anat Rec 112:436 (abstract no 263)
16. Van Wagenen G (1970) Menopuase in subhuman primate. Anat Rec 166:392
17. Van Wagenen G, Aberle SBD (1931) Menstruation in pithecus (Macacus) rhesus following bilateral and unilateral ovariectomy performed early in the cycle. Am J Physiol 99:271-278
18. Van Wagenen G (1932) A study of induced menstruation in the monkey. Anat Rec Suppl 52:40-41 (abstract no. 91)
19. Van Wagenen G, Zuckerman S (1933) Uterine bleeding of monkeys in relation to neural and vascular processes. II. Spinal-cord transection and the oestrin level. Am J Pysiol 106:416-422
20. Morse AH, van Wagenen G (1936) Observations upon ovulation in primates. Am J Obstet Gynecol 32:823-832
21. Van Wagenen G, Morse AH (1937) Frequency and position of ovulation in the monkey. Am J Physiol 119: 416-417
22. Van Wagenen G, Morse AH (1942) Uterine and ovarian response to partial and subtotal ovarian resection. Endocrinology 30:459-464
23. Van Wagenen G (1934) The incidence of ovulation in the monkey with one ovary. Anat Rec Suppl 58:91 (abstract no 205)
24. Zuckerman S, van Wagenen G, Gardiner RH (1934) The sexual skin of the rhesus monkey. Proc Zool Soc London 108:385-401
25. Duran-Reynals F, Bunting H, van Wagenen G (1950) Studies of the sex skin of *macaca mulatta*. Ann NY Acad Sci 52:1006-1014
26. Dorfman RI, van Wagenen G (1938) Excretion of sex hormones in urine of adult male monkeys. Proc Soc Exp Biol Med 39:35-36
27. Dorfman RI, Wise JE, van Wagenen G (1945) Metabolism of the steroid hormones: the excretion of estrone after the administration of estrone and a-estradiol to rhesus monkeys. Endocrinlogogy 36:347-348
28. Forbes TR, van Wagenen G (1959) Progestin in the amniotic fluid of monkeys. Endocrinology 65:528-529
29. Van Wagenen G, Simpson ME (1955) Gonadotrophic hormone excretion of the pregnant monkey (Macaca mulatta). Proc Soc Exp Biol Med 90:346-348
30. Glass RH, van Wagenen G (1970) Immunologic test for chorionic gonadotropin in serum of the pregnant monkey (Macaca mulatta). Proc Soc Exp Biol Med 134:467-468
31. Van Wagenen G, Morse AH (1944) Estrogen tolerance in pregnancy. Yale J Biol Med 17:301-309
32. Van Wagenen G, Gardner WU (1953) Basence of hepatic inactivation of estrogen in the monkey. Yale J Biold Med 25:477-483
33. Van Wagenen G, Hamilton JB (1943) The experimental production of pseudohermaphroditism in the monkey. In: *Essays in biology*. Univ of California Press Berkeley/CA, pp 583-593
34. Wells LJ, van Wagenen G (1954) Androgen-induced female pseudohermaphroditism in the monkey (Macaca mulatta): anatomy of the reproductive organs. Carnegie Inst Washington Publ 235. Contrib Embryol 35:93-106
35. Van Wagenen G (1949) Accelerated growth with sexual precocity in female monkeys receiving testosterone propionate. Endocrinology 45:544-546
36. Van Wagenen G (1947) Maturity induced by testosterone in the young male monkey. Fed Proc 6:219
37. Van Wagenen G (1947) Placental hormones after death of foetus. Lancet I:649
38. Van Wagenen G, Newton WH (1943) Pregnancy in the monkey after removal of the fetus. Surg Gynecol Obstet 77:539-573
39. Van Wagenen G, Jenkins RH (1939) An experimental examination of factors causing ureteral dilatation of pregnancy. J Urol 42:1010-1020
40. Van Wagenen G, Simpson ME (1965) Embryology of the ovary and testis. Homo sapiens and Macaca mulatta. Yale Univ Press, New Haven, pp 256
41. Van Wagenen G, Simpson ME (1973) Postnatal development of the ovary in Homo sapiens and Macaca mulatta and Induction of ovulation in the macaque. Yale Univ Press, New Haven, pp 306
42. Gyorgyey FA (1979) Dr. Van's fabulous collection. Yale Medicine, Winter, pp 14-17
43. Van Wagenen G, Simpson ME (1957) Experimentally induced ovulation in the rhesus monkey (Macaca mulatta). Rev Suisse Zool 64:809-819
44. Van Wagenen G, Simpson ME (1957) Induction of multiple ovulation in the rhesus monkey (Macaca mulatta). Endocrinology 61:316-318
45. Hisaw FL, Greep RO, Fevold HL (1935) Experimental ovulation of Macacus rhesus monkeys. Anat Rec Suppl 61:24-25 (abstract no 56)
46. Knobil E, Morse A, Greep RO (1956) The effects of beef and monkey growth hormone on the costochondral junction in the hypophysectomized rhesus monkey. Anat Rec 124:320
47. Carter F, Woods MC, Simpson ME (1961) The role of the pituitary gonadotropins in induction of ovulation in the hypophysectomized rat. In: Villee CA (ed) Control of Ovulation. Pergamon, New York pp 1-23

48. Morris JM, van Wagenen G (1966) Compounds interfering with ovum implantation and development III. The role of estrogen. Am J Obstet Gynecol 96:804–815

49. Morris JM, van Wagenen G (1973) Interception: the use of postovulatory estrogens to prevent implantation. Am J Obstet Gynecol 115:101–106

50. Baumgartner L (1978) Van as a friend. Memorial service for Dr. Gertrude van Wagenen. Historical Library, Yale University School of Medicine, March 31, pp 1–5

51. Yale University News Release (1978) Yale University School of Medicine, New Haven/CT, February 8, pp 1–2

Watteville, Hubert de

(13. 3. 1907 Bern – 17. 2. 1984 Genf)

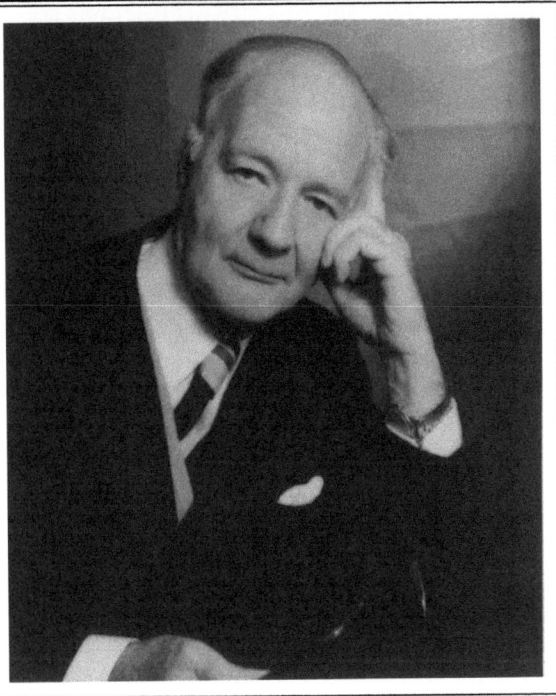

Frau Elsa de Watteville, geb. Zülliger, schreibt über ihren Mann:
Über Professor Hubert de Watteville zu schreiben ist nicht leicht. Er stammt aus einer sehr alten aristokratischen Familie. Auf deutsch wird der Name von Wattenwyl geschrieben. Die Familie stammt aus Bern. Mit seinem Vater, Oberst Moritz von Wattenwyl, liebte er die Natur, besonders Pferde. Seine Jugend war harmonisch und glücklich. Schon sehr früh interessierte er sich für Musik, Malerei und Poesie. Die Liebe zur Medizin verdankte er einem Freund der Familie, Professor Walthart.

Ich war 15 Jahre alt, als ich ihn kennenlernte, natürlich beim Skifahren in den nahen Berner Alpen. Wir besuchten zusammen Konzerte und Ausstellungen. Ich absolvierte eine Handelsschule und bildete mich als Laborantin aus, um mit ihm später wissenschaftlich zu arbeiten. Er war ein höchst interessanter Lebensgefährte. Alle Reisen haben wir zusammen gemacht, mit vielen Erlebnissen und Abenteuern. Diese Reisen waren immer mit Arbeit verbunden: sowohl Vorträge als auch Geburten. Wir lernten viele Menschen und ihre Sitten kennen. Wir waren nicht immer in großen Hotels, sondern auch in Dörfern, in Hütten oder in Zelten. Ich hatte großes Glück, mit ihm durchs Leben zu wandern. Er war ein sehr guter Arzt, ein Musiker und ein Poet. Was will man noch mehr?"

De Watteville wuchs in Bern auf und studierte dort Medizin. Nach dem Examen 1931 erhielt er seine Ausbildung in Bern, Zürich, Genf und in Landkrankenhäusern. 1938 wurde er Oberarzt bei A. Labhardt an der Universitätsfrauenklinik in Basel und 1944 Oberarzt und Dozent bei E. Anderes in Zürich. Von 1946 bis zu seiner Emeritierung 1976 war de Watteville Direktor der Universitäs-Frauenklinik in Genf.

Rudi Borth, der lange bei de Watteville gearbeitet hat, schreibt über de Wateville: „In remembering him, Renaissance man ist the first expression that comes to mind. Besides his professional skills, he had a wide range of interests, knowledge, and insights – spanning science, music, fine arts, and politics. Conversation with him on almost any subject was always captivating and often rewarding. His forceful personality, his predilection for duty and discipline, and his aloofness from academic politcs were traits that did not always endear him to colleagues and associates, though he acquired some diplomatic skills rather late in his life. While joking to be the first member of his familiy with a decent job, he was proud of his background, and enjoyed his role in international organisations and society, but his personal life style remained simple and unassuming. His compassionate interest in improving the health care for women and children in the Third World engaged his energies to the end."

Die Geschichte der Fédération Internationale de Gynécologie et Obstétrigne hat de Watteville wie folgt beschrieben: „Before the International Federation of Gynecology and Obstetrics (FIGO) was created, international congresses had been held in 1898 in St. Petersburg, Russia, and in 1938 in Amsterdam, Netherlands. In Amsterdam it was decided to hold another world congress in 1942 in Bern, Switzerland, but World War II made this impossible. In May 1950 Prof. Fred Adair from Chicago and Dr. Howard Taylor, Jr. from New York organized a congress of obstetrics and gynecology in New York that was attended by a great number of foreign guests. This congress was the last in a series of congresses held in the United States by Dr. Adair, under the auspices of the American Committee on Maternal Welfare, and was designated by him as the Fourth American and First International Congress of Obstretrics and Gynecology. During this congress it was decided to create an International Federation of Gynaecology and Obstetrics. This Federation was to organize world congresses at regular intervals, with the first to be held in 1954, if possible, in Switzerland. The foundation meeting of FIGO was to take place at this 1954 congress. Dr. Adair (United States) and Dr. Taylor (United States), Dr. Gerin Lajoie (Canada), Van Tongeren (Netherlands) and I wer asked to prepare a draft constituion. The Swiss Society of Gynecology accepted the responsibility for organizing the World Congress, chose Geneva as the site, and nominated me as president of the Congress."

The first World Congress of the FIGO thus took place in Geneva in 1954, Professor de Watteville as President. Its main theme was „Prevention in Gynecology and Obstetrics." Subsequent FIGO World Congresses have been held 1958 in Montreal (Dr. Gerin Lajoie, president), Vienna in 1961 (Antoine, president), Buenos Aires and Mar del Plata, Argentina in 1964 (Di-Paola, president), Sidney, Australia in 1967 (Meares, president), New York in 1970 (Dr. Howard Taylor, Jr. president), Moscow in 1973 (Dr. S Persianinov, president) and Mexico City in 1976 (Dr. L. Castelazo-Ayala, president).

Mother and Child International (MCI) was originally known as IAMANEH when it was founded Geneva in 1977 by the late Professor Hubert de Watteville. A nongovernmental, nonprofit association of some 35 autonoms national sections whose members are in the medical and nursing disciplines, midwives and other individuals committed to helping underprivileged mothers and their offspring, especially in developing countries.

References and Other Sources

Watteville de H (1944) Tierexperimentelle Untersuchungen über die Wirkung langdauernder Follikelhormonapplikation und die hormonale Tumorentstehung. Schwabe, Basel

Watteville de H (1957) Psychological factors in the treatment of sterility. Fertil Steril 8:1

Watteville de H (1978) International Federation of Gynecology and Obstetrics: Development and activities. Int J Gynecol Obstet 16:175–180

Watteville de E: Brief im Mai 1993

Watteville de H: Curriculum vitae, Dr. Hubert P. De Watteville, August 1992

Borth R. Dec. 1993: Personal notes on Hubert de Watteville

Westman, Axel

(29. 12. 1894 Stockholm/Sweden –
29. 5. 1960 Stockholm)

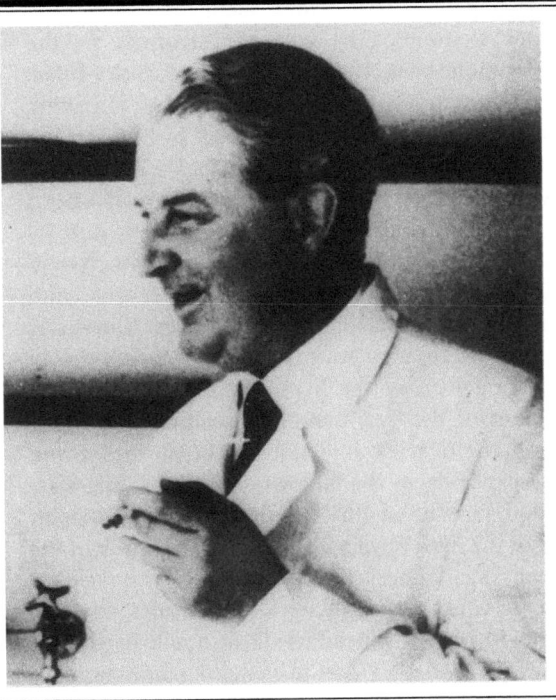

Axel Westman studied medicine at Kraolinska Institute, Stockholm, and qualified in 1921. He served in 1920-1922 at Radiumhemmet under the famous radiologist Gösta Forsell, receiving his training at a surgeon in 1922-1925 in the hospitals of Karlstadt and Umeä, returned to Stockholm to work in obstetrics and gynecology in hospitals, and defending his thesis in gynceoclogy in various hospitals, and after defending his thesis in 1926 he became an instructor in these subjects. In 1932 he was made professor of obstetrics and gynecology in the University of Uppsala, in 1935 was appointed to the corresponding chair in Lund and in 1942 accepted an invitation to the chair at Karolinska Sjukkhuset in Stockholm. He died in 1960, having just reached retiring age.

Westman was prominent as teacher, clinician and administrator but particularly as a research worker, studying the normal sexual cycle and its disturbances. Essentially his contributions belong to basic science, starting with animal experiments, often using advanced techniques. From such experiments he usually went on to observations on women, and often the clinic could directly benefit from his new knowledge. This scientific activity resulted in more than 300 publications.

According to his biographer and successor to the chair in Lund, the late professor Alf Sjövall (obituary in the *Transactions of the Royal Physiographic Society*, Lund 1960, vol. 30, 39-53) Westman's scientific work lies in three closely interrelated fields.

1. In the thesis from 1926 he observed and photographed the movements of the uterine tubes using a window in the abdominal wall. The motility was studied in the different phases of the sexual cycle, after castration and after destruction of the follicles or the corpora lutea of the ovaries. The direction of the passage of the ovum into the uterine tube was found to depend on an intimate coordination of the muscular activities of the tubes and the ovarian stalk. This was controlled by hormones and could be influenced from sense organs and the central nervous system. These observations were extended in experiments on rhesus monkeys and later in women, using gas insufflation and injections of radiopaque substances.

2. The second line of research dealt with the hormonal activity of the ovaries and the kind of ovarian tissue in which the hormones are formed. In experimental animals follicles and corpora lutea were destroyed by local heating, leaving a single follicle intact. When its granulosa membrane was sucket out, no corpus luteum developed. Using this method for destruction of the different cell layers, Westman made observations from which he concluded that the theca cells produce estrogen and the granulosa cells progesterone, and also that the interstitial cells have hormonal activita. In experi-

ments together with Dora Jacobsohn Westman further examined the role of estrogens in the development of the follicles and the corpora lutea. The degeneration of the corpora lutea following hypophysectomy could be prevented by administration of estrogen.

3. These observations stimulated investigations on the hypothalamic-hypophyseal system and its control of the sexual cycle. When the hypophyseal stalk was divided, the cyclic events ceased, and there was gradual atrophy of the ovaries. Numerous methods were used to analyze these phenomena: transplantation of the hypophysis to the anterior chamber of the eye, parabiotic animals, exstirpation of the ovaries, injections of hormones. From these experiences the famous experiments by Harris and Jacobsohn on the control of the anterior lobe of the hypophysis from the brain by way of the portal system emerged.

In addition in all this research work Westman devoted himself to production of much-used textbooks in obstetrics and to general administrative duties in the hospitals of Lund and Stockholm. He was Editor-in-Chief of the *Acta Obstetrica and Gynecologica Scandinavica* and founder and Editor of the *Acta Endocrinologica*, and he served on the Nobel Committee of the Karolinska Institute. (Biography prepared by Prof. Per Hellstrand and Prof. Nils Emmelin, Dept. of Physiology University of Lund, Sweden.)

References and Other Sources

Westman A (1916) Sezernierende Zellen im Epithel der Tuba uterinae Falloppii. Anat Anz 49:335

Westman A (1924) Impressions formed from a professional visit to some of the German gynecological clinics. Acta Obstet Gynecol Scand 2:197

Westman A (1926) A contribution to the question of the transit of the ovum from ovary to uterus in rabbits. Acta Obstet Gynecol Scand 5 Suppl 5/3

Westman A (1926) Beitrag zur Kenntnis des Mechanismus des Eitransportes bei Kaninchen. MMW 43:1793

Westman A (1928) Über das Primat der Eizelle. Acta Obstet Gynecol Scand 7:166

Westman A (1929) Studien über den Bewegungsmechanismus des Eileiters. Z Geburtshilfe Gynäkol 95:189

Westman A (1929) Untersuchungen über die Ovarialfunktion nach Uterusexstirpation. Zentralbl Gynäkol 53:2578

Westman A (1930) Studien über den Zusammenhang zwischen Corpus luteum und Plazenta als innersekretorische Organe. Acta Obstet Gynecol Scand 10:420

Westman A (1931) Über die Zirkulationsverhältnisse in der Uterusschleimhaut nach Corpus luteum-Exstirpation. Zentralbl Gynäkol 55:1890

Westman A (1932) Untersuchungen über den Einfluß der Hormone des vorderen Hypophysenlappen auf die Funktion des Corpus luteum. Zentralbl Gynäkol 56:450

Westman A (1932) Studien über den Sexualzyklus bei Makakus-Rhesus-Affen nebst einigen Bemerkungen über den menstruellen Blutungsmechanismus. Acta Obstet Gynecol Scand 12:282

Westman A (1934) Reaktivierung von senilen menschlichen Ovarien. Zentralbl Gynäkol 58:1090

Westman A (1935) Untersuchungen über die Abhängigkeit der Funktion des Corpus luteum von den Ovarialfollikeln und über die Bildungsstätte der Hormone im Ovarium. Arch Gynäkol 158:476

Westman A (1935) Die hormonale Therapie der Menstruationsstörungen und ihre theoretischen Grundlagen. Acta Obstet Gynecol Scand 15:233

Westman A (1937) Experimentelle Untersuchungen über die Bedeutung des Hypophysen-Zwischenhirnsystems für die Produktion gonadotroper Hormone des Hypophysenvorderlappens. Acta Obstet Gynecol Scand 17:235

Westman A (1937) Über Oestrinwirkungen auf die Corpus luteum-Funktion. I. Mitteilung. Acta Obstel Gynecol Scand 17:1; II. Mitteilung.

Westman A (1937) Untersuchungen über die Wirkung des gonadotropen Hypophysenvorderlappenhormones, Antex (LEO) auf die Ovarien der Frau. Acta Obstet Gynecol Scand 17:492

Diczfalusy E (1978) Reproductive endocrinology and the merry post-war period. J Endocrinol 79:1P–17P

Hamburger C, Pedersen-Bjergaard K, Wijnbladh H (1960) Axel Westman, 29. 12. 1894–29. 5. 1960. Acta Endocrinol 34,XIX–XX

Westman A (1960) Collected scientific publications, from 1916 to beginning of 1960. Acta Endocrinol 34:XXI

Wide, Leif Edvin

(born 21. 7. 1934 in Stockholm/Sweden)

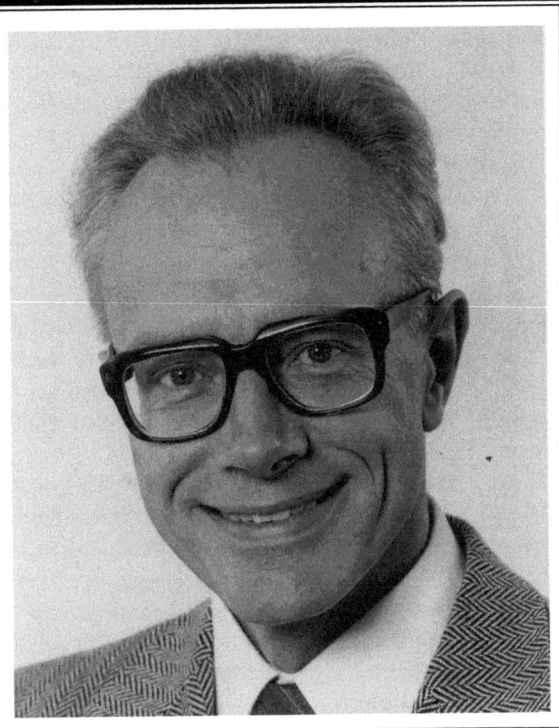

I was born in 1934 and raised in a suburb of Stockholm, where my father was a school headmaster. My medical studies began at the Karolinska Institute in 1954. During the course in obstetrics and gynecology I came into contact with Carl Gemzell. He worked as physician on one of the wards but was also conducted research at the Gustav V Research Institute. I was interested to learn the laboratory, and he told me about his work on human pituitary gonadotrophins and growth hormone.

Because of Gemzell's friendliness and his enthusiasm for research work I contacted him a year later and asked whether I could come to his laboratoty and study. He had no research students at that time and worked with his wife, Lisa, and a technician. He accepted me and I learned how to bioassay growth hormone using the tibia epithyseal test in hypophysectomized rats. Carl had at that time (1959) discovered that a hemagglutination immunoassay had recently been described for the assay of growth hormone and suggested that I try to set it up for the assay of hGH in serum. I succeeded in getting the method to function for the assay of hGH in pituitary extracts. However, the method was extremely laborious as the hGH-sensizied red blood cells were so fragile that they had to be used within hours after preparation. I found that red blood cells could be stabilized by treatment with formalin. With formalinized blood cells the assay was more robust but could not be used to determine hGH in serum due to nonspecific effects. However, I discovered that the assay method with the stabilized red blood cells functioned very well on urine. The problem was that I could not find any hGH in normal urin. I wanted to utilize my discovery with the assay method and decided to try it on a hormone that was nown to be excreted in large amounts in urine, human chorionic gonadotrophin (hCG). Rabbits were immunized with hCG and the first antiserum that I obtained functioned excellently in the hemaglutinations inhibition reaction. Urine specimens were obtained from Carl Gemzell's ward. Only pregnant women gave a positive reaction in the test. The first immunological pregnancy test with a high accuracy had been developed (1960).

I had the idea of lyophilizing the hCG-coated formalinized erythrocytes together with the antiserum in small test ampoules and found that this "all-in-test" functioned excellently as a pregnancy test. We then contacted Organon in Holland, who made a commercial kit, Pregnosticon, based on this principle and applied for a world patent for it. The test was the first commercial immunoassay for a hormone, and tests based upon this principle were the most widely used pregnancy tests in the world during the next 25 years.

I interrupted my studies for two years to write my dissertation, on this immunoassay method for hCG, for a Ph.D. in medicine. When Carl Gemzell obtained the professorship in obstetrics and gynaecology at Uppsala university I moved there with him. Before that time, Gemzell had started a collaboration with Paul Roos at the Department of Biochemistry at Uppsala University. Roos worked with biochemical separation techniques and developed methods for purification of FSH and LH and later for GH and prolactin. The biological activities of the hormones were measured in Gemzell's laboratory and I became involved in these assays. With the preparations from Roos I could show that hCG and hLH, but not FSH, corss-reacted, and I developed the first immunoassay for hLH (1961) based upon this cross-reaction.

In my thesis I described the clinical value of assay of hCG in urine both as a qualitative test for pregnancy and as a quantitative method. I also showed that values for hCG during pregnancy do not agree when measured with an immunoasssay and a bioassay in spite of high specificity of both methods, indicating a heterogeneity of a hCG molecules. This enigma with the herogeneity of glycoprotein hormones has since then been a central point fo my interest.

I met my future wife, Mariann Heyman, when I had started the work on the pregnancy test. She was studying zoology at Stockholm University. Because of her interest in horses she suggested that together we try to develop a pregnancy test in mares. We reported the results of the first immunological pregnancy test in mares in 1963 in *Nature*, and the paper was included in Mariann's thesis for a master's degree in zoology. We married and had three children, and Mariann stayed at home with them for 11 years. During that time she helped me by reading and commenting on all my manuscripts. After this period she began a research career at the Department of Zoology at Uppsala University. She has remained at this Department, and for the past 10 years has been Associate Professor in Developmental Biology, and we have been able to continue our happy and rewarding research collaboration.

In 1962 Dr. Bruce Hobson from Edinburgh visited Carl Gemzell's department on a fellowship for 6 months. He was an expert on biological pregnancy tests and various bioassays of gonadotrophins. We became good freinds, beginning in particular during a 40-hour train trip from Uppsala to Geneva for the Acta Endocrinologica Congress that year. This started a collaboration and a close and warm friendship between families that has continued ghrough three decades. Together we have carried out a series of studies on all three human gonadotrophins and on gonadotrophins in different primates and rodents, comparing results from bioassays and immunoassays. Perhaps the most important was the finding that the hCG molecules are qualitatively different in benign and malignant trophoblastic tumors.

After presenting my dissertation in Uppsala in 1962 I finished my medical studies and worked as a physician at Gemzell's clinic until 1965. When working full time with patients in the clinic, I found it difficult to find enough time for experimental research work. I therefore decided to move to the Department of Clinical Chemistry, where I had been offered a research appointment and started to develop section for hormone assays there. I had the idea of improving the radioimmnoassays by using antibodies coupled to a solid phase. I first used the stabilized erythrocytes from the pregnancy test as a matrix for the antibodies. The method was further improved by use of small Sephadex particles and I learned form R. Axen and J. Porath at the Department of Biochemistry in Uppsala how to couple proteins to Sephadex.

In 1966–1968 I made a series of descoveries concerning immunoassay techniques which included the competive solid-phase immunoassays and the noncompetive "sandwich" techniques. Both of these techniques have since been widely used for the assay of a large number of different analyses. The noncompetive "sandwich" technique using two different antibodies is at present the method of choice for the assay of larger antigens. The Pharmacia Company in Uppsala applied for world patents for some variants of these techniques, and in particular the radioallergosorbent technique (RAST) for detection and assay of allergen-specific IgE antibodies became a world wide success for the Company. This work also contributed to the detection of IgE (together with H. Bennich and S.G.O. Johansson). I was appointed for some years as a research fellow in the field of allergology at the Swedisch Medical Research Council and investigated the clinical value of the RAST for diagnosis of allergy and developed methods for the assay of allergens. I received the Jubileum Medal and Prize of the Swedish Society of Physicians in 1969 for this work in allergology and in 1987 the Inventor Prize of the Swedisch Foundation of Technical Development for the series of inventions concerning immunoassay techniques.

In 1968 a lecture by Dr. Sheldon Segal at the World Congress of Endocrinology in Mexico made a deep impression upon me. In this lecture he pointed out the urgent need of research to stop the rapid increase in world population. I decided to leave the field of allergy and deepen my research in reproductive physiology. Soon thereafter Sven

Johan Nillius asked me to be his tutor for a Ph.D. in obstetrics and gynecology. My collaboration with Nillius was very close and intensive for 15 years, when it was suddenly interrupted in 1984 by a tragic accident that he suffered. Together we received the Jubileum Medal and Prize of the Swedish Society of Physicians in 1986 for our achievements within reproductive medicine.

Our studies on the regulation of the hypothalamic-pituitary-ovarian axis and in particular the influence of gonadal steroids and of GnRH resulted in a large number of original observations. Among these are the variation in gonadotrophin response to GnRH during the menstrual cycle (1972), the induction of ovulation in women with i.m. injections of GnRH three times daily over 4 weeks (1975), the observation of decreased gonadotrophin responses during chronic treatment of amenorrheic women with a stimulatory GnRH analogue (1977), the inhibition of ovulation in regularly menstruating women by s.c. injection of the same analogue once daily (1978) and (together with C. Berquist) the use of intranasal GnRH agonist as a contraceptive agen (1979). Nillius and I made also a series of original observations on bromocriptine-induced pregnancies in women with prolactinomas (together with T. Bergh; 1977–1978), on the use of pulsatile low dose GnRH therapy to induce ovulation in women (1982), and we were the first to induce spermatogenesis in a man with secondary hypogonadotrophic hypogonadism by pulsatile GnRH treatment (together with G. Skarin; 1982)

My collaboration and friendship with Paul Roos continued for three decades. Roos used a series of separation techniques to purify FSH, LH, prolactin, and growth hormone from large pools of pituitaries, and I was responsible for all hormone assays used for monitoring this purification. We became particularly interested in the pleomorphism of all these hormones. In 1971, after a proposal from Professor A. Grönwall and C.H. deVerdier at the hospital of the Ministry of Health and Social Welfare, the Swedish Parliament decided to give me a personal appointment as Head Physician at the Department of Clinical Chemistry. On the initiative of the Dean of the Medical Faculty at Uppsala University, Professor Harry Boström, this appointment was transformed in 1985 into a Professorship in Endokrinologigal Biochemistry at Uppsala University.

My research work over the past 10 years has focused on the heterogeneity of human FSH, LH, and TSH within and between indivudual pituitaries and serum speciments to explore the biological significance of this microheterogeneity. Most of my studies are on human FSH. The most important discoveries are that each human pituitary or serum specimen contains a very large number (at least 20–30) of different isoforms, that there are qualitatively different forms in children and adults, that the isoforms are different in young and elderly women and in men, that different isoforms are circulating in blood at different phases of the menstrual cycle, and that the different isoforms have different biological properties. I have found similar large microheterogeneity for hCG and erythropoietin and recently developed a method to distinguish injected recombinant forms of Epo from the endogenous forms circulating in blood.

I grew up in a home in which pyhsical exercise was regarded as a very important ingredient of daily life, influenced mainly by the opinion of my father, who was a world champion long distance runner in the 1920s (one of the few who twice defeated Paavo Nurmi) with five Olympic medals from three olympic games. Sport has been an important pleasure in my life since I was a small child, and various types of sport as skiing, skating, running, mountain walking and sailing are still my main hobbies."

References and Other Sources

Wide LE: Letter, 22 Januar 1992

Wide L, Gemzell CA (1960) An immunological pregnancy test. Acta Endocrinol 35:261–267

Wide L, Roos P, Gemzell CA (1961) Immunological determination of human pituitary luteinizing hormone (LH). Acta Endocrinol 37:445–449

Wide LE (1962) An immunological measure for the assay of human chorionic gonadotrophin Acta Endocrinol Suppl 70:1–111

Wide L (1962) An immunological method for assay of human chorionic gonadotrophin. Acta Endocrinol Suppl 70:1–111

Hobson B, Wide L (1968) Human chorionic gonadotrophin excreation by men and women with invasive trophoblast assayed by an immunological and biological method. Acta Endocrinol 58:473–480

Wide L (1969) Radioimmunoassays employing immunosorbents. In: Diczfalusy E (ed) Immunoassay of gonadotrophins. Acta Endocrinol Suppl 142:207–221

Wide L (1971) Solid phase antigen-antibody systems. In: Kirkham KE, Hunter WM (eds) Radioimmunoassay methods. Churchill-Livingstone, Edinburgh, pp 405–412

Nillius SJ, Wide L (1972) Variation in LH and FSH response to LH releasing hormone during the menstrual cycle. Obstet Gynecol 79:874–882

Nillius SJ, Wide L (1975) Gonadotrophin-releasing hormone treatment for the induction of follicular matruation and ovulation in amenorrhoeic women with anorexia nervosa. Br Med J 187:405–408

Nillius AJ, Bergquist C, Wide L (1978) Inhibition of ovulation in women by chronic treatment with a stimulatory LHRH analogue – a new approach to birth control? Contraception 17:537–545

Bergh T, Nillius SO, Wide L (1978) Bromocriptine treatment of 42 hyperprolactinaemic women with secondary amenorrhoea. Acta Endocrinol 88:435–451

Wide L. Lundberg PO (1981) Hypersecretion of an abnormal form of FSH associated with suppressed LH secretion in a women with a pituitary adenoma. J Clin Endocrinol Metab 53:923–930

Skarin G, Nillius SJ, Wibell L, Wide L (1982) Chronic pulsatile low dose GnRH therapy for induction of testosterone production and spermatogenesis in a man with secondary hypogonadotropic hypogonadism. Clin Endocrinol Metab 55:723–726

Wide L (1982) Male and femal forms of human follicle-stimulating hormone in serum. J Clin Endocrinol Metab 55:682–688

Wide L (1985) Median charge and charge heterogeneity of human pituitary FSH, LH and TSH. I. Zone electrophoresis in agarose suspension. Acta Endocrinol 109:181–189

Wide L (1986) The regulation of metabolic clearance rate of human FSH by variation of the molecular structure of the hormone. Acta Endocrinol 112:336–344

Wide L (1987) Evidence for diverse structural variations of the forms of human FSH within and between pituitaries. Acta Endocrinol (Copenh.) 115:7–15

Wide L, Hobson B (1987) Some qualitative differences of hCG in serum from early and late pregnancies and trophoblastic diseases. Acta Endocrinol 116:465–472

Wide L (1989) Follicle-stimulating hormones in children and adults differ in relation to sex and age. J Endocrinol 123:519–529

Wide L, Albertsson-Wikland K (1990) Change in electrophoretic mobility of human follicle-stimulating hormone in serum after administration of gonadotropin-releasing hormone. J Clin Endocrinol Metab 70:271–276

Wied, David de

(born 12. 1. 1925 in Deventer/Netherlands)

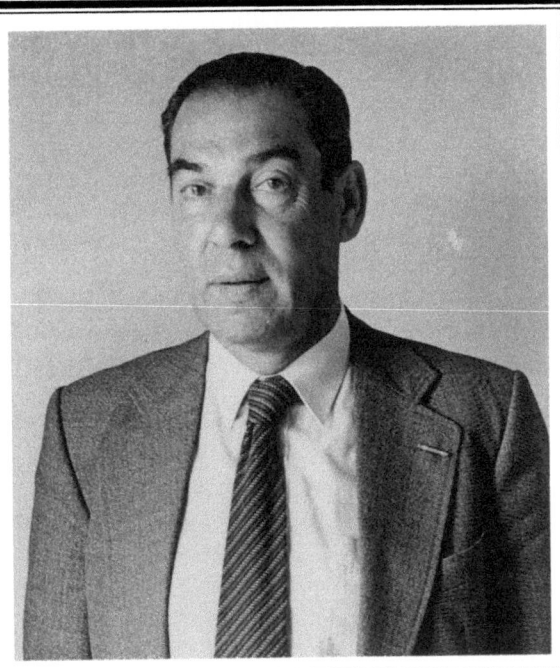

After high school, David de Wied began the study of medicine at the University of Groningen and received his M.D. there in 1955. In 1959 he joined the Department of Pharmacology of the University of Groningen, where he worked for a Ph.D. in pharmacology under Professor J. H. Gaarenstroom. The thesis was completed in 1952: it dealt with the effect of ascorbic acid on adrenal acitivity during cold. In 1957 he joined Dr. I. Arthur Mirsky at the Department of Clinical Science of the University of Pittsburgh for 1 year as a research fellow.

He was appointed Associate Professor of Experimental Endocrinology of the University of Groningen in 1958 and full Professor in 1961. Also in 1961 he worked in Montreal at the Allan Memorail Institute of Psychiatry of McGill University with Dr. Murray Saffran on a NATO fellowship. In 1963 he was appointed Professor and Head of the Department of Pharmacology of the University of Utrecht, and was appointed Honorary Professor of Pharmacology at the Medical College of the University of Toronto in 1971.

De Wied's animal studies revealed that removal of the pituitary in the rat disturbs conditioned behavior. Removal of the anterior pituitary in particular inhibited acquisition of avoidance behavior, while the extinction of avoidance behavior was facilitated following the removal of the posterior lobe. This disturbed behavior could be normalized by suppletion with a number of pituitary hormones. In particular, ACTH and vasopressin appeared to play a key role in this respect. Further studies by de Wied and associates revealed that fragments of these pituitary hormones were as effective as the original molecules while these fragments are devoid of the classical endocrine activities. Such studies led to the important notion that the brain is an additional target for these hromones (and/or their fragments). This led him in 1969 to propose the existence of neurogenic peptides from pituitary origin involved in motivational, learning, and memory processes. He coined the term neuropeptides for these compounds. Later studies in de Wied's laboratory revealed that the brain is capable of generating functionally active fragments from the parent hormones by proteolysis. Gradually the neuropeptide concept was formulated, which that peptide hormones carry multiple activities. This was underscored by the discovery, mainly after 1975, of numerous endogenous peptides in the brain as precursor molecules for behaviourally active fragments. Examples are ACTH/MSH, vasopressin, oxytocin, CRH, CCK, the tachykinis, NPY. The influence of these neuroactive compounds (neuropeptides) on the brain became a major topic in the Rudolf Magnus Institute since 1963.

ACTH and related peptides also affect avoidance behavior of intact rats. It was found that ACTH, α-MSH, and smaller fragments delay extinction of active avoidance behavior and facilitate passive avoidance behavior. Structure activity studies showed that the sequence ACTH-(4-7) is essential for these effects although additional sites in the sequence ACTH-(7–16) are present. The importance of the amino acid residue phenylalanine in position 7 of ACTH-(4–10) was discovered after substituting it to the d-enantiomer. This caused an opposite effect. ACTH neuropeptides with a d-enantiomer phenylalanine in postion 7 facilitate extinction of active and attenuated passive avoidance behavior. Behavioral effects with these neuropeptides revealed that ACTH and related compounds affect motivation, attention, concentration, and memory retrieval processes. Electrophysiological studies indicated effects on arousal and vigilance.

Further research in cooperation with the Organon Company in Oss, The Netherlands, resulted in the synthesis of a modified ACTH-(4–10) analog (Org 2766) which appeared to be 1000 times more active than ACTH-(4–10) on active and passive avoidance behavior. In contrast, this peptide possessed even less intrinsic classical endocrine activities (steroidogenis, MSH activity, fat mobilization) than ACTH-(4–10). The modification also led to resistance to metabolic degradation, and it is one of the few peptides which is active also after oral administration. Org 2766 is used as a proteotyp of ACTH-like peptides in animal and clinical studies. More than 200 papers have appeard on this peptide over the past 15 years.

Meanwhile the interest of investigators in the neuropeptide field in the Rudolf Magnus Institute and in other laboratories led to the discovery of other effects in rats, including effects on social behavior and trophic effects on nerve regeneration peripherally as well as centrally. A series of human studies have shown effects of ACTH on mental performance. Most studies were performed with Org 2766 in healthy volunteers and in cognitivel impaired eldery subjects. Effects on concentration and attention were found in health volunteers. Effects on mood and social behavior were found in cognitively impaired elderly subjects, however, clinically relevant effects were detected in only 25% of the patients, probably due to the variability in the patient population. Beneficial effects of Org 2766 have also been found in autistic children.

In 1975 the endogenous morphinelike substances, the enkephalins, were isolated by Hughes and Kosterlitz from brain tissue. Subsequently other morphinelike peptides isolated from the pituitary and brain were discovered, and the term endorphins was used for these compounds. In 1977 de Wied and associates started a number of investigations on the influence of endorphins and related peptides on animal behavior, for example, avoidance conditioning. A breakthrough was the observation that two closely related fragments of β-endorphin have opposite effects on extincion of pole-jumping avoidance behavior. The opiod peptide α-endorphin amino acid more than γ-endorphin faciliates extinciton. This effect of both peptides appeared to be independent of their inherent opioid action since the nonopiod fragments des-Tyr-γ-endorphin (DT-γ-E) and desenkephalin-γ-endorphin (DE-γ-E) are even more active than γ-endorphin. Some of the effects of these γ-type endorphins are also exhibited by neuroleptic drugs while α-endorphin and related peptides appear to mimic certain effects of psychostimulant drugs such as amphetamine. On the basis of these findings de Wied postulated in 1978 that γ-type endorphines may be endogenous neurolepticlike peptides, and that a deficiency in these peptides as a result of an inborn error in the generation, structure, or metabolism of such peptides may be an etiological factor in the pathogenesis of schizophrenia. This might induce an overproduction of α-type endorphins from β-endorphin. The overproduction of α-type endorphins with amphetaminelike action might cause the schizophrenic symptomatology. If this is correct, γ-type endorphins may have beneficial effects in schizophrenic patients.

The significance and effects of γ-type endorphins have also been investigated in humans. A number of studies conducted in Utrecht in over 100 schizophrenic patients showed that DT-γ-E and DE-γ-E possess antipsychotic effects in about 50% of patients. However, in not more than 20% is the effect clinically relevant. Some factors, such as the duration of the recent psychotic episode and the dose of neuroleptics used to treat the patient, covery with the clinical response. It was further found that the incidence of certain HLA antigens on the lymphocyte is higher in patients who respond well to the treatment. These studies suggest that a genetic factor is involved in the antipoychotic effect of γ-type endorphins. Postmortem studies have shown that the levels of α- and γ-endorphin but not of γ-endorphin are increased in the brain of schizophrenics. However, γ-endorphin extracted from the pituitary and brain from schizophrenic appreared to be abnormal in a bioassay, but amino acid analyse of the material did not reveal any abnormality.

Regarding neurohypophyseal hormones and related neuropeptides on memory processes, even before de Wied had found that removal of the anterior pituitary decreased avoidance acquisition, he had observed that the removal of the posterior/intermediate lobe of the pituitary interferes with the maintenance of the behavior. Extinction of shuttle box avoidance behavior is markedly facilitated in posterior lobectomized rats. This can be restored by the administration of vasopressin but also with ACTH and α-MSH. These studies revealed that the neurohypophyseal hormones in addition to having peripheral effects on water metabolism, blood pressure, and nursing exert CNS effects.

Vasopressing and related peptides were also active in intact rats. A single injection of vasopressin given either before the training, immediately after the acquisition period or before extinction increases resistance to extinction of pole-jumping avoidance behavior. This effect is of long duration and may last for days, depending on the dose. This long-term action and the time dependency of the effect are the two main arguments for an effect of vasopressin on memory processes. In one trial learning passive avoidance paradigm was used to study memory consolidation and retrieval processes. Vasopressin and related peptides affect the consolidation process because they are most effective when given immediately after the learning trial. Because avoidance latency is also increased when these peptides are given shortly before the retention test, when the information is already stored, vasopressin may also affect retrieval processes. Oxytocin and related peptides have an opposite effect and attenuate acquisition and facilitate extinction of active avoidance, and attendance passive avoidance behavior. These peptides are regarded as amnesic neuropeptides. Over years many other CNS effects of vasopressin and oxytocin have been detected. These include effects on temperature, epilepsy, drug abuse, drug tolerance and dependence, grooming, social behavior, sexual behavior, maternal behavior, central regulation of the cardiovascular system, the immune system and barrel rotation.

The CNS effect of vasopressin and oxytocin, as that of ACTH and α-/β-MSH, is dissociated from the peripheral endocrine effects. Vasopressin and oxytocin are precursor molecules for highly selective and potent neuropeptides. Some of these fragments are many times more active than vasopressin on avoidance behavior, but they have no effect on blood pressure, diuresis, or the uterus. They also seem to have lost a number of other CNS effects such as that on thermoregulation and barrel rotation.

Electrophysiological studies revealed that vasopressin and oxytocin, as with ACTH and related peptides, induce a selective arousal in the limbic midbrain. The neurophypophyseal hormones however, possess a long-term effect on glutamate-induced excitation in septal and hippocampal neurons and are implicated in long-term potentation (LTP), which is regarded as a model for memory processes. These indicate long-term changes in excitatory transmission in the limbic circuitry involved in memory formation.

Clinical studies have been performed in nearly 1000 subjects after the first report by Legros et al. on the benficial effect of lysine vasopressin (LVP) on the cognitive function of elderly persons. Arginine vasopressin (AVP), LVP, DDAVP, (Minrin) which has mainly antidiuretic activities, and desglycinamide arginine vasopressin (DGAVP), which lacks most of the classical endocrine effects, have been used. Studies in volunteers have revealed effects of the peptide treatment on concentration, attention, learning, and memory. In patients the results have been less consistent. This appears to be related to the type of patient and the degree of brain damage. More than half of the patients with memory distrubances as a result of trauma capitas responded positively to the treatment with vasopressin neuropeptides. However, clinically relevant effects are found in not more than 20%.

Corticotrophin releasing hormone (CRH) and vasopressin are the main factors involved in the release of ACTH from the anterior pituitary. They are produced in the paraventricular nucleus. CRH is a powerful stimulant of the sympathetic nervous system, and it induces a number of behavioral effects. It possesses anxiogenic effects, induces grooming, increases locomotor acitivity, has antiociceptive effects, and reduces ingestive behavior and social interaction. CRH effects thus mimic the effects of stress. In Utrecht learning and memory effects of CRH were found. The effects of CRH on the autonomic nervous system and behavior appeared to be dissociated from its classical ACTH-releasing activity.

In conclusion, the simple hypothesis that the pituitary manufactures peptides with neurogenic activities put forward in 1969 has stimulated a great number of studies. In the days before the endorphins were discovered, neuropeptides were considered as peptides produced in peripheral endocrine glands, such as the pituitary gland, and which enter the brain to exert central activities. Only the neurohypophyseal hormones wer known to be produced by neurons. When it finally appeared that almost all known pituitary and gut hormones are produced by neurons as well, the neuropeptide definition was broadened. Neuropeptides were defined as peptides produced by nerve cells and involved in nervous system functions. It subsequently became apparent that peptides, whether synthetized in the pituitary, gut, or brain, originate from the same precursor molecule. The type of the biologically active principle depends on the tissue in which they are processed. Thus, in the case of POMC peptides the processing in the anterior pituitary gland and the brain appear to be markedly different. The periphery generally uses the classical hormones for the regulation of endocrine and metabolic activity while the brain often employs smaller forms of neuropeptides which originate from the same precursor molecule. These peptides have in general lost their classical hormonal influence. Thus, the enzymatic conversion of precursor molecules to neuropeptides determines the structure and their ultimate biological effect. That the same hormones which are produced by the pituitary gland are also present an presumably synthetized in the gut and the brain added evidence that these prinicples have other functions in the body. The cells which produce these hormones seem to be derived from neuro-endocrine-programmed cells originating in the embryonic ectoblast. These cells contain enzymes for the synthesis of amines and have been termed amine precursor uptake of decarboxylase (APUD) by Pearse (1976). Such APUD cells may have a trophic action on neurotransmitter systems. The presence of these peptide hormones in the brain of both higher and lower organisms suggests their importance in the regulation of nerve function and points to a role in evolution before their "classical" endocrine and metabolic function developed.

References and Other Sources

De Wied: Letter, 25th June 1993

De Wied D (1966) Inhibitory effect of ACTH and the related peptides on extinction of conditioned avoidance behavior in rats. Proc Soc Exp Biol 122:28–32

De Wied D (1969) Effect of peptide hormones on behavior. In: Ganong WF, Martini L (eds) Frontier in neuroendocrinology. Oxford Press, London New York, pp 97–140

De Wied D (1971) Hormonen en gedrag. De invloed van het hypofyse-bijnier systeeem of de gedragesregulatie. Nat Tech 39:236–242

De Wied D (1974) Pituitary-adrenal system hormones and behavior. In: Schmitt FO, Worden FG (eds) The neurosciences, 3rd Study Programm. MIT Press, Cambridge/MA pp 653–666

De Wied (1974) in: Van Ree JM, Terenius L (eds) Characteristics and function of opioids. Elsevier/North-Holland, Amsterdam pp 113–122

Van Ree JM, De Wied D (1977) Heroin self-adminsitration is under control of vasopressin. Life Sci 21:315–320

De Wied D, Bohos B (1978) The modulation of memory processes by vasotocin, the evolutionarily oldest neurosecretory principle. Proc Brain Res 48:327–334

De Wied D, Keep PA van (eds) (1980) Hormones and the brain. MTP Press, Lancester

Greven HM, De Wied D (1981) Neuropeptides and behavior. In: Eberle A, Wieland T, Geiger R (eds) Perspectives in peptide chemistry. Karger, Basel pp 356–371

Hökfelt T, Johannsson O, Ljungdahl A, Lundberg JM, Schultzberg M (1980) Peptidergic neurones. Nature 284:515–521

Pearse AGE (1976) Peptides in brain and intestine. Nature 262:92–94

Pearse AGE, Polak JM (1978) The diffuse neuroendocrine system and the APUD concept. In: Blooms SR (ed) Gut hormones. Churchill Livingstone, Edinburgh, pp 33–39

Pearse AGE (1980) APUD concept and hormone production. Clin Endocrinol Metab 9:211–222

Wilhelmi, Alfred E.

(born 28. 9. 1910 in Lakewood/Ohio)

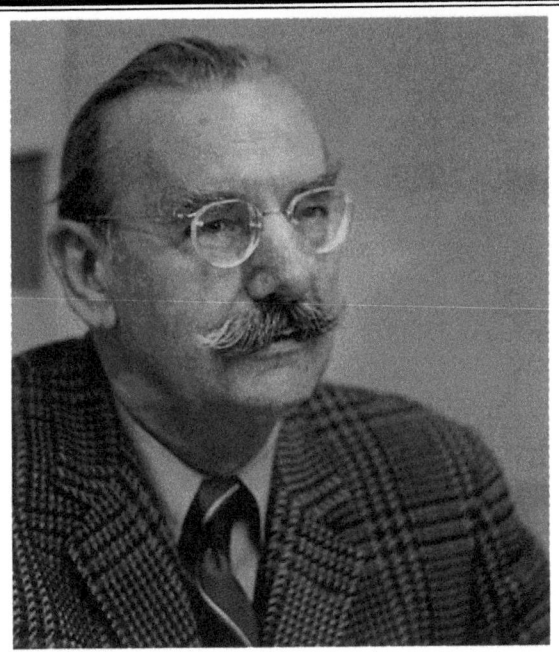

Dr. Wilhelmi obtained the B.S. degree from Western Reserve University in 1933 and was designated a Rhodes Scholar, which he utilized to obtain the B.A. (1933) and Ph.D. in animal physiology (1937) from Oxford University. He then joined the Department of Biochemistry at Yale, moving through the academic ranks of the postion of Professor (1950). He assumed the Chair in Biochemistry at Emory University School of Medicine in 1950, a position he held until retirement in 1978.

Dr. Wilhelmi's research interests focused on growth hormone and prolactin. Indeed, prompted by the research needs of his beloved first wife, Jane Russel, a brilliant, prescient endocrinologist and specialist in growth hormone effects on metabolism, Dr. Wilhelmi devised a simple and straightforward procedure for isolation of gram quantities of pure growth hormone from bovine pituitary glands, an amazing achievement for the time. His interests in growth hormone and also prolactin was maintained throughout his research career. He was one of the first to have the insight for the existence of separate human growth hormone and prolactin molecules, gained from painstaking and careful analysis of ratios of growth hormone to prolactin activities in purified preparations derived from human pituitary glands, as determined by the time-consuming and tedious body weight gain assay for growth hormone in hypophysectomized rats, and the pigeon crop sac assay in pigeons.

In addition, Dr. Wilhelmi gained national and international recognition and respect as an erudite, level-headed scientist, capable of recognizing good science, important research goals and dealing with federal bureaucracy of the times. He was Chairman of the Endocrionolgy Study Section (NIH) from 1957 to 1960, and President of the Endocrine Society in 1968. His guiding influence in matters related to the American Endocrine Society has been profound and he was often consulted for advice in various matters related to Society function. (Description prepared by Leo E. Reichert, April 1993)

References and Other Sources

Fishman JB, Wilhlmi AE, Russell JA (1947) A crystalline pituitary protein with high growth activity. Science 106:402

Wilhelmi AE, Fishman JB, Russell JA (1948) A new preparation of crystalline anterior pituitary growth hormone. J Biol Chem 176:735

Bondy PK, Wilhelmi AE (1950) Effects of hormones upon the production of ketone bodies by rat liver alices. J Biol Chem 186:245

Wilhelmi AE (1953) The role of the anterior pituitary in the synthesis of fat from carbohydrate. Ciba Found Colloquia Endocrinol 6:70

Knobil E, Wolf RC, Greep RO, Wilhelmi AE (1957) Effect of a primate pituitary growth hromone preparation on nitrogen metabolism in the hypophsectomized rhesus monkey. Endorinology 60:166

Wilhelmi AE (1961) Fractionation of human pituitary glands. Can J Biochem Physiol 39:1659

Parlow AF, Condliffe PG, Reichert LE Jr, Wilhelmi AE (1965) Recovery and partial purification of FSH and LH during purification of TSH from human pituitary glands. Endocrinology 76:27

Reichert LE Jr, Wilhelmi AE (1965) Preparation of equine luteinizing hormone. Endocrinology 76:762

Wilhelmi AE, Mills JB (1969) The chemistry of the growth hormone of several species. In: La specificite zoologique des hormones hypophysaires et de leurs activites. Colloques Internationaux du Centre National de la Recherche Scientifique, Paris, no 177,165

Mills JB, Ashworth R, Wilhelmi AE, Stockell Hartree A (1969) Improved method for the extraction and purification of human growth hormone. J Clin Endocrinol 29:1456

Wilhelmi AE (1974) Chemistry of growth hormone. In: Handbook of physiology endocrinology Vol 4/1 pp 59–78

Reichert LE Jr, Wilhelmi AE (1978) Biological activities of recent preparations of pituitary hormones produced under the programs of the National Institute of Arthritis, Metabolism and Digestive Diseases. Endocrinology 102:982–983

Wilhelmi AE (1988) The Endocrine Society: Origin, organization, and institutions. Endocrinology 123:1

Witschi, Emil

(2. 2. 1890 Bern – 10. 6. 1971 New York)

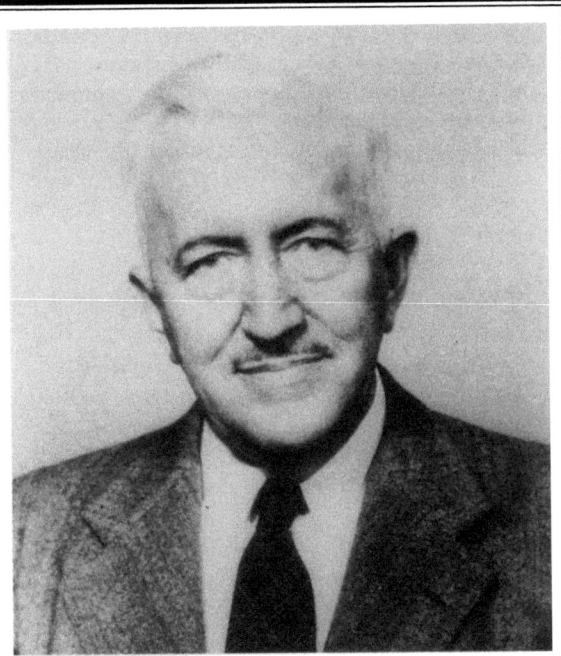

Emil Witschi wuchs in einem Dorf in der Nähe von Bern in der Schweiz auf. Er studierte Zoologie und schrieb seine Doktorarbeit 1913 bei dem klassichen Embryologen Richard Hertwig in München. Später war er Dozent an der Universtität Basel, 1926 ging er nach Amerika als Rockefeller Foundation Fellow. Er arbeitete an der Yale University in New Haven, in Chicago und in Kalifornien. 1927 wurde er Professor für Zoologie an der University of Iowa. Nach seiner Emeritierung verbrachte er als Repräsentant des Population Program der Form Foundation wieder 2 Jahre in Europa, ging aber nach New York zurück und war Mitglied des Population Council der Rockefeller Universität.

Witschi ist ein hervorragender Pionier der vergleichenden Endokrinologie und Embryologie. Sein Name ist vor allem verbunden mit der Induktortheorie der Geschlechtsdifferenzierung, die er bereits 1914 formulierte. Seine Untersuchungen an Rana temporaria zeigten ihm, daß alle Embryonen und Primordialzellen bipotential sind, und daß verschiedene Faktoren sowohl genetischer als auch nichtgenetischer Natur bestimmend für männliche oder weibliche Differenzierungen sind. Er zeigte, daß die embryonal-gonadale Rinde der Induktor der weiblichen Differenzierung ist, und die Medula für die männliche verantwortlich ist.

Beim Menschen konnte Witschi die ersten Urkeimzellen im Dottersackepithel nahe der Allantiosanlage nachweisen. Die amöboid beweglichen Urkeimzellen wandern in der hintern Rumpfwand in die Gonadenanlage ein, wo sie sich bis zur Geburt vermehren. Danach findet keine Vermehrung mehr statt. Damit wurde dem bis dahin geltendem Gesetz widersprochen, daß bei Säugetieren auch während der Reproduktionsphase Eizellen vom Germinalepithel neu gebildet werden.

Zu erwähnen ist auch die Entwicklung eines biologischen Testes für LH. Dieser sehr einfache Test beruht auf der LH-induzierten Ausbildung eines schwarzen Flecks im weißen Brustgefieder weiblicher, afrikanischer Weberfinken. Der Assay konnte differenzieren zwischen LH und hCG. Der Test fand keine weite Verbreitung, da es schwierig war, an diese Vögel heranzukommen.

Emil Witschi war eine große, warmherzige, liebenswürdige Persönlichkeit. Eine Vielzahl seiner Amphibienstudien hatte er im Auditorium seines Instituts in Iowa City ausgestellt, wo er sie mit großer Begeisterung demonstrierte und erklärte.

Literatur

Witschi E (1914) Studien über die Geschlechtsbestimmung bei Fröschen. Arch Mirkosk Anat 1

Witschi E (1929) Bestimmung und Vererbung des Geschlechts bei Tieren. In: Handbuch der Vererbungswissenschaft. Borntraeger, Berlin

Witschi E (1937) Experiments on inductive inhibition of sex differentiation and the problem of sex reversal in parabiotic salamanders. J Exp Zool 75:313

Witschi E (1948) Migration of the germ cells of human embryos from the yolk sac to the primitive gonadal folds. Contr Embryol Carnegie Inst Washington 32:67

Witschi E (1960) Genetic and postgenetic sex determination. Experimentia 16:274

Witschi E, Opitz JM (1961) Grundlagen der Intersexualität. In: Overzier C (Hrsg) Die Intersexualität. Thieme, Stuttgart, S 17–36

Greep RO (1972) In Honor of Emil Witschi. Am Zool 12:175–177

Segal SJ (1972) Emil Witschi. In: Saxena BP (ed) Gonadotropins. Wiley, New York

Wolff, Casper Friedrich

(1733 Berlin – 6. 3. 1794 St. Petersburg)

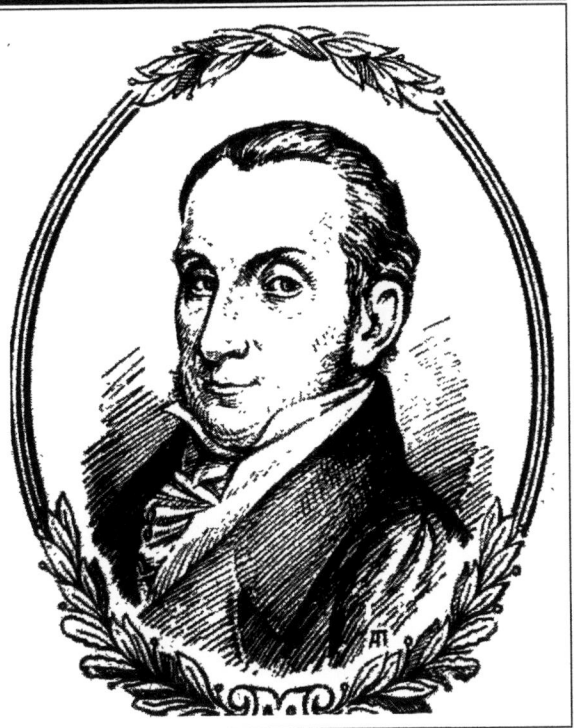

Casper Friedrich Wolff wurde als Sohn eines Schneiders geboren. Nach dem Studium in Berlin und Halle und einem Lehrauftrag in Breslau kehrte er nach dem Siebenjährigen Krieg, den er als Arzt in schlesischen Lazaretten mitmachte, 1763 nach Berlin zurück. Es gelang ihm jedoch nicht, eine Professorenstelle zu bekommen; daher ging er 1769 nach St. Petersburg, einem Ruf der Zarin Katharina II. folgend. Er befaßte sich hauptsächlich mit anatomischen und physiologischen Forschungen.

1759 veröffentlichte er seine *Theoria generationis* und später sein Werk über die Entwicklung des Intestinaltraktes *De Formatione Intestinorum*. Diese in lateinisch verfaßte Veröffentlichung wurde 1812 von J. F. Meckel ins Deutsche übersetzt. Der Embryologe M. R. Rathke hat das Mesonephron, die Urniere, als Wolff-Körper und der Ausführungsgang, den Urnierengang, als Wolff-Gang bezeichnet.

Wolff verfaßte seine Beobachtungen mit 26 Jahren als Dissertation, und dies wird allgemein als Beginn der modernen Embryologie angesehen. Wolff erkannte die Unrichtigkeit der Präformationstheorie und begründete die Lehre von der Epigenesis, nach der eine stufenweise Entwicklung des Embryos aus einfachen Anlagen stattfindet. Er stützte seine Theorie auf Beobachtungen. Die autoritären Vertreter der Präformation, A. von Haller und Bonnet, verwarfen diese neue Lehre als irrig und unbegründet. Wolff starb am 6. März 1794 in St. Petersburg.

Literatur

Wolff CF (1759) Theoria generationis. Hendel, Halle
Handbuch der Naturwissenschaften (1935) Bd 10. Fischer, Jena 8:677
Speert J (1958) Casper Friedrich Wolff, J.Ch. Rosenmüller, H.T. Gartner, and the mesonephric remnants of the female genital tract. In: Obstetric and gynecologic milestones. Macmillan, New York
Wunschmann E (1898) Allgemine Deutsche Biographien, 44

Yalow, Rosalyn S.

(born 19. 7. 1921 in New York)

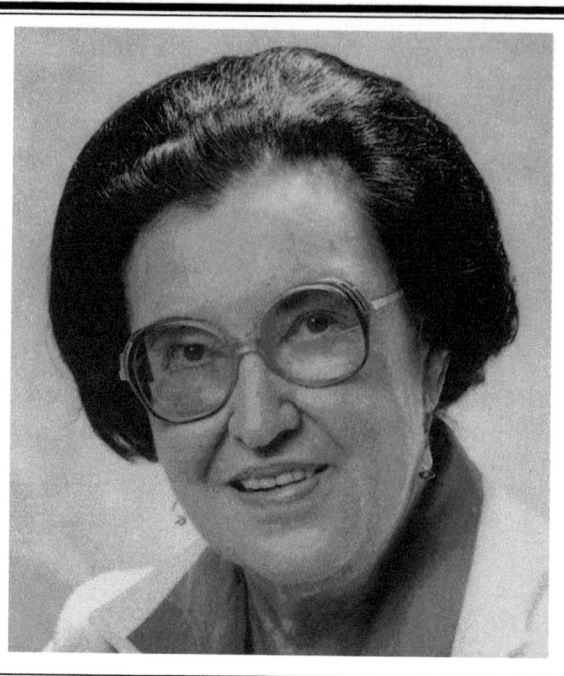

A.B. Hunter College, NY City, Physics and chemistry 1941; M.S. University of Illinois, Urbana, Physics, 1942; Ph.D. University of Illinois, Urbana, physics, 1945; 1941–1945, University of Illinois; 1946–1950, Hunter College, NY City; 1950–1970, Radioisotope Service, VAMC, Bronx NY; 1970–1980, Nuclear Medicine Service, VAMC; 1972–1992, Senior Medical Investigator, VAMC; 1993, Senior Medical Investigator Emeritus; 1980–1985, Department of Clinical Sciences, Montefiore Medical Center, Bronx, NY; 1985 Professor Emeritus Albert Einstein College of Medicine, Yeshiva University, NY; 1986, Solomon A. Berson Distinguished Professor-at-Large, Mt. Sinai School of Medicine, City University of New York.

"Radioimmunassay (RIA) came into being not by directed design but as a fallout from what might be considered an unrelated study. Prompted by the suggestion of Dr. I. Arthur Mirsky that maturity-onset diabetes might not be due to an absolute deficiency of insulin secretion but rather to its abnormally rapid degradation by an enzyme which Mirsky called insulinase, Dr. Solomon A. Berson and I attempted to study the metabolism of $_{131}$I-labeled insulin following intravenous administration to diabetic and nondiabetic subjects. We observed a slower rate of disappearance of the $_{131}$I insulin from the plasma of insulin-treated subjects than from the plasma of untreated subjects. We postulated that the slower disappearance was a consequence of the binding of labeled insulin to antibodies that had developed in response to treatment with foreign proteins, i.e., animal insulins. We used a variety of physicochemical systems – including paper electrophoresis, ultracentrifugal analysis, and salting-out methods – to prove that the protein that bound insulin in the plasma of insulin-treated subjects have the characteristics of an antibody, in Ig gamma-globulin. This concept was not acceptable to immunologists of the mid-1950s. The original paper describing these findings was rejected by *Science* and initially rejected by the *Journal of Clinical Investigation*. A compromise with the editors eventually resulted in acceptance of the paper, but only after we omitted the words "insulin antibody" from the title and documented our conclusion that the binding globulin was indeed an antibody by showing that it met the definition of antibody given in a standard textbook of bacteriology and immunity. Our use of radioisotopic techniques for studying the primary reaction of antigen with antibody and analyzing soluble antigen-antibody complexes initiated a revolution in theoretical immunology, and it is now generally appreaciated that peptides as small as vasopressin and oxytocin are antigenic in some species and the equilibrium constants for the antigen-antibody reaction can be as great as 10–14 ml.

The method that we employed for determining the concentration of antibody binding sites was to incubate together fixed concentrations of labeled insulin and of antibody with increasing concentrations of unlabeled insulin. We soon appreciated that the method used for quantifying antibody could be used reciprocally to determine antigen. Since, with the human antisera available to us, we were unable to detect circulating insulin levels, several years were to pass before we were able to translate the concept of RIA into reality. Our theoretical analysis had predicted that the sensitivity of RIA would be limited by the energy of reaction between antigen and antibody. The major breakthrough came when we discovered that antibodies developed in guinea pigs against bovine or porcine insulin provided the requisite sensitivtity for the measurement of plasma insulin in man.

The demonstration of the practical application of RIA to the measurement of plasma insulin in man in 1959 attracted considerable attention. In the next 5 years over 150 endocrinologists and other scientists visited our laboratory for a short period of training in RIA methodology. It became evident that the sensitivity and simplicity of RIA permitted ready assay of hundreds of plasma samples, each as small as a fraction of a milliliter. It made possible measurement not only of single blood samples (as had been performed on occasion with in vivo bioassay) but also of multiple samples, thus permitting study of dynamic alterations in circulating insulin levels in response to physiologic stimuli.

Initially, results of numerous studies were consistent with the assumption that immunologic activity reflected biologic activity, and that the behavior of endogenous hormone in plasma resembled that of exogenous purified hormone added to plasma.

In the late 1960s evidence began to accumulate suggesting that the nature of peptide hormones was more complicated than had previously been thought.

Since studies suggested that peptide hormones may be found in more than one form in plasma, it became necessary in each RIA to determine the nature of the immunoreactivity being assayed. This has often revealed hitherto unexpected information about the peptides. RIA was initially employed primarily for the assay of peptide hormones since its exqusite sensitivity was required to permit their measurement in plasma in the unstimulated state in which the concentrations may range from $10-13$ to $10-10$ M. However, the specificity and simplicity of RIA methodology soon led to its application to the measurement of non-peptidal hormones as well. Chopra first described RIAs for thyroxine and triiodothyronine.

By 1969 a sensitive solid-phase RIA for plasma estradiol-17ß had been described (Abraham). Soon thereafter the number of applications of RIA to the measurement of steroid hormones grew very rapidly. Within 5 years, in a review of the field, Abraham indicated that RIA had been applied to the measurement of every known hormonal steroid and to many other steroids without known biological activity."

Rosalyn Yalow married Dr. Aaron Yalow in 1943. They have two children. She has received an honorary doctorate from 51 universities. In 1977 she shared the Nobel Prize for Physiology or Medicine with Roger Guillemin and Andrew V. Schally for their discoveries concerning the peptide hormone production of the brain.

References and Other Sources

Yalow RS: Letter, 6. march 1991, 19. March 1993

Yalow RS, Berson SA (1959) Assay of plasma insulin in human subjects by immunological methods. Nature 184:1648–1649

Yalow RS (1987) Radioimmunoassay – A historical perspective. Immunoassay 10:13–19

Yalow RS (1991) Remembrance project: Origins of RIA. Endocrinology 129:1694–1695

Abraham GE (1969) Solid-phase radioimmunoassay of estradiol-17 beta. J Clin Endocrinol Metab 29:866–870

Bartke A (1991) The early days of steroid radioimmunoassays at the Worcester Foundation. Endocrinology 129:2277–2278

Berson SA, Yalow RS, Bauman A et al. (1956) Insulin I 131 Metabolism in human subjects: demonstration of Insulin binding globulin in the circulation of insulin treated subjects. J Clin Invest 35–117

McEwen BS (1992) Alfred E. Mirsky and the foundations of molecular biology and neurodendocrinology. Endocrinology 130:6–7

Zander, Joseph

(geb. 19. 6. 1918 in Jülich)

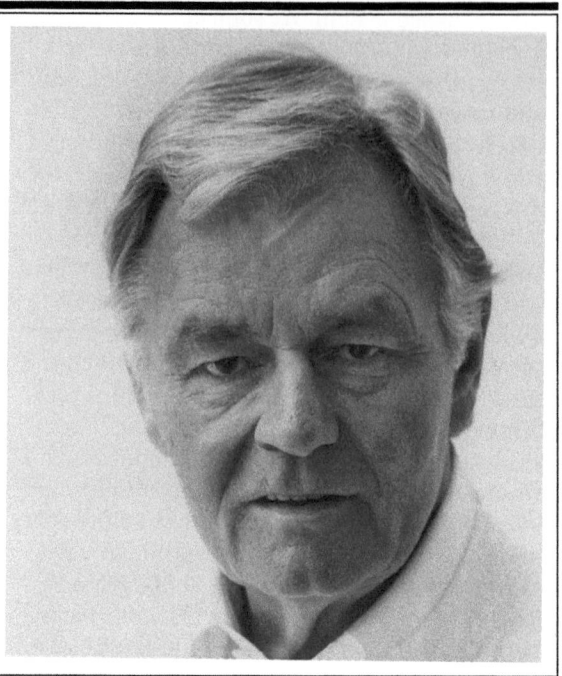

Zander ging in Jülich zur Volkschule, war dann in Bad Godesberg und in Bonn auf dem Gymnasium. Nach dem Abitur 1937 mußte er zum Arbeitsdienst und zum Wehrdienst. Wegen einer Sportverletzung kam er zur Flak. 1941 konnte Zander mit dem Medizinstudium in Marburg beginnen. Nach dem Physikum 1942 wurde er an die Ostfront versetzt. Ende 1943 konnte er in Heidelberg weiter studieren, später in Tübingen.

Dort legte er 1946 sein medizinisches Staatsexamen ab und war dann bei E. Letterer in der Pathologie und am Kaiser-Wilhelm-Institut bei A. Butenandt in der Biochemie 1947–1949 tätig. Während dieser 4 Jahre Theorie absolvierte er auch eine psychoanalytische Ausbildung. Ende 1949 begann Zander mit seiner klinischen Ausbildung bei Carl Kaufmann in Marburg. Später begleitete er den klinischen Lehrer an die Universitäts-Frauenklinik in Köln. Von dort folgte er 1954/55 einer Einladung des Biochemikers Leo T. Samuels als Research Associate an das Dept. of Biochemistry der Universität of Utah in Salt Lake City, 1956–1957. In Köln habilitierte er sich nach seiner Rückkehr und wurde Oberarzt und Professor. Das Thema der Habilitationsschrift war *Progesteron im menschlichen Blut und Gewebe*. 1962 erhielt Zander einen Ruf auf das Extraorinariat für gynäkologische Endokrinologie an der Medizinischen Fakultät der Universität Köln.

1964 folgte er dem Ruf nach Heidelberg und übernahm in der Nachfolge von Hans Runge den Lehrstuhl für Geburtshilfe und Gynäkologie. Nach 6 Jahren nahm er einen Ruf auf den Lehrstuhl seines Faches an der 1. Frauenklinik und Habammenschule in München an. 1987 erfolgte die Emeritierung.

Er selbst über sich:

Für meine Wahl des Arztberufes hatte schon in der Schulzeit der Arzt, Schriftsteller und Dichter Hans Carossa eine entscheidende Rolle gespielt. Zunächst war es mein Ziel, praktischer Arzt auf dem Land zu werden, und noch heute bin ich der Meinung, daß dieses eines der schönsten Ziele ist, welches ein Arzt erreichen kann. Nun gab es in der Nachkriegszeit noch keine freien Zulassungen, und die vorhandenen Praxen waren besetzt. Außerdem standen mir weder genügend Kenntnisse noch Erfahrungen zur Verfügung. Mehr und mehr reifte deshalb der Gedanke in mir, zunächst einmal nach einer soliden Grundausbildung in der theoretischen Medizin zu suchen. Ich wurde in solchen Tendenzen bestätigt durch die großartigen Vorlesungen des Pathologen Erich Letterer und ganz besonders auch des Biochemikers Adolf Butenandt. So beschloß ich, mich zunächst einmal bei Letterer um eine unbezahlte Stelle zu bewerben. Ich lernte zu sezieren, histologische Schnitte zu machen und diese mikroskopisch zu beurteilen. Inzwischen hatte ich mich dazu entschieden, Frauenarzt zu werden.

Von Letterer führte mich mein Weg im November 1947 zu Butenandt. Nach dem Eintritt in das Institut lernte ich zunächst das Fürchten. Die Gruppe der Mediziner am Institut war klein. Gemeinsam mit den jungen Doktoranden und Chemikern mußten sie jeden Montagmorgen pünktlich um 7 Uhr an einer Veranstaltung teilnehmen, die als „Kinderstunde" bezeichnet wurde. Die Diskussion bestand vorwiegend in Form von Fragen von seiten Butenandts an die unmittelbar Beteiligten. Die Wochenenden vor dieser Stunde ließen keine andere Beschäftigung als literarische Vorbereitungen zu. Im übrigen mußten wir etwa ein halbes Jahr ganztägig im Laboratorium die klassischen Methoden der organischen Chemie lernen. Ich erhielt schließlich von Butenandt den Auftrag zur Klärung einiger Fragen im Bereich der Östriolsynthese.

Inzwischen hatte sich geklärt, daß ich nach Abschluß der Arbeiten am Kaiser-Wilhelm-Institut für Biochemie an die Universitäts-Frauenklinik in Marburg, die von Carl Kaufmann geleitet wurde, übersiedeln würde. Dazu begann ich gemeinsam mit Ulrich Westphal, dem Mitentdecker des Progesterons, in die Probleme der Bestimmung des Pregnandiols im Harn der Frau einzudringen.

Neben den intensiven Begegnungen mit Pathologie und Biochemie fand ich in der Aufbruchstimmung der Tübinger Jahre schließlich noch zu einem 3. Feld der geistigen Begegnung, der Psychoanalyse. Die Auseinandersetzung mit der Psychoanalyse war für mich trotz aller Probleme eine positive Lebenserfahrung. Sie hat mir in mancher Hinsicht geholfen und mir eine Freiheit gegeben, wie sie mir in diesem Ausmaß vorher nicht zur Verfügung gestanden hatte.

In den Berliner Jahren hatte sich zwischen dem gynäkologischen Oberarzt an der Charité-Frauenklinik, Carl Kaufmann, und Adolf Butenandt, dem Direktor des Kaiser-Wilhelm-Instituts für Biochemie, eine enge wissenschaftliche Kooperation enwickelt. Sie war verbunden mit einer persönlichen Freundschaft. An dieser Zusammenarbeit war auch Walter Schoeller, der Leiter des Hauptlaboratoriums der Schering Kahlbaum AG in Berlin, wesentlich beteiligt. Einer Empfehlung von Butenandt verdanke ich es, daß Kaufmann mir zum 1. Dezember eine vollbezahlte Assistentenstelle in Marburg anbot mit der Maßgabe, neben der klinischen Weiterbildung die Leitung des dort bestehenden Hormonlaboratoriums möglichst bald zu übernehmen und die laufenden wissenschaftlichen Fragen in engem Kontakt mit ihm selbst und mit Ulrich Westphal in Tübingen zu bearbeiten.

In einem Laboratorium des Souterrains der Marburger Klinik fand ich Fräulein Weiß, eine ältere, sehr erfahrenen technische Assistentin vor, von der ich viel lernen konnte. Sie beschäftigte sich ausschließlich mit der quantitativen Bestimmung von Natrium-Pregnandiol-Glukosiduronat im Harn von Frauen unter verschiedenen funktionellen endokrinen Bedingungen. Westphal hatte diese Methode entwickelt. Pregnandiol war ein biologisch inaktives Ausscheidungsprodukt des Progesterons. Die quantitative Bestimmung des Glukosiduronats erfolgte bei der Westphal-Methode durch Sägung der isolierten Kristalle, die Charakterisierung durch die Bestimmung des Schmelzpunktes.

Ich beschäftigte mich zunächst mit der Auswertung des großen Materials. Wir kamen zu dem Ergebnis, daß die Aussagekraft der Pregnandiolausscheidung im Harn als Indikator für Progesteron im Körper der Frau in vielen Arbeiten der Weltliteratur, ganz besonders in den angloamerikanischen Ländern, überbewertet wurde. Quantitative Bestimmungen des Pregnandiols im Harn als diagnostische Hilfe zur Verhinderung von Fehlgeburten waren nach unseren Ergebnissen ziemlich sinnlos. Verminderte Werte sagten nichts über die Ursachen einer Fehlgeburt aus. Infolgedessen war auch die Verabreichung von Gestagenen zur Verhinderung von Fehlgeburten bei niedrigen Pregandiolwerten in aller Regel nicht angezeigt.

In der Hamburger Klinik in Eppendorf kamen J. Plotz und E. Darup ziemlich gleichzeitig zu ähnlichen Ergebnissen. In den USA wurden hochdosierte Gaben des synthetischen Östrogens Diäthylstilböstrol verabreicht, um damit die Chancen für den Verlauf einer Schwangerschaft zu verbessern. Diese Fehlinterpretation hat 2 Jahrzehnte später zu schlimmen Folgen bei den Töchtern der so behandelten Mütter geführt (DES-Syndrom), teilweise in Verbindung mit der Entwicklung von Karzinomen im Genitaltrakt der jungen Mädchen.

Nach den Erfahrungen mit der Pregnandiolausscheidung wandte sich mein Interesse mehr und mehr der Isolierung und quantitativen Bestimmung der biologisch aktiven Steroide im menschlichen Blut und Gewebe zu. Weder über Progesteron noch über Androgene und Östrogene im menschlichen Körper lagen zuverlässige biochemische Daten vor. Ich faßte deshalb den Entschluß, zunächst einmal nach Grundlagen für die Qualität und Quantität steroidaler Hormone im menschlichen Körper zu suchen. Die allgemeinen methodischen Entwicklungen in der Biochemie der Nachkriegszeit kamen uns dabei zu Hilfe.

Nach ersten Erfahrungen beschäftigten wir uns mit der papierchromatographischen Auftrennung biologisch aktiver Steroide aus Extrakten von Blut und Geweben. Mit Hilfe solcher Methoden wurde dann eine quantitative Bestimmung von Progesteron in menschlichem Blut und Geweben entwickelt, einmal von mir in Marburg, zum anderen gleichzeitig und unabhängig von Hans Simmer am Butenandt Institut.

Die klinische Ausbildung in Marburg erfolgte neben der Wissenschaft in einem Einsatz, wie das heute in Deutschland kaum noch vorstellbar ist. Drei Jahre arbeitetete ich ausschließlich im Kreißsaal der geburtshilflichen Abteilung und dem dazugehörenden Kinderzimmer. Meist standen lediglich 2 Ärzte im 24h-h-Wechsel für den Dienst zur Verfügung. Eine große Hilfe fand ich in den späteren Marburger Jahren in meiner technischen Assistentin, Frau Anne-Marie von Münstermann. Sie hat mich mit außerordentlichem persönlichem Einsatz und Engagement und nicht zuletzt mit hoher Intelligenz über fast 2 Jahrzehnte in meiner wissenschaftlichen Arbeit begleitet. Mit großem Arbeitsaufwand konnten wir schließlich aus zahlreichen Bestimmungen insgesamt um 100 µg Progesteron isolieren. Die Analyse in Tübingen ergab ein eindeutiges Infrarotspektrum für Progesteron. 1954 veröffentlichte Nature eine Arbeit mit dem Titel *Progesterone in human blood and tissue*. In die Marburger Zeit fällt eine frühzeitige klinische Beobachtung einer unerwarteten Nebenwirkung eines Androgenabkömmlings bei einer graviden Frau. Mit Methylandrostendiol behandelten wir eine 23jährige zwei/para mit einem Sarkom der Brust vom 6. Schwangerschaftsmonat an bis zur Geburt eines lebensfrischen, noch nicht ganz reifen Mädchens. Bei der Mutter wurden keine Zeichen einer Vermännlichung unter dieser Behandlung beobachtet. Das Mädchen hingegen zeigte eine massive penisartige Vergrößerung der Klitoris: induzierter Pseudohermaphroditismus.

Einer der Höhepunkte der Marburger Zeit gegen Ende des 1. Jahrzehntes nach Kriegsende war das „Marburger SymposiumT" vom 21. 5.–14. 6. 1954. Es hatte im wesentlichen das damalige gesamte Spektrum der Progesteron- bzw. Gestagenforschung unter Einschluß der klinischen Anwendung der Sexualhormone zum Inhalt.

Kaufmann erhielt einen Ruf nach Hamburg und später nach München. Einen Ruf in sein heimatliches Rheinland an die Universität zu Köln nahm er 1954 an. Ich gehörte zu der Gruppe, die mit nach Köln übersiedelte. Mir wurde noch in der alten Klinik in der Lindenburg ein sehr großzügiges Stockwerk im lichtvollen Souterrain des Gartenhauses mit zahlreichen für das Hormonlaboratorium hochgeeigneten Räumen zur Verfügung gestellt. Intensiv bereitete ich mich auf meine Aufenthalt im Department of Biochemistry der University of Utah bei Leo Samuels vor. Ich sammelte eine Reihe von UV-absorbierenden Substanzen mit charkteristischer Wanderungsgeschwindigkeit in verschiedenen papierchromatographischen Systemen. Wir fanden sie neben Progesteron im peripheren Venenblut, im Nabelschnurblut und in endokrinen Organen, wie Plazenta und Corpus luteum. Die Natur dieser Substanzen war uns zunächst unbekannt. Mit der weiteren Identifizierung dieser Substanzen begannen wir schon in Köln, und zwar gemeinsam mit dem Biochemiker R. Neher im Laboratorium der CIBA in Basel. Die Untersuchungen unserer Extrakte ergab, daß es sich um ein Gemisch von 20 α-Dihydro-Progesteron und dem 20β-Isomere dieser Substanz handelte. Beide Substanzen waren bis dahin beim Menschen unbekannt, und beide zeigten im Allen-Corner-Test gestagene Aktivität. Es gab also neben der Östrogengruppe im weiblichen Körper auch eine Gestagengruppe mehrerer Substanzen mir, zumindest in quantitativer Hinsicht, unterschiedlichen biologischen Aktivitäten.

Dann folgte Salt Lake City am 1. Oktober 1956. Es war eine überaus wertvolle Lehrzeit meines persönlichen und beruflichen Lebens. Leo Samuels wurde mir in dieser Zeit Lehrer, Ratgeber und später auch vieljähriger Freund. Ich wurde zunächst dem Biochemiker Walter Wiest zugeteilt. In Stoffwechselversuchen mit markiertem Progesteron fand er bei Ratten ebenfalls das 20α-Dihydro-Progesteron als Metabolit des Progesterons. Der überwiegende Teil der Arbeit in Utah war von der Steroidbiochemie geprägt. Die Arbeitsgruppe beschäftigte sich sowohl mit dem Steroidstoffwechsel als auch mit Fragen des Wirkungsmechanismus der Steroidhormone.

Unter den gegebenen ganz neuen methodischen Möglichkeiten beschäftigte ich mich zunächst mit der Identifizierung der verschiedenen Sammelfraktionen, die ich nach USA mitgebracht hatte. Das wichtigste Ergebnis war die Identifizierung des Androstendions aus Ovarien der Frauen.

Während des Aufenthaltes in den USA erhielt ich zahlreiche Einladungen. So gewann ich viele persönliche Kontakte im Westen und Osten der USA. Gegen Ende meines Auftenhaltes in Salt Lake City erhielt ich von Seattle eine Anfrage, ob ich interessiert sei, das Amt des Chairman am Department of Obstetrics and Gynecology der University of Seattle zu übernehmen. Wahrscheinlich hatte ich die für einen Entschluß dieser Art notwendige Altersgrenze schon überschritten. Zurück in Köln baute ich zunächst die Methoden, welche ich in Salt Lake City und den USA erlernt hatte, auf. George Mikhail kam mit Extrakten aus Ovarien und Ovarienvenenblut von Frauen. Wir trennten diese Extrakte chromatographisch auf und identifizierten die wichtigsten Steroide. Schließlich haben wir gemeinsam mit der Gruppe von Diczfalusy und meiner Mitarbeiterin Erika Brendle die Östrogene aus den Ovarien extrahiert, isoliert und identifiziert (Östradiol und Östron). So wurde das Bild der Steroidhormone im weiblichen Körper in Zyklus und Schwangerschaft im Verlauf der ersten 20 Jahre der Nachkriegszeit immer deutlicher.

Von großem Interesse waren die Steroide im Nabelschnurblut. Es enthielt nicht nur relativ hohe Konzentrationen, sondern auch eine große Variationsbreite an Steroiden. Schon 1954 konnte ich mit von Münstermann zeigen, daß Progesteron im Nabelvenenblut gegenüber dem peripheren Blut der Mutter stark erhöht ist. Auch 20α-Dihydroprogesteron wurde aus dem Nabelschnurblut isoliert. Aus diesen Befunden war klar, daß Progsteron in der Plazenta produziert und über das Nabelvenenblut zum Fetus transportiert wird. Das plazentare Progesteron wird im Fetus metabolisiert, und zwar in erster Linie über eine Inaktivierung der biologisch aktiveren Substanz. Entsprechende Untersuchungen erfolgten gemeinsam mit dem Doktoranden Benno Runnebaum. Es bestätigte sich erneut, daß Progesteron in relativ großen Mengen von der Plazenta über das Nabelvenenblut in den Fetus gelangt. Der Rückfluß von Progesteron über die Nabelarterien ist wesentlich geringer. Umgekehrt wird 20α-Dihydroprogesteron und das 20β-Isomere dieser Substanz in größeren Mengen über die Nabelarterien vom Fetus zur Plazenta transportiert, während der Rückfluß von der Plazenta zum Fetus eher gering ist. Gleichzeitig wies ich im embryonalen Gewebe der Frühschwangerschaft eine hohe differenzierte enzymatische Stoffwechselaktivität für Progesteron nach. So entwickelte sich seit 1954 kontinuierlich das Konzept wechselseitiger Steroidstoffwechselbeziehungen zwischen dem maternalen Organismus und der Plazenta auf der einen Seite und dem embryonalen bzw. fetalen Organismus auf der anderen Seite. Man hat dann auch vielfach das Schlagwort von der „fetoplazentaren Einheit benutzt.

Neben der Arbeit in der Klinik und im Laboratorium begannen wir in den Kölner Jahren mit dem Aufbau einer speziellen Hormon- und Sterilitätssprechstunde. Wir sahen zahlreiche Frauen mit ausgeprägten Entwicklungsstörungen des sexuellen Phänotypus, welche es in dieser Form heute praktisch kaum noch gibt, weil sie infolge der fortgeschrittenen Früherkennung und neuer Erkenntnisse über die Pathogenese und Behandlung frühzeitig behandelt werden, z.B. das extreme Bild der Vermännlichung bei der kongenitalen Nebennierenrindenhyperplasie oder auch die fehlende sekundäre Sexualentwicklung bei der Gonadendysgenesie, dem Turner-Syndrom. In diesen beiden Jahrzehnten hat sich neben der Forschung, vielleicht sogar durch die Forschung mein persönliches, ärztliches und klinisches Weltbild geformt.

In der Wissenschaft hatten wir den Anschluß an Vergangenes wieder hergestellt. Über die Hormone im menschlichen Organismus wurde mehr Klarheit geschaffen. Vom Kultusministerium in Nordrhein-Westfalen wurde mir für Köln ein neugeschaffener, außerordentlicher Lehrstuhl für die gynäkologische Endokrinologie erstmals in der BRD angeboten. Ich hätte gerne gesehen, wenn die gynäkologische Endokrinologie von vornherein mit der Geburtshilfe verkoppelt worden wäre. Damit wäre aus meiner Sicht eine Reproduktionsphysiologie in ihrer Gesamtheit entstanden mit breiten zukunftsorientierten klinischen, biochemischen und morphologischen Forschungsmöglichkeiten. Die gynäkologische Endokrinologie habe ich persönlich immer mehr für ein zeitbedingtes Durchgangsstadium gehalten. Zukunftsweisend wäre hingegen aus meiner Sicht die Konzentration auf ein breites molekularbiologisches Gesamtsystem im Rahmen der Fortpflanzungsfunktionen vom Zyklus bis zur Schwangerschaft und schließlich Geburt gewesen. In der neuen Frauenklinik in Köln wären für einen Aufbau von Klinik und Forschung dieser Art alle Möglichkeiten vorhanden gewesen. Mein Lehrer Kaufmann, dem ich ein entsprechendes schriftliches Memorandum vorgelegt hatte, hörte mir zwar bei vielen Gesprächen sehr ruhig zu, konnte sich aber letztlich noch nicht zu solch einschneidenden Veränderungen für das Fachgebiet entschließen. So lehnte ich denn den Ruf ab und nahm den Ruf auf das Ordinariat meines Fachgebietes in Heidelberg in der Nachfolge von Hans Runge an.

Diese Entscheidung ist mir nicht leichtgefallen. Trotz des internationalen Erfolges fühlte ich mich den zukünftigen Ansprüchen an der biologischen Forschung neben der klinischen Tätigkeit und klinischen Forschung nicht ausreichend gewachsen. Meine Interessen blieben immer auf den anderen Menschen gerichtet. In mir hatte sich zunehmend das Gefühl gefestigt, daß der Arztberuf dem Gesamtspektrum meiner natürlichen Begabungen einigermaßen entsprach (Auszug aus Zander 1991).

Literatur

Zander J, Kaufmann C, Westphal U (1951) Untersuchungen über die biologische Bedeutung der Ausscheidungsprodukte des Gelbkörperhormons. Arch Gynaekol 179:147–299

Zander J (1951) Über das Verhalten des Progesterons im Organismus. Geburtshilfe Frauenheilkd 11:312–324

Zander J (1952) Über die Ausscheidung der C_{21}-Glucuronide (Pregnandiolkomplex) nach kontinuierlicher Zufuhr hoher Progesterondosen. (Beitrag zur Frage des

Progesteronverbrauches in der Schwangerschaft). Klin Wochenschr 30:312–315

Zander J, Simmer H, Münstermann AM von, Marx E (1954) Die chemische Bestimmung von Progesteron in organischen Substraten. Klin Wochenschr 32:529–540

Zander J (1954) Progesterone in human blood and tissue. Nature 174:406

Zander J (1955) Progesteron in menschlichem Blut und Geweben. I. Mitteilung: Progesteron im peripheren venösen Blut der Frau. Klin Wochenschr 33:697–701

Zander J, Münstermann AM von (1956) Progesteron in menschlichem Blut und Geweben. III. Mitteilung: Progesteron in der Placenta, ind er Uterusschleimhaut und im Fruchtwasser. Klin Wochenschr 34:944–953

Zander J, Forbes TR, Neher R, Desaulles P (1957) Über biologisch aktive Progesteronmetaboliten im menschlichen Organismus. Klin Wochenschr 35:143

Zander J (1958) Steroids in human ovary. J Biol Chem. 232:117–122

Zander J, Brendle E, Münstermann AM von, Diczfalusy E, Martinsen B, Tillinger KG (1959) Identification and estimation of oestradiol-17β and oestrone in human ovaries. Acta Obstet Genycol Scand 38:724–736

Zander J, Thijssen J, Münstermann AM von (1962) Isolation and identification of 16-a-hydroxyprogesterone from human corpora lutea and placental blood. J Clin Endocrinol Metab 22:861–862

Zander J, Borgstede H, Henning HD (1963) Steroide in einem virilisierenden Tumor der Nebennierenrinde. Hoppe Seylers Z Physiol Chem 331:245–257

Zander J, Buntru G (1963) Stimulierung der Ovarialfunktion durch Clomiphen (MRL-41) bei Frauen ohne natürliche Ovulation. Geburtshilfe Frauenheilkd 23:872–890

Zander J, Llauro JL, Runnebaum B (1968) Progesterone in human peripheral blood before, during and after labor. Am J Obstet Gynecol 101:867–873

Zander J, Fukunishi H, Mickan H (1975) Secretion of progesterone by human ovaries perfused in vitro. Acta Endocrinol 79:111–121

Zander J, Runnebaum B, Runnebaum H, Stöber I (1975) Progesterone, 20 alpha-dihydroprogesterone and 20β-dihydroprogesterone levels in different compartments from the human foeto-placental unit. Acta Endocrinol 80:558–568

Zander J, Runnebaum B, Stöber I (1975) Progesterone, 20alpha-dihydroprogesterone and 20β-dihydroprogesterone in mother and child at birth. Acta Endocrinol 80:569–576

Zander J (1991) Überleben nach der Verdunklung. Vortrag 17.1.1991 Inst. für Geschichte der Medizin

Zander J (1993) Überleben nach der Verdunkelung, 20 Jahre Gynäkologische Grundlagenforschung in der Nachkriegszeit. Thieme, Stuttgart

Runnebaum B (1993) Progesteron im menschlichen Blut und in menschlichen Geweben. Beitrag anläßlich des 75. Geburtstags von Prof. Dr. med. h.c. J. Zander. Frauenarzt 34:581–582

Zimmermann, Wilhelm

(19. 8. 1910 Köln – 21. 7. 1982 Homburg/Saar)

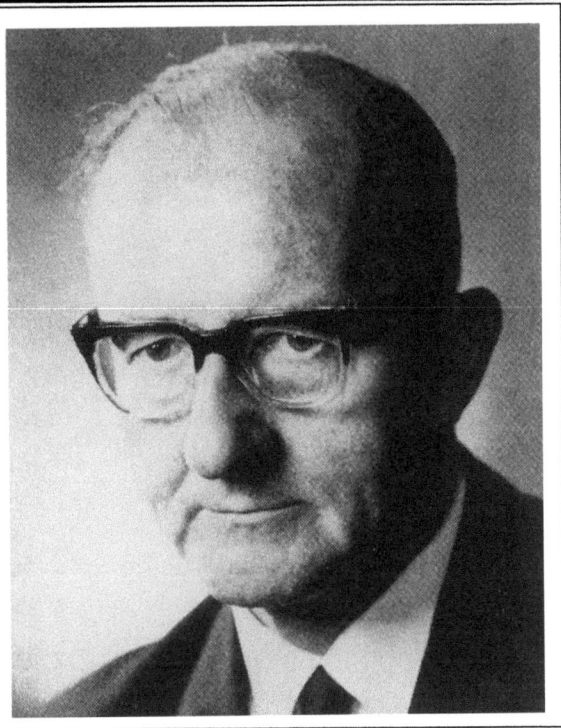

In Köln geboren und aufgewachsen, studierte Zimmermann zunächst Chemie und promovierte 1936 in Bonn zum Dr. phil. Von 1936–1944 war er dann am Hygienischen Institut der Universität Breslau bei Prof. Blumenberg als wissenschaftlicher Assistent und später als Oberassistent tätig. „Nebenamtlich" beendete er dort sein Zweitstudium der Medizin und promovierte bereits 1939 zum Dr. med. 1943 habilitierte sich Zimmermann mit dem Thema *Die Methodik der Kolorimetrie von Keimdrüsenhormonen und ihre klinische Anwendbarkeit*. Nach Kriegseinsatz wurde Zimmermann 1946 Oberarzt am Medizinaluntersuchungsamt in Koblenz und übernahm 1949 die Leitung des Staatlichen Medizinaluntersuchungsamtes in Trier. Am 1. April 1958 kehrte er als Ordinarius und Direktor des Institutes für Hygiene und Mikrobiologie in Homburg an die Universität zurück. Dort blieb er bis zu seiner Emeritierung Anfang 1976.

Zimmermanns bahnbrechende, bereits 1935 begonnene Untersuchungen über die chemische Bestimmung von Steroidhormonen, insbesondere den 17-Ketosteroiden, haben weltweite Verbreitung und Anerkennung gefunden. Die „Zimmermann-Reaktion" stellt einen Meilenstein in der Entwicklung der chemischen Endokrinologie dar. Er hat diese Forschungsrichtung auf die Frage der Beeinflussung der Infektionsresistenz durch endokrinologische Faktoren ausgedehnt. Als erfolgreicher Hochschullehrer und vielfacher Doktorvater wirkte er aber auch in der ganzen Breite seines Faches, der Hygiene und Mikrobiologie. Schwerpunkte seiner Arbeit waren Fragen der Umwelthygiene.

Nach Hydrolyse der Steroidkonjugate mit Mineralsäure, Extraktion der freien Steroide mit Dichloräthan und Reinigung des Extrakts wird die Zimmermann Reaktion mit m-Dinitrobenzol und äthanolischer Kalilauge durchgeführt. Die Extinktion des gebildeten rotvioletten Farbkomplexes wird photometrisch gemessen.

Literatur

Zimmermann W (1935) Eine Farbreaktion der Sexualhormone und ihre Anwendung zur quantitativen colorimetrischen Bestimmung. Hoppe Seylers Z Physiol Chem 233:257–264

Wigand R (1982) In Memoriam Wilhelm Zimmermann. Endokrinologie-Information 6:276–277

Zondek, Bernhard

(29. 7. 1891 Wronke – 8. 11. 1966 New York)

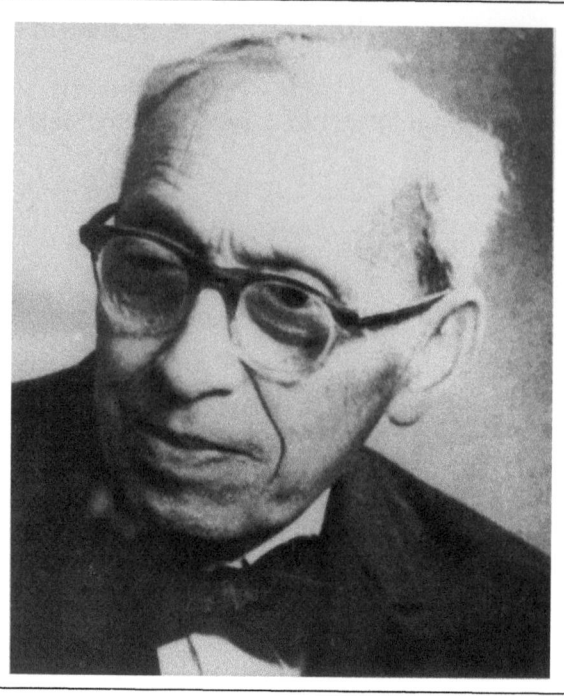

Zondek besuchte das humanistische Gymnasium in Rogasen; in Berlin studierte er Medizin. 1919 wurde er Assistent in der Gynäkologie an der Charité bei K. Franz. 1923 habilitierte er sich, wurde 1926 Professor und wurde 1929 Leiter der geburtshilflich-gynäkologischen Abteilung in Berlin-Spandau. Bereits 1933 mußte er Deutschland verlassen und ging auf Einladung von Professor Hans Euler nach Stockholm. 1934 übersiedelte er nach Jerusalem und wurde Professor an der Hebrew Universität Hadassa Medical School und Direktor des Hormonlabors. 1961 wurde er emeritiert. 1966; im Alter von 75 Jahren, ging er noch an das Albert Einstein College of New York.

Zondek, S. Aschheim und P. E. Smith machten 1926 gleichzeitig die Entdeckung, daß Implantate von Rattenhypophysenvorderlappen eine Ovarialvergrößerung und sexuelle Reifung induzieren. Der Beweis, daß die Ovarialfunktion unter der Kontrolle der Hypophyse steht, wurde endgültig durch Smith 1927 erbracht, der zeigte, daß nach Entfernung der Hypophyse eine Involution und ein vollständiger Verlust der Gonadenfunktion eintritt. 1927 entdeckten Aschheim und Zondek den hohen Gonadotropingehalt im Urin schwangerer Frauen, und 1930 2 weitere Gonadotropine im Urin von Frauen in der Postmenopause.

Zusammen mit S. Rozin beschrieb Zondek die Progesteronentzugsblutung.

Bernhard Zondeks Bruder Hermann (1887–1979) war ebenfalls Professor in Berlin. Er befaßte sich mit dem Mechanismus der Hormonwirkung und der Wechselwirkung von endokrinen Drüsen untereinander und mit anderen Organen. 1923 erschien sein Buch *Die Krankheiten der endokrinen Drüsen*, eine wesentlich erweiterte Ausgabe 1953. In der Nazizeit ging H. Zondek nach Manchester und zuletzt nach Jerusalem. Sein besonderes Interesse galt der Schilddrüse und der Wirkung von Jod. (s. auch bei Aschheim)

Literatur

Zondek B, Aschheim S (1926) Über die Funktion des Ovariums. Z Geburtshilfe Gynaekol 90:372

Zondek B, Aschheim S (1927) Das Hormon des Hyophysenvorderlappens. Testobjekt zum Nachweis des Hormons. Klin Wochenschr 6:248

Zondek B (1930) Über die Hormone des Hypophysenvorderlappens. Klin Wochenschr 9:245

Zondek B (1966) In: Greenblatt RB (ed) Ovulation. Lipincott, Philadelphia Toronto, pp VII–XI

Finkelstein M, Zondek B (1966) Professor Bernhard Zondek, an interview. J Reprod Fertil 12:3–19

Smith PE (1926) Proc Soc Exp Biol Med 24:131

Wolstenholme GEW (ed) (1967) Effects of external stimuli on reproduction in honour of Prof. B. Zondek. Churchill, London (Ciba Foundation Study Group, vol 26)

Zondek H (1923) Die Krankheiten der endokrinen Drüsen. Schwabe, Basel

Nachwort

> Aller Fortschritt ist Weiterschreiten auf der Basis einer Tradtion, alle Tradition ist bewahrter Fortschritt der Vergangenheit.
>
> *C. F. von Weizsäcker, 1971*

Der wissenschaftliche Fortschritt ist keine lineare Entwicklung, wie es häufig dargestellt wird. Es waren und es sind immer Menschen, die die Dinge in ihrem Rahmen, unter ihren Prämissen und unter den Bedingungen ihrer Zeit vorantreiben. Es kann keine Weiterentwicklung geben ohne Kenntnis dessen, was und wie es wurde.

Dieses Buch soll keine Geschichte der Endokrinologie und Reproduktionsmedizin sein. Es ist eine Sammlung subjektiver Darstellungen, die es ermöglichen, die Menschen kennenzulernen und zu sehen, was und wie sie gearbeitet haben. Hierbei bestätigt sich der Aphorismus von G. C. Lichtenberg: „Die Natur schafft keine genera und species, sie schafft individua." Die Problematik von Biographien für die historische Bewertung liegt auf der Hand.

To compress between the covers of a book the bitter-sweetness and complexity of the life of one man is impossible. The great biographers have all realized the hopelessness of their assignment, yet biographies continue to appear because it is in the biographer's nature to try at least, to give some idea of what it must have been like to be a certain person, living in a certain time, and doing certain things (J. Z. Fuller 1971).

Es ist nicht Aufgabe dieses Buches, die historische Entwicklung zu ergründen. Vielleicht kann es aber den Historikern dabei eine Hilfe sein. In einem Beitrag von H. H. Simmer zur Frage der Selbsttäuschung bei wissenschaftlichen Prioritätsansprüchen am Beispiel von Walter Hohlweg und Dorothy Price wird V. Sommer zitiert:

Manipulierte Selbstdarstellung kann im Laufe der Jahre in Selbsttäuschung übergehen und erinnert an die Worte des Kirchenvaters Augustinus: Keinen darf man natürlich als Lügner ansehen, der etwas Unwahres sagt, das er selbst für wahr hält; denn soviel an ihm liegt, lügt er nicht, sondern er täuscht sich (Simmer 1993, Sommer 1992).

Am Ende der hier berücksichtigten Zeitperiode haben sich Entwicklungen angebahnt, die lange unvorstellbar waren und deren Auswirkungen nicht abzuschätzen sind. Neue Techniken ermöglichen Eingriffe, die bisher nicht denkbar, geschweige denn möglich waren. Wenn einigen von uns Angst wird vor reproduktiven Manipulationen, so müssen wir aber auch erkennen, daß alle in dieser Sammlung vertretenen Wissenschaftler durch ihre Arbeit die Voraussetzungen für diese Entwicklung geschaffen haben. Die Entwicklungen in Naturwissenschaft und Medizin haben uns gezeigt, daß wissenschaftliche Neugier und Erfolgsstreben nicht der alleinige Maßstab sein dürfen. Für jedes Handeln, ob mit alten oder mit neuen Techniken, behält Kants Satz Gültigkeit: „Handle so, daß die Maxime deines Handelns jederzeit Prinzip einer allgemeinen Gesetzgebung werden könnte." Bereits E. Spranger stellte 1954 fest, daß der Verlust der Normativität in weiten Bereichen der modernen Wissenschaft das eigentliche Symptom unserer Schwäche ist und die Legitimierung von Normen und Ordnungen des Lebens nicht möglich sind ohne Rückgriff ins Metaphysische und Religiöse. Man kann eine Ethik nicht in rein konstatierender Haltung aufbauen, sondern man muß sich selbst „empororganisiert" haben.

Es ist zu hoffen, daß dieser noch junge Wissenschaftszweig, der sich so stürmisch entwickelt hat, von Menschen weitergeführt wird, die sich ihrer Verantwortung über den momentanen Erfolg hinaus bewußt sind. Die medizinischen Folgen der neuen Techniken der Reproduktionsmedizin sind weitgehend abschätzbar. Viel weitreichender und nicht vorstellbar sind die Folgen für die Gesellschaft und für unser Bild vom Menschen; Folgen, die kaum den Einzelnen und die lebende Generation betreffen, sondern vielmehr die Zukunft der Menschen auf dieser Erde. Wollen wir wirklich das „Ende der Natürlichkeit" (C. Koch 1994)? Die Lektüre der Lebensberichte derer, die diese Entwicklung einleiteten und ermöglichten, möge eine nützliche Information für alle sein, die der Beantwortung dieser Frage nicht aus dem Wege gehen.

Wer nichts wissen will von Gentechnik und Fortpflanzungsbiologie, versperrt sich auch der Kenntnis der Weltzustände – und seiner selbst. Ehe man sich ängstigt vor dem destruktiven Wesen der Technik, sollte man sich kundig machen, was sie bedeutet und was sie schafft (C. Koch).

Letzteres gilt vor allem für die, die für die Festlegung neuer Normen und Gesetze verantwortlich sind.

Fullmer JC (1971) Medical lives and medical letters: a chapter in the history of scientific biography. In: Clarke E (ed) Modern methods in the history of medicine. Atlone, London

Koch C (1994) Ende der Natürlichkeit – Eine Streitschrift zu Biotechnik und Bio-Moral. Hanser, München Wien

Simmer HH, Süß J (1993) Zur Frühgeschichte des negativen Feedbacks der Östrogene auf die Gonadotropine des Hypophysenvorderlappens. Der Prioritätsstreit zwischen D. Price und W. Hohlweg, Geburtshilfe Frauenheilkd 53:425–432

Sommer V (1992) Lob der Lüge, Täuschung und Selbstbetrug bei Tier und Mensch. Beck, München

Spranger E (1954) Gedanken zur Daseinsgestaltung. Piper München

Weizsäcker CF von (1971) Die Einheit der Natur. Hanser, München

Allgemeine Literatur

Beck L (Hrsg) (1986) Zur Geschichte der Gynäkologie und Geburtshilfe. Aus Anlaß des 100jährigen Bestehens der Deutschen Gesellschaft für Gynäkologie und Geburtshilfe. Springer, Berlin Heidelberg New York

Beighton P, Beighton G (1986) The man behind the syndrome. Springer, Berlin Heidelberg New York Tokyo

Bleker J, Jachertz N (Hrsg) (1993) Medizin im Dritten Reich. Deutscher Ärzte-Verlag, Köln

Diepgen P (1963) Frau und Frauenheilkunde in der Kultur des Mittelalters. Thieme, Stuttgart

Dunstan GR (ed) (1990) The human embryo, Aristotl and the arabic and european traditions. Univ of Exeter Press

Engelhardt D, Hartmann F (1991) Klasiker der Medizin, Beck, München

Firkin BG, Whitworth JA (1987) Dictionary of medical eponyms. Parthenon, Casterton Hall Carnforth

Gauss CJ, Wilde B (1956) Die deutschen Geburtshelferschulen. Banaschewski, München

Greep RO (1974) History of research on anterior hypophysial hormones. In: Greep RO, Astwood EB (eds) Endocrinology, the pituitary gland and its neuroendocrine control. Am Physiol Soc, Washington (Handbook of physiology, vol 4)

Gruhn JG, Kazer RR (1989) Hormonal regulation of the menstrual cycle. The evolution of a concept. Plenum, New York

Guttmacher AF (1971) Past attitudes especially towards female infertility. In: Fertility disturbances in men and women. Karger, Basel, pp 319-327

Heller H (1974) History of neurohypophysical research. In: Greep RO, Astwood EB (eds) Handbook of physiology, sec 7, vol 4. Am Phys Soc, Washington

Karger-Decker B (1991) An der Pforte des Lebens. Wegbereiter der Heilkunde im Portrait, Bd 1-2. Edition q, Berlin

Lichtenthaeler C (1987) Geschichte der Medizin, Bd 1-2. Deutscher Ärzte-Verlag, Köln (Ergänzungsbd 1988)

Lisser H (1967) The Endocrine Society, the first forty years (1917-1957). Endocrinology 80:5-28

Lyons AS, Petrucelli RJ (1980) Die Geschichte der Medizin im Spiegel der Kunst. DuMont, Köln

McCann SM (1988) Endocrinology, people and ideas. Am Physiol Soc Bethesda

Mevei VC (1982) A history of endocrinology. MTP Press, Lancaster (reprinted 1984)

Meites J, Donovan BT, McCann SM (1975) Pioneers in neuroendocrinology, vol 1-2. Plenum, New York London

Müller-Hess HG (1938) Die Lehre von der Menstruation vom Beginn der Neuzeit bis zur Begründung der Zellenlehre. Bering, Berlin (Abhandlungen zur Geschichte der Medizin und der Naturwissenschaften, Bd 27)

O'Dowd MJ, Philipp EE (1994) The History of Obstetrics and Gynecology. Darthenon, New York London

Pagel JL (1901) Biographisches Lexikon hervorragender Ärzte des 19. Jahrhunderts. Urban u. Schwarzenberg Berlin, ZA-Reprint Leipzig 1989, S Karger, Basel

Ploss H (1895) Das Weib in der Natur- und Völkerkunde. Grieben, Leipzig

Preuss J (1911) Biblische-talmudische Medizin. Karger, Berlin (Nachdruck: Zentralantiquariat der DDR 1984)

Robertson WH (1990) An illustrated history of contraception. Parthenon, Casterton Hall Carnforth

Rogal SJ (1992) Medicine in Great Britain from the restoration to the 19th century, 1600-1800. Greenwood, New York Westport London

Rohleder H (1918) Normale, pathologische und künstliche Zeugung beim Menschen. Thieme, Leipzig

Schoenbauer L (1944) Das medizinische Wien. Urban & Schwarzenberg, Berlin Wien

Simmer HH (1986) Gynäkologische Endokrinologie in den Verhandlungen der Deutschen Gesellschaft für Gyn-äkologie von 1886 bis 1935. Beiträge deutschsprachiger Frauenärzte. In: Beck L (Hrsg) Zur Geschichte der Gynäkologie und Geburtshilfe. Springer, Berlin Heidelberg New York Tokyo

Simmer HH (1987) Zur Geschichte der Endokrinologie der Fortpflanzung. In: Zander J (Hrsg) Gynäkologie und Geburtshilfe, Bd I/1. Thieme, Stuttgart New York

Simmer HH, Süss J (1991-1993) Oestrogenforschung 1844-1948. Vom Postulat eines weiblichen Sexualmons zur Isolierung und Synthese der drei klassischen Östrogene. Dtsch Ges Gynäkol Geburtshilfe Mitt 4:225-229, 1991; 2:136-140, 1992; 16:323-328, 1992; Der Frauenarzt 34:561-574, 1993

Speert H (1958) Obstetric and gynecologic milestones. Essays in eponymy. McMillan, New York

Stoeckel W (Hrsg) (1928) Deutscher Gynäkologenkalender. Barth, Leipzig

Stoeckel W (1939) Deutsches Gynäkologen-Verzeichnis. Barth, Leipzig

Stoeckel W (1960) Gynäkologen deutscher Sprache, bearb. v. H. Kirchhoff u. R. Polacsek. Thieme, Stuttgart New York

Tausk M (1976) A brief endocrine history of the german-speaking peoples. In: Kracht J, von zur Mühlen A, Scriba P (eds) Endocrinology guide. Brühl, Gießen

Toellner R (1986) Illustrierte Geschichte der Medizin. Adreas & Andreas, Salzburg

Welbourn RB (1990) The history of endocrine surgery. Praeger, New York Westport/CT London

Bildnachweis

Addison: Wolstenholme G (ed) (1964) The Royal College of Physicians of London, portraits. Churchill Livingstone, London
Adler: Frobenius[4]
Adlercreutz: persönlich
Albright: Albright (Loriaux)[1]
Allen E.: Gruhn u. Kazer[8]
Allen W. M.: Tausk[15]
Aschheim: Prof. Dr. K. Groot-Wassink, Berlin
Aschner: Prof. Dr. E. Gitsch, Wien
Astwood: Greep RO (1977) Obituary: Edwin B. Astwood. Rec Pogr Horm Res 33:XII–XIX

Baer: Wiedemann HR (1984) Altersbriefe bedeutender Menschen, Hansesches Verlagskontor, Lübeck
Bargmann: Prof. Dr. K. Fleichhauer, Anatomisches Institut, Universität Bonn
Barr: Prof. Dr. E. B. Gammal, Ontario
Bartholin: Prof. Dr. B. I. Lindskog, Københavns Universitets Medicinsk-Historiske Museum
Basedow von: Karger-Decker[9]
Baulieu: persönlich
Bernard: Mazenod L (Hrsg) (1947) Die berühmten Ärzte. Mazenod, Genf
Berson: Dr. R. Yalow, New York
Berthold: Tausk[15]
Bettendorf: persönlich
Bickenbach: Zander u. Zimmer[17]
Biedl:: Beighton[3]
Bierich: persönlich
Boerhave:: Lyons u. Petrucelli[11]
Bordeu: Lyons u. Petrucelli[11]
Born: Dr. J. Morawiec, Uniwersytet Wrocławski (Breslau)
Borth: persönlich
Bradbury: persönlich
Breuer: Dr. P. Schmidt, Archiv der Rheinischen Friedrich-Wilhelms-Universität Bonn
Brown: persönlich

Brown-Sequard: Karger-Decker[9]
Buchholz: persönlich
Burger: persönlich
Butenandt: persönlich
Butt: persönlich

Catt: persönlich
Chang: Geschichte[6]
Channing: Dr. N. Schwartz, Evanston
Chiari: Frobenius[5]
Chrobak: Institut für Geschichte der Medizin, Universität Wien
Clauberg: Prof. Dr. J. Nevinny-Stickel, Berlin
Corner: Tausk[15]
Crooke: Central Birmingham Health Authority, Birmingham
Cushing: Mazenod L (Hrsg) (1947) Die berühmten Ärzte. Mazenod, Genf

Dale: dpa Bildarchiv, Frankfurt/Main
D'Arsonval: Karger-Decker[9]
David: Tausk[15]
Diczfalusy: persönlich
Dirscherl: Dr. P. Schmidt, Archiv der Rheinischen Friedrich-Wilhelms-Universität Bonn
Djerassi: Mercedes, Magazin für mobile Menschen (1993) Mercedes-Benz AG, Stuttgart
Dodds: Scheringianum, Schering AG, Berlin
Döderlein: Zander u. Zimmer[17]
Dohrn: Scheringianum, Schering AG, Berlin
Döring: persönlich
Dörner: persönlich
Doisy: Gruhn u. Kazer[8]
Donini: persönlich
Down: Beighton[3]
Dufau: persönlich
Dyke van: Greep[7]

Edwards: persönlich
Ehrenstein: Prof. Dr. L. Mastroianni, Philadelphia

Eiselsberg: Karger-Decker[9]
Erdheim: Albright (Loriaux)[1]
Euler-Chelpin: Prof. Dr. L. Stjärne, Karolinska Institute Stockholm
Evans: Greep[7]
Everett: Greep[7]

Fallopio: Karger-Decker[9]
Fels: Beck[2]
Fikentscher: Zander u. Zimmer[17]
Flerkó: persönlich
Fraenkel: Prof. Dr. H. H. Simmer
Frahm: persönlich
Franchimont: persönlich
Frangenheim: persönlich
Friesen: persönlich
Fröhlich: Institut für Geschichte der Medizin, Universität Wien
Frommel: Frobenius[5]

Garcia: Robertson WH (1990) An illustrated History on contraception. Parthenon, Casterton Hall
Gartner: Zeichnung persönlich
Gemzell: persönlich
Goldzieher: persönlich
Graaf de: Gruhn u. Kazer[8]
Gräfenberg: Prof. Dr. K. Semm, Kiel
Greenblatt: Prof. Dr. V. B. Mahesh, Medical College of Georgia, Augusta
Greep: persönlich
Groot-Wassink: persönlich
Grumbach: persönlich
Guillemin: persönlich

Haberlandt: Prof. Dr. H. H. Simmer
Hahn: persönlich
Halász: persönlich
Halban: Institut für Geschichte der Medizin, Universität Wien
Haller: Prof. Dr. Kuhn, Göttingen
Hammerstein: persönlich
Harris: McCann[12]
Hauser: persönlich
Hegar: Karger-Decker[9]
Hellinga: Prof. Dr. C. Schirren, Hamburg

Hertwig: Prof. Dr. J. Staudt, Humboldt-Universität Berlin
Hertz: Dr. M. L. Dufau, Bethesda
Hinselmann: Dietel H (1984) 75 Jahre Nordwestdeutsche Gesellschaft für Gynäkologie und Geburtshilfe, 1909–1984. Hamburg
Hisaw: Fn. Greep[7]
Hitschmann: Frobenius[4]
Hodge: Speert[14]
Hohlweg: persönlich
Houssay: Sawyer CH (1991) Remembrance of contributions of Philip Smith and Bernard Houssay to the development of neuroendocrinology. Endocrinology 129:577
Hühner: Speert[14]

Igarashi: persönlich
Igel: persönlich
Inhoffen: Scheringianum, Schering AG, Berlin
Insler: persönlich
Ittrich: persönlich

Jacobsohn: Prof. Dr. P. Hellstrand, Dept. of Physiology, University of Lund
Jensen: persönlich
Jores: Prof. Dr. H. Nowakowsky, Hamburg
Jost: Inserm, Montrouge France
Junkmann: Scheringianum, Schering AG, Berlin
Jutisz: persönlich

Kaiser: persönlich
Kallmann: Panse F (1966) Zur Erinnerung an Franz Kallmann. Arch Psychiatry Gesamte Neurol 208:I–IV
Karg: persönlich
Karlson: persönlich
Kartagener: Beighton[3]
Kaufmann: Beck[2]
Klinefelter: Firkin BG, Whitworth JA (1987) Dictionary of medical eponyms. Parthenon, Carnforth/Lancs
Klopper: persönlich
Knauer: Institut für Geschichte der Medizin, Universität Wien
Knaus: Prof. Dr. E. Gitsch, Wien
Knobil: persönlich
Knorr: persönlich
Knörr: persönlich
Knörr-Gärtner: persönlich
Kober: Tausk[15]
Kracht: persönlich

Kremer: persönlich
Kretser de: persönlich
Krüskemper: Staib W., Keck E (1987) Hans Ludwig Krüskemper gestorben, Endokrinologie-Informationen 6, 214–215
Langecker: Scheringianum, Schering AG, Berlin
Laqueur: Renata Laqueur
Laurence: Beighton[3]
Lauritzen: persönlich
Leeuwenhoek: Karger-Decker[9]
Lehmann: persönlich
Lenz: persönlich
Leventhal: Spertus College of Judaica, Chicago
Leydig von: Prof. Dr. K. Fleischhauer, Anatomisches Institut, Universität Bonn
Li: McCann[12]
Liebermann: persönlich
Lindemann: persönlich
Lindner: persönlich
Lippes: persönlich
Lipsett: Dr. M. L. Dufau, Bethesda
Litzmann: Semm[13]
Loewe: Prof. Dr. R. Kattermann, Institut für Klinische Chemie im Klinikum Mannheim, Universität Heidelberg
Loewi: Institut für Geschichte der Medizin, Universität Wien
Lunenfeld: persönlich

Magnus: Prof. Dr. H. H. Simmer
Malthus: Prof. Dr. G. Döring
Marrian: Scheringianum, Schering AG, Berlin Doisy, Butenandt, Marrian Gruppe
Martini: persönlich
Mastroianni: persönlich
McArthur: persönlich
McCann: persönlich
Meyer: Tausk[15]
Meigs: Speert[14]
Meites: McCann[12]
Michaelis: Semm[13]
Müller J.: Toellner[16]

Naegele: Prof. Dr. G. Bastert, Universitäts-Frauenklinik Heidelberg
Napp: persönlich
Netter: persönlich
Neumann: persönlich
Nevinny-Stickel: persönlich
Nillius: Dr. L. Wide, Uppsala
Niswender: persönlich
Nowakowski: persönlich

Oberdisse: persönlich

Odell: persönlich
Ogino: Prof. Dr. T. Kumasaka, Dokkyo Universität Japan

Palmer: Dr. Elisabeth Palmer, Paris
Papanicolaou: Gruhn u. Kazer[8]
Papkoff: persönlich
Paulsen: persönlich
Peters: persönlich
Pfannenstiel: Semm K, Weichert-von Hassel M (1985) Der Pfannenstiel-Querschnitt. Universitäts-Frauenklinik Kiel
Pflüger: Dr. P. Schmidt, Archiv der Rheinischen Friedrich-Wilhelms-Universität Bonn
Philipp: Semm[13]
Pincus: Tausk[15]
Plotz: Prof. Dr. D. Krebs, Bonn
Pozo del: persönlich
Prader: persönlich
Price: McCann[12]

Rabau: Prof. Dr. Insler, Tel Aviv
Reichert: persönlich
Reichstein: Tausk[15]
Reye: Fachbereich Medizin, Universität Hamburg
Riddle: Greep[7]
Rock: Geschichte[6]
Rokitansky von: Dr. K. Rokitansky, Wien
Roos: Dr. L. Wicke, Uppsala
Rosemberg: persönlich
Ross: Dr. M. L. Dufau, Bethesda
Rothchild: persönlich
Ruge: Tausk[15]
Ruzicka: dpa Bildarchiv, Frankfurt/Main
Ryan: persönlich

Saling: persönlich
Samuels: Prof. Dr. J. Zander, München
Sanger: A. Finley, Planned Parenthood of New York
Sawyer: persönlich
Schally: persönlich
Scharrer E., Scharrer B.: persönlich
Schirren: persönlich
Schoeller: Prof. Dr. F. Neumann, Schering AG
Schriefers: persönlich
Schröder: Sem[13]
Schuhmacher: persönlich
Schwarz: persönlich
Segal: persönlich
Selye: Fondation H. Selye, Montreal
Semm: persönlich
Sertoli: Prof. Dr. L. Martini, Mailand
Shahani: persönlich

Sheehan: Prof. Dr. W. Kaiser, Halle
Shelesnyak: persönlich
Shirodkar: Dr. S. Shahani, Bombay
Short: persönlich
Simmonds: Staatsarchiv Freie und Hansestadt Hamburg
Simpson: Dr. G. E. Erikson, Yale University Archives
Sims: Lyons u. Petrucelli[11]
Slotta: Frau Maja Slotta, Miami
Smith: Greep[7]
Sobotta: Prof. Dr. H. H. Simmer
Spallanzani: Toellner[16]
Staemmler: persönlich
Starling: Karger-Decker[9]
Steelman: persönlich
Stein: Spertus College of Judaica, Chicago
Steinach: Institut für Geschichte der Medizin, Universität Wien
Steinberger A.: persönlich
Steinberger E.: persönlich
Stensen: dpa Bildarchiv, Frankfurt/Main
Steptoe: Prof. Dr. R. Edwards, Bourn Hall
Stieve: Prof. Dr. J. Staudt, Humboldt-Universität Berlin
Stockard: Gruhn u. Kazer[8]

Stumpf: persönlich
Swerdloff: persönlich
Swolin: persönlich
Szentágothai: persönlich

Tamm: persönlich
Tausk: Tausk[15]
Taymor: persönlich
Tonutti: Goslar HG et al. (1987) Prof. Dr. med. Emil Tonutti, Nachruf. Endokrinologie-Informationen 6:212–213
Turner: Kollmann[10]

Ullrich: Kollmann[10]

Velde van der: Prof. Dr. G. Döring, München
Vermeulen: persönlich
Vigneaud du: Brockhaus (1974) Bd 19, S 628. Brockhaus-Verlag, Mannheim
Vogt: McCann[12]
Vollmann: Prof. Dr. G. Döring, München
Voss: Prof. Dr. R. Kattermann, Institut für Klinische Chemie im Klinikum Mannheim, Universität Heidelberg

Wagenen van: Dr. G. E. Erikson, Yale University Archives
Watteville: Frau Elsa de Watteville
Westman: Prof. Dr. E. Diczfalusy, Stockholm
Wide: persönlich
Wied de: persönlich
Wilhelmi: persönlich
Wilkins: Prof. Dr. Grumbach, San Francisco
Witschi: Segal SJ (1972) Emil Witschi. In: Saxena B (ed) Gonadotropins. Wiley, New York
Wolff: Speert[14]

Yalow: persönlich

Zander: Prof. Dr. B. Runnebaum, Heidelberg
Zimmermann: Wigand R (1982) In Memoriam Wilhelm Zimmermann. Endokrinologie-Informationen 6:276 f
Zondek: Tausk[15]
Zürcher Gesprächskreis: Prof. Dr. G. Bettendorf, Hamburg

---

[1] Loriaux L (ed) (1990) Albright F, Ellsworth R. Uncharted seas. Kalmia/JBK, Portland/OR
[2] Beck L (Hrsg) (1986) Zur Geschichte der Gynäkologie und Geburtshilfe. Aus Anlaß des 100jährigen Bestehens der Deutschen Gesellschaft für Gynäkologie und Geburtshilfe. Springer, Berlin Heidelberg New York
[3] Beighton P, Beighton G (1986) The man behind the syndrome. Springer, Berlin Heidelberg New York Tokyo
[4] Frobenius W (1988) Fehldiagnose Endometritis. Olms, Hildesheim. (Frankfurter Beiträge zur Geschichte, Theorie und Ethik der Medizin, Bd 6)
[5] Frobenius W (1992) Das Chiari-Frommel-Syndrom. Deutsche Gesellschaft für Endokrinologie, 36. Symposium, Erlangen. (Vortrag)
[6] Geschichte und Praxis der phytohormonellen Kontrazeption (o.D.) Grünenthal, Stolberg
[7] Greep RO (1974) History of research on anterior hypophysical hormones. In: Knobil E, Sawyer H (eds) The pituitary gland and its neuroendocrine control. American Physiological Society, Washington (Handbook of Physiology, vol IV/2)
[8] Gruhn JG, Kazer RR (1989) Hormonal regulation of the menstrual cycle. The evolution of an concept. Plenum, New York
[9] Karger-Decker B (1991) An der Pforte des Lebens. Wegbereiter der Heilkunde im Porträt, Bd 1–2. Edition q, Berlin
[10] Kollmann F (1992) Die Entdeckungsgeschichte des Ullrich-Turner-Syndroms. Olms, Hildesheim. (Frankfurter Beiträge zur Geschichte, Theorie und Ethik der Medizin, Bd 13)
[11] Lyons AS, Petrucelli RJ (1980) Die Geschichte der Medizin im Spiegel der Kunst. DuMont, Köln
[12] McCann SM (1988) Endocrinology, people and ideas. American Physiological Society, Bethesda
[13] Semm K (1980) Die Kieler Universitäts-Frauenklinik und Michaelis-Hebammenschule 1805–1980. Universität Kiel
[14] Speert H (1958) Obstetric and gynecologic milestones. Essays in eponymy. Macmillan, New York
[15] Tausk M (1979) Zur Geschichte der Organon. Wolf, München
[16] Toellner R (1986) Illustrierte Geschichte der Medizin. Andreas & Andreas, Salzburg
[17] Zander G, Zimmer (1987) Die Bayerische Gesellschaft für Geburtshilfe und Frauenheilkunde. Eine Dokumentation anläßlich ihres 75jährigen Bestehens. Urban & Schwarzenberg, München

Namensverzeichnis

Abderhalden E 330
Abraham GE 34, 625
Acher, R 125
Addis T 432
Addison T 1-2
Adler L 3, 4, 5, 92
Adlercreutz H 6-7
Adrian 263
Albert A 118, 380, 469
Albrecht H 303
Albright F 8, 9, 132, 178, 200, 298
Aldrich TB 357
Alford F 75
Allen B 138
Allen E 10, 11, 364
Allen WM 91, 129, 152, 238
Alloiteau JJ 466
Almendral AC 443
Altenähr E 44
Ammon R 103
Anders H 251
Andersson B 385, 387
Anfinsen CH 386
Anselmino KJ 166
Apostolakis M 38
Aquapendente HF de 181, 564
Aran FA 1
Arimura A 43, 480
Arrhenius S 134
Aschheim S 12, 13, 14, 250, 339, 364, 463, 632
Aschner B 15, 16, 50, 168
Aschoff J 63
Asdell S 305
Assenmacher 280
Astwood EB 17, 188, 189, 440, 469
Aurbach GD 8, 75, 469
Axelrod L R 178
Axen R 612

Baba 480
Baer CE, von 18, 19, 564
Baird D 300, 523
Baker G 75

Bangham DR 118, 447
Baniecki H 409
Bansi HW 322
Banting FG 417
Barden H 188
Bardet GL 51
Barger G 98, 135
Bargmann W 20-23, 482, 571
Barnes A 64, 465
Barr N L 24-25
Barraclough CA 149, 477
Barrett D 469
Barron D 476
Bartelheimer H 215
Barthelmetz 62
Bartholin C 26, 564
Bartter F 8, 74
Basedow von CA 27-28
Bates RW 62, 453
Battey R 223
Bauer KH 37
Baulieu EE 29, 30, 31, 101
Baumann E 27
Bavister B 127
Bayliss WM 545
Beard J 204, 541
Beato M 42, 293
Beatson GT 223
Beatty A 126, 523
Beck J 190
Becks H 279
Beischer N 68
Beitins I 382
Belaish J 404
Benfay BG 219
Benoit 280
Berault A 283
Berde B 443
Bergh T 412, 613
Bergquist C 412, 613
Bergström S 135
Berliner RW 386
Bernal JD 366
Bernard C 32, 33, 35
Berson S 34, 164, 289, 624
Berthold AA 35-36

Bertram EG 25
Best CH 417
Bettendorf G 37-48, 52, 195, 246, 308, 322, 361, 431, 486, 581
Bewley T A 343
Bickenbach W 49, 110, 285, 307, 313
Biedl A 50, 51, 143, 506
Bierich JR 44, 52-54, 401
Billings J 68, 75
Billings L 68, 75
Billroth T 301
Bleuler E 269
Bleuler M 269
Blitz H 535
Blizard 52
Blobel R 194
Blotevogel W 143
Blumenbach 35
Blunk W 44, 52
Blutschli H 20
Boerhaave H 18, 239, 399
Bohin A 283
Boler J 479
Bongiovanni AM 52
Bonhoeffer K 287
Bonnevie K 590
Bordeu T de 35, 55
Born GJ 56, 151, 228, 363, 541
Bornstein J 74
Borst M 146, 225
Borth R 57-61, 118, 296, 359, 607
Bozzini P 347
Bradbury JT 62-63, 465
Braendle W 42
Brauer L 268, 294
Bray G 418
Breckenridge CG 202
Breckwoldt M 41, 45, 444
Breisky A 88
Brendle E 628
Breneman W 188
Breuer H 6, 65, 66, 410, 442, 493

Breustedt J 162
Broer KH 286, 499
Brown JB 67, 68, 69, 100, 299, 360, 401
Brown-Sequard CE 1, 70, 71
Brügge von ET 204
Brüggemann J 289
Brux R de 404
Buchholz R 41, 72, 73, 381
Buis-Reymond E du 435
Bullen B 382
Bumm E 12, 13, 393, 436
Bundy C 188
Bunge RG 63
Burger H 74-77, 247
Burgos R 203
Burnett CH 8
Butenandt A 13, 37, 78-80, 92, 115, 144, 189, 237, 292, 295, 297, 320, 365, 537, 626
Butt WR 41, 81, 82, 119, 360
Buxton CL 361, 373, 374
Bygdeman N 31

Cabrijan 160
Cameron D 75
Carter WH 479
Caruso F 600
Casida L 188, 521
Cassmer 101
Castillo EB del 172
Catt KJ 68, 83, 84, 85, 75, 123
Cauwenberge van 164
Chang MC 439
Chang S 470
Channing C 86, 87
Charrington CH 170
Chase L 8
Chester-Jones I 190
Chiari J 171, 172
Chow BF 189
Chretien N 283
Christy NP 344

Chrobak R 88, 143, 301
Clara M 21
Clark AJ 303
Clauberg C 89, 90, 489
Claus R 290
Cleve A 134
Cleve PT 134
Clever U 292
Clewe T 373
Cohen SL 367
Cohn F 151, 363
Cole HH 38
Comhaire 594
Condliffe P 74
Conn JW 95
Conrad L 152
Cook JW 366
Corner GW 89, 91, 92, 101, 138, 152, 238, 261, 374, 394
Counis R 283
Courier R 202, 228, 278
Courte C 282
Coutinho EM 440
Cox L 68
Cox R 68
Craicer J 283
Creutzfeldt W 21
Crigler 52
Crooke A C 41, 81, 93, 94, 119, 195, 246, 360
Cruz K de la 43
Cullen TS 496
Cullingworth CJ 390
Curschmann H 268, 526
Curtis WC 232
Cushing H 94, 95, 96, 137, 170
Czygan PJ 41, 42

Dale HH 97, 98, 115, 125, 135, 212, 237, 366, 476, 537
Damm H 115
d'Arsonval A 71, 32
Darwin CH 226, 227
Daume E 73, 195, 286
David KG 99, 330
Davis JO 386
Davis ME 441
Deane H 189
Debeljuk L 480
Decker A 372
Degenhardt KH 338
Degkwitz R 52
Dekansky 360
Demons A 390
Dempsey E 189
Denamur R 466
Dericks-Tan 260
Desaga U 162
Descartes R 35

Dickens F 106
Dicky R 465
Diczfalusy E 43, 46, 100, 101, 102, 118, 175, 296, 332, 360, 401
Diedrich K 336
Dingemanse E 320
Dirscherl W 37, 65, 103, 104, 265, 493, 597
Dixon W 303
Djerassi C 105, 131, 265
Dobriner K 344, 345
Dodds EC 106, 107, 232, 255, 296
Döcke F 240
Döderlein A 108, 109, 409
Döderlein G 285
Döring G 110, 111, 112, 213
Dörner GG 41, 113, 114, 195, 240
Dörr W 37
Dohrn M 143, 238, 239, 482, 488
Doisy EA 10, 115, 116, 187, 296, 320, 364, 537
Domagk G 78
Domanski E 283
Donini P 117-120, 359, 360
Donne A 424
Donovan DT 219
Dorfman RI 602
Dowling H 469
Down JLH 121, 122
Down P 121
Down R 121
Druckrey H 194
Dudley HW 98
Dufau ML 123, 124
Dyke HB van 125, 189

Ebbeckell U 37, 491
Eckstein A 52
Edelhoch H 74
Edinger 20
Edwards RG 126-128, 309, 566
Ehlert R 72
Ehrenstein MR 105, 129, 130, 131
Ehrlich P 97, 138
Eiselsberg A von 15, 95, 171
Eisenreich O 146
Ekker A 36
Elger W 406
Elliott 135
Ellsworth R 8, 133
Engel ET 296
Engelmann GJ 234
Engle ET 516

Ennis G 75
Enzmann F 197, 479
Erdheim J 8, 132, 133
Eshkol A 361
Esper EA 379
Euler KFA 134
Euler L 134
Euler H von 100
Euler-Schelpin US von 134, 135, 136
Evans H M 10, 94, 137, 138, 139, 174, 279, 342, 527, 528
Everett JW 140, 141, 148
Everse JWR 449
Eymer H 49, 285

Fahrenheit GD 399
Faiman C 469
Falk R 287
Fallopio G 142, 184
Fanconi G 445
Farmer S 428
Farrell G 386
Faure W 143
Fawcett D 190, 388
Fehling JK 223
Feldberg 98, 476
Felix K 103
Fellner OO 143, 211
Fels E 144, 145, 152, 536
Ferguson KA 349
Ferin J 43, 101, 111
Fernholz E 145, 189, 489
Fevold H 188, 232, 240
Feyrter F 164
Fielding U 189, 219, 477
Fieser LF 344
Fikentscher R 108, 146, 147
Fischer E 255
Fischer H 103, 195, 255
Fisher D 418
Fleischmann FL 591
Flerko B 148, 149, 150, 209
Fließ E 12
Flückiger E 443, 516
Folin O 115
Folkers K 203, 388, 479
Folsome CC 372
Fontaine YA 283
Ford CE 589, 591
Forrest WJ 373
Forshan BH 2
Forsyth IA 453
Foster M 188
Fowler R 126
Fraenkel E 295, 451, 525
Fraenkel L 56, 144, 151, 152, 210, 228, 237, 363, 535, 541

Fraenkel-Conrad H 152
Frahm H 44, 152–162
Franchimont P 75, 163, 164, 165
Frandsen 101
Frangenheim H 166, 167, 566, 576
Frankl O 234
Franque O von 231
Franz K 13, 295
Fraps R 465
Frazer R 8
Freisenhausen A 162
Fremery P de 449
Freud J 320
Freudenberg C 103
Frick-Bruder V 46
Friedberg V 442
Friedmann MH 13
Friedrich-Freska H 297
Friesen HG 168, 169, 453, 469
Frisch K von 482
Fritsch H 434
Fritsche CF 132
Fritz H 290
Fröhlich A 95, 170
Frommel R 171, 172
Fuchs F 300
Funder J 75
Furuhjelm M 214
Fuxe 478

Gabbe S 376
Gaddum JH 68, 98, 100, 135, 219, 364, 476
Gaede K 401
Gaertner H 38
Galen 218
Gallagher TF 35
Garcia CR 42, 373, 375, 439
Gartner HT 173
Gassner FX 289
Gautier M 121
Gemzell CA 43, 174, 175, 176, 195, 246, 361, 459, 611
Gerlach 37
Gesenius H 13, 111, 213
Giese H 402
Girard A 366
Glass R H 175
Glinski LK 513
Göretzlehner G 198
Goldberger J 229
Goldmann EE 138
Goldschmidt R 439
Goldzieher JW 177–180
Gordonoff T 303
Gorski RA 208, 477
Gospodarowicz D 427

Graaf R de 26, 181, 182
Gräfenberg E 183, 184, 351
Graesslin D 41, 44, 581
Grafe E 416
Grant A 245
Grant J 100
Grattarola R 280
Graves RJ 27
Green JD 148, 219, 477
Greenblatt RB 40, 43, 172, 185, 186, 222
Greenwald G 466
Greep RO 17, 119, 187–192, 240, 306
Greer M 386
Grigorieff W 301
Grigoriu C 16, 168
Groot-Wassink K 193–199, 252, 260
Grosvenor C 387
Grüter F 453
Gruhle H 37, 491
Grumbach MM 52, 200, 201, 137
Gual C 43, 461, 480
Gütgemann A 65
Guillemin R 202, 203, 219, 247, 280, 281, 282, 369, 479
Gull W 526
Gupta D 283
Gurin S 375
Guttmacher A 351

Haberlandt L 49, 204, 203, 205, 541
Hacker V von 303
Haeckel EH 226, 227
Hahn J 206, 207
Hahn O 292
Hailes J 75
Halász B 149, 208, 209, 478
Halban J 4, 100, 143, 210, 211, 301, 435
Hall H 351
Haller J 41, 212, 213
Haller A von 18, 399, 623
Hallstaed W 95
Halsted WS 137
Hamburger CH 100
Hamburger J 404
Hammerstein J 45, 214–217, 246
Hammond J 439
Hamperl H 297
Hammond J 439
Harden A 134
Hardy WB 545
Harington CR 27
Harmsen H 213

Harris GW 148, 189, 194, 202, 203, 218,–220, 262, 477, 571
Hartmann CG 111
Hartmann F 144
Harvey W 18
Hase W 162
Hasegava T 244
Hasegawa Y 247
Hashimoto H 28
Hasse C 56, 183
Hastings B 189
Hauser GA 221, 222
Haworth N 449
Healy D 75
Hearn W 202
Hebbel-Hoff HE 202
Heber D 418
Hecht-Lucari G 118
Hegar A 223, 224
Heilmeyer L 308
Hellbaum A 188
Heller C 429
Hellinga G 225, 324
Helm T 458
Helpach 37
Henderson E 430
Hendricks CH 465
Henle FGJ 397
Hensch PS 2, 449
Herbst A 381
Hering E 550
Herington A 75
Herman W 361
Herrmann E 211
Herschel K 21
Hertig A 39, 189, 373, 456, 496
Hertwig O 226, 227, 393
Hertwig R 226, 568, 621
Hertz 105, 188, 228, 229, 230, 265, 353, 418, 465, 516
Heubner 355
Heynemann T 38, 400, 409, 441
Hicks F 469
Hildebrandt F 237
Hillarp NA 135
Hilz H 44
Hinselmann H 231
Hirsch-Hoffmann HU 38
Hisaw FL 17, 188, 228, 232, 233, 240, 516
Hitschmann F 3, 92, 234, 235
Hoagland H 440
Hobson B 175, 612
Hodge HL 236
Hofbauer II 97, 595
Hoffmann B 290

Hofmeister F 355, 357
Hohlweg W 13, 89, 113, 194, 237–241, 246, 250, 251, 289, 389, 489
Hollenberg C 469
Holstein AF 44
Holt LE 445
Holtkamp DE 40
Hoppe-Seyler EFI 510
Horecker BL 386
Hosaka 245
Hotchkiss J 306
Houssay BA 242
Hubinont P 101
Hudson B 68, 74
Hühner M 243, 533
Hufeland CW 183
Hume D 202
Hungerland H 491
Hunter J 453
Hurbain-Kosmath I 283
Hyashida T 428

Igarashi M 43, 244–248, 387
Igel H 194, 196, 197, 249–254, 259
Ikkos D 175
Inhoffen HH 89, 238, 255, 256
Insler V 41, 195, 257, 258
Iscovesco H 143
Ittrich G 195, 251, 259, 260

Jacobs GH 418
Jacobs PA 298
Jacobsohn DE 189, 261–264, 265, 610
Jager S 324
Jagiello G 469
Jailer J 345
Jansen Z 334
Jayle MF 29, 404
Jeanloz R 382
Jensen E 265, 266, 267
Johansson E 175
Johnstone W 68
Jonatha W 310
Jongh SE de 320
Jores A 38, 52, 130, 152, 155, 268, 269, 415, 495, 581
Josimovich JB 16, 168
Jost A 200, 270, 271
Jungblut P 266, 574
Jungck E 429
Junkmann K 194, 239, 250, 272–273, 289, 328
Jutisz M 274–284, 427

Käser O 41, 442

Kahlson G 262
Kaiser R 285, 286
Kalk H 166, 423
Kallmann FJ 287, 288
Kaltenbach R 223
Kamberi IA 43
Kanematsu S 478
Kangawa K 246
Karg H 289, 290, 291
Karim RA 374
Karlson P 38, 42, 45, 292, 293
Karrer P 129
Kartagener M 294
Kaufmann C 106, 238, 250, 285, 295–297, 400, 410, 571, 626
Kautzky R 44, 156
Kavakami 477
Keettel WC 63, 185
Kelie AE 74
Keller AD 202
Keller C 12
Keller PJ 45, 461
Kelly J 372, 374
Kelly P 168
Kendall EC 2, 27, 449
Kennaway EL 106
Keogh T 75
Kepler EJ 380
Kerdelhue B 282
Kermauner F 591
Kessler A 43, 101, 431
Kibjakov 98
Kilian H 250
Kimmig J 458
King 189, 477
Kirchhoff H 213
Kjessler B 175
Klaczansky T 41
Klebs TAE 132
Klein E 416
Klein R 423
Klinefelter HF 8, 298
Klopper AI 68, 100, 299, 300, 332
Knack A 451
Knauer E 88, 143, 210, 301–303
Knaus HH 303–304, 421
Knobil E 190, 305, 306, 603
Knörr K 38, 307–312
Knörr-Gärtner H 313–317
Knorr DWR 318, 319
Kobayashi T 244
Kober S 99, 320, 321
Koch FC 35
Koch U 216
Kocher TE 27

Kochman K 283
Koelliker A von 541
Kölliker RA von 334
Kohler P 418
Koller T 39, 221
Kollmann F 590
Korenman S 229, 418
Kornberg A 386
Kosenow W 338
Kraatz H 194, 251, 259
Kracht J 44, 322, 323
Krauspe CA 409
Krayer O 189
Krebs D 336
Krebs HA 65
Kremer KJ 324, 325
Kretser D de 75, 326, 327
Kroc R 188
Krüskemper HL 104, 493
Krulich L 387
Küchmeister H 154
Kühn A 79
Kühnau J 401, 441
Kühne K 308
Küster 221, 457
Küstner OE 151
Kuhl H 45
Kuhlencordt F 443
Kuhn R 78, 277
Kumasaka T 43
Kundrat H 234
Kunert-Radeck J 283
Kuschinsky G 328
Kuss E 38

Laidlaw PP 98
Landis E 189
Landsteiner K 132
Lane C 188
Langecker H 289, 328, 329
Langley JL 57, 170
Laqueur E 99, 116, 320, 330, 365, 331, 537, 583
Laschet U 406
Laurence JZ 51
Lauritzen CH 101, 308, 332, 333
Lax H 214, 216, 254, 410
Lecomte 164
Lederer E 277
Lee CV 470
Lee V 75
Leeman 135
Leeuwenhoek A van 334
Legallois JJC 36
Lehfeldt H 351, 352
Lehmann F 41, 42, 335, 336
Leiter EH 283
Lejeune J 121
Lenz W 308, 337, 338, 401, 415
Leonhardt SL 188, 305
Lesser EJ 355
Letterer E 626
Lettre H 255, 314
Leuckhart 36
Leventhal ML 339, 400
Levin S 43
Leydig F von 341
Leyendecker G 198
Li CHA 139, 174, 278, 279, 342, 343, 426, 428, 453
Licht B 428
Lichtenberg V 46
Lichtwitz L 268, 526
Lieberman S 344, 345, 346
Lieutaud J 219
Lindemann HJ 347, 348
Lindner CH 42
Lindner HR 6, 44, 517, 349, 350
Ling N 247
Lippes J 351, 352
Lippschütz A 251, 597
Lipschütz A 105
Lipsett MB 6, 74, 353, 354, 418
Litwack G 266
Litzmann CCT 395
Llosa P de la 282
Lobotsky J 86
Loeb H 115
Loeb J 138
Loeb L 10, 516, 517
Loeffler FE 175
Löser A 296
Loewe WS 355, 356, 516, 597
Loewenstein JE 453
Loewi O 97, 98, 357, 358, 476
Long CNH 386, 430
Long JA 10, 138
Loraine J 68, 100, 360, 586
Loriaux L 9, 132
Lower R 219
Lubarsch O 250
Ludwig E 331
Lübbert H 216
Lüdecke D 44
Luft R 175
Lunenfeld B 39, 41, 43, 59, 101, 118, 119, 195, 359–362, 585
Luschka H von 510
Lyons WR 279

Maass H 42, 266
MacLaren JA 16
Macleod JJR 417
Maddock B 429, 430
Magendie F 32
Magnus V 56, 151, 363, 541
Magoun HW 477
Mahesh VB 186
Mainzer F 71
Mall F 91, 137
Malthus TR 111
Mann T 349, 522
Mannich 129
Manro D 469
Manuilova I 43
Markee JE 476
Marker RE 130
Marrian GF 68, 100, 116, 237, 251, 265, 299, 364–367, 537
Marshall FAH 50, 218, 303, 305, 439, 476
Marshall J 418
Martin A 339, 591
Martin E 394
Martin I 68
Martin R 568
Martin S 188
Martini L 68, 101, 368, 369, 370, 491
Martius H 213, 313
Massenbach W von 49
Mastroianni L 42, 371–378
Matsumoto S 43, 244, 245
Matsuo H 480
Mauvais-Jarvis P 404
May E 403
Mayberry G 469
Mayer CM 394
McArthur JW 246, 379–384
McCann SM 203, 219, 245, 385–389
McCormick D 470
McCullagh 163
McCune DJ 9
McGee LC 35
McKenzie M 469
McKerns KW 283
McLaren JA 168, 523
Means JH 379
Meckel JF 623
Mehring J von 70, 416
Meigs JV 390
Meinrenken H 410
Meinzer F 71
Meites J 387, 391, 392, 480
Menkin M 456
Mennuti MT 376
Mensinga WPJ 183
Menzi A 118
Mess B 149, 209
Metchnikoff EI 97
Meyer A 49
Meyer AE 158
Meyer H 170, 290
Meyer HH 357
Meyer J 479
Meyer R 12, 295, 393, 394
Meyer RK 464
Michaelis GA 395, 396
Michell DR 175
Michie E 68, 299
Midgeley R 289, 414
Miescher 366, 537
Migeon CJ 52
Mikulicz-Radecki F von 89, 410, 214, 215, 347
Mikuta J 375
Milgrom EE 404
Miller N 62
Minkovski O 70, 416
Minne H 443
Miramontes L 105
Mirsky A 170, 624
Mischke W 581
Mitchell F 101
Miyamoto K 247
Möllendorff W von 21
Mohnike G 113
Molitch M 418
Moltz L 216
Mond R 71
Moon RC 51
Moore CR 35, 63, 238, 239
Morel F 282
Morgagni GB 590
Morris JM 604
Morris RT 301
Mortimore G 430
Morton R 526
Mosebach CA 104
Mosetting E 265
Moss B 389
Mühlbock O 295
Müller HA 297
Müller J 397, 398, 435
Münstermann M 629
Mukopadhyay AK 43
Murray GR 27, 70
Musett R 404

Nabarro J 74
Nadler 310
Naegele FCJ 399
Naftolin F 7
Nalbandov A 466
Napp JH 38, 52, 400, 401, 402, 441
Navratil E 357
Nealae CH 43
Negri J 600
Neher R 628

Nelson J 418
Nelson M 139
Nelson WO 245, 374, 555
Nernst WH 134
Netter PA 403, 404
Neuberger A 426
Neumann B 320
Neumann F 405, 406, 407
Nevinny-Stickel J 215, 408–411
Niall H 75
Nieschlag E 45, 431
Nillius SJ 175, 412, 413, 613
Niswender G 414
Nocke L 73
Nocke W 73
Noel N 283
Noller CR 344
Nonne M 451
Nothdurft H 37
Nothnagel H 234
Novak E 296, 496
Nowakoski H 38, 44, 52, 154, 157, 162, 322, 401, 415
Noyes RW 496
Nürnberger L 146, 409

Ober K G 410
Oberdisse C 159, 416, 417
Odeblatt E 214
Odell WD 74, 290, 418, 419, 575
Ogino K 304, 420, 421
Oguse A 271
Oliver G 1, 22, 71, 357
O'Malley B 229
Oppenheimer E 268
Oppolzer 88
Olser W 96
Ossietzky C von 78
Ossler W 2
Otto C 104
Otto K 493
Overzier C 402

Pahnke VG 42
Palapoli FP 40
Palmer R 166, 361, 404, 422, 423, 566
Paltauf R 15
Pantaleoni DC 347
Papanicolaou GN 10, 424, 425
Papkoff H 282, 343, 426, 427, 428
Pappenheimer AM 432
Parada J 160
Park EA 200

Parkes A 116, 126, 296, 365, 537
Parlow AF 289
Parson W 8
Pastan I 75, 469
Patel Y 75
Paulikovicz E 49
Paulsen CA 43, 45, 429, 430, 431, 461
Pawlikowski M 283
Pearl R 110
Pearse AGE 618
Pearson O 229, 353
Peham H 4
Pepperell R 69, 75
Perloff W 557
Peters F 444
Peters H 432, 433
Pfannenstiel HJ 183, 434
Pfeiffer 164, 443
Pfiffner J 2
Pflüger EFW 435
Philipp E 13, 332, 436, 437, 571
Pick DP 170
Pickford GE 190
Pienero HG 242
Pierce JG 427
Person E 374
Pincus GG 105, 265, 369, 373, 438, 439, 440, 475
Plotz EJ 38, 400, 441, 442, 489
Plummer HS 27
Polkowska J 283
Poll H 143
Pomerat C 202
Ponfick E 526
Popa GT 189, 219, 477
Porath J 479, 612
Porro E 223
Poschmann L 292
Pots P 195, 252
Pott P 224
Pouchet FA 424
Pozo E del 443, 444
Prader A 445–446
Pratt JP 10
Prelog 344
Prenant A 204, 237, 541
Price D 63, 238, 239
Prochownik L 12
Propping D 499
Puck T 469
Purandare BN 511

Qi-Faw W 76
Querat B 283

Rabau E 41, 119, 257, 361

Raben M 17, 190, 469
Radvin IS 386
Ramachandran J 343
Randall R 469
Rasmussen T 24
Rathke MH 21, 623
Raths H 331
Rayford P 418
Redding TW 479
Redwitz E von 491
Reed W 386
Rees P van 466
Reeves J 480
Rehder H 316
Reichert LE 447, 448
Reichstein T 2, 58, 277, 330, 344, 449, 450
Reifenstein E 8, 298
Reiner JD 288
Reiss M 50
Renauldin LJ 591
Reye E 451, 452, 513, 526
Rhein H 110
Rheinwein H 337
Richter N 470
Richter R 183
Riddle O 62, 453, 454
Riisfeld O 543
Riley G 64
Rioch M 386
Robert I 178
Robinson A 10
Roche J 278
Rock J 373, 439, 455, 456, 496
Roemer H 307
Römmler A 216
Rössle 250
Rohde W 114, 196
Rokitansky C von 457, 458
Romeis B 21
Roos P 175, 613, 459
Rosemberg E 41, 361, 460, 461, 586
Rosenkranz G 131
Ross GT 68, 74, 353, 418, 462, 463
Rosskamm 164
Rotz J 74
Rothballer A 385
Rothchild I 64, 464–466
Rothe A 38, 401
Roussell D 94
Roux W 56, 330, 568
Rubin W 418
Rubinstein HR 210, 301
Rubinstein L 478
Rudolphi KA 397
Rückert J 569
Rüdin E 287

Rümke P 225
Ruge C 393, 394
Runge H 626
Runnebaum B 45, 629
Ruschig H 144, 536
Russel J 139
Ruzicka L 58, 78, 131, 344, 449, 467
Ryan RJ 468–471
Rydberg E 246, 543

Saffran M 202, 203, 219, 280, 387, 479
Saito M 480
Sakiz E 203
Saling E 472
Samuels LT 174, 215, 473, 626
Samuelsson B 135
Samy TSA 427
San Juan AM 288
Sanborn B 559
Sanger F 277, 417
Sanger M 439, 474, 475
Sarwey O 495
Sauerbruch F 294
Savard K 216
Sawyer CH 149, 208, 476–478
Schaefer EA 1, 22, 71, 357, 545
Schäfer K 52, 337
Schaefer W 188
Schaeffer R 12
Schally A 43, 202, 219, 246, 280, 281, 282, 369, 479–481
Schams D 290
Schanzel-Fukuda M 288
Scharrer B 20, 292, 482, 483, 484
Scharrer EA 20, 482, 483, 484
Schauta F 3, 15, 143, 210, 234
Schill WB 46, 499
Schinzinger AS 223
Schirren C 44, 45, 415, 485, 486, 487
Schlumberger HD 498
Schmidt-Elmendorff HR 73
Schmiedeberg O 357
Schneider E 286
Schneider V 219
Schneider W 152, 154
Schoeller WJV 79, 106, 237, 255, 272, 295, 488–490

Schopohl F 250
Schriefers H 104, 491–494
Schröder C 71
Schröder R 3, 89, 394, 436, 489, 495, 496, 571
Schubert G 37, 266, 409, 441
Schütte E 214
Schulemann W 238
Schulz KD 42, 72, 286
Schulze W 44, 46
Schumacher GFB 497–501
Schwann T 397
Schwartz R 375
Schwarz NB 86, 466, 502–504
Schwarz U 216
Schwenk E 344, 366
Scott K 139
Scott MJ 138
Scott R 75
Sefrell WH 229
Segal S 246, 374, 376, 505, 547, 612, 613
Seibel MM 586
Seitz HJ 44
Seitz L 4
Sekeris CE 293
Selye H 50, 63, 202, 289, 506–507
Semm 146, 167, 508, 509
Sertoli E 510
Schaffer PA 115
Shahani SM 43, 511, 512
Sharp EA 172
Shaw GB 139
Shaw J 189
Shearman R 68
Sheehan HL 513, 514
Shelesnyak MC 349, 515, 516, 517
Shenkin H 385
Sherman J 557
Sherrington 95
Sherry SOL 170
Shirodkar VN 518, 519
Short RV 45, 86, 431, 520–524
Siebeck R 37, 491
Siewert AK 294
Simmer H 627
Simmonds M 525, 526
Simpson A 513
Simpson JY 513
Simpson ME 139, 174, 279, 527–532, 602, 603
Simpson SA 449
Sims JM 533, 534
Skarin G 412, 613
Skene AJC 26

Skoda J 458
Skrabalo Z 160
Skrinar G 382
Slotta KH 92, 152, 144, 535–538
Smith B 63
Smith M 69
Smith PE 138, 188, 296, 297, 345, 404, 516, 539, 540, 632
Sobotta J 56, 541
Soemmering S von 95, 591
Somlo E 131
Sommervelle J 296
Southam AL 374
Spallanzani L 334, 542
Spatz H 415
Spiegelberg O 151, 223, 390
Spielmeyer W 483
Sprotte CH 43
Squire PE 279
Staemmler HJ 332, 543, 544
Stahl F 114
Stahl GE 35
Stakemann 101
Starkenstein IE 328
Starling EH 97, 357, 545, 546
Starman B 426
Starr P 379
Starzec A 283
Starzl T 429
Staude K 434
Staudinger H 467
Steelman SL 547, 548
Stegner HE 39
Steiger M 449
Stein IF 339, 549
Steinach E 35, 237, 550, 569
Steinberger A 551–563
Steinberger E 551–563
Steiner H 283
Stensen N 181, 564, 565
Steptoe PC 126, 566, 567
Steudl J 492
Stieve H 568–572
Stockard CR 10, 424
Stoeckl W 37, 251, 393, 436
Stone A 374
Straus F 129
Strauss J 376
Stricker P 453
Stricker S 50
Strong JA 298
Stumpf WE 573, 574
Sturgis S 585
Sulkowitsch H 8
Sutherland EW 216

Svedberg T 459
Swanenberg S van 330
Swerdlof RS 418, 575
Swieten G van 339
Swolin K 166, 576, 577
Szentágothai J 148, 208, 578

Taft P 68
Tait JF 2, 449
Tait L 223, 390
Tait SAS 2, 449
Takamine Y 357
Taleisnik S 387
Tamm J 44, 52, 154, 162, 579–582
Tanaka M 479
Tauber P 499
Taubert D 246, 260, 443
Tausk M 41, 583, 584
Taylor H 373
Taymor MS 361, 585, 586
Teichmann AT 45
Teichner S 277
Thaler H 339
Thayer SA 115
Theoleyre M 283
Thibault C 404
Thierfelder A 495
Thimann KV 440
Thomas H 493
Thomsen K 40, 130, 266, 402
Thorn GW 2
Tietze C 351
Tillinger KG 41, 175
Tiselius A 459
Tixier-Vidal A 283
Tobias P 499
Tonutti E 322, 587, 588
Tougard C 283
Townsend L 68
Trabucchi E 368
Trams G 44
Traunstein G 418
Traut HF 424
Tregear G 75
Trendelenburg P 125, 219, 416
Trendelenburg W 204
Tresguerres J 581
Trousseau A 1
Tsafriri A 86, 517
Tscherne E 245, 246
Tschesche H 255
Turkington RW 453
Turner CW 391,
Turner HH 589, 590
Turpin R 121
Tyler E 105

Uebele-Kallhardt B 309
Uhlmann G 40
Ullrich O 589, 590, 591
Utiger B 418

Valenti 310
Vane J 135
Vanotti A 445
Veit J 16, 394
Velde TH van de 111, 592
Veler CD 115
Vermeulen A 593, 594
Verney EB 219
Vesal A 142
Vesey WT 545
Vigneaud V du 22, 125, 202, 595
Vilar O 558
Villee C 86
Villeneuve 71
Vincent S 106
Virchow R 132, 397
Vogt M 219, 220, 476
Voigt K 98
Voigt K D 38, 44, 52, 154, 162, 401, 580
Volhard F 20
Vollmann RF 111, 596
Voss HE 355, 597, 598

Waddington CH 126
Wade N 203
Wagnen G van 139, 373, 381, 599–606
Wagner GA 13, 250, 295
Wagner R 35
Wahlen T 543
Waldeyer A 194
Waldeyer HWG von 541
Waldo C 189
Waldschmidt M 289
Wallach E 375
Wallis H 44
Walsh P 418
Ward D 86, 426
Waters M 168
Watteville de 43, 58, 118, 359, 607, 608
Weber MM 287
Weicheselbaum A 3, 132, 234
Weiland G 41
Weise HC 42
Weisman AI 372
Weiss M 50
Weizsäcker V von 37
Wellcome HS 97
Wenner R 41, 221
Werth R 183, 434
Westin B 101

Westman A 100, 101, 174, 261, 332, 401, 571, 609–610
Westphal O 498
Westphal U 144, 238, 296, 627
Wettstein A 144, 265, 449
Wheeler BI 138
White Ch 64
Wide L 175, 412, 459, 611–614
Wiechert R 406
Wiechowski W 272, 328
Wied D de 615–618
Wiedemann CRW 395
Wieland H 129, 366
Wilber J 418
Wilckens L 52
Wilde FA 183
Wildt L 198
Wilhelmi AE 190, 619, 620
Wilkens L 200, 210, 270, 445, 460
Wilkinson N 121
Williams R 418, 431
Willig RH 44
Wilson JD 221, 406
Wilson RA 185
Winckel FKL von 12, 108
Windaus A 98, 78, 129, 237, 255, 366, 488
Winston H 372
Winternitz W 373
Wintersteiner O 2, 92, 144, 189, 344
Wiskott A 318
Wislocki G 189, 477
Witschi E 41, 64, 374, 621, 622
Wolf DP 376
Wolff CF 18, 623
Wolinska-Witord E 283
Wood C 69
Woolever 60
Würz H 286

Yalow RS 34, 164, 289, 624, 625
Yamazaki E 282
Yaoi Y 43
Yeakel E 385

Yoa J 470

Zamboni ZL 375
Zander J 101, 246, 410, 522, 626–630
Zanefeld LJD 290, 499
Zhiwen Z 76
Ziegler R 443
Zielske F 216
Zimmermann R 46
Zimmermann W 631
Zondeck B 8, 12, 250, 339, 364, 436, 632
Zubiate 160
Zuckerman S 280, 601
Zuspan P 499
Zweifel E 108

Sachverzeichnis

Stichworte in Englisch beziehen sich auf englischsprachige Beiträge

Abort
  Therapie 441, 310
  Ursache 441, 518, 310
  Zytogenetik 316
  Chromosomenaberration 310
Abortbehandlung, Diethylstilböstrol 106
Abortinduktion mit Prostaglandin 101, 336
Abortion habitual, progesteron replacement 178
Acetylcholin 98, 357, 358, 477
ACTH
  aus menschlichen Hypophysen 17
  effect on mental performance 616
  human, synthesis 343
  ovine, isolation 342
  Bildungsstätten im HVL 322
ACTH-Bioassay 269
ACTH-releasing Aktivität 202–203
ACTH-streßinduzierte Freigabe 218
Activin 247
Adaptationssyndrom 380, 506
Adenylat cyclase 123
Adiposogenitale Dystrophie 50
Adiposogenitales Syndrom nach Hypophysektomie 242
Adrenal repair assay 529
Adrenalin, biological function 135
  Isolierung 357
Adrenalin-Umkehr 97
Adrenergic mechanism in reflex ovulation 477
Adrenergisch, Nomenklatur 97
Äthinylandrostendiol, Effekt auf Hypophysenfunktion 212
Äthinyltestosteron 490
Aging,
  hypothalamo pituitary function 593
  steroid metabolism 593
  changes in reproductive performance 392
  reproduction 431
AGS 318, 402, 200
Akromegalie 95, 132
Akrosin 290, 499

Albright syndrome 8
Aldosteron 1, 2
  control 386
  Hypersekretion 95
  Isolierung 449
Aldosterone, control of secretion 84
Allen-Corner Test 91, 92
Allen-Doisy-Test 10, 115
Allergennachweis 98
Allergie 98
Alpha-beta nomenclature 428
Alpha-Tocoferol (Vitamin-E) 138
Amenorrhoe in women athletics 382
Amnionzellen, Kultivierung 310
Amnioskopie 472
Amniozentese 310–311
Amphenone, inhibitor of corticoid synthesis 229
Anabolikacocktail, Kälbermast 291
Anabolika, Leistungssteigerung 401
Androgen binding protein ABP 559
  rebound therapy 245
  receptor 30
Androgene,
  eiweißbildende Wirkung 104
  mitogenetische Wirkung 597
  Pubertät 349
Androgenisierungserscheinungen der Frau 44, 215, 216
Androgenresistenz 221–222
Androgensekretion 62
Androgen-sterilized female 477
Androkinin 355
Andrologie 486
Androphilic proteins 559
Androst-16en-3on, 5-Alpha 290
Androstandiol 5-beta, Indikator der Tubulusfunktion 581
Androstendion OH-, 130
  präpubertär 349
Androsteron, Reindarstellung und Konstitution 79
  Synthese 467
Anencephalus, Östradiolausscheidung 101
Angiotensin, stimulation of aldosteron-secretion 123

Angiotensin II, Aldosterone production 84
  receptor, cardiovascular regulation 84
  Rezeptor 83
Anoestrus lactational 523
Anorexia nervosa 158–159, 222, 526
Anovulatorische Blutung 570
  Störungen, Klassifikation 43, 361
Anovulatorischer Zyklus 215
Anovulatory sterility 149
Anterior pituitary gland, effect of ablation 138
Anthrogon (FSH-Präparat) 196
Antiandrogene in der Therapie 44, 216, 405
Antidiabetika orale 485
Antiprogesterone activity, RU-486 31
Antispermatozoal antibodies 324
Antuithrin 62
APUD-concept 618
Argonz-del Castillo Syndrom 172
Aromatase inhibitor 164
Arthritis, rheumatische, Cortisonbehandlung 2
Aschheim-Zondek-Reaktion 13, 632
Aschheim-Zondek-Schwangerschaftstest (AZR) 13, 632
Ascorbinsäure im Ovar 290, 291
Atropin, blocker of ovulation 477
Augenpigmente, Biosynthese 79
Augmentation assay 547
Avidin 229

Bacterius acidophylus, Döderlein-Stäbchen 108
Baer-Bläschen 18
Barr body 63
Bartholin-Drüsen 26
Bartholinitis 26
Bartter syndrome 8
Basaltemperatur 110, 592, 596
Basedow-Krankheit 27
Bauchspeicheldrüse, Funktion von 32
Beckenmessung bei Schwangeren 395

Befruchtung
   experimenteller Nachweis 542
   künstliche von Seeigeleiern 226
   artifizielle 334
      Vereinigung von Ei- und Samenzelle 226
Beta endorphin secretion, stimulus for 124
   synthesis 343
Bioassay morphological 529
Bioflavonoid receptor 7
Biogenesistheorie (Hertwig) 226
Biogenetisches Grundgesetz (Haeckel) 226
Biomedical research on fertility 505
Biostatistic, assay evaluation 59
Biotin 229
Birth control 373, 455, 456, 474
Blutzucker 32
Bombykol 79
Breeding, seasonal 521
Brills disease 469
Bromocriptin 168, 391, 443, 517
Bronzekrankheit 1
Brunstzyklus beim Rind 290, 291
Bulbus olfactorius Aplasie 288

Cachexia hypophyseopriva 526
Calcium signaling pathway 84
   process 84
Calliphora, Insektenhormontest 292
Carcinom, Bedeutung des Follikelhormons 297
Catecholamin effect on neuroendocrine function 478
   turnover in hypothalamus 392
Catecholamine 135
CB 154 (s. Bromergokriptin) 391
Cervical mucus,
   enzymes 499
   in monkeys 382
   proteins 498
   cyclic changes 244, 257
Cervix incompetence, cause of abortion 518
Cervixindex 196, 258
Chalone 545
Chiari-Frommel-Syndrom 171, 172
Cholinergisch, Nomenklatur 97
Cholinesterase, hormonal control 476
Choriocarcinoma
   actinomycin treatment 463
   Chemotherapie 353
   Methotrexat treatment 229
Chorionzotten, proteolytische Wirkung 183
Chromano-Chromanol 79
Chromatographie, Erstbeschreibung 277

Chromosom, Begriffsbestimmung 541
Chromosomenaberration, Frühabort 310
Chromosomendiagnostik 309
Chromosomenstudien, menschliche Keimzellen 309
Ciliary-Epithelium, Fallopion tube and uterus 148
Clauberg Test 88, 536
Clomiphen 106
   action 246
   induction of ovulation 186
   Wirkungsmechanismus 42, 217
Clomiphen-Therapie 40, 186, 197, 248
Coelioscopy 423
Coldoscopy 423
Congenital adrenocortical hyperplasia, 17-Ketosteroids 200
Conn-Syndrom 95
Contergan 338
Contraception, beta hCG vaccine 512
   biomedical research 505
   ethic 456
Contraceptive implant (Norplant) 505
   steroids, biochemistry 178
   population studies 179
Contraceptives, injectable 179
Corner Test 536
Corpora lutea spuria 541
   vera 541
Corporin = Progesteron 228, 232
Corpus luteum
   beim Schwein 91
   Fettstoffwechsel 295
   function 210, 285, 414, 583
   function, prolongation by hCG 63
   Funktion Pregnandiolbestimmung 296
   Histologie 541
   hormone isolation 536
   Insuffizienz, Hormonprofile 335
   Insuffizienz, Klassifikation 335
   ovulationshemmende Wirkung 204
   Persistenz 210
   Physiologie 91, 92
   regulation 465
   Östrogenaktivität 10
   und Menstruation 394
   endokrine Funktion 56, 563
   Funktion in der Gravidität 204
Corpuscarcinom, Chromosomenpathologie 315
Corticoidbiochemistry 593
Corticoide 17OH-, 157
Corticosteroidexcretion in diabetes 380

Corticotropin releasing factor (CRF) 124, 202, 387, 479
Corticotropin-releasing faktor-receptor 83
Cortisol Isolierung 27
   effect on mRNA-FSH 503
Cortison treatment in amenorrhea 186
   in hirsutism 186
Creutzfeld-Jacob disease 361
CRF corticotropin releasing factor 280
Crooke cells 93
Crookezellen in der Rachendachhypophyse 323
Crop milk 453
Culdoscopy 166, 372
Culdoskopie 166, 372
Cushing disease 93, 95, 96, 323, Dexamethason-Test 368
Cyclic adenosine monophosphate (cAMP) formation 84
Cyproteronacetat, klinische Wirkung 44, 216, 406
   Synthese 406
Cytodiagnostik 250, 424

Danazol 186
Darvinismus 226
Dehydroepiandrosteron-Test 333
Dehydroandosteron 490
Dehydroepiandrosteron aus Sperma 104
Dehydroepiandrosteronsulfat Sekretion 29
DES-Syndrom 627
Deszendenz Theorie 226
Deziduoma test 516
Diabetes insipidus 158
   mellitus 416
Diagnostik, pränatale 316
Dibenamine 477
Dienöstrol 251
Diethylstilbestrol, Kälbermast 291
Diethylstilböstrol 106, 627
   Abortbehandlung 297
Differenzierungsstoff (Corpus luteum hormon) 363
Dihydroequilin Fluoreszenz Nachweisreaktion 260
Dihydrotestosteron in Prostatahypertrophie 30
Dihydrotesteron, 5-alpha, Rattenprostata 104
Dinöstrol 106
Dioscorea-Yams-Wurzel 131
Diosgenin 130
DNA-Synthese, androgenabhängige Steigerung 104

Döderlein-Stäbchen, Milchsäurebakterien 108
Döring-Regel 110
Dopamin, LHRH release 389
　prolactin inhibiting effect 388
　inhibition of prolactin release 389
Dopaminagonist Bromokriptin 443
Dopingkontrolle beim Tier 291
Dottersack Kreislauf 570
Douglasskopie 167, 372
Down-Syndrom 121
Dyke van, Protein 125
Dysfunctional uterine bleeding 245, 246
Dysfunktionelle Blutungen 496
　Ursachen 215
Dystrophia adiposo genitalis 50, 51, 170

Ebersteroid 290
Ecdyson 79, 292
Ectopic hormone production 419
EEG afterreaction 477
Eierstock der Dohle 569
Eizelle, Meiosestudien 309
Eizellen bei PCO 310
　Erstbeschreibung 18
Electroejaculation 375
Elephants, reproductive physiology 523
Embryologie, vergleichende 18
Embryology human 456
　of the ovary 529
　of the testes 529
Embryonic diapause 521
Embryotransfer beim Tier 206
Eminentia mediana, Neuropeptide 483
Empfängnisverhütung, Temperaturmethode 110
Endocrinology, pediatric 52, 200, 318, 445
Endokrines System, Entwicklung 588
Endokrinologie der Schwangerschaft 100–102
　pädiatrische 52, 200, 318, 445
Endometrial cancer, exogenous estrogens 229
Endometriose Danazol 186
　GnRH-Agonisttherapie 410
Endometritis 3, 234–235
Endometrium 3
　breakdown 189
　Hyperplasie adenomatöse, Karyotyp 316
Endometriumbiopsie 62
Endometriumcarcinoma, congenital dysposition 247
Endometriumhyperplasie 149, 496

Endometriumzyklus 3, 234, 296, 495
Endorphine 616
Enkephalin 616
Enovid 373
Enzyme des Steroidstoffwechsels 493
Enzymimmunoassay 69, 290, 291
Enzyminduktion durch Hormone 104
Enzymsysteme in der Plazenta 101
Epidermal growth factor IgF 164
Epigenesis Theorie 18, 623
Epimestrol, induction of ovulation 217
Epinephrin 1, 477
　ACTH release 386
　hypothalamic lesions 386
Epiöstron (Lumiöstron) 292
Epitestosteron Methode 580
Equilenin 104
　Nachweisreaktion 260
Erbfaktoren, Wirkungsweise 79
Erdheim-Tumor (Kraniopharyngiom) 132
Ergocornine prolactin inhibition 516
Ergocryptine prolactin inhibition 516
Ergotalkaloid, Prolaktinhemung 290
Ergotoxin, suppression of dezidual formation 516
Erythroid differentiation factor (EDF) 247
Estradiol
　biphasig effect 63
　effect on pituitary FSH-LH content 190
　in human testes 178
　preovulatory rise 123
　RIA 34, 625
　control of gonadotropin synthesis 283
　effect on the ovary 63
Estrogen
　assay 299
　effects on skin 178
　intrapituitary 478
　rebound therapie 245
　receptor 30
　receptor in breast cancer 266
　replacement 8, 185, 247
　Estrogen-binding sites 7
Estrogens chemical assay 68, 259
Estrous cycle of the rat 138
Ethinylöstradiol 238
Ethinyltestosteron 19- nor-17 alpha 105
　(Pruloton C) 238
Ethinylverbindungen Darstellungen 255
Eugenik 223

Eunuchoid, hypogonadotropic (Kallmann's syndrome) 430
Eunuchoidismus 114
European Society of Pediatric Endocrinology (ESPE) 52
Evans blue 138
Everse-de Fremery test 449
Evolution 18
　of endocrine adaptions 233

Faktor-X 270
Fallopio Gang (canalis facialis) 142
Family planning, natural, validation 75
Family-planning 505
Feedback action of steroids 246
　sites for 388
Feedback,
　internal of pituitary hormones 208
　Hypophyse/Gonade 238
　negative of steroid 387
　positive of progesteron 387
　short 369
　ultrashort 369
Fehlingröhrchen 224
Feminin (Östrogenextrakte) 143
Feminisierung testikuläre 221, 406
　Wirkung von Cyproteronacetat 406
Fertile period 75
Fertility control 439
Fetal Blutanalyse 472
Fetal-Endokrinologie 270
Fetoplazentare Einheit 101, 629
Fetoskopie 167
Folic acid 229
　antagonist 229
Folistiman (Schweine-FSH) 196
Follicular fluid,
　composition 470
　fluid steroids 522
　luteinization, in vitro studies 86
Folliculo genesis 432–433
Follikelhormon im Follikelsaft 10, 115
Follikelreifung, Hemmung durch Progesteron 49
　hormonelle Regulation 349–350
Follikelsaft, Östrogenaktivität 10, 115
Follikulin 13
Forbes-Albright Syndrom 172
Fortpflanzungsbiologie der Tiere 570
Freemartins 270
Fröhlich-Syndrom 170
Frommels disease 172
Fruchtbarkeitsvererbung, Rind 206
FSH
　bioassay (Igarashi/McCann) 245
　biosynthesis by recombinant DNA 120

Sachverzeichnis 651

FSH (Forts.)
 effect on inhibin 76
 from pituitary gland 81
 human, purification 447
 mittzyklischer peak 163
 ovine amino acid content 282
 ovine purification 280
 „pure" 119
 Radioimmunoassay 163, 469
 releasing factor 246, 387
 subunits, antibodies 283
 tierisches, Antikörperbildung 196
 FSH/LH content in pituitary (monkey) 530
 distinct existence in pituitary 228, 232
FSH-Rezeptor 83, 447
FSHRH bioassay 282

GABA receptor 30
Galaktorrhoe/Amenorrhoe Syndrom 171, 172
Galaktosämie, pränatale Diagnostik 310
Gally-Manini Test 13
Gartner Gang 173
Gastrin RIA 419
Geburtenregelung 204
 natürliche 304
Geburtsinduktion beim Tier 290
Gefrierschnitte, Lokalisation von Hormonen 573
Gehirnentwicklung hormonabhängige 114
Gehirn, Organisation und Funktion 578
Gelbkörperextrakt, schwangerschaftserhaltende Wirkung 92, 152
 Wirkung von 91, 151
Gelbkörperfunktion in der Frühschwangerschaft 363
Genaktivierung, Hormonwirkung durch 292
Genetic determinism 287
Genwirkkette, Biosynthese der Augenpigmente 79
Geschlechtschromatin 25
Geschlechtsdifferenzierung, Induktoren 621
Gesellschaft Deutscher Naturforscher und Ärzte 45
Gestagen Metabolite Wirkung 332
 Therapie der Ovarialinsuffizienz 402
Gestagene Transformationsdosis 410
 Endometriumcarcinom 286
Glandulae vestibularis majoris 26

Glucocorticoid effect on LH and FSH 503
 receptor 266
 therapy 8
Glukose, Stoffwechsel in der Leber 32
GnRH 202–203, 281–283, 479–481
 analogue inhibition of ovulation 613
 analogues, paradoxical effect 560
 antibodies 282
 cellular action 283
 in der Pubertät 163
 in vitro assay 560
 induction of ovulation 613, 412
 mechanism of action 282
 metabolism 163
 postmenopausal 164
 Agonist als Kontrazeptivum 410, 412
 evolutionary aspect 84
 producing neurons 149
 receptor, cloning 84
 Rezeptor 83, 84
 Therapie, pulsatil 198, 412, 613
Gomori-Färbung 21
Gonadendysgenesie 221, 402, 589, 590, 591
Gonadentransplantation 550, 597
Gonadostat, hypothalamic 389
Gonadotrophin
 heterogeneity 613
 human, treatment of infertility 39, 68, 93, 257, 360, 460, 585
 isoforms 613
 pleomorphism 613
 reference preparation hMG 20 68
 response to GnRH 412
 bioassay 430
Gonadotropic action of Plant juice extracts 62
Gonadotropin
 activity in Cohn's fractions 381
 Bildungsstätten im HVL 322
 chemistry 81, 342
 carbohydrate moiety 123
 function 81
 Isohormone 280, 42
 mechanism of action 81
 menschliches postmenopausal (hMG) 117, 359
 patterns in monkeys 381
 peak, midcycle 380–381
 polymorphism 280
 purification 119, 342, 469
 releasing factor 203
 secretion, pulsatile 306
 subunits, european eel, cDNA 283
 subunits, synthesis 283
 therapy 40, 67, 81, 359, 585

Gonadotropinbehandlung, Ergebnisse 46
Gonadotropine Bindungsstudie 361
 immunologische Aspekte 361
Gonadotropinfreisetzung, Hemmung durch Progesteron 49
Gonadotropins
 bioassay 430, 460, 461, 463
 from human pituitaries 38, 39, 67, 174, 361
 in pregnancy of monkey 529
 pituitary isolation and characterization 189
 purification 547
 structure function relation 470
 identification 528
Graaf'scher Follikel 181
Gräfenberg Theorie 183
Gräfenbergring 183
Granulosacell cultures 87
Grave's disease 27
Gross cystic disease fluid protein (GCDFP-15) 164
Growth disorders 200
Growth hormone
 bioassay 138
 bovine isolation 139
 chicken 548
 content in human pituitaries and plasma 174
 hemagglutination assay 611
 isolation 156, 619
 monkey pituitary 190
 pituitary from cow 342
 purification 528
 receptor 168
 releasing activity in hypothalamic extracts 387
 releasing factor 388, 391
 species specificity 190
 treatment 168, 190
Growth, hormonal regulation 528
Growth-study 445
Grundumsatzbestimmung 156
Gynatresien 393

Haarwuchsstörungen hormonelle Ursachen 581
Hämatokolpos 393
Häutungshormon 79
Hahnenkamm, Atrophie nach Kastration 35
Hahnenkamm-Test 35
Halban, Schwangerschaftszeichen 210
Halban-Krankheit = Amenorrhoe bei persistiertem Corpus luteum 210
HCG
 alpha, beta Synthese 163

HCG (Forts.)
  interaction with receptor 123
  beta, in cysts of the breast 186
  Bildungsort Plazenta 436
  heterogeneity 612
  subunits 163
  Vaccine 512
  biosynthesis of 120
  elektrophoretische Auftrennung 153–154
  extraction, purification 117
  hybrid 461
  Wirkung auf Steroidstoffwechsel des Kindes 318
HCG-Immunoassay 175
HCG-Nachweis, biologisch 13
Heat shock protein (hsp) 30
Hegar Schwangerschaftszeichen 224
  Stifte 224
Hemaphroditismus 402
  experimentell 597
Hexöstrol 106
Hirsutism Cortison treatment 186
  diagnosis and causes 179
Histamin 98, 202
  ovum implantation 517
hMG 20, gonadotropin standard 381
  human menopausal gonadotropin 117–119
  ovulation induction 360–361
  purification 117–120
  treatment 45, 67, 257, 460, 585
  Therapie, individuell angepaßte Dosierung 46
Hodenextrakt, Nachweis der Wirksamkeit 35
Hodge-Pessar 236
Hofbauerzellen, Wanderhistiozyten der Plazenta 97
Hohlweg-Effekt 238, 240
Home assays for hormones 69
Homosexualität 114
Hooker-Forbes Test 72
„Hormon" Wortprägung 545
Hormonal contraception 178–179
Hormone, Wirkungsmechanismus 104
Hormonsekretion, morphologische Marker 587
Hormonstoffwechsel, fetaler 101
Hornschollen im Vaginalepithel, Östrogenwirkung 115
HPFSH 175
HPL 168
Hühner-Test 243
Human menopausal gonadotropin (s. hMG) 117–120, 359–360
  pituitary extract 39, 175
  placental lactogen (HPL), Isolation 83

Humanes Plazentalactogen (s. HPL) 16
Hyaluronidase inhibitors 556
Hydroxy estrogen 178
Hydroxycorticoid, 17- during pregnancy 174
Hydroxycorticosteroide, Normwerte im Kindesalter 53
Hydroxysteroid-Dehydrogenase 473
Hydroxy-Tamoxifen 31
Hyperaldosteronism 8
Hyperaldosteronurie 95
Hyperandrogenicsyndromes 560
Hyperpituitarism 95
Hyperprolaktinämie 168, 172
Hypersexualität, Antiandrogenbehandlung 406
Hyperstimulationssyndrom 40, 361
Hyperthyreose, Therapie mit Radiojod 156
Hypophysektomie transtemporal 242
Hypophysektomie 539
  bei Tieren 242, 262
  Methode 15
  Operationsverfahren 95
  transnasal 158
  Gravidität 40, 308
Hypophysenfunktion, nervöse Kontrolle 272
Hyposectomy in animals 188
Hypogonadism male, classification 225
Hypogonadismus, pharmakologischer durch LH/RH-Analoga 46
  hypogonadotroper 288
Hypophysenimplantation 539
Hypophyse, Schwangerschaftsveränderung 132
Hypophyseal transplants 263
Hypophysenextrakte als Wehenmittel 97
  oxytoxische Wirkung 94
Hypophysenfunktion, hypothalamische Kontrolle 202–203
Hypophysentransplantation 218
Hypophysentumor 95, 170
Hypophysenvorderlappen, Motor der Sexualfunktion 13
Hypophysenvorderlappenhormone 632
Hypophysenvorderlappeninsuffizienz 158
  postpartal 452
Hypophysial portal system 148, 189
Hypophysin 97
Hypophysis cerebri 95
  postembryonic development in trout 516
Hypopituarismus, postpartal 513

Hypopituitarism 95
Hypospadie 318
Hypothalamic control of gonadotropin secretion 148
  lesions, pituitary response 386
Hypothalamic-hypophysal system, control of sexual cycle 610
Hypothalamo/hypophysial control 140
Hypothalamus, Anatomie und Physiologie 415
  effect of lesions 148–149
  elektrische Stimulation 218, 477
  GnRH-Gehalt 163
  preoptic anterior effect of lesions 149
  preoptic anterior, sensitivity to gonadal steroids 149
  sexual differentiation 149
  structural organization 209
Hypothalamusextrakte, LH-Ausschüttung 219
Hypothalamus/Hypophysenfunction 262
Hypothalamus-Hypophysensystem, Desensibilisierung 113
Hypothalamusläsion, Wirkung von 242
Hypothyreodism, diagnosis 379
Hysteroskopie 347

Icterus neonatorum, Genese 401
Igarashi/McCann's FSH bioassay 245–246
Igarashi's phenomenon 245
IgG-F-I Insulin like growth factor I 53
Immotile cilia syndrom (Kartagener-Syndrom) 294
Immunoglobulins in cervical mucus 499, 500
Implantation 183, 516, 517
  Abhängigkeit von hormonellen Einflüssen 410
  time of 456
In vitro Befruchtung bei Tieren 206
  fertilization 439, 456, 566
Infertility immunological aspects 512
  potential 559
  treatment 257–258
Inhibin 86, 503
  bioassay 76
  concept 76
  Identifikation und Isolation 163
  isolation 75
  mRNA in ovary 503
  ovarian malignancy 76
  physiological levels 76
  postmenopausal 164

Inhibin (Forts.)
 purification 247
 sekretion 163–164
 synthesis 560
 Ursprungsort 164
 Wirkungsweise 163–164
 RIA 76
Innere Sekretion, experimenteller Beweis 35
Inositol phosphates 84
Insektenhormon 79, 292
Insemination artefiziell 533, 542
Insler-Score 258
Insulin, Aminosäuresequenz 277
 antibody 624
 Entdeckung 417
 like growth factor, synthesis 343
 purification 117
 RIA 34, 625
Insulinase 624
Interrenalorgan bei Selachiern 50
Intersexualität 401, 445, 621
 Biochemie 318
 Chromosomenanalyse 316
Intrauterinpessar (s. IUD) 183–184, 351
Isoelektrofocussing of FSH 42, 119
 of LH 42
Isohormones gonadotropin 42, 280
IUD (s. Intrauterinpessar) 351–352
IVF 126–128, 566–567
 beim Schimpansen 127

Jodothyrein 27

Kachexia strumi priva 27
Kallikrein, ovulation induction 245
Kallmann-Syndrom 287–288
Kanzerogene Wirkung, Östrogene 297
Karg-Parlow assay 289
Karolinska symposia 101
Kartagener-Syndrom 294
Karyotyp, Aufdeckung des menschlichen 315
Kastration, Wirkung von 223
Kaufmann-Schema 238, 296
Keilexcision der Ovarien 339
Keimdrüse männliche 588
Keimruhe 290
Keimzellen, Veränderungen durch äußere Einflüsse 569
Kendall's compound E 189
Ketosteroid 17-, bestimmung 215, 511
Ketosteroide 17-, 156, 157
 17-, Zimmermann Reaktion 631
 Normwerte im Kindesalter 53
Ketosteroids 17-, bei AGS 200

Kindesentwicklung, Umwelteinflüsse 309
Klinefelter-Reifenstein-Albright Syndrom 9
Klinefelter Syndrom 9, 298
 Ätiologie 415
Knaus-Ogino Methode der Familienplanung 303–304
 Regel 421
Kober Chromogen 320–321
 reaction 68, 100, 259, 320, 330
Kober-Ittrich Reaktion 259
Kolposkopie 231
Kondom, Erstbeschreibung 142
Konstitutionslehre 223
Kontrazeption 213
 postcoital 335
Kontrazeptiva, Störung der Gametogenese 316
Konzeption, assistierte 127
Konzeptionsoptimum, Berechnung 304
Konzeptionstermin 303, 420
Konzeptionsverhütung intrauterin 183–184, 351
Korticosteron Isolierung 330, 449
Kretinismus 27
Kryokonservierung von Embryonen 127

Lactalbumin 164
Lactation and nursing 62
 during pregnancy 62
 in mice 62
 control of 391
Lactobazillen im Vaginalsekret 108
Lactogenese 164
Lactogenic hormones 168
Lactopoese 164
Laktation, Ovarialfunktion 402
Laktationskurve 290
Laparoskopie 166, 167, 422, 423, 508, 509, 566, 576
Laurence-Moon-Biedl syndrome 50, 51
Lenz-Mikrophthalmia 338
LER-970, standard preparation 447
Leukotriene 135
Leydig cell
 function 593
 assay for LH 47
 receptor, desensitization 124
Leydig-Zwischenzellen 341
LH abnormality in PCO 380
 beim Rind 290
 bioassay, 47, 119, 124, 189
 biologische Bestimmung 46, 119, 124
 chemistry 426–427
 Immonoassay 612

humanes, Ovolutionsauslösung 42
 ovine purification 279
 RIA 282
 Polymorphismus 282
 preovulatory surge 388
 radioligand receptor assay 123
 receptor binding inhibitor 86
  interaction 414
 releasing factor 246
 Rezeptor 470
 sheep, purification 280
 stimulation of inhibin 76
 subunit 282, 427
 subunits, antibodies 283
 surge 419
LH-Ausscheidung im Zyklus 72
LH/hCG receptor, physicochemical probertries 123
 purification 123
LH-isolation 342
LH-Receptor cell surface 84
 genomic structure 124
LH-releasing factor, median eminence arcuate region 387
LH-Rezeptor 42, 83
LHRH Analoga Synthese 480
 bioassay 282
 chicken 247
 Isolierung, Struktur 202, 203, 479–481
LH-RH-Analoga, in Kombination mit hMG 46
LH-RH-Dauerinfusion 197
LH-RH-surge 83, 140, 585
Lipoidal derivatives of steroids 344
Lipotropin beta human, synthesis 343
 isolation 342
Lippes-loop 184, 351–352
Lippschütz Versuch, Gonadotropinnachweis 251
Litzmann-Obliquität 395
Loewe-Voss zytologischer Regulationstest 597
Lokalisation von Hormonen im Gewebe 574
Long-Evans rat 138
Lugol-Lösung präoperative Jodbehandlung 27
Lumiöstron 293
Lutealfunction 465
 regulation 414
Lutealphase 463
Lutealzellen, Differentialfunktion 414
 Differenzierung 349
Luteinzysten 64
 hormonale Genese 13
Luteo-hormone 89
Luteolyse 349

Luteosteron A 536
 B 536
 C (Progesteronisolierung) 536
Luteotrophin 17
Luteotropic activity in placenta 188
Lysozym in cervical mucus 500

Magersucht postpartale 526
Male contraception 555
Malum Potti = Schornsteinfeger Hodenkrebs 224
Mammary cancer hormone dependency 266
Mammary development 62
Margulies Spirale 184
Marrianolic acid 366
Master gland 63
Mastitisprophylaxe 194
Mating behavior, role of LHRH 389
Maus-Leydig Cell Assay für LH 47
Maus-Uterus-Test 157
McCune-Albright Syndrome 9
Median emminence lesions, inhibition of pituitary hormones 386–389
Meigs-Syndrom 390
 akutes nach Ovulationsauslösung 47
Meisterdrüse 269
Melanophorenhormon 268
Melanotropin isolation (MSH) 342
Membrane steroid receptor 30
Memory processes, neuropeptides 616
Menformon (Östron) 331
Menopause 76
 estrogen relacement 8
 metabolic disturbances 185
 psychogenic disturbances 185
Menses delay test 186
Mensinga Pessar 183
Menstrual cycle FSH and LH 585
 hormone patterns 68
 in monkey 306, 600–604
 history in monkeys 601–604
Menstruation 210–211
 Bedeutung 222
 hormonale Auslösung 296
 nach Corpus luteum Extrakten 238
 und Ovulation 495
 Ursache 435
Menstruationstheorie, Pflüger'sche 435
Menstruationsverschiebung 286
Menstruationszyklus 394
 extragenitale Veränderungen 110
 variationsstatistische Analyse 596
Menstrueller Zyklus, Periodizität 303
Merseburger Trias 27
Mestranol 178

Metamorphosenhormon 292–293
Metapyrone 229
Met-Enkephalin 444
Methotrexat 229
Meyer-Rokitanski-Küster-Syndrom 221
Michaelis-Raute 395
Mid-cycle, hormonal events 75
Mikrochirurgie 576
Milchdrüse, Östrogenwirkung 583
Milchsäurebakterien, Döderlein'sche Stäbchen 108
Milchsekretion, elektronenmikroskopische Analyse 22
Milz-Ovar Test 213
Minderwuchs Ätiopathogenese 53
 hypophysär, Therapie 53
Minimal invasive Chirurgie (MIC) 508
Minipille, Östogenausscheidung 216
Mitogenese Test, Testosteronmessung 355, 597
Mittelschmerz 596
Mola hydatiformis, Genese 316
Mongolismus 121
Monkey reproduction 599–604
Morbus Addison 1
 Cushing 95
 Down 121
  Diagnose aus dem Fruchtwasser 310
 Paget 132
Morning after pill 600
Morphologie endokriner Organe 21
Mouse Oocyten, Kulturstudien 126
MSH beta, synthesis 343
 releasing factor purification 388
Müller-Gang 270, 397
Muellerian inhibitor 270
Mutterkorn, Histamin 98
 pharmakologisch wirksame Substanzen 97
Myxödem, Therapie mit Schilddrüsenextrakt 27

Nabelschnurblut, Steroide 629
Naegele-Regel 399
Naegelsche-Obliquität 395, 399
Naloxon 444
Nebenniere in der Schwangerschaft 441
Nebennierenextrakte 71
Nebennierenmark, blutdrucksteigernde Wirkung 357
Nebennierenpathologie 322
Nebennierenrinde, Entdeckung der Bedeutung 50
 morphologische Veränderungen 587
Nebennierenrinden Hormone 449

Nebennierenrindenforschung, Geschichte 1
Nebennierenrindenhormone in der Schwangerschaft 543
Nebennierenrindeninsuffizienz in der Gravidität 441
Nebennierentumor 183
Nervensystem vegetativ 98
Neuroendocrine control 306
Neural centres, architecture 578
 control of the pituitary 262
Neuroendokrine Achse 483
Neuroendokrinologie 113–114
 anatomische 573–574
Neurohypophyse, Kernsekretion 21
Neurohypophysenfunktion 158
Neurons, steroid receptor – containing 149
Neuropeptid, Substanz P 135
Neuropeptide Concept 615
Neurosekretion 21, 483
Neurosteroid 30
Neurotransmitter, Teratologie 114
 Wirkung von 114
Nidation, Beeinflussung durch Corpus luteum 51
Nitrofuran effect on testes 555
NNR (s. Nebennierenrinde) benigne Adenome 95
Nor-Adrenalin 135, 357
 im Gehirn 220
Norethindron 105
Nor-Ethisteron 105
Nor-Gestagene, Wirkungsmechanismus 213
Nor-Progestins, effect of 229
Nor-Testosteron, Virilisierungseffekt 402, 628
Nor–Testosteronverbindungen androgene Wirkung 252
Nuclear receptor 266

OAAD (ovarian ascorbic acid depletion test) 289
OC thromboembolism 179
OC (s. Orale Contraceptiva) Metabolismus 6
Oestradiol 17-beta synthesis 366
Östradiol Darstellung aus Cholesterin 255
 Entdeckung 489
 Isolierung 115, 367
Östradiolausscheidung beim Anencephalus 101
Östradiol Darstellung 237
Östriol Isolierung 364
Oestriol-Glucuronid Isolierung 367
Östrogen Bioassay 17
 feed back 149
 follicle development 609

Östrogenaktivität im Corpus luteum 10
Östrogenaktivität in Hodenextrakten 143
  in Ovarextrakten 143
  in Pflanzen 143
Östrogenausscheidung bei Neugeborenen 100
Östrogenbestimmung, Gaschromatographie 6
  im fetalen Gewebe 100
  Massenspektrometrie 6
  nach Brown 67, 68, 100, 259
  nach Ittrich 251, 259
Östrogene biologische Wirkung 332
  enterohepatische Zirkulation 6
  im Mekonium 100
  in der Amnionflüssigkeit 100
  Isolierung 330
  nicht steroidale 106
  plazentare 101
  synthetische Analoge 105
  Wirkungsmechanismus 265–267
Östrogene Pregnandiol Relation im Zyklus / Schwangerschaft 285
Östrogenextrakte, Unterdrückung der Gonadotropinsekretion 238–239
Oestrogenic hormone, international standard 366
Östrogennachweis, biologisch 10, 115
Östrogenstoffwechsel bei Fischen 256
  Schwangerschaft 100–101
  fetoplazentaren Einheit 260
Östrogenwirksame Stoffe in Bitumen 13
  in Moren 13
Östron aus Schwangerenurin 115
  internationaler Standard 116
  Isolierung 115, 320, 365
  production 321
  Reindarstellung und Konstitution 79, 237
Östron-3-sulfat Isolierung 367
Östronbenzoat 296
Oestrone glucuronide, urinary assay 69
Oestrus cycle, regulation 503
Östruszyklus der Maus 10
OMI, oocyte maturation inhibitor 86
Ommochrom 79
Onthogenese präpuberale 493
Oocyte, DNA-synthesis 432
  mammalian morphology 375
  maturation inhibitor (OMI) 86
Oogenesis, intraovarian control 463
Oozyten, in vitro Reifung 126
  Meiosefiguren 310

Oozytentransfer beim Kaninchen 253
Opiatrezeptor 444
Oppenheimer Ring 351
Orale Kontrazeptiva (OC), Wirkung auf Leberfunktion 6
Osteomalazie, Hyperplasie der Nebenschilddrüse 132
Osteoporosis, postmenopausal 8
Ota-Ring 184
Ova, development 456
Ova, maturation 439
Ovar Erstbeschreibung 564
  Namensgebung 181
  Cholesterinstoffwechsel 441
Ovarektomie beim Mammacarcinom 223, 224
Ovarfunktion, gestörte Regelung 543
Ovarialextrakte 10, 106
  Dosiswirkungsbeziehungen 355
  Hemmung der Follikelreifung 205
  zur Substitution in der Menopause 71
Ovarialzyklus, Hormonprofile 72, 335
  Ovariancycle in monkey 382
  physiological changes 60
  malignancy, inhibin 76
  monitor 69
Ovartransplantation 88, 205, 210, 301
  Verhinderung der Kastrationsatrophie 210
Ovary androgen secretion 186
  development 432
Oviduct 373
Oviductal fluid 353, 373
Ovulation induction, human gonadotropins 39, 68, 81, 174, 257, 359
  in monkeys 48, 382, 530
  in primates 381
  monitoring by hormone assays 68
  with PMS 244
Ovulation inhibition 439
  parazyklisch 570
  timing for 68
  und Menstruation 495
Ovulationsauslösung mit tierischen Gonadotropinen 195–196
Ovulationshemmung 213, 438
  durch Progesteron 49, 144
Ovulationsinduktion, Störung der Gametogenese 316
Ovulationstermin, Berechnung 420
Ovumtransport 375
Oxytocin effect on CNS 617
  Nachweis im Hypothalamus 22
  Struktur Synthese 595
  synthetisches 194
  zyklische Freisetzung 290

P 450 17-a cDNA 124
Paar-Konzept der Sterilitätstherapie 146
Parakrine Funktion 164
Parathyroidhormon 8
Parathyroid-Hormonresistenz (Sebright-Bantam) 406
Parlow-Test 289
Parthenogenese 310
Parthenogenetic activation of ovary 439
Pasqualini-Syndrom 288
PCO adrenal androgens 186
  Glucocorticoidtherapie 557
  LH elevated by bioassay 63
  (s. Stein-Leventhal Syndrom) 46, 549, 339
Pearl Index 110
Pellagra 229
Pentobarbital blocks ovulation 502
Peptide hormone, receptor sites in target cells 83
  receptor interaction 83
Pergonal = hMG 119
Perinatalmedizin 472
Peritoneoscope 423
Pfannenstiel Querschnitt 434
Pflüger Hypothese 435
  Widerlegung 210, 301
Pfortadersystem, hypophysäres 148, 189, 218, 477, 483
Phenoxazone 79
Pheochromocytoma, biologic test 186
Pheromon 79
  beim Eber 290
PIF (prolactin inhibiting factor) 388, 480
Pigeon-crop-sac assay 453
Pituitary
  autografts, function 188
  depletion method 369
  function, control by GnRH 84
  glycoprotein, MCR 419
  hormones, isolation 459
  pleomorphism 459
  reference preparation 447
  neural control 208
  preparation of FSH and LH 188
  radiation 529
  rebound phenomenon 245
  separation of FSH and LH 188
  transplantation 610
  tumour cell line 283
Pituitary-ovarian interaction 503
Pituitrin 97
  (Oxytocin) Myometriumwirksamkeit 304
Piutary anterior, neurohormonal control 386

Placental function test 68
Placentology 300
Placentoma test 529
Plastic-ring 511
Plazenta
  Östrogenstoffwechsel 100
  alkoholische Extrakte 143
  endokrine Funktion 143, 210–211
  Gonadotropingehalt 436
  hCG 100
  laktogen 168
Plazentaextrakte 105
  laktogene Wirkung 16
Plazentafunktion, Östradiolbestimmung 251
Plazentaöstrogene 101, 597
PMS 117
  Behandlung 543
  ovulation induction 244–245
  purification of 278
Polyacrylamid Gelektrophoresis of LH/FSH 41, 42, 119
Polycystic ovarian disease (PCO) 178
  ovary (s. auch PCO) 178, 179
Polyostotic fibrous dysplasia 8
Polypeptides hormones, sequence 342
Polyurie nach Hypophysektomie 158
POMC Peptid 618
Population control 31
  growth, kinetics 558
Porro = supracervikale Uterusamputation
Portal system hypophysial 477
  vessels hypophysial 262–263
Portalgefäße hypophysäre 218
Portiokappe 183
Postcoitaltest 243, 533
Postpartum Nekrose 526
Prader-Labhart-Willi Syndrom 51, 445
Präformationstheorie 623
Pranone 178
Pregnancy, endocrinology of 300
  following hMG 119
  test immunological 611
  in mares 612
Pregnandiol assay 58, 299–300
  beim Abort 285
  chemical assay 17, 68
  glucoronide, enzymassay 69
  in der Schwangerschaft 285
  Isolierung 364
Pregnandiolbestimmung 214, 627
Pregnant mare serumgonadotropin (PMS) 117
Pregnenolon metabolites 30
Pregnosticon test 611
Premarin 178
Primobolan 272

Proakrosin 499
Progesteron
  19-Nor 105, 126, 130
  Biochemie 328–329
  dihydro 628
  Entdeckung 489
  im Blut und Gewebe 628
  in brain 369
  in corpus luteum of cows 521
  in placenta of domestic animals 522
  induction of ovulation 140
  Isolierung 144
  positiver feed back 72, 140
  Reindarstellung 79, 238
  Spirale 184
  synthesis 189
Progesterone membrane receptor 30
  receptor, down regulation 30
  receptor in glia cells 30
  receptor, induction of 30
Progesteronentzugsblutung 632
Progesteronproduktion, präovulatorisch 72
Progesteronwirksamkeit im Kaninchen-Test 144
Progestin 91, 92, 144
Progestogen, injectable 440
  indications for use 185
Progynonbenzoat 296
Progynon-Depot 272
Prolactin bioassay 453
  inhibiting factor (PIF) 391
  isolation 619, 342
  receptor, purification 123
Prolactininhibiting factor in median eminence extracts 387
Prolaktin 168
  aus Rattenplazenta 17
  Bildungsstätten im HVL 322
  bovine RIA 290
Prolaktinrezeptor 124, 168
Prolan A, B 13
Proluton-Depot 272
Prostaglandin, Extraktion und Reinigung 135
Prostata, Wirkung von Dihydrotestosteron 221
Prostatacarcinom, Stilben-Behandlung 194
Prostate, LH-assay 189
Prostatic hyperplasia, treatment 369
Proteinkinase, adrenal 84
  in ovary 84
  in testis 84
Proteins in genital tract 498
Pseudogravidität 286
  spontane beim Rind 290
Pseudohermaphroditism, male 8
Pseudohypoparathyreoidism 8

Pseudopregnancy, by norethindrone 185–186
Psychiatrie, endokrinologische 269
Psychopharmaka, Zyklusstörungen 222
Psychosyndrom, das endokrine 269
Pubertät 163–164
Pubertätsmagersucht 222
Pubertas tarda 164
Puberty, endocrine changes 463
  endocrinology 200–201
  hypothalamic gonadostat 389
  onset 419
Puerperium, Ovarialfunktion 441
Puffbildung nach Ecdyson 293
Pulsatile gonadotropin secretion, elektrophysiological basis 306
Pulse generator 306

Radioimmunoassay RIA 34, 624
  solide-phase invention 83
Radiojod, Diagnostik 156
Radioligand assay 83
  receptor assay for LH/hCG 123
Rapid estrogen method 68
Rathke'sche Tasche 21
Receptor activation 30
  by peptide hormones 84
  antibodies 266
  binding, biological activity 470
  internalization 84
  phosphorylation 123–124
  regulation 84
  transformation 266
Reduktase 5-alpha, Mangel 215, 221–222
Reflex ovulators 263
Reflexovulation 218, 539
Regenerationstest histologischer, Testosteronbestimmung 355
Reifenstein-Syndrom 8
Reifeteilung 226
Reifung, hypothalamische in der Pubertät 163
Relaxin 228, 232
Release-inhibiting factor 208
Releasing hormone, behavioral effect 389
Releasingfaktor Hypothese 219
Reproduction in indian women 432
  male 431
Reproductive performance 392
Reproduktion, ethische Probleme 128
Resistant ovary syndrome 222, 246
Retinitis pigmentosa 50
Rezeptorstatus bei Genitaltumoren 286
  bei Mammatumoren 286

Rhythmus des Ovarialzyklus 592, 596
RIA 624
Riechphysiologie 79
Riesenwuchs, Substanz P 135
Rokitansky-Küster-Hauser-Syndrom 457–458
Rotenon, chemische Konstitution 78, 79
RU-486 30

Sandwichtechnique 612
Sapogenins 344
Scheidensekret 108
   zyklische Säureschwankungen 183
Schilddrüse, zytologische Untersuchungen 159
Schilddrüsenextrakte 70–71
Schilddrüsenfunktion, chemische Manipulation 17
Schilddrüsenzytologie 162
Schizophrenia, endorphins 616
Schizophrenie, Genetik 287
Schreckblutung anovulatorische 570
Schwangerschaft, Medikamente 311
   nach Hypophysektomie 40, 308
Schwangerschaftstest, Spermiogenese des Regenwurmes 436
Schweinehyophysenextrakt 195
Sebright-Bantam Hähne 406
Second messenger concept 216
Secretion interne 32
Seidenspinner (Bombyx mori) 79, 292
Sekale Alkaloide, Effekt von 97
Sekretin 545
Seminiferous epithelium, effects on 556
Sequential contraceptive pill 286, 178
Sequentialtherapie mit Östrogenen und Gestagenen 286, 296
Serotonin turnover in hypothalamus 392
Sertoli cell culture 560
   syndrome 172
Sertolizellen 510
Sexchromatin, Entdeckung 25
Sexchromosoms abnormalities 25
Sexdifferentation 621
Sexhormon binding globulin (SHBG) 30
Sexsteroid-binding plasma protein (SBP) 30
Sexual dysfunction, androgen treatment 186
Sexualfunktion, zentrale Steuerung 268
Sexualhormone und Psyche 269
Sexuallockstoff 79, 292
Sexualverhalten 219, 222
   Deviationen 114
Sexualzentrum 194, 239
Sexuelle Prägung von Stoffwechselvorgängen 493
Sheehan-Syndrom 158, 452, 513
Shirodkar's operation 518
Short feedback 369
Simmond-Kachexie 158, 452, 513, 525, 526
Sims-Hühner-Test 533
Skene Gänge 26
Sleep and hormones 478
Solid-phase Immunoassay 612
   RIA 34
Somatostatin analogues 547
Somotomedin 53
Spaltpilze in Lochien 108
Sperm antibodies 324, 511
   antigen 500, 511
   capacitation 439
   penetration meter (SPM) 324
   Spermaplasmafruktose, Hodenfunktion 415
Spermatogenese 510
Spermatogenesis, hormonal control 558
Spermatozoa, freezing 556
   Kryopreservation 324
Spermatozoal penetration test 324
Spermatozoen, Verteilung im Genitaltrakt 286
Sperm-cervical-mucus-contact test (SCMC) 324
Spermien 542
   Autoagglutination 225
   Erstbeschreibung 334
Spermienwanderung 216
SPM-test (sperm penetration test) 324
Stainles-steel ring 352
Standard, biological of hMG 118–119
Standardisierungskommission des Völkerbundes 78
Steelmann/Pohley FSH bioassay 246, 547
Steinach-Operation 237
Steinachs Verjüngungslehre 550, 569
Stein-Leventhal-Syndrom (s. auch PCO) 44, 339, 549
   Chromosomenanalyse 309
Sterilisation, hormonale 143, 204
Steroid biochemistry 593
   Biosynthese in vitro 215
   biosynthesis in testicular tissue 558
   chemistry 344–346
   metabolism 344–346
   Nomenklatur 537
   protein conjugates 344–346
   Rezeptor Komplex 265
Steroide anabole 104
   Biosynthese 473
   exogene, Wirkung auf Gelbkörperfunktion 335
Steroidhormon, Wechselwirkung mit Neurotransmittern 65
   Metabolismus 104, 492
   resistance 353
   Verteilung im Organismus 104
   Wirkung auf Atmung und Glykolyse 65
Steroidhormonbiochemie 492
Steroidhormonrezeptor 30
Steroidhormonstoffwechsel des Kindes 318
Steroidmetabolism, dynamics 353
Steroidogenesis in vitro 557
Steroids, testis metabolisms 6
Steroidwirkung auf die Hypophyse 72
   auf Mammacarcinomgewebe 65
   Mechanismen 265–267
Stilben Derivate 106
Stilbenphosphat, Therapie des Prostatacarcinoms 194
Stilbestrol 106, 178
   delay of ovulation 63
   106, 178, 251
   beim Prostatacarcinom 113
   Darstellung 255
Streß-Hormon (Selye) 202
Streßkonzept (Selye) 385
Struma knotige 27
   lymphomatosa 28
   ovary 380
   Punktate in Endemieregionen 160
   Stückschen Diagnose 295
Substantia granulosa = Corpus luteum 181
Suprachiasmathic lesions, effect on pituitary 386–387
Swyer-Greenblatt-Test (Progesterone-Test) 186
Sympathicusstoff (Adrenalin) 357
Sympathin 135

Tabakalkoloide 129
Tamoxifen 106
Teratogene, endogene 114
Teratologie 308–309
   funktionelle 114
Testes carbohydrate metabolism 556
Testicular cells, separation 560
   cultures 557
   tissue ultrastructure 558
Testikuläre Feminisierung 221, 222
Testis Autotransplantation 35
   fine structure 326

Testosteron, CPB-Technik 581
   effect on pituitary FSH-LH content 190
   feed back 149
   Isolierung 330
   metabolism in brain 369
   metabolism in pituitary 369
   metabolism in prostate 369
   Methode 260, 580
   Reindarstellung 99
Testosteron-bindendes Globulin 581
Testosterone, Gaschromatography 593
Testosterone-binding protein 30
Testosteronglucoronid RIA 581
Testosteronmetabolismus in der Prostata 29
Testovirondepot 272
Tetanie 132
Thalidomid 308
Thalidomid-Embryopathie 338
Theelin = Östron 62, 115
Thiouracil 17
Thiourea 17
Thyreoidektomie, Langzeitfolge 27
Thyreoidia 18, 27
Thyrotoxic crisis 380
Thyrotoxicosis facticia 380
Thyroxin Isolierung 27
   RIA 625
Thyroxinsynthese 27
Tibia-Test 139, 529
Tokokine 143
Tractus supraoptico-hypophyseus 22
Tragzeit, Berechnung 313
Tragzeitbestimmung in der Frühschwangerschaft 260
Transformationsdosis von Gestagenen 410
Transsexualität 216, 402
TRH Isolierung 281, 479
   Strukturaufklärung 479
TSH RIA 418
   subunits 427
TSH-Sekretion, Regulation 218
Tuba Fallopio 142
Tubal fluid 374–375
   function 373

Tubendiagnostik 146, 422, 508
Tubenfunktion 609
Tubuli seminiferi 181
   Bildungsort der Spermatozoen 334
Tumore, ektopisch hormonbildende 322
Turner Syndrom 589, 590

Ullrich-Turner-Syndrom 589, 590
Ultrashort feedback 369
Urkeimzellen 621
Urnierengang (Wolff) 623
Urofollitropin 119
Uroluteotropin 119
Uterine secretion 489–499
Uterus Lageveränderungen, Korrektur 236
Uterusblutung funktionelle, Therapie 410
Uterusschleimhaut Glycogengehalt 12
Uterusschleimhaut Lipidgehalt 12

Vaginal Carcinome, nach Diethylstilböstrol 106
   cytology, standardisation 511
   transducer, estrogen effect 60
Vaginalzytologie 63, 424, 425
Vagusstoff 357
Varicozele 560
Vasa deferentia 181
Vasectomy effects on endocrine system 560
   contraceptive measure 511
Vasopressin 202
   ACTH release 368
   effect on CNS 617
   Nachweis im Hypothalamus 22
   RIA 162
   Struktur Synthese 595
Verpuppungshormon 79, 292
Vitalismus 35
Vitalkraft 35
Vitamin-C, ovulation inducing activity 247
Vitamin-K, Darstellung 115

Wachstum, biologische Daten 337
   und Entwicklung 445
Wachstumsfaktoren Potenzierung der Gonadotropinwirkung 361
Wachstumshormon aus menschlichen Hypophysen 17
   Therapie 53
Weber-Finken-Test 621
Wirkstofflehre 103
Wolff-Gang (Urnierengang) 173, 270, 623
   Virilisierung durch Testosteron 221
Wool growth, hormonal regulation 350

Yamswurzel 131
   Diosgenin 105

Zeitgeber 63
Zellkulturen, Strahlenreaktion 314
Zimmermann Reaktion 631
Zona fasciculata 189
   glomerulosa 189
Zürcher Gesprächskreis 45
Zweihormonkonzept 232
Zweiphasenmethode 286, 178
Zwei-Phasen-Therapie, umgekehrte (nach Hammerstein) 216
Zwergwuchs, hypophysär, Wachstumshormonbehandlung 18
Zwergwuchs, hypophysärer 132
Zwicken 270
Zwillingsstudie bei Schizophrenie 287
Zwischenhirn, sexualhormonabhängige Differenzierungsstörungen 114
Zwischenhirndrüse 482
Zwischenzellen 569
Zyklomat 198
Zyklus, anovulatorischer relative Häufigkeit 110
   menstrueller bei Affen 92
Zykluschronisation beim Rind 290
Zyklusveränderungen, extragenitale 110
Zytodiagnostik 424
Zytogenetik 309

If you have any concerns about our products,
you can contact us on
ProductSafety@springernature.com

In case Publisher is established outside the EU,
the EU authorized representative is:
**Springer Nature Customer Service Center GmbH
Europaplatz 3, 69115 Heidelberg, Germany**

Printed by Libri Plureos GmbH
in Hamburg, Germany